国家卫生健康委员会"十四五"规划教材

全国高等学校器官-系统整合教材

Organ-system-based Curriculum

供临床医学及相关专业用

病原与感染性疾病

Pathogens and Infectious Disorders

第 2 版

主　编　李兰娟　唐　红　程彦斌

副主编　毛　青　郭德银　徐英春　宁　琴

编　委　(以姓氏笔画为序)

丁向春　宁夏医科大学总医院	张跃新　新疆医科大学第一附属医院
万成松　南方医科大学	张缭云　山西医科大学第一医院
马　臻　内蒙古医科大学附属医院	陈　良　复旦大学附属公共卫生临床中心
王　丽　吉林大学	陈　智　浙江大学医学院附属第一医院
王　凯　山东大学齐鲁医院	陈利玉　中南大学
王贵强　北京大学附属第一医院	陈艳炯　西安交通大学
毛　青　陆军军医大学西南医院	林　锋　海南医学院附属海南医院
毛小荣　兰州大学第一医院	尚　佳　郑州大学人民医院
甘建和　苏州大学附属第一医院	季旻珺　南京医科大学
白　浪　四川大学华西医院	赵　亚　空军军医大学
冯宪敏　吉林医药学院	赵英仁　西安交通大学第一附属医院
宁　琴　华中科技大学同济医学院附属同济医院	赵彩彦　河北医科大学第三医院
吕志跃　海南医学院	饶慧瑛　北京大学人民医院
朱　帆　武汉大学	姚玉峰　上海交通大学基础医学院
任　红　重庆医科大学附属第二医院	耿嘉蔚　云南省第一人民医院
邬小萍　南昌大学第一附属医院	徐英春　中国医学科学院北京协和医学院
庄　敏　哈尔滨医科大学	高志良　中山大学附属第三医院
刘红丽　山西医科大学	郭德银　中山大学医学院
刘映霞　南方科技大学第二附属医院	唐　红　四川大学华西医院
刘登宇　广西医科大学	龚国忠　中南大学湘雅二医院
关玉娟　广州医科大学附属市八医院	崔　晶　郑州大学
阮　冰　浙江大学医学院附属第一医院	康颖倩　贵州医科大学
苏智军　福建医科大学附属泉州第一医院	梁韶辉　温州医科大学
李　军　南京医科大学第一附属医院	彭宜红　北京大学医学部
李士根　济宁医学院	韩　俭　兰州大学
李用国　哈尔滨医科大学附属第一医院	程明亮　贵州医科大学附属医院
李兰娟　浙江大学医学院附属第一医院	程彦斌　西安交通大学
李永刚　锦州医科大学	谢　青　上海交通大学医学院附属瑞金医院
李家斌　安徽医科大学第一附属医院	赖小敏　中山大学中山医学院
杨　春　重庆医科大学	窦晓光　中国医科大学附属盛京医院
宋红丽　天津医科大学一中心临床学院	瞿　涤　复旦大学
张文宏　复旦大学附属华山医院	

编写秘书　阮　冰(兼)　　　　　　　　　　　司开卫　西安交通大学
　　　　　苏俊威　浙江大学医学院附属第一医院

人民卫生出版社

·北京·

OSBC

图书在版编目（CIP）数据

病原与感染性疾病 / 李兰娟，唐红，程彦斌主编
. —2 版 . —北京：人民卫生出版社，2022.6（2024.3重印）
全国高等学校临床医学专业第二轮器官 – 系统整合规
划教材
ISBN 978-7-117-32481-6

Ⅰ.①病…　Ⅱ.①李…②唐…③程…　Ⅲ.①感染 —
疾病 —诊疗 —医学院校 —教材　Ⅳ.①R4

中国版本图书馆 CIP 数据核字（2021）第 242097 号

人卫智网　www.ipmph.com　医学教育、学术、考试、健康，
购书智慧智能综合服务平台
人卫官网　www.pmph.com　人卫官方资讯发布平台

病原与感染性疾病
Bingyuan yu Ganranxing Jibing
第 2 版

主　　编：李兰娟　唐　红　程彦斌
出版发行：人民卫生出版社（中继线 010-59780011）
地　　址：北京市朝阳区潘家园南里 19 号
邮　　编：100021
E – mail：pmph @ pmph.com
购书热线：010-59787592　010-59787584　010-65264830
印　　刷：北京市艺辉印刷有限公司
经　　销：新华书店
开　　本：850×1168　1/16　印张：48
字　　数：1420 千字
版　　次：2016 年 5 月第 1 版　　2022 年 6 月第 2 版
印　　次：2024 年 3 月第 2 次印刷
标准书号：ISBN 978-7-117-32481-6
定　　价：156.00 元
打击盗版举报电话：010-59787491　E-mail：WQ @ pmph.com
质量问题联系电话：010-59787234　E-mail：zhiliang @ pmph.com

20 世纪 50 年代,美国凯斯西储大学(Case Western Reserve University)率先开展以器官 - 系统为基础的多学科综合性课程(organ-system-based curriculum,OSBC)改革,继而遍及世界许多国家和地区,如加拿大、澳大利亚和日本等国的医学院校。1969 年,加拿大麦克马斯特大学(McMaster University)首次将以问题为导向的教学方法(problem-based learning,PBL)应用于医学课程教学实践,且取得了巨大的成功。随后的医学教育改革不断将 OSBC 与 PBL 紧密结合,出现了不同形式的整合课程与 PBL 结合的典范,如 1985 年哈佛大学建立的"New Pathway Curriculum"课程计划,2003 年约翰斯·霍普金斯大学医学院开始的"Gene to Society Curriculum"新课程体系等。

20 世纪 50 年代起,西安医学院(现西安交通大学医学部)等部分医药院校即开始 OSBC 教学实践。20 世纪 80 年代,西安医科大学(现西安交通大学医学部)和上海第二医科大学(现上海交通大学医学院)开始 PBL 教学。20 世纪 90 年代,我国整合课程教学与 PBL 教学模式得到了快速的发展,北京医科大学(现北京大学医学部)、上海医科大学(现复旦大学上海医学院)、浙江医科大学(现浙江大学医学院)、华西医科大学(现四川大学华西医学中心)、中国医科大学、哈尔滨医科大学、汕头大学医学院以及锦州医学院(现锦州医科大学)等一大批医药院校开始尝试不同模式的 OSBC 和 PBL 教学。

2015 年 10 月,全国高等学校临床医学及相关专业首轮器官 - 系统整合规划教材出版。全国 62 所院校参与编写。教材旨在适应现代医学教育改革模式,加强学生自主学习能力,服务医疗卫生改革,培养创新卓越医生。教材编写仍然遵循"三基""五性""三特定"的教材编写特点,同时坚持"淡化学科,注重整合"的原则,不仅注重学科间知识内容的整合,同时也注重了基础医学与临床医学的整合,以及临床医学与人文社会科学、预防医学的整合。首轮教材分为三类共 28 种,分别是导论与技能类 5 种,基础医学与临床医学整合教材类 21 种,PBL 案例教材类 2 种。主要适应基础与临床"双循环"器官 - 系统整合教学,同时兼顾基础与临床打通的"单循环"器官 - 系统整合教学。

2015 年 10 月,西安交通大学、人民卫生出版社、国家医学考试中心以及全国 62 所高等院校共同成立了"中国医学整合课程联盟"(下称联盟)。联盟对全国整合医学教学及首轮教材的使用情况进行了多次调研。调研结果显示,首轮教材的出版为我国器官 - 系统整合教学奠定了基础;器官 - 系统整合教学已成为我国医学教育改革的重要方向;以器官 - 系统为中心的整合教材与传统的以学科为中心的"干细胞"教材共同构建了我国临床医学专业教材体系。

经过 4 年的院校使用及多次调研论证,人民卫生出版社于 2019 年 4 月正式启动国家卫生健康委员会"十四五"规划临床医学专业第二轮器官 - 系统整合教材修订工作。第二轮教材指导思想是,贯彻《关于深化医教协同进一步推进医学教育改革与发展的意见》(国办发〔2017〕63 号)文件精神,进一步落实教育部、国家卫生健康委员会、国家中医药管理局《关于加强医教协同实施卓越医生教育培养计划 2.0 的意见》,适应以岗位胜任力为导向的医学整合课程教学改革发展需要,深入推进以学生自主学习为导向的教学方式方法改革,开展基于器官 - 系统的整合教学和基于问题导向的小组讨论式教学。

1. 以立德树人为根本任务，落实"以本为本"和"四个回归"，即回归常识、回归本分、回归初心和回归梦想，以"新医科"建设为抓手，以学生为中心，打造我国精品 OSBC 教材，以高质量教材建设促进医学教育高质量发展。

2. 坚持"纵向到底，横向到边"的整合思想。基础、临床全面彻底整合打通，学科间全面彻底融合衔接。加强基础医学与临床医学的整合，做到前后期全面打通，整而不乱、合而不重、融而创新；弥合临床医学与公共卫生的裂痕，加强疾病治疗与预防的全程整合；加强医学人文和临床医学的整合，将人文思政教育贯穿医学教育的全过程；强调医科和其他学科门类的结合，促进"医学＋X"的快速发展。

3. 遵循"四个符合""四个参照""五个不断"教材编写原则。"四个符合"即符合对疾病的认识规律、符合医学教育规律、符合医学人才成长规律、符合对医学人才培养岗位胜任力的要求；"四个参照"即参照中国本科医学教育标准（临床医学专业）、执业医师资格考试大纲、全国高等学校五年制本科临床医学专业规划教材内容的深度广度以及首轮器官-系统整合规划教材；"五个不断"即课程思政不断、医学人文不断、临床贯穿不断、临床实践和技能不断、临床案例不断。

4. 纸数融合，加强数字化，精炼纸质教材内容，拓展数字平台内容，增强现实（AR）技术在本轮教材中首次大范围、全面铺开，成为新型立体化医学教材的精品。

5. 规范 PBL 案例教学，建设与整合课程配套的在线医学教育 PBL 案例库，为各院校实践 PBL 案例教学提供充足的教学资源，并逐年更新补充。

6. 适应国内器官-系统整合教育"单循环"教学导向，同时兼顾"双循环"教学实际需要。

7. 教材适用对象为临床医学及相关专业五年制、"5+3"一体化本科阶段，兼顾临床医学八年制。

第二轮教材根据以上编写指导思想与原则规划为"20+1"模式，即 20 种器官-系统整合教材，1 种在线数字化 PBL 案例库。20 种教材采用"单循环"器官-系统整合模式，实现基础与临床的一轮打通。导论和概论部分重新整合为《医学导论》（第 2 版）、《人体分子与细胞》（第 2 版）、《人体形态学》（第 2 版）和《人体功能学》（第 2 版）等 7 种。将第一轮教材各系统基础与临床两种教材整合为一种，包括《心血管系统与疾病》（第 2 版）等教材 13 种，其中新增《皮肤与感官系统疾病》。1 种 PBL 综合在线案例库，即中国医学教育 PBL 案例库，案例范围全面覆盖教材相应内容。

第二轮教材有全国 94 所院校参与编写。编写过程中正值新冠肺炎疫情肆虐之际，参编专家多为临床一线工作者，更有很多专家身处援鄂抗疫一线奋战。主编、副主编、编委一手抓抗疫，一手抓教材编写，并通过线上召开审稿会和定稿会，确保了教材的质量与出版进度。百年未遇之大疫情必然推动百年未有之大变局，新冠肺炎疫情给我们带来了对医学教育深层次的反思，带来了对医学教材建设、人才队伍培养的深刻反思。这些反思和器官-系统整合教材的培养目标不谋而合，也印证了我们教材建设的前瞻性。

第二轮教材包括 20 种纸数融合教材和在线数字化中国医学教育 PBL 案例库，均为**国家卫生健康委员会"十四五"规划教材**。全套教材于 2021 年出版发行，数字内容也将同步上线。希望广大院校在使用过程中能够多提宝贵意见，反馈使用信息，以逐步修改和完善教材内容，提高教材质量，为第三轮教材的修订工作建言献策。

OSBC 主 编 简 介

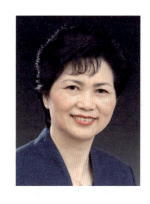

李兰娟

女,1947年9月出生于浙江省绍兴市,中国工程院院士、教授、主任医师、博士生导师。现任传染病诊治国家重点实验室主任,国家级感染性疾病诊治协同创新中心主任,国家感染性疾病临床医学研究中心主任,教育部科学技术委员会生物与医学学部主任,"十三五"传染病重大专项技术副总师,第四届国际人类微生物组联盟主席,中华医学会感染病学分会前任主任委员,中国医师协会感染科医师分会主任委员。

从事教学工作40余年,是我国著名的传染病学家,创建了独特有效的李氏人工肝支持系统,显著降低了肝衰竭病死率;首次提出感染微生态学理论,为感染防治提供了崭新的思路。在 Nature、Lancet、NEJM 等期刊发表论文300余篇,先后获国家科技进步奖特等奖1项、创新团队奖1项、一等奖2项、二等奖2项,省科技进步奖一等奖6项。在抗击新型冠状病毒肺炎的疫情中,积极建言献策并主动请缨,深入临床一线救治重症患者,为我国成功应对各种传染病、保障社会稳定和经济发展作出重要贡献。主编各种传染病学国家级规划教材以及首部《人工肝脏》《感染微生态学》等40余部专著,开辟国家级精品资源共享课程《传染病学》。先后以第一完成人获2016年浙江省教学成果奖一等奖、2018年浙江省研究生教育学会教育成果奖特等奖。

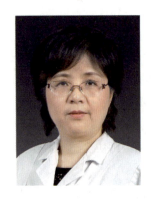

唐 红

女,1963 年 10 月出生于四川省广汉市,博士生导师,国务院特殊津贴专家,国家杰出青年科学基金获得者。现任四川大学华西医院感染病中心主任,生物治疗国家重点实验室感染性疾病研究室主任。同时担任中华医学会感染病学分会副主任委员,中国医师协会感染科医师分会副会长,中国性病艾滋病防治协会 HIV 合并肝病专业委员会副主任委员,四川省医学会肝病学分会主任委员,四川省医学会感染病学分会候任主任委员,四川省医师协会感染科医师分会候任会长。

从事教学工作 30 年,在西南地区率先开展肝纤维化扫描新技术的临床应用,提高了肝纤维化和脂肪肝的早期诊断率;率先提出应用 HBV、HCV 高精度检测和 HBV 多耐药检测的乙型肝炎、丙型肝炎抗病毒优化治疗策略;组织开展乙型肝炎社区管理模式及综合防治研究。同时从事肝炎病毒分子生物学及病毒性肝炎分子致病机制和生物治疗新策略的研究,取得了一系列原创性研究成果。先后承担包括国家杰出青年科学基金和国家重大传染病防治专项等在内的 20 余项国家级课题。发表论文 200 余篇,多次获四川省科技进步奖和中华医学科技奖。现任 *Virology Journal* 和《中华肝脏病杂志》等 10 余种杂志的编委。

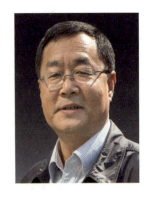

程彦斌

男,1963 年 10 月出生于陕西省扶风县。现任西安交通大学医学教育研究所所长、病原生物学与免疫学系教授,中国动物学会寄生虫学专业委员会常务理事、中华预防医学会寄生虫学分会委员、中国医学教育大会暨中国医药教育协会微生态与健康教育专业委员会委员。担任《中国医学教育技术》《医学教育研究与实践》《中国热带医学》等期刊编委。研究方向为抗弓形虫药物及弓形虫脑病的作用机制,主持国家自然科学基金和陕西省自然科学基金、科技攻关项目等 5 项,发表文章 50 余篇。

从事医学教育研究、人体寄生虫学教学和科研工作 30 余年。共同主编《病原与感染性疾病》、*Medical Parasitology*、《人体寄生虫学图谱》《人体寄生虫学实验指导》(第 3 版)等教材,副主编《人体寄生虫学》(第 9 版)、《病原与宿主防御系统》、*Human Parasitology*、长学制《人体寄生虫学实验指导》(第 1~3 版)等教材,参编教材及专著 15 部。参与教育部医学教育综合改革项目 2 项,主持省级教改项目 2 项。2004 年和 2013 年分别获陕西省教学成果奖二等奖,2017 年获陕西省教学成果奖特等奖,2004 年获宝钢优秀教师奖,2019 年获王宽成育才奖。

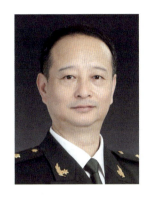

毛 青

男,1964 年 5 月出生于贵州省贵阳市。现任陆军军医大学西南医院全军感染病研究所所长,长江学者特聘教授,国务院特殊津贴专家。兼任中华医学会医学病毒学分会副主任委员和感染病学分会常务委员、中国医师协会感染科医师分会常务委员、教育部高等学校临床实践教学指导分委会委员、全军传染病学专业委员会副主任委员、重庆市学术技术带头人。

从事感染病学教学工作 35 年,先后主持国家及军队科研课题 20 余项。获国家科技进步奖二等奖 1 项,省部级科技进步奖二等奖 3 项。发表论文 130 余篇,主编专著 4 部,副主编专著 5 部。获第十二届"中国医师奖"。

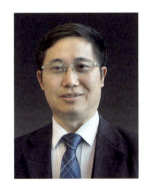

郭德银

男,1965 年 4 月出生于河南省商丘市。现任中山大学医学院教授、博士生导师,曾任中山大学医学院院长和武汉大学基础医学院院长、病毒学国家重点实验室副主任等职。为国务院特殊津贴专家,国家杰出青年科学基金获得者,973 项目首席科学家,国家"万人计划"科技创新领军人才,广东省医学领军人才,湖北省医学领军人才(第一层次)。担任中国微生物学会副理事长、中华医学会医学病毒学分会常务理事、广东省微生物学会副理事长。

从事微生物教学和科研工作 20 余年,主编、参编多部医学微生物学教材或相关专著。主要研究方向为冠状病毒复制与致病机制以及艾滋病的基因治疗,发表 SCI 论文 140 余篇,包括 *Nature Immunology*、*PNAS*、*Cell Research* 等,获得国家发明专利 4 项。

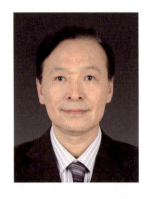

徐英春

男,1964 年 4 月出生于吉林省,教授。现任北京协和医院检验科主任、北京协和医学院临床实验诊断学系主任,同时担任欧洲临床微生物和感染病学会抗菌药物敏感性试验委员会华人抗菌药物敏感性试验委员会主任委员,全球华人临床微生物暨感染学会主任委员,中华医学会细菌感染与耐药防治分会副主任委员。

从事教学工作 20 余年。主持国家 863 计划、科技部基础资源专项、国家自然基金等 20 余项。发表论著 300 余篇,主编书籍 20 余部。曾获国家科技进步奖二等奖、教育部科学技术进步奖二等奖、北京市科学技术奖二等奖、中华医学科学技术奖二等奖。

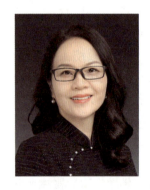

宁　琴

女,1966 年 1 月出生于江西省南城县,教授、主任医师。现任华中科技大学同济医学院附属同济医院感染科主任,国际肝病学会(IASL)亚太地区执行委员、亚太扑灭病毒性肝炎联盟执行委员会委员、亚太肝病学会肝衰竭工作组专家组成员,中华医学会感染病学分会副主任委员,湖北省医学会肝脏病学分会主任委员等。

从事教学工作 35 年。为国家杰出青年科学基金获得者,科技部 973 项目首席科学家,教育部长江学者,负责完成国家“十二五”“十三五”传染病重大专项课题。获湖北省自然科学奖一等奖 2 次。获华中科技大学校级教学名师奖、华中科技大学三育人奖。

OSBC 前言

2019年11月,人民卫生出版社与中国医学整合课程联盟经过4年反复调研、论证,在西安市共同召开了国家卫生健康委"十四五"规划临床医学专业第二轮器官-系统整合教材主编人会议,正式启动了该系列教材的修订工作。2020年1月12日,本教材新成立的编写团队在杭州市召开了《病原与感染性疾病》第2版教材编写会议,全体编委成员认真总结和汲取了前一版教材的编写经验和成果,对一些不足之处进行了大量的修改和完善,并统一了教材的编写体例。首先,改用单循环方式,将前一版教材《病原与宿主防御系统》和《感染性疾病》重新整合为《病原与感染性疾病》,以病原为主体进行编排,围绕其所致疾病纵向展开,真正做到内容整合,避免内容重复,同时保证内容的完整性。其次,考虑宿主免疫涉及多学科,不只是针对病原,故将前一版教材的宿主免疫内容单列成一部新教材,不再放入本教材。与此同时,进一步加强了数字内容与纸质书本的有机整合,特别是加入动画、视频、图片等内容,在对理论知识进行补充和阐释的基础上,以更加形象、更加直观的方式,引导学生开展自主学习,培养学生通感思维、正确推理和解决问题的能力,以及获取新知识、适应时代变化的能力。

本轮教材修订过程中,我们经历了突如其来的新型冠状病毒肺炎疫情。尽管在本书即将出版时,全球疫情形势仍然严峻,但医务人员,特别是感染性疾病专科医师在防治传染病方面的努力受到了社会的高度肯定,新发突发感染病防治知识越来越受多方关注。与此同时,艾滋病、结核病、乙型肝炎等重大传染病依然严重危害着人类健康,传染病防治在保障人民健康、社会稳定、经济发展等方面具有独特地位。此外,非传染性的感染性疾病,如耐药菌感染、机会性感染及医院感染仍在不断威胁患者生命,现代感染病学专业人员不仅要熟练掌握传染病的诊治知识和技能,还要指导各科室合理应用抗菌药物、参与医院感染的管理和防治以及突发公共卫生事件的应急处理。因此,本书作为服务教学、指导临床的专业教材,能体现感染病的疾病谱变化以及相关学科的发展趋势。

本书共分三篇,第一篇为病原生物学基础,概述了细菌、病毒及寄生虫的基本知识、病原体感染的常用检测方法和感染性疾病的流行病学与临床特点;第二篇为病原生物,具体阐述各种病原体的形态结构、生物学性状、生活史等特点;第三篇为感染性疾病,从流行病学、发病机制与病理、临床表现、实验室及其他检查、并发症及后遗症、诊断、预后、治疗和预防等方面,阐述各种感染性疾病的特点,该篇还阐述了感染相关的一些临床问题,如医院感染、感染微生态和抗感染药物的临床应用等。本书在内容上,根据五年制临床医学生的培养要求以及近年疾病谱的变化,删除前一版教材中的病毒感染性腹泻、细菌感染性腹泻、人类猪链球菌病、回归热、朊粒病、丝虫病等内容;将肺孢子菌病并入艾滋病,将传染病的消毒并入第一篇第七章(消毒、灭菌与生物安全);新增寄生虫感染的检测方法、炭疽、弓形虫病、鞭虫病、新发感染病概述;新增新型冠状病毒病。

本书由来自全国60余所综合性大学及医学院校具有丰富教学经验的病原生物学教师、感染病学临床专家共同完成。西安交通大学杨娥老师也为本书的校对及数字资源整理付出了辛勤劳动。本书的编写工作也得到了各单位领导、同事以及研究生的大力帮助和支持,在此一并表示诚挚的感谢。由于本书的编写涉及多学科交叉整合,参编人员多,加上时间仓促,书中错漏在所难免,不妥之处敬请读者不吝指正,以便再版时修正。

李兰娟　唐　红　程彦斌

2021年12月

OSBC 目 录

第二篇　病原生物

第三篇　感染性疾病

OSBC

器官-系统
整合教材
OSBC

总　论

第一章
病原体与感染概述

一、病原体概述

(一)病原体的分类与分级

自然界中的微生物不下千万种,其中很多与人类生活和健康密切相关。病原生物广泛存在,要认识、研究和控制数量繁多的病原生物,必须根据它们生物特性的相似程度将其分群归类,即分类(classification)。病原生物分类的目的在于从整体上对病原的起源、进化、共性和个性特点进行归纳和总结;有利于揭示病原的本质、生物遗传特性,以及感染的诊断、治疗和防控。

病原生物分类的主要依据包括:①表型特征(形态结构、生理生化、行为习性等)的相似程度;②亲缘关系和进化规律;③生物大分子[蛋白质、核糖核酸(RNA)和脱氧核糖核酸(DNA)]序列同源性和相似性;④与人类疾病的关系,如按传播途径、致病性和所致疾病的严重程度进行分类。常见的病原体包括病原微生物、寄生虫及其他医学节肢动物。

此外,根据病原体对个体和群体的生物危害(biohazard)程度将其分为4级。Ⅰ级(低个体危害,低群体危害):包括不会导致健康个体和动物致病的细菌、真菌、病毒和寄生虫等。Ⅱ级(中等个体危害,有限群体危害):能引起人或动物发病,但一般情况下对健康个体、群体、家畜或环境不会引起严重危害的病原体。实验室感染不导致严重疾病,具备有效治疗和预防措施,并且传播风险有限。如乙肝病毒、丙肝病毒。Ⅲ级(高个体危害,低群体危害):能引起人或动物严重疾病,或造成严重经济损失,但通常不能因偶然接触而在个体间传播,或能用抗生素抗寄生虫药治疗的病原体,如结核分枝杆菌、狂犬病毒。Ⅳ级(高个体危害,高群体危害):能引起人或动物非常严重的疾病,一般不能治愈,容易直接、间接或因偶然接触在人与人,或动物与人,或人与动物,或动物与动物之间传播的病原体。如埃博拉病毒、马尔堡病毒、拉沙病毒。

(二)病原体的致病性

病原体侵袭机体后是否导致疾病,与病原体的致病能力(pathogenecity)和机体的防御功能密切相关。病原体的致病能力包括以下几个重要方面。

1. 侵袭力(invasiveness)　侵袭力是病原体在机体内生长、繁殖、蔓延扩散的能力。有的病原体可直接侵入人体,如血吸虫尾蚴、钩虫丝状蚴和钩端螺旋体等。有的病原体通过破损的皮肤黏膜伤口、黏附宿主组织、结合细胞表面的受体或者分子、抑制吞噬细胞的吞噬等方式侵入组织细胞,促进病原体的扩散。

2. 毒力(virulence)　毒力是病原体产生毒素和其他毒力因子的能力。毒素包括内毒素(endotoxin)和外毒素(exotoxin)。内毒素是革兰氏阴性菌细胞壁中的一种成分,主要成分为脂多糖,当细菌死亡溶解或细胞壁破坏后才释放出来。可致机体发热反应,中毒性休克,弥散性血管内凝血,施瓦茨曼反应(Schwartzman reaction)。外毒素是指某些病原菌生长繁殖过程中分泌到菌体外的一种代谢产物,其主要成分为可溶性蛋白质。许多革兰氏阳性菌及部分革兰氏阴性菌等均能产生外毒素。

3. 数量(quantity)　病原体入侵的数量是重要的致病条件。对于同一种感染病而言,侵入的病原体的数量与致病能力成正比。但是,在不同的感染病中,致病的最低病原体数量则差别很大。如伤寒沙门菌需要 10 万个菌体,而志贺菌仅需要 10 个菌体即可致病。

4. **变异性(variability)** 病原体在长期进化过程中,因环境和外界因素的影响可以发生遗传物质、结构形态及代谢和生理特性等方面的改变,称作变异性。变异可以导致病原体致病力减弱,如用于结核病预防的卡介苗(BCG),其本质就是人工诱导发生变异的减毒结核分枝杆菌。变异也可以导致致病力增强,如流行性感冒病毒(以下简称"流感病毒")抗原变异导致流感的周期性流行。

二、感染概述

(一) 感染的类型

感染是病原体和机体之间相互作用的过程。病原体、机体和环境是形成感染或者传染的三个要素。在漫长的生物进化过程中,病原体与宿主之间形成了互相依存、互相斗争的关系。病原体广泛存在于人的口、鼻、咽、消化道、泌尿生殖道以及皮肤中。在人体免疫功能正常的条件下并不引起疾病,有些甚至对人体有益,如肠道菌群(大肠埃希菌等)可以合成多种维生素。这些菌群的存在还可抑制某些致病性较强的细菌的繁殖,因而这些微生物被称为正常微生物群(正常菌群)。但当机体免疫力降低,大量应用抗菌药物,或者手术、置管等操作打破了宿主与微生物之间的平衡关系时,正常菌群也可引起感染,称作机会性感染(opportunistic infection),这些细菌称为条件致病菌(conditional pathogen)。临床上常见的感染形式包括:①首发感染(primary infection),即人体初次被某种病原体感染。有些传染病很少出现再次感染,如麻疹,水痘,流行性腮腺炎等。②重复感染(repeated infection),即人体在被某一病原体感染的基础上再次被同一种病原体感染,如血吸虫和钩虫病等。③混合感染(mixed infection),即人体同时被两种或两种以上的病原体感染。较少见,如乙型肝炎病毒(hepatitis B virus,HBV)与丁型肝炎病毒(hepatitis D virus,HDV)同时感染。④重叠感染(superinfection),即人体在被一种病原体感染的基础上再被另外的病原体感染。临床多见,如慢性 HBV 感染重叠戊型肝炎病毒(hepatitis E virus,HEV)感染。⑤继发感染(secondary infection),在重叠感染中,发生于原发感染后的其他病原体感染,如病毒性肝炎继发细菌、真菌感染。

此外,住院患者在医院内获得的感染称作医院获得性感染(hospital-acquired infection),即医院感染(nosocomial infection)。包括在住院期间发生的感染和在医院内获得出院后发生的感染,但不包括入院前已开始或者入院时已存在的感染。后者称为社区获得性感染(community-acquired infection)。医院感染有多种来源,有在医院内通过患者或者医护人员直接或间接接触引起的交叉感染(cross infection);患者自己体内寄生的病原体或正常菌群侵袭而发生的自身感染或内源性感染(endogenous infection)以及诊疗过程中或因医疗器械消毒不严而造成的医源性感染(iatrogenic infection)。社区获得性感染指的是在医院外罹患的感染,包括具有明确潜伏期而在入院后平均潜伏期内发病的感染。

(二) 感染过程的表现

根据病原体、宿主、环境三者之间相互作用的动态变化,感染的过程可以表现为以下不同的结局,即感染谱(infection spectrum)。

1. **清除病原体(elimination of pathogen)** 病原体侵入人体后,首先可以被机体非特异性防御能力所清除。如皮肤和黏膜的屏障作用,胃酸的杀菌作用,组织细胞的吞噬及体液的溶菌作用等。也可以通过机体的特异性防御能力如抗体和细胞因子被清除。

2. **隐性感染(covert infection)** 隐性感染亦称亚临床感染(subclinical infection),是指病原体侵入宿主后,仅诱导机体产生免疫应答,而不引起或仅导致轻微的病理损害,因而不出现或出现不明显的临床症状、体征和生化异常,只能通过免疫学检测方能发现的一种感染过程。隐性感染是大多数病毒感染的最常见表现,如流行性乙型脑炎、脊髓灰质炎、登革热、乙型肝炎等均有大量隐性感染的存在。

3. **病原携带状态(carrier state)** 病原携带状态包括带菌、带病毒及带虫状态。是指病原体侵入机体后,在机体的一定部位继续生长、繁殖,而宿主不出现疾病的任何表现,但在一定时间内携带和排出病原体的状态。按其发生和持续的时间长短可分为潜伏期携带、恢复期携带及慢性携带。由于病原携带者无明显临床表现,但可能向外排出病原体,因而成为重要的传染源。

4. 潜伏性感染(latent infection) 潜伏性感染是指病原体侵入机体后寄生在一定部位,由于宿主防御能力虽然不足以将病原体清除,但是又能够让病原体局限化而不出现临床表现,病原体也不被向外排出,只有当人体抵抗力降低时,病原体则乘机活跃增殖引起发病。如麻疹病毒可长期潜伏于中枢神经系统,数年后发病,导致亚急性硬化性全脑炎。

5. 显性感染(overt infection) 显性感染又称临床感染(clinical infection)。是指病原体侵入人体后,通过自身的直接作用或者诱导免疫应答的间接作用,导致细胞、组织损伤,引起病理改变和临床表现。在大多数感染病中,显性感染仅占全部感染者的一小部分。但在少数感染病中,如麻疹、水痘等,大多数感染者则表现为显性感染。

思考题

1. 常见的病原微生物有哪些?
2. 试分析病原体致病的主要因素。
3. 造成医院感染的主要原因是什么? 如何减少和预防?
4. 请举例说明影响感染结局的因素。

(李兰娟)

第二章
病毒和朊粒感染

一、病毒与感染

(一) 病毒概述

病毒(virus)是一类体积微小、结构简单,仅含一种核酸,无完整酶系统,严格在敏感的活细胞内寄生,以复制方式生长繁殖的非细胞结构型微生物。病毒的形态多样,大小差别悬殊。根据病毒核酸类型可将其分为 DNA 病毒和 RNA 病毒两大类。部分病毒在成熟过程中从宿主细胞获得包膜,称作包膜病毒。

完整成熟的病毒称为病毒体(virion),主要由蛋白和核酸组成。病毒的核心为含有病毒遗传信息的核酸,构成病毒的基因组(genome)。包绕病毒核心的蛋白质外壳称作衣壳(capsid)。病毒的衣壳和包膜蛋白是病毒感染宿主细胞的重要结构,同时又是良好的抗原,可以刺激机体产免疫应答。

病毒的增殖又称为复制(replication),是以病毒核酸为模板进行自我复制的过程,从病毒与宿主细胞接触、吸附到新一代病毒成熟释放出来,称作一个复制周期。病毒的复制包括吸附和穿入、脱壳、生物合成、组装成熟和释放等主要过程。

病毒的遗传性状可以发生变异,如毒力变异和抗原性变异等。病毒的抗原性变异包括抗原结构的改变、抗原与抗体亲和力的改变以及免疫原性的变异等,对病毒的致病性、病毒感染的诊断和预防都有重要意义。

(二) 病毒感染与致病

病毒侵入机体,并在体内细胞中增殖的过程称为病毒感染(viral infection),其实质是病毒与机体、病毒与易感细胞之间的相互作用过程。病毒感染常因病毒种类、机体状态不同而产生轻重不一的损伤,或导致病毒性疾病(viral disease)。

1. **侵入途径** 侵入途径主要有以下几种:①呼吸道:含有病毒的空气飞沫由口,鼻吸入呼吸道。如流感病毒(influenza virus)、腺病毒(adenovirus)、麻疹病毒(measles virus)等。②消化道:含有病毒的粪便通过污染的水、食物、用具、手和苍蝇传播,由口进入消化道。如甲型肝炎病毒(hepatitis A virus,HAV)、轮状病毒(rotavirus)等。③皮肤:病毒通过皮肤外伤、注射处、节肢动物叮咬伤口和动物咬伤创口等进入人体。如狂犬病毒(rabies virus)、HBV、虫媒病毒(arbovirus)等。④眼、口和泌尿生殖道:含有病毒的分泌物直接接触这些部位(如性交、手 - 生殖器 - 口接触等)从而引起感染。如单纯疱疹病毒(herpes simplex virus)、腺病毒、人类免疫缺陷病毒(human immunodeficiency virus,HIV)等。⑤胎盘:病毒经母体通过胎盘感染胎儿。如风疹病毒(rubella virus)、巨细胞病毒(cytomegalovirus)和 HBV 等。

2. **体内的播散** 病毒侵入机体后,有些病毒只在入侵部位感染细胞、增殖并产生病变,称为局部感染(local infection)或表面感染(superficial infection)。当机体防御能力降低或病毒的毒力过强时,病毒可通过以下途径由入侵部位向全身播散:①直接接触播散:经过细胞 - 细胞接触播散;②经血流播散:有些病毒从入侵部位直接进入血液,或通过接种、输血、注射、动物叮咬和外伤进入血液向全身播散;③经神经系统播散:病毒和感染部位的神经元接触,发生感染并向远离入侵部位或全身播散。病毒在体内全身播散造成全身感染(systemic infection)。病毒进入机体血液循环称病毒血症(viremia)。

经血行播散的病毒首先在入侵机体的局部及其所属淋巴结增殖,随后进入静脉引起第一次病毒血症。此时如果病毒未受到中和抗体等的作用,则在肝脏、脾脏细胞内进一步增殖,再进入动脉引起第二次病毒血症,播散全身到达靶器官并引起感染,各种病毒因其最终的靶器官不同而表现出不同的临床症状。

3. **传播类型**　传播类型有水平传播和垂直传播两种。水平传播是指患者和健康人个体之间通过呼吸道、消化道、节肢动物叮咬、直接或间接接触等的传播方式。垂直传播是指病原体通过胎盘由母体传给胎儿或于分娩时经产道由母体传给胎儿的传播方式,如巨细胞病毒、风疹病毒、HBV 和单纯疱疹病毒等均可通过垂直传播感染胎儿。

4. **致病性**　病毒能否感染机体以及能否引起疾病,取决于病毒致病性和宿主免疫力两方面因素。病毒致病性是指某一病毒感染特定宿主并引起疾病的固有特性;病毒的毒力则是反映其引起临床症状和病理变化能力的强弱。病毒的致病性在细胞水平和机体水平可能有不同的含义。

(1)病毒感染对宿主细胞的致病作用:如有的病毒在细胞水平有致细胞病变效应(cytopathic effect),但在机体水平可能并不显示临床症状,仅表现为亚临床感染。病毒感染细胞后引起细胞的反应有四种:无明显反应、细胞死亡、细胞增生后死亡和细胞转化。例如,副黏病毒 SV5(paramyxovirus SV5)在细胞培养中产生大量病毒而不引起明显反应。多数病毒感染敏感细胞时,由于抑制了细胞核酸和蛋白质合成而引起细胞死亡。痘病毒(poxvirus)感染时,先刺激细胞多次分裂然后死亡,造成痘疱病灶。DNA 病毒和 RNA 肿瘤病毒则引起细胞转化(cell transformation),甚至诱发肿瘤。细胞被病毒感染后,在细胞质或细胞核内可出现斑块状结构,称为包涵体(inclusion body)。包涵体破坏细胞的正常结构和功能,有时引起细胞死亡。

(2)病毒感染对机体的致病作用:①病毒对组织器官的亲嗜性与组织器官的损伤:病毒侵入机体感染细胞具有一定的选择性,即病毒对机体某些种类的细胞易感,并在一定种类细胞内寄生,称之为病毒对细胞的亲嗜性(tropism)。亲嗜性造成了病毒对特定组织器官的损伤,也是形成临床上不同系统疾病的原因。②免疫病理损伤:病毒诱发机体的免疫应答除具有有利的一面外,也可导致免疫病理损伤、免疫抑制和自身免疫病。

5. **病毒感染的临床表现**　人类的病毒感染十分普遍,且多数呈隐性感染,少数为显性感染。显性感染中多数病毒感染表现为急性感染,发病急、病程短,多在 1~2 周内自愈,少数表现为潜伏性感染(如疱疹病毒感染等)和慢性感染(如 HBV 感染等)。此外,尚有一类慢病毒感染(slow virus infection),感染个体在出现典型的临床症状之前,往往经历数年以上的潜伏期,之后缓慢发病,如人类免疫缺陷病毒(HIV)感染等。在病毒性感染患者中,儿童多于成人。病毒性感染的患者,多数均能自愈。严重感染的患者可发生死亡及遗留后遗症。

二、朊粒与感染

(一)朊粒概述

朊粒(prion)又称蛋白质侵染因子、毒朊或感染性蛋白质,是一类具感染性和复制能力的小分子无免疫性疏水蛋白质。朊粒与病毒一样,有可滤过性、传染性、致病性、对宿主选择的特异性,但它比已知的最小的病毒还小(30~50nm),电镜下通常观察不到朊粒的结构,且不诱发干扰素产生,也不受干扰作用。朊粒对多种理化因素的灭活作用表现出惊人的抗性。对物理因素,如紫外线照射、电离辐射、超声波以及 80~100℃高温,均有相当的耐受能力。对化学试剂与生化试剂,如甲醛、羟胺、核酸酶类等表现出强抗性,能抵抗蛋白酶 K 的消化。

(二)朊粒感染与致病

朊粒可以使人类和动物患中枢神经系统退行性疾病,如动物的"羊瘙痒病"(scrapie)、"疯牛病"(mad cow disease,or bovine spongiform encephalopathy,BSE),人类的库鲁病(Kuru disease)、克 - 雅病

（Creutzfeldt-Jakob disease，CJD）、格斯特曼 - 施特劳斯勒尔 - 沙因克尔综合征（Gerstmann-Straussler-Scheinker syndrome，GSS）、致死性家族型失眠症（fatal familial isomnia，FFI）。朊粒通过不断聚合，形成自聚集纤维，然后在中枢神经细胞中堆积。随着朊粒的侵入、复制，在神经元树突和细胞本身，尤其是小脑星状细胞和树枝状细胞内发生进行性空泡化，星状细胞胶质增生，灰质中出现海绵状病变。导致人类神经萎缩、注意力障碍，丧失方向感，短期失忆，思维混乱。朊粒感染皆以潜伏期长，病程缓慢，进行性脑功能紊乱，无缓解康复，终至死亡为特征。

　　朊粒存在变异和跨种族感染，具有大量的潜在感染来源，主要为牛、羊等反刍动物，未知的潜在宿主可能很广，传播的潜在危险性不明，很难预测和推断。对于人类而言朊粒的传染有两种方式。其一为遗传性的，即人家族性朊病毒传染；其二为医源性的，如角膜移植、脑电图电极的植入、不慎使用污染的外科器械以及注射取自人垂体的生长激素等。至于人和动物间是否有传染，尚无定论。

思考题

　　1. 病毒入侵机体的途径有哪些？
　　2. 试比较病毒和朊粒的主要异同。

（李兰娟）

第三章
细菌和真菌感染

一、细菌与感染

(一) 细菌概述

细菌是一种形体微小、结构简单的单细胞微生物。分类学上归属原核微生物。广义的细菌泛指各类原核生物,包括细菌、放线菌、衣原体、支原体、立克次体和螺旋体。狭义的细菌专指其中种类最多、数量最大、具有典型代表性的一类微生物。细菌大小不一,一般在 0.2~10μm 之间,只有借助显微镜才能观察到。根据细菌的形态,可以分为球菌(coccus)、杆菌(bacillus)和螺旋菌(spirillum)。细菌的基本结构包括:细胞壁、细胞膜、细胞质、核质、核蛋白体和质粒。细菌的特殊结构有荚膜、鞭毛、菌毛和芽胞等,仅某些细菌才具有。根据革兰氏染色(Gram staining)的结果,可将细菌分为两大类:革兰氏阳性(G^+)菌和革兰氏阴性(G^-)菌。

细菌的蛋白质、糖类和脂类是构成细菌抗原(antigen,Ag)的重要物质。某些细菌的代谢产物如毒素、侵袭性酶等在细菌致病作用中起重要作用。细菌对外界环境变化敏感,许多物理、化学和生物学方法可用来抑制或杀灭病原菌,从而达到预防、控制污染和感染,控制传染病传播的目的。细菌在进化过程中可以发生变异,某些变异与病原菌的致病性有密切关系,并且会对细菌感染性疾病的诊断、治疗和预防产生重要影响。

(二) 细菌感染与致病

细菌进入机体后,在宿主体内寄生、增殖并引起疾病的性能称为细菌的致病性。能使宿主致病的细菌称致病菌或病原菌(pathogenic bacteria)。不同种的病原菌感染宿主之后,可导致各具特征的病理过程。如结核分枝杆菌引起结核,伤寒杆菌引起伤寒。因此,致病性是细菌种的特征之一,是质的概念。各种病原菌的致病性强弱程度不等,这种不同程度的致病能力称为细菌的毒力。毒力是量的概念,常用半数致死量(50% lethal dose,LD_{50})或半数感染量(50% infection dose,ID_{50})表示。细菌感染的物质基础通常包括细菌的表面结构、毒素、毒性产物及致病性质粒等。有些病原菌的致病物质基础目前尚不清楚。

1. 细菌的表面结构 细菌的表面结构是细菌感染宿主和诱导宿主产生免疫应答的主要物质基础。包括以下几种:①与黏附和定居有关的菌体表面结构,如菌毛、脂磷壁酸(lipoteichoic acid,LTA);②与抗吞噬作用有关的菌体表面结构,如荚膜、微荚膜和糖萼;③其他表面结构,包括 A 族链球菌的 M 蛋白、葡萄球菌 A 蛋白(SPA)、结核分枝杆菌胞壁上的硫苷脂(sulfatide)、肽聚糖、唾液酸(sialic acid)、细菌 S 层等。

2. 细菌的毒素及毒性产物 细菌的毒素及毒性产物是细菌性感染直接造成机体组织损伤和功能障碍的主要毒性物质,能协助细菌抵抗吞噬细胞的吞噬,或有利于细菌在组织中扩散,是构成病原菌毒力的重要物质基础之一。

(1)毒素:细菌产生的毒素按其来源、性质和毒性作用不同,可分为外毒素和内毒素两种。①外毒素:产生外毒素的细菌主要为革兰氏阳性菌,部分革兰氏阴性菌也能产生。外毒素的化学成分多数为蛋白质,性质不稳定,不耐热,可被蛋白酶所破坏。外毒素的抗原性很强。外毒素经 0.4% 甲醛处理,可脱毒而保持原有抗原性成为类毒素(toxoid)。类毒素可刺激机体产生具有中和外毒素作用的抗毒素,因此可用于人工自动免疫。根据外毒素对宿主细胞的亲和性及作用方式,可将其分成四类,即肠毒素、细胞毒素、神经毒素和葡萄球菌溶素。②内毒素:内毒素主要是革兰氏阴性菌细胞壁中脂多糖(lipopolysaccharide,LPS)成分,只有当细菌死亡裂解或用人工方法裂解细菌后才能释放出来。内毒素较稳定,耐热,加热100℃ 1h不被破坏,必须加热160℃ 2~4h,或用强碱、强酸、强氧化剂加热煮沸30min才被灭活。内毒素抗原性弱,不能用甲醛脱毒成为类毒素。内毒素毒性亦较外毒素弱。

(2)毒性产物:细菌除产生毒素外,还能产生多种与致病有关的酶类,有的酶类具有抗吞噬和促进细菌扩散作用,与细菌侵袭性有关。有些酶类对宿主细胞具有损伤作用。作用相对比较清楚的酶类有:①血浆凝固酶(coagulase),绝大多数致病性葡萄球菌株能产生此酶,非致病菌一般不产生。此酶可使血浆中的纤维蛋白沉积于菌体表面,阻碍吞噬细胞对细菌的吞噬和杀灭,亦能保护细菌免受体液中杀菌物质的作用。有利于细菌在局部增殖。②链激酶(streptokinase),由溶血性链球菌产生能使血浆纤维蛋白溶酶原激活为纤维蛋白酶,从而使纤维蛋白凝块溶解,利于细菌扩散。③透明质酸酶(hyaluronidase),溶血性链球菌、产气荚膜梭菌等能产生此酶。可分解结缔组织中的透明质酸,使组织通透性增加,有利于细菌及其毒性产物向周围组织扩散。④胶原酶(collagenase),此酶由产气荚膜梭菌产生,可分解结缔组织中的胶原蛋白,使组织崩解,利于细菌扩散。⑤卵磷脂酶(lecithinase),由产气荚膜梭菌产生,能分解细胞膜中的卵磷脂,破坏组织细胞,溶解红细胞,引起组织坏死等。⑥蛋白分解酶,由铜绿假单胞菌产生,对多种组织细胞具有破坏和损伤作用。

3. **细菌的致病性和侵袭性** 质粒(plasmid)是细菌染色体外的遗传物质,为环状双股DNA分子,具有自身复制能力,虽不是细胞生命所必需,但可携带某种特殊的遗传性状,与细菌的遗传、变异、毒力及耐药性相关。在细菌质粒中,有一些与细菌的致病力明显相关,称为致病性质粒或毒性质粒(virulence plasmid,Vi质粒)。在致病性质粒中,有些是决定病原菌黏附和侵入上皮细胞能力的质粒。其中有合成定植抗原(colonization antigen)的质粒,如编码大肠埃希菌F4抗原(原称K88抗原)、F5抗原(原称K99抗原)的质粒。某些质粒与细菌产生毒素的能力有关,如产毒型大肠杆菌所产生的不耐热肠毒素(heat-labile enterotoxin,LT)和耐热肠毒素(heat-stable enterotoxin,ST)均由质粒编码。这两种毒素都能导致肠上皮细胞的分泌功能亢进,引起腹泻。此外,某些金黄色葡萄球菌产生的表皮溶解毒素,破伤风梭菌产生的破伤风痉挛毒素,炭疽杆菌产生的炭疽毒素均与毒性质粒有关。

二、真菌与感染

(一)真菌概述

真菌(fungus)有细胞壁和细胞核,归属真核细胞微生物。大多数真菌为多细胞,由丝状体和孢子组成,少数为单细胞。自然界真菌种类繁多,根据生长特性与形态差异,可将真菌简单分为酵母、真菌和蕈(蘑菇)。其中对人类有致病性的真菌有300多个种类。致病、条件致病、产毒和致癌的真菌等可引起真菌感染、真菌变态反应性疾病、真菌性中毒以及肿瘤。除了新型隐球菌和蕈外,医学上有意义的致病性真菌几乎都是霉菌。

(二)真菌感染与致病

对人类致病的真菌分浅部真菌和深部真菌,前者侵犯皮肤、毛发、指甲,为慢性,治疗有顽固性,但对身体影响较小,后者可侵犯全身内脏,严重的可引起死亡。此外有些真菌寄生于粮食、饲料、食品中,能产生毒素引起真菌中毒。浅部真菌病包括浅表真菌病和皮肤真菌病,深部真菌病包括皮下组织真菌病和系统性真菌病。

1. **浅表真菌病** 感染仅仅局限于皮肤角质层的最外层,极少甚至完全没有组织反应,感染毛发时也只累及毛发表面,很少损伤毛发。主要包括:花斑癣、掌黑癣和毛结节菌病。

2. **皮肤真菌病** 感染累及皮肤角质层和皮肤附属器,如毛发、甲板等,能广泛破坏这些组织的结构并伴有不同程度的宿主免疫反应,这类真菌感染中最常见的是皮肤癣菌病,其他真菌引起的感染还包括皮肤假丝酵母病等。皮肤癣菌病根据不同的发病部位可以分为足癣(俗称"脚气")、手癣、体癣、股癣、甲癣以及头癣等各类癣病,在世界范围内广泛发生,是最常见的真菌性疾病,发病率高。

3. **皮下真菌病** 感染皮肤、皮下组织,包括肌肉和结缔组织,一般不会经血液向重要脏器播散;但有些感染可以由病灶向周围组织缓慢扩散蔓延,如足菌肿等;也有些则沿淋巴管扩散,如孢子丝菌病、着色芽生菌病。免疫受损患者的皮下真菌具有潜在的播散全身的危险。

4. **系统性真菌病** 除侵犯皮肤和皮下组织外,还累及组织和器官,甚至引起播散性感染,又称为侵袭性真菌感染。近年来,随着高效广谱抗生素、免疫抑制剂、抗恶性肿瘤药物的广泛应用,器官移植、导管技术以及外科其他介入性治疗的深入开展,特别是获得性免疫缺陷综合征(AIDS)的出现,条件致病性真菌引起的系统性真菌病日益增多,新的致病菌不断出现,病情也日趋严重。主要包括假丝酵母病、曲霉病、隐球菌病、接合菌病和马尔尼菲青霉病等。

思考题

1. 广义的细菌包括哪些?
2. 细菌进入机体如何产生致病性?
3. 浅部真菌及深部真菌分别侵犯哪些组织?

(李兰娟)

第四章

寄生虫感染

一、寄生虫概述

寄生虫主要包括原虫(protozoan)、蠕虫(helminth)。大多数寄生虫有着复杂的生活史,可在宿主体内迁移多次,在不同的器官完成不同的生活阶段,最终到达寄居部位。有些寄生虫必需依赖媒介将其从一个宿主传给另一个宿主。寄生虫的抗原极为复杂,特别是那些体形较大、生活史复杂的寄生虫,由于在其生活的不同阶段可以出现不同的阶段特异性抗原,抗原的种类和数量就相当可观。慢性化是大多数寄生虫感染的基本特征,是寄生虫与宿主在长期的相互适应过程中维持平衡的结果。寄生虫病呈世界性分布,以经济不发达地区尤为多见。

(一) 寄生虫分类

按照生物种类可将造成人类疾病的主要寄生虫分为原虫和蠕虫,分属原生生物和无脊椎动物。常见的原虫如疟原虫和利什曼原虫,蠕虫如蛔虫、钩虫、绦虫等。

1. **原虫** 原虫是单细胞真核生物,整个虫体由一个细胞构成,具有生命活动的全部功能。原虫体积微小,基本结构包括表膜、胞质及胞核。表膜的功能是保持虫体外形,并与外界物质相隔形成相对独立的生物体,也有调节控制代谢与物质运输的作用。表膜可不断更新,常具有很强的抗原性。胞质由基质和细胞器组成,基质是进行新陈代谢的场所,细胞器各自行使其不同的生理功能。原虫的运动细胞器有伪足、鞭毛及纤毛三种,运动方式有伪足运动(亦称阿米巴运动)、鞭毛运动和纤毛运动。胞核多为泡状核,少数为实质核,原虫的营养期大多只含一个核,少数可有两个或更多。经染色后胞核的形态特征是鉴别医学原虫的重要依据。寄生原虫的生殖方式分无性生殖(二分裂,多分裂和出芽生殖),如阿米巴滋养体、利什曼原虫,有性生殖(接合生殖和配子生殖),如疟原虫在蚊体内的配子生殖。有的原虫以有性和无性方式相互交替进行生殖称为世代交替。

2. **蠕虫** 蠕虫为多细胞无脊椎动物,蠕虫借由身体的肌肉收缩而作蠕形运动,故通称为蠕虫。全球现有超过一百万种的蠕虫,主要是扁形动物、环节动物、纽形动物、棘头动物和袋形动物的俗称。体型呈管状,圆柱形、扁平或叶片状。长短不一。分布于世界各地的海洋、淡水和陆地,部分寄生性,部分自由生活。它们作为土壤调节者(如环节动物、袋形动物),人和家畜的寄生虫(如扁虫、线虫),以及生态系统中食物链的一环,对人类有重要的意义。

(二) 寄生虫宿主

寄生虫完成生活史过程,有的只需要一个宿主,有的需要两个以上宿主。寄生虫不同发育阶段所寄生的宿主,包括:①中间宿主(intermediate host),是指寄生虫的幼虫或无性生殖阶段所寄生的宿主。若有两个以上中间宿主,可按寄生先后分为第一、第二中间宿主等;②终末宿主(definitive host),是指寄生虫成虫或有性生殖阶段所寄生的宿主,例如人是血吸虫的终末宿主;③储存宿主(reservoir host),某些蠕虫成虫或原虫某一发育阶段既可寄生于人体,也可寄生于某些脊椎动物,在一定条件下可传播给人,如牛即为血吸虫的保虫宿主;④转续宿主(paratenic host 或 transport host),某些寄生虫的幼虫侵入非正常宿主,不能发育为成虫,长期保持幼虫状态,当此幼虫期有机会再进入正常终末宿主体内后,才可继续发育为成虫,这种非正常宿主称为转续宿主。

二、寄生虫感染与致病

寄生虫对人体的危害,主要包括其作为病原引起寄生虫病及作为疾病的传播媒介两方面。寄生虫病仍是全球普遍存在的公共卫生问题。在广大发展中国家,特别在热带和亚热带地区,寄生虫病依然广泛流行、威胁着人类的健康。

(一) 寄生虫致病性

寄生是在一定条件下出现在寄生虫与宿主之间的一种特定关系。寄生虫进入宿主,对宿主产生不同的损害;同时宿主对寄生虫的反应是产生不同程度的免疫力设法把它清除。其结果在寄生虫可能导致其形态与功能的改变,在宿主可能出现病理变化。

1. **夺取营养** 寄生虫在宿主体内生长、发育和繁殖所需的物质主要来源于宿主,寄生的虫数愈多,被夺取的营养也就愈多。如肠道寄生虫夺取大量的养料,并影响肠道吸收功能,引起宿主营养不良;又如钩虫附于肠壁上吸取大量血液,可引起宿主贫血。

2. **机械性损伤** 寄生虫对所寄生的部位及其附近组织和器官可产生损害或压迫作用。如蛔虫多时可扭曲成团引起肠梗阻。此外,幼虫在宿主体内移行可造成严重的损害,如蛔虫幼虫在肺内移行时穿破肺泡壁毛细血管,可引起出血。

3. **毒性物质的作用** 寄生虫的分泌物、排泄物和死亡虫体的分解物对宿主均有毒性作用,这是寄生虫危害宿主的最重要的方式之一。如溶组织内阿米巴侵入肠黏膜和肝时,分泌溶组织酶,溶解组织、细胞,引起宿主肠壁溃疡和肝脓肿。又如疟原虫在完成红细胞内期裂体增殖后释放到血流中的物质可成为内源性致热原,刺激体温中枢引起寒热。

4. **超敏反应** 寄生虫抗原往往会诱导宿主产生超敏反应,造成组织的损伤。如血吸虫卵内毛蚴分泌物引起超敏反应和周围组织发生免疫病理变化,形成虫卵肉芽肿(egg granuloma)。

(二) 寄生虫感染的转归

宿主与寄生虫之间相互作用的结果,一般可归为三类:①宿主清除体内寄生虫,并可防御再感染。②宿主清除大部分或者未能清除体内寄生虫,但对再感染具有相对的抵抗力。这样宿主与寄生虫之间维持相当长时间的寄生关系,见于大多数寄生虫感染或带虫者。③宿主不能控制寄生虫的生长或繁殖,表现出明显的临床症状和病理变化,而引起寄生虫病,如不及时治疗,严重者可以死亡。

(三) 常见寄生虫病

1. **原虫病** 寄生在人体的腔道、体液、组织或细胞内的致病及非致病性原虫约有40余种。有些原虫如疟原虫、利什曼原虫、锥虫、溶组织内阿米巴,对人体可造成严重危害。其症状和传播方式因原虫寄生部位不同而表现各异。可经口或媒介生物等不同方式传播。对人体的危害程度也因虫种、寄生部位及宿主免疫状态等而异,通常寄生于组织的原虫比寄生于腔道的危害大。常见原虫病包括如疟疾(malaria)、利什曼病(leishmaniasis)、阿米巴病(amebiasis)、弓形虫病(toxoplasmosis)、滴虫感染等。

2. **蠕虫病** 是蠕虫寄生于人体引起的疾病。我国地处温、亚热带,其地理、气候及土壤条件均适合肠道寄生虫的生长繁殖,故蠕虫病是我国的常见病、多发病。如华支睾吸虫病、棘球蚴病、肝吸虫病、血吸虫病(schistosomiasis)、丝虫病(filariasis)、蛔虫病、钩虫病、蛲虫病、绦虫病。

思考题

1. 试比较原虫和蠕虫的异同。
2. 何谓储存宿主？
3. 举例说明寄生虫毒性物质的致病性。

（李兰娟）

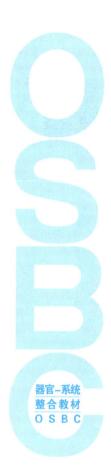

器官-系统
整合教材
O S B C

第一篇
病原生物学基础

第一章
细菌的基本性状

细菌(bacterium,bacteria)广义上包括各类原核细胞型微生物,包括细菌、放线菌、支原体、衣原体、立克次体、螺旋体;狭义则专指细菌,为本章讨论的对象。细菌的特点是形体微小,结构简单,代谢多样且活跃,繁殖迅速且易变异。了解细菌的形态、结构及生理活动等基本特性,对细菌的鉴别及研究其致病性和免疫性、细菌性感染的诊断和防治等具有重要意义。

第一节　细菌的形态结构与理化性状

一、细菌的大小与形态

各种细菌在一定条件下,具有相对的特定形态与结构,在细菌分类、染色性、致病性、免疫性、细菌鉴别及疾病诊断上具有参考价值。

细菌形体微小,以微米(μm)为测量单位。在营养丰富的液体培养基中,浮游(planktonic)细菌的形态主要分为球菌、杆菌和螺旋菌(图 1-1)。

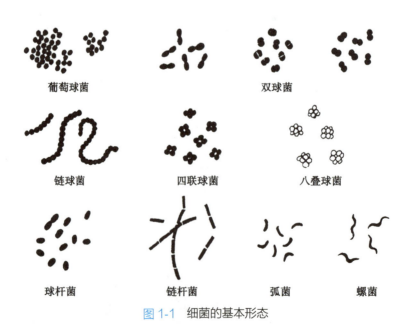

葡萄球菌　　　　双球菌

链球菌　　　四联球菌　　　八叠球菌

球杆菌　　链杆菌　　弧菌　　螺菌

图 1-1　细菌的基本形态

(一) 球菌

多数球菌（coccus, cocci）外观呈圆球形或近似球形，直径约为1μm。繁殖时，细菌分裂平面不同以及分裂后菌体之间相互黏附情况不一，可形成不同的排列方式，对某些球菌的鉴别具有临床意义，如：双球菌（diplococcus）：菌体成对排列（如脑膜炎奈瑟菌、肺炎双球菌）；链球菌（streptococcus）：多个菌体连接成链状（如溶血性链球菌）；葡萄球菌（staphylococcus）：菌体无一定规则地聚集呈葡萄串状（如金黄色葡萄球菌）。还有其他排列方式如四联球菌（tetrads）、八叠球菌（sarcina）等。

(二) 杆菌

不同杆菌（bacillus, bacilli）的大小、长短、粗细各不相同：如炭疽芽胞杆菌长3~10μm；大肠埃希菌长2~3μm；布鲁菌仅长0.6~1.5μm。杆菌多呈分散存在，也有呈链状排列如链杆菌（streptobacillus）。杆菌形态多数呈直杆状，少数微弯，菌体两端多呈钝圆形，少数杆菌两端平齐（如炭疽芽胞杆菌）或两端尖细（如梭杆菌）。有的杆菌末端膨大成棒状，称为棒状杆菌（corynebacterium），如白喉棒状杆菌；有的菌体短小，近于椭圆形，称为球杆菌（coccobacillus）；有的呈分枝生长，称为分枝杆菌（mycobacterium），如结核分枝杆菌，有的末端常呈分叉状，称为双歧杆菌（bifidobacterium）。

(三) 螺旋菌

螺旋菌（spirillum, spirilla）的菌体弯曲，有的菌体长2~3μm，只有一个弯曲，呈弧形或逗点状，称为弧菌（vibrio），如霍乱弧菌；有的菌体长3~6μm，有数个弯曲，称为螺菌，如鼠咬热螺菌；也有的菌体细长，弯曲呈弧形或螺旋形，称为螺杆菌（helicobacter），如幽门螺杆菌。

细菌在适宜的生长条件下并处于对数生长期时，形态比较典型，但是其形态可因其生长环境不同而发生变化。如温度、酸碱度、化学药物、抗生素、细菌自身的代谢产物、免疫血清、射线以及菌龄老化等因素均可影响到细菌形态，呈多形性（polymorphism）。因此，在观察细菌的大小和形态时，应选择适宜的培养条件以及对数生长期的细菌为宜。

二、细菌的结构

细菌的结构包括基本结构和特殊结构。细菌都具有的结构为基本结构，包括：细胞壁、细胞膜、细胞质、核质等（图1-2）；某些细菌特有的结构为特殊结构，如荚膜、鞭毛、菌毛、芽胞等。

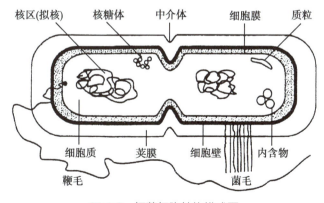

图1-2 细菌细胞结构模式图

(一) 细菌的基本结构

1. **细胞壁（cell wall）** 是细菌直接与宿主或外界环境接触的主要结构，位于菌体细胞的最外层，包绕在细胞膜的周围，质地坚韧而有弹性，保护细菌抵抗外界不利环境的压力。细胞壁化学组成复杂，并随细菌不同而异。革兰氏染色（Gram staining）法可将细菌分为两大类：革兰氏阳性（G⁺）菌和革兰氏阴性（G⁻）菌。虽然两类细菌细胞壁各自具有特殊组分，但均含有肽聚糖。

（1）肽聚糖(peptidoglycan)：肽聚糖是细菌细胞壁中的主要组分，为原核细胞所特有，又称为黏肽(mucopeptide)、糖肽(glycopeptide)或胞壁质(murein)。G^+菌和G^-菌的细胞壁均具有肽聚糖，只是含量多少、肽链组成和连接方式有差别。G^+菌的肽聚糖由聚糖骨架、四肽侧链(tetrapeptide side chain)和五肽交联桥(pentapeptide cross-bridge)三部分组成(图1-3)；而G^-的肽聚糖则由聚糖骨架和四肽侧链两部分组成(图1-4)。不同种类的细菌聚糖骨架均相同，而四肽侧链和五肽交联桥的组成和连接方式随菌种而异。

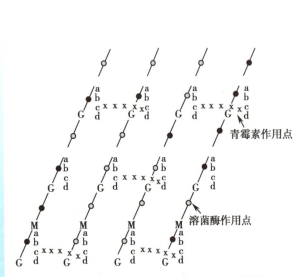

图 1-3　金黄色葡萄球菌细胞壁的肽聚糖结构

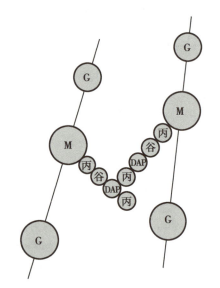

图 1-4　大肠埃希菌细胞壁的肽聚糖结构

聚糖骨架由 N- 乙酰葡糖胺(N-acetylglucosamine)和 N- 乙酰胞壁酸(N-acetylmuramic acid)交替间隔排列，经 β-1,4 糖苷键联结而成。各种细菌细胞壁的聚糖骨架均相同。

四肽侧链的组成和连接方式随细菌不同而异。由四种氨基酸组成，与聚糖骨架上的 N- 乙酰胞壁酸相连，为各菌种间共有的特征。以葡萄球菌(G^+菌)为例，四肽侧链的氨基酸依次为 L- 丙氨酸、D- 谷氨酸、L- 赖氨酸和 D- 丙氨酸，第三位的 L- 赖氨酸通过与五个甘氨酸组成的五肽交联桥与相邻四肽侧链末端的 D- 丙氨酸相连接，从而形成强度坚韧的三维结构。大肠埃希菌(G^-菌)的四肽侧链中，第三位氨基酸是二氨基庚二酸(diaminopimelic acid，DAP)，并由 DAP 与相邻四肽侧链末端的 D- 丙氨酸直接连接，因而仅形成较为疏松的二维结构。DAP 仅存在于原核细胞的细胞壁中。

肽聚糖是抗菌药物的靶点，具有保护菌体细胞的作用，使细菌能在比体内渗透压低的外界环境中生长。因此，凡能破坏肽聚糖结构或抑制其合成的药物均可使细菌死亡。溶菌酶可切断 N- 乙酰葡糖胺与 N- 乙酰胞壁酸之间的 β-1,4 糖苷键(见图1-3)，破坏聚糖骨架，引起菌体细胞崩解。青霉素可抑制转肽酶活性，干扰五肽交联桥与四肽侧链第四位 D- 丙氨酸之间肽键的转肽反应，抑制细菌细胞壁的合成。杆菌肽、头孢菌素 C、环丝氨酸、万古霉素等的抗菌作用也是从不同环节抑制肽聚糖的合成。

（2）革兰氏阳性菌细胞壁的特殊组分：G^+菌的细胞壁较厚(20~80nm)，主要由肽聚糖(15~50 层)和磷壁酸(teichoic acid)或磷壁醛酸(teichuronic acid)组成(图1-5)，是 G^+菌特有的细胞壁成分。

磷壁酸是由核糖醇(ribitol)或甘油残基经磷酸二酯键相连的多聚物，穿插于肽聚糖层中。磷壁酸是 G^+菌的重要表面抗原。磷壁酸按其结合部位分为两种类型，壁磷壁酸(wall teichoic acid，WTA)与细胞壁相联，膜磷壁酸或称脂磷壁酸(lipoteichoic acid，LTA)与细胞膜相联。LTA 具有黏附素活性，与细菌致病性有关。磷壁酸带负电荷，可选择性阻止有害物进入菌体。

此外，不同种革兰氏阳性菌细胞壁表面还有特殊的表面蛋白质(将在相关细菌章节中讨论)。

（3）革兰氏阴性菌细胞壁的特殊组分：G^-菌的细胞壁较薄(10~15nm)，但结构较复杂。除含有 1~2 层的肽聚糖结构外，还含有外膜(outer membrane)(图1-6)，为 G^-菌的细胞壁特殊成分，由脂蛋白(lipoprotein)和脂质双层组成。

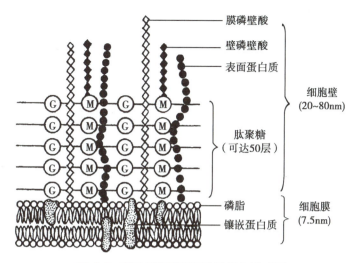

图 1-5　革兰氏阳性菌细胞壁结构模式图

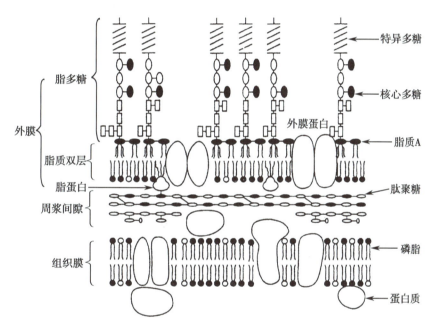

图 1-6　革兰氏阴性菌细胞壁结构模式图

脂蛋白位于肽聚糖层和外膜之间,其蛋白质部分与肽聚糖侧链的二氨基庚二酸相连,其脂质成分与外膜非共价结合。G⁻ 菌外膜为磷脂双层结构,其内外层组成呈不对称性,内层结构类似细胞膜,而外层中则含有大量的脂多糖(lipopolysaccharide,LPS)。磷脂双层中镶嵌着多种蛋白质,称外膜蛋白(outer membrane protein,OMP),其中有孔蛋白(porin),贯穿外膜形成通道,调控糖类、氨基酸、某些离子等小分子亲水性物质的出入,而对抗生素等大分子物质的扩散则有一定的屏障作用。有些 OMP 还是噬菌体、性菌毛或细菌素的受体。

脂多糖由脂质双层向细胞外伸出,由脂质 A、核心多糖和特异多糖组成,是 G⁻ 菌的内毒素(endotoxin)。①脂质 A(lipid A):为糖磷脂,位于脂多糖的内侧。不同种属细菌的脂质 A 骨架基本一致,以 β-1,6 糖苷键相连的 D- 氨基葡萄糖双糖为单位,其主要差别是脂肪酸的种类和磷酸基团不同,其中 β- 羟基豆蔻酸是肠道杆菌所共有的。脂质 A 是内毒素的毒性和生物学活性的主要组分,无种属特异性,不同细菌的内毒素的毒性作用相似。②核心多糖(core polysaccharide):位于脂质 A 的外侧,由己糖(葡萄糖、半乳糖等)、庚糖、2- 酮基 -3- 脱氧辛酸(2-keto-3-deoxyoctonic acid,KDO)、磷酸乙醇胺等组成。经 KDO 与脂质 A 共价联结。同属细菌的核心多糖相似,具有属特异性。③特异多糖

(specific polysaccharide)：位于脂多糖的最外侧，为数个至数十个寡聚糖的重复单位构成的多糖链，是 G⁻ 的菌体抗原（O 抗原）。G⁻ 菌的菌体抗原因单糖的种类、位置、排列和空间构型不相同，具有种或型特异性，可用于鉴别细菌。特异多糖缺失，可使细菌菌落由光滑型（smooth，S）变为粗糙型（rough，R）。

　　脂寡糖（lipooligosaccharide，LOS）是少数革兰氏阴性菌（脑膜炎奈瑟菌、淋病奈瑟菌、流感嗜血杆菌等）的外膜糖脂含有的相对短、多分枝状的糖苷，与粗糙型细菌的 LPS（O 抗原缺失）相似。LOS 与哺乳动物细胞膜的鞘糖脂结构非常相似，可使细菌逃避宿主免疫细胞的识别，是重要的毒力因子。

　　周浆间隙（periplasmic space）是 G⁻ 菌的细胞膜和外膜之间存在的空隙。周浆间隙含有多种酶及蛋白（结合蛋白、各类水解酶、毒力因子和 β- 内酰胺酶等），在转运营养物质、降解有害物质毒性和抗药性等方面发挥重要作用。

　　G⁺ 菌和 G⁻ 菌细胞壁结构差异较大（表 1-1），因而两类细菌在染色性、抗原性、致病性及对药物的敏感性等方面有很大差异。

表 1-1　革兰氏阳性菌与革兰氏阴性菌细胞壁结构的比较

细胞壁特征	革兰氏阳性菌	革兰氏阴性菌
强度	坚韧	疏松
厚度	20~80nm（较厚）	10~15nm（较薄）
肽聚糖层数	可多达 50 层	1~2 层
肽聚糖结构	聚糖骨架、四肽侧链、五肽交联桥	聚糖骨架、四肽侧链
肽聚糖含量	占细胞壁干重 50%~80%	占细胞壁干重 5%~20%
磷壁酸	+	−
外膜	−	+
脂蛋白	−	+
脂多糖	−	+
对溶菌酶的敏感性 （靶点：肽聚糖聚糖骨架的 β-1,4 糖苷键）	敏感	不敏感*
对青霉素的敏感性 （靶点：肽聚糖合成所需的转肽酶）	敏感	不敏感*

　　*G⁻ 细胞壁的外膜具有阻碍溶菌酶、青霉素、碱性染料或某些较大分子进入的作用。通过结构改造可以改变青霉素类药物的穿透性而对 G⁻ 发挥作用。

　　（4）细胞壁的功能：细菌细胞壁具有多种功能。①维持菌体形态并抵抗低渗环境：细胞壁坚韧而富有弹性，可维持细菌的固有形态。菌体细胞的胞质内蓄积高浓度的营养物质，渗透压高达 5~25 个大气压。细胞壁保护细胞可承受胞内的巨大渗透压而不胀裂，并能在相对低渗的环境中生存。一旦失去细胞壁，细菌的形态呈球形或多形性。②细菌体内外的物质交换：细胞壁中存在允许部分水溶性小分子通过的通道，某些外膜蛋白还参与特殊物质的扩散过程。③免疫原性及致病性：G⁺ 菌的磷壁酸、G⁻ 菌的特异多糖是重要的表面抗原，与细菌的血清学分类分型有关；脂质 A 为内毒素的主要组分；LPS、脂磷壁酸等可介导细菌黏附于宿主细胞；某些表面蛋白还具有抗吞噬作用等。④屏障结构与耐药性：G⁻ 菌的外膜是一种有效的屏障结构，使细菌不易受到机体体液杀菌物质、肠道的胆盐及消化酶等的作用；还可阻止某些抗生素进入，成为细菌天然耐药的机制之一。LPS 分子带负电荷，可与双价阳离子（如 Ca²⁺ 和 Mg²⁺）非共价键联结，可稳定膜结构并对疏水分子具有屏障作用。

　　（5）细菌细胞壁缺陷型（细菌 L 型，bacterial L form）：当肽聚糖受到理化或生物因素的直接破坏或合成被抑制时，细胞壁受损的细菌在普通环境中不能耐受胞内的高渗透压而胀裂死亡，但在高渗环境下可存活。细胞壁受损但仍能缓慢生长和分裂的细菌称为细菌 L 型。(名称来源:Klieneberger 于 1935 年在英国 Lister 研究所研究念珠状链杆菌时,发现了菌落和形态类似于支原体的细胞壁缺陷型菌,所以以该研究所的第一字母 "L" 命名这类细菌)。现发现几乎所有的细菌、螺旋体和真菌均可产生 L 型。支原体是天然缺乏细胞壁的微生物。细菌 L 型的形态因缺失肽聚糖而呈高度多形性,大小不一,有球形、杆状和丝状等(图 1-7)。无论 G⁺ 菌或 G⁻ 菌,成为 L 型后大多革兰氏染色呈阴性,且着色不均。

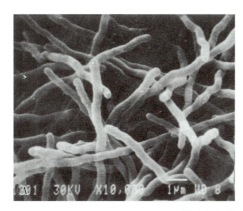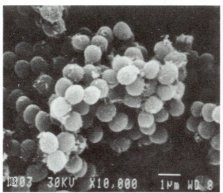

图 1-7　葡萄球菌 L 型
A. 临床标本分出的丝状 L 型菌落(扫描电镜,×10 000);B. 丝状 L 型菌落回复后(扫描电镜,×10 000)。

细菌 L 型在体内或体外、人工诱导或自然情况下均可形成,诱发因素很多,包括如溶菌酶(lysozyme)、溶葡萄球菌素(lysostaphin)、胆汁、抗体、补体或抑制细胞壁合成的药物如 β- 内酰胺类抗生素等。

细菌 L 型较难培养,其营养要求虽与原菌基本相似,但需在含血清的软琼脂高渗特殊培养基中生长。细菌 L 型生长繁殖缓慢,一般培养 2~7d,在软琼脂平板上形成中间厚、周边薄的 "荷包蛋样" 细小菌落(图 1-8),也有呈颗粒状或丝状的菌落。去除诱因后,细菌 L 型恢复细胞壁合成能力。

细菌 L 型常在使用抑制细胞壁合成的抗菌药物(β- 内酰胺类抗生素等)治疗中出现,仍具有一定致病力,可引起慢性感染(如尿路感染、骨髓炎、心内膜炎等)。在临床治疗中如遇有症状反复感染迁延不愈,且在常规细菌培养呈阴性时,应考虑细菌 L 型感染的可能性,此时不宜继续使用抑制细胞壁合成的抗生素,有条件时可做细菌 L 型的专门分离培养。

2. 细胞膜(cell membrane)　细胞膜位于细胞壁内侧,紧包细胞质。细菌细胞膜的结构与真核细胞基本相似,由磷脂和多种蛋白质组成,但不含胆固醇。细胞膜在细菌的生命活动中发挥重要作用。

细胞膜的主要功能:①物质选择性渗透和转运及废物的排出;②电子传递和氧化磷酸化,参与需氧菌的呼吸和能量代谢;③细菌合成的蛋白质和胞外水解酶的分泌;④含有多种酶,参与 DNA、肽聚糖、鞭毛、荚膜等的生物合成;⑤含有多种受体或蛋白质,参与细菌的趋化作用和感应外界信号的传导系统。

细菌细胞膜的重要蛋白质包括:①青霉素结合蛋白(penicillin-binding protein,PBP):为参与细胞壁肽聚糖合成的酶类(转肽酶或转糖基酶),是青霉素作用的主要靶点。青霉素结构与 D- 丙氨酸相似可与细菌竞争肽聚糖合成所需的转肽酶,抑制四肽侧链与五肽交联桥或 DAP 之间的连接。②蛋白分泌系统(secretion system):根据细菌分泌系统的结构和功能的不同,目前确认的有 7 型(Ⅰ~Ⅶ)分泌系统,完成细菌蛋白质的分泌过程,由多种细胞膜蛋白、外膜蛋白和辅助蛋白(ATPase、信号肽酶或分子伴侣等)组成。③双组分信号传导系统(two-component signal transduction,TCS):由组氨酸激酶(histidine kinase)和反应调控蛋白(response regulator protein)组成。组氨酸激酶为跨膜蛋白,感应到外界信号后发生自身磷酸化,随后将磷酸基团转移至反应调控蛋白,后者磷酸化后发生变构,可与相应的 DNA 序列结合,启动下游基因的转录。细菌含有多个 TCS,不同菌种的数量不一。TCS 可调控细菌生存、繁殖、应激、毒力、抗药性或生物膜形成等。

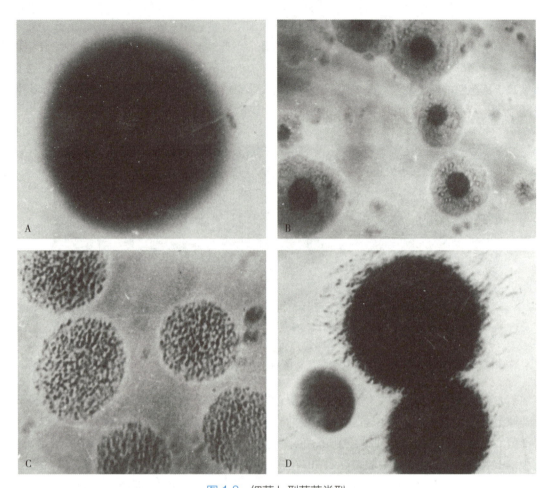

图 1-8　细菌 L 型菌落类型

A. 原细菌正常菌落；B. 荷包蛋样 L 型菌落；C. 颗粒 L 型菌落；D. 丝状 L 型菌落（×40）

3. **细胞质（cytoplasm）**　由水、蛋白质、脂类、核酸及少量糖和无机盐组成。细胞质中还含有多种重要结构。

（1）核糖体（ribosome）：核糖体是细菌合成蛋白质的场所，其沉降系数为 70S，由 50S 和 30S 大小亚基组成（30S 小亚基含 16S rRNA；50S 大亚基含 23S 和 5S rRNA）。在生长活跃的菌体内，几乎所有的核糖体都以多聚核糖体的形式存在。细菌核糖体是一种重要的抗生素的作用靶标，如链霉素与细菌核糖体 30S 亚基结合，而红霉素则与 50S 亚基结合，通过干扰细菌的蛋白质合成而抑制细菌的生长和增殖。这类药物对真核细胞的核糖体（80S，由 60S 和 40S 亚基组成）无作用。细菌的 16S rRNA 的基因序列比较保守，可用于细菌的检测和鉴定。

（2）质粒（plasmid）：质粒是细菌染色体外的遗传物质，为闭合环状的双链 DNA，存在于细胞质中。质粒携带的遗传信息为细菌生长非必需基因，但编码细菌的某些特性如菌毛、毒力因子或耐药性等。丢失质粒的细菌仍能正常存活和繁殖（详见细菌遗传和变异）。

（3）中介体（mesosome）：为部分细胞膜内陷、折叠、卷曲形成的囊状物，与细胞分裂时染色体分离有关（图 1-9）。中介体的形成，有效地扩大了细胞

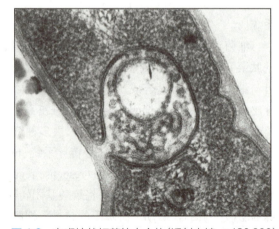

图 1-9　白喉棒状杆菌的中介体（透射电镜 ×130 000）

膜面积(增加了酶含量和能量产生)。

(4)胞质颗粒:细菌细胞质中含有多种颗粒,大多为贮藏的营养物质,包括糖原、淀粉等多糖、脂类、磷酸盐等。胞质颗粒不是恒定结构,随不同菌种、不同环境或不同生长期而异。胞质颗粒中有一种主要成分为 RNA 和多聚偏磷酸的颗粒,嗜碱性强,用亚甲蓝染色时着色较深呈紫色,称为异染颗粒(metachromatic granule),常用于白喉棒状杆菌的鉴定。

4. 核质(nuclear material)　为细菌的染色体(chromosome),位于细胞质,无成形核,无核膜、核仁,称为核质或拟核(nucleoid)。细菌染色体为单倍体,附着于中介体或细胞膜。与真核细胞相比,细菌的染色体的序列结构相对比较简单;此外除了 RNA 基因为多拷贝外,大多数基因为单拷贝。

(二) 细菌的特殊结构

1. 荚膜(capsule)　许多细菌在自然环境或宿主体内生长时可合成大量的黏液样胞外多聚物(extracellular polymer),包绕在细胞壁外,厚度 ≥0.2μm,边界明显称为荚膜(图 1-10);厚度 <0.2μm 者称为微荚膜(microcapsule),如伤寒沙门菌的 Vi 抗原以及大肠埃希菌的 K 抗原等。若黏液性物质疏松地附着于细菌细胞表面,且边界不明显者称为黏液层(slime layer)。荚膜不易着色,普通染色只可见到菌体周围有未着色的透明圈。如用墨汁负染,则荚膜透明圈显现更为清楚。荚膜是细菌致病的重要毒力因子,也是鉴别细菌的重要指标之一。

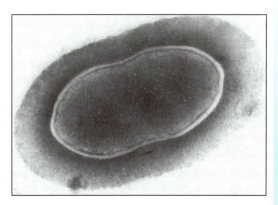

图 1-10　肺炎链球菌荚膜(透射电镜 ×42 000)

(1)荚膜的化学组成:为多糖、多肽或蛋白质。少数细菌如炭疽芽胞杆菌、鼠疫耶尔森菌等的荚膜为多肽;大多数细菌的荚膜化学组成是多糖。多糖分子组成和构型多样化,为细菌血清学分型的基础。

荚膜的形成受遗传控制和环境条件的影响:在动物体内或含有血清或糖的培养基中容易形成荚膜,在普通培养基上或连续传代则易消失。含多糖荚膜的细菌可形成黏液(M)型或光滑(S)型菌落,失去荚膜后其菌落变为粗糙(R)型。含蛋白质荚膜的细菌的菌落为 R 型,失去荚膜后则变为 S 型。

(2)荚膜的功能:荚膜和微荚膜具有相同的功能。①免疫逃逸:荚膜处于细菌细胞的最外层,有保护菌体避免和减少受溶菌酶、补体、抗菌抗体、抗菌药物等有害物质的损伤作用。因此,荚膜是病原体的重要毒力因子。例如肺炎链球菌,有荚膜株数个细菌就可使实验小鼠致死,无荚膜株则高达上亿个细菌才能使小鼠死亡。②黏附作用:荚膜多糖可使细菌与特异的宿主组织结合,也参与细菌生物膜的形成,是引起感染的重要因素。变异链球菌(Streptococcus mutans)依靠荚膜黏附在牙齿的表面,利用口腔中的蔗糖产生大量的乳酸,导致牙齿牙釉质的破坏,形成龋齿。③荚膜多糖疫苗:肺炎链球菌疫苗和嗜血杆菌 B 型疫苗等均为荚膜多糖疫苗。④细菌的鉴别。

2. 鞭毛(flagellum,flagella)　许多细菌(包括弧菌、螺菌、杆菌和个别球菌)在菌体上附有细长、弯曲的丝状物,少者仅 1~2 根,多者达数百根,称为鞭毛,是细菌的运动器官。鞭毛长 5~20μm,直径 12~30nm,经特殊染色法使鞭毛增粗后在普通光学显微镜下方可观察。

根据鞭毛的数量和部位,可分为①单毛菌:只有一根鞭毛,位于菌体一端,如霍乱弧菌;②双毛菌,菌体两端各有一根鞭毛,如空肠弯曲菌;③丛毛菌:菌体一端或两端有一丛鞭毛,如铜绿假单胞菌;④周毛菌:菌体周身遍布许多鞭毛,如伤寒沙门菌(图 1-11、图 1-12)。

(1)鞭毛的结构:鞭毛自细胞膜伸出菌体细胞外,鞭毛结构复杂由多种蛋白组成,其中鞭毛蛋白是一种弹性纤维蛋白,与骨骼肌中的肌动蛋白相似,与鞭毛的运动有关。各菌种的鞭毛蛋白结构不同,具有高度的抗原性,称为鞭毛抗原(H 抗原)。鞭毛在菌体内形成的鞭毛蛋白分子不断地添加到鞭毛的远端。若用机械方法去除鞭毛,新的鞭毛很快合成,3~6min 内恢复运动能力(图 1-13)。

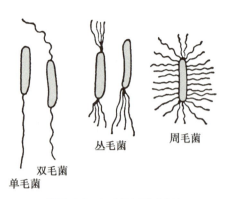

单毛菌　双毛菌　丛毛菌　周毛菌

图 1-11　细菌鞭毛的类型

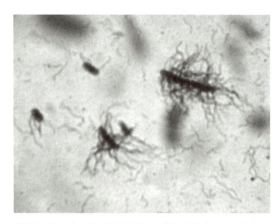

图 1-12　变形杆菌的周鞭毛（镀银染色，×1 000）

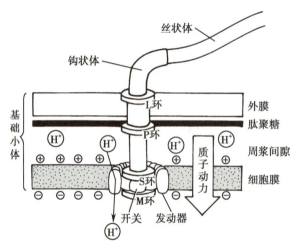

图 1-13　大肠埃希菌鞭毛结构模式图

（2）鞭毛的功能：①细菌的运动：有鞭毛的细菌在液体环境中能自由游动，运动迅速，如单鞭毛的霍乱弧菌每秒移动可达 55μm。细菌运动有化学趋向性，"趋利避害"，向营养物质处前进，而逃离有害物质。有鞭毛的细菌在软琼脂中可以运动，形成雾气样的扩散，德文为 hauch（H）＝"Breathing on glass"，而无鞭毛的细菌无运动，称为 Ohne hauch（O）。②细菌的致病性：有些细菌的鞭毛与致病性有关。如霍乱弧菌、空肠弯曲菌等通过活泼的鞭毛运动穿越小肠黏膜表面覆盖的黏液层，使菌体黏附于肠黏膜上皮细胞，产生毒素，引起病变。③细菌的鉴定和分类：根据鞭毛菌的动力（motility）和鞭毛的抗原性，可用于鉴定细菌和进行细菌分类。

3. **菌毛**（pilus，pili 或 fimbriae）　许多细菌表面存在着比鞭毛更细、更短而直硬的丝状物，称为菌毛。菌毛由菌毛蛋白（pilin）组成，具有抗原性，其基因位于细菌的染色体或质粒上。必须用电子显微镜方可观察到菌毛（图 1-14）。

根据功能，菌毛可分为普通菌毛和性菌毛。

（1）普通菌毛（common pilus）：长 0.2~2μm，直径 3~8nm，遍布菌体细胞表面，是细菌的黏附结构，可与宿主细胞表面的特异性受体结合。菌毛与受体结合的特异性决定了宿主的易感部位，在细菌感染中起关键作用。如：引起尿路感染的重要致病菌之一，尿

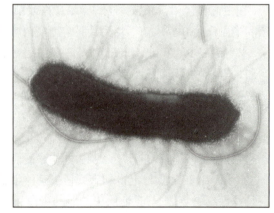

图 1-14　大肠埃希菌的普通菌毛和性菌毛
（透射电镜 ×42 500）

路致病性大肠埃希菌(Uropathogenic *E.coli*,UPEC),其 P 菌毛(pyelonephritis-associated pili,P pili)可使细菌黏附于肾脏的集合管和肾盏。有菌毛的菌株可抵抗肠蠕动或尿液的冲洗作用,有利于细菌定植。一旦丧失菌毛,细菌的致病力亦随之消失。由此可见,菌毛在细菌致病性方面的重要性。

(2)性菌毛(sex pilus,sex pili)位于菌体表面但数量少,一个菌只有 1~4 根,比普通菌毛长而粗,中空呈管状。仅见于少数 G⁻ 菌。性菌毛由致育因子(fertility factor,F factor)编码,故性菌毛又称 F 菌毛。带有性菌毛的细菌称为 F⁺ 菌,无性菌毛者称为 F⁻ 菌。通过性菌毛,F⁺ 菌可将质粒或部分染色体传递给 F⁻ 菌,导致基因水平转移。此外,性菌毛也是某些噬菌体吸附的部位。

4. 芽胞(spore) 在一定的环境条件下,某些细菌可在菌体内部形成一个圆形或卵圆形小体,为了区别于真菌在菌体外部形成的孢子,又称为内芽胞(endospore)。芽胞是细菌的休眠形式。产生芽胞的细菌都是革兰氏阳性菌,重要的有芽胞杆菌属(炭疽芽胞杆菌)和梭菌属(破伤风梭菌)。芽胞折光性强,壁厚,不易着色。染色时需要经过媒染、加热等处理。芽胞的大小、形状、位置等随菌种而异,有鉴别价值(图 1-15)。

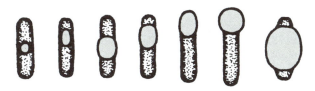

图 1-15 细菌芽胞的形态、大小和位置

(1)芽胞的形成与发芽:芽胞形成受遗传因素的控制和环境的影响。一般在体外不良环境条件下形成芽胞,其形成条件因菌种而异。如炭疽芽胞杆菌在有氧条件下形成芽胞,而破伤风梭菌则相反。

成熟的芽胞具有多层膜结构(图 1-16),核心为芽胞的原生质体,保存了细菌生存所必需的结构和物质,包括核质和核糖体、完整的酶系统等。核心的外层依次为内膜、芽胞壁、皮质、外膜、芽胞壳和芽胞外衣,将其层层包裹,成为坚实的球体。芽胞是细菌的休眠状态(dormancy),在一定条件下可发芽形成可繁殖的菌体。相对芽胞而言,具有繁殖能力的菌体称为繁殖体(vegetative form)。一个细菌只能形成一个芽胞,而一个芽胞也只能生成一个繁殖体。

(2)芽胞在医学实践中的意义

1)芽胞的抵抗力强:细菌芽胞对热力、干燥、辐射、化学消毒剂等理化因素的抵抗力强。一般细菌繁殖体在 80℃水中迅速死亡,而芽胞可耐 100℃沸水数小时。在普通条件下,芽胞可存活几年至几十年,如炭疽芽胞杆菌芽胞污染的草原,传染性可超过 50 年。因芽胞具有特殊的结构和组成且代谢不活跃,所以对理化因素等

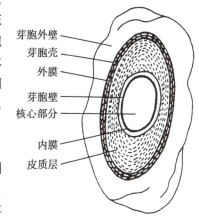

图 1-16 细菌芽胞的结构示意图

芽胞外壁
芽胞壳
外膜
芽胞壁
核心部分
内膜
皮质层

不适宜环境的抵抗力强。芽胞含水量少(约为繁殖体的 40%),具有多层致密厚膜,水和理化因子不易进入。芽胞核心和皮质中含有 2,6- 吡啶二羧酸(dipicolinic acid,DPA)。DPA 与钙结合可提高芽胞中酶的热稳定性。在发芽时,DPA 从芽胞中渗出,耐热性随之失去。

2)作为判断灭菌效果的指标:常用的消毒法不易杀死芽胞,高压蒸汽灭菌法是杀灭医疗用具、敷料、手术器械上污染芽胞的最可靠方法。在进行高压蒸汽灭菌时,应以芽胞灭活作为判断灭菌效果的指标。

3)某些外源感染的重要来源:可引起人类严重疾病的芽胞菌包括:厌氧芽胞梭菌中的产气荚膜梭菌、破伤风梭菌和肉毒梭菌,以及需氧芽胞杆菌中的炭疽芽胞杆菌,分别引起气性坏疽、破伤风、食物中毒和炭疽病。芽胞进入机体后,发芽形成繁殖体,因大量繁殖而致病。

4)鉴别细菌:不同芽胞的大小、形状、位置因菌而异,可依此鉴别细菌。例如炭疽杆菌的芽胞为卵圆形、比菌体小,位于菌体中央;破伤风梭菌芽胞呈圆形,比菌体大,位于顶端,状如鼓槌(图 1-17);肉毒梭菌芽胞亦比菌体大,位于次极端。

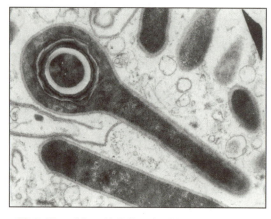

图 1-17　破伤风梭菌芽胞(透射电镜 ×21 000)

三、细菌的理化性状

(一)细菌的化学组成

细菌与其他生物细胞相似,含有水、无机盐、糖类、蛋白质、脂质和核酸。水占细胞总量的 75%~90%。此外,细菌还含有原核细胞特有的化学成分:肽聚糖、磷壁酸、D 型氨基酸、二氨基庚二酸、2,6- 吡啶二羧酸等。

(二)细菌的物理性状

细菌主要的物理性状包括:①半透明的光学性质:细菌为半透明,菌悬液呈混浊状态,菌量越多浊度越大,可用比浊法或分光光度计粗略估计细菌数量,但无法区分死活细菌。②表面积大:细菌的体积小而表面积大,有利于细菌与外界物质的频繁交换,有助于细菌的代谢和快速繁殖。③细菌表面带电荷:G^+ 菌的等电点为 pH 2~3,G^- 菌为 pH 4~5。在中性或弱碱性环境中,细菌带负电荷。菌体的带电现象与染色反应、凝集反应、抑菌和杀菌作用密切相关。④半透性:细菌的细胞壁和细胞膜均具有半透性,允许水及部分小分子通过。⑤胞内渗透压高:菌体细胞内含有高浓度的营养物质和无机盐,G^+ 菌的渗透压可高达 20~25 个大气压,而 G^- 菌为 5~6 个大气压。一般情况下,细菌所处环境均相对低渗,细胞壁可保护细胞不会裂解。若细菌处于高于胞内渗透压的环境,菌体内水分逸出,不能生长繁殖。高糖、高盐具有高渗防腐作用,常用于日常生活中。

> **思考题**
>
> 1. 试比较革兰氏阳性菌与革兰氏阴性菌细胞壁在结构和功能上的差异。
> 2. 试述细菌的特殊结构及医学意义。

(瞿 涤)

第二节　细菌的生长繁殖与代谢

一、细菌生长所需的营养物质

细菌为了生长繁殖,必须从环境中获取各种营养物质。细菌生长繁殖所需的营养物质按其所提供的元素可分为碳源、氮源、水、无机盐和生长因子,在体外进行人工培养细菌时必须提供上述物质。

大多数病原菌以有机碳源为能量来源,以有机氮源(如蛋白胨和各种氨基酸)合成蛋白质、核酸及其他含氮物质。水是菌体细胞不可或缺的成分,参与细菌的新陈代谢及物质的吸收、渗透、分泌和排泄等。水的比热高且是良好的热导体,可迅速散发代谢过程中产生的热,有效控制胞内温度的变化。

无机盐调节细胞渗透压、氢离子浓度、氧化还原电位等,并维持酶的活性或作为某些细菌的能源,如磷参与蛋白、核酸、辅酶等及高能磷酸键的合成;硫参与含硫氨基酸的合成;钾、钠、钙、镁等可调节细胞内外的渗透压,或作为酶辅基;铁离子与细菌的致病作用密切相关,在宿主细胞内细菌与铁蛋白、乳铁蛋白、转铁蛋白等竞争铁,从而得以生长繁殖。

生长因子是指细菌本身不能合成,而其生长时不可缺少的微量有机物质,包括维生素、芳香族氨基酸、嘌呤、嘧啶等。少数细菌生长还必须添加特殊生长因子,如流感嗜血杆菌需有X、V因子才能生长。X因子的性质与氧化高铁血红素相同,是细菌呼吸酶的辅基。V因子即辅酶Ⅰ或辅酶Ⅱ,与细菌的氧化还原及呼吸有关。

二、细菌的营养吸收

细菌吸收营养物质主要依赖于细胞膜。营养物质透过细菌细胞壁和细胞膜的主要方式:被动扩散、促进扩散、主动运输,基团转位。主动运输是细菌吸收营养物质的主要方式,在通透酶(permease)参与下,可逆浓度梯度转运。通透酶在胞膜外表面与某种特定的营养物质发生可逆性结合,转运至膜内侧后构象变化释放营养物质。不同的营养物质需不同的通透酶。细菌可按代谢需要有选择地主动吸收某些营养物质。

各种细菌所含的酶系统不同,合成和分解的能力不同,因而对营养物质的需求也有所不同。根据细菌营养要求和能量来源的不同可将其分成两大类:①自养菌(autotrophic bacteria),以无机物为碳源或氮源,合成菌体所需的复杂有机物质。自养菌均为非病原菌。②异养菌(heterotrophic bacteria),以有机物质作为营养来源,多数利用糖类作为碳源,利用蛋白质、蛋白胨、氨基酸作为氮源。异养菌又分腐生菌和寄生菌。腐生菌(saprophytic bacteria)以无生命的有机物质(如动物尸体、腐败食品等)作为营养物质;寄生菌(parasite)寄生于活体内,从宿主的有机物质中获得营养。所有病原菌属异养菌,大部分是寄生菌。

三、细菌生长繁殖的条件

营养物质、能量和适宜的环境是细菌生长繁殖的必备条件。

1. **营养物质**　充足的营养物质可以为细菌的新陈代谢及生长繁殖提供必要的原料和充足的能量。

2. **酸碱度(pH)**　大多数病原菌生长最适宜的酸碱度为 pH 7.2~7.6,个别细菌需要在偏酸或偏碱的条件下生长。由于许多细菌在代谢过程中发酵糖类产酸,不利于细菌生长,因此在培养基中应适当加入缓冲物质。

3. **温度**　细菌生长的最适温度因菌种而异,多数病原菌为嗜温菌,在 15~40℃范围内均能生长,最适生长温度与人的体温相同,为 37℃。按对温度要求的不同可将细菌分为嗜冷菌、嗜温菌和嗜热菌。

4. **气体**　根据细菌代谢时对分子氧的需要与否,可以分为四类。

(1)专性需氧菌(obligate aerobe):具有完善的呼吸酶系统,需要分子氧作为受氢体以完成需氧呼吸,仅能在有氧环境下生长,如结核分枝杆菌、霍乱弧菌。

(2)微需氧菌(microaerobe):在低氧压(5%~6%)生长最好,氧浓度>10%对其有抑制作用,如空肠弯曲菌、幽门螺杆菌。

(3)兼性厌氧菌(facultative anaerobe):兼有需氧呼吸和无氧发酵两种功能,不论在有氧或无氧环境中都能生长,但以有氧时生长较好。大多数病原体属于此类。

(4) 专性厌氧菌（obligate anaerobe）：缺乏完善的呼吸酶系统，只能在低氧分压或在无氧环境中进行发酵。专性厌氧菌缺乏分解有毒氧基团（O_2^-，H_2O_2，过氧化物等）的酶，包括过氧化氢酶（$2H_2O_2 \rightarrow 2H_2O + O_2$）、过氧化物酶和超氧化物歧化酶（$2O_2^- + 2H^+ \rightarrow 2_2O_2 + O_2$）以及细胞色素和细胞色素氧化酶［该类酶可氧化有氧环境中氧化还原电势（Eh）升高的营养物质，以获取能量］，如破伤风梭菌、产气荚膜梭菌。

此外，多数细菌在代谢过程中可产生 CO_2 满足生长需要，但少数病原菌在培养时需要额外补充 CO_2，如脑膜炎奈瑟菌等。

四、细菌的生长繁殖

细菌以二分裂（binary fission）进行无性繁殖。细菌生长到一定时期后，在菌体中间形成横隔，一个亲代菌体细胞分裂成两个子代细胞。

1. **细菌繁殖速率**   在适宜条件下，多数细菌繁殖速度很快，分裂一次仅需 20~30min，少数细菌如结核分枝杆菌分裂速度较慢，需 18~20h。事实上，由于营养的消耗、毒性代谢产物的累积等因素，细菌不可能始终保持快速繁殖。一段时间后细菌繁殖速度减慢，而死亡速度加快。

2. **细菌生长曲线**   将一定数量细菌接种于适宜的液体培养基中，定时取样检查细菌数，细菌群体的生长繁殖过程呈现规律性：以培养时间为横坐标，培养液中细菌数的对数为纵坐标，可绘制出一条曲线，称为细菌的生长曲线（growth curve）（图 1-18），可分为迟缓期、对数期、稳定期及衰亡期四个时期。

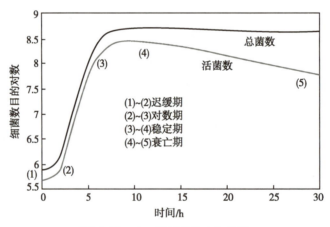

图 1-18   大肠埃希菌的生长曲线

（1）迟缓期（lag phase）：为细菌适应环境的阶段，此期细菌体积增大，代谢活跃，菌数不增加。迟缓期长短不一，按菌种、接种菌的菌龄和菌量，以及营养物等不同而异。

（2）对数期或指数期（log phase or exponential phase）：细菌生长迅速，细菌数以几何级数增长，速率恒定。此期细菌的形态、染色性、生理活性等典型，对环境因素敏感，药敏试验或细菌生物学性状研究等多采用此期细菌。

（3）稳定期（stationary phase）：在此期，受营养物质消耗、毒性代谢产物积聚、pH、氧化还原电位改变等因素的影响，细菌难以继续高速繁殖。细菌的生长速率逐渐减缓，死亡率渐增，细菌繁殖数与死亡数趋于平衡，活菌数保持相对稳定。此期细菌的形态和生理活性会发生改变，如胞质颗粒增多、染色性改变、芽胞形成等。由于代谢产物大量积聚，故提取抗生素、外毒素等多选用此期细菌。

（4）衰亡期（decline phase）：此期活菌数急剧减少，死亡的细菌数大于增殖数。细菌出现变形、肿胀、自溶等衰退型表现，故陈旧培养的细菌较难鉴定。

细菌的生长曲线反映了细菌在体外人工培养条件下生长的动态变化，对研究细菌生理学及医疗、生产实践等均有重要的指导意义。

五、细菌的新陈代谢

细菌的新陈代谢过程包括合成代谢和分解代谢,是细菌生命活动的基本过程。

(一)细菌的能量代谢

细菌通过生物氧化作用获取能量,主要通过糖类的氧化释放能量,以脱氢和失去电子方式实现,并以高能磷酸键(ADP、ATP)的形式储存能量。细菌可在有氧或无氧条件下进行生物氧化,其氧化过程、代谢产物及产生能量的多少均有所不同。大多数病原菌通过呼吸或发酵产能。①需氧呼吸:以分子氧作为最终受氢(电子)体。细菌的呼吸链位于细胞膜上,不同细菌酶系统不同,呼吸链的组成也有所不同。1分子葡萄糖经过需氧呼吸,可产生38分子的ATP。大多数病原菌可从需氧呼吸获取能量。②EMP(Embden-Meyerhof-Parnas)途径:又称糖酵解(glycolysis),专性厌氧菌和兼性厌氧菌均能进行厌氧发酵获取能量。由于某些细菌的酶系统不完善,只能以有机基质未彻底氧化的中间代谢产物作为最终受氢(电子)体,1分子葡萄糖经发酵仅产生2分子ATP。因为厌氧发酵产能有限,所以细菌只能通过加强其代谢活动,以获取足够的能量,工业生产上利用这一点可制造大量的发酵产品。由于不同细菌分解糖所积累的代谢产物不同,可用于鉴别细菌。③磷酸戊糖途径(pentose phosphate pathway):由己糖生成戊糖的循环途径,该反应可获12分子(NADPH + H$^+$)可供进一步利用,其中间产物可为许多物质的合成提供原料,如:5-P- 核糖、核苷酸、4-P- 赤藓糖、芳香族氨基酸及还原势能。

(二)细菌的代谢产物

1. 分解代谢产物和细菌的生化反应　由于细菌具有的酶系统各不相同,其分解代谢产物也不一样,可借以鉴别细菌。通过生化试验的方法检测细菌对各种基质的代谢作用及其代谢产物,从而鉴别细菌的方法统称为细菌生化反应(biochemical reaction)。细菌的生化反应是鉴别细菌的重要手段,目前临床细菌学检验多采用微量生化反应板或全自动微生物鉴定及药敏分析系统进行快速检测和鉴定,以常见细菌生化反应举例说明如下。

(1)糖发酵试验(carbohydrate fermentation test):因细菌所含酶系不同,分解糖类的能力不同,根据细菌能否发酵某种糖及其产酸、产气的现象可以鉴别细菌。如大肠埃希菌能发酵葡萄糖和乳糖;而伤寒沙门菌可发酵葡萄糖,但不能发酵乳糖。即使两种细菌均可发酵葡萄糖,其结果也不尽相同:大肠埃希菌有甲酸脱氢酶,可将葡萄糖发酵生成的甲酸进一步分解为 CO_2 和 H_2,故产酸并产气;而伤寒沙门菌缺乏该酶,发酵葡萄糖仅产酸不产气。

(2)糖代谢产物鉴别试验:不同细菌分解糖产生的中间代谢产物不同,在培养基中加入不同的指示剂可用于鉴别细菌,如甲基红试验(methyl red test)和VP试验(Voges-Proskauer test),利用不同的成分作为指示剂判别细菌能否将丙酮酸脱羧生成中性的乙酰甲基甲醇,用于鉴别大肠埃希菌和产气杆菌。

(3)吲哚试验(indole test):大肠埃希杆菌、变形杆菌、霍乱弧菌等含有色氨酸酶,可分解色氨酸生成吲哚,吲哚与试剂中的对二甲基氨基苯甲醛作用,生成红色的玫瑰吲哚,为吲哚试验阳性。

(4)枸橼酸盐利用试验(citrate utilization test):常用于鉴别产气杆菌和大肠埃希菌。产气杆菌能利用枸橼酸盐作为唯一碳源,分解枸橼酸盐生成碳酸盐,并分解铵盐生成氨,使培养基变为碱性,由原来的 pH<7.0 变为 pH>7.0,指示剂溴百里酚蓝由淡绿色变为深蓝色,为枸橼酸盐利用试验阳性。大肠埃希菌不能利用枸橼酸盐,枸橼酸盐利用试验为阴性。

(5)硫化氢试验(hydrogen sulfide production test):有些细菌如沙门菌、变形杆菌等能分解培养基中的含硫氨基酸(如胱氨酸、甲硫氨酸)生成硫化氢,硫化氢与铅或铁离子生成黑色的硫化物。

(6)尿素酶试验(urease test):变形杆菌有尿素酶,能分解培养基中的尿素产生氨,使培养基变碱,以酚红为指示剂检测为红色,是为尿素酶试验阳性。

细菌的生化反应用于鉴别细菌,尤其对形态、革兰氏染色和培养特性相同或相似的细菌更为重要。

2. 合成代谢产物及其医学上的意义　细菌利用分解代谢产生的能量及小分子前体物质合成菌体自身成分，如核酸、蛋白质、多糖和脂类等，以及一些在医学上有重要意义的合成代谢产物，有些与细菌的致病作用有关，有些可用于鉴别细菌或防治疾病。

(1)热原(pyrogen)：热原是细菌合成的代谢产物，因注入人体或动物体内能引起发热反应，又名致热原。热原是革兰氏阴性菌细胞壁中的脂多糖(LPS)，耐高温，经高压蒸汽灭菌(121℃、20min)亦不被破坏。250℃高温干烤才能破坏。临床上生理盐水、注射药剂等均应保证无热原存在，用吸附剂和特殊石棉滤板可除去液体中大部分热原，蒸馏法效果最好。在制备和使用注射药品过程中应严格遵守无菌操作，防止细菌污染。

(2)毒素和侵袭性酶类：细菌产生的毒素分为内毒素(endotoxin)和外毒素(exotoxin)。外毒素是细菌在生长繁殖过程中产生并分泌到菌体外的蛋白质；内毒素是革兰氏阴性菌的脂多糖，菌体崩解后释放出。有些细菌能合成具有侵袭性的酶类，能损伤组织，促使细菌侵袭和扩散，是病原菌的重要致病物质，如透明质酸酶、链激酶和卵磷脂酶等。

(3)色素(pigment)：某些细菌在氧气充足、温度适宜、营养丰富的条件下可产生不同颜色的色素，有助于鉴别细菌。水溶性色素，可扩散于培养基中使其着色，如铜绿假单胞菌色素；脂溶性色素，仅局限在菌落上，如金黄色葡萄球菌色素。某些细菌的色素可能与致病性相关。

(4)其他产物：某些微生物代谢过程中产生的一类能抑制或杀死某些其他微生物或肿瘤细胞的物质，称为抗生素(antibiotic)。抗生素大多由放线菌和真菌产生，少数如多黏菌素(polymyxin)、杆菌肽(bacitracin)等由细菌产生。某些菌株产生的一类具有抗菌作用的蛋白质，称为细菌素(bacteriocin)，其作用范围较窄，仅杀伤与产生菌株有近缘关系的细菌，可用于细菌分型和流行病学调查。细菌能合成某些维生素，除供自身需要外，还能分泌至周围环境中。如肠道菌合成的 B 族维生素和维生素 K，可被人体吸收利用。医药工业上利用某些细菌制造维生素。

总之，细菌代谢不同于其他生物细胞之处，主要表现在代谢活跃、代谢类型和代谢产物多样化等，可使细菌适应不同环境条件而生长繁殖，并对人体造成危害，但也可以借助其特点进行细菌鉴别或进行产业化造福于人类。

思考题

1. 细菌在液体培养基生长过程中分为几期？各期有何特点？
2. 细菌的生化反应试验有哪些？其原理及临床意义是什么？
3. 细菌的合成代谢产物及临床意义如何？

(瞿　涤)

第三节　细菌的人工培养

了解细菌对营养的需求及生长繁殖的规律，即可采用人工方法进行培养。人工培养需为细菌提供适宜的培养基和选择合适的培养条件。然而，目前仍有些细菌无法进行人工培养。

一、细菌培养基的种类

培养基(culture media)是将适合于细菌生长繁殖的各种营养成分按一定比例配制而成,可供细菌生长繁殖。一般培养基的 pH 为 7.2~7.6,少数细菌需要偏酸或偏碱。加入缓冲剂让 pH 保持稳定,培养基制成后必须灭菌处理。

按不同用途,培养基可分为:①基础培养基(basic medium)含细菌生长繁殖所需的基本营养物质,如牛肉膏、蛋白胨、氯化钠和水。②营养培养基(enrichment medium),在基础培养基中添加特殊营养物质(如葡萄糖、血液、血清、酵母浸膏、生长因子等),以供营养要求较高的细菌生长。③选择性培养基(selective medium),利用细菌对某些化学物质的敏感性不同,在培养基中加入相应物质以抑制混杂细菌,筛选出目的菌。如分离肠道病原菌的培养基中加入胆盐,可抑制革兰氏阳性菌的生长;加入枸橼酸盐和煌绿可抑制大肠埃希菌,有利于肠道病原菌(沙门菌属、志贺菌属)的分离。④鉴别培养基(differential medium),利用各种细菌分解糖类和蛋白质的能力及其代谢产物不同,在培养基中加入特定的作用底物和指示剂,观察细菌在其中生长后对底物的作用,用于鉴别细菌。如在无糖基础培养基(蛋白胨水)中加入特定的糖和指示剂,可观察细菌对该糖的分解能力;醋酸铅培养基可用于检查细菌能否产生硫化氢。⑤厌氧培养基(anaerobic medium),在培养基中加入还原剂,以降低培养基的氧化还原电势,并将培养基用凡士林或石蜡封闭以隔绝空气,造成无氧环境。常用的有庖肉培养基(cooked meat medium)、硫乙醇酸盐肉汤等。

二、不同物理性状培养基的用途

培养基按物理性状的不同可分为液体培养基、固体培养基和半固体培养基,三者的营养成分可完全相同,仅在液体培养基中加入不同浓度的琼脂(agar),即可制成固体培养基和半固体培养基。琼脂为海藻糖,在培养基中起赋形剂作用,而不会被细菌利用。

根据不同细菌的营养需求,选择合适的培养基,将细菌接种于培养基中,置于 37℃培养箱内,培养18~24h 即可观察细菌的生长状况。

1. **液体培养基(liquid medium)** 液体培养基可用于大量繁殖细菌。多数细菌生长后使液体呈均匀混浊状态,链球菌等少数细菌可沉淀生长,专性需氧菌则多生长在液体表面,形成菌膜。液体培养基可用于研究细菌生长曲线,但无法获得纯的细菌。

2. **固体培养基(solid agar medium)** 在液体培养基中加入 2%~3% 琼脂,用于分离纯化细菌,是细菌检测和鉴定的第一步。将细菌划线接种于固体培养基表面,孵育一段时间后,在培养基表面形成散在的、肉眼可见的细菌集团,称为菌落(colony)。一般情况下,一个菌落由单个细菌繁殖而成,挑取一个菌落转种到另一新鲜培养基中则可获得该菌的纯培养。不同细菌的菌落大小、颜色、透明度、表面与边缘情况、光滑或粗糙、湿润或干燥、溶血性等表现得不同,有助于识别和鉴定细菌。

取一定量的标本或液体培养液均匀涂布在固体培养基上,可计菌落数,推算标本中的活菌数。菌落计数法获得菌落形成单位(colony forming unit,CFU)常用于检测自来水、饮料、污水或临床标本中的活菌含量。

3. **半固体培养基(soft agar medium)** 在液体培养基中加入 0.2%~0.5% 琼脂,用于观察细菌的动力及短期保存菌种。用穿刺针接种细菌于半固体培养基中,有鞭毛的细菌沿穿刺线扩散生长,可见整个培养基呈云雾状,穿刺线模糊不清;无鞭毛的细菌只能沿穿刺线生长,培养基外周仍透明,穿刺线清晰可见。

三、人工培养细菌的用途

细菌培养对疾病的诊断、预防、治疗和科学研究都具有重要的作用。①感染性疾病病原的诊断及治疗：分离和鉴定病原菌以明确临床诊断，同时药物敏感试验可为临床选择有效的抗菌药物提供参考，以及为抗菌药物的研发提供参考。②细菌学的研究：用于研究其形态、代谢活动、生化反应、抗原性、致病性等特性。③生物制品的制备：制备诊断试剂、菌苗、类毒素等可用于传染病的诊断和预防。用培养的细菌或类毒素免疫动物，制备免疫血清或抗毒素，可供治疗。④基因工程技术中的应用：由于细菌繁殖快，易培养，故在基因工程中常被用作工程菌，接受目的基因后通过大量培养，生产基因工程产品（胰岛素、干扰素、乙型肝炎疫苗等）。

思考题

1. 细菌培养基如何分类？
2. 人工培养细菌在临床上的意义有哪些？

（瞿　涤）

第四节　细菌的分类和命名

一、细菌的分类

细菌的分类等级与其他生物相同：界（kingdom）、门（phylum）、纲（class）、目（order）、科（family）、属（genus）、种（species）。在医学细菌学中常用属与种。种是细菌分类的基本单位。生物学性状基本相同的细菌群体构成一个菌种；性状相近关系密切的若干菌种组成一个菌属。同一菌种的各个细菌如在某些方面有些差异，可进一步再分，如差异较明显的称亚种（subspecies，subsp.）或变种（variety，var.），差异小的则为型（type）。如噬菌体型（phagetype）、细菌素型（bacteriocintype）、血清型（serotype/serovar）和生物型（biotype/biovar）。不同来源的同一菌种称为菌株（strain）。具有某种细菌典型特征的菌株，称为该菌的代表菌株即标准菌株（standard strain）。

国际上细菌分类体系影响较大的是美国《伯杰氏系统细菌学手册》原名《伯杰氏鉴定细菌学手册》。第 9 版细菌学手册根据有无细胞壁、革兰氏染色性分为四大类，根据细菌形态、有无芽胞、需氧或厌氧生长等，将细菌列为 1~35 群（group），下有 550 多个属。已命名的细菌有 2 500 多个种。在新版《伯杰氏系统细菌学手册》（五册）中，根据细菌的 rRNA、DNA 及蛋白质序列进行分类：第一册为古细菌、蓝绿细菌、光合菌和具分枝菌属；第二册为变形菌门；第三册为 G+C 值低的革兰氏阳性菌；第四册为 G+C 值高的革兰氏阳性菌；第五册为浮霉菌门（Planctomycetes）、螺旋体门（Spirochaetes）、纤维杆菌门（Fibrobacters）、拟杆菌门（Bacteroides）、梭杆菌门（Fusobacteria）。

二、细菌的命名

　　细菌命名法是在分类基础上，给予每种细菌一个科学名称，用于生产实践、临床实践和科学研究工作中的交流。细菌的科学命名采用拉丁双名法，每个菌名由两个拉丁单词组成。前一单词为属名，用名词，首字母大写；后一单词为种名，用形容词，用小写；全名均用斜体表示。中文菌的命名次序与拉丁文相反，种名在前，属名在后。例如 *Staphylococcus aureus*，为金黄色葡萄球菌；*Klebsiella pneumoniae*，为肺炎克雷伯菌。细菌的拉丁属名可简写，由第一个字母加上一点表示，例如 *Streptococcus pneumoniae* 肺炎链球菌的简写是 *S. pneumoniae*。值得注意的是，在文章中第一次出现细菌名称时，不能简写，以便检索，在第二次出现时可用简写。有些常见细菌也有俗名，如 tubercle bacillus，结核分枝杆菌，其拉丁文命名是 *Mycobacterium tuberculosis*，中文译名为结核分枝杆菌。如泛指某一属细菌，不特指其中某个菌种，则可在属名后加 sp.，如 *Streptococcus sp.* 表示链球菌属细菌。根据命名法典规定，新细菌的命名应在《国际系统细菌学杂志》（*International Journal of Systematic Bacteriology*，*IJSB*）发表后，经国际细菌命名裁定委员会公布，菌名批准目录刊登后正式应用。

思考题

简述细菌分类的医学意义。

（瞿　涤）

第二章
细菌的遗传变异与耐药性

细菌在繁殖过程中,通过遗传物质的复制,将亲代的各种性状稳定地传给子代,叫作细菌的遗传(heredity)。而由于外界环境条件发生变化或细菌的遗传物质本身发生改变,导致细菌的生物学性状发生相应的变化,称为细菌的变异(variation)。常见的细菌变异现象包括:形态与结构变异、菌落变异、毒力变异和耐药性变异。

细菌在特定条件下表现出来的、可被观察到的性状称为表型(phenotype),这些性状不仅取决于细菌的基因型(genotype),还与外界环境密切相关。针对环境的变化,细菌某些基因的表达在转录、翻译水平会发生明显的改变,导致细菌生物学性状改变称为表型变异(phenotypic variation)。基因型变异(genotypic variation)是指细菌遗传物质结构发生改变,是可遗传性变异,有的可导致表型变异。遗传使细菌保持种属的相对稳定性,而基因型变异则使细菌产生变种与新种,有利于细菌的生存及进化。

第一节　细菌的遗传物质

细菌的遗传物质包括染色体(chromosome),染色体外的质粒(plasmid)和噬菌体(bacteriophage/phage),以及可移动的遗传元件(mobile genetic elements)包括转座元件(transposable element)和整合子(integron, In)等。细菌基因组可以是指细菌所有遗传物质的总和也可以特指细菌染色体。

一、细菌染色体

大多数细菌染色体仅由一条环状双链 DNA 分子组成,但有少部分例外,如人类致病菌中的布鲁菌、霍乱弧菌、问号钩端螺旋体和伯克霍尔德菌染色体由两条环状双链 DNA 分子构成,伯氏疏螺旋体染色体呈线性。细菌染色体 DNA 为 $(0.58\sim5.22)\times10^{6}$bp,编码约 5 000 种蛋白质,但其大小范围却相当广泛,大小之间可以相差百倍。在菌体内,DNA 被有效地压缩到类核(nucleoid)中,类核是一种动态的大分子复合物,由 DNA 及类核相关蛋白(nucleoid-associated proteins)组成。染色体 DNA 通常与细胞膜相连,连接点的数量随细菌生长状况和不同的生活周期而异。在 DNA 链上与 DNA 复制、转录有关的信号区域与细胞膜优先结合,如大肠埃希菌染色体 DNA 的复制起点(OriC)、复制终点(TerC)等。细胞膜在这里的作用可能是对染色体起固定作用,另外,在细胞分裂时将复制后的染色体均匀地分配到两个子代细菌中去。细菌染色体的 DNA 分子具有操纵子(operon)结构,即数个功能相关的结构基因串联在一起,受同一个调控区的调节。数个操纵子还可以由一个共同的调节基因(regulatory gene)即调节子(regulon)所调控。在大多数情况下,结构基因在细菌染色体中都是单拷贝,但是编码 rRNA 的基因 rDNA 往往是多拷贝的,这样可能有利于核糖体的快速组装,便于在急需蛋白质合成时细胞可以在短时间内有大量核糖体生成。细菌染色体的非编码区域所占比例比真核细胞染色体少得多,而且与病毒不同,细菌染色体 DNA 编码序列一般不会出现基因重叠现象。细菌染色体 DNA 有一些特定区域具有一定的结构特点,常携带致病、耐药及与适应性等功能相关的基因,称为细菌基因组岛(genomic islands),该区域碱基组成与其他区域不同,因此被认为和基因的水平转移相关。通过基因组岛在细菌间移动,可以造成相关基因在细菌间的传递,在细菌生存和致病等过程中具有重要作用。

有些细菌的染色体 DNA 存在规律间隔成簇短回文重复序列(clustered regularly interspaced short palindromic repeats,CRISPR)。CRISPR 主要由一系列的正向重复序列(长 23~47bp)和插入其中的来源于外源 DNA 的间隔序列(spacer,S)组成,为细菌提供了适应性免疫。CRISPR 及其相关蛋白(Cas)组成的 CRISPR/Cas 系统通过形成 CRISPR RNAs(crRNAs)可以与侵入的噬菌体或质粒靶点的互补原间隔区序列碱基配对,crRNAs 复合的 Cas 蛋白可指导外源序列沉默。CRISPR/Cas 系统与致病菌耐药性的变迁有密切关系,同时由于 CRISPR 存在多态性可以被用作细菌的基因分型,其介导的基因编辑可用于生成转基因模型、调节转录、调控表观遗传等。

二、质粒

质粒是一类存在于细菌中独立于核区 DNA 而能自主复制的闭合、环状双链 DNA 分子,携带遗传信息,可决定细菌的一些生物学特性,获得质粒的细菌可随之而获得一些新的生物学特性。质粒的分子量远比染色体小,仅为细菌染色体 DNA 的 0.5%~3%,通常在 1~100kbp 范围内。质粒携带的基因所编码的产物并非细菌的生存所必须,细菌失去质粒后仍能生存。质粒的传递(转移)是细菌遗传物质转移的一种重要方式,可以借助接合、转化和转导等方式进行。在细菌培养传代过程中,有些质粒可自行从宿主细菌中消失,也可以经人工处理而消失。目前令人感兴趣的是如何通过人工处理消除耐药质粒或与致病性有关的质粒。有的质粒的复制不依赖于染色体,细菌停止繁殖而质粒仍可继续复制,从而可获得大量的质粒,这一特性在基因工程中需扩增质粒时很有用处。

目前研究比较多的质粒主要有:

1. **致育质粒** 又称 F 质粒(fertility plasmid),编码细菌性菌毛或Ⅳ型分泌系统,参与接合作用。

2. **耐药性质粒** 分为两类,通过接合方式进行基因传递的接合性耐药质粒,又称为 R 质粒(resistance plasmid);不通过接合方式进行基因传递的称为非接合性耐药质粒,可通过转导等方式进行基因传递。

3. **细菌素质粒** 编码细菌素,如大肠埃希菌的 Col 质粒(colicinogenic plasmid)编码大肠杆菌素。

4. **毒力质粒或 Vi 质粒(virulence plasmid)** 编码相关的细菌毒力因子,如肠产毒性大肠埃希菌产生的耐热肠毒素(ST)和不耐热肠毒素(LT)都是由质粒编码的。

5. **代谢质粒(metabolic plasmid)** 编码与代谢相关的酶类,参与能量代谢或基质分解。

三、噬菌体

噬菌体是感染细菌、真菌、放线菌或螺旋体等微生物的病毒的总称,具有严格的宿主特异性,即某种菌的噬菌体仅能在该种菌内增殖,该菌被称为敏感菌。噬菌体主要由蛋白质外壳和核酸组成。根据蛋白质外壳或核酸的结构特点,噬菌体形态有:微球形(无尾部结构的二十面体)、蝌蚪形(有尾部结构的二十面体)、细杆形(线状体)。噬菌体的形态与核酸特征见表 2-1。已知的噬菌体大多数呈蝌蚪形,这种噬菌体的头部为二十面体,由尾领连接尾部。尾部是一个管状结构,由中空的尾髓和外面包裹的尾鞘构成,尾髓有收缩功能,可将头部的核酸注入宿主菌体内。尾部末端有尾板、尾刺和尾丝(图 2-1),尾丝为噬菌体的吸附器官,能识别宿主菌体表面的特异性受体。

根据与宿主细菌的相互关系,噬菌体可分成毒性噬菌体（virulent phage）和温和噬菌体（temperate phage）两种类型。毒性噬菌体能在宿主细胞内增殖,产生许多子代噬菌体,并最终裂解细菌,建立溶菌性周期（图 2-2）;温和噬菌体进入宿主菌,噬菌体 DNA 与宿主染色体整合,随细菌 DNA 复制,并随细菌的分裂而传代,形成溶原状态（lysogeny）,建立溶原性周期（图 2-2）。溶原状态的噬菌体也可以进入溶菌周期,产生许多子代噬菌体,裂解细菌。携带有噬菌体 DNA 的细菌被称为溶原性细菌（lysogenic bacteria）,而整合于细菌染色体上的噬菌体 DNA 则被称为前噬菌体（prophage）。有些温和噬菌体携带的基因可能决定细菌的某些特性,如编码某些细菌的致病因子。

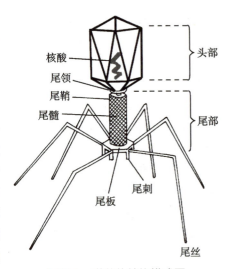

图 2-1　噬菌体结构模式图

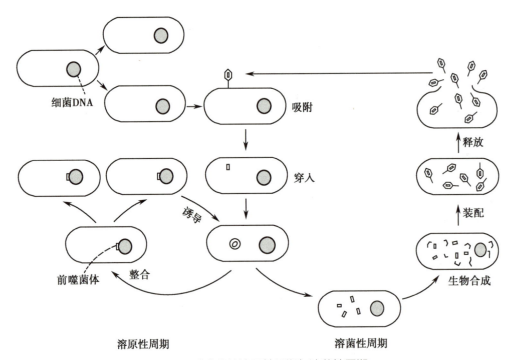

图 2-2　噬菌体的溶原性周期与溶菌性周期

表 2-1　噬菌体的形态与核酸特征

噬菌体	宿主菌	形态	核酸
T1-T7、λ、N4	大肠埃希菌	蝌蚪形	dsDNA,线状
Sf6	志贺菌	蝌蚪形	dsDNA,线状
P22	沙门菌	蝌蚪形	dsDNA,线状
SP01、SP82	枯草芽胞杆菌	蝌蚪形	dsDNA,线状
φ29	解淀粉芽胞杆菌	蝌蚪形	dsDNA,线状
PM2	假单胞菌	微球形,有包膜	dsDNA,线状
φX174、S13、M12、G4	大肠埃希菌	微球形	ssDNA,线状
f1、fd、M13	大肠埃希菌	细杆形	ssDNA,线状
MS2、f2、fr、Qβ	大肠埃希菌	微球形	ssRNA,线状
φ6	假单胞菌	微球形,有包膜	dsRNA,线状,分成 3 节段

四、转座元件

转座元件是细菌基因组中(染色体、质粒、噬菌体)能改变自身位置的一段 DNA 序列,其转座作用主要依赖自身合成的特异性转座酶。转座元件主要有插入序列(insertion sequence,IS)和转座子(transposon,Tn)两类。插入序列是最简单的转座元件,大小为 750~1 550bp,两端有反向重复序列(3~10bp),只有插入功能,不带其他遗传信息(图 2-3);转座子结构较复杂,长度 2 000~25 000bp,除两端的 IS 外还带有其他基因,如与转座无关的耐药性、毒力等基因(图 2-3)。这些基因可随转座子转移重组,造成细菌染色体的突变。常见的插入序列和转座子(表 2-2)。

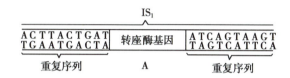

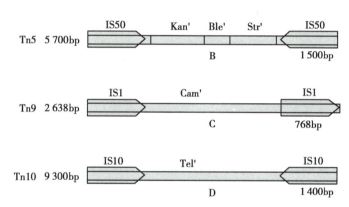

图 2-3　插入序列和转座子的模式图

A. IS:中间为转座酶基因,两端为反向重复序列;B. Tn5:中间为卡那霉素、博来霉素、链霉素抗性基因,两端为 IS;C. Tn9:中间为氯霉素抗性基因,两端为 IS;D. Tn10:中间为四环素抗性基因,两端为 IS。

表 2-2　常见的插入序列和转座子

插入序列	序列长度 /bp	转座子	耐药基因或毒素基因
IS1	768	Tn1、Tn2、Tn3	amp^R(氨苄青霉素)
IS2	1 331	Tn4	sm^R(链霉素)、su^R(磺胺)、amp^R(氨苄青霉素)、Hg^R(汞)
IS3	1 258	Tn5	ble^R(博来霉素)、kan^R(卡那霉素)、str^R(链霉素)
IS4	1 426	Tn6、Tn903	kan^R(卡那霉素)
IS5	1 195	Tn7	dfrA1(甲氧苄啶)、sat1(链霉素)、aadA1(氨基糖苷类)
IS605	1 887	Tn9	cat(氯霉素)
IS10R	1 329	Tn10	tetR、tetA、tetC、tetD(四环素)
IS50R	1 534	Tn917、Tn551	ermB(红霉素)
IS903B	1 057	Tn1681	大肠埃希菌耐热肠毒素
ISR1	1 259	Tn5422	cadA(镉抗性基因)

五、整合子

整合子是一种多功能的基因获取系统,可以通过位点特异性重组来捕获外源基因并确保其表达。整合子定位于染色体、质粒或转座子上,由两端的保守末端和中间的可变区构成,在其 5′ 末端含三个功能元件:依次为整合酶基因(*intI*)、启动子区和重组位点(*attI*)。*intI* 编码整合酶,介导位点特异性重组;启动子区是捕获的基因盒表达所必需的启动子 Pc,*attI* 是被整合酶识别的基因捕获位点。整合子捕获的基因盒主要包含一些耐药基因和毒力基因,因此整合子在病原菌耐药性和致病性产生和扩散中具有重要作用。

思考题

1. 何为质粒? 医学上重要的质粒有哪些? 各自编码什么物质?
2. 试比较毒性噬菌体和温和噬菌体的异同。

（陈艳炯）

第二节　细菌基因突变

基因突变是指基因在结构上发生碱基对组成或排列顺序的改变,包括单个碱基置换引起的点突变、单个碱基缺失或插入引起的移码突变,以及染色体的重排、倒位、重复或较长碱基序列缺失或插入引起的突变。

一、基因突变与选择

(一) 自发突变与诱发突变

基因突变可以是自发的也可以是外界因素诱发的。在自然条件下,未经任何人工处理而发生的突变叫自发突变(spontaneous mutation)。自发突变率为每世代 $10^{-10} \sim 10^{-6}$。1943 年 Luria SE 和 Delbrück M 用彷徨试验(fluctuation test)首次检出自发突变型菌株。

诱发突变(induced mutation)则是指经过特殊的人工处理所产生的突变。诱发突变可提高细菌的突变率,诱发突变发生率为每世代 $10^{-6} \sim 10^{-4}$。能够诱发基因突变的各种内外环境因素,被称为诱变剂(mutagen)。能够引起基因突变的诱变剂种类繁多,根据其性质和对遗传物质的作用可以归纳为物理因素、化学因素和生物因素等几种主要类型。Ames BN 报告的用沙门菌致突变性试验检测致癌物和诱变剂现在被命名为 Ames 试验。其原理是突变在诱变剂的作用下可能会发生回复突变而回复其原有性状。采用的是鼠伤寒沙门菌的组氨酸营养缺陷型(his-)菌株,在含微量组氨酸的培养基中,除极少数自发回复突变的细菌外,一般只能分裂几次,形成在显微镜下才能见到的微菌落。受诱变剂作用后,大量细菌发生回复突变,自行合成组氨酸,发育成肉眼可见的菌落。某些化学物质需经代谢活化才有致突变作用,在测试系统中加入哺乳动物微粒体酶,可弥补体外试验缺乏代谢活化系统的不足。

由于化学物质的致突变作用与致癌作用之间密切相关,故此法现广泛应用于致癌物的筛选。

(二) 野生型与突变型

从自然界分离的未发生突变的菌株被称为野生型(wild type);相对于野生型菌株发生某一性状改变的,称为突变型(mutant type)。由野生型基因变异为突变型基因的过程称为正向突变,相反的过程则称为回复突变(reverse mutation)。完全恢复是由于突变的碱基顺序经第二次突变后又变为原来的碱基顺序,亦称真正的回复突变,概率很低。部分恢复是由于第二次突变发生在另一位点上,其结果是抑制第一次突变效应,称为抑制突变(suppressor mutation),如果抑制突变发生在同一基因的不同部位称为基因内抑制(intragenic suppression),若发生在不同的基因则称为基因间抑制(intergenic suppression)。回复突变可以是自发的,其频率一般是正向突变的10%,也可以用诱变剂处理增加其突变率。1952年,Lederberg夫妇设计了影印培养法(replica plating)试验,该试验不仅直接证明了微生物的抗药性突变是自发产生的,与相应的环境因素毫不相关的论点,也成为选择突变型菌株的经典方法。

二、突变型细菌

在细菌遗传学研究中,研究基因突变的生物学意义仍依赖于对细菌突变体的分离和生物学特性的鉴定。当突变影响的基因产物是细菌生长所必需的而又不能被代偿,使细菌死亡称为致死性突变。如果突变影响的基因产物仅在一定条件下才是必需的,这种突变体在一定条件下可以存活。对于致死性突变和在不同条件下可以存活的突变体的研究是基因功能和基因表达调控研究的重要手段。

1. **抗性突变型**(resistant mutation)　由于基因突变而使野生型菌株产生了对某种药物、物理因素或生物学因素抵抗的菌株。它们可在加有相应因子的培养基上被筛选出。

2. **营养缺陷突变型**(auxotrophic mutation)　营养缺陷突变型菌株是野生型菌株经过人工诱变或自发突变失去合成某种生长因子的能力,不能在基本培养基上生长,只能在完全培养基或补充培养基中才能正常生长的变异菌株。基本培养基(minimal medium,MM)是指仅含能满足某微生物的野生型菌株生长所需的最低营养成分的合成培养基。完全培养基(complete medium,CM)是指可满足某种微生物的一切营养缺陷型菌株的营养需要的天然或半合成培养基。补充培养基(supplemented medium,SM)是指在基本培养基中添加某种营养物质以满足该营养物质缺陷型菌株生长需求的合成或半合成培养基。

3. **条件致死突变型**(conditional lethal mutation)　突变的细菌在某种条件下不能存活,而在其他条件下仍可以正常生长或近似正常生长。常见的温敏突变株(temperature sensitive mutants,ts株)在高温(限制条件)引起细菌死亡,但在较低的温度(允许状态)并不产生有害的后果。如大肠埃希菌的ts株在30℃条件下可以存活,但在42℃不能生存,其原因是突变产生的蛋白质只能在较低温度保持活性。

4. **发酵阴性突变型**　突变后失去发酵某种糖的能力,但仍能应用其他糖作为碳源,这是因为突变后失去能分解该糖的酶。如乳糖发酵阴性突变细菌(Lac-),可根据乳糖发酵时的pH改变,判断和筛选乳糖发酵阴性突变株。

思考题

1. 试述突变型细菌的类型及特点。
2. 简述野生型和突变型菌株的关系。

(陈艳炯)

第三节   基因的转移与重组

外源性遗传物质进入细菌细胞内的过程称为基因转移(gene transfer),在基因转移过程中,提供DNA的细菌为供体,而接受DNA的细菌是受体。基因转移后受体菌可以获得供体菌的相应特性,通常是由于转移到受体菌的DNA通过重组(recombination)整合到受体菌染色体,或者稳定地作为染色体外的遗传元件,如质粒,可以自主复制并从亲代传给子代。细菌间基因的转移与重组是发生遗传性变异的重要原因之一。细菌基因转移和重组的主要方式有转化(transformation)、转导(transduction)、接合(conjugation)和溶原性转换(lysogenic conversion)等。

一、转化

受体菌直接摄取供体菌的DNA片段,从而获得供体菌的某些遗传性状,这种变异现象称为转化。细菌转化现象最早是由英国细菌学家Griffith F研究肺炎链球菌菌株毒力转化时发现的。有荚膜的肺炎链球菌菌落呈光滑型(ⅢS型),具有毒力,体内注射可致小鼠死亡;无荚膜的肺炎链球菌菌落呈粗糙型(ⅡR型),无毒力,对小鼠无致死作用。用ⅡR型菌注射的小鼠存活,用ⅢS型菌注射的小鼠死亡,从死亡小鼠心脏血液中可分离到ⅢS型菌;若将加热灭活的ⅢS型菌注射,小鼠存活;若将灭活的ⅢS型菌与活的ⅡR菌混合后注射小鼠,小鼠死亡,并可从死亡小鼠的心脏血液中分离出ⅢS型菌(图2-4)。之后Avery OT等用ⅢS型菌的DNA代替灭活的ⅢS型菌重复上述试验,获得相同结果,证实了ⅡR型活菌可从ⅢS型死菌获得编码荚膜的遗传物质,转化为ⅢS型菌。一般亲缘关系相近,供、受体菌间容易发生重组,而无亲缘性的细菌间因基因组缺乏同源序列,不能或不易发生重组。在自然条件下细菌通过转化获得外源性DNA发生基因型变异的机会存在,但不一定多见。试管内培养条件下进行实验,发现细菌在摄取外源DNA时,需处于感受态(competence),即细菌处于能摄入外源性DNA分子时的生理状态。

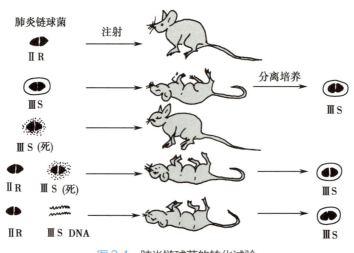

图2-4   肺炎链球菌的转化试验

二、转导

1952 年 Zinder ND 和 Lederberg J 在研究鼠伤寒沙门菌的重组时发现 PLT-22 噬菌体将 LT-2 菌株的基因传递给 LT-22 菌株这一现象。以噬菌体为媒介,把供体菌的基因转移到受体菌内,导致受体菌生物学性状发生改变的过程称为转导。

转导可分为两种情况:当噬菌体在细菌中增殖并裂解细菌时,某些 DNA 噬菌体(称为普遍性转导噬菌体)可在罕见的情况下($10^5 \sim 10^7$ 次包装中发生一次),将细菌的 DNA 误当作噬菌体本身的 DNA 包入头部蛋白衣壳内。当裂解细菌后,释放出来的噬菌体通过感染易感细菌则可将供体细菌的 DNA 携带进入受体细菌内。如发生重组则受体细菌获得了噬菌体为媒介转移的供体细菌 DNA 片段。这一过程称为普遍性转导(generalized transduction)(图 2-5)。质粒也有可能被包入衣壳进行转导,不具有转移装置的质粒依赖噬菌体介导进行转移,转导可转移比转化更大片段的 DNA,转移 DNA 的效率较转化为高。另一种转导称为局限性转导(specialized transduction)(图 2-6),指仅为特殊局限的一部分细菌 DNA 能被转导。只有温和噬菌体可进行局限性转导。当温和噬菌体进入溶原期时,以前噬菌体形式整合于细菌染色体的特定部位。当其被激活或自发进入裂解期时,如果该噬菌体 DNA 在脱离细菌染色体时发生偏离,则仅与前噬菌体邻近的细菌染色体 DNA 有可能被包装入噬菌体蛋白质衣壳内。因此局限性转导噬菌体所携带的细菌基因只限于插入部位附近的基因。由于发生局限性转导的噬菌体常缺少了噬菌体正常所需的基因,因此常需与野生型噬菌体共同感染细菌后在细菌中复制,才能将携带的基因转移至受体细菌,并获得该段基因所决定的新特性的表达。

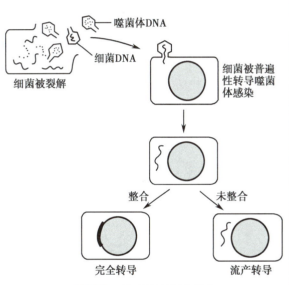

图 2-5　普遍性转导模式图

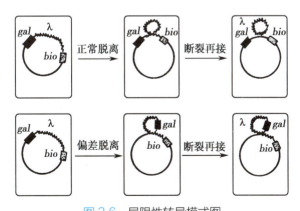

图 2-6　局限性转导模式图

三、接合

最早 Lederberg J 和 Tatum EL 在大肠埃希菌 K-12 中研究发现并证实细菌的基因重组存在性别

特征,其实质就是接合作用。细菌通过性菌毛在供体与受体细菌间形成交通连接结构(连接桥 / 交配桥),将遗传物质从供体细菌传递给受体细菌的方式称为接合。能通过接合方式转移的质粒称作接合性质粒,主要包括 F 质粒、R 质粒等。

细菌能在接合中作为基因传递供体取决于 F 质粒能编码性菌毛。有性菌毛菌株相当于雄性菌(F^+),无性菌毛菌株相当于雌性菌(F^-)。F 质粒可以游离存在于胞质内,也可与细菌染色体整合。如果 F 质粒游离存在于胞质内,接合时仅 F 质粒 DNA 可通过性菌毛的连接桥进入受体细菌。F 质粒转移的特点为,从一个起始点开始,仅有一条 DNA 链进入受体细菌,之后供体、受体细菌分别以一条 DNA 链为模板,以滚环式复制另一条互补链,形成完整的双链 F 质粒,这样原来的 F^+ 菌仍为 F^+ 菌,而 F^- 受体菌可变成 F^+ 菌(图 2-7),完成仅需 1min。

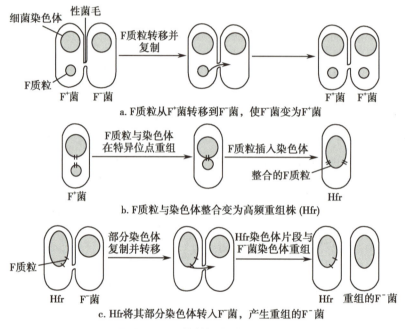

a. F质粒从F^+菌转移到F^-菌，使F^-菌变为F^+菌

b. F质粒与染色体整合变为高频重组株 (Hfr)

c. Hfr将其部分染色体转入F^-菌，产生重组的F^-菌

图 2-7　F 质粒的接合过程模式图

F 质粒与细菌染色体整合形成高频重组菌株(high frequency recombinant,Hfr),Hfr 菌株通过交配桥将其染色体单链转移进 F- 菌株,在此过程中首先转移的是部分质粒片段,其次是染色体基因,剩余的质粒片段最后被转移,约需要 100min。接合过程随时因受到各种因素影响而中断,F 质粒几乎没有可能进入 F^- 菌株,F^- 菌株很少能成为 F^+ 菌。观察不同时间内不同长度染色体进入 F^- 菌株的情况,称为间断交配实验,可以用作基因定位、绘制基因图谱。

R 质粒包含耐药性转移因子(resistance transfer factor,RTF) 和耐药性决定因子(resistance determining factor,r 决定因子) (图 2-8)。RTF 编码性菌毛,使 R 质粒可以通过接合作用进行基因转移;r 决定因子决定细菌的耐药性,可带有几个不同耐药基因的转座子,产生多重耐药菌株。

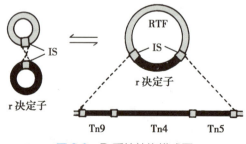

图 2-8　R 质粒结构模式图

四、溶原性转换和原生质体融合

1. **溶原性转换**　当温和噬菌体感染细菌时,宿主细菌染色体中获得了噬菌体的 DNA 片段,使其成为溶原状态而使细菌获得新的性状,这种由前噬菌体导致细菌基因型和性状发生改变的状态称为溶原性转换。它的特点是温和噬菌体不携带所谓供体细菌的基因,噬菌体是正常的完整的,而不是异常情况下产生的缺陷型噬菌体。溶原性转换的典型例子是不产毒素的白喉棒状杆菌菌株被携带白喉毒素基因 *tox* 的 β 棒状杆菌噬菌体感染而进入溶原状态时,会变成产白喉毒素的致病菌株。其他如 A 群链球菌的致热外毒素、金黄色葡萄球菌的 α 溶素和肠毒素、肉毒梭菌的肉毒毒素等都是细菌发生了溶原性转换产生的。

2. **原生质体融合**(protoplast fusion)　原生质体是指经溶菌酶或青霉素等处理后,除去细胞壁形成的仅由细胞膜包裹细胞质的细菌体,聚乙二醇等可促进原生质体膜融合,形成双倍体细胞,此期间染色体之间发生交换和重组,获得兼有双亲遗传性状的稳定重组子。原生质体融合打破了微生物的种间界限,可实现远缘菌株的基因重组,使遗传物质传递更为完整,获得更多基因重组的机会。

思考题

1. 简述普遍性转导和局限性转导的区别。
2. 试述细菌基因水平转移和重组的方式。
3. 试述 A 群链球菌致热外毒素基因的来源及其基因水平转移特点。

（陈艳炯）

第四节　细菌遗传变异在医学上的意义

细菌的遗传变异理论可应用于致癌物质检测和基因工程技术。细菌的遗传变异影响细菌感染的诊断、治疗和流行病学特点并与细菌耐药性产生有关。

细菌的基因突变可由诱变剂引起,凡能诱导细菌突变的物质也可能诱发人体细胞的突变,这些物质有可能是致癌物质。Ames BN 于 1973 年开发的 Ames 试验就是根据细菌的致突变试验检测致癌物质的原理设计的,极大地提高了实验室测试致癌物质的能力。

基因工程技术,也叫 DNA 重组技术,是细菌基因转移和重组理论的实际应用,它可以在大肠埃希菌或其他生物体内将一些天然合成或分离纯化十分困难且成本昂贵的药物得到有效的表达,实现了如重组胰岛素、干扰素、生长激素等的生产。此外,还可以利用基因工程技术生产新型疫苗,如乙型肝炎病毒表面抗原疫苗,为传染病的预防开辟了新途径。

细菌表型的变异常给临床病原菌鉴定工作带来困难。例如,细菌失去细胞壁形成的细菌 L 型,必须采用含血清的高渗培养基培养,用常规方法分离培养则造成假阴性结果。又如分解乳糖的基因转移给沙门菌,出现能够分解乳糖的伤寒沙门菌,按常规细菌鉴定容易忽视。只有充分了解细菌的变异

现象和规律,才能准确诊断细菌感染性疾病。使用 PCR 方法扩增细菌进化过程中的保守、稳定、具有
种特异性的 DNA 片段,可用于不易培养、生长缓慢或单纯表型变异细菌的鉴定,如结核分枝杆菌、嗜
肺军团菌等。

细菌遗传变异的研究对细菌感染的预防也具有重要的意义。以毒力减弱而保留免疫原性的菌株
制成减毒活疫苗,已成功地用于某些传染病的预防。早在人们对细菌的遗传和变异理论尚未了解的
年代,巴斯德就已将 42℃ 高温下培养、毒力减弱的炭疽杆菌制成活疫苗用于炭疽的预防;1908 年获得
的牛分枝杆菌减毒株卡介苗(Bacillus Calmette-Guérin vaccine,BCG)长期被用于结核病的预防;此外,
布鲁菌和鼠疫耶尔森菌的减毒活疫苗均有效地用于布鲁菌感染和鼠疫的预防。

分子生物学的分析方法可用于追踪基因水平的转移与播散,对细菌感染的流行病学调查有其独
特的优点。例如,指纹技术(fingerprinting)将不同来源细菌所携带的质粒 DNA、毒力基因或耐药性基
因等,经同一种限制性内切酶切割后进行琼脂糖凝胶电泳,比较所产生片段的数量和大小是否相同或
相近,可确定某一感染暴发流行菌株或相关基因的来源,或调查医院内耐药性质粒在不同细菌中的播
散情况。在细菌感染的流行病学调查中,也利用噬菌体分型的方法追踪其来源。细菌基因组序列测
定不仅在细菌感染的流行病学调查中可以使用,对于揭示细菌生物学性状的分子机制和致病机制也
有重要意义。

细菌变异产生耐药性对临床细菌性感染的治疗提出了严峻的挑战,目前细菌产生耐药性的速度
大大超过了抗菌药物的研发速度,甚至不断出现了社区获得性多重耐药菌株,因此细菌耐药的机制研
究和有效防治是亟待解决的问题。

思考题

试举两例细菌的遗传变异在疾病防治中的应用。

(陈艳炯)

第五节　细菌的耐药机制

细菌耐药性(drug resistance)又称抗药性,是指细菌对于某种抗菌药物或消毒剂作用的耐受性,耐
药性一旦产生,抗菌药物的治疗作用或消毒剂的除菌作用明显下降甚至消失。细菌的耐药程度可以
用最低抑菌浓度(minimum inhibitory concentration,MIC)表示。具有耐药性的细菌称为耐药菌株。耐
药菌株的出现与抗菌药物的使用无直接关系,但抗菌药物具有选择耐药菌株、淘汰敏感菌株的作用。
抗菌药物和消毒剂的不合理使用,是目前导致细菌耐药性增加的主要原因。

细菌耐药性严重时可以出现交叉耐药性(cross resistance)、多重耐药性(multiple drug resistance,
MDR),甚至泛耐药性(pan-drug resistance)。交叉耐药性是指细菌对某种抗菌药物耐药后,对于结构近
似或作用性质相同的药物也产生耐药性。多重耐药性是指细菌同时对多种作用机制不同或结构完全
各异的抗菌药物具有耐药性。泛耐药性是指细菌对临床上使用的绝大部分抗菌药物产生耐药,且药
敏试验结果显示无适合的敏感药物,如泛耐药菌性鲍曼不动杆菌。

一、细菌耐药的遗传机制

根据耐药性发生的遗传学原因可分为获得性耐药（acquired drug-resistance）和天然耐药（natural drug-resistance）又称固有耐药。天然耐药是由细菌染色体基因决定的，代代相传不易改变，如链球菌对氨基糖苷类抗菌药物天然耐药；肠道革兰氏阴性杆菌对青霉素天然耐药；铜绿假单胞菌对多数抗菌药物均不敏感；细菌对两性霉素 B 耐药。获得性耐药指某种细菌对原来敏感的某种抗菌药物产生了耐受，敏感性下降甚至消失的现象。这种耐药性的产生可能是由于原来正常的生理过程改变，或者细胞结构基因突变，或者获得了抗性基因。细菌的获得性耐药可因不再接触抗菌药物而消失，也可由质粒将耐药基因转移给染色体而代代相传，成为天然耐药。

获得性耐药的遗传机制主要包括染色体突变和基因水平转移。自然情况下染色体突变率很低，但药物存在形成的选择性压力最终使耐药突变株成为优势群体。基因水平转移是指耐药基因在质粒、转座子和整合子等遗传元件介导下进行转移并在细菌间传播。通过突变和基因水平转移获得耐药性的实例（表 2-3）。

表 2-3 通过突变和基因水平转移获得耐药性的实例

获得方式	耐受现象	可能的机制
染色体突变	结核分枝杆菌对利福平耐药	*rpo*B 基因的利福平结合区发生点突变
	喹诺酮类耐药	主要是 *gyr*A 和 *Par*C/GRLA 基因的喹诺酮耐药决定域（QRDR）突变
	大肠埃希菌、流感嗜血杆菌对甲氧苄啶耐药	位于染色体的二氢叶酸还原酶基因突变
基因水平转移	金黄色葡萄球菌对甲氧西林耐药（MRSA）	通过获得的 *mec*A 基因对 β- 内酰胺类抗菌药物耐受。*mec*A 基因位于"金黄色葡萄球菌盒式染色体"（SCCmec），是可移动的遗传元件，编码青霉素结合蛋白 2A（PBP2A）。β- 内酰胺类抗菌药物与 PBP2A 的亲和性低，转肽酶活性依然存在，无法抑制细胞壁的合成
	许多病原性细菌对磺胺的耐药	水平转移 *fol*P 基因，该基因编码磺胺类药物作用的靶点二氢蝶酸合酶
	屎肠球菌和粪肠球菌对万古霉素耐药	通过获得基因簇 *Van*A 或 *Van*B，修饰肽聚糖前体，降低了对万古霉素的亲和力

二、细菌耐药的生化机制

细菌耐药的生化机制主要包括：钝化酶的产生、药物作用靶位的改变、抗菌药物的渗透障碍、主动外排机制和细菌生物膜的作用。它们是耐药基因的功能体现及细菌针对外界环境产生的适应性变化。

（一）钝化酶的产生

钝化酶（modified enzyme）是由耐药菌株合成的具有破坏或灭活抗菌药物作用的酶类，通过水解或化学修饰破坏抗菌药物的结构，使其失去抗菌活性。

1. **β- 内酰胺酶**（β-lactamase） 由对青霉素类和头孢霉素类耐药的菌株产生，可特异地打开药物 β- 内酰胺环，使其完全失去抗菌活性。可由染色体或者质粒编码。在肠杆菌科中 β- 内酰胺酶主要包括超广谱 β- 内酰胺酶（extended-spectrum β-lactamases，ESBL）和 AmpC β- 内酰胺酶。

2. **氨基糖苷钝化酶**（aminoglycoside modifying enzyme） 均由质粒编码产生，主要包括磷酸化酶、乙酰化酶和核苷酰化酶，修饰氨基糖苷类抗菌药物的羟基、氨基或者羧基，使药物分子结构发生改变,失去抗菌活性。由于氨基糖苷类抗菌药物结构相似,故有明显的交叉耐药现象。

3. 氯霉素乙酰转移酶(chloramphenicol acetyl transferase,CAT)   由质粒编码,使氯霉素乙酰化而失去抗菌活性。

(二)药物作用靶位的改变

细菌能改变抗菌药物作用靶位蛋白的结构和数量,影响药物的结合,使抗菌药物失去靶点或亲和力降低。如细菌可改变其体内的二氢叶酸合成酶,使该酶与磺胺类药物的亲和力降低而引起对磺胺类药物耐药;细菌还可复制靶位而获得对某些抗菌药物的耐药性,如某些肺炎链球菌、流感嗜血杆菌、脑膜炎奈瑟菌、淋病奈瑟菌和金黄色葡萄球菌能改变其 β- 内酰胺类抗菌药物靶位的结构或产生一种新的 β- 内酰胺抗菌药物靶位,后者使抗菌药物的亲和力减低而导致耐药性;链霉素结合部位是 30S 亚基上的 S12 蛋白,若 S12 蛋白的构型改变,使链霉素不能与其结合而产生耐药性;红霉素的结合部位是 50S 亚基的 L4 或 L12 蛋白,当染色体上的 *ery* 基因突变,使 L4 或 L12 蛋白构型改变,便会出现对红霉素的耐药性;利福平的结合部位是 RNA 聚合酶的 β 亚基,当其基因突变时,就产生了耐药性;喹诺酮类药物的结合部位是 DNA 旋转酶,基因突变引起该酶结构的改变,阻止喹诺酮类药物进入靶位,可造成对喹诺酮类所有药物的交叉耐药。

(三)抗菌药物的渗透障碍与主动外排机制

由于细菌细胞壁的屏障作用或细胞膜通透性改变,抗菌药物无法进入细胞内到达作用靶位而发挥抗菌效能。由质粒控制的细菌细胞通透性改变使很多抗菌药物如四环素类、氯霉素、磺胺类药物和某些氨基糖苷类抗菌药物难以进入细胞内。

细菌的外排系统对底物没有严格的选择性,目前已发现数十种构成药物主动外排系统的外排蛋白。药物的主动外排增加使菌体内药物浓度不足而导致耐药。主动外排机制与细菌的多重耐药有关。

(四)细菌生物膜的作用

细菌生物膜(bacterial biofilm,BF)是细菌为适应自然环境有利于生存的一种生命现象,由细菌及其分泌物(主要是胞外多糖)附着在物体或皮肤黏膜表面聚集形成的膜样结构,可由单一菌或多种菌构成。其耐药机制目前尚不完全清楚,可能与下列因素有关:形成渗透屏障,阻止抗菌药物的渗透;膜内营养供给受限,细菌生长缓慢,导致对某些抗菌药物不敏感;膜的内环境有利于细菌之间耐药基因的传递和信息交换;膜表层的细菌虽被抗菌药物杀死,一旦停止治疗,位于膜深层的细菌仍会迅速繁殖。

三、细菌耐药性的防治原则

1. 合理使用抗菌药物,建立细菌耐药监测网   临床医生必须严格掌握抗菌药物用药的适应证,使用适当的剂量和疗程,严格掌握抗菌药物的局部用药、预防用药和联合用药指征,避免滥用。建立各级细菌耐药监测网,跟踪重要致病菌对抗菌药物的敏感性,为临床用药提供参考。

2. 严格执行消毒隔离制度,防止耐药菌的交叉感染   对耐药菌感染的患者尽可能予以隔离,对临床医务人员,尤其是与患者接触较多的医生、护士和护工等,应定期检查带菌情况,必要时应暂时调离病房或接触患者的岗位,以免传播医院内耐药菌的感染。

3. 加强药政管理   规定抗菌药物必须凭处方供应,控制新抗菌药物的审批标准,加强抗菌药物的质量监督,必要时对某些药物控制使用。细菌耐药性产生后,并非永久稳固,有的抗菌药物在停用一段时期后敏感性又可能逐渐恢复。因此,根据细菌耐药性的变迁情况,有计划地将抗菌药物分期、分批地交替使用,可能对于防止或减少细菌耐药性有一定作用。

4. 寻找和研制新的抗菌药物   根据细菌耐药性的发生机制及其与抗菌药物结构的关系,寻找和研制具有抗菌活性,尤其对耐药菌有活性的新药;针对某些主要因细菌灭活酶而失效的抗菌药物,寻找适当的酶抑制剂,与抗菌药物联合应用以保护药物不受灭活酶的破坏而保存其抗菌活性。此外,进行质粒消除剂或防止耐药质粒进行接合转移的药物研究,以消除耐药性和防止细菌耐药性的转移。噬菌体或噬菌体溶菌蛋白对耐药菌的治疗作用日益受到人们重视,但临床应用依然受到很多因素限制。

思考题

1. 试述粪肠球菌对万古霉素耐药的特点、耐药的遗传及生化机制和防治原则。
2. 简述细菌耐药性的防治。

（陈艳炯）

第三章
细菌的致病机制

细菌侵入机体内生长繁殖和释放毒性物质,并与宿主相互作用,引起不同程度的病理损伤的过程,称为细菌的感染(bacterial infection)。引起宿主感染的细菌称为致病菌(pathogenic bacterium)。不能造成宿主感染的为非致病菌(nonpathogenic bacterium)或非病原菌(nonpathogen)。有些细菌在正常情况下不致病,但在宿主免疫防御能力下降或菌群失调等特定条件下才引起疾病,这类细菌称为条件致病菌(conditional bacterium)或机会致病菌(opportunistic bacterium)。病原菌从一个宿主到另一宿主体内并引起感染的过程称为传染(infection or communication)。

细菌入侵后,在引起感染的同时,能激发宿主免疫系统产生一系列免疫应答以对抗细菌的感染。

第一节　正常菌群与机会致病菌

微生物种类多,在自然界广泛存在。正常人的体表和与外界相通的腔道(如口腔、鼻咽腔、肠道、泌尿生殖道等)中寄居着不同种类和数量的微生物,这些微生物在正常情况下不致病,与宿主、环境之间处于平衡状态,但在特定条件下会成为机会致病菌。

一、正常菌群

正常菌群(normal flora)是指正常寄居在人体体表和与外界相通的腔道中不同种类和数量的微生物群的总称。当人体免疫功能正常时,对宿主无害而有利,且与机体处于共生状态。人体常见的正常菌群见表3-1。

表3-1　人体常见的正常菌群

部位	主要菌群
皮肤	葡萄球菌、链球菌、铜绿假单胞菌、白假丝酵母、丙酸杆菌、类白喉棒状杆菌、非致病性分枝杆菌
鼻咽腔	葡萄球菌、甲型链球菌、丙型链球菌、肺炎链球菌、非致病性奈瑟菌、类杆菌
口腔	葡萄球菌、甲型链球菌、丙型链球菌、类白喉棒状杆菌、非致病性奈瑟菌、肺炎链球菌、乳杆菌、梭杆菌、螺旋体、放线菌、白假丝酵母
眼结膜	葡萄球菌、干燥棒状杆菌、非致病性奈瑟菌
肠道	大肠埃希菌、产气肠杆菌、变形杆菌、铜绿假单胞菌、葡萄球菌、肠球菌、双歧杆菌、乳杆菌,真杆菌、白假丝酵母

续表

部位	主要菌群
外耳道	葡萄球菌、类白喉棒状杆菌、铜绿假单胞菌、非致病性分枝杆菌
尿道	葡萄球菌、类白喉棒状杆菌、非致病性分枝杆菌
阴道	乳杆菌、白假丝酵母、类白喉棒状杆菌、非致病性奈瑟菌

正常菌群与宿主之间相互依存,目前已知正常菌群对宿主的生理作用有:

1. **生物拮抗作用**　正常菌群与黏膜上皮细胞紧密结合,在定植处形成一层细菌生物被膜或膜菌群,对机体起保护作用。其机制是寄居的正常菌群,通过空间占位、营养竞争以及产生有害代谢产物抵制病原菌定植或将其杀死。抗生素使用不当将会破坏这一保护作用,引起病原菌的侵入。

2. **营养作用**　正常菌群在生命活动中,能影响和参与人体物质代谢、营养转化与合成。如肠道中的大肠埃希菌能合成维生素 K 和维生素 B 族;双歧杆菌可合成叶酸及维生素 B 族等,除满足细菌自需外,还可提供给宿主吸收利用。因此,患者在应用广谱抗生素治疗细菌感染性疾病时,亦可杀灭宿主肠道中的正常菌群,从而可能导致患者发生该类维生素的缺乏症,应予以补充。此外,正常菌群还参与人体的胆汁代谢、胆固醇代谢及激素转化等过程。

3. **免疫作用**　正常菌群可促进宿主免疫器官发育,刺激免疫系统的成熟与免疫应答。产生的免疫物质对具有共同抗原组分的致病菌有一定程度的抑制和杀灭作用。机体抗感染免疫力与其内环境定居细菌抗原的刺激有密切关系,如肠道中乳杆菌和双歧杆菌能诱导分泌型 IgA 的产生,激活免疫细胞产生细胞因子,对胃肠道抗感染免疫的功能具有重要作用。

4. **抗衰老作用**　研究表明,人一生的不同阶段,肠道正常菌群的构成和数量是不一样的,它与人体的发育、成熟和衰老有一定的关联。如健康新生儿肠道中的细菌约 80% 是双歧杆菌,成年后这类菌逐渐减少,老年后产生有害物质的芽胞杆菌类增多。这是肠道菌群与人体肠道相互作用的结果。如人体肠道能够维持一个有利于机体健康的生态内环境,对人体的健康和长寿是有益的。

此外,研究显示,正常菌群也具有一定的抗肿瘤作用,其机制包括转化某些致癌物质成非致癌性,以及激活巨噬细胞等免疫细胞的防御功能;正常菌群的排毒作用,如双歧杆菌对产生毒素的革兰氏阴性肠杆菌有抑制作用,可减少内毒素的产生,增强肠道蠕动,有利于各种毒素的排出。

二、微生态与微生态平衡

正常寄居在人体体表和与外界相通的腔道黏膜表面的微生物之间、微生物与人体间及与环境之间形成了一种微生态关系,这种微生态环境处于一个相对平衡状态。微生态学(microecology)是从细胞水平或分子水平上研究微生物、宿主及环境三者之间相互关系的综合性学科。医学微生态学(medical microecology)是微生态学的一个分支学科,主要研究寄居在人体体表和外界相通的腔道黏膜表面的微生物与微生物、微生物与人体,以及微生物与外界环境相互依存和相互制约的学科。

微生态平衡(microeubiosis)是指正常情况下,微生态系统中微生物与微生物、微生物与宿主,以及微生物与环境之间处于稳定、有效的平衡状态。这种平衡是在自然条件下,通过长期进化过程中自然形成的生理性动态平衡。微生态平衡始终处于动态变化之中,不同年龄、不同发育阶段、不同生态环境都有着特定的微生态平衡,在一定阶段存在着相对的平衡与稳定。当此平衡因正常微生物群(种类、数量、位置等),宿主(免疫、营养及代谢等)或外界环境(理化和生物)因素变化而被打破时,新的平衡又可形成,周而复始地进行自我调节。

微生态失调(microdysbiosis)是指正常微生物群之间,或者正常微生物群与其宿主之间的微生态平衡,在外界环境影响下,由生理性组合转变为病理性组合的状态。菌群失调是最常见的微生态失调。微生态失调的诱发因素包括一切干扰宿主及正常微生物群的因素,无论是物理的、化学的、还是生物的因素均能引起微生态失调。在临床工作中,不规范使用抗生素、免疫抑制剂、激素和肿瘤化疗药物,以及手术和插管等侵入性诊疗操作均可能引起微生态失调,导致感染。

微生态失调的防治原则:①保护微生态环境,去除引起微生态失调的宿主病理状态和疾病;②因为宿主的免疫作用是保持宿主和正常菌群之间平衡的重要因素,故须增强机体免疫力,适当锻炼,维持机体良好的营养状态;③合理使用抗生素,根据病情选择合适的剂量和疗程,减少使用广谱抗菌药物,在大量使用抗菌药物的同时,应进行菌群检测,注意细菌耐药情况的改变,避免耐药菌的大量繁殖;④必要时应用微生态调节剂,又称为微生态制剂,它是一种根据微生态学原理,利用对宿主有益的生理性活菌群或其代谢产物,以及能促进这些生理菌群生长繁殖的物质制成的制剂,通过对微生态的调节,保持微生态平衡。

近年来有关人体肠道菌群的研究表明,成年人肠道内存在1 000种以上的细菌,在肠道菌群中有160多种细菌构成了核心的细菌种类。肠道菌群与宿主之间的相互作用便形成了机体内最大的微生态系统,当人类肠道菌群的种类和数量以及内外环境发生变化时,机体可能会出现代谢功能紊乱、慢性炎症、自身免疫性疾病、心血管疾病和肿瘤等。

三、机会致病菌

正常菌群与宿主之间维持着良好的生态平衡,在一定条件下这种平衡关系被打破后,原来在正常时不致病的正常菌群中的细菌成为致病菌,称这类细菌为机会致病菌,也称条件致病菌。由机会性致病菌引起的感染称之为机会性感染(opportunistic infection),主要因宿主的抗感染能力降低所致。机会致病菌产生的主要条件有以下几种:

1. **定居部位改变**　某些细菌离开正常寄居部位,进入其他部位生长繁殖,进而感染致病。如大肠埃希菌从寄居的肠道进入泌尿道引起尿道炎、膀胱炎,或通过手术进入腹腔引起腹膜炎等。

2. **机体免疫功能低下**　应用大剂量皮质激素、抗肿瘤药物、放射治疗以及AIDS患者晚期等,机体免疫功能低下,使正常菌群在寄居部位引起感染灶,进而穿透黏膜屏障进入组织或血液扩散。

3. **菌群失调(dysbacteriosis)**　指正常寄居在某部位的微生物种群发生改变或各种群的数量比例发生大幅度的变化,由此产生的病症,称为菌群失调症或菌群交替症。临床上长期大量应用广谱抗生素后,大多数敏感菌和正常菌群被抑制或杀灭,而耐药菌则获得生存优势而大量繁殖致病。菌群失调可引起二重感染或重叠感染(superinfection),即在原发感染的治疗中,发生了另一种新致病菌的感染。引起二重感染的常见细菌有金黄色葡萄球菌、白假丝酵母、艰难梭菌及某些革兰氏阴性杆菌,临床表现有假膜性小肠结肠炎、鹅口疮、阴道炎及败血症等。若发生二重感染,除停用原来的抗菌药物外,对临床标本中优势菌类需进行药敏试验,以选用敏感药物治疗。同时,亦可使用有关的微生态制剂,协助调整菌群类型和数量,加快恢复微生态平衡。

思考题

1. 简述正常菌群与机会致病菌的关系。
2. 简述正常菌群的生理学作用。

(杨　春)

第二节　感染的发生与发展

感染的发生与转归取决于多方面因素的影响,如宿主的免疫状态,细菌的毒力、数量与侵入途径,环境、社会因素等。在感染性疾病中,根据病原体来源分为外源性感染(exogenous infection)和内源性感染(endogenous infection);依据感染发生场所,可分为社区感染(community acquired infection)和医院感染(nosocomial infection)。

一、感染的来源

根据病原体的来源不同,感染可分为:

1. 外源性感染　是指由来自宿主体外的病原菌所引起的感染,多由一些毒力较强的病原菌引起,如霍乱弧菌等。外源性感染中有些病原体可以通过一定方式在人群中传播,即具有传染性,传染源主要有:

(1)患者:患者是主要的传染源。患者从潜伏期一直到病后的一段恢复期,均可能将感染源排出污染外环境,或通过各种途径或方式传播给周围正常人。

(2)带菌者:有些人感染某种病原菌后不表现任何临床症状或症状很轻,不易被感染者自身发现,成为带菌者(carrier)。也有一些传染病患者恢复后,在一段时间内仍继续带菌或排菌,成为恢复期带菌者,这两种带菌者因没有临床症状,不易被人们察觉,故是很重要的传染源,其危害性往往超过患者。

(3)病畜及带菌动物:某些细菌可引起的人兽共患病,病畜或野外带菌动物的病原菌可传染给人,如猪链球菌、鼠疫耶尔森菌、炭疽杆菌等。

对患者、带菌者和患病动物应早期诊断,控制传染源,切断传播途径,尽早治疗和隔离感染者在控制传染病的流行上有重要意义。

2. 内源性感染　指由来自患者自身体内或体表的细菌所引起的感染。引起内源性感染的病原菌大多是人体的正常菌群,少数是以潜伏状态存在于体内的致病菌。临床治疗中大量使用抗生素可导致菌群失调以及各种原因可导致机体免疫功能下降,如老年人、癌症晚期患者、艾滋病患者、器官移植使用免疫抑制剂者均易发生内源性感染。

二、感染的传播方式与途径

不同病原菌的生物学特性不同,入侵机体的途径也不同,细菌在相对适应的系统和器官寄居、生长、繁殖并引起疾病。一种病原菌可以通过多种途径感染机体,多种病原菌又可经同一途径侵入机体,但每种病原菌都有相对固定的主要感染途径,这与其生物学特性和侵入部位的微环境有关。

(一)传播方式

1. 按病原菌进入机体的方式分类　直接方式,如吸入、食入病原菌;间接方式,通过接触环境污染物或器具;媒介方式,通过动物或昆虫叮咬,如鼠疫、斑疹伤寒的病原体。

2. 按病原菌在机体间的传播方式分类　水平传播(horizontal transmission),病原菌在人群中不同个体之间的传播（也包括由媒介、动物参与的传播），主要通过呼吸道、消化道、皮肤或黏膜等途径进入人体；垂直传播（vertical transmission），指存在于母体的病原菌经胎盘或产道由亲代传播给子代的传播方式。

（二）感染途径

不同的感染源可经过不同的传播途径在人与人之间、人与环境之间或动物与人体之间引起传播。常见传播途径有：

1. **呼吸道**　许多病原菌可从患者、带菌者的痰液、唾液等分泌物，通过气溶胶、空气、飞沫等方式进入呼吸道引起感染。也可通过吸入携带有病原菌的尘埃或经手接触呼吸道分泌物引起感染。如链球菌、结核分枝杆菌、嗜肺军团菌等均可经呼吸道途径感染和传播。

2. **消化道**　又称粪-口传播途径，某些病原菌从消化道进入，又从消化道排出，进而污染食品、饮水等，再通过污染的食品、饮水等又传入新的宿主。这些病原菌都是能够抵抗胃酸和胆汁并在外界有一定存活能力的微生物，例如志贺菌、沙门菌等。

3. **皮肤黏膜损伤**　皮肤黏膜的损伤、烧伤、动物咬伤等可导致病原菌入侵，引起人体的感染。如致病性葡萄球菌、链球菌等引起的化脓性感染；泥土、粪便中的破伤风梭菌、产气荚膜梭菌的芽胞可进入深部厌氧伤口引起破伤风和气性坏疽等。

4. **经节肢动物媒介**　有些病原菌可通过节肢动物叮咬而传播，如鼠蚤传播的鼠疫耶尔森菌。

5. **性接触传播**　性接触传播主要是指通过人类性行为方式引起的传播，这些疾病称为性传播疾病（sexually transmitted diseases，STD）。如淋病奈瑟菌引起淋病。

某些细菌可经多途径传播引起感染，如结核分枝杆菌、炭疽杆菌等可经呼吸道、皮肤创伤、消化道多途径感染。

三、感染的发生

感染是否发生、发生后如何转归主要取决于机体的免疫状态、细菌因素及环境和社会因素等。

（一）免疫状态

细菌入侵机体后，宿主免疫系统识别和清除病原菌侵入而产生抗感染的免疫应答。细菌在人体内的感染分为胞外菌感染和胞内菌感染。抗胞外菌感染的免疫以体液免疫为主，抗胞内菌感染的免疫以细胞免疫为主。宿主免疫状态正常时有利于抗细菌感染，免疫力低下时则易导致感染。

（二）细菌因素

病原菌能否引起感染主要取决于细菌毒力、细菌侵入数量和细菌侵入门户及部位三个方面（详见第三节细菌的致病作用）。

（三）环境和社会因素

环境因素包括气候、季节、温度、湿度和地理条件等方面。环境因素可影响感染的发生和发展。如，夏季气温高，利于蚊虫、苍蝇等孳生，易感染以节肢动物为传播媒介的疾病和肠道系统的传染病。冬季气温低能减低呼吸道黏膜的抵抗力，好发呼吸系统传染病。自然疫源性传染病和人兽共患传染病的发生和流行与地区性有关。有些疾病与地震、海啸等自然灾害有密切的关联，如地震后容易暴发鼠疫、霍乱、破伤风、气性坏疽等疾病。这些就充分说明了环境因素的重要性。

社会因素对感染的发生和传染病的流行也有很大影响。如战争、恐怖活动、灾荒、生活水平低下和生活环境差等在病原菌的感染和疾病的流行中也起着很大作用。故改善生活环境，提高生活水平及维护和平安定的社会环境等对降低和控制传染病的发生都有重要意义。

四、感染的类型

感染的发生、发展与结局是宿主的免疫防御能力和病原菌的致病能力相互作用和较量的过程。根据两者力量的对比,感染类型可以出现隐性感染、显性感染和带菌状态等不同临床表现。

(一) 隐性感染

当机体的抗感染免疫力较强,或侵入的病原菌数量不多、毒力较弱,感染后对机体损害较轻,不出现或出现不明显的临床症状,称为隐性感染,或称亚临床感染(subclinical infection)。在每次传染病流行中,隐性感染者一般约占人群的 90% 或更多。隐性感染后,机体常可获得足够的特异性免疫力,能抗御相同病原菌的再次感染。

(二) 显性感染

当机体抗感染的免疫力较弱,或侵入的致病菌数量较多、毒力较强,以致机体的组织细胞受到不同程度的损害,并出现一系列的临床症状和体征,称为显性感染。

1. 按病情缓急不同可将显性感染分为急性感染和慢性感染

(1)急性感染(acute infection):急性感染发病突然,病程较短,一般数日至数周。病愈后,致病菌从宿主体内消失。如脑膜炎奈瑟菌、肺炎链球菌、霍乱弧菌等常引起急性感染。

(2)慢性感染(chronic infection):慢性感染病程缓慢,常持续数月至数年。胞内菌常引起慢性感染,如结核分枝杆菌、麻风分枝杆菌等常引起慢性感染。

2. 按感染发生部位不同可将显性感染分为局部感染和全身感染

(1)局部感染(local infection):致病菌入侵宿主后,局限在一定部位生长繁殖,引起局部病变。如金黄色葡萄球菌感染所致的疖、痈等。

(2)全身感染(systemic infection):感染发生后,致病菌或其毒性代谢产物向全身扩散,引起全身性症状。全身感染在临床上常见下列几种情况:

1)毒血症(toxemia):致病菌侵入宿主体内后,只在局部生长繁殖,不进入血流,但其产生的外毒素进入血液循环,到达易感靶器官、引起组织损害,产生特殊的毒性症状。例如白喉棒状杆菌、破伤风梭菌感染后可导致毒血症。

2)菌血症(bacteremia):致病菌由局部侵入血流,但未在其中繁殖,只是短暂地、一过性地经血液循环到达体内适宜部位再繁殖而致病。如伤寒早期的菌血症期。

3)败血症(septicemia):致病菌侵入血流后,在其中大量繁殖并产生毒性产物,引起严重全身中毒症状,例如高热、皮肤和黏膜瘀斑、肝脾肿大等。革兰氏阳性菌和革兰氏阴性菌均可引起败血症,如炭疽杆菌、鼠疫耶尔森菌等可引起败血症。

4)内毒素血症(endotoxemia):革兰氏阴性菌侵入血流,并在其中大量繁殖,当其死亡崩解后会释放大量内毒素;也可由病灶内大量革兰氏阴性菌死亡,释放内毒素入血所致。症状因血中内毒素量的不同而异,轻则只有发热,重则可有弥散性血管内凝血(DIC)、休克甚至死亡。例如小儿急性中毒性菌痢。

5)脓毒血症(pyemia):化脓性细菌侵入血流后,在其中大量繁殖,通过血流扩散到机体其他组织或器官,产生新的化脓性病灶。如金黄色葡萄球菌感染所致的脓毒血症,常导致多发性肝脓肿、皮下脓肿、肺脓肿和肾脓肿等。

(三) 带菌状态

当机体隐性或显性感染后,致病菌并未立刻消失,而是在体内继续存留一段时间,与机体免疫力处于相对平衡状态,称为带菌状态,该宿主称为带菌者。带菌者没有临床症状,但会排出病菌,是感染性疾病的重要传染源。如伤寒、白喉等病后常出现带菌状态。

思考题

1. 感染的发生、发展与结局与哪些因素有关？
2. 全身性细菌感染的类型和特点有哪些？

（杨　春）

第三节　细菌的致病作用

细菌对宿主感染致病的能力称为致病性（pathogenicity）。毒力（virulence）用于表示细菌致病性的强弱程度。测定毒力的指标常采用半数致死量（median lethal dose，LD_{50}）或半数感染量（median infective dose，ID_{50}）。LD_{50}指在一定条件下能引起 50% 的实验动物死亡的细菌数量或毒素剂量。ID_{50}指在一定条件下能引起 50% 的实验动物或组织培养细胞发生感染的细菌数量。细菌毒力越强，LD_{50}或 ID_{50} 数值越小。

细菌的致病性与细菌的毒力、侵入数量、侵入部位、宿主的免疫力及环境和社会因素等密切有关。

一、细菌的毒力

细菌毒力是建立在一定物质基础上的，与毒力相关的物质很多，包括侵袭力、毒素、体内诱生抗原、超抗原和毒力岛等。致病菌的毒力因子大多是由质粒、转座子和噬菌体所编码，亦可由细菌染色体 DNA 或毒力岛（pathogenicity islands，PAIs）编码。毒力岛是指在致病菌的染色体 DNA 上编码细菌毒力及毒力相关因子的基因簇。

构成细菌毒力的物质基础主要包括侵袭力和毒素，统称为毒力因子（virulence factor）。

（一）侵袭力

侵袭力（invasiveness）指致病菌突破宿主皮肤黏膜等生理屏障，进入机体并在体内定植、繁殖和扩散的能力。侵袭力的物质基础包括菌体的表面结构（黏附素、荚膜）、侵袭性物质（侵袭素、侵袭性酶类）、生物被膜等，侵袭力在感染早期发挥关键作用。

1. **黏附素（adhesin）**　病原菌突破宿主的生理屏障后，首先要黏附并定植在宿主黏膜上皮表面，然后侵入宿主体内生长繁殖并进行扩散。具有黏附作用的细菌结构和物质称为黏附素。黏附素分为菌毛黏附素和非菌毛黏附素两大类。菌毛黏附素是存在于细菌菌毛顶端并与黏附有关的分子，主要存在于 G^- 菌，如大肠埃希菌的菌毛黏附素。非菌毛黏附素是菌体表面的毛发样突出物，是细菌菌毛之外与黏附有关的分子，主要见于 G^+ 菌的细胞壁和 G^- 菌外膜蛋白，如鼠疫耶尔森菌的外膜蛋白、A群链球菌的 M 蛋白上面覆盖着的膜磷壁酸及其 F 蛋白等。

黏附素与宿主细胞表面的黏附素受体发生特异性结合，介导细菌进入宿主细胞间生长繁殖，形成细菌群体，发挥黏附作用，亦称为定植（colonization）。黏附是细菌感染的第一步，也是关键步骤。常见细菌的黏附素及其受体见表 3-2。

表 3-2　常见细菌黏附素及其受体

细菌名称	菌毛黏附素	非菌毛黏附素	靶细胞的受体
大肠埃希菌	I 型菌毛		D- 甘露糖
	定居因子抗原		GM1 神经节苷脂
	P 菌毛		P 血型糖脂
其他肠道细菌	I 型菌毛		D- 甘露糖
淋病奈瑟菌	菌毛		GD1- 神经节苷脂
霍乱弧菌	IV 菌毛		岩藻糖和甘露糖
金黄色葡萄球菌		脂磷壁酸	纤维粘连蛋白
A 群链球菌		LTA-M 蛋白复合体	纤维粘连蛋白
肺炎链球菌		表面蛋白	N- 乙酰氨基己糖半乳糖

2. **荚膜和微荚膜**　荚膜类结构具有抗宿主细胞吞噬和抵抗体液中杀菌物质的作用,使致病菌能在宿主体内大量繁殖及扩散。A 群链球菌的 M 蛋白、伤寒沙门菌的 Vi 抗原,以及大肠埃希菌的 K 抗原等都是位于这些细菌细胞壁外层的微荚膜,其功能与荚膜类似。有研究表明,将有荚膜的肺炎链球菌注射入小鼠腹腔,细菌会大量繁殖,导致感染,小鼠常于注射后 24h 内死亡;但若接种无荚膜的肺炎链球菌,细菌易被小鼠吞噬细胞吞噬、杀灭。

3. **侵袭性物质**　包括侵袭素和侵袭性酶类。侵袭素是由细菌侵袭基因编码产生的蛋白质,它能介导细菌侵入到邻近上皮细胞内。如,福氏志贺菌侵袭基因所编码的侵袭性质粒抗原(invasion plasmid antigen,Ipa)IPa A、IPa B、IPa C、IPa D 等,可通过 III 型分泌系统注入宿主黏膜上皮细胞,能使该细菌向邻近细胞扩散,使细菌和宿主细胞间发生信号转导、细胞内肌动蛋白重排,导致微绒毛破坏。常见的具有侵袭素的细菌有志贺菌、侵袭性大肠埃希菌、空肠弯曲菌、淋病奈瑟菌等。

侵袭性酶类是致病菌在代谢过程中合成的具有侵袭性的胞外酶类,有利于病原菌的抗吞噬作用并向周围组织扩散。常见的侵袭性酶类主要有血浆凝固酶、透明质酸酶和链激酶等。如金黄色葡萄球菌产生的血浆凝固酶,能使血浆中可溶性纤维蛋白原转变为固态纤维蛋白包绕在细菌表面,有利于抵抗宿主吞噬细胞的吞噬。A 群链球菌产生的透明质酸酶可分解细胞间质透明质酸,利于细菌的扩散。

4. **细菌生物被膜**(bacterial biofilm)　也称膜菌群(membranous flora),是由细菌及其所分泌的胞外多聚物(胞外多糖或蛋白质)附着在有生命或无生命材料表面后形成的膜状结构,是细菌的群体结构。它是细菌在生长过程中为了适应周围环境而形成的一种保护性生存状态。细菌黏附在黏膜上皮细胞及人体内植入的各种人工医疗材料,如人工关节、心脏瓣膜、气管插管等表面,易形成生物被膜。形成生物被膜后,一方面有利于细菌附着于某些支持物表面,阻挡抗菌药物的渗入和机体免疫系统的杀伤作用;另一方面生物被膜内的细菌容易发生信号传递、耐药基因和毒力基因的捕获及转移,尤其容易形成多重耐药性。故,生物被膜的形成是引起慢性持续性细菌感染和难治性细菌感染的重要原因。铜绿假单胞菌、表皮葡萄球菌等极易形成生物被膜,是引起感染的常见致病菌,而且,这些细菌容易对多种不同的抗生素耐药。

细菌生物被膜形成的动态过程,可分为四个阶段:最初的定居与黏附阶段、发展阶段、成熟阶段及细菌脱落与再植阶段。在最初的定居与黏附阶段中,游离的细菌在环境信号的作用下,通过鞭毛运动移行至有生命或无生命的物体表面(如病变组织、人工心脏瓣膜、气管插管、人工关节等),借助黏附素等表面结构黏附固着;随后进入发展阶段,细菌在生长繁殖的同时分泌大量的胞外多糖,形成微菌落(microcolony);多个微菌落相互融合形成成熟的生物被膜,微菌落之间由可以运送养料、酶、代谢产物等疏水的通道沟通,有助于化学信号的传递和基因的水平转移;成熟的生物被膜可在外部流体的冲刷力作用下部分脱落,脱落的细菌又转变成浮游状态,可再次黏附到合适的表面形成新的生物被膜(图 3-1)。

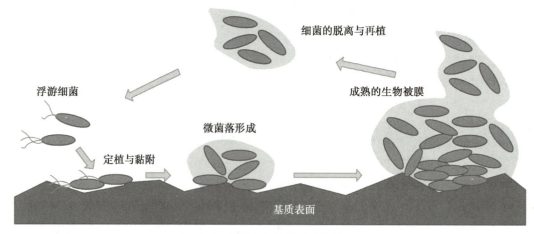

图 3-1 细菌生物被膜形成的过程

(二) 毒素

毒素是病原菌中含有的,可损害宿主组织、器官并引起生理功能紊乱的大分子成分。细菌的毒素按其来源、性质及作用特点,可分为外毒素(exotoxin)和内毒素(endotoxin)两种。

1. **外毒素** 是多数革兰氏阳性菌和少数革兰氏阴性菌在生长繁殖过程中释放到菌体外的蛋白质。大多数外毒素是细菌细胞合成并分泌到菌体外,也有些细菌如痢疾志贺菌、肠产毒性大肠埃希菌的外毒素存在于菌体内,当细菌细胞破裂后才释放出来。A 群溶血性链球菌、金黄色葡萄球菌、破伤风梭菌、肉毒梭菌、白喉棒状杆菌、产气荚膜梭菌等革兰氏阳性菌和痢疾志贺菌、霍乱弧菌、肠产毒素性大肠埃希菌、鼠疫耶尔森菌等革兰氏阴性菌均能产生外毒素。

多数外毒素的分子由 A 和 B 两种亚单位结构组成。A 亚单位是外毒素的活性亚单位,决定其毒性;B 亚单位无毒,是结合亚单位,能与宿主易感细胞表面的特异受体结合,介导 A 亚单位进入细胞,使 A 亚单位发挥其毒性作用。A 或 B 亚单位独立存在时对宿主无致病作用,外毒素分子的完整性是其致病的必要条件。利用抗毒素抗体竞争性地与 B 亚单位结合,能拮抗完整外毒素分子与宿主靶细胞受体结合,从而阻止 A 亚单位的毒性效应。如破伤风抗毒素可有效阻断游离破伤风外毒素与神经细胞表面受体的结合,起到紧急预防的作用。同时 B 亚单位免疫原性强,可将 B 亚单位提纯制备成疫苗,可用于预防相关的外毒素性疾病。

(1)外毒素的主要特性:

1)大多数外毒素的化学本质为蛋白质。

2)外毒素一般不耐热。如破伤风外毒素在 60℃经 20min 可被破坏。但葡萄球菌肠毒素是例外,能耐受 100℃ 30min。

3)免疫原性强,外毒素是蛋白质,具有很强的免疫原性。用 0.4% 甲醛液去除外毒素毒性而保留其免疫原性的生物制品称为类毒素(toxoid)。类毒素注入机体后,可刺激机体产生具有中和外毒素作用的抗毒素抗体。

4)外毒素毒性作用很强,且对组织器官有高度选择性。如肉毒梭菌外毒素毒性比氰化钾强 1 万倍,1mg 肉毒毒素纯品能杀死 2 亿只小鼠。许多外毒素对组织器官有选择性,通过与特定靶细胞的受体结合后引起特殊的病变。例如肉毒毒素能阻断胆碱能神经末梢释放乙酰胆碱,引起骨骼肌麻痹而致病。而白喉毒素对外周神经末梢、心肌细胞等有亲和性,通过抑制靶细胞蛋白质的合成而引起疾病。

(2)外毒素的分类及作用机制:根据外毒素对宿主细胞的亲和性及作用方式等差异,将外毒素分为神经毒素(neurotoxin)、细胞毒素(cytotoxin)和肠毒素(enterotoxin)三种类型(表 3-3)。

1)神经毒素:主要作用神经组织,引起神经传导功能紊乱。神经毒素种类不多,但毒性作用强烈,致死率高。如破伤风梭菌产生的痉挛毒素、肉毒梭菌产生的肉毒毒素等。

2)细胞毒素:能直接损伤宿主细胞,包括抑制蛋白质合成,破坏细胞膜等。如白喉毒素可抑制蛋白质的合成,A群链球菌溶血素O可引起红细胞的溶解。

3)肠毒素:是一类作用于肠上皮细胞,引起肠道功能紊乱的毒素。如霍乱毒素、肠产毒性大肠埃希菌的不耐热、耐热肠毒素等。

表3-3　外毒素的种类和作用机制

类型	产生的细菌	外毒素	所致疾病	作用机制	症状和体征
神经毒素	破伤风梭菌	痉挛毒素	破伤风	阻断抑制性神经递质释放	骨骼肌强直性痉挛
	肉毒梭菌	肉毒毒素	肉毒中毒	抑制胆碱能运动神经释放乙酰胆碱	肌肉松弛性麻痹
细胞毒素	白喉棒状杆菌	白喉毒素	白喉	灭活延伸因子2(EF-2),抑制细胞蛋白质合成	心肌损伤,外周神经麻痹
	A群链球菌 金黄色葡萄球菌	致热外毒素 中毒休克综合征毒素-1	猩红热 中毒性休克综合征	破坏毛细血管内皮细胞 增强对内毒素的敏感性	发热、猩红热皮疹 发热、皮疹、休克
		表皮剥脱毒素	烫伤样皮肤综合征	表皮与真皮脱落	表皮剥脱性病变
肠毒素	霍乱弧菌	肠毒素	霍乱	激活肠黏膜腺苷环化酶,增高细胞内环磷酸腺苷(cAMP)水平	水电解质平衡紊乱,腹泻、呕吐
	肠产毒性大肠埃希菌	肠毒素	腹泻	不耐热肠毒素增高细胞内cAMP水平,耐热肠毒素增高细胞内cGMP水平	呕吐、腹泻
	金黄色葡萄球菌	肠毒素	食物中毒	作用于呕吐中枢	呕吐、腹泻
	产气荚膜梭菌	肠毒素	食物中毒	同霍乱肠毒素	呕吐、腹泻

2. 内毒素　内毒素是革兰氏阴性菌细胞壁中的脂多糖(lipopolysaccharide,LPS)组分,只有在细菌死亡裂解后才被释放出来。内毒素是 G^- 菌的主要毒力因子,其分子结构由O特异多糖、非特异核心多糖和脂质A三部分构成(图3-2)。

(1)内毒素的主要特性:

1)化学性质是脂多糖,产生于革兰氏阴性菌细胞壁。

2)对理化因素稳定,160℃加热2~4h或用强酸、强碱、强氧化剂煮沸30min才被灭活。因此,当注射液或药品被革兰氏阴性菌污染后,虽经高压蒸汽灭菌法杀灭细菌,但内毒素不会被破坏,仍可引起临床不良反应。

3)免疫原性较弱,不能用甲醛液脱毒而成为类毒素。内毒素注射机体可产生相应抗体,但中和作用较弱。

4)毒性作用相对较弱,且对组织无选择性。各种革兰氏阴性菌感染产生的内毒素的致病作用基本

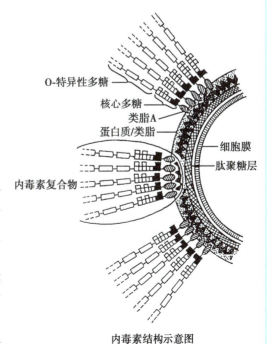

O-特异性多糖
核心多糖
类脂A
蛋白质/类脂
细胞膜
肽聚糖层
内毒素复合物

内毒素结构示意图

图3-2　革兰氏阴性菌细胞壁内毒素

相似。脂多糖一般不直接损伤各种组织细胞,其致病机制是:脂多糖中的脂质 A 通过非特异性与细胞膜磷脂结合,改变磷脂膜的理化性质(如膜完整性、流动性、膜电势等),影响细胞状态和功能;脂质 A 通过与相应受体特异性结合,影响细胞状态和功能。进入血液 LPS 首先与脂多糖结合蛋白 LBP(lipopolysaccharide binding protein)结合,再与单核细胞和巨噬细胞表面的受体 CD14 分子结合,进而激活 Toll 样受体(Toll-like receptor,TLR),启动跨膜信号传导,激活巨噬细胞产生和释放 TNF-α、IL-1 等细胞因子,继而刺激各种免疫细胞、内皮或黏膜细胞,产生一系列细胞因子、炎症因子、急性期蛋白等,引起全身多种病理生理反应(图 3-3)。

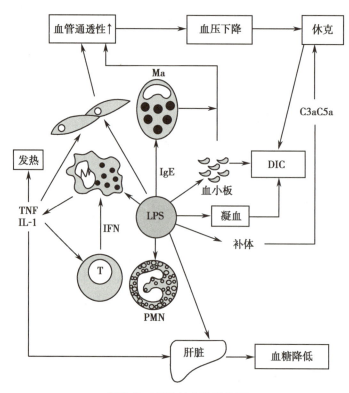

图 3-3　LPS 的生物学作用

(2)内毒素的主要生物学作用:

1)致发热反应:极微量(1~5ng/kg)内毒素就能引起人体体温上升。内毒素作用于巨噬细胞、血管内皮细胞等,使之产生内源性致热原[白介素 -1(IL-1)、白介素 -6(IL-6)和肿瘤坏死因子 -α(TNF-α)],它们可作用于宿主下丘脑体温调节中枢,导致产热增加、微血管扩张、炎症反应等。

2)引起白细胞数量变化:内毒素进入人体初期,可使中性粒细胞黏附到组织毛细血管壁,导致血液循环中的中性粒细胞数减少。数小时后,由 LPS 诱生的中性粒细胞释放因子刺激骨髓释放中性粒细胞进入血流,使数量显著增加。

3)内毒素血症与内毒素性休克:当血液有革兰氏阴性细菌大量繁殖或感染灶释放内毒素入血或输液中含有内毒素时,可导致内毒素血症。内毒素作用于巨噬细胞、中性粒细胞、内皮细胞、补体系统、血小板、凝血系统等并诱生 TNF-α、IL-1、IL-6、IL-8、5- 羟色胺、组胺、激肽、前列腺素等生物活性物质,使小血管功能紊乱而造成微循环障碍,使组织器官毛细血管灌注不足、缺氧、酸中毒等。高浓度的内毒素也可激活补体替代途径,引发高热、低血压,以及活化凝血系统,最后导致弥散性血管内凝血(disseminated intravascular coagulation,DIC)。严重时可导致以微循环衰竭和低血压为特征的内毒素性休克甚至死亡。

细菌外毒素与内毒素的主要特性比较见表 3-4。

表 3-4　细菌外毒素与内毒素的主要特性比较

毒素特征	外毒素	内毒素
来源	革兰氏阳性菌与部分革兰氏阴性菌	革兰氏阴性菌
存在部位	从活菌分泌,少数为裂解释放	细胞壁组分,细菌裂解后释放
编码基因	质粒或原噬菌体或染色体基因	染色体基因
化学成分	蛋白质	脂多糖
热稳定性	不稳定,60~80℃,30min 被破坏	较稳定,160℃,2~4h 被破坏
免疫原性	强,能被甲醛脱毒形成类毒素,类毒素可刺激机体产生抗毒素,抗毒素可以中和外毒素的毒性	弱,不能脱毒成为类毒素,刺激机体产生抗毒素的能力弱,不能中和内毒素毒性
毒性作用	强,对组织器官有选择性毒害作用,引起特殊临床症状,分为神经毒素、细胞毒素和肠毒素	较弱,毒性效应大致相同,引起发热、白细胞增多、微循环障碍、休克、DIC 等

二、细菌侵入的数量

　　病原菌的致病性除与其毒力有关外,还与其侵入机体的数量有关。感染所需数量的多少,一方面与病原菌毒力强弱有关,另一方面取决于宿主的免疫力。一般而言,病原菌的毒力越强和 / 或宿主的免疫力越低,引起感染所需的细菌量越少;相反则需要的细菌量大。如毒力极强的霍乱弧菌,在无特异性免疫力的机体中,只需数个细菌侵入就可导致感染;而毒力较弱的鼠伤寒沙门菌,常需摄入上亿个才引起急性胃肠炎。

三、细菌侵入的部位

　　病原菌的侵入途径或门户对其感染与致病性也有一定的影响。如伤寒沙门菌必须经消化道侵入才能引起肠道疾病;破伤风梭菌只有经缺氧状态的深部伤口感染才能引起破伤风。但也有些病原菌的感染途径是多渠道的,如结核分枝杆菌既可由呼吸道传染,也可经消化道或皮肤创伤等途径侵入机体,导致感染。致病菌具有各自特定的侵入部位,与致病菌需要特定的生长繁殖微环境有关。即使具有一定毒力和有足够数量的致病菌,若侵入易感机体的门户不对,仍不能引起感染。

思考题

　　1. 构成细菌侵袭力的物质基础有哪些? 其作用是什么?
　　2. 内毒素和外毒素的主要特性和区别是什么?

（杨　春）

第四章
病毒的生物学

病毒(virus)是一类体积微小、结构简单、专性细胞内寄生的非细胞型微生物。与其他微生物比较,病毒具有如下特点:①体积微小,能通过细菌滤器;②结构简单,缺乏细胞结构;③只含一种类型的核酸,DNA 或 RNA;④缺乏完整的酶和能量系统,严格活细胞内寄生;⑤以自我复制方式进行增殖;⑥对抗生素不敏感,对干扰素敏感。

病毒在自然界中分布广泛,人、动物、植物、昆虫、真菌、甚至细菌都可被病毒寄生而引起感染。病毒感染与人类疾病密切相关,约 75% 的人类传染病由病毒感染所引起。病毒性疾病具有传染性强、流行广、特效药少等特点。此外,病毒感染还与肿瘤、自身免疫病和先天畸形等疾病的发生有关。

第一节　病毒的大小与形态

具有感染性的完整成熟的病毒颗粒称为病毒体(virion),是病毒在细胞外的典型结构形式。病毒体的大小用毫微米或纳米(nanometer,nm)来度量。各种病毒体的大小相差悬殊,最大约为 300nm,如痘病毒;最小约为 20nm,如细小 DNA 病毒。

大多数人或动物病毒为球形或近似球形(如腺病毒等),少数为弹状(如狂犬病毒等)、丝状(如埃博拉病毒等)、杆状(如烟草花叶病毒等)或砖形(如痘病毒)、蝌蚪形(如有尾噬菌体)等。有些病毒的形态则是多形性的,如流感病毒,有球形、丝状和杆状。

电子显微镜技术是测量病毒体大小和观察病毒体形态最可靠的方法。病毒体与其他微生物大小和形态的比较见图 4-1。

表 4-1　病毒与其他微生物特性比较

特性	病毒	细菌	支原体	立克次体	衣原体	真菌
通过细菌滤器(0.45μm)	+	−	+	−	+	−
结构	非细胞	原核细胞	原核细胞	原核细胞	原核细胞	真核细胞
有无细胞壁	−	+	−	+	+	+
核酸类型	DNA 或 RNA	DNA 和 RNA	DNA 和 RNA	DNA 和 RNA	DNA 和 RNA	DNA 和 RNA
在人工培养基上生长	−	+	+	−	−	+
增殖方式	复制	二分裂	二分裂	二分裂	二分裂	有性或无性
抗生素敏感性	−	+	+	+	+	+
干扰素敏感性	+					

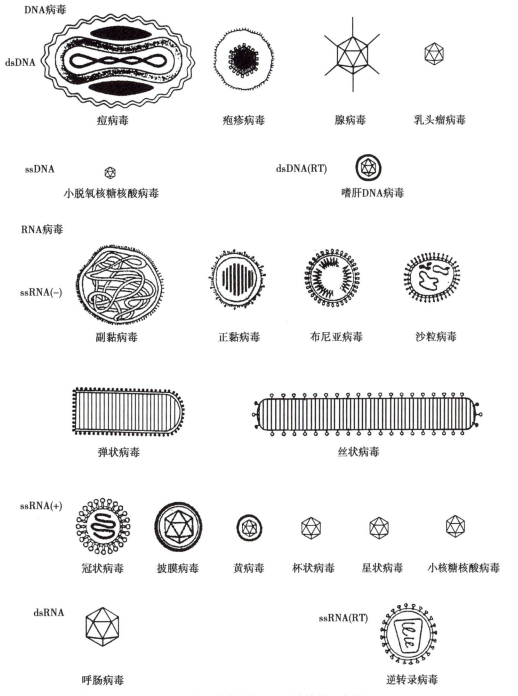

图 4-1　各类病毒的大小和形态比较示意图

思考题

1. 何谓病毒？病毒的基本特点是什么？
2. 何谓病毒体？计量单位是什么？

（陈利玉）

第二节 病毒的结构与化学组成

一、病毒的结构

病毒的基本结构由核心（core）和衣壳（capsid）构成，核心和衣壳共同组成核衣壳（nucleocapsid）。有些病毒的核衣壳外有包膜（envelope）包裹（图4-2）。有包膜的病毒称为包膜病毒（enveloped virus），无包膜的病毒称裸露病毒（naked virus）。裸露病毒的核衣壳就是其完整的病毒体。

（一）核心

病毒核心位于病毒体的中心，主要成分是核酸，构成病毒的基因组，携带病毒的全部遗传信息，控制病毒增殖、遗传与变异，决定病毒的表型特征。另外，病毒核心还含有少量的特殊功能蛋白，如病毒的核酸多聚酶、转录酶或逆转录酶等。

（二）衣壳

病毒衣壳是包裹在病毒核心外面的一层蛋白质外壳。衣壳蛋白具有免疫原性和免疫反应性，是病毒的主要抗原成分，并可保护核心内的核酸免受核酸酶及其他因素的破坏。衣壳由一定数量的壳粒（capsomere）组成。壳粒为病毒衣壳的形态亚单位（morphologic subunit），电镜下可见。每个壳粒由多个多肽分子组成，多肽分子是病毒衣壳的结构亚单位（structural subunit）。

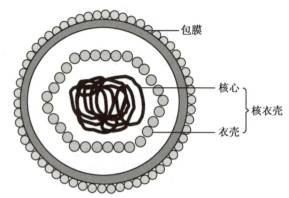

图4-2 病毒结构示意图

不同的病毒，壳粒的数量和排列方式不同，使衣壳呈现不同的对称型。根据壳粒排列方式和空间构型不同，病毒衣壳有三种对称型（图4-3）：

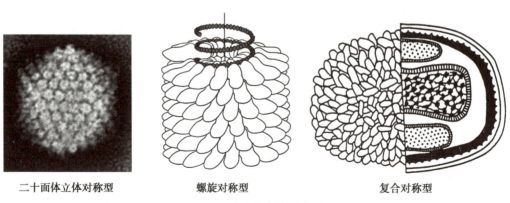

二十面体立体对称型　　　　螺旋对称型　　　　复合对称型

图4-3 病毒衣壳的对称型

1. 二十面体对称型（icosahedral symmetry）　核酸浓集成球形或近似球形，外周的壳粒呈二十面体对称型排列。二十面体的每个面都呈等边三角形，由许多壳粒镶嵌组成。大多数病毒体顶角的壳粒由5个相同的壳粒包围，称五邻体（pentomer）。而在三角形面上的壳粒，周围都有6个相同的壳粒，称六邻体（hexonmer）。球状病毒多呈这种对称型。

2. **螺旋对称型**(helical symmetry) 壳粒沿着螺旋形的病毒核酸链对称排列而成。见于大多数杆状病毒、弹状病毒、正黏病毒和副黏病毒。

3. **复合对称型**(complex symmetry) 病毒体结构较复杂,既有螺旋对称又有二十面体对称。仅见于痘病毒、有尾噬菌体等。

(三)包膜

某些病毒,如人类免疫缺陷病毒、疱疹病毒等,在其核衣壳外有包膜包绕。病毒包膜是病毒在成熟过程中以出芽方式穿过宿主细胞膜、高尔基体膜、内质网膜或核膜等获得的,含有宿主细胞膜系统的成分,如磷脂、胆固醇等,而病毒包膜中的蛋白质主要由病毒基因组编码合成,具有病毒的特异性和抗原性。病毒的包膜蛋白多为糖蛋白,包括外部糖蛋白和通道蛋白等。病毒的外部糖蛋白常在包膜表面形成突起结构,称刺突(spike)或包膜子粒(peplomere)。病毒包膜保护病毒并维护病毒体结构的完整性。病毒包膜与宿主细胞膜成分相同,彼此易于亲合和融合,因此包膜参与病毒感染过程。有包膜的病毒对脂溶剂和其他有机溶剂敏感,失去包膜后便丧失了感染性。

(四)其他辅助结构

有些病毒还有其他辅助结构,如腺病毒在二十面体的各个顶角上有触须样纤维(antennal fiber),亦称纤维刺突或纤突,能凝集某些动物的红细胞并损伤宿主细胞。某些包膜病毒在核衣壳外层和包膜内层之间有一层由蛋白组成的基质,其主要作用是把内部核衣壳蛋白与包膜联系起来,此结构称为被膜(tegument)或基质(matrix)。不同病毒的被膜厚度不一致,可作为病毒鉴定的参考,如疱疹病毒有很厚的被膜,可作为鉴定疱疹病毒的依据之一。

总之,病毒的大小、形态和结构在病毒分类和诊断鉴别中具有重要价值。

二、病毒的化学组成和功能

多数病毒只含核酸和蛋白质两种成分,少数病毒还含有脂类和糖类。

(一)病毒核酸

病毒核酸是病毒感染、增殖、遗传与变异的物质基础。病毒只含一种类型的核酸,即 DNA 或 RNA。病毒基因组核酸大小差别悬殊,小的病毒核酸仅几千个碱基对,如细小 DNA 病毒仅 5 000 多个碱基对(base pair,bp),大的病毒如痘病毒的核酸有 40 万个碱基对(kb)。病毒核酸的存在形式具有多样性,形状上有线性和环状;构成上有单链和双链;极性上有正链和负链,如单链 RNA 分为单正链 RNA 和单负链 RNA,正链 RNA 本身具备 mRNA 特性,可以直接作为模板翻译出病毒蛋白,负链 RNA 则需要合成具有 mRNA 功能的互补链 RNA 参与翻译过程;有的核酸连续完整,有的分多个节段,如 RNA 病毒中的流感病毒、轮状病毒和汉坦病毒等基因组的核酸存在分节段的现象。多数病毒基因组都是单倍体,但逆转录病毒基因组为双倍体。不同病毒的核酸种类、形状、组成等各不相同,可作为病毒分类和诊断的依据。病毒核酸的主要功能有:①指导病毒复制:病毒的增殖是以病毒基因为模板,经转录、翻译过程合成子代核酸和结构蛋白,然后再装配成子代病毒体;②决定病毒的特性:病毒核酸链上的基因密码携带病毒的全部遗传信息,由它复制的子代病毒保留亲代病毒的特性;③某些病毒的核酸具有感染性,在除去衣壳蛋白后可进入易感细胞并能增殖,称为感染性核酸(infectious nucleic acid),如单正链 RNA 病毒(如肠道病毒等)的核酸具有感染性。

(二)病毒蛋白

病毒蛋白由病毒基因编码,占病毒体总量的 70% 左右,分为结构蛋白(structure protein)和非结构蛋白(non-structure protein,NS)。

1. **结构蛋白** 构成病毒包膜、衣壳和基质的蛋白质,称病毒结构蛋白。病毒包膜蛋白多为糖蛋白,构成包膜刺突。病毒衣壳蛋白由多个多肽亚单位组成。病毒基质蛋白连接衣壳蛋白和包膜蛋白,分子中一般具有跨膜或锚定(anchor)的功能域(domain)。结构蛋白的功能:①保护病毒核酸免受外界因素的破坏;②包膜蛋白或衣壳蛋白介导病毒特异性吸附于宿主细胞表面受体,参与病毒的感染过程,并决定病毒感染的组织嗜性;③具有免疫原性,能引起特异性体液免疫和细胞免疫。

2. **非结构蛋白**　病毒的非结构蛋白是由病毒基因组编码,但不参与病毒体构成的病毒蛋白,可存在于病毒体内,也可仅存在于感染的宿主细胞中,包括病毒基因组编码的酶类,如 DNA 或 RNA 聚合酶、转录酶或逆转录酶,以及某些特殊功能的病毒蛋白,如抑制宿主细胞代谢的蛋白、某些经主要组织相融性复合体(MHC)分子递呈的蛋白等。

(三)脂类和糖类

主要存在于包膜病毒的包膜上。脂类几乎都是由病毒以出芽方式释放时,直接从宿主细胞膜系统获得的。病毒含有少量的糖类,主要以糖蛋白的形式存在。

思考题

1. 简述病毒体的结构、化学组成及各组成成分的主要功能。
2. 简述病毒衣壳蛋白的功能及对称类型。

(陈利玉)

第三节　病毒的增殖

病毒不具有细胞结构和独立的复制能力,必须进入活的易感宿主细胞内,由宿主细胞提供合成病毒核酸与蛋白质的原料、能量和酶系统等,病毒才能复制增殖,这种形式叫作专性细胞内寄生(obligate intracellular parasites)。病毒增殖的方式是自我复制(self-replication),即以病毒核酸为模板,在 DNA 多聚酶或 RNA 多聚酶以及其他必要因素参与下,合成子代病毒的核酸和蛋白质,装配成完整病毒颗粒并释放至细胞外。了解病毒的复制过程对研究病毒的致病性和研制抗病毒药物有重要价值。

一、病毒增殖的条件

病毒增殖的条件主要包括宿主细胞的状态、病毒侵入细胞的能力及合适的宿主细胞。

1. **宿主细胞的状态**　病毒能否感染细胞与宿主细胞的遗传特性、生理状态等因素有关,只有生长良好、代谢旺盛的细胞才能使病毒侵入细胞并产生增殖性感染。

2. **病毒侵入细胞的能力**　病毒通过其配体与宿主细胞的受体结合而侵入宿主细胞是病毒增殖的先决条件,病毒只能侵入有其相应受体的宿主细胞。能与宿主细胞的受体结合的病毒配体为病毒表面的包膜糖蛋白或裸露病毒的衣壳蛋白,即病毒的吸附蛋白(viral attachment protein,VAP)。

3. **容纳细胞**　病毒与宿主细胞相互作用,决定了某种病毒能在哪种细胞内增殖。能支持某种病毒完成正常增殖的宿主细胞称为该病毒的容纳细胞(permissive cell)。不能为病毒复制提供必要条件而导致病毒不能正常增殖的细胞,称为该病毒的非容纳细胞(nonpermissive cell)。因此,病毒增殖有宿主细胞的选择性,即组织嗜性。

二、病毒的增殖周期

从病毒吸附和侵入宿主细胞,经过基因组复制,到子代病毒释放的全过程称为一个复制周期(replicative cycle)。病毒复制周期一般可分为吸附、穿入、脱壳、生物合成及装配与释放5个阶段(图4-4)。病毒经过复制产生大量的子代病毒,而此时,宿主细胞的生物合成则受到不同程度的抑制和破坏。

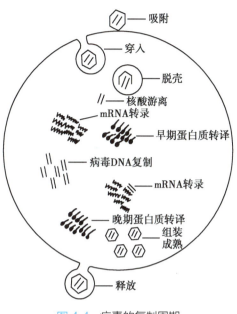

图 4-4　病毒的复制周期

(一) 吸附(attachment)

病毒吸附于宿主细胞表面是病毒感染的第一步。吸附主要是病毒体表面 VAP 与宿主细胞表面的特异性受体相结合。不同病毒表面有不同的 VAP,选择性与不同的细胞表面的相应受体结合。吸附的特异性是病毒的组织嗜性和宿主范围的主要决定因素。已被发现的这些细胞受体是一些能够发挥多种作用的表面分子。例如,甲型流感病毒通过其表面血凝素吸附于唾液酸受体,狂犬病毒通过其表面糖蛋白 G 吸附于乙酰胆碱受体,人类免疫缺陷病毒(HIV)通过其表面 gp120 与靶细胞表面 CD4 分子及 CCR5 或 CXCR4 结合而吸附。有些病毒感染的宿主较窄,有些病毒的宿主则较为广泛。例如,脊髓灰质炎病毒只能进入人和其他灵长类动物细胞,而狂犬病毒则能进入所有哺乳动物的神经元细胞。常见病毒的 VAP 与相应的宿主细胞受体见表4-2。

表 4-2　几种常见的病毒 VAP 与相应的宿主细胞受体

病毒	VAP	宿主细胞受体
脊髓灰质炎病毒	VP1	特异膜受体(IgSF)
鼻病毒	VP1~VP3	细胞间黏附因子 1(ICAM-1)
埃可病毒	VP1~VP3	CD55,新生儿 Fc 受体(FcRn)
甲型流感病毒	血凝素(HA)	唾液酸
麻疹病毒	血凝素(HA)	CD46
单纯疱疹病毒	gB,gC,gD	硫酸乙酰肝素聚糖及 FCF 受体
EBV	gp350	CD21
HIV	gp120	CD4 和 CCR5 或 CXCR4
狂犬病毒	gpG	乙酰胆碱受体
严重急性呼吸综合征(SARS)相关冠状病毒	刺突蛋白(SP)	血管紧张素转化酶 2(ACE2)

(二) 穿入(penetration)

病毒吸附于易感细胞后,可通过胞吞、融合和注入等方式侵入细胞内。①胞吞(endocytosis):类似于吞噬过程,当病毒吸附于易感细胞后,细胞膜内陷将病毒包进细胞质内。无包膜病毒多以胞吞方式穿入细胞内。②融合(fusion):是指在病毒的融合蛋白作用下,病毒包膜与宿主细胞膜融合,将病毒核衣壳释放至细胞质内。③注入:有些病毒与细胞受体结合后,由细胞表面的酶类协助病毒脱壳,使病毒核酸直接进入宿主细胞内,如噬菌体。

（三）脱壳（uncoating）

病毒脱去蛋白衣壳后，核酸才能发挥作用。多数病毒侵入细胞时，在细胞溶酶体酶的作用下，脱去衣壳蛋白释放病毒核酸。少数病毒脱壳过程复杂，分为两步，先由溶酶体酶作用脱去外层衣壳蛋白，再经病毒编码产生的脱壳酶脱去内层衣壳蛋白，方能使核酸完全释放出来，如痘病毒。

（四）生物合成（biosynthesis）

病毒基因组一旦从衣壳中释放出来，就进入病毒复制的生物合成阶段，进行基因表达和基因组复制，即利用宿主细胞提供的环境和物质合成大量病毒核酸和蛋白。进入生物合成阶段的病毒，在电镜观察时，找不到病毒颗粒，故被称为隐蔽期（eclipse period）。病毒核酸在细胞内复制的部位因核酸类型不同而异，除痘病毒外，DNA 病毒都在细胞核内进行 DNA 复制，在细胞质内合成病毒蛋白。痘病毒因其本身携带 DNA 多聚酶，DNA 和蛋白质都在细胞质内合成。大多数 RNA 病毒在细胞质中经历完整的复制周期，但逆转录病毒和流感病毒例外，两者都在细胞核中有一个重要的复制过程。逆转录病毒将其基因组的一个 DNA 拷贝整合入宿主细胞 DNA，流感病毒在细胞核中复制其子代基因组。此外，丁型肝炎病毒的 mRNA 也是在肝细胞的细胞核中合成的。按病毒基因组核酸类型，将病毒复制和基因组表达分为七种类型：双链 DNA 病毒（dsDNA）、单链 DNA 病毒（ssDNA）、双链 RNA 病毒（dsRNA）、单正链 RNA 病毒（+ssRNA）、单负链 RNA 病毒（−ssRNA）、逆转录病毒和嗜肝 DNA 病毒。大多数 DNA 病毒由双链 DNA 构成，但细小病毒科和指环病毒科为单链 DNA 基因组；大多数 RNA 病毒的基因组由单链 RNA 构成，但呼肠病毒科的基因组是双链 RNA。

1. **dsDNA 病毒**　dsDNA 病毒首先利用细胞核内依赖 DNA 的 RNA 聚合酶，转录出早期 mRNA，再在细胞质内核糖体上翻译出早期蛋白。这些早期蛋白是非结构蛋白，主要为合成子代病毒 DNA 所需要的 DNA 聚合酶及脱氧胸腺嘧啶激酶。在 DNA 聚合酶作用下，dsDNA 通过半保留复制，大量生成与亲代结构完全相同的子代 DNA。然后以子代 DNA 分子为模板，大量转录晚期 mRNA，继而翻译出病毒的晚期蛋白，即结构蛋白，其中最主要的是衣壳蛋白。病毒在合成衣壳蛋白时，首先合成一个大的蛋白，再由蛋白酶将其降解为若干个小的衣壳蛋白，为以后的组装做好准备。如果没有蛋白酶作用，或者由于蛋白酶抑制剂的作用灭活了蛋白酶，不能形成衣壳蛋白，则病毒无法完成组装。

2. **ssDNA 病毒**　ssDNA 病毒以亲代为模板，在 DNA 聚合酶作用下，产生互补链，并与亲代 DNA 链形成 dsDNA 作为复制中间型（replicative intermediate，RI），然后解链，由新合成的互补链为模板复制出子代 ssDNA，转录 mRNA 和翻译合成病毒蛋白。

3. **+ssRNA 病毒**　+ssRNA 病毒不含 RNA 聚合酶，但其本身具有 mRNA 的功能，可直接附着于宿主细胞的核糖体上翻译早期蛋白，即依赖 RNA 的 RNA 聚合酶。在该酶的作用下，转录出与亲代正链 RNA 互补的负链 RNA。形成的 dsRNA 即复制中间型（RNA RI），其中正链 RNA 起 mRNA 作用，翻译晚期蛋白（病毒衣壳蛋白及其他结构蛋白），负链 RNA 起模板作用，转录与负链 RNA 互补的子代病毒 RNA。

4. **−ssRNA 病毒**　大多数有包膜的 RNA 病毒都属于 −ssRNA 病毒。这种病毒含有依赖 RNA 的 RNA 聚合酶。病毒 RNA 在此酶的作用下，首先转录出互补正链 RNA，形成 RNA 复制中间型，再以其正链 RNA 为模板（起 mRNA 作用），转录出与其互补的子代负链 RNA，同时翻译出病毒结构蛋白和酶。

5. **dsRNA 病毒**　病毒 dsRNA 在依赖 RNA 的 RNA 聚合酶作用下转录 mRNA，再翻译出蛋白。dsRNA 病毒的复制与 dsDNA 病毒不同。dsDNA 病毒分别由正、负链复制出对应链，而 dsRNA 病毒仅由负链 RNA 复制出正链 RNA，再由正链 RNA 复制出新负链 RNA，如轮状病毒 RNA 复制就不遵循 DNA 半保留复制的原则，因而轮状病毒子代 RNA 全部为新合成的 RNA。

6. **逆转录 RNA 病毒**　在逆转录酶的作用下，以病毒 RNA 为模板，合成互补的负链 DNA，形成 RNA：DNA 中间体，由 RNA 酶 H 水解中间体的 RNA 后，在 DNA 聚合酶作用下，以 DNA 链为模板复制成双链 DNA。该双链 DNA 被转运至细胞核，整合到宿主细胞的 DNA 上，成为前病毒（provirus），再由其转录出子代基因组 RNA 和 mRNA，转运至细胞质，mRNA 结合到核糖体上翻译出子代病毒蛋白。

7. 逆转录 DNA 病毒　乙型肝炎病毒属于该类型病毒，其基因组为不完全闭合 dsDNA，其复制有逆转录过程。逆转录过程发生在病毒转录后，在装配好的病毒衣壳中，以前病毒 DNA 转录的 RNA（前基因组）为模板进行逆转录，形成 RNA∶DNA 中间体，RNA 水解后，以 −ssDNA 为模板，合成部分互补 +ssDNA，形成不完全双链的环状子代 DNA。

（五）装配、成熟与释放（assembly，maturation and release）

病毒核酸与蛋白质合成之后，在细胞质内或细胞核内组装为病毒颗粒的过程称为病毒装配。不同种类的病毒在细胞内装配的部位和方式不同。大多数 RNA 病毒在细胞质内装配，而多数 DNA 病毒在细胞核内装配，但痘病毒、乙型肝炎病毒在细胞质内装配。裸露病毒先形成空心衣壳，病毒核酸从衣壳裂隙间进入壳内形成核衣壳。

病毒成熟是指核衣壳装配好后，病毒成为具有感染性的病毒体的阶段。病毒成熟涉及衣壳蛋白及其内部基因组的变化，多需要蛋白酶对一些病毒前体蛋白进行切割加工。裸露病毒装配成核衣壳即成熟，包膜病毒组装成核衣壳后尚需获得包膜才能成为完整成熟的病毒体。

病毒装配完成后病毒体以不同方式释放于细胞外。裸露病毒多通过溶解细胞的方式释放。包膜病毒在装配完成后以出芽（budding）方式释放到细胞外，通常细胞不死亡，仍能继续分裂增殖。此外还有其他方式，如巨细胞病毒，很少释放到细胞外，而是通过细胞间桥或细胞融合在细胞之间传播；某些肿瘤病毒，其基因组以整合方式随细胞的分裂而出现在子代细胞中。

病毒复制周期的长短随病毒种类而异，如小 RNA 病毒为 6~8h，正黏病毒为 15~30h。每个细胞产生子代病毒的数量也因病毒和宿主细胞不同而异，多者可产生 10 万个病毒。

三、病毒的异常增殖与干扰现象

（一）病毒的异常增殖

病毒在细胞内复制是病毒与细胞相互作用的过程。病毒在细胞内大量复制的同时也影响细胞正常代谢，导致细胞损伤或死亡。但当细胞不能提供病毒增殖所需的条件和物质，或者病毒基因不完整或基因发生改变，病毒就不能完成复制过程，这属于病毒的异常增殖。病毒异常增殖的原因主要包括顿挫感染和缺损病毒。

1. 顿挫感染　病毒进入非容纳细胞后，细胞不能为病毒增殖提供所需要的酶、能量及必要的成分，则病毒在其中不能进行生物合成；或者虽能合成部分或全部病毒成分，但不能装配和释放，不能产生子代病毒体，这种感染过程称为顿挫感染或流产感染（abortive infection）。如人腺病毒可在人胚肾细胞中进行正常增殖，产生子代病毒体，但在猴肾细胞中发生顿挫感染。人胚肾细胞是人腺病毒的容纳细胞，而猴肾细胞则是其非容纳细胞。

2. 缺损病毒　由于病毒基因不完整或基因发生改变导致生物合成受阻，不能复制出完整的子代病毒颗粒的病毒称为缺损病毒（defective virus）。当这种病毒与其他病毒共同感染细胞时，若其他病毒能为缺损病毒提供所需要的条件，缺损病毒则能完成正常增殖而产生完整的子代病毒，这种具有辅助作用的病毒称为辅助病毒（helper virus）。腺相关病毒为一种缺损病毒，用任何细胞培养都不能增殖，但当其与腺病毒共同感染细胞时却能产生子代病毒，腺病毒即为腺相关病毒的辅助病毒。丁型肝炎病毒也是缺损病毒，必须依赖于乙型肝炎病毒才能复制。缺损病毒虽不能独立复制，但具有干扰同种正常病毒复制的作用，故又称缺损干扰颗粒（defective interfering particle，DIP）。

（二）病毒的干扰现象

当两种病毒同时或先后感染同一细胞时，可发生一种病毒抑制另一种病毒增殖的现象，称病毒的干扰现象（viral interference）。干扰现象可发生在异种病毒之间，也可在同种不同型或不同株病毒之间发生,甚至灭活病毒也能干扰活病毒。发生干扰现象的主要机制:①一种病毒诱导宿主细胞产生的干扰素抑制另一种病毒的增殖;②一种病毒破坏了宿主细胞表面受体或改变了宿主细胞的代谢途径,阻止了另一种病毒的吸附和穿入等过程;③DIP引起的干扰。病毒干扰现象能够终止病毒感染,阻止宿主发病,但在使用疫苗预防病毒性疾病时,应避免由于干扰现象而影响疫苗的免疫效果。

思考题

1. 试述病毒的增殖过程及其主要特点。
2. 简述病毒异常增殖的原因。
3. 何谓病毒的干扰现象?简述病毒干扰现象产生的机制和医学意义。

(陈利玉)

第四节 病毒的遗传与变异

生物的遗传与变异,是物种形成和生物进化的基础。病毒没有细胞结构,其遗传受周围环境,尤其是宿主细胞内环境的影响较大,因此相比于其他生物,其变异频率更高。病毒的遗传与变异研究对于病毒感染的诊断和防治,特别是在病毒疫苗的制备和病毒性疾病的防治中具有重要意义。

一、病毒基因突变

突变(mutation)是指基因组中核酸碱基序列由于置换、缺失或插入而发生的化学变化,可以是一个核苷酸的改变,也可为多个核苷酸的缺失或易位。突变可自然发生,也可以经诱导出现。病毒在复制增殖时可发生自发突变,其自发突变率为 $10^{-6} \sim 10^{-8}$。由于病毒复制速度快及 DNA 聚合酶忠实性不高,导致碱基错配发生突变。RNA 病毒不存在复制后的校正机制,其突变频率比 DNA 病毒更高。RNA 病毒常以准种(quasispecies)的形式(DNA 病毒也有,如乙型肝炎病毒等)或大量同种但基因组核苷酸序列存在微小差异的形式存在。利用不同的物理或化学诱变剂处理病毒,可提高病毒群体突变率,诱导病毒子代出现特定的突变类型,如温度、射线、5-溴尿嘧啶、亚硝酸盐等的作用均可诱发突变。由基因突变产生的病毒表型性状发生改变的毒株称为突变株(mutant)。与野生型病毒(wild type virus)比较,突变株可发生某些特定性状的变化,如病毒毒力、抗原组成、增殖条件、病毒空斑或痘斑的大小、宿主范围、细胞病变或致病性等方面的改变。常见的有实际意义的突变株有以下几种:

1. **条件致死性突变株**(conditional-lethal mutant) 只能在特定条件下增殖,而在其他条件下不能增殖的病毒株,如温度敏感突变株(temperature sensitive mutant,ts)只能在 28~35℃(容许性温度)条件下增殖,而在 37~40℃(非容许性温度)条件下不能增殖。典型 ts 株的基因所编码的酶蛋白或结构蛋白在较高温度下失去功能,故病毒不能增殖。多数 ts 株具有减毒而保持其免疫原性的特点,因此,可以从中选择遗传稳定性良好的品系用于制备减毒活疫苗,如脊髓灰质炎减毒活疫苗就是这种稳定性 ts 变异株。

2. **抗药突变株**(drug resistant mutant) 临床上应用针对病毒酶的药物后,可出现抗药突变病毒株。常因编码病毒酶的基因突变,导致病毒酶蛋白序列、空间结构等改变,降低了酶对药物的亲和力,从而使病毒对药物产生抗药性而能继续增殖。可通过研究病毒序列变异与抗药性的关系,选用合适的药物提高治疗效果。

3. **宿主范围突变株**(host range mutant) 是指病毒基因组突变,导致病毒对宿主细胞的感染范围发生变化,突变病毒可感染野生型病毒不能感染的细胞。例如狂犬病毒"街毒株"适应在兔脑内增殖后,突变为"固定毒株",可制成狂犬病疫苗。

4. **缺损型干扰突变株**(defective interference mutant,DIM) 指病毒基因组的碱基缺失突变引起,其所含核酸较正常病毒明显减少,并发生各种各样的结构重排。多数病毒可自然发生 DIM。其特点是由于基因缺陷而不能单独复制,必须在辅助病毒(通常是野生株)存在时才能复制,并同时能干扰野生株的增殖,可以减弱野生株的致病力。DIM 在一些疾病发生中也起重要作用,特别是与某些慢性疾病的发病机制有关,如麻疹病毒引起的亚急性硬化性全脑炎(subacute sclerosing panencephalitis,SSPE)。

病毒 DNA 或 RNA 上单个碱基的突变,也称为遗传漂变(genetic drift),大多数这样的单点突变是无义的(或者说是沉默的),因为它们没有导致所编码的蛋白质发生变化;但有一小部分突变可能会引起进化上的优势,如产生对抗病毒药物的抵抗力。

二、病毒基因重组

当两种或两种以上有近缘关系或者宿主敏感性相似的病毒或同一种病毒的不同毒株同时感染同一细胞时,在核酸复制过程中,他们的遗传物质会发生相互交换,产生不同于亲代的可遗传的子代病毒,称为基因重组(genetic recombination)。

1. **分子内重组** 指两种不同、但密切相关的病毒的核苷酸片段的交换,重组时病毒核酸分子断裂,交叉连接,引起核酸分子内部重新排列。DNA 病毒可发生此种现象,RNA 病毒更为普遍。分子内重组可形成新的病毒,如西部马脑脊髓炎病毒是类仙台病毒和东部马脑脊髓炎病毒的重组产物。

2. **基因重配** 当两株或两株以上基因组分节段的 RNA 病毒同时感染同一细胞时,可通过 RNA 节段的交换使子代病毒基因组发生改变,这种病毒基因组节段间的重新分配称为基因重配(genetic reassortment),即分子间重组。如流感病毒、轮状病毒等均可通过基因重配而产生新病毒株。人类的流感大流行,被认为是由于人的流感病毒与某些动物(鸡、鸭、猪)的流感病毒间发生基因重配所致。

3. **复活** 灭活病毒与活病毒间发生重组,或灭活病毒之间发生重组,从而产生有感染性的重组子代病毒的现象称为复活(reactivation)。活病毒与近缘的灭活病毒或该病毒的基因片段感染同一细胞,经基因重组可产生具有灭活病毒特性的活病毒称为交叉复活(cross reactivation)。例如将能在鸡胚中生长良好的 H1N1 甲型流感病毒经紫外线灭活后,与活的 H2N2 甲型流感病毒感染同一鸡胚细胞,能产生具有前者特点的 H2N2 甲型流感病毒,可供制作疫苗。两种或两种以上近缘的灭活病毒(病毒基因组的不同部位受到损伤)感染同一细胞时,经过基因重组而出现感染性的子代病毒称为多重复活(multiplicity reactivation)。例如用紫外线灭活的两株同种病毒,经共同培养后,常可使灭活的病毒复活,产生出感染性病毒。这是因为两种病毒核酸上受损害的基因部位不同,由于重新组合相互弥补而得到复活,因此目前不用紫外线灭活病毒制造疫苗,以防病毒复活的危险。

三、病毒基因组与细胞基因组整合

在病毒感染细胞的过程中,病毒基因组或其中某一片段可借助重组等方式插入到宿主细胞染色体 DNA 中,成为宿主细胞基因组的一部分,并可随宿主细胞的复制而复制,这种病毒基因组与细胞基因组的重组过程称为基因整合(gene integration)。很多病毒(如乙型肝炎病毒、逆转录病毒等)均可将自己的遗传物质整合到宿主细胞基因组中。基因整合可引起宿主细胞基因组改变而导致细胞发生恶性转化。

四、病毒基因产物的相互作用

当两种病毒感染同一细胞时,不仅是核酸之间,病毒蛋白质之间也有相互作用,其相互作用产生的产物可产生子代病毒表型。包括互补和增强、表型混合与核壳转移等。这种变异发生在蛋白质水平,不能遗传给下一代,属非遗传性变异。

1. **互补作用和增强作用**　互补作用(complementation)是指两株病毒混合感染同一细胞时,通过病毒基因产物之间的相互作用,使其中一种不能增殖的病毒得以增殖。其原因是一种病毒能提供另一种病毒所不能合成的基因产物,如病毒的衣壳、包膜或酶类。例如腺病毒与腺相关病毒感染同一细胞时,腺相关病毒从腺病毒获得基因产物,得以复制。增强作用(enhancement)是指两种病毒混合培养时,一种病毒能促进另一种病毒的复制,增加病毒的产量。

2. **表型混合**　两种具有某些共同特征的病毒感染同一细胞时,一种病毒所产生的衣壳或包膜包裹在另一种病毒基因组外面的现象称为表型混合(phenotypic mixing)。表型混合有时甚至可产生来自双亲的相嵌衣壳或包膜。例如将流感病毒和副黏病毒共同感染细胞时,子代病毒颗粒的包膜可具有双亲的抗原,但每个病毒颗粒只含双亲之一的基因组。裸露病毒之间发生的表型混合称衣壳转化(transcapsidation),即病毒的全部或部分衣壳在病毒之间互换。表型混合的病毒经细胞培养传代后,又可恢复亲代的表型。因此在获得新表型病毒株时,应通过传代来确定病毒新性状的稳定性,以区分是重组体还是表型混合。在自然界中,病毒衣壳和包膜的表型混合能改变病毒的宿主范围,并可影响或干扰病毒的血清学鉴定。

思考题

1. 简述病毒变异的类型及特点。
2. 什么是温度敏感突变株? 有何实际意义?

(陈利玉)

第五节　理化因素对病毒的影响

病毒受理化因素作用后,失去感染性称为病毒灭活(viral inactivation)。灭活的病毒仍能保留抗原性、红细胞吸附、血凝及细胞融合等特性。理化因素可通过破坏病毒的包膜或使病毒蛋白变性或损伤病毒核酸等机制灭活病毒。了解理化因素对病毒的影响,在病毒分离、疫苗制备及防治病毒感染等方面有重要意义。

一、物理因素对病毒的影响

1. **温度** 多数病毒耐冷不耐热,病毒标本常低温冷冻保存。在干冰(–70℃)、超低温冰箱(–86℃)和液氮(–196℃)的温度条件下,感染性可保持数月至数年。多数病毒在 50~60℃ 30min 或 100℃ 数秒钟即被灭活,大多数包膜病毒比裸露病毒对热的耐受性更弱。加热对病毒的灭活作用,主要是使病毒衣壳蛋白和包膜糖蛋白发生变性,阻止病毒吸附于宿主细胞。

2. **射线和紫外线** γ 线、X 线和紫外线都能使病毒灭活。射线引起核苷酸链发生致死性断裂;紫外线可引起病毒的多核苷酸形成双聚体(如胸腺核苷与尿核苷),抑制病毒核酸的复制,导致病毒失活。但有些病毒经紫外线灭活后,若再遇到可见光照射,可激活修复酶,使灭活的病毒复活(光复活,photoreactivation),故不宜用紫外线灭活的方法制备病毒疫苗。

二、化学因素对病毒的影响

1. **酸碱度** 大多数病毒在 pH 5.0~9.0 的范围内比较稳定,而在 pH 5.0 以下或 pH 9.0 以上迅速灭活,但不同病毒对 pH 的耐受能力有很大不同,如在 pH 3.0~5.0 时肠道病毒保持稳定,鼻病毒很快被灭活。

2. **脂溶剂** 病毒的包膜含脂质成分,易被乙醚、三氯甲烷、脱氧胆酸盐和阴离子去污剂等脂溶剂溶解,使病毒失去吸附能力而灭活。因此,包膜病毒进入人体消化道后,即被胆汁破坏。在脂溶剂中,乙醚对病毒包膜破坏作用最大,所以可用乙醚灭活试验鉴别包膜病毒和裸露病毒。

3. **化学消毒剂** 氧化剂、卤素类、酚类、醇类和醛类消毒剂对病毒均有灭活作用。常用的有 1%~5% 苯酚、70% 乙醇、碘及碘化合物、次氯酸钠等。不同病毒对消毒剂敏感性不同,无包膜的小 RNA 病毒抵抗力较强。醛类消毒剂可使病毒感染性消失但仍保持抗原性,故可用于制备灭活疫苗。

4. **抗生素与中草药** 现有的抗生素对病毒无抑制作用,但可以抑制待检标本中的细菌,有利于分离病毒。近年来研究证明,有些中草药如板蓝根、大青叶、大黄、黄芪等对某些病毒有一定的抑制作用。

思考题

乙醚为什么能灭活包膜病毒?

(陈利玉)

第六节 病毒的分类和命名

病毒的分类研究有利于从整体上对病毒的起源、进化、共性和个性特点进行归纳和总结,对揭示病毒的本质、生物遗传特性、病毒感染的诊断和控制具有重要意义。

一、病毒分类的标准与原则

由国际病毒分类委员会(International Committee on Taxonomy of Viruses,ICTV)对病毒分类制定标准与方法,并定期进行修订和发布。2019年,ICTV正式确定了15级病毒分类方法,即8个主要等级和7个衍生等级。8个主要等级包括:域(realm),界(kingdom),门(phylum),纲(class),目(order),科(family),属(genus)和种(species)。7个衍生等级包括:亚域(subrealm),亚界(subkingdom),亚门(subphylum),亚纲(subclass),亚目(suborder),亚科(subfamily)和亚属(subgenus)。ICTV关于病毒"种"的定义是指:组成一个复制谱系且生存于特定生态小生境的一组多元病毒,是病毒分类的基本单元。ICTV 2019年发布的病毒分类数据显示,病毒分为1个域,1个门,2个亚门,6个纲,14个目,7个亚目,150个科,79个亚科,1 019个属,59个亚属和5 560个种。

病毒分类的主要依据有:①基因组特性:包括核酸类型与结构,基因数量与全基因组信息等。随着越来越有效的基因组测序方法的出现,根据病毒基因组序列和相互之间的系统发育关系,使病毒能进行更准确分类。②病毒体形态学:包括大小、形态和结构。③病毒体的生理学特性:包括浮密度,pH稳定性,对乙醚、消毒剂等理化因素的敏感性。④病毒蛋白特性:包括蛋白质含量、结构特点与活性等。⑤抗原性。⑥培养特性:包括对细胞的敏感性,复制方式和过程等。⑦宿主特性:包括自然宿主范围,流行病学特征,致病性等。

二、病毒的命名原则

病毒命名采用英文,可以辅以罗马字母或阿拉伯数字。ICTV规定,书写或印刷时,各等级名称均需采用斜体字,首字母大写。种名非第一个单词的首字母不必大写,如果种名中非第一个单词是专有名词,如地名,则其首字母也要大写。病毒种以下的血清型、基因型和病毒株名称不用斜体字,首词第一个字母也不用大写。科及其以下的等级是常用的病毒分类等级。例如,人类免疫缺陷病毒1型的分类属于逆转录病毒科、正逆转录病毒亚科、慢病毒属,其名称为 *Retroviridae*,*Orthoretrovirinae*,*Lentivirus*,*Human immunodeficiency virus 1*。

根据病毒核酸特性,可将病毒分为DNA病毒和RNA病毒。与人类疾病相关的主要DNA病毒和RNA病毒见表4-3和表4-4。

ICTV把比病毒更小,且在结构、化学组成及复制过程不同于常规病毒的传染因子,称为非寻常病毒致病因子,被归入亚病毒病原体(subviral agents),包括类病毒、卫星病毒和朊粒。

表4-3   人类疾病相关的主要DNA病毒

病毒科	基因组类型	基因组大小/kb	包膜	重要病毒
细小病毒科	线性 ssDNA	5.5	无	B19病毒
腺病毒科	线性 dsDNA	36~38	无	腺病毒
疱疹病毒科	线性 dsDNA	120~225	有	单纯疱疹病毒,水痘-带状疱疹病毒,巨细胞病毒,EB病毒,人疱疹病毒6、7、8型
痘病毒科	线性 dsDNA	130~370	有	天花病毒,传染性软疣病毒
嗜肝DNA病毒科	不完全环状 dsDNA(RT)	3.2	有	乙型肝炎病毒
多瘤病毒科	环状 dsDNA	4.5~7.8	无	JC病毒,BK病毒
乳头瘤病毒科	环状 dsDNA	8.0	无	人乳头瘤病毒

表 4-4　人类疾病相关的主要 RNA 病毒

病毒科	基因组类型	基因组大小 /kb	包膜	人类重要病毒
小 RNA 病毒科	线性 +ssRNA	7~9	无	脊髓灰质炎病毒,柯萨奇病毒,埃可病毒,甲型肝炎病毒,鼻病毒
肝炎病毒科	线性 +ssRNA	7.5	无	戊型肝炎病毒
杯状病毒科	线性 +ssRNA	7.3~7.7	无	诺如病毒,札幌病毒
黄病毒科	线性 +ssRNA	9~10	有	黄热病毒,乙型脑炎病毒,登革病毒,西尼罗病毒,丙型肝炎病毒
披膜病毒科	线性 +ssRNA	12	有	风疹病毒
冠状病毒科	线性 +ssRNA	20	有	SARS 相关冠状病毒,中东呼吸综合征(MERS)相关冠状病毒,人冠状病毒 229E,人类冠状病毒 NL63,人冠状病毒 HKU1,β 冠状病毒 1(人冠状病毒 OC43)
逆转录病毒科	线性 +ssRNA(RT),二倍体	5~11	有	人类免疫缺陷病毒,人类嗜 T 淋巴细胞病毒
正黏病毒科	线性 −ssRNA,7 或 8 个节段	14	有	流感病毒
副黏病毒科	线性 −ssRNA	16~20	有	麻疹病毒,腮腺炎病毒,呼吸道合胞病毒,副流感病毒,人偏肺病毒
弹状病毒科	线性 −ssRNA	11	有	狂犬病毒,水疱性口炎病毒
丝状病毒科	线性 −ssRNA,不分节段	12~19	有	埃博拉病毒,马尔堡病毒
δ 病毒属(未定科)	环状 −ssRNA	1.7	有	丁型肝炎病毒
沙粒病毒科	环状 −ssRNA,有黏性末端的 2 个节段	10~14	有	拉沙病毒,淋巴细胞性脉络丛脑膜炎病毒
布尼亚病毒科	环状 −ssRNA,有黏性末端的 3 个节段	16~30	有	汉坦病毒,克里米亚 - 刚果出血热病毒(新疆出血热病毒)
呼肠病毒科	线性 dsRNA,10 或 11 个节段	30	无	轮状病毒

1. **类病毒**(viroid)　类病毒是一种具有传染性的单链 RNA 病原体,仅由 250~400 个核苷酸组成,不含蛋白质,无包膜或衣壳。类病毒通常感染高等植物,在植物的细胞核内利用宿主细胞的 RNA 聚合酶Ⅱ进行复制增殖。对核酸酶敏感,对热、有机溶剂有抵抗力。类病毒通常通过种子或花粉传播。致病机制可能是由于 RNA 分子直接干扰宿主细胞核酸代谢。类病毒与人类疾病的关系目前尚不清楚。

2. **卫星病毒**(satellite virus)　卫星病毒是在研究类病毒过程中发现的又一类单链 RNA 致病因子,由 500~2 000 个核苷酸组成。一些卫星病毒可编码自身的衣壳蛋白,另一些不能编码衣壳蛋白,需利用辅助病毒的衣壳蛋白,称为卫星 RNA。卫星病毒能干扰辅助病毒的复制,但与辅助病毒基因组间无同源性。卫星病毒多数为植物病毒,少数为动物病毒和噬菌体。

3. **朊粒**(prion)　在分类学上暂归属于亚病毒病原体,是一类特殊的传染性蛋白质粒子,能引起人和动物发生传染性海绵状脑病(transmissible spongiform encephalopathy,TSE)或称朊粒病(prion disease)。具体内容详见朊粒章节。

思考题

试述病毒分类的依据。

（陈利玉）

第五章
病毒的感染与免疫

病毒侵入机体,并在体内细胞中增殖的过程称为病毒感染(virus infection),其实质是病毒与机体及易感细胞相互作用的过程。病毒引起机体感染和疾病的能力称为病毒的致病作用,当病毒感染引起临床症状时称为病毒性疾病(viral disease)。病毒感染的结果取决于病毒、机体及影响两者相互作用的诸多因素。病毒方面主要取决于病毒种类、数量、感染途径等因素。机体则与遗传背景、个体健康及免疫状态、生长发育等情况相关。

第一节　病毒的传播方式和感染类型

一、病毒的传播方式

病毒主要通过机体破损的皮肤、黏膜(眼、呼吸道、消化道及泌尿生殖道)等入侵机体,特定条件下病毒也可经输血、注射、器官移植和昆虫叮咬等方式直接进入血液循环感染机体。病毒可以经一种途径进入宿主机体,也可行多途径感染机体,例如人类免疫缺陷病毒。表 5-1 所示为人类病毒感染的途径及方式。

表 5-1　人类病毒的感染途径

感染途径	传播方式与媒介	病毒种类
呼吸道	空气、飞沫及气溶胶、痰、唾液或皮屑	正黏病毒(流感病毒)、副黏病毒、冠状病毒、鼻病毒、风疹病毒、水痘 - 带状疱疹病毒和腺病毒等
消化道	污染的水或食物	脊髓灰质炎病毒、EV-A71 及其他肠道病毒、轮状病毒、诺如病毒、肠道腺病毒、杯状病毒、星状病毒、甲型肝炎病毒及戊型肝炎病毒等
眼及泌尿生殖道	接触(直接或间接)、游泳池、性交	人类免疫缺陷病毒、人乳头瘤病毒、单纯疱疹病毒 -2、巨细胞病毒及腺病毒等
破损皮肤	吸血昆虫、狂犬	乙型脑炎病毒、登革病毒、寨卡病毒、森林脑炎病毒、发热伴血小板减少综合征病毒、狂犬病毒等
血液	输血、注射、器官移植	人类免疫缺陷病毒、乙型肝炎病毒、丙型肝炎病毒、丁型肝炎病毒及巨细胞病毒及 EB 病毒等
经胎盘或产道	宫内、分娩产道、哺乳	风疹病毒、人类免疫缺陷病毒、乙型肝炎病毒、单纯疱疹病毒、巨细胞病毒、寨卡病毒等

病毒在人群中传播方式分为水平传播（horizontal transmission）和垂直传播（vertical transmission）两类。

1. 水平传播   病毒在人群中不同个体之间的传播，包括人 - 人和动物 - 人或动物 - 人 - 人之间（包括媒介参与）的传播，此为大多数病毒的传播方式。目前，动物源性病毒（zoonotic virus）是引起人类新发或突发病毒性传染病的重要病原。

2. 垂直传播   病毒由亲代宿主传给子代的传播方式，人类垂直传播主要通过胎盘或产道传播。此外，围生期（孕 28 周～产后 4 周）时病毒通过胎盘屏障、产道或产后哺乳及密切接触等方式，由母亲传给胎儿或新生儿，导致其感染甚至致病，此为围生期感染（perinatal infection）。围生期感染不易区分是发生在出生前、生产过程中或出生后，一般认为归属于垂直传播的范畴。可引起垂直传播的病毒主要有风疹病毒（rubella virus）、巨细胞病毒（human cytomegalovirus，HCMV）、乙型肝炎病毒（hepatitis B virus，HBV）、丙型肝炎病毒（hepatitis C virus，HCV）和人类免疫缺陷病毒（human immunodeficiency virus，HIV）及寨卡病毒（Zika virus）等。病毒经垂直传播途径引起胎儿或新生儿的感染，称为先天性感染（congenital infection），此感染可致死胎、流产、早产或先天畸形，子代个体也可没有症状或成为病毒携带者。

病毒在机体内呈不同程度地播散，有些病毒只在入侵部位感染局部组织细胞，称局部感染（local infection）或表面感染（superficial infection）；另一些病毒可在入侵局部增殖经血流、淋巴液或神经系统向全身或远离入侵部位的器官播散，称为全身感染（systemic infection）。病毒进入血液称为病毒血症（viremia）。

二、病毒感染类型

根据有无临床症状，病毒感染可分为隐性感染和显性感染；后者可进一步分为急性感染和持续性感染。持续性感染包括潜伏感染、慢性感染、慢发病毒感染。

（一）隐性感染

病毒进入机体不引起临床症状的感染，称为隐性病毒感染（inapparent viral infection）或亚临床病毒感染（subclinical viral infection）。这可能与病毒毒力弱或感染的病毒量少，或机体防御能力强，病毒在体内不能大量增殖，因而对组织细胞的损伤不明显有关；也可能与病毒与宿主的亲嗜性有关，病毒侵犯后不能感染靶细胞，故不表现出临床症状。病毒性传染病流行期间，人群中可有数量不等的隐性感染者，虽不出现临床症状，但隐性感染者可获得免疫力而终止感染。但仍有部分病毒隐性感染者不能产生有效的免疫力，病毒可在体内增殖不被清除，并可长期向外界播散，这种隐性感染者称为病毒携带者（viral carrier）。病毒携带者为重要的传染源，在流行病学上具有重要意义。

（二）显性感染

显性病毒感染（apparent viral infection）是指病毒进入机体，到达靶细胞后大量增殖，使细胞损伤，致使机体出现临床症状和体征的感染类型，也可称为临床感染（clinical infection）。有些病毒可造成多数感染者显性感染发病，如天花病毒、麻疹病毒；也有些病毒感染后只有极少数人发病，大多数感染者呈隐性感染，如脊髓灰质炎病毒、流行性乙型脑炎病毒。这是由机体抵抗力、入侵病毒的毒力和数量所决定的。

病毒显性感染按症状出现早晚和持续时间长短不同，可分为急性感染和持续性感染。

1. 急性病毒感染（acute viral infection）   机体感染病毒后，潜伏期短、发病急，病程数日或几周，恢复后机体内不再存在病毒并可获得特异性免疫。急性感染又称病原消灭型感染，机体内特异性抗体可作为感染证据，例如普通感冒和流行性感冒等。

2. 持续性病毒感染（persistent viral infection）   病毒在机体内可持续存在数周、数月、数年甚至更长时间。可有症状或无症状，或长期携带病毒者，但不是重要传染源，也可引起慢性进行性疾病。持续性病毒感染是病毒感染的重要类型，其形成原因有病毒和机体两方面因素，是二者相互作用的结果：①机体免疫力低下，无力清除病毒；②病毒抗原性弱，机体难以产生免疫应答予以清除；③病毒存在机体特定部位或病毒突变，从而逃避宿主免疫作用；④病毒基因组整合于宿主基因组中，与细胞长期共存。

病毒持续感染随病毒种类不同，其致病机制也有差异，临床表现多种多样，可表现为：慢性感染、潜伏感染和慢发病毒感染三种情况。

（1）慢性病毒感染（chronic viral infection）：经显性或隐性感染后，病毒未被完全清除，持续存在于机体血液或组织中，病毒不断排出体外。慢性病毒感染病程长达数月或数十年，患者临床症状轻微，或为无症状病毒携带者。如乙型肝炎病毒、巨细胞病毒和 EB 病毒常引起慢性感染。

（2）潜伏病毒感染（latent viral infection）：经急性或隐性感染后，病毒与机体处于平衡状态，病毒基因组潜伏在特定组织或细胞内，但不能产生有感染性的病毒体，此时用常规方法不能检测到病毒；在某些条件下若平衡被破坏，病毒可被激活并增殖，从而出现临床症状，并可检测出病毒的存在。例如 I 型单纯疱疹病毒原发感染后，可在三叉神经节中潜伏，此时机体无症状也无病毒排出，以后由于机体受环境因素影响，劳累或免疫功能低下时，潜伏的病毒被激活后，沿感觉神经到达皮肤，发生唇部单纯疱疹。

（3）慢发病毒感染（slow virus infection）：经显性或隐性感染后，病毒有很长潜伏期，可达数月、数年甚至数十年之久，一旦症状出现则呈慢性、进行性加重，常导致死亡，此类感染又称迟发病毒感染。如 HIV 引起的获得性免疫缺陷综合征（acquired immunodeficiency syndrome，AIDS），麻疹病毒感染引起的亚急性硬化性全脑炎（subacute sclerosing panencephalitis，SSPE），朊粒（朊病毒）引起的人克 - 雅病、库鲁病和羊瘙痒病等。

三、病毒感染与肿瘤

大量的研究表明，病毒感染与某些肿瘤的发生存有直接或间接的联系。目前确定病毒感染可导致的肿瘤有乳头瘤（人疣），由人乳头瘤病毒（human papilloma virus，HPV）引起，属于良性肿瘤；人 T 细胞白血病，由人类嗜 T 细胞病毒所致，为恶性肿瘤。此外，HBV、HCV 与原发性肝癌、EB 病毒（Epstein-Barr virus，EBV）与 Burkitt 淋巴瘤和鼻咽癌、人类疱疹病毒 8 型（HHV-8）与卡波西肉瘤、HPV 某些型别（HPV 16、18）与宫颈癌发病密切相关。

思考题

1. 病毒在人群中可通过哪些方式传播？病毒侵入人体最常见的途径是什么？举例说明。
2. 简述持续性病毒感染的种类及可能的机制。
3. 举例说明隐性感染、潜伏感染的不同。
4. 举例说明慢性感染和慢发病毒感染的不同。

（彭宜红）

第二节　病毒的致病机制

病毒侵入机体后,首先进入易感细胞并在细胞中增殖,进而对宿主产生致病作用。病毒的致病作用是从入侵细胞开始,并扩延到多数细胞,最终影响组织器官的损伤及功能障碍。显然,病毒致病作用表现在细胞和机体两个水平上。

一、病毒感染对宿主细胞致病作用

病毒对细胞致病作用包括病毒的直接损伤和机体免疫病理反应两方面。病毒感染细胞后,其表现形式多样。除进入非容纳细胞后产生顿挫感染而终止感染过程外,在容纳细胞中可表现为:溶细胞感染、稳定状态感染、细胞凋亡、细胞增殖和转化、病毒基因的整合及包涵体的形成。

(一)溶细胞型感染

病毒在宿主细胞内增殖,短时间大量释放子代病毒,造成细胞破坏而死亡,称为溶细胞型感染(cytolytic infection)。这种作用称为病毒的杀细胞效应(cytocidal effect)。此型感染多见于无包膜、杀伤性强的病毒,如脊髓灰质炎病毒、腺病毒等。发生溶细胞型感染的病毒多数引起急性感染,其主要机制有:

1. **阻断细胞大分子合成**　由病毒编码早期蛋白(酶类等),通过各种途径抑制、阻断(降解)细胞核酸的复制、转录和蛋白质合成。

2. **导致细胞溶酶体结构和通透性改变**　病毒感染除造成宿主细胞溶酶体膜通透性增加或破坏,溶酶体酶类可致细胞自溶,产生溶细胞感染。

3. **受染细胞抗原性改变**　病毒抗原成分可致受染细胞膜表面抗原性改变,或导致受染细胞相互融合,或引起受染细胞免疫病理损伤。

4. **病毒蛋白的细胞毒作用**　如腺病毒体表面的蛋白纤维突起,对细胞有毒性作用。而肠道病毒在细胞内复制时合成的非结构蛋白2A,其具有水解酶活性,可以切割宿主细胞的蛋白合成起始因子eIF4G,导致宿主细胞的帽依赖翻译受阻,从而导致宿主细胞蛋白质合成障碍。

5. **病毒感染损伤细胞器**　病毒感染损伤的细胞器包括细胞核、内质网、线粒体等,常使细胞出现浑浊、肿胀、团缩等改变。体外组织培养时,病毒感染的细胞可见到细胞变圆、聚集、融合、裂解或脱落等现象,称病毒的致细胞病变效应(cytopathic effect,CPE),一般病毒体外导致的CPE在体内表现为溶细胞型感染。

(二)稳定状态感染

有些病毒(多为有包膜病毒)在宿主细胞内增殖时,对细胞代谢、溶酶体膜影响不大,由于以出芽方式释放病毒,其过程缓慢、病变较轻、短时间一般不引起细胞溶解死亡,这些不具有杀细胞效应的病毒引起的感染称为病毒稳定状态感染(steady state infection)。病毒稳定状态感染常造成细胞融合和细胞膜上抗原成分改变。

1. **细胞融合**　一些病毒产生的酶和细胞受损释放的溶酶体酶类,能损伤或改变感染细胞膜成分,导致受染细胞与邻近细胞融合。如麻疹病毒、副流感病毒、单纯疱疹病毒、巨细胞病毒以及HIV感染细胞的膜成分改变,导致细胞融合形成合胞体及多核巨细胞,有利于病毒在细胞间扩散。

2. **细胞膜上抗原成分改变**　包括病毒感染的细胞膜上出现了病毒基因编码的蛋白抗原和细

胞膜受体的破坏。如流感病毒抗原出现在细胞膜上后,除引起抗原决定簇改变外,还因有病毒血凝素存在,使细胞具有吸附红细胞的功能。稳定状态感染细胞,经病毒长期增殖释放多次后,细胞的结构和功能有了改变,加之细胞表达的病毒抗原成分,招致机体免疫细胞攻击,最终导致细胞破裂死亡。

(三) 细胞凋亡

细胞凋亡(apoptosis)是由细胞死亡基因所诱发的细胞程序性死亡,是细胞对来自细胞内部或外部刺激的反应。疱疹病毒科、副黏病毒科、正黏病毒科、小 RNA 病毒科、逆转录病毒科、细小病毒科病毒以及虫媒病毒科甲(α)病毒等感染,可引起细胞凋亡。此外,某些病毒如腺病毒、疱疹病毒等的基因表达产物,可以阻断细胞凋亡过程,延缓受染的细胞凋亡,从而有利于病毒潜伏感染。

(四) 病毒基因整合

某些 DNA 病毒和逆转录病毒,当在细胞内复制时,通过基因整合可将全部或部分 DNA 或 cDNA 基因片段插入宿主细胞染色体 DNA 链中导致基因整合,这是细胞转化或癌变的一种先导过程。一定条件下,细胞继续分裂增殖并扩增出细胞克隆,有可能通过激活癌基因或灭活抑癌基因,而促使细胞癌变。

(五) 细胞增生与转化

少数病毒在感染细胞中可促进细胞 DNA 合成。如体外细胞培养证实,SV40 病毒可促进细胞增殖,使细胞形态发生变化,失去细胞间接触性抑制而成堆生长。这些细胞生物学行为改变,称为细胞转化(cell transformation)。EB 病毒、HPV 和腺病毒某些型别能转化体外培养细胞,这与病毒的致瘤潜能密切相关。病毒转化细胞多具有旺盛的生长力,易于连续传代,细胞表面可出现新抗原,这类细胞染色体多数整合有病毒 DNA。

(六) 包涵体的形成

细胞被病毒感染后,在细胞质或细胞核内出现光镜下可见的斑块状结构,称为包涵体(inclusion body)。其由病毒颗粒或未装配的病毒成分组成,也可以是病毒增殖留下的细胞反应痕迹。包涵体可破坏细胞的正常结构和功能,有时引起细胞死亡。包涵体在细胞内的位置、形状和着色特征,具有病原学诊断价值。例如,狂犬病毒包涵体(Negri 小体)是位于中枢神经细胞(大脑海马回锥体细胞)胞质内的嗜酸性小体,而水痘-带状疱疹病毒和腺病毒的包涵体则为位于宿主细胞核内的嗜酸性小体。

二、病毒感染对机体的致病作用

(一) 病毒对组织器官亲嗜性及对组织器官的损伤

病毒侵入机体感染细胞具有一定的选择性,即病毒对机体某些种类的细胞易感,并在一定种类细胞内寄生,称之为病毒对组织的亲嗜性。病毒亲嗜性基础主要取决于该组织细胞的病毒受体。例如,流感病毒和鼻病毒对呼吸道黏膜有亲嗜性,乙型脑炎病毒和脊髓灰质炎病毒对神经组织有亲嗜性。病毒的组织器官亲嗜性造成了对特定组织器官的损伤,也是形成临床上不同系统疾病的原因。

感染细胞中,病毒编码的毒性蛋白可造成组织器官炎性反应,主要表现为单核细胞增多或浸润。

(二) 免疫病理损伤

病毒具有很强的抗原性,通过与机体相互作用,诱发机体免疫应答,产生免疫病理损伤导致疾病,这在致病机制中占有重要地位。病毒感染细胞后还会出现自身抗原,导致机体超敏反应和炎症反应为主的免疫病理反应。

1. **体液免疫病理作用** 病毒结构蛋白多具良好抗原性,能够引起机体免疫应答。许多病毒(特别是有包膜病毒)能诱发细胞表面出现新抗原,当特异抗体与这些抗原结合后,激活补体并引起感染细胞破坏(Ⅱ型超敏反应)。例如,登革病毒在体内与相应抗体在红细胞和血小板表面结合,激活补体,导致血细胞和血小板破坏,引起出血和休克综合征。有些病毒抗原与相应抗体结合形成免疫复合物,后者沉积在某些器官组织的膜表面时,激活补体并引起Ⅲ型超敏反应,造成局部损伤和炎症;如沉积在肾毛细血管的基底膜上,造成肾损伤,沉积在关节滑膜上导致关节炎等。

2. **细胞免疫病理作用**　在发挥抗病毒感染同时,特异性细胞毒性T细胞(cytotoxic T lymphocyte, CTL)也对病毒感染细胞(出现了新抗原)造成损伤。此外,病毒蛋白因与宿主细胞蛋白之间存在共同抗原性而导致自身免疫应答。

3. **细胞因子风暴(cytokine storm)**　细胞因子风暴介导的免疫病理损伤。

病毒等微生物感染机体后,通过激活受染细胞、巨噬细胞和树突状细胞的模式识别受体,可在体内迅速产生大量细胞因子,如TNF-α、IL-1、IL-6、IL-12、干扰素(IFN)-α、IFN-β、IFN-γ、单核细胞趋化蛋白(MCP)-1和IL-8等。该现象表明机体免疫系统过度激活失控,可导致严重的免疫病理损伤。如埃博拉病毒、流感和禽流感病毒、SARS冠状病毒、MERS冠状病毒和SARS冠状病毒-2的重症感染者中可出现细胞因子风暴,这可能是引起急性呼吸窘迫综合征和多脏器衰竭的重要原因。

(三)病毒对免疫系统的破坏作用

病毒感染可对机体的免疫系统产生影响,包括:

1. **病毒感染引起免疫抑制**　已发现许多病毒感染可引起机体免疫功能抑制,如麻疹病毒感染患儿对结核菌素皮肤试验应答低下或阳性转为阴性。这种免疫抑制使得病毒性疾病加重、持续,并可能使疾病进程复杂化。病毒侵入免疫细胞后,不仅影响机体免疫功能,使病毒难以清除,而且病毒存在这些细胞中受到保护,可逃避抗体、补体等作用,并随免疫细胞播散至全身。

2. **病毒对免疫活性细胞的杀伤**　与上述病毒不同,HIV侵犯巨噬细胞和CD4$^+$T细胞后,由于HIV对CD4+细胞具有强的亲和性和杀伤性,使其数量大量减少,导致细胞免疫功能低下,极易发生机会性感染或并发肿瘤。

3. **病毒感染引起自身免疫病**　病毒感染免疫系统后可致免疫应答功能紊乱,主要表现为失去对自身与非自身抗原的识别功能。此外,病毒感染也可能使正常情况下隐蔽的抗原暴露或释放出来,导致机体对这些细胞产生免疫应答,免疫细胞和免疫因子对这些靶细胞发挥作用,从而发生自身免疫病。

三、病毒的逃逸免疫应答作用

病毒可通过逃避免疫监视、防止激活免疫细胞或者阻止免疫应答发生诸多方式,实现病毒的逃逸免疫应答作用。病毒的免疫逃逸是判断病毒毒力的一个重要能力和指标,这也是病毒致病作用的一个重要因素,常见的病毒免疫逃逸作用见表5-2。

表5-2　病毒的免疫逃逸作用

病毒免疫逃逸作用	病毒免疫逃逸作用方式举例
细胞内寄生	所有病毒具有的方式,可逃避抗体、补体等免疫物质作用
抑制机体抗病毒物质	HBV可抑制干扰素的转录,阻断抗病毒蛋白的表达;麻疹病毒可损伤树突状细胞功能
损伤免疫细胞	HIV、EBV、人类嗜T淋巴细胞病毒(HTLV)和麻疹病毒可在T、B淋巴细胞中寄生导致细胞死亡
病毒基因变异	HIV、流感病毒等RNA病毒基因组的变异常导致抗原变异
病毒抗原多态性	病毒的型及亚型多,使得免疫应答和疫苗的效果不佳
降低抗原的表达	腺病毒、巨细胞病毒可抑制MHC-Ⅰ类抗原表达,影响免疫应答

> **思考题**
>
> 1. 病毒感染细胞后,可使细胞发生哪些变化?
> 2. 阐述病毒感染机体可能导致的免疫病理损伤及其机制。

(彭宜红)

第三节　抗病毒免疫

由于病毒的生物学性状特殊,且与宿主细胞关系极为密切,抗病毒免疫除具抗菌免疫的共性外,还有其特殊性。

一、固有免疫

抗病毒感染的第一道防线是机体固有免疫功能。干扰素、细胞因子、巨噬细胞和自然杀伤(NK)细胞等固有免疫机制,在病毒感染起始就迅速发生反应,并由此激活适应性免疫功能,其中机体固有免疫在病毒感染早期发挥重要的抗病毒作用。

(一)干扰素

干扰素(interferon,IFN)是病毒或其他干扰素诱生剂刺激人或动物细胞所产生的一种糖蛋白,具有抗病毒、抗肿瘤和免疫调节等多种生物学活性。RNA 病毒较 DNA 病毒具有更强的干扰素诱生作用,细菌内毒素、人工合成的双链 RNA 等诱生剂也可诱导产生干扰素。产生干扰素的细胞主要为巨噬细胞和淋巴细胞,此外,体细胞也可产生干扰素。

1. **种类与性质**　根据 IFN 的分泌细胞来源、抗原性及 IFN 受体不同,由人类细胞诱生的干扰素有Ⅰ、Ⅱ和Ⅲ型三个 IFN 家族。Ⅰ型干扰素根据其抗原性差异可分为 α、β 两种,每种又根据其氨基酸序列不同分若干亚型。IFN-α 主要由人白细胞产生,IFN-β 主要由人成纤维细胞产生,抗病毒作用强于免疫调节作用。Ⅱ型干扰素即 IFN-γ,由 T 细胞和 NK 细胞产生,也称免疫干扰素,其免疫调节作用强于抗病毒作用。Ⅲ型 IFN 也称为 IFN-λ,主要有 IL-28A、IL-28B 和 IL-29 三个成员。Ⅲ型干扰素可以通过Ⅰ型干扰素类似的机制,发挥强大的抗病毒效应。编码产生人 IFN 的基因分别位于第 9 对染色体短臂(IFN-α、IFN-β)以及第 12 对染色体长臂(IFN-γ)上。

2. **抗病毒活性**　干扰素不能直接杀灭病毒,而是通过诱导宿主细胞合成抗病毒蛋白(antiviral protein,AVP)发挥抗病毒效应。干扰素首先与敏感细胞表面的干扰素受体结合,触发干扰素信号通路及其下游一系列生物化学过程,激活细胞内基因合成多种 AVP 从而实现对病毒的抑制作用。AVP 主要有 2′,5′-腺嘌呤核苷合成酶(2′,5′-A 合成酶)和蛋白激酶(protein kinase R,PKR)等。其作用机制(图 5-1)主要包括:

(1)2′,5′-A 合成酶途径:2′,5′-A 合成酶可导致病毒 mRNA 降解。其作用机制是:①由 dsRNA 激活 2′,5′-A 合成酶,使 ATP 多聚化,形成不定长度的寡聚腺苷酸(2′,5′-A);② 2′,5′-A 再活化 RNA 酶 L(RNaseL);③活化的 RNaseL 可切断病毒 mRNA。

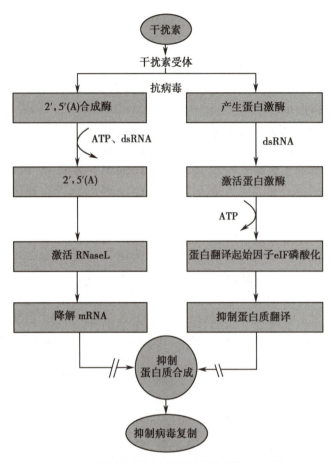

图 5-1   干扰素抑制病毒蛋白翻译的两种途径

(2) PKR 途径:PKR 使蛋白翻译起始因子 eIF 磷酸化而失去活性。其作用机制是:① PKR 在 dsRNA 存在下产生自身磷酸化而被激活;②活化的 PKR 作用于通用的翻译起始因子 eIF2-α 亚基,使之磷酸化;③磷酸化 eIF2-α 失去协助 tRNA 转运对应于起始密码子 AUG 的甲硫氨酸(Met)能力,故破坏了蛋白质翻译起始过程,导致病毒多肽链合成受阻。

干扰素在病毒感染的几小时内就能发挥作用,抗病毒状态可持续 2~3d。IFN 合成后很快释放到细胞外,因此干扰素既能中断受感染细胞的病毒增殖,又能限制病毒扩散。在感染起始阶段,即适应性免疫发生作用之前,干扰素在抗病毒感染中发挥重要作用。干扰素具有广谱抗病毒作用,这是因为细胞产生的抗病毒蛋白是一种酶类,抗病毒作用无特异性。理论上讲,干扰素对多数病毒均有一定抑制作用。但近年来,已发现许多病毒已形成了一些较为复杂的机制来对抗或逃避干扰素的抗病毒作用。

3. **免疫调节及抗肿瘤活性**   干扰素还具有免疫调节作用,其中 IFN-γ 尤为重要。包括激活巨噬细胞,活化 NK 细胞,促进细胞 MHC 抗原的表达,增强淋巴细胞对靶细胞的杀伤等。此外,干扰素能直接抑制肿瘤细胞的生长,用于治疗某些癌症。

4. **干扰素抗病毒作用**   具有种属特异性,一般同一种属细胞产生的干扰素在同种体内具有最佳抗病毒活性,而对不同种属则无有效抗病毒活性。

(二) 屏障作用

血脑屏障能阻挡病毒经血流进入中枢神经系统。胎盘屏障能保护胎儿免受母体所感染病毒的侵害,但其屏障的保护作用与妊娠时期有关。妊娠 3 个月以内,胎盘屏障尚未发育完善。在此期间,孕妇若感染风疹病毒或巨细胞病毒,极易通过胎盘感染胎儿,引起先天性畸形或流产。

(三) 细胞作用

巨噬细胞(macrophage,Mφ)对阻止病毒感染和促使被病毒感染的机体恢复具有重要作用。如果 Mφ 受损,病毒易侵入血流引起病毒血症。中性粒细胞虽也能吞噬病毒,但不能将其杀灭,病毒在其中还能增殖,反而将病毒带到全身,引起扩散。NK 细胞能杀伤许多病毒感染的靶细胞,是抗病毒感染中主要的固有免疫杀伤细胞,IFN-γ 可增强其活性,活化的 NK 细胞还可通过释放 TNF-α 或 IFN-γ 等细胞因子发挥抗病毒效应。

(四)先天不感受性

主要取决于细胞膜上有无病毒受体。机体遗传因素决定了种属和个体对病毒感染的差异。有些动物病毒不能感染人,如新城鸡瘟病毒和口蹄疫病毒;也有些人类病毒不能进入动物细胞内增殖,如麻疹病毒和脊髓灰质炎病毒,因为动物细胞缺乏相应受体而不被感染。

二、适应性免疫

适应性免疫(adaptive immunity)是通过感染(病愈或无症状感染)或人工预防接种(菌苗、疫苗、类毒素、免疫球蛋白等)使机体获得的抵抗病原体感染的能力,包括体液免疫和细胞免疫。病毒以其毒力及免疫逃避机制感染机体,而机体则以适应性免疫来清除病毒。感染过程中,病毒各种结构蛋白和非结构蛋白可经抗原加工与递呈,活化 T 细胞及 B 细胞,诱生体液及细胞免疫。适应性免疫应答是宿主清除病毒感染或防止再次感染的重要机制。

(一)体液免疫

抗体可清除细胞外的病毒,并可有效抑制病毒通过病毒血症向靶组织扩散。中和性抗体可中和游离的病毒体,主要对再次入侵的病毒体有保护作用。抗体(包括中和抗体和非中和抗体)也可通过调理作用增强吞噬细胞吞噬杀灭病毒的能力。

1. **中和抗体(neutralizing antibody)** 指针对病毒某些表面抗原的抗体。此类抗体能与细胞外游离的病毒结合从而消除病毒的感染能力。其作用机制主要是直接封闭与细胞受体结合的病毒抗原表位,或改变病毒表面构型,阻止病毒吸附、侵入易感细胞。中和抗体不能直接灭活病毒。病毒与中和抗体形成的免疫复合物,可被巨噬细胞吞噬清除。有包膜的病毒与中和抗体结合后,可通过激活补体导致病毒裂解。

IgG、IgM、IgA 三类免疫球蛋白都有中和抗体的活性,但特性不同。IgG 分子量小,是唯一能通过胎盘的抗体,在体液中含量最高。一般出生后 6 个月以内的婴儿,由于保留来自母体的 IgG 抗体,较少患病毒性传染病。IgM 分子量大,不能通过胎盘;如在新生儿血中测得特异性 IgM 抗体,提示有宫内感染。IgM 也是最早产生的抗体,故检查 IgM 抗体可作早期诊断的依据。分泌型 IgA(sIgA)存在于黏膜分泌液中,是参与黏膜局部免疫的主要抗体,可阻止病毒经局部黏膜入侵。

2. **血凝抑制抗体(haemagglutination-inhibition antibody)** 表面含有血凝素的病毒可刺激机体产生抑制血凝现象的抗体。检测该类抗体有助于血清学诊断。

3. **补体结合抗体(complement-fixation antibody)** 此类抗体由病毒内部抗原或病毒表面非中和抗原所诱发,不能中和病毒的感染性,但可通过调理作用增强巨噬细胞的吞噬作用。可协助诊断某些病毒性疾病。

(二)细胞免疫

细胞免疫在抗病毒感染中起着重要作用,可从各种先天性免疫异常患者对病毒感染的抵抗力的差异加以证实。构成病毒适应性细胞免疫应答的主要效应因素是 CD8+ 细胞毒性 T 细胞(CTL)和 CD4+ 辅助性细胞(Th1)。

1. **CTL** CTL 可通过其抗原受体识别病毒感染的靶细胞,通过细胞裂解和细胞凋亡两种机制,直接杀伤靶细胞。CD8+CTL 受 MHC Ⅰ类分子限制,是发挥细胞毒作用的主要细胞。在多数病毒感染中,因 CTL 可杀伤靶细胞达到清除或释放在细胞内复制的病毒,在抗体的配合下清除病毒,因此是终止病毒感染的主要机制。CTL 还可通过分泌多种细胞因子,如 IFN-γ、TNF 等发挥抗病毒作用。

2. **CD4+ Th1 细胞**   活化的 Th1 细胞释放 IFN-γ,TNF 等多种细胞因子,通过激活巨噬细胞和 NK 细胞,诱发炎症反应,促进 CTL 的增殖和分化等,在抗病毒感染中起重要作用。

三、抗病毒免疫持续时间

抗病毒免疫持续时间的长短在各种病毒之间差异很大,但一般具有以下特点:

1. 有病毒血症的全身性病毒感染,由于病毒抗原能与免疫系统广泛接触,病后往往免疫较为牢固,且持续时间较长,如水痘病毒、天花病毒、腮腺炎病毒、麻疹病毒、脊髓灰质炎病毒等。另一类病毒感染往往只限于局部或黏膜表面,无病毒血症,这类病毒感染常引起短暂的免疫,宿主可多次感染。如可引起普通感冒的鼻病毒等。

2. 只有单一血清型的病毒感染病后有牢固性免疫,持续时间长,如乙型脑炎病毒。而鼻病毒血清型别多,通过感染所建立的免疫对其他型别的病毒无免疫作用。

3. 易发生抗原变异的病毒感染病后只产生短暂免疫力。例如,甲型流感病毒表面抗原发生变异后,由于人群对变异病毒无免疫力,易引起流感的流行。

思考题

1. 针对病毒感染的机体固有免疫和适应性免疫因素有哪些? 在病毒感染的不同时期,这两种免疫机制如何发挥抗病毒免疫作用?
2. 简述干扰素的抗病毒机制。

(彭宜红)

第六章
人体寄生虫的生物学特征

第一节　寄生虫生物学

寄生虫作为一类古老的物种,在进化的过程中与宿主之间形成了不同的关系,其生长、发育、繁殖的规律也就不同,据此将寄生虫、宿主和寄生虫的生活史分为不同的类型。生物学性状影响寄生虫对宿主的致病性。

一、寄生生活的演化及其对寄生虫的影响

(一) 寄生生活的演化

自然界的生物在漫长的进化过程中,相互之间形成了各种错综复杂的关系。为了方便,仅探讨两种生物之间的关系。如果两种不同生物长期或暂时地生活在一起,这种现象,称为共生(symbiosis)。根据生物之间的利害关系和相互依赖程度,共生可分为以下三种类型:

1. **共栖**(commensalism)　两种生物共同生活,一方受益,另一方既不受益,也不受害。在人的口腔和消化道存在着许多共栖的生物群落,例如大肠埃希菌、结肠内阿米巴,它们可以获取营养、生长发育,但不致病。

2. **互利共生**(mutualism)　两种生物共同生活,双方都受益并相互依赖。例如,牛、马等食草动物的胃内有大量的纤毛虫,牛马为纤毛虫提供了生存的环境,纤毛虫分解植物纤维,为牛马和自身提供营养物质,双方获益,相互依赖。

3. **寄生**(parasitism)　两种生物共同生活,一方受益,另一方受害。受益的一方为寄生物,受害的一方称为宿主(host)。在寄生关系中,宿主为寄生物提供营养物质、居住场所和保护,而寄生物则给宿主带来不同程度的损害,甚至导致宿主死亡。如寄生于人体的疟原虫、血吸虫、牛带绦虫等。寄生物中的低等动物(多细胞无脊椎动物和单细胞的原生动物)称为寄生虫(parasite)。

共栖、互利共生和寄生三种现象之间在特定情况下可能发生相互转化。例如,在某些特定情况下,原来不致病的菌群或低等动物变为机会致病的病原体,从而使原来与宿主(人)处于共栖或共生关系转换为寄生关系。

(二) 寄生生活对寄生虫的影响

从自生生活演化为寄生生活,寄生虫经历了漫长的适应宿主环境的过程。寄生虫与宿主长期生活在一起,寄生虫为了适应并维持稳定的寄生关系,其形态结构、生理功能也发生了一系列变化。

1. **形态结构的变化**　寄生关系使得寄生虫的形态结构发生了改变,以适应寄生环境,表现为体形的改变、部分器官的变化以及新器官的产生。如寄生于消化道的寄生虫多演变为线状(线虫)或带状(绦虫),以适应管道状的肠腔。跳蚤寄生于宿主的毛发之中,体形逐渐演化为两侧扁平、翅膀退化,有利于在动物或人的皮毛之间穿行。

寄生虫为了适应寄生生活,某些器官或加强或退化,例如绦虫寄生于小肠,能够依靠体壁吸收营

养,其消化器官退化消失;寄生于人体内的线虫为了繁衍生息,生殖器官极为发达几乎占满原体腔的绝大部分空间。

　　某些寄生虫在漫长的寄生过程中,演化出新的器官,如吸虫和绦虫因为固着生活的需要产生了吸盘,有助于在宿主体内寄生部位的固着生活。

　　2. **生理功能的变化**　寄生关系也会对寄生虫的生理功能产生影响。寄生于消化道的寄生虫能够以糖酵解的方式获得能量,以适应低氧环境。寄生于肠道的蛔虫能够产生抑制胰蛋白酶和糜蛋白酶的物质,以保护虫体。寄生蠕虫繁殖能力增强,寄生原虫增殖能力加强,以便保持种群的生存繁衍,是适应寄生生活的表现。

　　3. **免疫逃避功能的形成**　寄生虫作为一种病原体寄生于宿主,在长期的适应过程中,寄生虫产生了逃避宿主免疫攻击的能力。如疟原虫可以通过寄生于细胞内(肝细胞及红细胞)生长发育、抗原变异和抗原多态性的变化以逃避宿主免疫攻击。

　　4. **基因变异或重组**　寄生虫在寄生过程中,受环境变化的压力,其结构基因或调控基因序列出现突变或重组,并导致表型的变化。某些基因的变异引起了寄生虫致病物质或致病力的变化,如溶组织内阿米巴能够合成蛋白水解酶侵入宿主肠壁组织导致宿主细胞溶解破坏,而共栖型的结肠内阿米巴则不能合成此酶。又如在中国台湾的日本血吸虫,由于环境的影响产生了较大的遗传变异,从而表现为对人体不致病。

二、寄生虫与宿主的类型、寄生虫生活史

(一) 寄生虫及其类型

　　寄生虫种类繁多,根据寄生部位、寄生时间的长短以及与宿主的关系,可将寄生虫分为以下几种类型:

　　1. **体内寄生虫**(endoparasite)　寄生于宿主体内器官、组织或细胞内的寄生虫。医学蠕虫和原虫均属于体内寄生虫,如寄生于肠道的似蚓蛔线虫,寄生于横纹肌组织的旋毛虫,寄生于红细胞内的疟原虫。

　　2. **体外寄生虫**(ectoparasite)　主要是一些节肢动物,当其吸血时到达宿主体表,吸血后离开。体外寄生虫也称为暂时性寄生虫(temporary parasite)。如蚊、白蛉、蚤、虱、蜱等。

　　3. **专性寄生虫**(obligatory parasite)　生活史中有一个或几个阶段必须营寄生生活的寄生虫。如钩虫的幼虫可在外界自生生活,但发育到丝状蚴阶段必须侵入宿主营寄生生活,才能发育到成虫。再如疟原虫的每一个阶段都必须在人体和蚊体内发育,才能完成生活史。

　　4. **兼性寄生虫**(facultative parasite)　有些寄生虫主要在外界营自生生活,但如有机会侵入宿主体内又能过寄生生活。如福氏耐格里阿米巴。

　　5. **偶然寄生虫**(accidental parasite)　因偶然机会进入非正常宿主体内寄生的寄生虫。如某些蝇蛆进入消化道内寄生。

　　6. **机会性致病寄生虫**(opportunistic parasite)　有些寄生虫,在免疫功能正常的宿主体内处于隐性感染状态,但当宿主免疫功能低下时,出现异常增殖,致病力增强,导致宿主出现临床症状,甚至死亡,这些寄生虫称为机会性致病寄生虫。如刚地弓形虫、隐孢子虫等。

(二) 宿主及其类型

　　不同种类的寄生虫,完成其生活史所需宿主的数目不同。根据寄生虫不同发育阶段对宿主的需求,可将宿主分为以下几种:

　　1. **终末宿主**(definitive host)　简称终宿主,指寄生虫的成虫期或有性生殖阶段所寄生的宿主。如血吸虫成虫寄生于人体,故人是血吸虫的终宿主。

　　2. **中间宿主**(intermediate host)　简称中宿主,指寄生虫的幼虫期或无性生殖阶段所寄生的宿

主。若需两个中间宿主,则按顺序称第一中间宿主、第二中间宿主。如某些种类淡水螺和淡水鱼分别是华支睾吸虫的第一中间宿主和第二中间宿主。

3. 保虫宿主(reservoir host) 又称储存宿主、储蓄宿主。某些寄生虫既可寄生于人体,也可寄生于脊椎动物,后者体内的寄生虫在一定条件下可传播给人,在流行病学上将这些脊椎动物称为保虫宿主或储存宿主。例如,血吸虫成虫可寄生于人和牛,牛则为血吸虫的保虫宿主。

4. 转续宿主(paratenic host,transport host) 某些寄生虫的幼虫侵入非正常宿主后不能发育至成虫,但可长期处于幼虫状态。该幼虫有机会进入正常宿主体内时,可继续发育为成虫。这种非正常宿主称为转续宿主。例如,卫氏并殖吸虫的正常宿主是人和犬等动物,野猪是其非正常宿主。当其童虫进入野猪体内时,不能发育为成虫,可长期保持幼虫状态。若人或犬生食或半生食含有此幼虫的野猪肉,则该幼虫可在人或犬的体内发育为成虫。野猪就是卫氏并殖吸虫的转续宿主。

(三) 寄生虫生活史

寄生虫生活史(life cycle)是指寄生虫完成一代生长、发育、繁殖的整个过程。寄生虫的生活史包括寄生虫侵入宿主的方式和途径、在宿主体内移行及定居、离开宿主的方式以及所需要的宿主(包括传播媒介)种类和内外环境条件等。寄生虫生活史中对人有感染性的阶段,即能够侵入人体并建立感染的特定虫期,称为感染阶段(infective stage)。寄生虫的种类繁多,生活史多种多样,根据寄生虫完成生活史的过程中是否需要中间宿主,可分为两种类型:

1. 直接型 完成生活史不需要中间宿主。如溶组织内阿米巴、阴道毛滴虫、钩虫和蛔虫等在传播过程中不需要中间宿主,其生活史均属直接型。

2. 间接型 完成生活史需要中间宿主。如疟原虫、旋毛虫、血吸虫、华支睾吸虫、猪带绦虫等寄生虫在其生活史周期中都必须有中间宿主的存在,其生活史均属间接型。

在流行病学上,常将直接型生活史的蠕虫称为土源性蠕虫,将间接型生活史的蠕虫称为生物源性蠕虫。

三、寄生虫的营养与代谢

(一) 营养

一般而言,寄生虫所必需的营养物质与其他动物基本相同,包括碳水化合物(葡萄糖)、蛋白质(氨基酸)、脂肪(脂肪酸)、碱基、核苷、维生素和微量元素等。大多数原虫从胞外获得小分子营养物质,可通过简单扩散、易化扩散、主动转运和胞吞方式。部分原虫(如结肠小袋纤毛虫)可通过胞口获取大分子营养。有伪足的原虫(如溶组织内阿米巴)可吞噬食物大分子后在胞质内形成食物泡再消化吸收。具有消化道的蠕虫(如线虫、吸虫)可从消化道摄取大分子物质和消化成小分子营养物质后吸收。无消化道的绦虫主要通过体壁吸收小分子营养物质。

(二) 代谢

1. 能量代谢 寄生虫在宿主体内主要是通过糖酵解获取能量,延胡索酸呼吸系统是一种重要的获得能量的方式。由于寄生环境及其含氧量的差异,使得寄生虫在发育的不同阶段,其能量转化过程中采取的呼吸方式也不同。例如,钩虫丝状蚴在氧分压高的外界环境中,行有氧呼吸,即葡萄糖酵解和三羧酸循环生成大量 ATP;但当感染期幼虫后,尤其是到达氧分压低的小肠,发育为成虫,则通过延胡索酸呼吸系统获得 ATP。

2. 合成代谢 寄生虫所需的营养成分主要来源于宿主,因此大多数寄生虫的合成代谢十分有限。如大多数寄生蠕虫和原虫不能合成胆固醇和不饱和脂肪酸。

大多数寄生虫缺乏嘌呤初始的合成途径,自身不能合成嘌呤,完全依赖补救途径,即必须依赖宿主体内的碱基、核苷来适应嘌呤合成途径。但嘧啶的合成可通过合成途径和补救途径同时发挥作用。

部分原虫可以利用糖类代谢的中间产物磷酸烯醇丙酮酸合成多种氨基酸,如甘氨酸、丝氨酸、天门冬氨酸和谷氨酸。原虫氨基酸分解代谢因虫种不同而异,如溶组织内阿米巴先将甘氨酸转换为丙酮酸,再参与能量代谢。有些原虫,如利什曼原虫在白蛉体内利用脯氨酸作为能量来源。蠕虫以主动吸收的方式从宿主获得氨基酸,其分解代谢途径尚不清楚。

思考题

1. 举例说明中间宿主、终宿主、保虫宿主和转续宿主的概念。
2. 试述寄生虫生活史及其类别。
3. 寄生生活对寄生虫形态结构和生理功能有哪些影响?

（程彦斌）

第二节　寄生虫的分类和命名

传统动物分类系统有:界(kingdom)、门(phylum)、纲(class)、目(order)、科(family)、属(genus)、种(species)七个基本阶元,此外,还有亚界、亚门、亚纲、亚目等中间阶元。人体寄生虫隶属于动物界中原生动物亚界的 3 个门,即肉足鞭毛门(Phylum Sarcomastigophora)、顶复门(Phylum Apicomplexa)和纤毛门(Phylum Ciliophora),以及无脊椎动物的 4 个门,即扁形动物门(Phylum Platyhelminthes)、线形动物门(Phylum Nemathelminthes)、棘头动物门(Phylum Acanthocephala)和节肢动物门(Phylum Arthropoda)。在医学上,一般将原生动物称为医学原虫,将扁形动物、线形动物以及棘头动物统称为医学蠕虫,与医学有关的节肢动物称为医学节肢动物,习惯上也称为医学昆虫。

根据林奈提出的二名制原则,即寄生虫的学名由属名和种名组成,采用希腊文或者拉丁文或拉丁化文字组成。属名(genus name)在前,首个字母大写,种名(species name)在后,有的种名之后还有亚种名,寄生虫学名均用斜体字母。这些名称来源于发现者的姓名,或者发现这种寄生虫的地理区域,寄生虫的寄生部位,或者发现寄生虫的宿主名称及其大小和形状特点。完整的寄生虫学名之后为命名者的姓氏和命名的年份。例如,溶组织内阿米巴(*Entamoeba histolytic* Schaudinn,1903),表明该虫是由 Schaudinn 于 1903 年命名的。

思考题

寄生人体的寄生虫主要涉及哪些类别?

（程彦斌）

第三节　寄生虫与宿主的相互关系

寄生虫与宿主之间的相互关系包括寄生虫对宿主的损害及宿主对寄生虫的抵抗两个方面。寄生虫侵入宿主、体内移行、定位寄生、发育和繁殖都会对宿主造成各种损害。而寄生虫抗原引起宿主的免疫反应一方面可杀灭寄生虫,减少寄生虫对宿主的损害,另一方面也可产生不利于宿主的免疫病理损害。

一、寄生虫对宿主的损害

1. **掠夺营养**　寄生虫在宿主体内生长、发育和繁殖的过程中所需的营养物质均来自宿主,虫荷越大,对宿主营养的掠夺也就越严重。有些肠道寄生虫,不仅可直接吸收宿主的营养物质,还可影响宿主的消化吸收功能,导致宿主出现营养不良,如蓝氏贾第鞭毛虫对小肠黏膜表面的覆盖,影响肠黏膜的吸收功能,导致维生素 B_{12}、乳糖、脂肪和蛋白质吸收障碍。

2. **机械性损伤**　寄生虫在侵入、体内移行、定居寄生、发育和繁殖过程中均可不同程度造成对宿主局部器官、组织的损伤或破坏。如血吸虫尾蚴侵入宿主皮肤引起尾蚴性皮炎;蛔虫在数量多或扭结成团时,引起肠梗阻、胆管堵塞等;细粒棘球绦虫在宿主体内形成的棘球蚴不仅破坏寄生的器官,还可压迫宿主邻近器官或组织,引起多器官或组织的损伤;蛔虫幼虫移行至肺脏时引起蛔虫性肺炎;钩虫成虫凭借其口囊内的钩齿或板齿咬附肠黏膜引起小肠黏膜糜烂出血;疟原虫寄生于红细胞,大量繁殖后可涨破红细胞,导致贫血。

3. **毒素作用**　寄生虫可分泌或排泄一些毒性物质,对宿主产生毒害作用,引起局部或全身反应。如溶组织内阿米巴侵入肠壁组织和肝脏时,分泌蛋白水解酶,溶解组织细胞,引起宿主肠壁溃疡和肝脓肿。

4. **免疫病理损伤**　寄生虫的各种分泌物、排泄物、更新脱落的表膜、虫体死亡的崩解产物等可作为抗原物质,诱发宿主产生各种类型的超敏反应,引起宿主免疫病理损伤。如血吸虫抗原与宿主抗体结合形成抗原抗体复合物沉积于肾小球,在补体参与下,导致肾小球基底膜损伤,引起肾小球肾炎;血吸虫虫卵沉积在宿主肝、肠壁组织中,卵内毛蚴分泌的可溶性虫卵抗原经卵壳的微孔渗出到组织中,引起迟发性(Ⅳ型)超敏反应,形成虫卵肉芽肿。

二、宿主对寄生虫的抵抗

寄生虫一旦进入宿主体内,机体可产生免疫应答。免疫应答是宿主对寄生虫抵抗作用的主要表现,包括非特异性免疫和特异性免疫。

宿主与寄生虫之间相互作用的结果包括:①宿主清除了体内全部的寄生虫,并可抵御再感染,但在寄生虫感染中这种现象极为罕见。②宿主清除了大部分寄生虫,并对再感染具有部分的抵抗力。宿主与寄生虫之间维持相当长时间的寄生关系,见于大多数寄生虫感染。③宿主不能有效控制寄生虫,寄生虫在宿主体内生长发育甚至大量繁殖,引起寄生虫病,出现明显的病理变化和临床表现。

寄生虫与宿主相互作用的结果还与多种因素有关,如寄生虫的种类、数量、虫株、毒力,以及宿主的遗传因素、营养状态、免疫功能等。

思考题

试述寄生虫对宿主的致病作用。

（程彦斌）

第四节　寄生虫感染的免疫

对于人体而言，寄生虫是外源性物质，具有抗原性，感染后可诱导宿主产生免疫应答。

宿主对寄生虫的免疫应答包括两种，即固有免疫（innate immunity）和适应性免疫（adaptive immunity）。固有免疫指宿主通过机体生理屏障（皮肤、黏膜、胎盘、血脑屏障等）或血液及组织中的吞噬细胞、嗜酸性粒细胞、自然杀伤淋巴细胞以及补体等抵御或杀伤入侵的寄生虫。固有免疫没有种属特异性，对寄生虫的抵抗或杀灭作用有限。适应性免疫是指某种特定寄生虫再次感染宿主或其抗原物质再次刺激宿主免疫系统而引发的抵御或杀伤或清除体内寄生虫的免疫效应。适应性免疫有免疫记忆功能，即同种寄生虫再次感染时能够产生更加迅速与强烈的免疫应答。但是，随着时间推移，寄生虫抗原刺激产生的免疫应答反应强度会逐渐减弱，这一现象称为自我限制（self-limitation）。这是由于抗原逐步消除使得淋巴细胞活化条件逐步丧失，和 / 或免疫调控（immune regulation）的逐步增强，使得免疫应答水平相应减弱所致。当有些寄生虫不能被有效清除，或者免疫负调控不能有效建立时，就可能导致免疫应答产生免疫病理损害。

宿主对寄生虫感染产生的适应性免疫以非消除性免疫（non-sterilizing immunity）最为常见，消除性免疫（sterilizing immunity）很少见。非消除性免疫的特征是寄生虫感染诱发的免疫对再感染具有一定免疫力，但是对体内已有的寄生虫不能完全清除。非消除性免疫包括带虫免疫（premunition）和伴随免疫（concomitant immunity）两种类型。带虫免疫指宿主感染原虫，如疟原虫后所产生的免疫力，对同种疟原虫的再感染具有一定的抵抗力，但是不能完全清除其血液内疟原虫，可使其维持在低水平。伴随免疫指宿主感染蠕虫，如血吸虫后，产生的免疫力对体内成虫无效，但是对同种血吸虫的再感染具有一定抵抗力。

寄生虫生物学结构复杂，同时生活史阶段多，因此寄生虫抗原也十分复杂。按其来源可大致分为体抗原、表膜抗原、卵抗原和排泄 - 分泌抗原等；按化学成分可分为蛋白质或多肽、多糖、糖蛋白、糖脂抗原等。寄生虫抗原具有属、种、株、期的特异性，寄生虫生活史中不同发育阶段既具有共同抗原，又具有各发育阶段的特异性抗原，即期特异性抗原。虫体的表膜抗原、排泄或分泌抗原可与宿主免疫系统直接接触，诱导宿主产生保护性免疫应答或引起免疫病理反应，同时也可作为诊断抗原。

寄生虫感染的免疫类型、过程和结果等与微生物感染免疫基本类似，详细内容参见第二十章。

思考题

宿主对寄生虫感染产生的免疫反应特点有哪些？

（程彦斌）

第五节　寄生虫感染的特点

寄生虫侵入人体并能在体内存活或增殖／繁殖的现象称寄生虫感染（parasitic infection），出现明显临床表现的寄生虫感染称为寄生虫病（parasitic disease）。一般地，人体感染寄生虫后多无明显的临床表现，这些感染者称带虫者（carrier）。由于带虫者能传播病原体，因此是重要的传染源。带虫者是一个流行病学概念，实际上包括了寄生虫感染中的无症状的慢性感染者和隐性感染者。寄生虫感染具有以下特点：

一、慢性感染、隐性感染和机会致病

慢性感染（chronic infection）是寄生虫感染的特点之一。可因人体感染寄生虫数量比较少或少量多次感染，没有明显的临床表现，或者感染者出现过一些临床症状，但未经治疗或治疗不彻底，随之转入慢性持续感染阶段。在慢性感染期，人体同时伴有组织损伤和修复。如慢性阿米巴痢疾患者出现的阿米巴性肉芽肿，病变部位既有组织的破坏，也有组织的增生修复。

隐性感染（inapparent/silent infection）是人体感染寄生虫后，既没有临床表现，又不易用常规方法检获病原体的一种现象。

某些机会性致病寄生虫，如弓形虫和隐孢子虫等，在机体抵抗力正常时处于隐性感染状态，当机体免疫力低下或免疫功能缺陷时，这些寄生虫的增殖力和致病力大大增强，出现明显的临床症状和体征，严重者可发生死亡。

二、多寄生现象

人体同时感染两种或两种以上寄生虫，称为多寄生现象（polyparasitism）。不同虫种生活在同一宿主体内可能会相互促进或制约，增加或减少它们的致病作用，从而影响临床表现。如肠道同时寄生蛔虫和钩虫时，对蓝氏贾第鞭毛虫的生长繁殖有抑制作用，而有短膜壳绦虫的寄生则有利于蓝氏贾第鞭毛虫的生存和繁殖。

三、幼虫移行症

幼虫移行症（larva migrans）是指某些蠕虫的幼虫侵入非正常宿主后，不能发育为成虫，但其幼虫在非正常宿主体内可长期存活并不断移行串扰,引起局部或全身性病变。如犬弓首线虫是犬肠道内常见的寄生虫,人或鼠误食了其感染性虫卵,幼虫在小肠内孵出,进入血液循环,由于人或鼠不是其适宜宿主,幼虫不能发育为成虫,而是在体内移行窜扰,侵犯各组织器官,引起严重损害和相应的临床表现。

根据幼虫侵犯的部位及临床表现的不同,可将幼虫移行症分为以皮肤损害为主的皮肤幼虫移行症(cutaneous larva migrans)和以内脏器官损害为主的内脏幼虫移行症(visceral larva migrans)两型。

四、异位寄生与异位损害

异位寄生(ectopic parasitism)是指有些寄生虫在常见寄生部位以外的组织或器官内寄生的现象。由异位寄生而引起的损害,称为异位损害(ectopic lesion)如卫氏并殖吸虫除可寄生于肺脏外,也可寄生于皮下肌肉、脑、眼等其他脏器,引起异位寄生,从而造成异位损害。

思考题

寄生虫病流行的特点有哪些?

（程彦斌）

第六节　寄生虫病的流行与防治

寄生虫病在一个地区流行必须具备三个基本环节,即传染源、传播途径和易感人群。寄生虫病流行的频率,则受到生物因素、自然因素和社会因素的影响。寄生虫病流行的特征表现为地方性、季节性和自然疫源性。

一、寄生虫病流行的基本环节

(一)传染源

寄生虫病的传染源是指感染了寄生虫的人和动物,包括患者、带虫者和保虫宿主。有些寄生虫病可以在人与脊椎动物之间自然地相互传播,这些寄生虫病称为人兽共患寄生虫病(parasitic zoonosis)。动物是人兽共患寄生虫病的重要传染源。作为传染源,其体内的寄生虫某一生活史阶段可以直接或间接方式排离宿主,并进入另一宿主体内继续发育。如外周血液中含有疟原虫雌、雄配子体的疟疾患者或带虫者是疟疾的传染源;粪便中能排出成熟虫卵的血吸虫患者或保虫宿主是血吸虫病的传染源。

(二)传播途径

指寄生虫的某一生活史阶段从传染源排出后,经过特定的发育阶段和利用某些传播途径,进入另一宿主的全过程。寄生虫病常见的传播途径包括:

1. **土壤** 土源性线虫的卵需在土壤中发育为感染阶段,人因接触土壤而感染。如蛔虫病、钩虫病等可经过土壤传播。

2. **水** 水源若被某些寄生虫的感染阶段污染,人因饮水或接触疫水而感染。如饮用被溶组织内阿米巴成熟包囊污染的水可感染阿米巴;接触含血吸虫尾蚴的疫水可感染血吸虫。

3. **食物** 某些寄生虫的感染阶段存在于动物的肉类或水产品中,人因摄入生的或半生的肉类而感染,从而引起食源性寄生虫病(food-borne parasitosis),如生食或半生食含并殖吸虫(肺吸虫)囊蚴的螃蟹可感染肺吸虫;生食或半生食含旋毛虫幼虫囊胞的猪肉可感染旋毛虫。此外,人粪施肥污染土壤,粪便中的感染期虫卵或幼虫可污染蔬菜、瓜果和饮用水,因生食蔬菜和未洗净、未削皮的瓜果或饮用受污染的生水也可感染寄生虫,这也是广义的食源性寄生虫病传播的重要方式。

4. **空气** 有些寄生虫的感染期虫卵或包囊可经空气或飞沫传播。如蛲虫卵可在空气中漂浮,随人的呼吸进入人体引起感染。

5. **节肢动物** 部分寄生虫需在节肢动物体内发育到感染期,人因受到节肢动物的叮咬而感染。如蚊可传播疟原虫和丝虫。

6. **接触** 有些寄生虫可通过人际之间的直接接触而传播,如阴道毛滴虫可通过性接触传播,疥螨可通过接触患者的皮肤而传播;也可通过游泳池、坐便器或公共游泳衣裤等间接接触而传播。

传播途径实际上包括了寄生虫生活史过程中的三个环节,即寄生虫离开宿主、在外界发育和侵入新的宿主,主要强调的是在外界发育的过程。感染方式重点强调感染阶段侵入宿主的门户。寄生虫感染人体的主要方式有:经口感染;经皮肤感染;经呼吸道感染;经输血感染;经胎盘感染;自体感染等。寄生虫病的传播途径与感染方式关系密切。

(三)易感人群

易感人群是指对寄生虫缺乏免疫力或免疫力低下的人群,特别是首次进入疫区的非疫区人群。人体对寄生虫感染的免疫力多属带虫免疫,即人体因感染某种寄生虫而获得特异性免疫力,但当体内的寄生虫被清除后,免疫力也随之消失,重新处于易感状态。易感性与年龄和遗传因素有关,流行区的儿童免疫力一般低于成年人。

二、影响寄生虫病流行的因素

(一)自然因素

影响寄生虫病流行的自然因素包括地理环境和温度、湿度、雨量、光照等气候因素。自然因素通过对流行过程中三个环节的影响而发挥作用。地理环境会影响到中间宿主的孳生与分布,如肺吸虫的中间宿主溪蟹和蝲蛄只生长在山区小溪,因此并殖肺吸虫病多在丘陵、山区流行。气候因素会影响到寄生虫在外界的生长发育及其中间宿主或媒介昆虫的孳生,如血吸虫毛蚴的孵化和尾蚴的逸出除需要水外,还与温度、光照等有关。

(二)生物因素

有些寄生虫的生活史必须有中间宿主或节肢动物的存在,当地有无这些中间宿主或节肢动物的存在,决定了该寄生虫病能否在当地流行。如日本血吸虫的中间宿主钉螺在我国的分布不超过北纬33.7°,因此我国南方有血吸虫病的流行,但北方地区则无。

(三)社会因素

包括社会制度、经济状况、科技水平、文化教育、医疗卫生、防疫保健以及生产方式和生活习惯等。

在影响寄生虫病流行的因素中,三者常相互作用,共同影响寄生虫病的流行。一般地,自然因素和生物因素是相对稳定的,而社会因素往往是可变的,因此社会的稳定、经济的发展,医疗卫生的进步和防疫保健制度的完善以及人民群众科学、文化水平的提高,对控制寄生虫病的流行起主导作用。

三、寄生虫病流行特点

（一）地方性

某种疾病在某一地区经常发生，无需自外地输入，这种现象称地方性。寄生虫病的流行多有明显的地方性，这与当地的气候条件，中间宿主或媒介节肢动物的地理分布，以及人群的生活习惯和生产方式有密切关系。如钩虫病在我国淮河及黄河以南地区广泛流行，但在气候干寒的西北地区则很少流行；血吸虫病的流行区与钉螺的分布一致，具有明显的地方性；一些食物源性寄生虫病，如肝吸虫病、旋毛虫病等的流行，与当地居民的饮食习惯密切相关。

（二）季节性

由于温度、湿度、雨量、光照等气候因素会对寄生虫及其中间宿主或媒介节肢动物种群数量的消长产生影响，因此寄生虫病的流行往往呈现明显的季节性。如按蚊是疟疾传播的媒介，因此疟疾的流行季节与按蚊消长的季节一致。再如温暖、潮湿的条件有利于钩虫卵及钩蚴在外界的发育，因此钩虫感染多见于春夏季节。另外，人群生产和生活活动的时令周期也是造成寄生虫感染季节性的原因之一，如血吸虫病，常因人们农业生产或下水活动而接触疫水，因此急性血吸虫病往往发生在夏季。

（三）自然疫源性

在人迹罕至的原始森林或荒漠地区，某些寄生虫病在脊椎动物之间相互传播，当人偶然进入该地区时，这些寄生虫则可从脊椎动物通过一定的途径传播给人，此即寄生虫病的自然疫源性，该疾病存在的地区称为自然疫源地。

四、寄生虫病的防治原则

根据寄生虫病流行的基本环节，采取控制或消灭传染源、切断传播途径、保护易感人群等综合措施，达到防治寄生虫病的目的。

（一）控制传染源

传染源指寄生虫病传播的根本来源，主要包括患者、带虫者和保虫宿主。在流行区，普查、普治寄生虫的感染者和保虫宿主是控制寄生虫病的重要措施。在非流行区，监测和控制来自流行区的流动人口是防止传染源输入和扩散的必要措施。

（二）切断传播途径

传播途径包括排离宿主、在外界的发育和感染新宿主三个阶段。寄生虫传播途径不尽相同，可根据不同寄生虫的生活史特点，采取相应的措施，包括加强粪便、水源管理，控制和杀灭媒介节肢动物、中间宿主等以切断寄生虫病的传播途径。

（三）保护易感人群

人群对各种人体寄生虫大多缺乏先天的特异性免疫力，因此，对人群采取积极的保护措施对防止寄生虫病感染具有重要意义。如加强健康教育，注意个人卫生和饮食卫生，改变不良生活习惯和行为方式，提高群众的防病意识和自我保护能力。必要时可预防服药，或在皮肤涂抹驱避剂，防止寄生虫的感染。

思考题

1. 影响寄生虫病流行的因素有哪些？

2. 简述寄生虫病的传播途径和感染方式。

3. 举例说明寄生虫病防治的基本原则。

（程彦斌）

第七章
消毒、灭菌与生物安全

采用各种有效的消毒和灭菌方法杀灭介质中的病原生物是控制感染性疾病传播与流行的重要措施。为防止实验室感染发生,病原生物的检测和研究需要在特定的生物安全实验室中进行。自然灾害可导致感染性疾病流行,灾后防疫是灾后救援的重要组成部分。

第一节　消毒与灭菌

消毒与灭菌技术在医学实践和科学研究中广泛应用,相关的术语如下:

1. **消毒**(disinfection)　是指采用物理或化学的方法清除或杀灭传播介质上的病原微生物,使其达到无害化的过程。用于消毒的化学制剂称为消毒剂。经过消毒后的物品或环境中,芽胞不一定被杀死。

2. **灭菌**(sterilization)　是指采用物理或化学的方法杀灭或清除医疗器械、器具和物品上包括芽胞在内的一切微生物的过程。

3. **无菌**(asepsis)　不含活的微生物,是灭菌的结果。防止微生物进出操作领域的技术称为无菌操作(aseptic manipulation),如外科手术、微生物接种等过程。

4. **防腐**(antisepsis)　抑制体外细菌和真菌生长繁殖的方法。防腐时,物体上的微生物不一定死亡。

5. **抑菌**(bacteriostasis)　使用抑菌剂(bacteriostatic agent)抑制体内外细菌和真菌生长繁殖的方法。抑菌剂多为抗菌药物。通过体外抑菌试验(药物敏感试验)可以检测细菌、真菌对抗菌药物的敏感性,用于指导临床治疗。

常用的消毒与灭菌技术包括物理和化学方法。

一、物理消毒与灭菌法

主要包括热力法和辐射杀菌法。此外,还有滤过除菌法、超声波、干燥和低温等方法。滤过除菌法可除去直径较大的病原体,但不能够除去病毒、支原体、衣原体等体积微小的微生物;超声波可裂解细菌;干燥和低温可用于抑菌。

(一) 热力法

利用热能可导致蛋白质等生物大分子凝固变性而杀死微生物。常用的方法包括干热法和湿热法,前者在加热时没有水分子存在,后者在加热过程中有水分子参与。

在同样的温度和时间条件下,湿热比干热杀菌效率高,原因如下:①菌体蛋白质吸收水分后更易于凝固变性;②湿热穿透力强,易于使深部达到灭菌温度;③湿热产生的蒸汽有潜热存在。

1. **干热法** 包括干烤、火焰灭菌、焚烧灭菌、红外线杀菌等。其灭菌条件及应用范围见表 7-1。

表 7-1　常用干热法灭菌条件及应用范围

灭菌方法	设备条件	灭菌条件	应用范围
干烤	干热灭菌器	灭菌参数:150℃/150min;160℃/120min; 170℃/60min;180℃/30min	耐热、不耐湿,蒸汽或气体不能穿透的玻璃、金属等医疗卫生用品和油类、粉剂等制品的灭菌
火焰灭菌	火焰发生装置	用火焰灼烧	金属器械(镊、剪等)、玻璃试管口、培养瓶瓶口等的灭菌
焚烧灭菌	焚烧炉	直接用火焚烧	废弃物品或人和动物尸体等处理
红外线杀菌	红外线消毒仪	膛内温度可达 900℃	用于生物安全柜内接种环或接种针灭菌

2. **湿热法** 包括巴氏消毒法、煮沸法、流动蒸汽法、间歇灭菌法、高压蒸汽灭菌法等。

(1)巴氏消毒法(pasteurization):该法由法国科学家巴斯德(Louis Pasteur)创建。利用较低温度(61.1~62.8℃ 30min 或 71.7℃ 15~30s)杀死液体中的病原体或一般杂菌。常用于牛乳和酒类等的消毒。

(2)煮沸法:在一个大气压下,水的沸点为 100℃,将物品置于水中,加热至水沸腾后维持 15min 以上可杀灭物品中的细菌繁殖体。杀灭芽胞需煮沸 1~2h 甚至更长时间。煮沸法常用于饮水、餐具及特殊条件下的金属器械、玻璃制品等的消毒。水的沸点随海拔的升高而降低,可按照海拔每升高 300m,延长煮沸 2min 来处理。水中加入 2% 碳酸氢钠,可提高水的沸点 5℃,还能防止金属器械生锈。

(3)流动蒸汽消毒法(free-flowing steam):将消毒物品放入流动蒸汽发生器(Arnold 消毒器)或蒸锅,当水沸腾后产生 100℃的水蒸气,维持 15~30min,可杀死细菌繁殖体,不保证杀灭芽胞。适用于医疗器械、器具和物品手工清洗后的初步消毒以及餐饮具和部分卫生用品等耐热、耐湿物品的消毒。

(4)间歇灭菌法(tyndallization):反复多次的流动蒸汽法。待灭菌物品用流动蒸汽灭菌器 100℃加热 15~30min,杀死其中的细菌繁殖体,随后将物体置于 37℃培养箱过夜,诱使芽胞发芽成繁殖体,次日再重复流动蒸汽法,如此连续三个循环以上,可达灭菌效果。适用于不耐高热的含糖或牛奶的培养基灭菌。

(5)高压蒸汽灭菌法(autoclaving):将待灭菌物品放入密闭的压力灭菌器内,加热后压力锅内蒸汽温度随产生的压力升高而升高。产生的高温度蒸汽穿透力强,灭菌效果可靠。压力灭菌器根据排放冷空气的方式和程度不同,分为下排气式和预排气式两大类。下排气压力蒸汽灭菌器灭菌参数:压力:102.9kPa,温度:121℃,器械灭菌时间:20min,敷料灭菌时间:30min。预排气式压力蒸汽灭菌器灭菌参数:压力:205.8kPa,温度:132~134℃,灭菌时间:4min。

高压蒸汽灭菌法是热力灭菌中使用最广泛的一种方法,适用于耐湿耐高温和高压诊疗器械、器具和物品的灭菌。下排气高压蒸汽灭菌法还可用于液体灭菌。

(二)辐射杀菌法

主要包括紫外线照射、电离辐射和微波加热等。

1. **紫外线照射** 微生物的核酸可吸收一定波长的紫外线(ultraviolet ray,UV),紫外线作用后可导致核酸链上相邻的嘧啶共价结合形成二聚体,干扰核酸的正常复制和转录,导致微生物变异或死亡。波长在 200~300nm 范围的紫外线均可杀灭微生物,以 265~266nm 最强,对细菌和病毒等均有杀灭作用。

紫外线能量低,穿透力弱,可被普通玻璃、纸张、尘埃等阻挡。常用于手术室、病房、实验室等的空气及物体表面消毒。紫外线对人体暴露的皮肤和眼睛等亦有损伤作用,使用时需做好防护工作。

2. **电离辐射**(ionizing radiation) 包括高速电子(β射线)和γ射线等,常用的γ射线辐射源为钴 60,β射线由电子加速器产生。电离辐射具有较高的能量与穿透力,可通过干扰微生物 DNA 合成、产生游离基、损伤细胞膜、紊乱病原体酶系统等途径杀死所有微生物。可在常温下对不耐热的物品灭菌,如不耐热的高分子聚合物(一次性注射器、输液器等)、橡胶、精密医疗仪器、节育用具、药品、食品等的灭菌。

3. **微波**(microwave)**加热** 波长 1~1 000mm 的电磁波,可穿透玻璃、塑料薄膜与陶瓷等物质,不能穿透金属。微波在介质中通过时被介质吸收,分子内部激烈运动产生热,使微生物死亡,可杀灭包括芽胞在内的所有微生物。用于非金属的器械、药杯、食品及餐具等的消毒。微波消毒的物品应浸入水中或用湿布包裹。亦可用于医疗废物的消毒处理。

(三)滤过除菌法

滤过(filtration)除菌法是将欲除菌的液体或空气通过含有微细小孔(0.22~0.45μm)的滤器(filter)或过滤材料,通过机械阻挡除去直径大于孔径的微生物的方法。病毒、支原体、衣原体和细菌 L 型可通过滤膜而不能够被除去。滤过除菌法主要用于不耐热的抗毒素、药液、试剂、空气等的除菌。常用的滤菌器有薄膜滤菌器、陶瓷滤菌器、石棉滤菌器(Seitz 滤菌器)等。高效空气过滤器(HEPA)可用于进出于生物安全实验室、负压病房、生物安全柜等空气的净化。

(四)其他方法

1. **超声波**(ultrasonic wave)**裂菌** 超声波可裂解细菌。主要用以粉碎和破坏细菌,以提取细菌组分。

2. **干燥、高渗、低温抑菌** 干燥或高渗的环境可造成微生物脱水,抑制其代谢和生长。不同的微生物或同一微生物不同的存在形式对干燥的耐受性不同。如结核分枝杆菌耐干燥,可在干痰中存活数月,而淋病奈瑟菌、脑膜炎奈瑟菌等遇干燥很快死亡。细菌繁殖体对干燥较为敏感,但芽胞耐干燥。干燥法常用于保存食物、干粉状的细菌培养基等。

低温可抑制和降低细菌代谢。多数病原体耐低温,如多数病毒特别耐冷不耐热,在干冰温度(-70℃)或液氮温度(-196℃)下可长期保持感染性。多数细菌可以在低温下存活,但反复冻融对细菌有损伤作用,为避免解冻时的损伤,常用冷冻真空干燥法(lyophilization)长期保存菌种。脑膜炎奈瑟菌、淋病奈瑟菌、梅毒螺旋体等对低温敏感,容易死亡。

二、化学消毒灭菌法

化学消毒剂在医疗卫生和科学研究中广泛使用。

(一)化学消毒剂的作用原理

常用消毒剂的作用机制包括以下几方面:①对微生物生物大分子的凝固变性作用。如醛类、酚类、醇类等;②通过干扰和破坏酶系统,影响微生物正常代谢。如氧化剂类、重金属盐类等;③损伤细菌细胞膜或病毒包膜,破坏微生物的结构,如脂溶剂类、季铵盐类等。

通过试验可以测算出消毒剂最低抑菌浓度(minimum inhibitory concentration,MIC)和最低杀菌浓度(minimum bactericidal concentration,MBC),判断其对相应微生物的有效性。

(二)常用化学消毒剂种类及应用

常用的化学消毒剂种类很多,按照其杀灭微生物的能力可分为高效消毒剂(high-level disinfectants)、中效消毒剂(intermediate-level disinfectants)和低效消毒剂(low-level disinfectants)三类(表 7-2)。按照化学特性的不同大体可分为酚类、醇类、氧化剂类、卤素类、季铵盐类、重金属盐类、烷化剂类、醛类、酸碱类和染料类等。不同消毒剂的使用浓度及应用领域见表 7-3。

表 7-2　消毒剂按照杀灭病原体能力的差异分类

类别	消毒效力	常用种类
高效消毒剂	可杀灭包括分枝杆菌在内的一切细菌繁殖体、病毒、真菌等，对细菌芽胞也有一定杀灭作用。作用适宜时间后可达灭菌效力	戊二醛、甲醛、过氧化氢、过氧乙酸、二氧化氯、环氧乙烷、漂白粉、臭氧等
中效消毒剂	可杀灭包括分枝杆菌在内的一切细菌繁殖体、病毒、真菌等，但往往不能够杀灭细菌芽胞	碘酊、聚维酮碘、乙醇等
低效消毒剂	可杀灭大多数细菌繁殖体和亲脂病毒。但不能杀灭细菌芽胞、结核分枝杆菌及某些抵抗力强的真菌和病毒	季铵盐类、氯己定、高锰酸钾等

表 7-3　常用消毒剂的种类和用途

种类	消毒剂名称及使用浓度	主要用途
醛类	2.0%~2.5% 戊二醛	不耐热诊疗器械与物品如内镜的消毒与灭菌
	10% 甲醛	高效空气过滤器（HEPA）消毒、室内空气熏蒸
氧化剂类	0.1%~0.2% 过氧乙酸	环境、耐腐蚀物品、室内空气等的消毒
	3% 过氧化氢	外科伤口、皮肤黏膜冲洗消毒
	二氧化氯（不同消毒对象浓度有差异）	生活饮用水、二次供水、游泳池、浴池、医院污水等的消毒；餐饮具、器具、水果蔬菜、一般物体表面、非金属医疗器械等的消毒
	0.1% 高锰酸钾	皮肤、尿道黏膜消毒以及水果、蔬菜消毒
烷化剂类	800~1 200mg/L 环氧乙烷	不耐热、不耐湿诊疗器具和物品灭菌。如电子仪器、塑料制品、陶瓷及金属制品等
臭氧	空气消毒 20mg/m³ 物体表面消毒 60mg/m³	病房、口腔科等场所的空气消毒和物体表面消毒
卤素类	0.2~0.5ppm 氯	饮水及游泳池消毒
	10%~20% 漂白粉	地面、厕所及排泄物消毒
	4ppm 二氯异氰尿酸钠（余氯 0.3~0.4mg/L）	水、游泳池消毒
	碘酊（18~22g/L 有效碘）	皮肤消毒
	聚维酮碘（2~10g/L 有效碘）	术前手消毒；注射、穿刺、手术部位皮肤消毒
醇类	70%~75% 乙醇	皮肤、物体表面及诊疗器械（体温表、血压计等）消毒
酚类	甲酚、苯酚（≤5.0%）	物体表面和织物等消毒
季铵盐类	0.05%~0.1% 溴型季铵盐	皮肤黏膜消毒；术前洗手；器械消毒
胍类	氯己定（2~45g/L）	皮肤、黏膜及物体表面消毒
酸碱类	5~10ml/m³ 醋酸加等量水熏蒸	消毒室内空气
	12.5%~25% 生石灰水	地面、排泄物消毒
重金属盐类	1% 硝酸银或 1%~5% 蛋白银	新生儿滴眼，防治淋病奈瑟菌感染

三、复合消毒灭菌法

在临床实践中,将物理和化学消毒技术联合应用后形成了一些复合消毒灭菌方法(表7-4)。

表 7-4 主要复合消毒灭菌技术及应用

方法名称	基本原理或要求	主要用途
过氧化氢低温等离子体灭菌	应用专用灭菌器,通过抽真空—过氧化氢注入—扩散—等离子化—通风五个步骤、数个循环后灭菌	不耐热、不耐湿的诊疗器械(电子仪器、光学仪器等)灭菌
低温甲醛蒸汽灭菌	通过低温甲醛蒸汽灭菌器,采用 2% 复方甲醛灭菌	不耐热、不耐湿的诊疗器械、器具和物品的灭菌。如电子仪器、光学仪器、管腔器械、金属器械、玻璃器皿、合成材料等物品
酸性氧化电位水	有效氯含量 60mg/L ± 10mg/L,pH 范围 2.0~3.0,氧化还原电位 ≥ 1 100mV	不锈钢和其他非金属材质器械、器具和物品灭菌前消毒。物体表面、内镜等的消毒

四、常用消毒与灭菌方法的应用

1. **室内空气** 普通病房可采用通风;洁净手术室和病房、无菌实验室安装空气净化通风系统及紫外线照射;病房、治疗室、化验室等可选用紫外线照射,或采用臭氧、过氧乙酸、过氧化氢复方空气消毒剂、中草药等熏蒸或喷雾消毒。

2. **皮肤与黏膜** 穿刺部位的皮肤可选用聚维酮碘或碘酊和 75% 乙醇消毒。手术切口部位的皮肤先清洁,再用聚维酮碘或碘酊和 75% 乙醇擦拭消毒。病原微生物污染的皮肤需彻底冲洗,采用聚维酮碘擦拭。被乙肝病毒污染的皮肤可选用 0.1% 过氧乙酸浸泡 1~2min 后清水冲洗。黏膜和伤口创面可使用聚维酮碘擦拭,或用 3% 过氧化氢冲洗伤口。

3. **医疗器械物品** 根据斯伯尔丁分类法,医疗器械和物品可分为高度危险性物品(critical items)、中度危险性物品(semi-critical items)和低度危险性物品(non-critical items)三类,不同类的物品对消毒灭菌的要求有差异。

(1)高度危险性物品:指使用时进入无菌组织、器官,脉管系统,或有无菌体液从中流过的物品,或接触破损皮肤、破损黏膜的物品,如穿刺针、手术器械、静脉导管、植入物等,使用前必须是无菌,一旦被微生物污染,具有极高感染的风险。需要根据物品的材质,选用适宜的灭菌方法。耐热、耐湿的手术器械、敷料等物品首选高压蒸汽灭菌;耐热不耐湿的物品可采用干热灭菌;不耐热、不耐湿手术器械和物品应采用低温灭菌法(如环氧乙烷气体灭菌法);不耐热、耐湿的手术器械和物品首选低温灭菌法。

(2)中度危险性物品:指使用时不进入无菌组织,但需接触黏膜的器械和物品,如呼吸机管道、内镜、压舌板、肛表等。耐湿、耐热物品首选高压蒸汽灭菌;不耐热的物品应采用高水平或中水平消毒;呼吸机、麻醉机、内镜等的管道可用清洗消毒机消毒。

(3)低度危险性物品:指与完整的皮肤接触而不与黏膜接触的器材,如听诊器、血压计袖带、病床及围栏等。诊疗用品遇有污染时及时清洁,选用中、低效消毒剂消毒。床单元可选用复合季铵盐消毒液、含氯消毒剂擦拭消毒或采用床单元消毒器消毒;床单、被套、枕套等应一人一更换和每周更换,遇污染时及时更换。

4. **地面和物体表面** 无污染时采用湿清洁;受污染时,先用吸湿材料除去污物,再清洁和消毒。

每天采用 400~700mg/L 有效氯的消毒液对医院感染高风险部门进行擦拭消毒。

5. **饮水**　饮用水可用煮沸消毒,自来水用氯气消毒。

五、影响消毒灭菌效果的因素

1. **消毒方法特性**　紫外线穿透力差,仅适用于空气和物体表面消毒;滤过除菌法仅能够除去介质中粒径较大的微生物;高效消毒剂很多为灭菌剂,如戊二醛可杀灭芽胞;低效消毒剂如溴型季铵盐仅对繁殖体和某些病毒有效,对芽胞和真菌无效。

2. **消毒方法的强度和作用时间**　热力灭菌法中,温度越高杀菌效果越好,如巴氏消毒法、高压蒸汽灭菌法等,温度升高后,可相应缩短作用的时间。紫外线灯辐射的 253.7nm 紫外线强度应不低于 $70\mu W/cm^2$。滤过除菌法中滤孔的直径范围在 0.22~0.45μm 之间。

消毒剂一般浓度越高,作用时间越长,杀菌效果越好,乙醇例外,70%~75% 乙醇的消毒效果比更高浓度好。

当然,在选用消毒灭菌方法时,不能够为了彻底消毒或灭菌而一味提高强度和延长作用时间,要充分考虑到由此而产生的破坏作用。

3. **微生物的种类和数量**　不同种类和生理状态下的微生物对消毒方法的敏感性不同。真菌对紫外线抵抗力较强;结核分枝杆菌耐干燥、耐酸碱;脑膜炎奈瑟菌和淋病奈瑟菌对干燥和低温敏感;细菌形成芽胞后抵抗力显著增强;对数生长期的细菌往往对理化因素敏感,一旦进入稳定期,容易形成持留菌(persister)而不易被消毒剂和抗生素杀死。有包膜病毒对脂溶性消毒剂敏感;乙肝病毒和甲肝病毒对热的抵抗力强。朊粒、产气荚膜梭菌及突发病原体的灭菌需要执行特殊的灭菌方法。

环境中的病原体数量越多,需要的消毒灭菌时间越长。

4. **环境温度及酸碱度**　环境温度升高,可加快消毒剂杀菌过程的化学反应,消毒效力增强。环境的酸碱度可直接影响微生物生存,同时影响消毒剂活性基团的活性,如戊二醛在加入碳酸氢钠后杀菌能力增强,可杀灭芽胞。

5. **有机物及其他物质**　临床标本如粪便、痰、血液、脓汁等中除可能含有病原体外,混杂有有机物,理化因素作用后可引起生物大分子凝固变性,阻碍杀菌因素与病原体的作用,尤其对表面活性剂、乙醇、次氯酸盐等的影响更明显。另外,消毒介质中可能存在的拮抗物质对消毒剂也有较大影响。因此,对于重复使用的诊疗器械、器具和物品回收后进行分类、清洗后再进行彻底消毒灭菌。

思考题

1. 常用的消毒与灭菌方法包括哪些? 各有何用途?
2. 影响消毒与灭菌的因素包括哪些?

(韩　俭)

第二节　病原微生物实验室生物安全

生物安全(biosafety)是指防范、处理危险生物因子对人体及自然环境危害,维护和保障国家社会、经济、公共健康与生态环境等安全的综合性措施。生物安全涉及多学科和领域,包括防控重大新发突发传染病、动植物疫情;生物技术研究、开发与应用;病原微生物实验室生物安全管理;人类遗传资源与生物资源安全管理;防范外来物种入侵与保护生物多样性;应对微生物耐药;防范生物恐怖袭击与防御生物武器威胁等。生物安全是事关国家与人类生存发展的大事,我国把生物安全纳入国家安全体系。本节介绍病原微生物实验室生物安全相关的内容。

病原微生物实验室生物安全要求从事病原生物相关因子研究的生物安全条件和状态不低于容许水平,避免实验室工作人员、来访人员、社区及环境受到不可接受的损害,符合相关国家法规和标准要求。为有效防范病原微生物实验室生物安全事故发生,世界卫生组织(WHO)以及不同的国家和地区制定了相应的政策法规和标准。本节内容主要依据我国的相关政策法规和标准进行编写。

一、病原微生物危害程度分类及实验室生物安全防护分级

我国根据病原微生物的传染性、感染后对个体或者群体的危害程度,《病原微生物实验室生物安全管理条例》(国务院令第 424 号)中将病原微生物分为四类(表 7-5)。依据 WHO 的《实验室生物安全手册》,病原微生物的危险度等级分为四级(Ⅰ、Ⅱ、Ⅲ和Ⅳ级),其中Ⅰ级无或极低的个体和群体危险,Ⅳ级的个体和群体的危险均高。

表 7-5　病原微生物危害程度分类及对应实验室生物安全防护水平

病原微生物实验室生物安全分类 *	从事相关工作所需实验室生物安全防护水平△
一类:指能够引起人类或者动物非常严重疾病的微生物,以及我国尚未发现或者已经宣布消灭的微生物	BSL-4/ABSL-4;少数可在 BSL-3/ABSL-3
二类:指能够引起人类或者动物严重疾病,比较容易直接或者间接在人与人、动物与人、动物与动物间传播的微生物	BSL-3/ABSL-3;个别可在 BSL-2/ABSL-2
三类:能够引起人类或者动物疾病,但一般情况下对人、动物或者环境不构成严重危害,传播风险有限,实验室感染后很少引起严重疾病,并且具备有效治疗和预防措施的微生物	BSL-2/ABSL-2;个别病毒在 BSL-3/ABSL-3
四类:在通常情况下不会引起人类或者动物疾病的微生物	BSL-1/ABSL-1

* 参照《病原微生物实验室生物安全管理条例》(国务院令第 424 号);△参照卫生部 2006 年文件《人间传染的病原微生物名录》。

《实验室生物安全通用要求》(GB 19489—2008)中对实验室的生物安全防护水平(bio-safety level, BSL)根据对所操作生物因子采取的防护措施分为四级,以 BSL-1、BSL-2、BSL-3 和 BSL-4 表示从事体外操作生物因子的实验室相应生物安全防护水平;以 ABSL(animal bio-safety level)-1、ABSL-2、ABSL-3 和 ABSL-4 表示从事动物活体操作的实验室相应的生物安全防护水平。BSL-1/ABSL-1 级防护水平最低,BSL-4/ABSL-4 级防护水平最高。高致病性病原微生物的研究工作必须在 BSL-3/

ABSL-3 或 BSL-4/ABSL-4 级别实验室中进行(表 7-5),卫生部 2006 年公布实施的《人间传染的病原微生物名录》对从事相关实验活动所需生物安全实验室级别提出了明确要求。

二、病原微生物实验室防护和安全工作行为

(一) 气溶胶及防护

气溶胶(aerosol)是指悬浮于气体介质中的粒径一般为 0.001~100μm 的固态或液态微小粒子形成的相对稳定的分散体系。带有微生物的气溶胶吸入是造成病原微生物实验室感染的常见因素之一。实验动物鼻内接种、打开搅拌后的搅拌器、离心管破裂、打碎干燥菌种安瓿、注射器针尖脱落喷出毒液、打碎有培养物平皿等均可产生气溶胶。

生物安全柜(biological safety cabinet,BSC)是具备气流控制及高效空气过滤装置的负压操作柜,可有效降低实验过程中产生的有害气溶胶对操作者和环境的危害,亦可保护实验对象免受污染。生物安全柜分为 I 级、II 级和 III 级三种类型,是生物安全实验室防范气溶胶危害的重要设备。

(二) 个人防护用具

1. **实验室防护服** BSL-1 和 BSL-2 实验室中一般使用普通防护服。BSL-3 和 BSL-4 实验室中必须使用专用防护服。当防护服被危险材料污染时应立即更换。离开实验室工作区域之前应脱去防护服。

2. **呼吸防护用具** 病原微生物实验室除必须使用生物安全柜和其他物理防护设备预防气溶胶外,BSL-1 和 BSL-2 实验室中,需佩戴防护口罩,必要时使用 N95 口罩;BSL-3 实验室中需要使用 N95 口罩、正压生物防护头罩;BSL-4 实验室中需要使用正压防护服。

3. **面部保护用具** 在处理有飞溅危险的材料时需使用安全防护眼镜、防护面罩、头盔等面部保护装置。

4. **手套** 无漏损,出现破损或受污染时需更换手套。操作结束时需除去手套并洗手。

5. **其他** 防水、防滑、耐扎的防护鞋;防护帽子等。

实验中污染的个人防护用品以及实验结束后的防护用品均需要安全处置。

(三) 安全工作行为

1. **严格的培训** 工作人员需熟练掌握实验室的各项标准操作规程,熟知实验室的各种潜在危险。

2. **良好的内务规程和规范的个人行为** 在实验室工作区不饮食、不抽烟、不处理角膜接触镜、不使用化妆品、不存放食品等;有良好的洗手习惯或使用乙醇做手部清洁产品,必要时进行淋浴。

3. **严格执行操作规程** 必须使用个人防护设施;正确使用防护设备和机械移液装置;尽量采用替代品代替刀、剪等;禁止用手对任何利器剪、弯、折断、重新戴套或从注射器上移去针头;用过的锐器置于专用耐扎容器中;禁止用手直接处理打碎的玻璃器具,尽量避免使用易碎器具;妥善处理感染性及化学性废弃物;做好实验室的消毒灭菌工作,在实验室内消毒灭菌所有的生物危险废物。

三、病原微生物实验室生物安全管理体系及风险评估

1. **生物安全管理体系** 设立生物安全委员会,定期开展实验室生物安全监督检查;建立实验室安全管理体系,明确实验室生物安全负责人及责任制,强化日常管理;制定实验室标准操作规程;加强人员培训、考核;制定紧急撤离的行动计划并进行演练;做好研究人员的免疫预防接种并进行定期体检;强化实验材料领取、灭菌、事故等的登记和报告制度。

2. **风险评估** 实验室生物安全工作管理的基础是风险评估,需要根据风险评估的结论决定是否开展相应的科研项目及实验活动,制定风险管理措施,降低风险至可接受的范围。病原微生物实验室

需要建立并维持风险评估和风险控制程序。风险评估应该由熟悉病原微生物特性、实验室设备和设施、动物模型且具有经验的专业人员进行。

应事先对所有拟从事活动的风险(生物、化学、物理、辐射、电气、水灾、火灾、自然灾害等)进行评估,当实验室涉及致病性生物因子时,进行微生物的危险评估。当发生事故、事件或相关政策、法规、标准等发生改变时,应重新进行分析评估。

思考题

病原微生物根据其传染性、感染后对个体或者群体的危害程度如何分类?实验室生物安全防护水平如何分级?

(韩 俭)

第三节   灾害后病原体感染的控制

常见灾害包括自然灾害和人为灾害。感染性疾病是灾后最常见疾病,对灾后可能在灾民中出现的感染性疾病和其他突发公共卫生事件应做好应对处置准备,防止次生灾害发生。本节主要介绍自然灾害发生后病原体感染的防控。

一、灾害后感染性疾病易流行原因

(一)自然灾害对人群的影响

1. **直接伤害**   自然灾害可造成人体皮肤软组织、内脏器官损伤、各种类型的骨折、失血、溺水缺氧等,造成免疫功能障碍,易发生化脓性感染、破伤风等。

2. **对机体心理和免疫的影响**   面对自然灾害对生命的威胁、失去亲人和财产的痛苦、幸存者的呼叫声、通信和交通阻塞、等待救援的焦虑、对未来的担忧,加上可能的长时间的寒冷、拥挤、睡眠缺乏、饮食缺乏等,通过影响神经-内分泌调节而造成免疫功能障碍。

(二)自然灾害造成生活环境和条件的改变

1. **饮食问题**   许多自然灾害可损坏饮水系统,人群通过被迫饮用地表可能被病原体污染水源而造成肠道传染病暴发流行。较严重的自然灾害可造成灾区食物短缺;储存食品的条件恶劣,易造成食物霉变;燃料短缺、食物加工设施破坏等,易引发食物中毒、肠道传染病等的发生。饮食短缺可造成营养不良,影响免疫功能。

2. **生存环境变化**   许多自然灾害后人群被迫居住简易帐篷甚至露宿,人口密集,导致经密切接触传播传染病(如红眼病等)的流行,增加腹泻、呼吸道疾病、疟疾、麻疹的传染和暴发风险;体表寄生的寄生虫(如人虱等)可孳生和蔓延,甚至有可能造成流行性斑疹伤寒流行;洪水发生时因水源被污染而造成血吸虫病、钩端螺旋体病等的流行。

3. **可能的人口迁移**   自然灾害可造成人口迁移,引发传染病的扩散;影响人群正常的预防接种。

4. 影响医疗环境 自然灾害造成医疗设施破坏,加之患者数目显著增多,局部可发生缺医少药现象,防疫任务艰巨。

(三)自然灾害对动物宿主及传播媒介的影响

1. 影响动物宿主和储存宿主 自然灾害影响许多野生动物和家畜的生存环境,在逃生和迁移过程中增加了与人群接触机会,同时其排泄物可以污染水源;灾后可造成鼠类大量繁殖;死亡的带病原体动物尸体污染环境,腐败的尸体造成蝇类孳生;洪水可造成钉螺及许多病原体播散。

2. 影响节肢动物媒介 自然灾害可对许多节肢动物的生长发育提供了条件。灾后人群居住地防蚊设施落后,有利于蚊、蛉等的吸血和繁殖。在野草较多,腐殖质丰富的地方露宿时,容易遭到恙螨、革螨侵袭。吸血节肢动物可引发皮肤的直接损伤,干扰人群休息,可造成虫媒病流行。灾区人群居住条件差,垃圾、粪便如不能及时清理,易造成蝇类孳生,加剧消化道传染病流行。

二、自然灾害后主要流行病原体及所致疾病

(一)主要流行病原体

自然灾害发生后,可造成灾区人群感染的病原体主要包括原核细胞型病原微生物、病毒、寄生虫、真菌等。

1. 原核细胞型病原微生物 主要包括志贺菌、沙门菌、致腹泻大肠埃希菌、破伤风梭菌、产气荚膜梭菌、霍乱弧菌、副溶血性弧菌、脑膜炎奈瑟菌、金黄色葡萄球菌、流感嗜血杆菌、鼠疫耶尔森菌、沙眼衣原体、钩端螺旋体、普氏立克次体等。

2. 病毒 主要包括甲型肝炎病毒、戊型肝炎病毒、流行性乙型脑炎病毒、柯萨奇病毒、新型肠道病毒 70、71 型、轮状病毒、杯状病毒、汉坦病毒、登革病毒、流感病毒、麻疹病毒、风疹病毒等。

3. 寄生虫 主要包括日本血吸虫、疟原虫、杜氏利什曼原虫、丝虫、溶组织内阿米巴等。

4. 真菌 曲霉属、毛霉属、青霉属、镰刀菌属和根霉属等可导致食物霉变,引发食源性中毒。

(二)灾后感染率可增高的疾病

1. 经伤口感染疾病 金黄色葡萄球菌等化脓性细菌可引发伤口的化脓性感染,严重者可致败血症或脓毒血症;破伤风梭菌和产气荚膜梭菌经厌氧伤口感染可引发破伤风、气性坏疽等。

2. 消化道传染病 包括细菌性及阿米巴痢疾、细菌性和病毒性急性胃肠炎、肠热病、霍乱、手足口病、病毒性肝炎等。

3. 虫媒传染病 包括疟疾、黑热病、流行性乙型脑炎、登革热、流行性斑疹伤寒等。

4. 皮肤接触疫水感染疾病 包括血吸虫病、钩端螺旋体病等。

5. 呼吸道感染疾病 包括流感、普通感冒、流行性脑脊髓膜炎、肺炎、麻疹、风疹等。

6. 动物源性疾病 包括鼠疫、炭疽病、肾综合征出血热等。

7. 其他 包括急性出血性结膜炎、沙眼等。

三、灾害后病原体感染的控制

在灾难发生的不同阶段(灾难前期、灾难冲击期、灾难后期和灾后重建期),对感染性疾病的防控工作重点不同。

(一)灾难前期

许多自然灾害发生突然,不同的地域应根据当地的具体状况(是否地壳运动活泼、大江大河下游的低洼区、泥石流多发、风灾多发等)制订灾难发生时感染性疾病防控紧急预案;贮备必需的药品、消毒剂、器材等;对相关人员做好培训并进行演练,提升应对灾后防疫和突发公共卫生事件的能力。

（二）灾难冲击期

是灾难突然来临的冲击阶段,难以开展有效疾病防治工作,应做好以下工作:

1. 积极搜寻和紧急处理伤者　积极搜寻和挽救伤者的生命是灾害发生初期最关键的救援内容。加强对伤口的保护,减少污染。有条件时对伤口及时开展手术,清创去除污染物和坏死组织,预防病原体感染,必要时预防性使用抗生素。对有厌氧伤口形成者注射破伤风抗毒素紧急预防破伤风发生。

2. 饮水处理　灾区可采用煮沸法或投放消毒剂进行饮水消毒。同时紧急运送和提供洁净的饮水。

3. 积极进行环境消毒　对发现尸体的地方、有人和动物粪便的地方以及灾民安置点外环境地面、厕所等地需要喷洒含有效氯的消毒剂进行消毒。

4. 妥善处理遇难者遗体和动物尸体　搜寻到的遇难者遗体由遗体处理机构妥善存放,待以后经过身份鉴定辨认后移交其亲人妥善处理。动物尸体需要焚烧或深埋。

（三）灾难后期

1. 恢复和重建医疗卫生体系

（1）公共卫生监测系统恢复和重建:恢复和重建由灾害破坏的公共卫生监测系统,对主要疫情进行监测、预防和预警。监测的内容既包括法定报告传染病,还应在流行性疾病危险评估基础上,确定优先监测的疾病类型,确保医护人员迅速发现该类疾病并及时上报;密切监测和传染病密切相关的动物密度;具备针对疫情暴发迅速反应的能力,特别具备用于疫情取样和运输的材料、设备等;及时发现和处理传染源;做好动物源性疾病的监测。

（2）医院恢复和重建:恢复和重建被破坏的医院设施,开展医疗救治和初级保健服务。能及时有效地诊断、治疗和控制急性腹泻、急性呼吸道疾病、痢疾、霍乱、疟疾和登革热等传染病;积极处理伤口并预防破伤风。

2. 恢复安全的饮水供应体系　饮水安全是灾后防疫的重要内容。通过密切监测水源水质,建立新的安全饮用水体系。

3. 保障食品安全　确保受灾民众安全足够的食物和营养供应。灾后食品需要不宜变质、不需要烹调和冷藏;易准备;适合于家庭食用;还要准备专门为儿童、老人以及糖尿病患者的食物等。

4. 居住地防虫媒侵袭　设法提供足够的帐篷、铝质房屋或防水油布棚等临时性住所,以及毯子、蚊帐等。住所要注意通风。利用蚊帐、植物熏杀或化学驱蚊剂等办法,保护人群免受或少受吸血昆虫的叮咬,预防虫媒病发生。

5. 做好环境消毒和灭鼠工作　改善居民生活区环境,及时清除垃圾,定期喷洒杀虫剂以降低蚊、蝇、白蛉等密度。加强公共厕所管理,指定厕所区域远离水源至少15m,同时,用生石灰和漂白粉处理粪便。妥善处理感染者的排泄物,防止污染环境而造成感染扩散。

6. 加强人群免疫和流动人口管理　确保灾后初级保健工作,对6个月到5岁儿童进行麻疹免疫接种;必要时接种破伤风类毒素、甲肝疫苗等。加强流动人口管理和检诊,及时发现和治疗患者,防治疾病传播和流行。

7. 积极处理动物传染源　兽医部门对灾区的家畜进行检查,及时发现钩端螺旋体、日本血吸虫、乙型脑炎病毒等的感染状况,积极处理成为传染源的动物。消灭啮齿类动物。

（四）灾后重建期

1. 继续加强重点传染病监测　对灾后常见传染病(如血吸虫病、钩端螺旋体病、流行性乙型脑炎、麻疹、肾综合征出血热、疟疾、登革热等)的流行状况继续加强监测,防止暴发流行。

2. 返乡人员检查和补充免疫　做好返乡人员将在异地感染疾病或将虫媒带回灾区的检查。对返乡人员尤其是婴儿和儿童,做好追加免疫工作。

3. 环境监测　继续监测由灾害带来的环境变化对许多病原体宿主、传播媒介的影响。

思考题

1. 分析灾后感染性疾病易流行的原因。
2. 常见引发灾后感染的病原体包括哪些？如何进行灾后病原体感染防控？

（韩 俭）

第八章
病原体感染的检测方法

第一节　细菌感染的检测方法

细菌能够体外培养,其生物学特性对于鉴别致病菌很重要。细菌感染的检测包括3个方面:检测致病菌、其抗原成分或代谢产物的细菌学诊断;检测患者血清中特异性抗体的免疫学诊断;检测致病菌核酸的基因诊断(图8-1)。

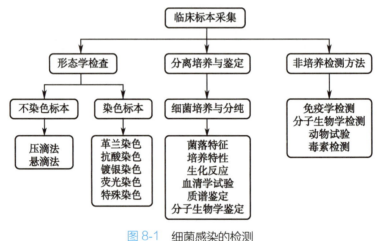

图 8-1　细菌感染的检测

一、细菌感染临床标本的采集与送检

(一) 标本种类与采集方法

不同致病菌感染引起的临床症状不同,在患者体内的存在部位也不同。例如,金黄色葡萄球菌、A群溶血性链球菌和铜绿假单胞菌可引起皮肤或皮下组织的化脓性感染;白喉棒状杆菌、肺炎链球菌和结核分枝杆菌分布在鼻咽部和肺组织,可引起白喉、肺炎或肺结核;肠致病性大肠埃希菌、志贺菌和霍乱弧菌定居肠道,分别导致腹泻、细菌性痢疾和霍乱;淋病奈瑟菌入侵泌尿生殖道导致淋病。有些细菌还可侵入血液(如伤寒沙门菌)或脑脊液(如脑膜炎奈瑟菌)引起相应的临床症状。不同类型的临床标本利用不同的方法进行采集(表8-1)。

(二) 标本采集与送检原则

临床标本的正确采集、处理和保存对于疾病的病原体诊断至关重要。为提高致病菌的检出率,标本采集与送检应遵循下列原则。

1. 标本采集应无菌操作,尽量避免外界环境中细菌和采集部位正常菌群的污染。采集的标本应放置于无菌容器内。

表 8-1　临床标本类型和采集方法

标本来源	采集方法
皮肤、黏膜脓肿或溃疡	无菌拭子擦拭；无菌注射器吸取液体
厌氧培养物	无菌注射器从皮下深窄伤口取材
血液	皮肤消毒、真空采血管抽血
骨髓	外科手术切口、针吸骨髓
脑脊液	腰椎穿刺术无菌吸取脑脊液
粪便	取少量粪便置无菌有盖容器内
泌尿生殖道	无菌拭子拭宫颈黏液、尿道黏膜或腔内取材
下呼吸道	漱口、深咳、痰液收集至无菌杯内
上呼吸道	鼻、咽、扁桃体局部病变处取材
尿道	清洁中段尿；耻骨联合上穿刺尿

2. 根据不同疾病和不同病程采集相应标本,尽量在病变明显部位取材,采样量不宜过少。例如,淋病奈瑟菌感染者取泌尿生殖道的脓性分泌物;细菌性痢疾患者取有脓血或黏液的粪便;肺结核患者取痰液;幽门螺杆菌感染者取胃窦和胃体黏膜;伤寒患者在病程 1~2 周取血液或骨髓,2~3 周取粪便或尿液。

3. 尽量在疾病早期、急性期和使用抗菌药物之前采集标本。

4. 厌氧菌标本避免暴露于空气,在厌氧条件下立即送检。

5. 不同检验项目的标本应注意其湿度要求、温度要求和送检的时限要求。多数标本采集后常温条件下尽快运送至实验室,不能立即送检时,标本保存应符合相关要求。脑脊液标本培养脑膜炎奈瑟菌时,不可冷藏或冷冻。

二、细菌学检测方法

细菌标本传统的检测程序包括接种(inoculation)、培养(incubation)、分离(isolation)、形态检查(inspection)、信息整合(information gathering)即进行细菌生化特性分析、免疫学反应、药敏试验和基因检测及鉴定(identification)。因上述程序的首字母均为"I",故又称 6 个"I's"检测。但并非所有致病菌的鉴定均需遵循全部程序或严格按照上述顺序进行,应灵活掌握。

(一) 形态学检查

新鲜标本的直接涂片镜检是简便快速的检测方法,包括染色和不染色标本的观察。标本染色后可观察细菌的形态、大小、排列方式和染色特点。革兰染色是最常用的细菌分类染色方法;抗酸染色用于鉴别分枝杆菌属细菌;镀银染色主要用于观察螺旋体。利用光学显微镜观察细菌形态和染色性的特征,有助于致病菌的初步判断。例如,脓液中发现革兰氏阳性葡萄状球菌、脑脊液中有肾形成双排列的革兰氏阴性球菌、咽喉部假膜有异染颗粒的棒状杆菌、伤口深部取材见有荚膜的革兰氏阳性粗大杆菌以及痰液中存在抗酸性细长分枝杆菌,即可初步判断为葡萄球菌、脑膜炎奈瑟菌、白喉棒状杆菌、产气荚膜梭菌或抗酸杆菌。细菌特殊结构如荚膜、鞭毛、芽胞以及异染颗粒的特殊染色镜检也有助于细菌的鉴别。此外,荧光素标记的细菌抗体直接染色标本片,可利用荧光显微镜(fluorescence microscope)观察致病菌。荧光染色可快速特异性诊断粪便标本中的志贺菌和霍乱弧菌、呼吸道标本中的嗜肺军团菌和百日咳鲍特菌、炭疽杆菌以及鼠疫耶尔森菌。

暗视野显微镜(dark-field microscope)观察不染色标本中活菌运动情况或细菌典型形态,采用压滴法或悬滴法制备标本,常用于检查霍乱弧菌和螺旋体。

(二) 细菌分离培养与鉴定

1. **分离培养**　分离培养是经典的细菌学检测方法,不仅可鉴定致病菌并可指导临床选用敏感的抗菌药物。依据细菌生物学特性,采用相应的培养基进行分离培养(表8-2)。肠杆菌科细菌接种至肠道鉴别培养基或选择培养基;白喉棒状杆菌在亚碲酸钾血琼脂培养基中生长;结核分枝杆菌在罗氏培养基中生长。为提高某些致病菌的检出率,抑制标本中杂菌的生长,培养基中需加入相应的药物。分离脑膜炎奈瑟菌和淋病奈瑟球菌接种至巧克力血琼脂培养基并提供 5%~10% CO_2。分离产气荚膜梭菌和肉毒梭菌应接种于厌氧培养基进行厌氧培养。

表 8-2　常用细菌培养基应用举例

培养基	细菌
血琼脂平板	适用于多数细菌生长
巧克力血琼脂平板	奈瑟菌属、嗜血杆菌
麦康凯琼脂培养基 / 中国蓝平板	革兰氏阴性肠杆菌
SS 琼脂培养基	沙门菌和志贺菌
碱性琼脂培养基 /TCBS 琼脂	霍乱弧菌
CCFA 培养基	艰难梭菌
罗氏培养基	结核分枝杆菌
活性炭 - 酵母浸液琼脂培养基	军团菌
鲍 - 金培养基	百日咳鲍特菌

不同细菌在培养基中的生长情况各异:大多数细菌经 16~20h 可形成菌落;幽门螺杆菌通常需 3~4d 形成菌落;结核分枝杆菌生长缓慢,培养 4~6 周才出现菌落。进一步对菌落进行形态特征、生化反应和血清学试验等鉴定。分离培养的阳性率较高,但需要较长的时间。对于病情凶险、进展迅速的白喉、破伤风或气性坏疽等疾病,可根据临床表现和直接涂片染色镜检结果做出初步诊断并及时治疗。

2. **细菌鉴定**　临床标本中分离出的细菌常通过生化反应进行鉴定,也可应用免疫学方法进行鉴定,如应用凝集试验对沙门菌属、志贺菌属、肺炎链球菌等进行细菌的鉴定或分型,质谱鉴定技术也开始广泛应用于临床病原体检测中,对于上述方法难鉴定的细菌,可通过分子生物学方法进行鉴定。

(1)生化鉴定:细菌从外界摄取营养物质,通过分解代谢和合成代谢维持生命活动。不同细菌对营养物质的分解能力及其代谢产物存在差异,借此可对细菌进行区分和鉴定。生化反应对菌体形态、染色性和菌落特征相同或相似细菌的鉴定尤为重要。例如,过氧化氢酶试验(触酶试验)用于革兰氏阳性球菌的初步鉴定。菊糖分解试验和胆汁溶菌试验用于区别肺炎链球菌与甲型溶血性链球菌,肺炎链球菌的反应均为阳性。杆菌肽敏感试验作为 A 群链球菌的筛选试验。脂酶试验和卵磷脂酶试验用于厌氧菌的鉴定。乳糖发酵试验可初步判断肠杆菌科的致病菌和非致病菌,一般非致病菌能分解乳糖而致病菌大多不能。葡萄糖、乳糖、麦芽糖、蔗糖和甘露醇的分解利用情况对于鉴别肠杆菌科致病菌具有重要价值。

同位素标记的尿素呼吸试验可检测幽门螺杆菌。气液相色谱法用于检测厌氧菌代谢产生的脂肪酸。临床细菌学检验已普遍采用微量、快速、自动的细菌生化鉴定系统,提高了致病菌检出准确率,缩短了检测时间。

(2)血清学试验:采用含特异性抗体的免疫血清,与标本中微量的致病菌或者与分离培养出的未知纯种细菌(菌落)进行血清学试验,可确定致病菌的种、型。特别是在经抗菌药物治疗,标本中致病菌被抑制或杀死的情况下,血清学试验仍可检出致病菌的特异性抗原。常用方法有玻片凝集试验,操作简便,判读容易,数分钟内出结果,用于检测肺炎链球菌、志贺菌、霍乱弧菌和流感嗜血杆菌等。协同凝集、乳胶凝集、间接血凝、对流免疫电泳和免疫荧光等试验也可快速、准确地检测标本中的致病菌。

（3）质谱鉴定:基质辅助激光解吸电离飞行时间质谱(matrix-assisted laser desorption/ionization time of flight mass spectrometry,MALDI-TOF MS)是近年发展起来的一种新型软电离质谱技术,目前在微生物鉴定领域得到越来越广泛的应用。MALDI-TOF MS 是简便快速、高通量、低成本、准确性高的鉴定技术,为微生物的鉴定带来了革命性的变化。在细菌、真菌、分枝杆菌等病原体鉴定中需不断建立相关菌株的参考谱图,MALDI-TOF MS 已经能够鉴定多数临床常见病原体。但 MALDI-TOF MS 也存在局限性,例如由于大肠埃希菌和志贺菌质谱图相似而无法将二者区分开。

（三）细菌的非培养检测方法

1. **免疫学检测**　机体免疫系统针对致病菌的感染发生免疫应答而产生相应抗体。因此,细菌特异性抗体的存在高度提示致病菌的感染。免疫学检测利用致病菌或其抗原检测患者血液或其他体液(如脑脊液)中的特异性抗体,故又称血清学诊断,其原理为抗原-抗体特异性反应。该反应的检测指标之一为抗体的效价,效价愈高,抗体量愈多。血清学诊断具有高度的特异性和灵敏性。常用检测方法如下:

（1）酶联免疫吸附试验(enzyme linked immunosordent assay,ELISA):目前广泛用于多种病原体特异性抗体或抗原的检测,该方法特异、灵敏、快速,并且可同时检测大量标本。此方法常用辣根过氧化物酶或碱性磷酸酶标记抗体,通过酶催化相应的底物呈色而显示抗原-抗体反应,根据呈色深浅判断标本中抗体或抗原的含量,不仅定性还可半定量。间接 ELISA 将已知致病菌抗原吸附至固相基质,分别加入待检血标本、酶标记可与待检抗体反应的抗体以及酶的底物进行显色反应,常用于检测立克次体、霍乱弧菌和幽门螺杆菌的抗体。

（2）凝集试验(agglutination test):因特异性抗体与细胞表面的抗原结合形成肉眼可见团块而得名。凝集试验包括诊断伤寒、副伤寒的肥达试验(Widal test);支原体肺炎的冷凝集试验(cold agglutination test);立克次体感染的外-斐反应(Weil-Felix reaction)和梅毒螺旋体感染的快速血浆反应素试验(rapid plasma reagin test)。

（3）沉淀试验(precipitation test):指可溶性抗原被其抗体所沉淀。检测白喉毒素的 Elek 平板毒力试验即属于沉淀试验。

（4）其他:诊断链球菌感染引起风湿热或肾小球肾炎的抗"O"试验是毒素-抗毒素的中和试验。Q 热柯克斯体抗体的检测为补体结合试验。

2. **分子生物学检测**　利用分子生物学方法可以直接检测标本中致病菌的核酸,具有快速、准确、灵敏、高通量及高自动化等优点,特别适用于很难或无法分离培养的致病菌以及生长缓慢、培养时间较长的致病菌。基因检测的程序包括标本处理、核酸扩增和扩增产物鉴定。体外核酸扩增技术分为三类:靶扩增系统指靶核酸被大量扩增的技术;探针扩增是特异性探针与靶核酸杂交后进行的大量扩增;信号扩增是通过增加靶核酸上的标记物浓度而增强检测信号。

（1）核酸扩增及其衍生技术:聚合酶链反应(polymerase chain reaction,PCR)可在体外迅速大量扩增标本中的微量 DNA 或 RNA,是众多核酸分析技术的基础。标本中 DNA 用耐热 DNA 聚合酶扩增,产物经琼脂糖凝胶电泳和溴化乙锭染色进行观察,确定靶 DNA 的存在。进一步鉴定致病菌,可回收凝胶中 PCR 产物,与标记的特异性 DNA 探针杂交。多重 PCR(multiplex PCR)用两对或两对以上的引物扩增靶序列,可在一份标本中检测多种病原体。实时荧光定量 PCR(real-time fluorescent quantitative PCR)指 PCR 反应体系中加入荧光探针(如 TaqMan)或荧光染料(如 SYBR green),通过荧光信号积累动态监测 PCR 全过程,核酸扩增和产物检测同时进行,用于定性、定量检测病原体。数字 PCR 是近年来新兴的检测技术,是通过单分子目的 DNA 片段体外扩增来计数的方法,可实现对临床标本中病原体核酸的绝对定量检测。

(2)核酸测序分析技术：是将核酸片段的碱基排列顺序测定出来的方法，在临床微生物的鉴定中发挥重要的作用。目前核酸检测技术经过了三代的发展，第一代的测序技术主要指 Sanger 测序法，是细菌鉴定常用的方法，可通过 16S rRNA 基因序列分析（16S rRNA gene sequence analysis）进行菌种测定，使用 16S rRNA 保守区的通用引物进行扩增可分离并测序细菌，其可变区引物扩增则可鉴定细菌的属或种，通过与 16S rRNA 数据库中序列的比对，实现细菌的快速分类与鉴定。二代测序技术（next generation sequencing，NGS）又称高通量测序技术，以能一次对几十万到几百万条 DNA 分子进行序列测定和一般读长较短为标志。NGS 在临床微生物检测中的应用是多方面的，其中以 NGS 为基础的宏基因组测序可通过分析患者样本中的病原体核酸信息进行感染性疾病的诊断。第三代测序技术即单分子实时 DNA 测序，无须 PCR 反应，高通量，但成本较高，目前尚未广泛应用。

(3)核酸杂交技术：应用放射性核素或生物素、地高辛、辣根过氧化物酶、荧光素等非放射性物质标记致病菌已知序列的核酸片段作为 DNA 探针，根据碱基配对原则与待检标本中同源或部分同源的靶核酸形成杂交体。通过检测杂交信号，鉴定标本中有无相应的致病菌。常用核酸杂交技术有斑点杂交、原位杂交、Southern 和 Northern 印迹杂交等。此技术可用于检测结核分枝杆菌、幽门螺杆菌和空肠弯曲菌。

(4)等温扩增技术：包括链置换扩增（strand displacement assay，SDA）、转录介导扩增（transcription mediated amplification，TMA）、核酸序列扩增法（nucleic acid sequence-based amplification，NASBA）和环介导等温扩增法（loop-mediated isothermal amplification，LAMP）等。不同于 PCR 扩增体系的热循环，该技术在等温条件下特异、高效、快速扩增标本中的病原体核酸，扩增产物通过加入荧光染料进行观察判定。

(5)其他：DNA 芯片（DNA chip）基本原理是核酸杂交，将多种致病菌的特异性 DNA 探针固定于芯片，使其与标记的标本核酸杂交，通过检测杂交信号从而一次可对多个标本中存在的多种致病菌进行快速、敏感的检测，常用于致病菌的基因分型、菌种鉴定以及耐药性诊断等。该技术具有高自动化、高通量、高敏感性和快速等优点。生物传感器（biosensor）是传感技术与分子生物学诊断技术相结合的新技术，可选择性、快速、灵敏检测标本中的病原微生物、毒素和药物等，在生物分析中应用广泛。

3. **动物实验**　用于致病菌的分离鉴定和细菌毒力检测。根据实验目的，选用易感的健康动物如小鼠、豚鼠和家兔等，采用皮内、皮下、腹腔、肌肉、静脉或脑内途径接种标本。当动物出现特定症状或死亡时，立即解剖，采集相应标本进行检测。动物实验可用于鉴定产气荚膜梭菌和炭疽杆菌；检测金黄色葡萄球菌的肠毒素和白喉棒状杆菌的白喉毒素；确定鼠疫耶尔森菌的毒力；分离斑疹伤寒立克次体。

4. **毒素测定**　内毒素的测定主要用于辅助检查患者是否存在革兰氏阴性细菌的感染，常用鲎试验检测；外毒素的测定可用于区分产毒株与非产毒株，可用 ELISA 方法进行测定。

思考题

1. 细菌感染常用的检测方法有哪些？
2. 细菌感染临床标本的采集要点和送检原则有哪些？
3. 用于细菌分离培养的培养基有哪几类？

（徐英春）

第二节　病毒感染的检测方法

作为非细胞型微生物,病毒必须在活的易感细胞中生长繁殖。病毒感染机体后可在细胞内复制并合成自身成分,形成新的子代病毒,并刺激机体产生特异性免疫应答。因此,病毒感染的检测方法包括细胞培养技术分离与鉴定病毒、免疫学技术检测病毒抗原和抗体以及分子诊断技术检测病毒核酸。

一、病毒感染临床标本的采集与送检

高质量的临床标本对于分离培养病毒,检测病毒核酸、抗原及抗体极其重要。正确采集、处理、保存和送检标本是检测成功的首要保证。在不同病程的情况下,病毒感染标志物的检测结果存在差异。例如,病毒检测在发病时和急性期大多可以检出,在前驱期可能检出,而在潜伏期、恢复期和痊愈期基本无法检出。病毒抗体的检测选取恢复期、痊愈期和急性期标本,发病时偶尔检出,潜伏期和前驱期不能检出。病毒标本采集与送检的注意事项如下:

1. **标本采集时间**　尽量在发病时、急性期或使用抗病毒药物之前采集标本。

2. **标本种类与部位**　根据病变特点采集不同标本。例如,流感病毒感染者的咽漱液或鼻咽拭子;腮腺炎病毒感染者的唾液或脑脊液;轮状病毒感染者的粪便;单纯疱疹病毒感染者的水疱液或阴道拭子;人类免疫缺陷病毒感染者的血液;狂犬病死者或动物的脑组织;病毒血症期取血液等。

3. **标本处理与保存**　标本中其他微生物的大量繁殖不利于病毒分离。易污染的标本进行病毒分离培养时,使用抗细菌或真菌药物处理并离心除去污染的细菌或真菌。无菌的血液、脑脊液可直接或稀释后接种于细胞。标本保存于 50% 甘油缓冲盐水或其他含蛋白质及抗生素的缓冲盐水或培养基中。绝大部分不能立即送检的标本置 –80℃ 保存。用于检测抗体的全血必须在冻存前分离出血清。用于细胞培养的组织在 4℃ 暂时保存,–80℃ 长期保存。应避免反复冻融,若同一份样本进行多种检测,宜分装保存。

4. **血清学标本采集**　检测病毒抗体的血清标本应在急性期和恢复期各采集一份血清,观察两份血清中抗体效价的动态变化。通常,恢复期血清抗体效价比急性期效价升高 4 倍或以上时具有诊断价值。

5. **标本送检**　病毒耐冷怕热,离体后在室温易失活,标本应低温保存并尽快送检。

二、病毒的分离培养与鉴定

分离培养指检测感染性的病毒体,需选择易感的细胞、鸡胚或实验动物进行病毒的分离培养与鉴定,是经典的病毒学诊断技术。

(一) 病毒分离培养的方法

1. **细胞培养(cell culture)**　细胞培养是分离病毒最常用的方法。根据细胞的来源、染色体特征和传代次数可分为原代细胞、二倍体细胞和传代细胞。原代细胞(primary cell)指新鲜制备源于动物或人胚组织的细胞,对多种病毒的敏感性高,可用于生产病毒疫苗,但无法持续传代培养。二倍体细胞(diploid cell)指体外分裂 50~100 代仍保持二倍染色体数目的细胞,可用于分离病毒和生产病毒疫苗。传代细胞(continuous cell)指在体外可持续传代培养的细胞,由肿瘤细胞或二倍体细胞突变形成,对病毒的易感性稳定而被广泛使用,但不能用来源于肿瘤的传代细胞生产病毒疫苗。常用分离培养病毒的细胞见表8-3。

表8-3 病毒培养常用细胞举例

病毒	培养细胞
流感病毒	PMK(原代猴肾细胞)、MDCK(狗肾传代细胞)
呼吸道合胞病毒	HeLa(人宫颈癌细胞)、HEp-2(人喉癌细胞)
腺病毒	HEp-2、HEK(人胚肾细胞)
肠道病毒	PMK、HEL(人胚肺二倍体细胞)
巨细胞病毒	HFF(人包皮成纤维细胞)、人胚肺成纤维细胞(MRC-5)
麻疹病毒	PMK、HEK
单纯疱疹病毒	HFF、Vero(非洲绿猴肾细胞)
日本脑炎病毒	C6/36(白纹伊蚊细胞)、BHK-21(幼仓鼠肾细胞)、Vero
人类免疫缺陷病毒	H9(人急性淋巴母细胞白血病细胞)、艾滋病患者外周血细胞

2. **鸡胚接种(embryonated egg inoculation)** 有些病毒如正黏病毒、痘病毒和疱疹病毒等可用受精鸡蛋形成的鸡胚进行分离。依据病毒种类选用不同胚龄的鸡胚,接种于不同部位包括绒毛尿囊膜、尿囊腔、羊膜腔和卵黄囊。目前,鸡胚仅用于分离流感病毒,初次分离时接种羊膜腔,传代适应后可移种尿囊腔。

3. **动物接种(animal inoculation)** 用动物分离病毒是最早采用的病毒培养方法。根据病毒的嗜性选取敏感的动物和合适的途径进行病毒接种,观察动物发病情况,采集病变标本进行病毒鉴定。

(二)细胞培养病毒的检测

1. **病毒在细胞内增殖的指征** 不同病毒在易感细胞内增殖产生多种作用:

(1)细胞病变(cytopathic changes):病毒在细胞内增殖引起的细胞病变称细胞病变效应(cytopathic effect,CPE)。常见的细胞形态改变如细胞变圆、崩解或脱落、聚集、融合或形成包涵体等,在光学显微镜下观察。对于引起特征性CPE的病毒,结合临床可做出初步判断。

(2)红细胞吸附(hemadsorption):有些病毒感染细胞的细胞膜上出现病毒的血凝素,能吸附人、鸡、豚鼠等多种红细胞,称红细胞吸附。特异性抗血清能中和病毒的血凝素,抑制红细胞吸附,称为红细胞吸附抑制(hemadsorption inhibition)。常用作含血凝素的正黏病毒和副黏病毒增殖或存在的指征。

(3)病毒干扰:某些病毒如风疹病毒感染细胞后不产生细胞病变,但可干扰其后另一种病毒在该细胞内的增殖及病变效应的形成,称为病毒干扰。

2. **病毒数量和感染性的测定** 反映病毒数量或感染性强弱的指标如下:

(1)噬斑形成单位(plaque forming unit,PFU):空斑试验测定病毒感染细胞后引起局灶性病变的数量。将病毒稀释后加入单层细胞,待病毒吸附至细胞后,以融化的琼脂覆盖,继续培养。病毒增殖产生细胞病变而致细胞脱落,由于琼脂的限制作用,形成肉眼可见的局灶性病变(噬斑)。一个噬斑是由一个感染性病毒增殖形成,称为噬斑形成单位,以每毫升标本中噬斑形成单位计算感染性的病毒量,即PFU/ml表示。可用中性红染色活细胞,噬斑未着色,则噬斑易计数。

(2)半数组织培养物感染量(50% tissue culture infective dose,$TCID_{50}$):测定病毒感染细胞后能引起半数细胞发生病变的最小病毒量。将病毒做10倍系列稀释,取不同稀释度的病毒接种于细胞,连续观察细胞病变,计算感染50%细胞所对应的稀释度,即为$TCID_{50}$。

(3)感染复数(multiplicity of infection,MOI):指病毒数量与靶细胞数量的比值,作为病毒感染性的定量检测。

此外,病毒悬液经高度浓缩和纯化后,可用电子显微镜直接观察病毒的形态和大小。对不能形成明显细胞病变的病毒,利用其特异性抗体进行免疫荧光或免疫酶染色,检测细胞内的病毒抗原,以及采用分子诊断技术检测病毒核酸。

三、病毒形态学检查方法

1. 光学显微镜(light microscopy)技术　利用光学显微镜可观察病毒感染的细胞形态和包涵体。有些病毒感染的细胞内出现大小和数量不同、嗜酸或嗜碱性染色的斑块称为包涵体。包涵体多呈圆形或卵圆形,位于胞质(如狂犬病毒)、胞核(如疱疹病毒)或胞质和胞核内均有(如麻疹病毒)。包涵体的形成可作为病毒感染的辅助诊断。

2. 电子显微镜(electron microscopy)技术　该技术可快速、直接观察病毒的大小及形态,特别适用于临床诊断病毒性腹泻和疱疹病毒或痘病毒造成的皮肤病损。电镜技术要求标本中病毒含量高(10^7颗粒/ml以上),含量低的标本先浓集病毒再观察。此外,可用标记的特异性抗体与标本作用,形成病毒-抗体复合物,电镜观察则明显提高检测敏感性并具有特异性,称为免疫电镜(immuno-electron microscopy)技术。甲型肝炎病毒、乙型肝炎病毒、轮状病毒和诺如病毒等均是利用电镜首次发现。

3. 荧光显微镜(fluorescence microscopy)技术　该技术是基于病毒荧光染色的显微镜观察。标本用荧光染料染色或与荧光素标记的病毒特异性抗体反应,在荧光显微镜或共聚焦显微镜(confocal microscopy)下可观察到不同颜色的荧光(如红色、绿色和蓝色等),做出病毒感染的特异性诊断。

四、病毒抗原和抗体检测方法

病毒在感染细胞内合成自身成分如各种抗原,并刺激机体产生特异性抗体和细胞免疫应答。采用免疫学方法检测病毒的抗原或抗体已广泛用于诊断病毒感染性疾病,具有快速、敏感和特异等优点。

(一)病毒抗原的检测

1. 免疫荧光分析(immunofluorescence assay,IFA)　最常用的快速诊断方法之一。直接免疫荧光技术用荧光素标记的特异性抗体检测标本中的病毒抗原。间接免疫荧光技术先用特异性抗体与标本中的病毒抗原反应,再用荧光素标记的抗体与特异性抗体作用从而识别病毒抗原,具较高的敏感性。该技术常用于检测单纯疱疹病毒、水痘-带状疱疹病毒、流感病毒、副流感病毒、呼吸道合胞病毒、偏肺病毒和腺病毒等。

2. 酶联免疫检测(enzyme-linked immunoassay,EIA)　通过捕获抗体将标本中的病毒抗原固定于固相基质(微孔板孔内、磁粒或磁珠),加入酶标记的特异性抗体和相应底物,酶催化底物呈色。该技术用于检测乙型肝炎病毒的表面抗原和e抗原、丙型肝炎病毒核心抗原和人类免疫缺陷病毒p24抗原等。

3. 化学发光免疫测定(chemiluminescence immunoassay,CLIA)　将具有高灵敏度的化学发光测定技术与高特异性的免疫反应相结合,用于各种抗原、半抗原、抗体等的检测分析技术,具有高灵敏度、选择性较好、仪器操作简单、分析速度快、线性范围宽等优点。在医学等领域应用愈来愈广泛,临床可用于肝炎病毒抗原检测。

4. 颗粒凝集检测(particle agglutination assay)　乳胶颗粒作为特异性抗体的载体,与相应病毒抗原反应,乳胶颗粒发生凝集,形成肉眼可见的团块。此法具有简便、快速、特异和敏感等优点,用于检测轮状病毒。乳胶颗粒也可偶联病毒抗原以检测标本中的抗体。

5. 免疫层析法(immunochromatography)　可实现快速检测的诊断技术,可用于检测甲型流感病毒和轮状病毒。一次性试验条的一端浸渍颜色指示剂标记的病毒特异性抗体,捕获抗体固定于检测区。标本中的病毒抗原与特异性抗体结合,毛细管作用迁移至检测区,被捕获抗体固化而呈色。未结合的标记颜色指示剂的特异性抗体继续前移,被其抗体固化而呈色为阳性对照带,出现 2 条色带为阳性结果,表明标本中存在病毒抗原。

(二) 病毒抗体的检测

血清、血浆和脑脊液等临床标本可用于检测病毒抗体。在病毒感染急性期,检测特异性抗体特别适用于分离培养困难的病毒、培养时间较久的病毒或检测时病毒分泌已经停止如甲型肝炎病毒、风疹病毒和细小病毒 B19 等。抗体的检测对于诊断和筛查人类免疫缺陷病毒和丙型肝炎病毒等持续性感染也很必要,病毒复制与抗体出现并存。病毒抗体的检测结果需结合患者临床症状、病史以及其他信息作为传染病的辅助诊断。

1. **酶联免疫检测(EIA)** 采用合成多肽或重组抗原代替病毒裂解物以及信号检测方法的改进使得该技术能够更加敏感、特异、快速地检测病毒抗体。固相酶联免疫的方法分为 3 种类型:①病毒抗原固定于基质,标本中的抗体与其结合后被酶标记抗体所识别(间接法);②固定的抗人免疫球蛋白捕获标本中的特异性抗体,该抗体再与病毒抗原和标记抗体反应(捕获法);③标记抗体与标本中的特异性抗体同固定的病毒抗原竞争结合(竞争法)。

2. **中和试验(neutralization test)** 指特异性的抗病毒血清(中和抗体)与病毒作用,能够抑制病毒对易感细胞的吸附、穿入,使其失去感染性。中和抗体在病毒感染后的机体内存在时间较长,该试验是鉴定病毒和抗体的可靠方法。

3. **补体结合试验(complement fixation test)** 包括病毒抗原 - 抗体系统和补体 - 羊红细胞指示系统。病毒感染机体后补体结合抗体出现早,维持时间短,用于早期诊断。补体结合试验可用于流行病学调查、疫苗效果观察、疾病回顾性诊断以及某些病毒抗原的鉴定。

4. **蛋白印迹法(Western blotting)** 将病毒蛋白经聚丙烯酰胺凝胶电泳分离,转移至硝酸纤维素膜或尼龙膜上,与含特异性抗体的血清标本反应,再与辣根过氧化物酶或碱性磷酸酶标记的抗体作用,采用酶的相应底物进行呈色或化学发光。该法用于确证人类免疫缺陷病毒和丙型肝炎病毒的感染。

5. **其他** 红细胞吸附抑制试验确证流感病毒感染;免疫荧光检测 EB 病毒感染;乳胶凝集试验是临床快速诊断病毒性疾病和流行病学调查的常用方法。

五、病毒核酸检测方法

分子诊断技术检测病毒核酸的方法主要包括核酸扩增和核酸杂交,提供定性、定量的检测结果。该技术可了解病毒感染的进程,监测抗病毒治疗的效果,预测疾病的传播以及鉴定新病毒等。

1. **核酸扩增** 聚合酶链反应是敏感、快速的诊断方法,可直接扩增病毒 DNA,而 RNA 在 PCR 扩增前需逆转录为互补 DNA(逆转录 PCR)。多重 PCR 可在一份标本中检测多种病毒。广范围 PCR (broad-range PCR)可直接从临床标本中检测新的、难培养或无法培养的病毒。实时荧光定量 PCR 不仅更加敏感和特异,而且可对起始模板进行定量分析。连接酶链反应和环介导等温扩增能快速扩增病毒 DNA。核酸序列扩增法利用逆转录酶、RNA 聚合酶和核酸酶,适用于检测 RNA 病毒。转录介导扩增利用 RNA 聚合酶和逆转录酶扩增 RNA,检测和定量人类免疫缺陷病毒和丙型肝炎病毒的核酸序列。

2. **核酸杂交** 该技术检测病毒具有很高的敏感性和特异性。将标记探针与待测标本在一定条件下进行杂交,根据杂交信号检测结果,判断标本中是否存在互补的病毒核酸。支链 DNA(branched DNA,bDNA)是改良的核酸杂交技术,指人工合成带侧链的 DNA 片段,每个侧链都可标记被激发的标记物。bDNA 信号放大系统检测标本中病毒核酸时,靶核酸不被扩增,是通过多个探针组成逐级信号放大体系而放大靶核酸信号。杂交捕获系统(hybrid capture system)利用化学发光进行检测的抗体捕获液相杂交方法,用于检测宫颈标本中人乳头瘤病毒 DNA。

3. **二代测序**(next generation sequencing,NGS)　可测定病毒核酸片段的碱基排列顺序,NGS 技术以其速度快、准确率高、成本低等优点,在感染性疾病中发挥了越来越重要的作用。主要应用于病毒快速检测、基因型分析、耐药突变检测,以及监测病毒在宿主体内演化(乙肝病毒,艾滋病毒)等,对于临床诊疗有重要的辅助价值。

4. **其他**　在粪便标本中提取轮状病毒的核酸,直接经聚丙烯酰胺凝胶电泳对核酸片段进行 RNA 电泳图分析。基因芯片(gene chip)又称微阵列(microarray)不仅可高通量检测病毒而且可确定耐药病毒的基因型别。液态芯片整合了多重 PCR 技术和荧光编码微球检测系统,在单样本中可同时检测及定量超过 100 种被分析物,已成功用于呼吸道病毒感染的诊断和人乳头瘤病毒的分型。

思考题

1. 病毒感染常用的检测方法有哪些?
2. 病毒感染临床标本的采集要点和送检原则有哪些?
3. 病毒核酸检测方法包括哪几种?

(徐英春)

第三节　寄生虫感染的检测方法

在寄生虫感染中,从患者的粪便、血液、体液或病变部位的组织活检标本中找到虫体或虫卵是确诊的依据,但病原学检查对检测人员要求较高,费时费力,且敏感性有限,近年来随着免疫学和分子生物学技术的发展,通过对抗原抗体的检测或核酸的检测可以用来确定是否有病原体存在,从而达到辅助诊断的目的,这种方法敏感性和特异性较高,易于标准化,从而弥补了病原学诊断的不足。本节主要对寄生虫感染的病原学、免疫学和分子生物学等检测方法进行介绍。

一、寄生虫感染临床标本的采集与送检

(一)标本种类

根据寄生虫的种类、在人体的发育阶段和寄生部位的不同,可采集相应的标本,其中常见的标本种类见表 8-4。

(二)标本采集及送检要求

原则上标本采集尽量在疾病发作期以及用药前进行,采集后立即送检,不同标本类型以及不同种类寄生虫的活动周期性会对标本有不同的要求。

1. **粪便检查**　是诊断寄生虫病常用的病原学检测方法。要取得准确的结果,粪便必须新鲜,24h 内送检。如果检查肠内原虫滋养体,最好立即送检,或暂时保存于 35~37℃待查。盛粪便的容器须洁

净、干燥,并防止污染;粪便不可混入尿液及其他体液,以免影响检查结果。某些药物或化学成分可能会影响粪便检查结果,如抗酸剂、高岭土、矿物油和其他油性物质、不可吸收的止泻药、钡或铋(清除作用需要 7~10d)、抗生素(2~3 周)和胆囊造影剂(3 周)等,需在用药前或药效消除后再采集粪便送检。如果首次粪便检查阴性,可间隔 2~3d 后再次采样送检。

表 8-4   寄生虫检查标本种类

标本种类	寄生虫检查
粪便	肠道寄生虫
血液	疟疾、丝虫微丝蚴、巴贝虫、锥虫
痰液	肺吸虫卵、溶组织内阿米巴、棘球蚴的原头蚴、粪类圆线虫幼虫、蛔蚴、钩蚴、尘螨等
十二指肠液和胆汁	蓝氏贾第鞭毛虫滋养体、华支睾吸虫卵、肝片吸虫卵和布氏姜片吸虫卵等,在急性阿米巴肝脓肿患者胆汁中偶可发现大滋养体
尿液	埃及血吸虫卵、阴道毛滴虫、微丝蚴
鞘膜积液	班氏丝虫微丝蚴
阴道分泌物	阴道毛滴虫
骨髓穿刺	杜氏利什曼原虫无鞭毛体
淋巴结穿刺	利什曼原虫
肌肉活检	旋毛虫幼虫、并殖吸虫、裂头蚴、猪囊尾蚴
皮肤及皮下	并殖吸虫、裂头蚴、囊尾蚴、皮肤利什曼原虫、蠕形螨、疥螨等
直肠黏膜	日本血吸虫卵、溶组织内阿米巴

2. **血液检查**　对现症患者一般可随时采血。如果怀疑疟原虫或巴贝虫感染应尽快采集标本送检,以免延误病情。由于虫体在血液内的波动性,应在 2~3d 内每隔 8~12h 多次采集标本送检以提高检出率。对典型发作的间日疟及三日疟患者,应选择发作后数小时采血,恶性疟原虫在发作初期采血可见大量环状体,1 周后采血可见配子体。由于微丝蚴有夜现或昼现周期性,夜现微丝蚴取血时间以 21:00~ 次日凌晨 2:00 为宜,昼现微丝蚴白天取血。一般采集静脉血即可,但对于某些寄生虫病(如疟疾),采血管中的抗凝剂会影响虫体染色和形态,因此采血后应立即涂片染色,或者采集指血检测。

3. **其他**　痰液最好在清晨活动前取样,合格的痰液标本应尽量取下呼吸道标本,而不是混杂大量唾液的标本。尿液中检出埃及血吸虫卵是其确诊依据之一,而埃及血吸虫卵在中午前后排卵增加,所以最好在中午留取尿液标本检测。

二、寄生虫病原学检查方法

在寄生虫感染中查出寄生虫病原体是确诊的依据。根据寄生虫的种类、在人体的发育阶段和寄生部位的不同可采集相应的标本(粪便、血液、阴道分泌物、尿液、痰液、骨髓及活检组织等),采取不同的检查方法。

(一)粪便检查

1. **直接涂片法**　用以检查蠕虫卵、原虫的包囊和滋养体以及部分吸虫卵。蠕虫卵检查时滴一滴生理盐水于洁净的载玻片上,挑取绿豆大小粪便在生理盐水上涂抹均匀,一般在低倍镜下观察,如用高倍镜需加盖片。原虫活滋养体检查同上,包囊需采用碘液染色检查,以一滴碘液代替生理盐水,其余步骤同上。

2. **浓聚法** 包括沉淀法、浮聚法和尼龙袋聚卵法。沉淀法是利用原虫包囊和某些蠕虫卵的相对密度大可沉淀于水底,常用的方法有重力沉淀法、离心沉淀法、汞碘离心沉淀法和醛醚沉淀法。浮聚法是利用相对密度较大的液体,使原虫包囊或蠕虫卵上浮,集中于液体表面,常用的方法有饱和盐水浮聚法、硫酸锌离心浮聚法和蔗糖离心浮聚法。尼龙袋集卵法主要用于血吸虫卵的浓集,具有快速、虫卵丢失少等优点。

3. **毛蚴孵化法** 常与自然沉淀法或尼龙袋集卵法联用于血吸虫感染的诊断。血吸虫病患者粪便中虫卵较少,直接涂片法不易检出,但其毛蚴在温度 20~30℃,pH 7.5~8.0 的清水中能在短时间内孵化,经 4~6h 后用肉眼或放大镜观察,如见水面下有白色点状物作直线来往游动,即为毛蚴。如无毛蚴,24h 内每隔 4~6h 观察一次。

4. **钩蚴培养法** 在适宜的温度和湿度条件下,钩虫卵在数日内发育并孵出幼虫,一般在 3~5d 后,可用肉眼或放大镜观察,检出率优于直接涂片法和饱和盐水浮聚法,孵出的丝状蚴可作虫种鉴定。临床上为了及时报告致病原虫,可于培养 48h 后镜检。

5. **带绦虫孕节检查法** 绦虫节片用清水洗净,置于两节玻片之间,轻轻压平,对光观察内部结构,并根据子宫分支情况鉴定虫种。也可以用注射器从孕节后端正中部插入子宫内徐徐注射碳素墨水或卡红,待子宫分支显现后计数。

6. **肛门拭子法** 适用于肛周产卵(蛲虫)或常在肛门附近发现虫卵(带绦虫卵)的寄生虫感染的检查。包括棉签拭子法和透明胶纸法。

7. **定量透明法** 用于粪便内各种蠕虫卵的检查及计数。其原理是利用粪便定量或定性厚涂片,以增加视野中虫卵数,可作虫卵定量检查。经甘油和孔雀绿处理,使粪膜透明,从而使粪渣与虫卵产生鲜明的对比,便于光线透过和镜检。

8. **虫卵计数法** 用于估计人体内寄生虫的感染度,常用司徒尔(Stoll)法。由于粪便的性状明显影响估算结果,因此不成形的粪便的虫卵数应再乘粪便性状系数,即半成形粪便 ×1.5,软湿形粪便 ×2,粥状粪便 ×3,水泻粪便 ×4。

9. **淘虫检查法** 用于监测驱虫药疗效,取患者服药后 24~72h 的全部粪便,加水搅拌,用 40 目铜筛或纱布滤出粪渣,经水反复冲洗后,倒在盛有清水的大玻璃器皿中,器皿下衬以黑纸,检出混杂在粪渣中的虫体进行鉴别。

(二) 血液检查

血液检查是诊断疟疾、丝虫病、巴贝虫、锥虫的基本方法。厚、薄血膜染色镜检是目前最常用的方法。薄血膜中虫体形态完整、典型,容易识别和鉴别虫种,但原虫密度低时,容易漏检。厚血膜由于原虫比较集中,易检获,但染色过程中红细胞溶解,虫种鉴别较困难,因此,最好同时制作厚、薄两种血膜。

1. **疟原虫** 从受检者外周血中检出疟原虫是疟疾确诊的依据,厚、薄血膜涂片染色镜检仍是目前临床应用最广泛的方法。该方法优点在于能判别疟原虫种类,但低密度原虫血症时容易造成漏诊。取血时间以寒热发作数小时后为宜,用抗凝血离心后取上层红细胞涂片可提高检出率。

2. **微丝蚴** 由于微丝蚴有夜现或昼现周期性,夜现微丝蚴取血时间以 21：00~ 次日凌晨 2：00 为宜,昼现微丝蚴白天取血。可采用厚、薄血膜检查和活微丝蚴浓集法,浓集法离心沉淀后,取沉渣镜检,发现蛇形游动的微丝蚴后,如需鉴定虫种,可再干燥、固定、染色。

3. **巴贝虫** 血涂片染色镜检是最常用的方法,巴贝虫对红细胞的感染较疟原虫高,血涂片可查见原虫的持续时间从 3 周到 12 周,脾切除患者可长达 7 个月,形态上需与恶性疟原虫相鉴别,当虫血密度较低时容易误诊,需采用免疫学或分子生物学方法进一步检查。

4. **锥虫** 薄血膜和厚血膜的染色镜检是常用的检测方法,但在病程早中期血液中虫体数量较少,检测困难,每日重复检查可提高检出率,也可采用浓集法如血细胞比容管浓集法结合涂片染色镜检提高检测的敏感性。

（三）体液检查

痰中可检查肺吸虫卵、溶组织阿米巴滋养体、棘球蚴的原头蚴、粪类圆线虫幼虫、蛔蚴、钩蚴、尘螨等，十二指肠引流液和胆汁可检查蓝氏贾第鞭毛虫滋养体、华支睾吸虫卵、肝片吸虫卵和布氏姜片虫卵，在急性阿米巴肝脓肿患者胆汁中偶可发现大滋养体；尿液离心沉淀后可检查阴道毛滴虫、微丝蚴、埃及血吸虫卵等；鞘膜积液主要用于检查班氏微丝蚴；阴道分泌物主要用于检查阴道毛滴虫。

（四）活检组织

主要用于组织内寄生虫如囊虫病、旋毛虫病的检测。骨髓穿刺主要检查杜氏利什曼原虫无鞭毛体；淋巴结穿刺主要用于检查利什曼原虫和丝虫成虫；肌肉活检主要用于检查旋毛虫幼虫、并殖吸虫、裂头蚴、猪囊尾蚴；皮肤活检主要用于检查囊尾蚴、裂头蚴、并殖吸虫、皮肤利什曼原虫、蠕形螨和疥螨；直肠黏膜主要用于检查日本血吸虫和溶组织内阿米巴。

三、寄生虫免疫学检测方法

由于寄生虫的病原学检测费事费力、敏感性低，在感染早期、轻度感染、单性感染（仅有雄虫）、隐性感染或由于特殊的寄生部位而使病原检查十分困难，因此迫切需要简便、快速、准确的免疫学检测方法。免疫学检测方法采用抗原抗体反应原理，敏感性和特异性较高，弥补了病原学诊断的不足，近年发展起来的蛋白质芯片技术可望为寄生虫感染的免疫诊断带来突破。

（一）凝集反应

凝集反应是指颗粒性抗原与相应抗体在适当的电解质存在下结合后，发生肉眼可见的凝集反应，属于定性检测方法和半定量检测方法。目前对于血吸虫病应用纯化虫卵抗原间接血凝实验，此外还用于疟原虫、猪囊虫、旋毛虫、肺吸虫、阿米巴虫、弓形虫、肝吸虫的检测。

（二）沉淀反应

沉淀反应是指可溶性抗原与相应抗体结合后形成不溶性沉淀物。寄生虫检测中常用的有环卵沉淀试验。目前在基本消灭血吸虫病地区，已广泛应用环卵沉淀试验作为综合查病方法之一。

（三）免疫电泳技术

免疫电泳技术是将电泳分析与沉淀反应相结合的一种免疫学分析技术。这种技术有两大优点，一是加快了沉淀反应的速度，二是将某些蛋白组分利用其带电荷的不同而将其分开，再分别与抗体反应，以此作更细微的分析。目前可用于血吸虫病、并殖吸虫病、阿米巴病、锥虫病、旋毛虫病、血吸虫病等的血清学诊断。

（四）免疫标记技术

免疫标记技术是指用荧光素、放射性同位素、酶、胶体金及化学（生物）发光剂等作为示踪物标记抗原或者抗体，然后再通过检测标记物来观察抗原抗体反应的实验技术。免疫标记技术不仅极大地提高了抗原抗体反应的敏感性，以便对微量物质进行定性或定量检测，而且结合显微镜或电镜技术，能对待测物进行精确的定位检测。免疫标记技术有免疫荧光技术、放射免疫技术、酶免疫技术和胶体金技术等。目前应用较多的为疟疾、丝虫病、血吸虫病、并殖吸虫病、华支睾吸虫病、棘球蚴病、弓形虫病、阿米巴病、蛔虫病、旋毛虫病等的诊断。

（五）蛋白质芯片技术

是一种将大量的蛋白分子有规律地固定在某种固相介质上，利用蛋白质与蛋白质、酶和底物以及蛋白质与其他分子间的相互作用进行检测分析的一项技术，具有高通量、高效、快速、样本量少、操作相对简便的特点。寄生虫独特的发育过程使不同发育阶段虫体蛋白及分泌产物具有很大差异，蛋白芯片技术的应用对探索寄生虫生长发育、定植入侵、免疫逃避和免疫抑制等具有重要意义，为寄生虫病的早期诊断及治疗，寻找新的药物靶点等提供平台。

四、寄生虫分子生物学检测方法

分子生物学检测方法在寄生虫感染检测中的应用包括聚合酶链反应(polymerase chain reaction，PCR)检测技术、DNA探针技术、DNA芯片技术等。每一种寄生虫都有其特定的核酸序列，检测其特有的核酸序列与检测虫体具有同样的诊断价值，可以作为确诊依据。当血中原虫密度较低时，病原学检测较为困难，核酸检测技术敏感性较高，能够大幅度提高检测效率。

思考题

1. 寄生虫感染常用的检测方法有哪些？
2. 寄生虫感染临床标本的采集要点和送检原则有哪些？
3. 常用于寄生虫检查的标本种类有哪些？

(徐英春)

第九章
感染性疾病的流行病学与临床

第一节　感染性疾病的流行病学

感染性疾病的流行病学（epidemiology of infectious diseases）是现代流行病学的重要组成部分。感染性疾病在人群中发生、发展和转归的过程即为感染性疾病的流行过程。感染性疾病流行过程的发生需要有三个基本条件，包括传染源、传播途径和易感人群。这三个环节必须同时存在，若切断任何一个环节，流行即告终止。感染性疾病的流行过程本身又受自然因素、社会因素和个人行为因素的影响。

一、流行过程的三个基本环节

（一）传染源
病原体在体内生长繁殖并能将其排出体外的人和动物即为传染源（source of infection）。传染源包括患者、隐性感染者、病原携带者和受感染动物。

1. **患者**　患者是大多数传染病重要的传染源。不同病期的患者其传染强度可有不同。一般情况下，以发病早期的传染性最大。慢性患者可长期排出病原体，成为长期传染源。

2. **病原携带者**　无临床症状而能排出病原体的个体称为病原携带者（pathogen carriers），是重要的传染源。病原携带者作为传染源的意义取决于排出病原体的数量、携带时间、携带者的职业、人群生活环境和卫生习惯等。

3. **隐性感染者**　某些传染病如流行性脑脊髓膜炎、脊髓灰质炎等，隐性感染者是重要的传染源。

4. **受感染的动物**　以啮齿类动物最为常见，其次是家畜、家禽。这些以动物为传染源传播的疾病，称为动物疫源性传染病。有些动物本身发病，如狂犬病、鼠疫、布鲁菌病等；有些动物不发病，表现为病原携带状态，如地方性斑疹伤寒、恙虫病、流行性乙型脑炎等。以野生动物为传染源传播的疾病，称为自然疫源型传染病，如鼠疫、钩端螺旋体病、肾综合征出血热、森林脑炎等。由于动物传染源受地理、气候等自然因素的影响较大，动物源性传染病常存在于一些特定的地区，并具有严格的季节性。

（二）传播途径
病原体从传染源排出后再侵入其他易感者的途径称为传播途径（route of transmission）。同一种传染病可有多种传播途径。

1. **呼吸道传播**　病原体存在于空气中的飞沫或气溶胶中，易感者吸入时获得感染，如新型冠状病毒肺炎、肺结核、传染性非典型肺炎、禽流感等。

2. **消化道传播**　包括经水的传播（water-borne transmission）和食物传播（food-borne transmission）。水源受病原体污染，可发生感染病流行。不少肠道传染病，如霍乱、伤寒等，可经水传播。动植物食品在贮藏、运输和加工过程中被病原体污染，以及患病动物的肉、蛋、奶及其制品，鱼、蟹、虾等水产品本身携带病原。当人生吃或食半熟含病原或被病原污染的食物被感染即为食物传播，如沙门菌、痢疾等。

3. **接触传播**　病原体通过媒介物直接或间接接触而导致的传播称为接触传播,如钩端螺旋体病、血吸虫病和钩虫病。不洁性接触可传播 HIV、HBV、HCV、梅毒螺旋体、淋病奈瑟菌等。日常生活中的密切接触可传播新型冠状病毒肺炎、流行性感冒等。

4. **血液传播**　病原体存在于携带者或患者的血液中,经输血及血制品、单采血浆、器官和骨髓移植传播,称为血液传播。如 HBV、HCV 和 HIV 等可经血液传播。

5. **虫媒传播**　被病原体感染的吸血节肢动物,如按蚊、人虱、鼠蚤、白蛉、硬蜱和恙螨等,于叮咬时把病原体传给易感者,可分别引起疟疾、流行性斑疹伤寒、地方性斑疹伤寒、黑热病、莱姆病和恙虫病等。根据节肢动物的生活习性,往往有严格的季节性,有些病例还与感染者的职业及地区相关。

6. **医源性传播**　指在医疗工作中人为造成的某些传染病的传播。一类是指易感者在接受治疗、预防、检验措施时,由于所用器械受医护人员或其他工作人员的手污染而引起的传播,如 HBV、HCV、HIV 的传播等。另一类是药品或生物制品受污染而引起的传播,如输注因子Ⅷ制剂引起艾滋病等。

上述途径传播统称为水平传播(horizontal transmission)。有血缘关系的亲代将携带的病原传播给下一代称为垂直传播(vertical transmission),如可通过母婴传播的 HBV、HCV 和 HIV 等。母婴传播又包括宫内感染胎儿,产程感染新生儿和生后哺乳密切接触感染婴幼儿。发生在产前的传播常称为宫内感染。婴儿出生前经母亲或父亲获得的感染称为先天性感染(congenital infection),如梅毒、弓形虫病等。

(三) 易感者

对某一感染性疾病缺乏特异免疫力的人称为易感者(susceptible person)。易感者在某一特定人群中的比例决定该人群的易感性。易感者在人群中达到一定水平时,如有传染源和合适的传播途径,则容易发生该病的流行。某些病后免疫力较巩固的传染病(如麻疹、水痘、乙型脑炎等),经一次流行之后,需待几年后当易感者比例再次上升至一定水平时,才会发生另一次流行。这种现象称为传染病流行的周期性(periodicity)。在普遍推行人工主动免疫的情况下,可把某种传染病的易感者水平始终保持很低,从而阻止其流行周期性的发生。

二、影响流行过程的因素

(一) 自然因素

自然环境中的各种因素,如地理、气象和生态等,对感染病流行的发生和发展有重要影响。寄生虫病和虫媒感染病对自然条件依赖性尤为明显。感染病的地区性和季节性与自然因素密切相关,如我国北方有黑热病地方性流行区、南方有血吸虫病地方性流行区,疟疾、乙型脑炎的严格夏秋季发病分布都与自然因素有关。自然因素可直接影响病原体在外环境中的生存能力,如钩虫病少见于干旱地区。机体非特异性免疫力降低可促进流行过程的发展,如寒冷天气可减弱呼吸道抵抗力,炎热天气可减少胃酸的分泌等。某些自然生态环境为感染病在野生动物之间的传播创造了良好的条件,如鼠疫、恙虫病和钩端螺旋体病等,人类进入这些地区时亦可受感染,称为自然疫源型传染病或人兽共患病(zoonosis)。

(二) 社会因素

包括社会制度、经济状况、生活条件和文化水平等,对传染病流行过程有重大影响。新中国成立后,社会制度使人民生活、文化水平不断提高,施行计划免疫,已使许多传染病的发病率明显下降或接近被消灭。由于改革开放,市场化经济政策的实施,在国民经济日益提高的同时,因人口流动、生活方式、饮食习惯的改变和环境污染等,有可能使某些传染病的发病率升高,如结核病、艾滋病、并殖吸虫病和疟疾等。

(三) 个人行为因素

人类自身不文明、不科学的行为和生活习惯,也有可能造成传染病的发生与传播。这些行为和习惯往往体现在旅游、集会、日常生活、豢养宠物等过程中。因此，个人旅游应有的防病准备、公共场合的卫生防范、居家卫生措施、自身健康教育均显示了其重要性。

三、流行的传播方式

（一）共同来源传播

一组感染者同时暴露于共同的感染源，并经相同传播途径而引起感染病的传播称为共同来源传播，有下列三种情况：

1. 同源一次暴露　易感者在相同时间内暴露，发病时间也集中于同一个潜伏期内，发病数骤然上升并迅速达到高峰，随后很快下降。多见于水或食物的一次性污染所致的感染病暴发流行。

2. 重复暴露　同一暴露因素间隔一定的时间再次发生，每暴露一次出现一个发病高峰。如一次强降雨可能导致 1 次钩端螺旋体病暴发，2 次或多次的强降雨会导致多次暴发。

3. 同源持续暴露　同一暴露因素在一段时间持续存在，发病时间持续较长，病例数骤然升高并持续较长时间后逐渐下降。

（二）连续传播

致病性病原从一个易感者体内传至另一易感者体内，不断形成新感染者的过程即为连续传播（continuous transmission）。最初病例称为原发病例，其后一个最短潜伏期内发病者为同发病例，经一个最短潜伏期之后发病者为续发病例。在连续传播中常有"代"现象，即为原发病例的易感者接触发病后作为新的传染源，实现新的传播过程。潜伏期较短的感染病发生连续传播时，流行曲线呈波浪形，"波"代表连续传播的"代"，两个波峰之间的间隔为平均潜伏期。潜伏期较长的感染病，病例数缓慢增多，整个流行过程持续时间较长，流行曲线呈较宽的高峰波形或不规则形。

（三）混合传播

共同来源传播与连续传播的结合型称为混合型传播（mixed transmission），即在一次共同来源传播之后，患者作为感染源，引起连续传播。如一次水型伤寒暴发后，继续发生以日常生活接触为主要传播途径的连续传播，常见于卫生条件差的地区。

思考题

1. 感染性疾病需要具备哪些环节才能流行？
2. 请举例说明影响感染病流行的因素。

（唐　红）

第二节　感染性疾病的特征

感染性疾病有其区别于其他疾病的鲜明特征，包括基本特征和临床特点，可作为初步诊断及鉴别诊断的依据。

一、基本特征

(一) 有病原体

每种感染性疾病都是由特异性病原体(pathogen)感染引起的。病原体可以是细菌、真菌、病毒、支原体、衣原体、立克次体等病原微生物，或者是原虫、蠕虫等寄生虫。目前还证实：朊粒，一种不同于微生物和寄生虫，缺乏核酸结构的具有感染性的变异蛋白质，是人类几种中枢神经系统退行性疾病：克 - 雅病(Creutzfeldt-Jakob disease,CJD)、库鲁病及变异性克 - 雅病(variant Creutzfeldt-Jakob disease, VCJD)即人类疯牛病等的病原。历史上许多感染性疾病都是先认识其临床和流行病学特征，然后才认识其病原体。随着研究水平和诊断技术水平的不断提高和深入，对各种感染性疾病的病原体的认识也逐渐加深。特定病原体的检出在确定感染性疾病的诊断和流行中有着重大意义。

(二) 有传染性

感染性疾病中具有易于从一个宿主传给其他宿主特性的一类疾病，称为传染性疾病，具有传染性(infectivity)。例如，耳源性脑膜炎和流行性脑脊髓膜炎在临床上都表现为化脓性脑膜炎，但前者无传染性，无须隔离，后者则有传染性，必须隔离。传染性意味着病原体能通过某种途径感染他人。传染病患者具有传染性的时期称为传染期，它在每一种传染病中都相对固定，可作为隔离患者的依据之一。

(三) 有流行病学特征

感染传染病的流行过程在自然和社会因素的影响下，表现出以下流行病学特征：

1. **流行性**　传染病可以在人群中散发，也可连续传播，造成不同程度的流行。按流行过程的强度和广度，可分为散发、暴发、流行和大流行。散发(sporadic occurrence)是指某传染病在某地区的常年发病情况处于常年一般发病水平，可能是由于人群对某病的免疫水平较高，或某病的隐性感染率较高，或某病不容易传播等。暴发(outbreak)是指在某一局部地区或集体单位中，短期内突然出现许多同一疾病的患者，大多是同一传染源或同一传播途径，如食物中毒、流行性感冒等。流行(epidemic)当某病发病率显著超过该病常年发病率水平或为散发发病率的数倍。大流行(pandemic)或称世界性流行，是指某病在一定时间内迅速传播，波及全国各地，甚至超出国界或洲境，如 2003 年的传染性非典型肺炎大流行、2009 年的甲型 H1N1 流感大流行、2019 年的新型冠状病毒肺炎大流行。

2. **季节性**　不少传染病的发病率每年都有一定的季节性升高，主要原因为气温的高低和昆虫媒介的有无。如呼吸道传染病常发生在寒冷的冬、春季节，肠道传染病及虫媒传染病好发于炎热的夏、秋季节。

3. **地方性**　有些传染病或寄生虫病由于中间宿主的存在、地理条件、气温条件、人民生活习惯等原因，常局限在一定的地理范围内发生，如恙虫病、疟疾、血吸虫病、丝虫病、黑热病等。主要以野生动物为传染源的自然疫源性疾病也属于地方性传染病。

4. **外来性**　有些传染病可从国外或外地通过外来人口或物品传入而传染。

(四) 有感染后免疫

感染后免疫(post-infection immunity)是指免疫功能正常的人体经显性或隐性感染某种病原体后，都能产生针对该病原体及其产物(如毒素)的特异性免疫。通过血清中特异性抗体的检测可知其是否具有免疫力。感染后获得的免疫力和疫苗接种一样都属于主动免疫。通过注射或从母体获得抗体的免疫力都属于被动免疫。感染后免疫力的持续时间在不同传染病中有很大差异。有些传染病，如麻疹、脊髓灰质炎和乙型脑炎等，感染后免疫力持续时间较长，甚至保持终生；但有些传染病则感染后免疫力持续时间较短，如流行性感冒、细菌性痢疾和阿米巴病等。在临床上，感染后免疫如果持续时间较短，可出现下列现象：①再感染：指同一传染病在痊愈后，经过长短不等间隙再度感染，如流感、细菌性痢疾等；②重复感染：指疾病尚在进行过程中，同一种病原体再度侵袭而又感染，这在蠕虫病(如血吸虫病、并殖吸虫病、丝虫病)中较为常见,是发展为重症的主要原因,因其感染后通常不产生保护性免疫。

二、临床特征

(一)病程发展的阶段性

感染性疾病发生发展有一定的规律性,即从一个阶段进展到另一个阶段。每一种感染病的发生、发展和转归,大多可以分为以下四个阶段:

1. **潜伏期(incubation period)**　从病原体侵入人体起,至受感染者开始出现临床症状止的时期。相当于病原体在体内繁殖、转移、定位、引起组织损伤和功能改变,导致临床症状出现之前的整个过程。不同病原体感染其潜伏期长短各异,短至数小时,长至数月乃至数年。例如细菌性食物中毒潜伏期一般较短,数小时即可发病;狂犬病、艾滋病的潜伏期则可能长达数年。潜伏期患者尽管没有临床症状,但其体内有病原体活动,并且可以通过患者的体液、血液等排放到环境中,引起感染的播散。因此,了解不同感染性疾病的潜伏期对于其防治具有重要意义,是确定感染性疾病检疫期及密切接触者医学观察期的重要依据。潜伏期的长短对一些感染性疾病的诊断也有一定参考意义。

2. **前驱期(prodromal period)**　从患者开始感到不适至出现该病的明显症状时为止的一段时间,一般较短,为1~3d,称为前驱期。前驱期可出现发热、头痛、乏力、皮疹、食欲不振及肌肉酸痛等症状。前驱期的疾病表现多无特异性,为许多感染性病所共有;并非所有感染病都有前驱期,起病急骤者可无前驱期。

3. **症状明显期(period of apparent manifestation)**　急性传染病患者度过前驱期后,某些传染病,如麻疹、水痘患者往往转入症状明显期。在此期间该传染病所特有的症状和体征都通常获得充分的表现,如具有特征性的皮疹、黄疸、肝脾肿大和脑膜刺激征等。然而,在某些传染病,如脊髓灰质炎、乙型脑炎等,大部分患者可随即进入恢复期,临床上称为顿挫型(abortive type),仅少部分患者进入症状明显期。

4. **恢复期(convalescent period)**　随着患者机体免疫力增长至一定程度,体内病理生理过程基本终止,临床症状及体征基本消失,称为恢复期。在此期间体内可能还有残余病理改变(如伤寒)或生化改变(如病毒性肝炎),病原体还未完全消除(如痢疾),许多患者的传染性还要持续一段时间。

部分感染病在恢复期患者的临床症状和体征逐渐减轻,但尚未完全恢复至正常,外周血中仍可检测出病原体活动,由于病原体再度繁殖,使症状和体征再次出现或加重,并且与初发病的症状与体征相似,称为再燃(recrudescence),见于伤寒、细菌性痢疾等。而当患者进入恢复期后,症状体征已稳定或基本消失,外周血中已检测不到病原体,但由于其他组织内残存的病原体再度繁殖而使临床表现再度出现的情形,称为复发(relapse),见于疟疾等。

(二)常见的症状和体征

1. **发热(pyrexia,fever)**　大多数传染病都可引起发热,如流行性感冒、恙虫病、结核病和疟疾等。

(1)发热的程度:临床上可在口腔舌下、腋下或直肠探测体温。其中,口腔和直肠需探测3min,腋下需探测10min。如以口腔温度为标准,发热的程度可分为:①低热:体温为37.5~38℃;②中度发热:体温为38~39℃;③高热:体温为39~41℃;④超高热:体温为41℃以上。

(2)发热的过程:①体温上升期:体温可骤然上升至39℃以上,通常伴有寒战,见于疟疾、登革热等,亦可缓慢上升,呈梯形曲线,见于伤寒、副伤寒等;②极期:体温上升至一定高度,然后持续数天至数周;③体温下降期:是指升高的体温缓慢或快速下降的时期。有些传染病,如伤寒、结核病等多需经数天后才能降至正常水平;而有些传染病,如疟疾、败血症等则可于数十分钟内降至正常水平,常伴有大量出汗。

(3)发热的热型:将发热患者不同时间点的体温数值作成点线图,该曲线的不同形状称为热型,具有鉴别诊断意义。较常见的热型有五种：①稽留热（sustained fever）：体温持续在39~40℃以上达数天或数周，24h内波动范围不超过1℃。见于肺炎链球菌肺炎和伤寒等的极期。②弛张热（remittent fever）：体温常在39℃以上，而波动幅度大，24h内波动范围达1℃以上，并且最低体温仍高于正常水平。可见于败血症、伤寒（缓解期）、肾综合征出血热等。③间歇热（intermittent fever）：体温骤升达高峰，持续数小时后，骤降至正常，经过1d至数天后，又骤然升高，如此高热期与无热期反复交替发作。可见于疟疾、急性肾盂肾炎等。④回归热（relapsing fever）：体温逐渐升高达39℃或以上，持续数天后逐渐下降至正常水平，数天后又逐渐上升，可见于布鲁菌病等。若在病程中多次重复出现并持续数月之久时称为波状热（undulant fever）。⑤不规则热（irregular fever）：发热无一定规律，可于流行性感冒、败血症等。

2. **发疹**（eruption） 许多感染性疾病病程中都可出现皮疹，发热同时伴有皮疹的传染病通常称为发疹性传染病，如水痘、风疹、天花、猩红热等。发疹时可出现皮疹（rash）、分为外疹（exanthema）和内疹（黏膜疹，enanthema）两大类。出疹时间、部位和先后次序对诊断和鉴别诊断有重要参考价值。如水痘、风疹多于病程的第1天出皮疹；猩红热多于第2天；麻疹多于第3天；斑疹伤寒多于第5天；伤寒多于第6天等。水痘的皮疹主要分布于躯干；麻疹的皮疹先出现于耳后、面部、然后向躯干、四肢蔓延，同时有黏膜疹。

皮肤损害在体表易被发现，常成为提示疾病诊断尤其是早期诊断的线索或依据，并且有助于鉴别诊断。感染性疾病的皮肤表现可分为特异性和非特异性两类。特异性皮疹多由病原体对皮肤黏膜的直接侵袭引起，例如水痘、梅毒的硬下疳、恙虫病的焦痂等。这类皮肤损害具有特异性，是该疾病的主要表现之一，可帮助快速诊断。非特异性皮疹由病原体毒素、代谢产物等诱导机体的免疫反应引起相应的皮肤黏膜表现，例如风团、出血性皮疹等，不具有特异性，但对辅助诊断有一定价值。

感染性疾病的皮疹形态多种多样，常见皮疹形态包括：①斑疹、丘疹及斑丘疹：斑疹为单纯的皮肤颜色改变，无隆起或凹陷；丘疹为局限性的实质性皮肤隆起，直径一般不超过0.5cm。斑丘疹则介于二者之间，在皮肤颜色改变的基础上有局限性的隆起。这类皮疹尤其是充血性的红色斑丘疹在感染性疾病中最为常见，例如麻疹、风疹、猩红热等，其各自的特征详见各论章节。②出血性皮疹：可根据皮疹大小分为瘀点（<2mm）、紫癜（2~5mm）、瘀斑（>5mm），既可表现为皮下出血，也可出现结膜出血。出血性皮疹多为紫红色，压之不褪色，随着出血逐渐吸收可呈褐色。出血性皮疹多见于急性发热性感染病，由于病毒直接破坏或免疫反应引起血管壁通透性增加，引起出血，例如败血症、流行性脑脊膜炎、肾综合征出血热等。③风团样皮疹：为皮肤、黏膜小血管扩张及渗透性增加引起的暂时性的真皮浅层水肿，呈鲜红色或苍白色、大小形态不一，一般持续2~24h，不留痕痕，可伴瘙痒或烧灼感。④水疱和脓疱：疱疹是内含液体、高出皮面的局限性、腔隙性损害。直径>1cm称为大疱，水疱内含浆液，是疱疹型病毒感染的主要表现；脓疱内含脓液，是化脓菌感染引起的常见皮损。⑤斑块、结节和囊肿：面积较大的扁平隆起称为斑块，多由丘疹或结节融合而成；结节和囊肿是位于真皮深层或皮下的损害，表面可不隆起，触诊可发现，多为椭圆形或圆形。斑块、结节为实质性，囊肿则为囊性。斑块和结节见于梅毒、麻风、皮肤结核病及一些真菌感染，囊肿则见于绦虫等寄生虫感染。⑥赘生物及肉芽肿：赘生物是机体或器官内、外面在病理过程中形成的各种突出物的总称，其性质不定，可为肿瘤性、细菌性（例如感染性心内膜炎的赘生物）等。肉芽肿则是多种病因引起的巨噬细胞及其演化的细胞局限性浸润和增生所形成的境界清楚的结节状病灶，结核分枝杆菌引起的感染性肉芽肿多见。⑦黏膜疹：包括口腔黏膜斑和溃疡、舌乳头形态改变、鼻腔和结膜改变、外生殖器黏膜病变等，感染性疾病引起的黏膜疹常具有其特征性，例如麻疹引起Koplik斑等。

感染性疾病还可引起瘘管、溃疡与焦痂。瘘管是深部组织病变通向皮肤表面开口的管状损害；溃疡为累及真皮或皮下组织的局限性毁损，大小、深浅、形状不一，愈合后形成瘢痕；焦痂为无生机的棕色或黑色干燥组织，由局部缺血（梗死）、烧伤（热、电、化学烧伤）及细菌感染等引起，脱落后留下深溃疡。可引起这类皮损的常见感染性疾病包括皮肤结核病、皮肤炭疽、梅毒、恙虫病、性病性淋巴肉芽肿等。另外,微生物可直接侵犯或间接引起指(趾)甲病变,例如甲癣、假丝酵母性甲病、梅毒性甲病、铜绿假单胞菌甲沟炎等。

3. 毒血症状(toxemic symptoms)　病原体的各种代谢产物,包括细菌毒素在内,可引起除发热以外的多种症状,如疲乏、全身不适、厌食、头痛、肌肉、关节和骨骼疼痛等。严重者可有意识障碍、谵妄、脑膜刺激征、中毒性脑病、呼吸衰竭及休克等表现。有时还可引起肝、肾损害,表现为肝、肾功能的改变。

4. 单核吞噬细胞系统反应(reaction of mononuclear phagocyte system)　在病原体及其代谢产物的作用下,单核吞噬细胞系统可出现充血、增生等反应,临床上表现为肝、脾和淋巴结肿大。

思考题

1. 感染性疾病具有哪些基本特征?
2. 简要叙述感染性疾病的分类分型,以及临床分型的意义。
3. 试述感染性疾病的常见症状和体征。

(唐　红)

第三节　感染性疾病的诊断

早期明确感染性疾病的诊断有助于患者的治疗和隔离。感染性疾病的诊断需要综合以下三方面的资料。

一、临床资料

全面而准确的临床资料来源于详细的病史询问和细致的体格检查。疾病的诱发因素和起病方式对感染性疾病的诊断具有重要价值。发热及伴随症状都要从鉴别诊断的角度加以描述,如疟疾的间歇热和布鲁菌病的回归热等。进行体格检查时不要忽略有重要诊断意义的体征,如白喉的假膜;百日咳的痉挛性咳嗽;手足口病的手、足、口腔等部位皮肤黏膜的皮疹、疱疹、溃疡;脊髓灰质炎的迟缓性瘫痪;带状疱疹的单侧性、呈带状排列的疱疹;伤寒的玫瑰疹等。

二、流行病学资料

流行病学资料在感染性疾病的诊断中具有重要地位。主要包括:①地区分布:有些感染病局限在某一地区范围,如布鲁菌病主要流行于西北、东北、青藏高原及内蒙古等牧区;②时间分布:不少感染病的发病有较强的季节性和周期性,如甲型 H1N1 流感好发于冬春季,流行性乙型脑炎好发于夏秋季,这主要与蚊繁殖、气温和雨量有关;③人群分布:许多感染病的发生与年龄、性别、职业、基础疾病等有密切关系,如人感染高致病性禽流感以直接接触禽类的职业人员居多,包括饲养、贩卖、宰杀禽类的人群。

　　若患者在发病前具有某一感染病流行地区的旅行史或居住史,或发病时正好处在某一感染病的高发时段,或发病前与某一感染病患者或无症状感染者或感染动物的接触史,则需要高度怀疑是否患有感染性疾病。当出现聚集性发病时,也应注意是否发生感染性疾病。

　　了解感染病的预防接种史也有助于诊断。有些疫苗全程正规接种后患病的可能性很小,如脊髓灰质炎疫苗。有些疫苗的免疫效果不持久,如针对肺炎链球菌和流感嗜血杆菌的疫苗,即使接种也仍有患病的可能。有些疫苗具有特异性,对其他血清型无交叉免疫,如流感疫苗,接种后仍可感染其他型别流感病毒。

三、实验室检查及其他检查资料

　　实验室检查对感染性疾病的诊断具有特殊意义,因为病原体的检出或被分离培养可直接明确诊断,分离培养阳性后进行药敏检测可指导临床医师治疗方案的选择,而免疫学检查亦可提供重要诊断价值。对许多感染病来说,一般实验室检查对早期诊断也有很大帮助。

(一) 一般实验室检查

　　血常规检查中以白细胞计数和分类用途最广。白细胞计数显著增多常见于化脓性细菌感染,如流行性脑脊髓膜炎、败血症等。革兰氏阴性杆菌感染时白细胞升高往往不明显甚至减少,如布鲁菌病、伤寒等。病毒性感染白细胞总数通常正常或减少,如流行性感冒和病毒性肝炎等。中性粒细胞百分率常随白细胞总数的增减而增减,但在某些感染病中有所不同,如肾综合征出血热患者在白细胞增加的同时可见中性粒细胞百分率的减少而淋巴细胞百分率增加,并见异型淋巴细胞。传染性单核细胞增多症患者的淋巴细胞也增加并出现较多的异型淋巴细胞。嗜酸性粒细胞增多提示蠕虫感染,如钩虫、血吸虫和并殖吸虫感染等。

　　尿常规检查有助于登革热和肾综合征出血热的诊断,患者尿内常有蛋白、白细胞、红细胞;肾综合征出血热患者的尿内有时还可见到膜状物;尿胆红素、尿胆原的检测有助于黄疸的鉴别诊断。粪便常规检查有助于肠道细菌和原虫的感染的诊断,如黏液脓血便常出现于细菌性痢疾患者,果酱样便可见于肠阿米巴病患者。

　　血液肝肾功能检查有助于病毒性肝炎、肾综合征出血热的诊断,脑脊液常规及生化检查有助于中枢神经系统病毒性和细菌性感染的鉴别诊断。

(二) 病原学检查

　　病原学检查可直接或间接地证明临床送检标本中(如血液、骨髓、组织液、排泄物等)病毒、细菌、真菌、寄生虫的存在,为感染的诊断提供病原学证据,并有可能确定细菌等病原体的药物敏感性。

　　1. **直接检查病原体**　直接检查指不使用培养方法而直接通过肉眼或显微镜检测病原体。如可用肉眼观察粪便中的绦虫节片和从粪便孵出的血吸虫毛蚴等。通过临床标本直接涂片、或通过革兰氏染色、吉姆萨染色、墨汁染色及其他特殊染色后利用光学显微镜可直接检出病原体,如对人体无菌部位的样本(脑脊液或关节液、胸膜液等)用革兰氏染色法检查有助于确定是否存在细菌;骨髓涂片吉姆萨染色后检查无鞭毛体有助于黑热病诊断;从脑脊液离心沉淀后涂片进行墨汁染色可镜检出新型隐球菌;从粪便涂片中检出各种寄生虫卵及阿米巴原虫等;病毒性感染病难以直接检出病原体,但对病灶皮肤组织涂片经瑞氏染色和苏木素伊红染色后检到多核巨细胞和核内包涵体时,可作为水痘-带状疱疹病毒感染的辅助诊断。

　　电子显微镜技术,包括透射电镜和扫描电镜可分别用于观察病原体的内部结构和外部形态,在未知病毒和病毒性传染病的诊断中起重要作用。通过不同条件下负染技术,电镜下未知病原体(如病毒,弓形虫等)的结构清晰可见,可以用来鉴定病原体、分析病毒颗粒的完整性、包膜的情况、病毒在器官和组织及细胞内分布的特征等。在许多感染性疾病的突发事件中,电镜检查可快速从临床样品(粪便、尿液和活检标本)中发现和确定病原体。

2. **分离培养病原体**   细菌、螺旋体和真菌通常可用人工培养基培养,如幽门螺杆菌、伤寒沙门菌、志贺菌、钩端螺旋体和新型隐球菌等。立克次体为严格细胞内寄生的革兰氏阴性细菌,需经动物接种或细胞培养才能培养出来,如普氏立克次体等。病毒分离培养根据目的病毒的生物学特性可选用鸡胚、细胞或动物接种等方法,如流感病毒、SARS 冠状病毒等。

样本的采集应注意采集方法、时间、部位和采样量。标本采集时尽量无菌操作,防止污染;尽量于发病早期及抗病原体药物应用之前进行,怀疑败血症时应在体温上升过程中有明显寒战时采血,怀疑疟原虫感染时最佳采样时间应在体温的高峰期或稍后一点时间,采集胃黏膜组织用以培养幽门螺杆菌则应在抗菌药物应用之前或停药后至少两个月进行;尽可能采集病变明显部位的样本,如伤口化脓部位或肺结核干酪样组织。采样样本应放入合适的保存液或容器中,如厌氧菌需要合适的厌氧输送装置。采样后及时送检,特别是脑膜炎奈瑟菌和一些厌氧菌的标本;送检单上应标明样本的来源部位和疑似感染类型,实验室据此决定培养基的选择以及适宜的培养条件和时间。

3. **检测特异性抗原**   病原体特异性抗原的检测可较快地提供病原体存在的证据,特别是在病原体分离培养不成功或病原体难以检测的情况下帮助诊断,如乙型肝炎病毒抗原的检出即可提供明确诊断依据,其诊断意义往往较抗体检测更为可靠。病原体的结构蛋白、多糖和毒素等为其特异性抗原,如流感病毒的神经氨酸酶抗原和基质蛋白 M1 抗原,侵袭性曲霉菌的半乳甘露聚糖等。常用于检测血液、体液或组织中特异性抗原的方法有酶联免疫吸附试验(ELISA)、乳胶凝集试验、酶免疫测定(EIA)、放射免疫测定(RIA)、免疫荧光技术(IFT)和流式细胞检测(FCM)等。

4. **检测特异性核酸**   临床样本特异性 DNA 或 RNA 碱基序列的检测和定量已成为临床诊断病原性感染的强大工具,主要包括 PCR 法、放射性核素或生物素标记的探针作 DNA 印记法(Southern blot)或 RNA 印迹法(Northern blot)、荧光原位杂交技术(FISH)、基因芯片和全基因组测序等方法。PCR 可用于快速检测临床标本中的结核分枝杆菌、淋病奈瑟菌、耐甲氧西林金黄色葡萄球菌等病原体。实时荧光定量 PCR(quantitative real-time PCR)可在 PCR 扩增过程中通过荧光信号积累实时检测整个 PCR 进程,最后通过标准曲线对未知模板进行定量分析,目前较多用于 HIV、HBV 和 HCV 等病毒水平的测定。基因芯片是一种高通量的分析方法,采用已知位置和序列的探针快速准确鉴定未知样品的序列,在一次实验中可平行检测成千上万种基因,特别适合现代感染性病快速诊断的需要。全基因组测序在获取病原微生物的遗传信息及其相关研究中具有重要意义,可用于病原体的发现和诊断、病原体耐药基因和毒力等特性的快速鉴定以及疫情暴发监测和流行病学溯源等方面,为后续研究开辟新的方向。

(三) 特异性抗体检测

又称血清学检测。在感染病早期,特异性抗体在血清中往往尚未出现或滴度很低,而在恢复期或病程后期则抗体滴度有显著升高,故在急性期及恢复期双份血清检测其抗体由阴性转为阳性或滴度升高 4 倍以上时有重要诊断意义。特异性 IgM 型抗体的检出有助于现存或近期感染的诊断,特异性 IgG 型抗体的检出还可以评价个人及群体的免疫状态。特异性抗体检测方法很多,其中酶标记技术具有特异性强、灵敏度高、操作简便、重复性好等优点,因此最为常用。蛋白印迹法(Western blot)的特异性和灵敏度都较高,较常用于艾滋病的确定性诊断。

(四) 其他检查

降钙素原(PCT)升高对严重细菌感染的早期诊断和判断病情严重程度具有重要价值。结核感染特异性 T 细胞(T-SPOT. TB)检测是用来检测外周血单个核细胞中能释放 γ 干扰素的效应 T 细胞数量,对辅助诊断活动性结核病和结核分枝杆菌潜伏感染有一定参考价值。超声诊断、计算机断层扫描(CT)、磁共振成像(MRI)、核素显像等影像学检查方法能为感染病的诊断提供较大参考价值。胃肠镜、纤维支气管镜等内镜检查可从镜下直接观察病灶并进行组织细胞活检,也是诊断感染病的有效方法之一。对活检组织细胞进行病理检查,可直接观察到病原体或特征性的感染性病变,能明确或辅助感染病的诊断。另外,近年来各种系统生物学技术包括基因组学、蛋白组学、代谢组学、质谱 - 色谱联用等新技术也越来越多地应用于感染性疾病的诊断中。

思考题

感染性疾病的诊断包括哪几个方面内容?

（唐　红）

第四节　感染性疾病的治疗

感染性疾病的发生、发展与转归是机体与病原体相关作用的结果。感染性疾病治疗的目标是消除病原体、阻止疾病的传播和进展。治疗的原则是坚持以病原治疗为核心的综合治疗,即坚持治疗、护理与预防并重,病原治疗与一般治疗、对症支持治疗并重的原则,同时考虑机体、病原体及药物之间的相互关系及三方的实际情况,制订综合性的个体化治疗方案。

一、一般治疗（general treatment）

1. **消毒和隔离**　消毒是指用物理、化学和生物学方法,消除或杀灭体外环境中病原微生物的方法。根据病原体及其感染途径采取相应的消毒隔离措施,如呼吸道隔离(麻疹、流感、开放性肺结核等),消化道隔离(甲型肝炎、伤寒、细菌性痢疾等),血液隔离(HBV、HCV、HIV感染等),虫媒隔离(疟疾、肾综合征出血热、黑热病等);严密隔离(霍乱、鼠疫等传染性强、死亡率高的感染性疾病)。

2. **护理**　保持病室安静清洁,空气流通,光线充沛(破伤风、狂犬病患者除外),温度适宜,使患者保持良好的休息状态。对休克、出血、昏迷、窒息、呼吸衰竭、循环障碍等患者有专项特殊护理。舒适的环境,良好的护理对提高患者的抗病能力,确保各项诊断与治疗措施的正确执行都有非常重要的意义。

3. **心理治疗**　医护人员良好的服务态度、工作作风、对患者的关心和鼓励等是心理治疗的重要组成部分,心理治疗有助于提高患者战胜疾病的信心。

二、对症治疗（symptomatic treatment）

对症治疗主要针对感染性疾病症状明显期出现的复杂的病理生理异常,不但有减轻患者痛苦的作用,而且可通过调节患者各系统的功能,达到减少机体消耗、保护重要器官、使损伤降至最低的目的。例如,在高热时采取的各种降温措施,颅内压升高时采取的脱水疗法,抽搐时采取的镇静措施,昏迷时采取的恢复苏醒措施,心力衰竭时采取的强心措施,休克时采取的改善微循环措施,严重毒血症时采用肾上腺糖皮质激素疗法等能使患者度过危险期,促进康复。

三、病原治疗（etiologic treatment）或特异性免疫治疗

病原治疗,也称特异性治疗,是指清除病原体,根除或控制传染源。常用药物有抗生素、化学治疗

制剂和血清免疫制剂等。

1. 抗菌药物治疗 对细菌具有杀灭或抑制活性的各种抗生素及化学合成药物称为抗菌药物（antimicrobial agents）。抗菌药物按化学结构可分为：①β- 内酰胺类：包括青霉素类、头孢菌素类、头霉素类、单环内酯类（如氨曲南）、碳青霉烯类（如亚胺培南、美罗培南）、β- 内酰胺类与 β- 内酰胺酶抑制剂复合制剂（如头孢哌酮 / 舒巴坦、哌拉西林 / 他唑巴坦、头孢他啶 / 阿维巴坦等）；②氨基糖苷类：主要包括链霉素、庆大霉素、卡那霉素、阿米卡星等；③大环内酯类：主要包括克拉霉素、阿奇霉素等；④四环素类：主要包括四环素、金霉素、土霉素、多西环素、米诺环素和替加环素等；⑤林可霉素类：包括有林可霉素和克林霉素等；⑥糖肽类：包括多黏菌素 -B、多黏菌素 -E、万古霉素、替考拉宁；⑦喹诺酮类：包括环丙沙星、左氧氟沙星、莫西沙星等；⑧磺胺类：包括磺胺甲噁唑、复方磺胺甲噁唑、磺胺嘧啶等；⑨硝基咪唑类：包括甲硝唑、替硝唑、奥硝唑等；⑩噁唑烷酮类，包括利奈唑胺、特地唑胺等。其他抗菌药物还包括利福霉素类抗结核药物（利福平、利福布汀等）、呋喃妥因、呋喃唑酮等。抗菌药物按作用机制可分为：①抑制细菌细胞壁合成：如青霉素类、头孢菌素类；②影响细胞膜通透性：如多黏菌素等；③抑制蛋白质合成：如氨基糖苷类、四环素类等；④抑制核酸代谢：如利福平、喹诺酮类等；⑤抗叶酸代谢：如磺胺类等。

抗菌药物的使用原则为尽早确立病原学诊断，选择具有针对性的抗菌药物；熟悉选用药物的适应证、抗菌活性、药动学特点和不良反应，再结合患者的生理、病理、免疫等状态合理用药。各种抗菌药物的应用指征和方法可参阅本书第三篇、第三十三章、第五节《抗感染药物的临床应用》。危重感染患者采用降阶梯治疗，起始采用经验性广谱治疗，防止患者病情恶化，获得可靠的细菌培养和药敏结果后，如果病情得到初步控制，及时换用有针对性的、相对窄谱的抗菌药物，以减少耐药菌的发生，并优化治疗成本。某些抗生素特别是青霉素有可能引起过敏反应，在使用前应详细询问药物过敏史。

2. 抗病毒药物治疗 目前有效的抗病毒药物尚不多，按病毒类型可分为以下三类：①广谱抗病毒药物：如利巴韦林（ribavirin），可用于病毒性呼吸道感染、疱疹性角膜炎、肾综合征出血热，以及丙型肝炎的治疗；②抗 RNA 病毒药物：如奥司他韦（oseltamivir），对甲型 H5N1、H1N1 流感病毒感染均有效。近年上市的针对 HCV 的直接抗病毒药物（directly acting antivirals，DAAs）具有直接抑制 HCV 蛋白酶或其他位点的作用，如索磷布韦 / 维帕他韦、艾尔巴韦 / 格拉瑞韦等，可快速抑制病毒复制，彻底治愈丙型病毒性肝炎；③抗 DNA 病毒药物：如阿昔洛韦常用于疱疹病毒感染，更昔洛韦对巨细胞病毒感染有效，核苷（酸）类药物（如恩替卡韦、替诺福韦等）可抑制 HBV 反转录酶活性，是目前一线抗 HBV 药物。

3. 抗真菌药物治疗 由于广谱抗生素、激素以及免疫抑制剂的大量使用，肿瘤患者化疗、放疗，艾滋病患者的增加以及人口老龄化等原因，导致免疫力低下者增多，真菌感染也随之增多。常用的抗真菌药物的分类及机制如下：①多烯类：代表药物为两性霉素 B。该类抗真菌药物可与麦角固醇形成复合物并分裂真菌原生质膜而导致膜通透性增加，使胞质内容物泄漏，最终导致真菌死亡。该类抗真菌药物活性谱广，属杀真菌剂，是侵袭性深部真菌感染的首选药物，但具有比较明显的神经、血液及肝肾毒性。②氮唑类：该类抗真菌药物高度选择性抑制真菌的细胞色素 P450，导致真菌细胞损失正常的甾醇。包括咪唑类代表药物咪康唑和酮康唑，三唑类代表药物氟康唑、伊曲康唑、伏立康唑等。③棘白菌素类：包括卡泊芬净、米卡芬净、阿尼芬净等。该类抗真菌药物通过抑制细胞膜上的 β-1,3- 葡聚糖合成酶，细胞壁完整性被破坏，导致细胞溶解。由于人体细胞缺乏细胞壁，棘白菌素对人体没有毒性。该类药物对假丝酵母属和曲霉菌属具有很高的抗菌活性，但对新型隐球菌无抗菌活性。由于该类药物相对分子质量比较大，口服生物利用度低，故均不能口服给药，需要静脉注射给药。④丙烯胺类：如特比萘芬。该类药物可逆地抑制角鲨烯环氧酶，导致细胞内角鲨烯累积，进而阻碍新的固醇合成并降低膜上麦角固醇浓度。⑤嘧啶类：如氟胞嘧啶等，为时间依赖性抗真菌药物。

4. 抗寄生虫药物治疗 寄生虫感染主要包括原虫和蠕虫感染。需要根据寄生虫种类、患者体质的强弱、病情的缓急等不同选择合适驱虫药物。常见的抗原虫药物有甲硝唑、氨丙啉、氯羟吡啶、喹嘧胺等；氯喹是控制疟疾发作的传统药物，自从发现抗氯喹恶性疟原虫以来，青蒿素类药物受到广泛关注。常见的抗蠕虫药物有阿苯达唑、乙胺嗪、吡喹酮等。

5. 免疫治疗　主要包括各种抗毒素，如破伤风抗毒素、肉毒抗毒素、抗狂犬病血清等。恢复期患者血清用于严重病毒感染患者的治疗，如 SARS、H1N1 流感、新型冠状病毒肺炎等。

四、其他治疗

某些感染性疾病，如脊髓灰质炎、脑炎和脑膜炎等可引起后遗症，需采取针灸治疗（acupuncture therapy）、理疗（physical therapy）、高压氧治疗（high pressure oxygen therapy）等康复治疗（rehabilitation therapy），以促进机体恢复。中医（traditional Chinese medicine）治疗对调整患者各系统功能具有重要作用。某些中药如黄连等还可能有一定抗微生物作用。

思考题

感染性疾病治疗的原则是什么？

（唐　红）

第五节　感染性疾病的预防和控制

感染性疾病，尤其是传染病的预防与控制是一项长期而艰巨的任务。作为传染源的传染病患者总是由临床工作者首先发现，因而及时报告和隔离患者就成为临床工作者不可推卸的责任。同时，应当针对构成传染病流行过程的三个基本环节采取综合性措施，并且根据各种传染病的特点，针对传播的主导环节，采取适当的措施，防止传染病继续传播。应将经常性的预防措施和在传染病发生后所采取的预防措施相结合，也就是平战结合的原则。

一、管理感染源

管理传染源是感染病预防的基本措施，对感染者个体和未感染群体均很重要。对传染源坚持"四早"，即早发现、早报告、早隔离、早治疗。对疑似患者应在及时报告的基础上，尽早明确诊断。对病原接触者进行医学观察、留观、集体检疫，必要时进行药物预防或预防接种。尽可能在人群中检出病原携带者，进行治疗、教育、调整工作岗位和随访观察。对患者和病原体携带者实施管理与积极治疗，特别对食品制作供销人员、炊事员、保育员作定期带菌检查，及时发现、及时治疗与调换工作。对被传染病病原体污染的场所、物品及医疗废物，必须依照法律、法规的规定实施消毒和无害化处理。控制或者扑杀染疫野生动物、家畜家禽。

传染病报告制度是早期发现和控制传染病的重要措施，可使防疫部门及时掌握疫情，采取必要的流行病学调查和防疫措施。根据现行《中华人民共和国传染病防治法》和《突发公共卫生应急事件与传染病监测信息报告管理办法》，以及中华人民共和国国家卫生健康委员会于 2020 年 1 月 20 日公告将新型冠状病毒感染的肺炎纳入《中华人民共和国传染病防治法》规定的乙类传染病,我国目前共有40种法定报告传染病。依据其传播方式、传播速度及对人类危害程度的不同,分为甲类、乙类、和丙类传染病,实行分类管理:①甲类传染病有2种:鼠疫、霍乱,甲类传染病为强制管理的烈性传染病,要求发现后2h内通过传染病疫情监测信息系统上报;②乙类传染病有27种:新型冠状病毒肺炎(2020年1月增加)、传染性非典型肺炎、艾滋病、病毒性肝炎、脊髓灰质炎、人感染高致病性禽流感、麻疹、肾综合征出血热、狂犬病、流行性乙型脑炎、登革热、炭疽、细菌性和阿米巴痢疾、结核病、伤寒和副伤寒、流行性脑脊髓膜炎、百日咳、白喉、新生儿破伤风、猩红热、布鲁氏菌病、淋病、梅毒、钩端螺旋体病、血吸虫病、疟疾、人感染H7N9禽流感为严格管理的传染病,要求诊断后24h内通过传染病疫情监测信息系统上报;③丙类传染病有11种:流行性感冒(含甲型H1N1流感)、流行性腮腺炎、风疹、急性出血性结膜炎、麻风病、流行性和地方性斑疹伤寒、黑热病、棘球蚴病、除霍乱、细菌性和阿米巴性痢疾、伤寒和副伤寒以外的感染性腹泻病、手足口病,为监测管理传染病,采取乙类传染病的报告、控制措施。

需要指出的是,对乙类传染病中新型冠状病毒肺炎、传染性非典型肺炎、炭疽中的肺炭疽采取甲类传染病的预防、控制措施,并将新型冠状病毒肺炎纳入《中华人民共和国国境卫生检疫法》规定的检疫传染病管理。

医疗机构发现甲类传染病时,应对患者、病原携带者予以隔离治疗,隔离期限根据医学检查结果确定;对疑似患者,确诊前在指定场所单独隔离治疗;对医疗机构内的患者、病原携带者、疑似患者的密切接触者,在指定场所进行医学观察和采取其他必要的预防措施。拒绝隔离治疗或者隔离期未满擅自脱离隔离治疗的,可以由公安机关协助医疗机构采取强制隔离治疗措施。

二、切断传播途径

切断传播途径是预防和控制感染性疾病继续传播的有效措施,包括隔离和消毒。

(一)隔离

隔离(isolation)是指将患者或病原携带者妥善地安排在指定的隔离单位,暂时与人群隔离,积极进行治疗、护理,并对具有传染性的分泌物、排泄物、用具等进行必要的消毒处理,防止病原体向外扩散的医疗措施。隔离的种类有:①严密隔离:对传染性强、病死率高的传染病,如霍乱、鼠疫、狂犬病等,应住单人房,严密隔离。②呼吸道隔离:对可由患者的飞沫和鼻咽分泌物经呼吸道传播的疾病,如新型冠状病毒肺炎、传染性非典型肺炎、流感、流脑、麻疹、白喉、百日咳、肺结核等,应作呼吸道隔离。③消化道隔离:对由患者的排泄物直接或间接污染食物、食具而传播的传染病,如伤寒、菌痢、甲型肝炎、戊型肝炎、阿米巴病等,最好能在一个病房中只收治一个病,否则应特别注意加强床边隔离。④血液-体液隔离:对于直接或间接接触感染的血及体液而发生的传染病,如乙型肝炎、丙型肝炎、艾滋病等,在一个病房中只住由同种病原体感染的患者;⑤接触隔离:对病原体经体表或感染部位排出,他人直接或间接与破损皮肤或黏膜接触感染引起的传染病,如破伤风、炭疽、梅毒、淋病和皮肤的真菌感染等,应进行接触隔离。需要强调指出的是,密切接触也是新型冠状病毒肺炎的主要传播途径,也必须进行严格的接触隔离。⑥节肢动物隔离:对以节肢动物作为媒介传播的传染病,如乙脑、疟疾、斑疹伤寒、回归热、丝虫病等,应作节肢动物隔离。病室应有纱窗、纱门、做到防蚊、防蝇、防螨、防虱、防蚤等;⑦保护性隔离:对抵抗力特别低的易感者,如长期大量应用免疫抑制剂者、严重烧伤患者、早产婴儿和器官移植患者等,应作保护性隔离。在诊断、治疗和护理工作中,尤其应注意避免医源性感染。

(二)消毒(disinfection)

消毒是用化学、物理、生物的方法消除和杀灭环境中致病微生物的一种措施,对切断传播途径有重要作用,可根据不同的传染病采取不同的消毒法。如冠状病毒(包括新型冠状病毒)对热和紫外线敏感,加热56℃30min或紫外线照射半个小时以上,乙醚、75%乙醇、含氯消毒剂、过氧乙酸和氯仿等脂溶剂均可有效灭活病毒,氯己定不能有效灭活病毒。

消毒也可分为预防性消毒及疫源地消毒两大类。预防性消毒是指饮水消毒、空气消毒、乳品消毒等;疫源地消毒即对现有或曾有传染源的疫源地进行消毒,目的是杀灭由传染源排出的病原体。疫源地消毒又可分为随时消毒与终末消毒。随时消毒指疫源地有传染源存在时,随时对其排泄物、分泌物进行消毒。终末消毒指传染源已迁走后(死亡、痊愈等),对疫源地进行一次彻底消毒,以消除遗留在外界环境中的病原体。

三、保护易感人群

保护易感人群使其不被传染是预防的重点措施之一。在传染病流行期间,应保护好易感人群,避免与患者接触,对有职业性感染可能的高危人群,及时给予预防性措施。

保护易感人群的措施包括非特异性和特异性两个方面。非特异性措施包括改善营养、锻炼身体和提高生活水平等,可提高机体的非特异性免疫力。特异性措施包括人工被动免疫和人工主动免疫。人工被动免疫采用的是含特异性抗体的免疫血清,包括抗毒血清、人类免疫球蛋白等,给人体注射后免疫立即出现,但持续时间仅 2~3 周,免疫次数多为 1 次,主要用于治疗某些外毒素引起的疾病,或与某些传染病患者接触后的应急措施。人工主动免疫是有重点、有计划地预防接种各种传染病疫苗菌苗或类毒素后,可使机体对相应的病原体感染具有特异性主动免疫力。临床研究表明,加入适量的佐剂(adjuvant),如铝盐佐剂,可提高蛋白疫苗、DNA 疫苗的免疫效果。预防接种对传染病的控制和消灭起着关键性作用。

思考题

1. 感染性疾病的预防措施有哪些?
2. 对密切接触者、病原体携带者和动物传染源的处理原则有哪些?

(唐 红)

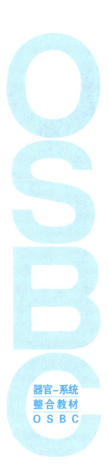

第二篇
病原生物

第十章

球　菌

球菌(coccus)是广泛分布于自然界的一大类呈球形或近似球形的细菌,根据排列方式不同,可分为单球菌、双球菌、链球菌、四联球菌、八叠球菌和葡萄球菌等;根据革兰氏染色性的不同,分成革兰氏阳性和革兰氏阴性两类,前者包括葡萄球菌属、链球菌属等;后者包括奈瑟菌属、莫拉菌属等。大部分球菌是不致病的腐生菌,少部分有致病性者称为病原性球菌(pathogenic coccus),常引起化脓性炎症,故又称为化脓性球菌(pyogenic coccus),主要包括葡萄球菌属、链球菌属和奈瑟菌属的一些细菌。

第一节　葡萄球菌属

葡萄球菌属(*Staphylococcus*)细菌是革兰氏阳性球菌,常堆聚成葡萄串状,在脓汁、乳汁、液体培养基中呈双球或短链排列,葡萄球菌属中多数为非致病菌,少数可导致疾病,是临床上最常见的化脓性球菌,约80%的化脓性疾病由葡萄球菌引起。本属细菌包括54个种,对人类致病的主要是金黄色葡萄球菌(*S. aureus*)。约30%正常人的皮肤和鼻咽部有致病性葡萄球菌定植,且近年来定植于鼻咽部的检出率逐步上升,其中医务人员的带菌率可高达70%以上,是医院交叉感染的重要来源。

一、金黄色葡萄球菌

(一)生物学特性

1. **形态与染色**　典型的葡萄球菌呈球形,直径0.4~1.2μm,呈不规则葡萄串状排列(图10-1)。在某些化学物质(如青霉素)作用下,可被裂解或变成L型。革兰氏阳性,在衰老、死亡或白细胞吞噬后,以及耐药的某些菌株可转为革兰氏阴性;无芽胞、无鞭毛,体外培养时一般不形成荚膜,但少数菌株的细胞壁外层可见有荚膜样黏液物质。

2. **培养特性**　需氧或兼性厌氧。营养要求不高,在普通琼脂培养基上即可生长。最适生长温度为37℃,最适宜pH值为7.4。在肉汤培养基中经37℃培养18~24h呈均匀混浊生长,管底稍有沉淀。在普通琼脂平板上37℃孵育24~48h后形成直径为2~3mm的圆形、凸起、表面光滑、湿润、边缘整齐、不透明的菌落。葡萄球菌属内不同菌种

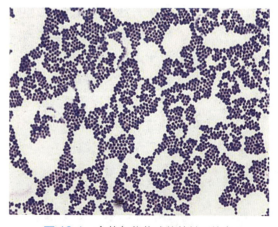

图10-1　金黄色葡萄球菌革兰氏染色

可产生金黄色、白色或柠檬色等脂溶性色素并使菌落着色。致病性葡萄球菌菌落呈金黄色,于血琼脂平板上生长后,在菌落周围还可见完全透明溶血环,又称β溶血。

3. **生化反应** 大多菌株能分解葡萄糖、麦芽糖和蔗糖,产酸不产气;致病性葡萄球菌能分解甘露醇产酸;氧化酶、血浆凝固酶与耐热核酸酶、磷酸酶试验均为阳性;触酶试验阳性,可与链球菌相区别。

4. **抗原结构** 葡萄球菌抗原种类多(超过30种),结构复杂,按化学组成可有多糖抗原、蛋白质抗原和细胞壁成分抗原。

(1)葡萄球菌A蛋白(staphylococcal protein A,SPA):90%以上金黄色葡萄球菌细胞壁表面存在的一种蛋白质,所有人源菌株均有,但不同菌株间含量相差悬殊,以Cowan I株含量最高,每个菌表面可有80 000个SPA分子。SPA为一种单链多肽,与胞壁肽聚糖呈共价结合,有1/3位于胞外。SPA为完全抗原,能与人及多种哺乳动物的IgG1、IgG2和IgG4分子之Fc段非特异性结合,但保留了IgG分子Fab段与相应抗原分子结合的能力。利用此原理,临床上以抗体致敏SPA阳性菌作为诊断试剂,建立的协同凝集反应(coagglutination)被广泛地应用于微生物抗原的检测。在体内,SPA与IgG结合后所形成的复合物还具有抗吞噬、促细胞分裂、引起超敏反应、损伤血小板等生物学功能。

(2)荚膜多糖:体内的大多数金黄色葡萄球菌表面存在有荚膜多糖抗原,可分为11个血清型,与感染有关的主要是5型和7型。除具有抗吞噬作用外,还有利于细菌黏附到细胞或生物合成材料表面(如生物性瓣膜、导管、人工关节等)。

(3)多糖抗原:有群特异性,存在于细胞壁,可以此分群。A群多糖抗原为磷壁酸中的N-乙酰葡萄糖胺核糖醇残基,见于金黄色葡萄球菌;B群多糖抗原为磷壁酸中的N-乙酰葡萄糖胺甘油残基,见于表皮葡萄球菌。

5. **分类**

(1)根据菌落色素和生化反应分类:将葡萄球菌可分为金黄色葡萄球菌、表皮葡萄球菌(*S. epidermidis*)和腐生葡萄球菌(*S. saprophyticus*)3个种(表10-1)。

表10-1 鉴别三种葡萄球菌的主要生物学性状

性状	金黄色葡萄球菌	表皮葡萄球菌	腐生葡萄球菌
菌落色素	金黄色	白色	白色或柠檬色
血浆凝固酶	+	−	−
甘露醇发酵	+	−	−
α溶血素	+	−	−
耐热核酸酶	+	−	−
A蛋白	+	−	−
致病性	强	弱	无
新生霉素	敏感	敏感	耐药
磷壁酸类型	核糖醇型	甘油型	两者兼有
噬菌体分型	多数能	不能	不能

(2)根据有无凝固酶分类:可分为凝固酶阳性和凝固酶阴性葡萄球菌。凝固酶阳性的金黄色葡萄球菌可被相应的噬菌体裂解,借此可分为4个噬菌体群和23个噬菌体型。

(3)根据核酸分析的遗传学分类:随着分子生物学技术的发展,出现了DNA和RNA分析的遗传学分类方法,其特异性比表型分类法高。例如,多位点序列分类(multilocus sequence typing,MLST),葡萄球菌A蛋白基因分类(*spa* typing),DNA脉冲场凝胶电泳分类(pulsed field gel electrophoresis typing,PFGE),16S rRNA基因分类,随机扩增DNA多态性分析(randomly amplified polymorphic

DNA,RAPD)、多基因可变数串联重复分析(multiple locus variable-number tandem repeat analysis, MLVA)、葡萄球菌盒式染色体基因分型技术等。依据 16S rRNA 不同,把葡萄球菌属分为 54 个种。

6. 抵抗力　在无芽胞的细菌中,葡萄球菌抵抗力最强。在干燥的脓汁或痰液中可存活 2~3 个月;加热 60℃ 1h 或 80℃ 30min 才能将其杀死;可耐高盐,在 10%~15% 的 NaCl 培养基中仍能生长。对龙胆紫等碱性染料较敏感。该菌易产生耐药性,近年来由于抗生素的广泛使用,耐药菌株逐年增多;通过产生青霉素酶(β- 内酰胺酶)、获得葡萄球菌盒式染色体 *mec*(staphylococcal cassette chromosome *mec*,SCC*mec*)等对 β- 内酰胺类抗生素耐药,尤其是耐甲氧西林金黄色葡萄球菌(methicillin resistant *S. aureus*,MRSA),已经成为医院感染最常见的致病菌。

(二) 致病物质

金黄色葡萄球菌常引起伤口感染、皮肤脓肿、食物中毒、泌尿道感染、败血症等疾病。通过直接接触传染或污染物传染。

金黄色葡萄球菌可产生多种毒力因子(表 10-2)致病。

(1)细菌的表面结构:如荚膜、肽聚糖、磷壁酸、SPA 等。

表 10-2　金黄色葡萄球菌主要的致病物质

毒力因子	生物学活性
1. 表面结构	
荚膜	抑制吞噬细胞及单核细胞的增殖,促进细菌黏附
肽聚糖	具有毒素样活性,能抑制机体炎性应答,抑制吞噬作用
磷壁酸	能与纤连蛋白结合,介导细菌黏附
SPA	抗吞噬、促进细胞分裂、引发超敏反应、损伤血小板
2. 酶	
血浆凝固酶	能使血浆凝固,为鉴别致病性葡萄球菌的重要指标
耐热核酸酶	降解 DNA 和 RNA,为鉴别致病性葡萄球菌的重要指标之一
透明质酸酶(扩散因子)	溶解细胞间中的透明质酸,利于细菌扩散
脂酶	分解脂肪和油脂,利于细菌入侵
触酶	分解 H_2O_2,借以区别链球菌
3. 毒素	
葡萄球菌溶素(α、β、γ、δ)	溶解红细胞,对白细胞、血小板等有细胞毒作用
杀白细胞素(PVL)	攻击中性粒细胞和巨噬细胞,增强侵袭力
肠毒素	引起呕吐为主的食物中毒,是一种超抗原
表皮剥脱毒素	引起烫伤样皮肤综合征
毒素休克综合征毒素 -1	超抗原作用,引起多器官、多系统功能紊乱
酚可溶性调控蛋白	引起菌血症及皮肤感染的最重要毒力因子

(2)凝固酶(coagulase):该酶能使加有抗凝剂的人或兔血浆凝固。多数致病菌株能产生凝固酶,非致病菌株一般不产生,故凝固酶是鉴别葡萄球菌有无致病性的重要指标。

凝固酶分为两种:游离凝固酶(free coagulase)和结合凝固酶(bound coagulase)。前者是分泌至细菌体外的蛋白质,可被人或兔血浆中的辅助因子(cofactor)激活,形成葡萄球菌凝血酶,从而使液态的纤维蛋白原变成固态的纤维蛋白,导致血浆凝固;后者又称凝聚因子(clumping factor),结合于菌体表面并不释放,是该菌株表面的纤维蛋白原受体,能与纤维蛋白原结合,使纤维蛋白原变为纤维蛋白而引起细菌凝聚。

凝固酶和金黄色葡萄球菌的致病力关系密切。凝固酶阳性菌株进入机体后,使周围血液或血浆中的纤维蛋白等沉积于细菌表面,阻碍吞噬细胞的吞噬或胞内消化作用,还能保护病菌不受血清中杀菌物质的破坏。葡萄球菌繁殖引起的周围纤维蛋白沉积和凝固使感染易于局限化和形成血栓。

(3)其他酶类

1)溶纤维蛋白溶酶(fibrinolysin)又称金葡菌激酶(staphylokinase):可激活血浆中的纤维蛋白酶原,使之成为纤维蛋白酶,导致血浆纤维蛋白的溶解,利于病菌的扩散。

2)耐热核酸酶(heat-stable nuclease):由致病性葡萄球菌产生,耐热,能降解 DNA 和 RNA,利于病菌的扩散。目前临床上已将耐热核酸酶作为测定葡萄球菌有无致病性的重要指标之一。

3)透明质酸酶(hyaluronidase)亦称扩散因子(spreading factor):能溶解细胞间质中的透明质酸,利于细菌的扩散。90% 以上的金黄色葡萄球菌能产生该酶。

4)脂酶(lipase):能分解血浆和机体各部位表面的脂肪和油类,利于细菌入侵皮肤和组织。

(4)葡萄球菌溶血毒素(staphylolysin):致病性葡萄球菌能产生多种溶素,分为 α、β、γ、δ 等,对人类有致病作用的主要是 α 溶素。α 溶素生物学活性广泛,对多种哺乳动物红细胞有溶血作用,对皮肤细胞、肝细胞、白细胞、血小板等有损伤破坏作用。其作用机制是毒素分子插入细胞膜疏水区,破坏膜完整性而导致细胞溶解。α 溶素为外毒素,抗原性好,经甲醛脱毒后可制成类毒素。β 溶素为神经鞘磷脂酶 C,能水解细胞膜磷脂,损伤红细胞、白细胞、巨噬细胞和纤维细胞,也与组织坏死和脓肿形成有关。γ 溶素类似杀白细胞素。δ 溶素能裂解红细胞和哺乳类细胞膜,具有广谱溶细胞作用。

(5)杀白细胞素(leucocidin):又称 Panton-Valentine(PV)杀白细胞素,由 LukF-PV 和 LukS-PV 两个组分构成,只攻击中性粒细胞和巨噬细胞。两组分必须协同才能发挥作用,均可与胞膜上的受体结合,使膜发生构型改变,形成通道,增高膜通透性,导致细胞颗粒外排和死亡,形成脓栓,加重组织损伤。

(6)肠毒素(enterotoxin):约 50% 临床分离的金黄色葡萄球菌可产生肠毒素。葡萄球菌肠毒素属于超抗原(superantigen),为一组热稳定的可溶性蛋白质,100℃ 30min 不被破坏,可抵抗胃肠液中蛋白酶的水解作用。产毒菌株可污染牛奶、肉类等食物,经 10h 便产生大量肠毒素。食用含有肠毒素的食物后,毒素与肠道神经细胞受体作用,刺激呕吐中枢,导致以呕吐为主要症状的急性胃肠炎,称为食物中毒(food poisoning)。发病率居食物中毒的首位。葡萄球菌肠毒素可用于生物战剂,其气雾剂吸入后造成多器官损伤,严重者可导致休克或死亡。

(7)剥脱性毒素(exfoliative toxin,exfoliatin):也称表皮溶解毒素(epidermolytic toxin),引起人类的表皮剥脱性病变。有 A、B 两个血清型,A 型表皮剥脱毒素由金黄色葡萄球菌染色体上的噬菌体基因组编码;B 型则由 RW002 质粒编码。只有新生儿皮肤存在的 GM₄ 样糖脂与剥脱毒素结合,结合后毒素发挥丝氨酸蛋白酶功能,裂解细胞间桥小体,破坏皮肤细胞间的连接,引起葡萄球菌性烫伤样皮肤综合征(staphylococcal scalded skin syndrome,SSSS),又称剥脱性皮炎。患者皮肤呈弥漫性红斑和水疱,继以表皮上层大片脱落,受损部位的炎症反应轻微。

(8)毒性休克综合征毒素 -1(toxic shock syndrome toxin-1,TSST-1):TSST-1 是金黄色葡萄球菌分泌的一种外毒素。该毒素蛋白由细菌染色体编码,含有 194 个氨基酸。TSST-1 能增加机体对内毒素的敏感性,感染产毒菌株后,可导致机体多个器官系统的功能紊乱,引起中毒性休克综合征(toxic shock syndrome,TSS)。毒性休克综合征表现为急骤发病、高热、低血压或昏厥、猩红热样皮疹伴恢复期脱屑、并可累及多个器官。

(9)酚可溶性调控蛋白(Phenol-soluble modulins,PSM):是与高侵袭性耐甲氧西林金黄色葡萄球菌感染相关的重要毒素因子,对红细胞和白细胞有溶细胞活性。金黄色葡萄球菌编码七个 PSM,根据蛋白质大小(20~45 个氨基酸)分为三个亚组,即 δ 毒素、PSM-α1~4 及 PSM-β1~2,其中,PSM-α 肽是引发菌血症及皮肤感染的最重要毒力因子,且它溶解人中性粒细胞的能力较强。酚可溶性调控蛋白能刺激中性粒细胞发生脱粒效应,同时抑制中性粒细胞和单核细胞的自发性凋亡,从而加重炎症损伤。

二、凝固酶阴性葡萄球菌

凝固酶阴性葡萄球菌(coagulase negative staphylococcus,CNS)是皮肤、腋窝、头部、口腔及肠道中的正常菌群之一。因其不产生血浆凝固酶、溶血素等毒性物质,曾被作为临床样本中的污染菌,认为无致病作用。20 世纪 80 年代后,医院感染日益增多,临床和实验室检测结果证实 CNS 已经成为医源性感染的常见病原体,其耐药菌株日益增多,造成诊治困难,引起临床微生物学工作者关注。

(一) 生物学性状

凝固酶阴性葡萄球菌为革兰氏阳性菌,不产生血浆凝固酶、α 溶血素等毒素物质。CNS 除表皮葡萄球菌(*S. epidermidis*)和腐生葡萄球菌(*S. saprophytics*)外,还包括溶血葡萄球菌(*S. hemolyticus*)、人葡萄球菌(*S. huminis*)、头葡萄球菌(*S. capitis*)等 30 多种。

(二) 致病物质

凝固酶阴性葡萄球菌是人体皮肤和黏膜的正常菌群,检出率约 90%。当机体免疫功能低下或进入非正常寄居部位时,CNS 可引起多种感染,在各类感染中仅次于大肠埃希菌,居病原菌的第二位。CNS 主要致病物质有:①多糖胞间黏附素(polysacchatide intercellular adhesion,PIA),PIA 化学成分为多糖,是一层黏液物质。PIA 在细菌黏附和抵抗宿主的免疫防御作用中有重要的致病作用。体外实验表明 PIA 可抑制机体免疫应答,阻碍抗生素向病灶渗透,阻止粒细胞的趋化和吞噬作用。②溶血素(β 溶血素、δ 溶血素),如溶血葡萄球菌的溶血性与其致病性有关。③与毒力相关的酶:脂肪酶、蛋白酶、卵磷脂酶等。

思考题

1. 金黄色葡萄球菌的致病力强弱主要取决因素有哪些?
2. 哪些生理生化试验可以鉴定金黄色葡萄球菌?

(康颖倩)

第二节 链 球 菌 属

链球菌属(*Streptococcus*)细菌排列成双或长短不一的链状,革兰氏染色阳性。广泛分布于自然界、人及动物粪便和健康人的鼻咽部,大多为正常菌群。链球菌属中对人类致病的主要是 A 群链球菌和肺炎链球菌,引起人类的各种化脓性炎症以及肺炎、猩红热等。

一、链球菌的分类

链球菌的分类方法有多种,常用的有以下 3 种。

(一) 根据溶血性状分类

1. 甲型溶血性链球菌(α-hemolytic *streptococcus*) 在血琼脂平板上培养后,菌落周围有 1~2mm 宽的草绿色溶血环,称甲型溶血或 α 溶血,这类链球菌亦称草绿色链球菌(viridans *streptococcus*)。α

溶血环中的红细胞并未完全溶解,这类链球菌多为机会致病菌。

2. **乙型溶血性链球菌**(β-hemolytic *streptococcus*) 菌落周围形成一个 2~4mm 宽、界限分明、完全透明的无色溶血环,称乙型溶血或 β 溶血,β 溶血环中的红细胞完全溶解,因而这类链球菌亦称为溶血性链球菌(hemolytic *streptococcus*)。溶血性链球菌致病力强,常引起人类和动物的多种疾病。

3. **丙型链球菌**(γ-*streptococcus*) 不产生溶血素,菌落周围无溶血环,故亦称非溶血性链球菌(non-hemolytic *streptococcus*)。一般不致病,常存在于粪便中。

(二)根据抗原结构分类

根据链球菌细胞壁中 C 多糖抗原的不同,分成 A~H、K~V 20 个群。对人致病的 90% 为 A 群,B、C、D、G 群偶见。同一群的链球菌根据其 M 抗原不同分成若干型,其中 A 群可分成 150 个型;B 群分 4 个型;C 群分 13 个型等。链球菌的群别与其溶血性之间无平行关系,但对人类致病的 A 群链球菌多数呈现 β 溶血。

(三)根据生化反应分类

对一些不具有群特异性的链球菌(如肺炎链球菌和草绿色链球菌等),需用生化反应、药物敏感性试验和对氧的需要进行分类。如按对氧的需要分为需氧、兼性厌氧和厌氧性链球菌三类,前两类对人有致病性,厌氧性链球菌主要为口腔、消化道、泌尿生殖道中的正常菌群,在特定条件下致病。

二、A 群链球菌

A 群链球菌(group A *streptococcus*,GAS)主要成员为化脓性链球菌(*S. pyogenes*)或 β 溶血性链球菌,是链球菌中对人致病作用最强的细菌。

(一)生物学特性

1. **形态与染色** 球形或卵圆形,直径 0.6~1.0μm,革兰氏阳性。常排列成链状(图 10-2)。在液体培养基中易形成长链,固体培养基上则为短链。无芽胞,无鞭毛。在培养早期(2~4h)形成由透明质酸组成的荚膜,随着培养时间的延长,细菌自身可产生透明质酸酶,使得荚膜消失。

2. **培养特性** 多为兼性厌氧菌,营养要求较高。在含血液、血清、葡萄糖培养基上生长良好;在血清肉汤中生长后常呈絮状沉淀于管底;在血琼脂平板上,形成灰白色、表面光滑、边缘整齐、直径 0.5~0.75mm 的细小菌落,菌落周围常形成透明溶血环(β 溶血现象)。

3. **生化反应** 分解葡萄糖,产酸不产气。一般不分解菊糖,不被胆汁溶解,可用这两个特性来鉴别甲型溶血性链球菌和肺炎链球菌。链球菌触酶阴性,可与葡萄球菌相鉴别。

4. **抗原结构** 链球菌的抗原结构比较复杂(图 10-3),主要有 3 种:

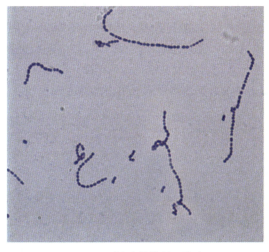

图 10-2 链球菌革兰氏染色

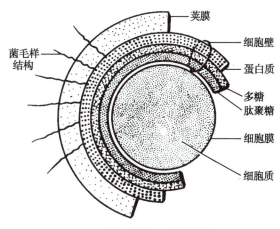

图 10-3 链球菌抗原结构模式图

(1)多糖抗原或称 C 抗原:细胞壁的多糖组分,为群特异性抗原,是链球菌分群的依据。

(2)表面抗原或称蛋白质抗原:细胞壁外的菌毛样结构由 M 蛋白(M protein)与脂磷壁酸(lipoteichoicacid,LTA)形成。M 蛋白因多见于 M 开头的疾病而得名,如多发性骨髓瘤(multiple myeloma)、巨球蛋白血症(macroglobulinemia)及恶性淋巴瘤(malignant lymphoma)等。M 蛋白位于 C 抗原外层,具有型特异性,据此将链球菌分为近 150 种血清型。M 抗原与链球菌致病性关系密切。

(3)核蛋白抗原或称 P 抗原:无特异性,各种链球菌均相同,为菌体的主要成分,并与葡萄球菌有交叉。

5. **抵抗力** 链球菌抵抗力不强,加热 60℃ 30min 即被杀死,但在干燥的尘埃中可存活数月。对常用消毒剂、抗生素,如青霉素、四环素、红霉素和磺胺药等均敏感。

(二)致病物质

A 群链球菌侵袭力较强,除胞壁成分外,可产生多种外毒素和胞外酶致病。

1. **胞壁成分**

(1)黏附素:包括脂磷壁酸(LTA)和 F 蛋白(F protein)等。LTA 与细胞表面受体结合,增强细菌对细胞的黏附性;F 蛋白因作为纤维粘连蛋白(fibronectin,FN)的受体而得名。F 蛋白位于化脓性链球菌细胞壁内,结合区暴露在菌体表面,使链球菌黏附到上皮细胞表面,有利于细菌在宿主体内定植。

(2)M 蛋白:是 A 群链球菌的主要致病因子,可通过与宿主纤维蛋白原、C4b 结合蛋白和免疫球蛋白 Fc 段等成分结合,介导宿主上皮细胞黏附,具有抗吞噬和抵抗吞噬细胞内杀菌作用的能力。此外,M 蛋白与心肌、肾小球基底膜有共同的抗原,可刺激机体产生特异性抗体,损害人心血管等组织,故与链球菌超敏反应性疾病有关。

(3)肽聚糖:A 群链球菌的肽聚糖具有致热、溶解血小板、提高血管通透性和诱发实验性关节炎等作用。

2. **外毒素类**

(1)致热外毒素(pyrogenic exotoxin):又称红疹毒素或猩红热毒素,是人类猩红热的主要致病物质。该毒素由温和噬菌体基因编码,为蛋白质成分,分 A、B、C 三种血清型。抗原性强,能刺激机体产生抗毒素。

(2)链球菌溶血素(streptolysin):有溶解红细胞、破坏白细胞和血小板的作用。根据对 O_2 的稳定性,可分为对 O_2 敏感的链球菌溶血素 O(streptolysin O,SLO)和对 O_2 稳定的链球菌溶血素 S(streptolysin S,SLS)。①SLO 为含有 -SH 基的蛋白质,遇 O_2 时,-SH 基被氧化为 -S-S- 基,暂时失去溶血活性。若加入还原剂半胱氨酸或亚硫酸钠,溶血作用可以逆转。SLO 对哺乳动物中性粒细胞、血小板、巨噬细胞、神经细胞等有毒性作用,对心肌也有急性毒性作用。SLO 抗原性强,可刺激机体产生抗体,即抗 O 抗体(antistreptolysin O,ASO),ASO 可中和 SLO 的活性,阻止其溶血活性。85%~90% 的患者于链球菌感染后 2~3 周至病愈后数月到 1 年内可检出 ASO。尤其是活动性风湿热,ASO 升高更显著,其效价在 1:400 以上,可作为链球菌新近感染指标之一或风湿热及其活动性的辅助诊断。② SLS 是小分子的糖肽,对 O_2 稳定,无抗原性。链球菌在血琼脂平板上菌落周围的 β 溶血环即由 SLS 所致。SLS 对白细胞和多种组织细胞有破坏作用。

3. **侵袭性酶类**(invasive enzyme) A 群链球菌可产生多种侵袭酶,均是扩散因子(spreading factor),与致病性相关的有以下几种:

(1)透明质酸酶:能分解细胞间质的透明质酸,使病菌易在组织中扩散。

(2)链激酶(streptokinase,SK):又称链球菌溶纤维蛋白酶(streptococcal fibrinolysin),与葡激酶类似,能使血液中纤维蛋白酶原变成纤维蛋白酶,可溶解血块或阻止血浆凝固,有利于病菌在组织中扩散。

(3)链道酶(streptodornase,SD):又称链球菌 DNA 酶(streptococcal deoxyribonuclease),能降解脓

液中具有高度黏稠性的 DNA,使脓液稀薄,促进病菌扩散。由于 SD 和 SK 能致敏 T 细胞,故常进行皮肤试验,通过迟发型超敏反应原理测定受试者的细胞免疫功能,这项试验称为 SK-SD 皮试。此外,现已将 SK、SD 制成酶制剂,临床上用于液化脓性渗出液。

三、肺炎链球菌

肺炎链球菌(*S. pneumoniae*)为呼吸道正常菌群,正常人带菌率可达 40%~70%,多数菌株不致病或致病力弱。1881 年,巴斯德及其同事从狂犬病患者尸体的唾液中首次发现该菌,Weichselbaum A 于 1884 年研究证实其为大叶性肺炎的病原体。

(一)生物学特性

1. **形态与染色**　菌体呈矛头状,多成双排列,宽端相对,尖端向外,革兰氏阳性,在痰液、脓汁、肺组织病变中亦可呈单个或短链状排列。无鞭毛,无芽胞。在体内或含血清的培养基中形成较厚的荚膜(图 10-4)。

2. **培养特性**　兼性厌氧,营养要求较高,在含有血液或血清的培养基中才能生长。在血平板上的菌落细小、菌落周围有草绿色 α 溶血环,需与甲型溶血性链球菌鉴别。该菌可产生自溶酶,破坏细胞壁,溶解细菌。平板培养时,菌落中央下陷呈肚脐状。在血清肉汤中初期呈混浊生长,稍久因细菌自

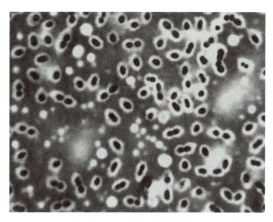

图 10-4　肺炎链球菌荚膜

溶,培养液渐变澄清。自溶酶可被胆汁或胆盐等物质激活,加速细菌溶解,故可用胆汁溶菌试验与甲型链球菌相鉴别。

3. **生化反应**　能分解葡萄糖、乳糖、麦芽糖、蔗糖,产酸不产气。胆汁溶菌试验阳性。

4. **抗原结构与分型**

(1)荚膜多糖抗原:存在于细菌荚膜中,为一种可溶性物质,有型特异性,据此可将肺炎链球菌分为 90 多个血清型。

(2)菌体抗原:①C 多糖存在于细胞壁中,有种特异性。可与宿主血清中一种正常蛋白质出现沉淀反应,此蛋白被称为 C 反应蛋白(C reactive protein,CRP)。CRP 虽不是抗体,但在急性炎症时含量剧增,用 C 多糖来测定 CRP,对活动性风湿热等诊断有一定意义。②M 蛋白有型特异性,与毒力无关,产生的抗体无保护作用。

5. **抵抗力**　对理化因素抵抗力较弱,对一般消毒剂敏感。带荚膜菌株抗干燥力较强,在干痰中可存活 1~2 个月。

(二)致病物质

1. **荚膜**　荚膜有抗吞噬作用,是肺炎链球菌的主要毒力因子。当有荚膜的光滑(S)型细菌失去荚膜成为粗糙(R)型时,其毒力减低或消失。

2. **肺炎链球菌溶血素 O(pneumolysin O)**　能与细胞膜上的胆固醇结合,导致膜上出现小孔,可溶解羊、兔、马和人的红细胞。此外,还能活化补体经典途径,引起发热、炎症及组织损伤等。

3. **脂磷壁酸**　存在细胞壁表面,在该菌黏附肺上皮细胞或血管内皮细胞时起重要作用,并可刺激机体产生炎症反应。

4. **自溶素**　降解细胞肽聚糖引起细胞裂解,导致胞内肺炎链球菌溶血素、磷壁酸和其他成分释放。

5. **表面蛋白**　肺炎链球菌的表面蛋白可作为黏附素黏附宿主细胞并阻碍宿主的免疫应答,肺炎

链球菌表面蛋白可分为四类：胆碱结合蛋白、脂蛋白、非经典蛋白和具有 LPXTG 基序（X 表示任何氨基酸）的蛋白。

6. 致病岛   致病岛是通过基因水平转移获得致病细菌基因组的一部分。致病岛中的基因有助于提高病原体的毒力，并编码黏附素与细胞附着中涉及铁摄取的蛋白质。

7. 生物膜   帮助细菌抵抗宿主免疫机制并增强肺炎链球菌毒力，此外，生物膜可阻止抗生素进入细菌，从而使细菌产生耐药性。

四、其他医学相关链球菌

（一）甲型溶血性链球菌

甲型溶血性链球菌亦称草绿色链球菌（viridans *streptococcus*），排列多成双或短链状。血平板上菌落周边呈 α 溶血。甲型溶血性链球菌比较难培养，因其菌株不同，对环境的要求亦不一样，如需氧、微嗜氧、二氧化碳等培养，时间可延长至三周。常寄居于上呼吸道、口腔、消化道、女性生殖道，偶见于皮肤。对人类致病的有变异链球菌（*S. mutans*）、唾液链球菌（*S. salivarius*）和血链球菌（*S. sanguis*）等菌种。

甲型溶血性链球菌胆汁溶菌及 Optochin 试验阴性。甲型溶血性链球菌是感染性心内膜炎最常见的致病菌，也可成为脑、肝和腹腔内感染的病原体。变异链球菌与常见病龋齿关系密切，系厌氧菌。其致病机制为该菌的葡糖基转移酶能分解蔗糖产生分子量高、黏性大的不溶性葡聚糖，将口腔中数量众多的菌群黏附于牙面形成菌斑，一些细菌能发酵多种糖类产生大量的酸，使局部 pH 降至 4.5 左右，导致牙釉质及牙质脱钙，造成龋损。

（二）无乳链球菌

无乳链球菌（*S. agalactiae*）为 B 群链球菌（group B *streptococcus*，GBS），革兰氏阳性球菌，单个、成双、链状排列、长短不一。在血琼脂平板上 35℃ 培养 18~24h，形成灰白色、表面光滑、有乳光、圆形、溶血的菌落。

无乳链球菌的致病物质有荚膜多糖、菌毛样结构、溶血素、透明质酸酶等。最早在患乳腺炎的病患牛中分离出来，严重危害畜牧业。现发现该菌也能感染人类，尤其是新生儿。可引起败血症、脑膜炎、肺炎等，死亡率极高，并可产生神经系统后遗症。

GBS 为女性阴道和直肠的正常菌群，带菌率 30% 左右。新生儿 GBS 感染有两种类型：①早发型（early-onset disease，EOD），常见于 1 周内的婴儿，主要表现为暴发性败血症、脑膜炎、呼吸窘迫。病情凶险，1~2d 死亡，死亡率高达 50%~70%。一般认为由垂直传播引起。②晚发型（late-onset disease，LOD），发病年龄 1 周至 3 个月，平均 4 周。以脑膜炎为主，呼吸道症状不多见，多伴有败血症。病死率约 15%，30%~ 50% 存活者可发生痴呆、脑积水等神经系统后遗症。此类感染一般系医院感染。

（三）猪链球菌

猪链球菌（*S. suis*）为 D 群链球菌（group D *streptococcus*，GDS），呈圆形或卵圆形，常呈链状排列，长短不一，革兰氏阳性。在血液琼脂上生长，菌落周围形成 α 或 β 溶血环。现已发现其荚膜抗原血清型有 35 种，大多数致病菌为 1~9 血清型，其中 2 型为最常见和毒力最强的血清型。

猪链球菌致病因子有荚膜、溶菌酶释放蛋白、细胞外因子、溶血素等。引起的猪链球菌病为一种重要的人兽共患传染病，在养猪业发达的国家多有报道；猪链球菌 2 型可通过伤口、消化道等途径传染给特定人群，潜伏期短，临床表现为畏寒、发热、头痛、全身不适、乏力、腹痛、腹泻、外周血白细胞计数升高，并可导致死亡，危害严重。

1. 阐述链球菌的分类依据及意义。

2. A 群链球菌的主要致病物质有哪些？主要导致哪些疾病？

(康颖倩)

第三节　奈瑟菌属

奈瑟菌属(*Neisseria*)细菌是一群革兰氏阴性双球菌,呈肾形或咖啡豆样,无鞭毛和芽胞,有菌毛,专性需氧,能产生氧化酶。菌属中的细菌种类较多,包括脑膜炎奈瑟菌(*N. meningitidis*)、淋病奈瑟菌(*N. gonorrhoeae*)、干燥奈瑟菌(*N. sicca*)、浅黄奈瑟菌(*N. flavescens*)、金黄奈瑟菌(*N. aureosa*)、黏膜奈瑟菌(*N. catarrhalis*)等 28 个种,依据氧化酶反应和糖发酵试验可以鉴别不同的菌种。人类是奈瑟菌属细菌的自然宿主,大多属于正常菌群。脑膜炎奈瑟菌和淋病奈瑟菌是致病菌,人类是唯一宿主,其余奈瑟菌均为鼻、咽喉、口腔黏膜的正常菌群。

一、脑膜炎奈瑟菌

脑膜炎奈瑟菌(*Neisseria meningitidis*),俗称脑膜炎球菌,为人类流行性脑脊髓膜炎(流脑)的病原体。流脑在 19 世纪曾在多个国家暴发大流行,死亡率高。本菌最早由意大利学者 Celli 和 Marchiafava 在患者脑脊液中发现,1887 年获得纯培养物。

(一) 生物学特性

1. 形态与染色　脑膜炎奈瑟菌呈肾形或豆形,直径 0.6~0.8μm,革兰氏阴性,两菌平面常相对呈双球状,接触面平坦或略向内陷,人工培养后可呈卵圆形或球形,排列较不规则,可呈单个、成双或四联球菌。在患者脑脊液中,多位于中性粒细胞内,形态典型(图 10-5),新分离菌株大多有荚膜和菌毛。

2. 培养特性　专性需氧,营养要求高,需在含有血清、血液等培养基中方能生长。常用经 80℃以上加温的血琼脂平板,色似巧克力,故名巧克力培养基进行培养,但在含 5%~10% CO_2 的培养环境中生长更佳,37℃孵育 24h 后形成直径 1.0~1.5mm 的无色、圆形、光滑透明似露滴状的菌落。能产生自溶酶,人工培养物不能及时转种超过 48h 常死亡,自溶酶经 60℃ 30min 或甲醛液处理可被灭活。

3. 生化反应　大多数菌株可分解葡萄糖和麦芽糖,产酸不产气。

4. 分类　根据荚膜多糖群特异性抗原的不同,

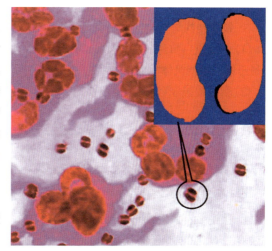

图 10-5　脑膜炎奈瑟菌革兰氏染色

将脑膜炎奈瑟菌分成 A、B、C、D、X、Y、Z、29E、W135、L10、H、I、K3 共 13 个血清群。H、I 和 K 血清群的菌株是中国的研究人员从健康携带者的身上分离出来的,L 群是从加拿大的一个健康携带者分离出来的。其中对人致病的多为 A、B、C 群,以 C 群的致病力最强。A、B、C、W135、X 和 Y 血清群的菌株引起 90% 以上的感染,属于常见的血清群,而其余的几个血清群常被称为稀有血清群,它们引起的只是零星的感染或者是处于携带状态。我国 95% 以上病例由 A 群菌引起,B 群和 C 群的感染偶见。近年亦发现 B 群病例,虽为散发性,但病情重、死亡率高。

5. **抵抗力** 该菌对干燥、湿热、寒冷等抵抗力极弱,室温放置 3h 即死亡。对常用消毒剂和抗生素均敏感。

(二)致病物质

1. **荚膜** 荚膜有抗吞噬作用,能增强细菌的侵袭力。它的非荚膜体是血清敏感的(即可被补体杀死)和无毒的,而具有表面多糖荚膜的则可以帮助细菌逃避调理和吞噬,说明荚膜是主要的毒力因子。

2. **菌毛** 介导细菌黏附于鼻咽部黏膜上皮细胞,利于定植。

3. **IgA1 蛋白酶** 破坏黏膜表面的 SIgA1,帮助细菌黏附于黏膜。

4. **脂寡糖**(lipooligosaccharide,LOS) 由脂质 A 和核心寡糖组成,与其他革兰氏阴性菌的脂多糖(LPS)在结构上有差异,主要区别在于 LOS 缺少菌体抗原(O 抗原)成分,但其生物学功能与 LPS 基本类似,是脑膜炎奈瑟菌的主要致病物质。LOS 是特异性多糖缺失的内毒素,病菌侵入机体繁殖后自溶或死亡后释放 LOS,作用于小血管和毛细血管,引起坏死及出血,出现皮肤瘀斑和微循环障碍。严重败血症时,因大量 LOS 释放可引起弥散性血管内凝血及中毒性休克。

二、淋病奈瑟菌

淋病奈瑟菌(*N. gonorrhoeae*)首先由奈瑟(Neisser)于 1879 年在淋病及脓漏眼的脓性分泌物中发现。Bamm 于 1885 年在凝固血清培养基上培养该菌获得成功。淋病奈瑟菌(*Neisseria gonorrhoeae*)俗称淋球菌,是引起人类淋菌性尿道炎(淋病)的病原体,淋病是我国目前发病率最高的性传播疾病。

(一)生物学特性

1. **形态与染色** 革兰氏阴性球菌,常成双排列,两菌接触面平坦,形似一对咖啡豆,直径 0.6~0.8μm。无芽胞,无鞭毛,有荚膜和菌毛。脓汁标本中,大多数淋病奈瑟菌位于中性粒细胞内,但慢性淋病患者的淋病奈瑟菌多分布在细胞外。

2. **培养特性** 专性需氧,初次分离培养时须供给 5%CO$_2$。营养要求高,常用巧克力色培养基,35~36℃孵育 48h 后,形成凸起、圆形、灰白色、直径 0.5~1.0mm 的光滑型菌落,菌落小。淋病奈瑟菌抵抗力弱,对热、冷、干燥和消毒剂极度敏感。只分解葡萄糖,产酸不产气,产生氧化酶和过氧化氢酶。

3. **抗原结构与分类** 淋病奈瑟菌抗原构造复杂多样,至少可以分为三类。

(1)菌毛蛋白抗原:多肽组成,利于细菌黏附,可抵抗中性粒细胞的杀菌作用。菌毛抗原易变异,有利于细菌逃避机体的免疫,导致重复感染。

(2)脂寡糖抗原(LOS):是重要的毒力因子,有助于细菌的黏附与侵入,还可诱导宿主产生杀菌性抗体。

(3)外膜蛋白抗原:包括 Por 蛋白(Porin)、Opa 蛋白(Opacity protein)、Rmp 蛋白(RPB5-mediating protein)。Por 蛋白是主要的外膜蛋白,占淋病奈瑟菌外膜总重量的 60% 以上,是淋病奈瑟菌分型的主要依据,至少分为 18 个不同血清型。

(二)致病物质

1. **菌毛** 有菌毛的淋病奈瑟菌为有毒株,进入尿道后,通过菌毛黏附到柱状上皮细胞表面,不易被尿液冲刷,在局部形成小菌落,再侵入细胞内增殖。淋病奈瑟菌只有定植在泌尿道才能产生其他致病物质,所以,菌毛是淋病奈瑟菌主要的毒力因子。

2. **外膜蛋白**　Por 蛋白介导黏附,阻止吞噬溶酶体形成,有利于细菌在细胞内的存活,并导致细胞损伤和死亡,形成脓细胞;Opa 蛋白参与细胞间的黏附作用;Rmp 蛋白具有还原修饰性,可抑制杀菌抗体的活性。

3. **脂寡糖**　是主要致病物质,可与补体、IgM 等共同作用,在局部形成炎症反应。淋病奈瑟菌脂寡糖分子结构与人类细胞表面糖鞘脂分子结构相似,利于其逃避免疫系统的识别。

4. **IgAl 蛋白酶**　能裂解破坏黏膜表面的特异性 IgAl 抗体,利于细菌黏附在黏膜表面。

思考题

1. 为提高检出率,在采集流脑患者标本时应注意哪些事项?
2. 简述淋病奈瑟菌的致病性,如何预防淋病?

（康颖倩）

第四节　医学相关的其他球菌属

一、肠球菌属

肠球菌属(*Enterococcus*)细菌是人类和动物肠道正常菌群的一部分,由粪肠球菌(*E. faecalis*)、屎肠球菌(*E. faecium*)和坚韧肠球菌(*E. durans*)等 59 个种组成。近年研究证实肠球菌属中的粪肠球菌(*E. faecalis*)和屎肠球菌(*E. faecium*)对人类具有致病性,在医院感染的致病菌中,重要性仅次于葡萄球菌。肠球菌容易在年老虚弱、表皮黏膜破损以及因抗生素应用改变正常菌群平衡的病患身上引起感染,如肠球菌尿路感染、腹腔与盆腔感染、败血症、心内膜炎等。

(一) 生物学性状

1. **形态与染色**　肠球菌呈圆形或椭圆形,单个、成对或短链状排列,革兰氏染色阳性,无芽胞,无鞭毛,为需氧或兼性厌氧菌,触酶阴性。

2. **培养特性**　本菌的营养要求较高,在含有血清的培养基上生长良好。在较宽的温度(5~50℃)和 pH(4.6~9.9)范围内均可生长,并且部分菌株能在 65g/L NaCl 和 400g/L 胆盐的条件下生长。

(二) 致病物质

1. **碳水化合物黏附素(carbohydrate adhesins)**　肠球菌可通过表面的黏附素吸附至肠道、尿路上皮细胞及心脏细胞。这些黏附素的表达受细菌生长环境的影响。

2. **聚合物因子(aggregation substance)**　肠球菌可产生一种表面蛋白,能聚集供体与受体菌,以利于质粒转移,在体外增强其对肾小管上皮细胞的黏附。

3. **细胞外表面蛋白(extracellular surface protein,Esp)**　Esp 是肠球菌中的一种细胞壁相关蛋白,在感染源分离株中发现频率较高。Esp 可促进免疫系统的黏附、定殖和逃避,它有助于肠球菌生物膜的形成,增加其对尿路细胞等黏附作用。

4. **细胞溶素(cytolysin)**　肠球菌质粒编码产生,可加重感染的严重程度。

5. **多形核白细胞趋化因子**　粪肠球菌产生的该因子可介导与肠球菌感染有关的炎症反应。

二、韦荣球菌属

韦荣球菌属（*Veillonella*）为革兰氏阴性厌氧球菌，有很强的乳酸盐发酵能力。常寄居于人口腔、咽部、胃肠道及女性生殖道，为正常菌群的一部分。

包括小韦荣球菌（*V. parvula*）、产碱韦荣球菌（*V. alcalescens*）等 15 个种。

体积极小，直径在 0.3~0.5μm 范围之内。成对或短链状排列，无鞭毛及芽胞，专性厌氧。但生长时需要有 CO_2，最适生长温度为 30~37℃，最适 pH 6.5~8.0。营养基求高，接种含万古霉素（7.5μg/ml）的乳酸盐琼脂平板（韦荣球培养基）培养 48h 后，形成直径 1~2mm，圆形、凸起不溶血，灰白色或灰绿色菌落。在紫外灯照射下，菌落能出现红色荧光。

多数韦荣球菌不致病，且能帮助机体抵抗疾病的发生。有研究证实，口腔中的韦荣球菌可以把其他细菌产生的酸性产物转变成酸性更弱的产物，进而放慢龋齿形成的速度。小韦荣球菌和产碱韦荣球菌有一定的致病力，但不强，多见于混合感染。小韦荣球菌常见于上呼吸道感染，引起牙周炎，偶尔可致骨髓炎和心内膜炎；产碱韦荣球菌则多见于肠道感染。

思考题

肠球菌和韦荣球菌危害表现在哪些方面？

（康颖倩）

第十一章

肠杆菌科

肠杆菌科（Enterobacteriaceae）细菌包括一大群在形态结构、培养特性和生化反应等生物学性状相似的革兰氏染色阴性杆菌，常寄居在人和动物的肠道内，亦存在于自然环境中，可引起各种类型的感染，如败血症、尿路感染和肠道传染病等。肠杆菌科目前已确认有51个菌属，然而经常引起人类感染的菌种只有20~25个（表11-1）。

表 11-1　临床感染中常见的肠杆菌科细菌

属	种
沙门菌属（*Salmonella*）	肠道沙门菌肠道亚种（*S. enterica* subsp. *enterica*）
志贺菌属（*Shigella*）	宋内志贺菌（*S. sonnei*）、福氏志贺菌（*S. flexneri*）、痢疾志贺菌（*S. dysenteriae*）、鲍特志贺菌（*S. boydii*）
埃希菌属（*Escherichia*）	大肠埃希菌（*E. coli*）
变形杆菌属（*Proteus*）	普通变形杆菌（*P. vulgaris*）、奇异变形杆菌（*P. mirablis*）
枸橼酸杆菌属（*Citrobacter*）	弗劳地枸橼酸杆菌（*C. freundii*）、柯塞枸橼酸杆菌（*C. koseri*）
肠杆菌属（*Enterobacter*）	阴沟肠杆菌（*E. cloacae*）、阪崎肠杆菌（*E. sakazakii*）
克雷伯菌属（*Klebsiella*）	肺炎克雷伯菌（*K. pneumoniae*）、催娩克雷伯菌（*K. oxytoca*）
沙雷菌属（*Serratia*）	黏质沙雷菌（*S. marcescens*）
摩根菌属（*Morganella*）	摩氏摩根菌（*M. morganii*）
耶尔森菌属（*Yersinia*）	鼠疫耶尔森菌（*Y. pestis*）、小肠结肠炎耶尔森菌（*Y. enterocolitica*）、假结核耶尔森菌（*Y. pseudotuberculosis*）

肠杆菌科细菌的共同生物学特征：

1. 形态和培养特性　为革兰氏染色阴性杆菌，菌体两端钝圆，菌体大小为(0.3~1.0)μm×(1.0~6.0)μm，无芽胞，多数有周身鞭毛和菌毛。在有氧或无氧环境中都能生长，营养要求不高。有些细菌能产生溶血素。

2. **生化反应**　肠杆菌科细菌大多数能发酵葡萄糖，还原硝酸盐，过氧化氢酶阳性，氧化酶阴性。

3. **抗原结构**　肠杆菌科细菌具有复杂的抗原结构，包括多糖抗原（O）、鞭毛抗原（H）和荚膜抗原（K 或 Vi）等。

4. **抵抗力**　对理化因素的抵抗力不强，60℃处理30min即死亡。可利用胆盐、煌绿染料等抑制非致病性肠杆菌科细菌的生长。

5. **变异**　肠杆菌科细菌易出现变异菌株，除自发突变外，还可通过基因的转移和重组，导致变异菌株的出现。常见的变异包括耐药性变异、毒力变异和抗原变异等。

第一节 埃希菌属

埃希菌属（*Escherichia*）有 6 个种,其中大肠埃希菌（*E. coli*）是最为常见和重要的临床分离菌种。在肠道内,大肠埃希菌能为宿主合成一些具有营养作用的代谢产物,当宿主免疫功能下降或细菌侵入肠道外组织或器官,可引起肠道外感染。

一、生物学性状

大肠埃希菌为革兰氏染色阴性杆菌,大小为 (0.4~0.7) μm × (1~3) μm（图 11-1）。多数菌株有周身鞭毛,有菌毛,包括普通菌毛和性菌毛。引起肠外感染的菌株常有多糖包膜（微荚膜）。

兼性厌氧,在普通琼脂平板 37℃培养 24h 后,形成直径 2~3mm 圆形凸起的灰白色 S 型菌落,有些菌株在血琼脂平板上可形成 β 溶血。大肠埃希菌在土壤和水环境中可生存数月,在温度 15~45℃的条件下都可生长。

生化反应活泼,能发酵葡萄糖、乳糖、麦芽糖和甘露醇等多种糖类,产酸产气。吲哚和甲基红试验均阳性,VP 试验和枸橼酸利用试验均阴性（IMViC：++——）。

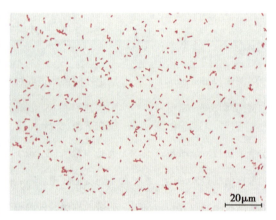

图 11-1   大肠埃希菌的镜下形态（光镜 ×1 000）

大肠埃希菌有 O、H 和 K 抗原,是血清学分型的基础。其血清型是按 O∶K∶H 排列表示,例如 O55∶K5∶H21。

粪便中的大肠埃希菌可污染周围环境、水源及食品。因此,卫生细菌学以“大肠菌群数”作为饮水、食品等粪便污染的指标之一。大肠菌群是指在 37℃时,24h 内发酵乳糖产酸产气的肠道杆菌,包括埃希菌属、枸橼酸杆菌属、克雷伯菌属及肠杆菌属等。我国《生活饮用水卫生标准》（GB5749-2006）规定每 100ml 水样中不得检出大肠菌群。

二、致病性

（一）致病物质

1. **黏附素**   大肠埃希菌的黏附素能使细菌黏附在泌尿道和肠道的细胞表面,避免因排尿时尿液的冲刷和肠道的蠕动而被排出。大肠埃希菌的某些菌株具有多种高特异性的黏附素,它们包括定植因子抗原、集聚黏附菌毛、束状菌毛、紧密黏附素和 P 菌毛等。

2. **外毒素**   大肠埃希菌能产生多种外毒素,它们包括志贺毒素 Ⅰ 和Ⅱ、耐热肠毒素、不耐热肠毒素和溶血素 A。

（二）所致疾病

1. **泌尿道感染**   引起泌尿道感染的大肠埃希菌常来源于患者的肠道,年轻女性初次尿路感染近 90% 是由大肠埃希菌引起的。引起泌尿系统感染的大肠埃希菌称为尿路致病性大肠埃希菌

（uropathogenic *E. coli*）。

2. **败血症**　大肠埃希菌所致的败血症通常由尿路感染和胃肠道感染引起,具有很高的死亡率,尤其是对婴儿、老人或免疫功能低下者。

3. **新生儿脑膜炎**　大肠埃希菌是引起新生儿脑膜炎主要病原体之一,从脑膜炎患者分离的大肠埃希菌多数具有 K1 抗原,该抗原与 B 血清群脑膜炎奈瑟菌有交叉反应。

4. **腹泻性疾病**　大肠埃希菌引起的腹泻性疾病是全球最常见的公共卫生问题。根据其致病特点和发病机制的不同,引起胃肠道感染的大肠埃希菌有以下 5 种类型(表 11-2)。

表 11-2　引起胃肠道感染的大肠埃希菌

病原体	作用部位	所致疾病	发病机制	常见 O 血清型
肠致病性大肠埃希菌 (EPEC)	小肠	婴幼儿腹泻	质粒介导的黏附和破坏肠上皮细胞	2、55、86、111、114、125、126、127、128、142
肠产毒性大肠埃希菌 (ETEC)	小肠	旅游者腹泻和幼儿腹泻	质粒介导的耐热和不耐热肠毒素	6、8、15、25、27、63、119、126、127
肠出血性大肠埃希菌 (EHEC)	大肠	腹泻、出血性结肠炎	原噬菌体编码 Stx-Ⅰ 或 Stx-Ⅱ抑制蛋白质合成	157、26、28ac、111、112ac、124、136、143、144、152、164
肠侵袭性大肠埃希菌 (EIEC)	大肠	腹泻(似痢疾)	质粒介导的侵袭和破坏结肠上皮细胞	78、115、148、153、159、167
肠集聚性大肠埃希菌 (EAEC)	小肠	急、慢性腹泻	质粒介导聚集性黏附上皮细胞	3、42、44、86、104

(1) 肠致病性大肠埃希菌(enteropathogenic *E. coli*,EPEC):EPEC 是发展中国家婴幼儿腹泻的重要病原体,严重者可致死亡,在医院常可引起暴发流行。EPEC 不产生肠毒素以及其他外毒素,病菌黏附于小肠黏膜上皮细胞后,随后破坏刷状缘、导致微绒毛萎缩,肠上皮细胞功能紊乱。

(2) 肠产毒性大肠埃希菌(enterotoxigenic *E. coli*,ETEC):ETEC 是 5 岁以下儿童和旅游者腹泻的常见病原体。污染的水源和食物在疾病传播中有重要作用,临床症状可从轻度腹泻至严重的霍乱样腹泻。致病物质主要是定植因子抗原和肠毒素。

ETEC 的肠毒素有不耐热和耐热两种,均由质粒编码。不耐热肠毒素(heat-labile enterotoxin,LT)对热不稳定,65℃处理 30min 可被破坏。LT 由 1 个 A 亚单位和 5 个 B 亚单位构成。当 B 亚单位结合小肠上皮细胞表面的 GM1 神经节苷脂后,促使 A 亚单位进入细胞并激活腺苷环化酶,细胞内 cAMP 水平升高,导致肠黏膜细胞内水和氯化物的过度分泌以及钠重吸收的障碍。耐热肠毒素(heat-stable enterotoxin,ST)有 ST_a 和 ST_b 两种,ST_b 与人类疾病无关。ST_a 对热稳定,100℃处理 20min 仍保持活性。ST_a 引起腹泻是通过激活肠黏膜细胞的鸟苷环化酶,使细胞内 cGMP 水平升高而导致腹泻。

(3) 肠出血性大肠埃希菌(enterohemorrhagic *E. coli*,EHEC):为出血性结肠炎和溶血性尿毒综合征的病原体,血清型主要为 O157∶H7,1982 年首先在美国发现。约 10% 的 10 岁以下儿童可并发急性肾功能衰竭、血小板减少和溶血性贫血的溶血性尿毒症综合征(hemolytic uremic syndrome,HUS),死亡率达 3%~5%。食品的污染是 EHEC 感染的主要原因。

EHEC 可产生两种类型的志贺样毒素(Shiga-like toxin,Stx),即 Stx-Ⅰ 和 Stx-Ⅱ。Stx-Ⅰ 与 Ⅰ型痢疾志贺菌产生的志贺毒素相同,Stx-Ⅱ 的一些特性与志贺毒素相似,但在抗原和遗传特性方面与 Stx-Ⅰ 完全不同。Stx-Ⅰ 和 Stx-Ⅱ 均由溶原性噬菌体(原噬菌体)编码产生。Stx 由 1 个 A 亚单位和 5 个 B 亚单位组成,B 亚单位与宿主细胞特异糖脂受体结合,进入细胞的 A 亚单位结合 28S rRNA 并干扰蛋白质的合成。

现已发现分泌系统在 EHEC 的致病过程中发挥重要作用。除了Ⅲ型分泌系统通过分泌各种毒素效应蛋白攻击宿主细胞,还发现Ⅵ型分泌系统可利用效应蛋白降低宿主胞内活性氧水平,以抵抗宿主天然免疫反应的杀伤。

(4) 肠侵袭性大肠埃希菌（enteroinvasive *E. coli*，EIEC）：EIEC 所致疾病类似细菌性痢疾，有发热、腹痛、腹泻、脓血便及里急后重等症状。主要侵犯成人和年龄较大的儿童。EIEC 不产生肠毒素，能侵袭结肠黏膜上皮细胞并在细胞内繁殖，引起感染细胞的死亡并扩散至邻近正常细胞，导致正常组织结构的破坏和炎症的发生。EIEC 侵袭黏膜上皮细胞的能力与其质粒携带的基因有关。

EIEC 无动力、不发酵或迟缓发酵乳糖，易误认为志贺菌。

(5) 肠集聚性大肠埃希菌（enteroaggregative *E. coli*，EAEC）：EAEC 引起急性和慢性腹泻（病程在两周以上）。在工业化国家，EAEC 是食源性疾病重要的病原体。这类细菌的特点是能在细胞表面自动聚集，形成"堆积的砖状"结构，并刺激肠黏膜的分泌。EAEC 的某些菌株能产生毒素，包括志贺样毒素、质粒编码的肠毒素和溶血素。

思考题

1. 肠杆菌科细菌具有哪些共同的生物学特征？
2. 大肠埃希菌可引起泌尿系感染和腹泻性疾病，其致病的物质基础包括哪些？

（姚玉峰）

第二节 志 贺 菌 属

志贺菌属（*Shigella*）是人类细菌性痢疾的病原体。细菌性痢疾是一种肠道传染病，在世界许多国家和地区都有流行。据估计每年有超过 1.5 亿的志贺菌感染病例，多见于 15 岁以下人群。

一、生物学性状

革兰氏染色阴性杆菌、大小为 0.5μm × 3.0μm，无鞭毛。营养要求不高，兼性厌氧，在普通琼脂平板形成直径约 2mm 的圆形、凸起、边缘整齐的半透明菌落。

志贺菌属细菌能分解葡萄糖，产酸不产气，除宋内志贺菌迟缓发酵乳糖（超过 48h）外，均不发酵乳糖。在 SS 选择性培养基上形成无色半透明菌落。甲基红试验阳性，VP 试验阴性，不分解尿素，不产生硫化氢（H_2S）。

志贺菌的抗原构成较为复杂，菌体 O 抗原是分类的主要依据，可分为 A、B、C 和 D 共 4 个群（表 11-3），每个群志贺菌还包括多个血清型。

表 11-3 志贺菌属的分类

菌种	群（血清型数）	甘露醇	鸟氨酸脱羧酶
痢疾志贺菌（*S. dysenteriae*）	A（10）	−	−
福氏志贺菌（*S. flexneri*）	B（13）	+	−
鲍特志贺菌（*S. boydii*）	C（18）	+	−
宋内志贺菌（*S. sonnei*）	D（1）	+	+

志贺菌的抵抗力比其他肠杆菌科细菌弱,对酸和一般消毒剂敏感,60℃加热10min即可杀死。粪便中噬菌体的存在和肠道内细菌的产酸作用常导致志贺菌在数小时内死亡,故粪便标本应迅速送检。

二、致病性

(一)致病物质

1. **侵袭力** 志贺菌侵袭和生长繁殖的靶细胞是回肠末端和结肠部位的黏膜上皮细胞。细菌先黏附并侵入位于派尔集合淋巴结(Peyer patches)的 M 细胞。志贺菌能溶解宿主细胞吞噬体并在细胞质内生长繁殖,并且可在细胞间传播。在这一过程中,细菌逃避了免疫的清除作用并诱导细胞凋亡。细菌的侵入导致炎性因子(如 IL-1β)的释放,吸引多形核细胞至感染部位,致使肠壁的完整性遭到破坏。肠壁的脓肿导致肠黏膜的坏死、表面溃疡和出血,最终在溃疡的表面形成由渗出的纤维、白细胞、细胞碎片、坏死的黏膜和细菌构成的"假膜"。

2. **内毒素** 志贺菌裂解后可释放大量内毒素。内毒素可损伤肠黏膜上皮,促进炎症、坏死、出血和溃疡的形成。内毒素作用于肠黏膜,使其通透性增高,促进内毒素的吸收,引起发热、神志障碍,甚至中毒性休克。内毒素尚能作用于肠壁自主神经,导致肠功能紊乱,肠蠕动失调和痉挛,尤以直肠括约肌受累明显,患者伴有腹痛和里急后重等症状。

3. **外毒素** A 群志贺菌能产生一种不耐热志贺毒素,与大肠埃希菌志贺样毒素相似。志贺毒素可同时作用于肠道和中枢神经系统。在小肠能抑制糖和氨基酸的吸收,作为"神经样毒素",在痢疾志贺菌引起的重症感染者可引起昏迷和脑膜刺激症状。志贺毒素由一个 A 亚单位和 5 个 B 亚单位组成,B 亚单位与宿主细胞糖脂受体结合并促使 A 亚单位进入细胞内。A 亚单位可裂解 60S 核糖体亚单位中的 28S rRNA,阻止其与氨酰 tRNA 的结合,从而阻断蛋白质的合成。

(二)所致疾病

细菌性痢疾的传染源是患者和带菌者,传播途径为粪 - 口途径。痢疾志贺菌引起的感染病情较重,易引起小儿急性中毒性痢疾。宋内志贺菌多引起轻型感染,福氏志贺菌感染易转变为慢性。

细菌性痢疾的临床症状包括腹痛、腹泻、发热和脓血便。人类对志贺菌易感,200 个志贺菌即可引起细菌性痢疾。细菌最初定植在小肠并在 12h 内开始繁殖,经过 1~3d 的潜伏期,患者可有发热、腹泻,随着细菌侵入结肠黏膜,水样腹泻转变为黏液脓血便,伴有里急后重(tenesmus)和下腹部疼痛等症状。超过 50% 的成人病例在 2~5d 内,发热和腹泻可自行消退。但对于体弱者、儿童和老人,可导致死亡。有极少部分患者,细菌在结肠定植后往往无任何症状,从而成为持续的传染源。

志贺菌的感染主要限于肠道,一般不侵入血液。因此,抗感染免疫主要依赖消化道黏膜表面的分泌型 IgA。感染恢复后,大多数人在血液中可产生循环抗体,但无保护作用。病后免疫期短,也不稳固,其原因除细菌感染只停留在肠壁局部外,志贺菌血清型的多样性也是原因之一。

思考题

1. 志贺菌属细菌的生物学特性与大肠埃希菌有何不同?
2. 志贺菌内毒素的致病机制是什么?

（姚玉峰）

第三节　沙 门 菌 属

沙门菌属(*Salmonella*)细菌广泛存在于自然界,常寄生于脊椎动物的肠道。人类感染沙门菌引起的疾病有肠炎、全身性感染(菌血症)和肠热病,统称沙门菌病(salmonellosis)。目前沙门菌属分两个种,肠道沙门菌(*S. enterica*)和邦戈沙门菌(*S. bongori*)。肠道沙门菌又分为 5 个亚种,能引起人类感染的沙门菌主要是肠道沙门菌肠道亚种(*S. enterica* subspecies *enterica*),即亚种 I。沙门菌正确的命名是在属、种之后再加上亚种和血清型。例如,伤寒沙门菌应为肠道沙门菌肠道亚种伤寒血清型(*Salmonella enterica* subspecies *enterica* serotype Typhi),可缩写成伤寒血清型沙门菌(*Salmonella* Typhi)。目前已发现 2 500 多种沙门菌属血清型。

一、生物学性状

革兰氏染色阴性杆菌,大小(0.6~1.0)μm × (2~4)μm,有菌毛。绝大多数沙门菌临床分离株有周身鞭毛。营养要求不高,在普通营养琼脂平板上形成中等大小、半透明菌落。

不发酵乳糖和蔗糖。可发酵葡萄糖、麦芽糖和甘露糖,产酸产气(伤寒血清型沙门菌不产气)。H_2S 阳性或阴性。生化反应对沙门菌属细菌的鉴定有重要意义(表 11-4)。

表 11-4　主要沙门菌的生化反应

菌名	葡萄糖	乳糖	H_2S	靛基质	VP	甲基红	枸橼酸盐	动力
甲型副伤寒血清型沙门菌	⊕	–	–/+	–	–	+	+	+
肖氏血清型沙门菌	⊕	–	++	–	–	+	–/+	+
鼠伤寒血清型沙门菌	⊕	–	++	–	–	+	+	+
希氏血清型沙门菌	⊕	–	+	–	–	+	+	+
猪霍乱血清型沙门菌	⊕	–	–/+	–	–	+	+	+
肠炎血清型沙门菌	⊕	–	++	–	–	+	–	+
伤寒血清型沙门菌	+	–	+	–	–	+	–	+

注:糖发酵试验:– 不发酵;+ 产酸;⊕ 产酸产气。

沙门菌属的抗原构造复杂,有 O、H 和 Vi 等重要抗原。沙门菌 H 抗原分为第 I 相和第 II 相。第 I 相特异性高,第 II 相特异性低,可为多种沙门菌共有,一个菌株同时有第 I 相和第 II 相 H 抗原称双相菌。

新分离的伤寒血清型沙门菌和希氏血清型沙门菌有 Vi 抗原,成分为不耐热的聚 -N- 乙酰 D- 半乳糖胺醛酸。Vi 抗原存在于菌体表面,可阻止 O 抗原与相应抗体的凝集反应。Vi 抗原不稳定,经 60℃加热、苯酚处理或人工培养后易消失。常见沙门菌属细菌的抗原组成见表 11-5。

沙门菌对理化因素的抵抗力较差,湿热 65℃处理 15~30min 即被杀死。对一般消毒剂敏感,但对胆盐、煌绿等的耐受性较其他肠道细菌强,常用含有这些成分的选择性培养基分离沙门菌。

表 11-5　常见沙门菌属细菌的抗原构成

组	菌名	抗原构成
A 组	甲型副伤寒血清型沙门菌（*Salmonella* Paratyphi A）	1,2,12 :a:−
B 组	肖氏血清型沙门菌（*Salmonella* Schottmuelleri）	1,4,5,12 :b:1,2
	鼠伤寒血清型沙门菌（*Salmonella* Typhimurium）	1,4,5,12 :i:1,2
C 组	希氏血清型沙门菌（*Salmonella* Hischfeldii）	6,7(Vi):c:1,5
	猪霍乱血清型沙门菌（*Salmonella* Choleraesuis）	6,7 :c:1,5
D 组	伤寒血清型沙门菌（*Salmonella* Typhi）	9,12(Vi):d:−
	肠炎血清型沙门菌（*Salmonella* Enteritidis）	1,9,12 :g,m:−

注:O 抗原: 黑体数字;

　　Vi: 微荚膜抗原;

　　H 抗原(Ⅰ相): 小写英文字母;H 抗原(Ⅱ相): 普通数字。

二、致病性

(一) 致病物质

伤寒血清型沙门菌、甲型副伤寒血清型沙门菌、肖氏血清型沙门菌和希氏血清型沙门菌主要引起肠热病。其他大多数沙门菌对动物有致病性,这些动物包括家禽、家畜和啮齿类动物等,并构成重要的储存宿主。沙门菌的平均感染剂量在 $10^5 \sim 10^8$ 个细菌之间,但 10^3 个伤寒血清型沙门菌就可引起感染。

1. **侵袭力**　沙门菌通过胃后,借助于菌毛黏附至小肠末端位于淋巴结的 M 细胞,随后沙门菌产生的Ⅲ型分泌系统效应蛋白可促使宿主细胞肌动纤维重排,导致细胞膜内陷并吞噬沙门菌。沙门菌可在吞噬体内繁殖,随后细胞死亡,细菌扩散并进入邻近细胞淋巴组织。沙门菌还可通过一种耐酸应答(acid tolerance response)机制抵御胃酸和吞噬体内酸性环境对菌体的破坏作用。此外,过氧化氢酶、超氧化物歧化酶和其他因子亦可保护沙门菌。

伤寒血清型沙门菌和希氏血清型沙门菌在宿主体内可形成 Vi 抗原,该抗原具有微荚膜功能,可抵抗吞噬细胞的吞噬和杀伤,并阻挡抗体、补体等破坏菌体作用。

2. **毒素**　沙门菌死亡后释放的内毒素,可使宿主体温升高、白细胞数下降,甚至导致中毒症状和休克。某些血清型沙门菌如鼠伤寒血清型沙门菌还可产生肠毒素,其性质类似 ETEC 产生的肠毒素。

(二) 所致疾病

患者和带菌者是重要的传染源,其排泄物可污染水源和食物造成沙门菌的传播。此外,来自感染动物污染或消毒不当的奶制品、鸡蛋、禽类、猪和牛等肉类制品都可引起沙门菌病。

1. **肠热病(enteric fever)**　肠热病是由几种常见血清型沙门菌引起,它们包括伤寒血清型沙门菌引起的伤寒,甲型副伤寒血清型沙门菌、肖氏血清型沙门菌和希氏血清型沙门菌引起的副伤寒。副伤寒的病情较轻,病程较短。当细菌随污染的食物和水通过胃进入小肠后,细菌穿过黏膜上皮细胞或细胞间隙,侵入肠壁淋巴组织并在肠系膜淋巴结内增殖。此时因无临床症状,称为潜伏期,时间通常10~14d。随后细菌经胸导管进入血流,形成第一次菌血症,细菌随血流进入肝、脾、肾及胆囊等器官。患者出现发热、不适、全身疼痛等前驱症状。在器官内繁殖的细菌再次入血,形成第二次菌血症。此时患者的症状和体征明显,如持续高热,肝脾肿大,全身中毒症状显著,皮肤出现玫瑰疹,外周血白细胞可有不同程度的下降,相对脉缓等症状,持续的时间为 7~10d。胆囊中的细菌随胆汁进入肠道,一部分随粪便排出体外,另一部分再次侵入肠壁淋巴组织,引起超敏反应,导致局部组织的坏死和溃疡,严重者有出血或肠穿孔等并发症。肾脏中的细菌可随尿液排出。以上病变在疾病的第 2~3 周出现,若无并发症,自 3~4 周后病情开始好转。(图 11-2)

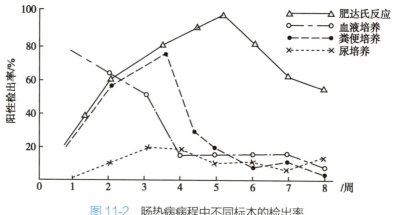

图 11-2 肠热病病程中不同标本的检出率

2. 胃肠炎（食物中毒） 为最常见的沙门菌感染,由摄入大量被鼠伤寒血清型沙门菌、猪霍乱血清型沙门菌和肠炎血清型沙门菌等污染的食物引起。该病潜伏期为 6~24h。起病急,主要临床症状为发热、恶寒、呕吐、腹痛、水样腹泻,偶有黏液或脓性腹泻。一般沙门菌胃肠炎多在 2~3d 自愈。严重者可伴有迅速脱水,导致休克、肾衰竭而死亡。

3. 菌血症 病菌以猪霍乱血清型沙门菌、鼠伤寒血清型沙门菌和肠炎血清型沙门菌等常见。患者多见于儿童和免疫力低下成人。经口感染后,细菌进入血液,随血流播散至组织和多个器官引起感染,如脑膜炎、骨髓炎、胆囊炎、心内膜炎、关节炎等,但肠道症状较少见。

4. 无症状带菌者 有 1%~5% 的伤寒或副伤寒患者,在症状消失后 1 年内仍可在其粪便中检出相应沙门菌,即无症状（健康）带菌者。存留在胆囊中的细菌可不断排出体外,成为伤寒和副伤寒病原体的储存场所和重要传染源。

尽管肠热病愈后的 2~3 周体内有抗体产生,但疾病仍可复发。因为伤寒血清型沙门菌为细胞内寄生菌,需要特异性细胞免疫的激活。因此,在肠热病的恢复中细胞免疫尤为重要。胃肠炎的恢复与肠道局部生成 sIgA 有关。

思考题

1. 沙门菌可引起哪些疾病?
2. 简述肥达试验 O 抗体和 H 抗体的诊断意义。

（姚玉峰）

第四节 肠杆菌科其他菌属

一、克雷伯菌属

克雷伯菌属（*Klebsiella*）有 23 个种,革兰氏染色阴性,球杆形,无鞭毛,有较厚的荚膜,多数菌株有菌毛。营养要求不高,有较厚的多糖荚膜。肺炎克雷伯菌(*K. pneumoniae*)是最常见的分离菌种,又可分三个亚种:肺炎亚种、鼻炎亚种和鼻硬结亚种。其中肺炎克雷伯菌对人致病性较强,是重要的条件致病菌和医源性感染菌之一。

肺炎克雷伯菌肺炎亚种(*K. pneumoniae ssp. pneumoniae*),又称肺炎杆菌。该菌存在于人类肠道、呼吸道以及水中,可引起的感染包括肺炎、支气管炎、泌尿道和创伤感染等。易感者包括糖尿病患者、肿瘤患者、年老体弱者和婴幼儿等。

二、变形杆菌属

变形杆菌属(*Proteus*)为人和动物肠道的正常菌群组分,亦存在于土壤、污水和医院环境中。变形杆菌属有 14 个菌种,其中普通变形杆菌(*P. vulgaris*)和奇异变形杆菌(*P. mirabilis*)与人类疾病关系密切。

变形杆菌属细菌呈革兰氏染色阴性,大小为 (0.4~0.6)μm × (1~3)μm,有明显多形性。无荚膜,有周身鞭毛,运动活泼,营养要求不高。在固体培养基表面呈扩散性生长,形成一层波纹状薄膜,称为迁徙生长现象(swarming growth phenomenon)。产生的尿素酶能迅速分解尿素,是变形杆菌属重要特征。

奇异变形杆菌和普通变形杆菌常引起泌尿道感染,其尿素酶可分解尿素产氨,使尿液 pH 增高,以利于变形杆菌的生长,碱性环境亦可促进肾结石和膀胱结石的形成。

三、肠杆菌属

肠杆菌属(*Enterobacter*)是肠杆菌科中最常见的环境菌群,常见于土壤和水中,偶尔可从人粪便和呼吸道中分离到。常见的菌种有阴沟肠杆菌(*E. cloacae*)和阪崎肠杆菌(*E. sakazakii*)。革兰氏染色阴性粗短杆菌,周身鞭毛,有的菌株有荚膜。营养要求不高,在普通琼脂平板上形成湿润、灰白或黄色的黏液状大菌落。

肠杆菌属细菌是条件致病菌。阴沟肠杆菌与泌尿道、呼吸道和伤口感染有关,偶引起败血症和脑膜炎。阪崎肠杆菌引起的新生儿脑膜炎和败血症,死亡率可高达 75% 左右。

四、沙雷菌属

沙雷菌属(*Serratia*)为革兰氏染色阴性小杆菌,周身鞭毛,除臭味沙雷菌外,其他菌种无微荚膜。营养要求不高,菌落不透明,白色、红色或粉红色。沙雷菌可自土壤、水、人和动物的粪便中分离到。目前已发现 26 个种,包括黏质沙雷菌黏质亚种(*S. marcescens subsp. marcescens*)、深红沙雷菌(*S. rubidaea*)和臭味沙雷菌(*S. oderifera*)等。

黏质沙雷菌黏质亚种可引起住院患者感染,如呼吸道感染、泌尿道感染、脑膜炎、败血症,心内膜炎以及外科术后感染。

思考题

简述变形杆菌的形态特征。

(姚玉峰)

第十二章
弧菌　螺杆菌　弯曲菌

弧菌属（*Vibrio*）是一类弯曲成弧形的、菌体短小的革兰氏阴性菌。该属细菌广泛分布于自然界，以水表面最多。本属细菌共有 119 个种，其中至少 12 个种与人类感染有关，以霍乱弧菌和副溶血性弧菌最为重要，分别可引起霍乱和食物中毒。

螺杆菌属（*Helicobacter*）是一类呈螺旋状的革兰氏阴性菌，分为胃螺杆菌和肠肝螺杆菌两大类，目前已有 20 余种正式命名的螺杆菌，代表菌种是幽门螺杆菌，它与慢性胃炎、胃溃疡、十二指肠溃疡、胃癌等疾病发生关系密切。其他种类的螺杆菌感染较少见。

弯曲菌属（*Campylobacter*）是一类呈弯曲状的革兰氏阴性细菌，现有 26 个种，广泛分布于动物界，常定居于禽类的肠道中，可引起人类的胃肠炎和败血症。其中空肠弯曲菌（*C. Jejuni*）感染较常见。空肠弯曲菌主要引起急性肠炎和食物中毒，通过摄入污染的肉类、水源及未经消毒的牛奶引起。

第一节　弧　菌　属

弧菌属细菌以霍乱弧菌和副溶血性弧菌最为重要，分别引起霍乱和食物中毒。

一、霍乱弧菌

霍乱弧菌（*V. cholerae*）是引起烈性传染病霍乱的病原体，霍乱发病急、传播迅速，波及面广，如不及时控制，有可能于短期内造成流行或大流行。因此，霍乱被世界卫生组织（World Health Organization，WHO）列为国境卫生检疫传染病，也是我国传染病防治法中法定的甲类传染病。霍乱弧菌主要通过污染的水源或食物经口感染，临床表现为剧烈腹泻（粪便呈"米泔水"）和呕吐。

霍乱自 1817 年以来，已发生过 7 次世界性大流行。前 6 次由霍乱弧菌古典生物型引起，均起源于孟加拉盆地。每次大流行都侵袭到我国，引起先后大小流行近百次。1961 年，El Tor 生物型霍乱弧菌引起第 7 次世界大流行，波及 140 个以上的国家和地区。1992 年一个新的流行株 O139 在沿孟加拉湾的印度和孟加拉国的一些城市出现，并引起暴发流行，波及亚洲、欧洲和美洲几十个国家和地区，这是首次由非 O1 群霍乱弧菌引起的流行。目前在世界范围内，仅存在 O1 血清群与 O139 血清群霍乱弧菌引起霍乱流行。

（一）生物学性状

1. **形态与染色**　霍乱弧菌长 1.5~3μm，宽 0.5~0.8μm，从患者体内新分离出的细菌形态典型，呈弧形或逗点状，革兰氏染色阴性，但经人工培养后，细菌常呈杆状而不易与肠道杆菌区别。粪便直接涂片染色镜检,可见其排列如"鱼群"状。若取患者米泔水样粪便或培养物做悬滴法观察,细菌运动非常活泼,似鱼群穿梭样或流星样运动。霍乱弧菌有菌毛,无芽胞,有些菌株有荚膜,在菌体一端有一根单鞭毛(图12-1)。

2. **基因组特征**　2000年6月,El Tor生物型霍乱弧菌N16961γ-原型株染色体的基因组全序列测定完成。霍乱弧菌由2条环状染色体组成。大染色体约2.96Mb,携带2 690个基因,可编码细胞壁合成,霍乱毒素及表面黏附抗原等基因均位于大染色体上,编码霍乱毒素的基因为 *ctx* A和 *ctx* B。小染色体约1.07Mb,携带1 003个基因,能主动捕获外源基因,有效增强细菌的适应性。双染色体是霍乱弧菌的一个重要特点,它打破了所有细菌只有一个染色体的学说。两个染色体共存于一个生物体中,说明霍乱弧菌有一个非常复杂的生存方式,以适应人体肠道和外界各种环境的变化。

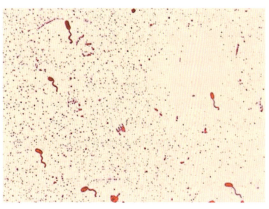

图12-1　霍乱弧菌(鞭毛染色)

3. **培养特性与生化反应**　兼性厌氧,但在氧气充分的条件下生长更好。营养要求不高,可在普通培养基上生长,形成突起、光滑、圆形的菌落。生长繁殖的温度范围广(18~37℃)。耐碱不耐酸,在pH 8.8~9.0的碱性蛋白胨水或碱性琼脂平板上生长良好,因其他细菌在此pH中不易生长,故初次分离霍乱弧菌常用碱性蛋白胨水增菌。霍乱弧菌在TCBS(thiosulfate-citrate-bile-sucrose)培养基上生长良好,该培养基含有硫代硫酸盐、枸橼酸盐、胆盐及蔗糖,霍乱弧菌因分解蔗糖呈黄色菌落,培养基呈暗绿色。霍乱弧菌可在无盐环境中生长,而其他致病性弧菌则不能。

霍乱弧菌过氧化氢酶试验和氧化酶试验阳性;能分解单糖、双糖和醇类如葡萄糖、蔗糖和甘露醇,产酸不产气,不分解阿拉伯胶糖;能还原硝酸盐;吲哚试验阳性。

4. **抗原构造与分型**　霍乱弧菌有耐热的O抗原和不耐热的H抗原。根据O抗原不同,现已有200多个血清群,其中O1群、O139群能产生霍乱毒素引起霍乱;其余血清群分布于淡水、海水表面,可引起人类胃肠炎等疾病,但从未引起霍乱流行。H抗原无特异性。

O1群霍乱弧菌菌体抗原由3种抗原因子A、B、C组成,据此又可分为3个血清型:小川型(Ogawa)、稻叶型(Inaba)、和彦岛型(Hikojima)。其中小川型与稻叶型常见,可引起流行。根据表型和遗传差异,O1群霍乱弧菌的每一个血清型还可分为2个生物型,即古典生物型(classical biotype)和El Tor生物型(El Tor biotype)。古典生物型不溶解羊红细胞,不凝集鸡红细胞,对50U的多黏菌素B敏感,可被第Ⅳ群噬菌体裂解,而El Tor弧菌则完全相反。2种生物型菌株差异在于20 000个单核苷酸多态性和几个生物特异性基因组岛。

O139群在抗原性方面与O1群之间无交叉,序列分析发现O139群失去O1群的O抗原基因,出现一个约36kb的新基因,编码与O1群不同的脂多糖抗原和荚膜多糖抗原,但与O22和O155等群可产生抗原性交叉。遗传性方面研究显示,O139群可能起源于OI群的E1Tor生物型。

霍乱弧菌的血清学分型可用于流行病学调查和传染源追踪。

5. **抵抗力**　霍乱弧菌对酸、热和一般消毒剂敏感,在正常胃酸中仅能存活4min;55℃湿热15min,100℃煮沸1~2min即死亡;对氯敏感,0.5ppm氯15min能杀灭本菌,以1:4比例加漂白粉处理患者排泄物或呕吐物,经1h可达到消毒目的。El Tor生物型和其他非O1群霍乱弧菌在自然环境中的生存力较古典型为强,在河水、井水及海水中可存活1~3周。O139群对外界抵抗力与El Tor生物型基本相同。

(二) 致病性

O1群和O139群霍乱弧菌感染引起烈性传染病霍乱,每年在全球造成近10万人死亡。在自然情况下,人类是霍乱弧菌唯一的易感者。患者和无症状带菌者是主要的传染源,通过污染的水源或未煮熟的食物经口感染。霍乱弧菌到达小肠后,黏附于肠黏膜表面并迅速繁殖,产生霍乱毒素而致病。主要的致病物质为霍乱肠毒素和与定植有关因子等。

1. 霍乱毒素　霍乱毒素(cholera toxin)是霍乱弧菌产生的主要致病物质,是目前已知的致泻毒素中最为强烈的毒素,是肠毒素的典型代表。霍乱毒素由原噬菌体 CTXΦ 携带的 *ctx* A 和 *ctx* B 编码,分子量为84kDa,是由一个 A 亚单位(分子量为28kDa)和5个相同的 B 亚单位(每个亚单位分子量为11.6kDa)构成的热不稳定性多聚体蛋白。B 亚单位可与小肠黏膜上皮细胞 GM1 神经节苷脂受体结合,介导 A 亚单位进入细胞。A 亚单位在发挥毒性作用前需经蛋白酶作用裂解为 A1 和 A2 两条多肽,A1 作为腺苷二磷酸核糖基转移酶可使 NAD(辅酶 I)上的腺苷二磷酸核糖转移到 G 蛋白上,导致腺苷酸环化酶的持续活化,使细胞内 ATP 不断转变为 cAMP,cAMP 具有调节肠上皮细胞内水、电解质代谢的作用。细胞内 cAMP 浓度升高,刺激肠黏膜隐窝细胞主动分泌 Cl^-、K^+、Na^+、HCO_3^-,抑制肠绒毛细胞对 Na^+ 和 Cl^- 的吸收,同时水伴随离子大量丢失,导致严重的水、电解质丧失,患者出现剧烈的腹泻与呕吐。

2. 与定植有关的因素

(1)鞭毛和菌毛:霍乱弧菌活泼的鞭毛运动有助于细菌穿过肠黏膜表面黏液层而接近肠壁上皮细胞。普通菌毛是霍乱弧菌定居于小肠所必需的因子,细菌通过黏附对抗肠道中大量流失液体的冲刷。

(2)Hap:*hap*(hemagglutinin/protease)基因编码的一种可溶性的血凝素/蛋白酶,可破坏肠黏膜间的紧密连接,有助于细菌穿透至小肠黏膜层。

(3)形成生物被膜:霍乱弧菌可在肠黏膜表面集聚,形成微菌落和生物被膜,在定植致病和传播中发挥重要作用。

3. 其他致病物质　O139 群除具有上述 O1 群的致病物质和相关基因,还存在多糖荚膜和特殊 LPS 毒性决定簇,具有抵抗血清中杀菌物质和帮助细菌黏附到小肠黏膜上的功能。

霍乱弧菌感染的临床表现以及检测和治疗将在第三篇霍乱病部分详细介绍。

二、副溶血性弧菌

副溶血性弧菌(*V. parahaemolyticus*)为弧菌属细菌,于1950年从日本一次暴发性食物中毒中分离发现。该菌存在于近海的海水、海底沉积物和鱼虾类、贝壳等海产品中。进食烹饪不当的污染副溶血性弧菌的海产品,可经口感染导致食物中毒。副溶血性弧菌所致的食物中毒在日本、东南亚及美国等多见,也是我国沿海地区食物中毒中最常见的一种病原体。

(一)生物学性状

1. 形态染色和基因组特征　副溶血性弧菌大多呈弧形、棒状和卵圆形等多形性,革兰氏染色阴性。可形成端鞭毛和侧鞭毛。

副溶血性弧菌基因组由2条环状染色体组成,大小分别为 3.29Mb 和 1.88Mb,携带 4 832 个编码蛋白的基因。

2. 培养特性　副溶血性弧菌为嗜盐菌,在培养基中以含 3.5%NaCl 最为适宜,无盐则不能生长,但当 NaCl 浓度高于8% 时也不能生长。在盐浓度不适宜的培养基中,细菌呈长杆状或球杆状等多形态。在 TCBS 培养基上,副溶血性弧菌不发酵蔗糖,形成中等大小、圆形的绿色菌落。副溶血性弧菌在普通血平板上不溶血或只产生 α 溶血。但在特定条件下,某些菌株在含高盐(7%)的人 O 型血或兔血及以 D- 甘露醇作为碳源的 Wagatsuma 琼脂平板上可产生 β 溶血,称为神奈川现象(Kanagawa phenomenon,KP)。KP⁺ 菌株常为致病性菌株。

3. 抗原构造和抵抗力　副溶血性弧菌有 O 抗原和 K 抗原,可据此分群和型,O 抗原现已发现13

个群,K 抗原分 69 型。

副溶血性弧菌不耐热,90℃ 1min 即被杀死;不耐酸,在 l% 醋酸或 50% 食醋中 1min 死亡。但在海水中最长可存活 47d。

(二)致病性

进食烹饪不当的污染副溶血性弧菌的海产品、盐腌制品及因食物容器污染本菌后,均可经口感染致病,引起食物中毒。主要致病物质为侵袭力和毒素。

1. **侵袭力** 副溶血性弧菌的侵袭力包括Ⅲ型分泌系统(T3SS)、毒力岛、鞭毛、荚膜、生物被膜和外膜蛋白等。

2. **毒素** 副溶血性弧菌的主要致病物质为耐热直接溶血素(thermostable direct hemolysin,TDH),TDH 是一种肠毒素,为耐热二聚体蛋白质,耐受 100℃ 10min 不被破坏,其基因为双拷贝(tdh1 和 tdh2),KP⁺ 菌株 tdh2 占优势,KP 实验中的溶血现象由 tdh2 位点决定。TDH 具有直接溶血毒性和肠毒素的活性等。另一个致病因子为耐热相关溶血素(thermostable related hemolysin,TRH),其生物学功能与 TDH 相似,编码基因与 TDH 同源性为 68%。

> **思考题**
>
> 1. 霍乱弧菌的主要致病物质是什么?试述其作用机制。
> 2. 霍乱弧菌的生物学性状有何特性?
> 3. 为什么霍乱能被列为我国甲类传染病?

(杨 春)

第二节 螺杆菌属和弯曲菌属

一、螺杆菌属

螺杆菌属包括胃螺杆菌和肠肝螺杆菌两大类,和人类疾病相关的主要是幽门螺杆菌。幽门螺杆菌(*Helicobacter pylori*,*H. pylori*)是一类革兰氏阴性,呈螺旋状的微需氧细菌,是慢性胃炎的主要病原体,与慢性胃炎、消化性溃疡、胃癌等人类多种胃肠道疾病的发生关系密切。

1979 年澳大利亚病理科医生 Robin Warren 在胃黏膜活体标本中,发现大量细菌黏附在胃黏膜上皮细胞,随后 Barry Marshall 加入相关研究,分离出幽门螺杆菌,并证实该菌是引发慢性胃炎、消化性溃疡的主要致病因子。幽门螺杆菌的发现是胃肠疾病研究史上的里程碑式事件,为了表彰两位研究者的重大发现和贡献,2005 年诺贝尔生理学或医学奖被授予这两位学者。

(一)生物学性状

1. **形态与染色** 幽门螺杆菌呈螺旋形或弧形,长 2.0~4.0μm,宽 0.5~1.0μm,菌体两端钝圆,一端带有 2~6 根带鞘鞭毛,运动活泼,革兰氏染色阴性(图 12-2)。细菌通常位于胃黏膜上皮表面、黏液层下面、胃窦及腺腔内;当用抗生素治疗或胃黏膜发生病理性改变时,幽门螺杆菌可由螺杆状转变成圆球形(图 12-3,图 12-4),临床胃标本涂片一般不易发现呈经典螺旋形的幽门螺杆菌,更常见的是球状和细丝状的幽门螺杆菌。

2. **培养特性与生化反应**　幽门螺杆菌是微需氧菌,培养较困难,营养要求高。在含 85% N_2、5%~10% CO_2 和 5% O_2 的气体环境中生长良好,在固体培养基中需要加入 10% 的脱纤维羊血或兔血,液体培养基中需补充 10% 的小牛血清。该菌生长缓慢,在加入万古霉素、两性霉素 B 的选择培养基中原代培养通常需要 3d 以上才能形成针尖状、半透明的小菌落。也可能形成融合成片的扁平、半透明菌落。

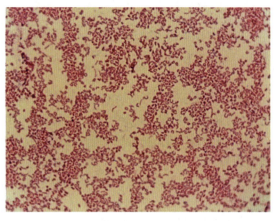

图 12-2　幽门螺杆菌
(革兰氏染色 ×1 000,杨靖提供)

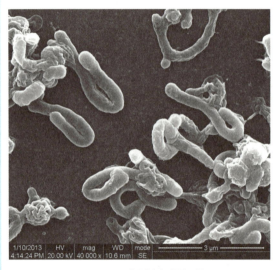

图 12-3　典型幽门螺杆菌
(扫描电镜,×40 000,杨靖提供)

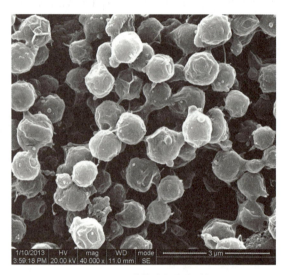

图 12-4　球状幽门螺杆菌
(扫描电镜,×40 000,杨靖提供)

3. **生化反应和抵抗力**　幽门螺杆菌生化反应不活泼,不分解糖类。过氧化氢酶和氧化酶实验阳性。幽门螺杆菌尿素酶丰富,可迅速分解尿素产生氨,是鉴定该菌的主要依据。幽门螺杆菌对酸的耐受力较一般的细菌强。

(二) 致病性

慢性胃炎、胃溃疡和十二指肠溃疡患者的胃黏膜中,幽门螺杆菌检出率高达 80%~100%。幽门螺杆菌主要经口 - 口途径或粪 - 口途径在人与人间传播。幽门螺杆菌的主要致病物质为侵袭力和毒素。

1. **侵袭力**　与侵袭密切相关的物质为尿素酶、鞭毛和菌毛。在胃酸的环境中,幽门螺杆菌产生的尿素酶分解胃酸中的尿素产氨,在菌体表面产生"氨云",可以抵抗胃酸的作用在胃中生存并定植于胃黏膜上皮细胞。幽门螺杆菌借助活泼的鞭毛运动,穿过胃黏膜表面的黏液层到达胃黏膜上皮细胞表面,在菌毛的作用下,定植于细胞表面。

2. **毒素**　幽门螺杆菌可产生空泡细胞毒素抗原(vacuolating cytotoxin antigen,VacA)和细胞毒素相关蛋白 A(cytotoxin associated protein A,CagA),VacA 可导致胃黏膜上皮细胞产生空泡样病变(图 12-5,图 12-6),CagA 通过细菌Ⅳ分泌系统转移到胃黏膜上皮细胞内,激活细胞癌基因表达,诱发恶性转化。

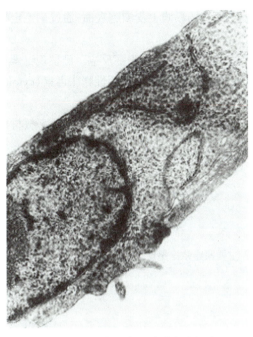 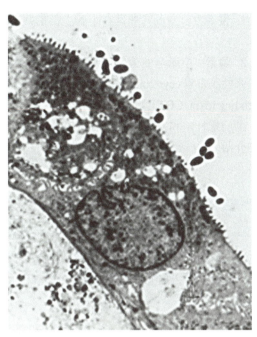

图 12-5　原代正常胃黏膜上皮细胞
（透射电镜 ×4 500）

图 12-6　幽门螺杆菌感染人胃黏膜上皮后,导致
细胞空泡样病变(透射电镜 ×5 000)

二、弯曲菌属

弯曲菌属是一类呈逗点状或 S 形弯曲的革兰氏阴性细菌,现有 26 个种。对人致病的有空肠弯曲菌(*C. jejuni*)、大肠弯曲菌(*C. coli*)和胎儿弯曲菌(*C. sputorum*)等 13 个种,其中以空肠弯曲菌最为常见。空肠弯曲菌是散发性细菌性胃肠炎常见的病原体之一,也是全球范围内主要的人兽共患性肠道病原体之一。空肠弯曲菌主要引起急性肠炎和食物中毒,通过摄入污染的食物、牛奶和水源等导致传播。

(一) 生物学性状

1. 形态与染色　空肠弯曲菌形态细长,呈弧形、螺旋形、S 形或海鸥状,成串或单个排列,革兰氏染色阴性。菌体两端尖,一端或两端有单鞭毛,运动活泼,无芽胞,无荚膜。

2. 培养特性　空肠弯曲菌是微需氧菌,需在 5% O_2、10% CO_2 和 85% N_2 的气体环境中生长。营养要求比较高,在血平板上初代分离可出现两种不溶血的菌落:第一种菌落为灰色,扁平,湿润,有光泽,水滴状,边缘不规则,常沿接种线蔓延生长;第二种菌落常呈分散凸起的单个菌落,边缘整齐,半透明,有光泽,中心稍深,呈单个菌落生长。最适生长温度为 42℃,因在此温度下,粪便中其他细菌的生长被抑制而起到选择作用。

3. 生化反应　空肠弯曲菌生化反应不活泼,不发酵糖类,不液化明胶,不分解尿素,氧化酶阳性。马尿酸盐水解试验阳性,还原硝酸盐,产生硫化氢。马尿酸盐水解试验是鉴别空肠弯曲菌和其他弯曲菌的主要试验。

4. 抵抗力　抵抗力较弱,易被干燥、直射日光及弱消毒剂所杀灭;培养物放于 4℃冰箱中很快死亡;56℃ 5min 被杀死;干燥环境中仅存活 3h。

(二) 致病性

空肠弯曲菌是散发性细菌性胃肠炎常见的病原体之一。该菌常通过食入污染的饮食、牛奶和水源等感染和传播,临床症状包括发热、腹痛和腹泻,部分感染可导致神经系统损伤。主要致病物质为侵袭力和毒素。

1. **侵袭力**　空肠弯曲菌在小肠上部借鞭毛侵袭运动到达肠黏膜上皮细胞表面,通过菌毛定植于细胞。

2. **毒素**　空肠弯曲菌生长繁殖释放外毒素,细菌裂解出内毒素,引起炎症反应。已发现毒素有细胞紧张性肠毒素(cytotonic enterotoxin,CE)、细胞毒素(cytotoxin,C)和细胞致死性膨胀毒素(cytolethal distending toxin,CDT),均为不耐热毒素。

幽门螺杆菌和空肠弯曲菌的临床表现、微生物检测法和防治原则在本教材附带的数字教材中有详细介绍。

思考题

1. 幽门螺杆菌感染和哪些疾病密切相关? 主要鉴定依据是什么?
2. 空肠弯曲菌的形态和培养有何特征?

(杨　春)

第十三章
分枝杆菌与棒状杆菌

分枝杆菌属(*Mycobacterium*)细菌是一类细长略带弯曲的杆菌,有分枝生长的趋势。大多数具有抗酸性,一般染色方法不易着色,需经加温或延长时间才能着色,一旦着色后能抵抗盐酸乙醇的脱色作用,故又称抗酸杆菌(*acid-fast bacillus*)。分枝杆菌属内结核分枝杆菌(*M. tuberculosis*)、牛分枝杆菌(*M. bovis*)、非洲分枝杆菌(*M. africanum*)、田鼠分枝杆菌(*M. microti*)和卡氏分枝杆菌(*M. canettii*)均可引起经典意义上的结核病。其中前三者可使人和动物致病,人感染以结核分枝杆菌最为常见;牛分枝杆菌主要侵害牛,其次是人、其他家畜和野生动物;这三种病原体可通过交叉感染方式(如人饮用牛奶或动物接触结核病患者等)在人和动物间相互传播,因此是人兽共患病原体;田鼠分枝杆菌可使田鼠发生全身性结核,在豚鼠、家兔和牛仅引起局限性病变,对人类基本无致病性。它们与卡介苗、*M. pinnipedii* 等归属于结核分枝杆菌复合群(*M. tuberculosis* complex,MTC)。麻风分枝杆菌引起人类的麻风病。MTC 和麻风分枝杆菌之外的分枝杆菌统称为非结核分枝杆菌,偶尔可机会致病。

棒状杆菌属(*Corynebacterium*)是一类细长的杆菌,因菌体的一端或两端膨大呈棒状而得名。细菌种类较多,与人类有关的主要有白喉棒状杆菌(*C. diphtheriae*)、假白喉棒状杆菌(*C. pseudodiphtheriticum*)、结膜干燥棒状杆菌(*C. xerosis*)、溃疡棒状杆菌(*C. ulcerans*)、阴道棒状杆菌(*C. vaginitis*)、痤疮棒状杆菌(*C. acnes*)等,分别寄生于鼻腔、咽喉、眼结膜、外阴、阴道、尿道和皮肤等处,大多为机会致病,引起相应部位炎症,痤疮棒状杆菌引起痤疮和粉刺。致病性强的为白喉棒状杆菌,可引起具有传染性的白喉(diphtheria)。

第一节　结核分枝杆菌

结核分枝杆菌是结核病最重要的病原体,俗称结核杆菌。1882 年 3 月 24 日由郭霍(Koch)发现并证实是结核病的病原体,并于 1905 年因此获诺贝尔生理学或医学奖。结核病是一种古老的疾病,随着卡介苗、链霉素及其他抗结核药物相继应用,结核病曾在 20 世纪 50 年代始二十多年间得到有效控制。但由于卡介苗效果的局限性、耐药结核病菌株的不断出现、艾滋病合并结核病感染、人口流动等原因,结核病又死灰复燃;因此在 1982 年纪念该细菌被发现 100 周年时,WHO 和国际防痨协会倡议 3 月 24 日为"世界防治结核病日",1993 年 WHO 宣布全球结核病进入紧急状态,1998 年又重申遏制结核病行动刻不容缓,自此每年的"世界防治结核病日"都有一个主题。据估计世界 1/3 人口感染了结核分枝杆菌,其中 5%~10% 可成为结核病患者。根据 WHO 2019 年的最新数据,2018 年全球仍然有 1 000 万新发活动性肺结核病例、25.1 万艾滋病合并结核病患者和 120 万非艾滋病患者死于结核病;其中印度和中国分别占总结核病例的 27% 和 9%。我国在全球 22 个结核病高负担国家中排位第二,超过 40% 的人口感染了结核菌。2010 年全国第五次结核病流行病学抽样调查结果显示,我国结核病年发病人数约为 130 万,占全球发病的 14.3%,其中每年新发耐多种抗结核药物患者数约为 12 万。因此,结核病自死灰复燃以来一直是严重的全球性公共卫生问题之一。

一、生物学特性

(一) 形态与染色

典型形态为细长略带弯曲的杆菌,(1~4)μm × (0.3~0.6)μm,呈单个或分枝状散在分布,有时呈 V、Y、人字形或条索状、短链状排列。菌体两端钝圆,有荚膜,无芽胞、无鞭毛。在陈旧病灶和培养物中及抗结核药物作用下,形态常不典型,如颗粒状、串球状、短棒状和长丝形等。革兰氏染色阳性但不易着色,常用齐 - 尼(Ziehl-Neelsen)抗酸染色法(acid-fast staining method)染色,结核分枝杆菌呈红色,而标本中其他细菌、细胞、杂质等均呈蓝色(图 13-1)。其抗酸性与细菌细胞壁内丰富的脂质特别是所含分枝菌酸残基和胞壁固有层的完整性有关。用荧光染料金胺 O 染色,在荧光显微镜下菌体呈橘黄色(图 13-2)。在体内可形成 L 型,与细菌的耐药性或疾病复发有关。

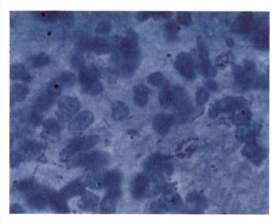

图 13-1　肺结核患者痰涂片抗酸染色光学显微镜图(×1 000)

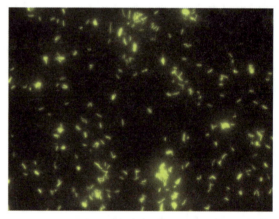

图 13-2　肺结核患者痰涂片金胺 O 染色荧光显微镜图(×1 000)

(二) 培养特性

专性需氧,5%~10% CO_2 能促进生长。营养要求较高,在含蛋黄、甘油、马铃薯、孔雀绿和天门冬素或动物血清等的培养基中生长良好,常用的培养基为罗氏(Lowenstein-Jensen)培养基,还有如米氏(Middlebrook)等商品化培养基等。最适生长温度为 35~37℃,pH 6.5~6.8,生长缓慢,18h 分裂 1 次,在固体培养基上 2~5 周才出现肉眼可见的菌落。典型菌落为粗糙型,表面干燥呈颗粒状,不透明,初为乳白色,以后略现黄色或乳酪色,培养较久菌落互相融合似菜花状(图 13-3、13-4)。在液体培养中形成菌膜,若培养液中加入吐温 -80 或振荡培养可使细菌分散呈均匀生长。有毒株在液体培养基中呈索状生长。

(三) 抵抗力

结核分枝杆菌因细胞壁含有大量脂类,故对外界环境与理化因素以及一般化学消毒剂的抵抗力比普通细菌繁殖体强。因此,该细菌在外界环境中相当稳定,有利于其传播。例如,在室内阴暗潮湿处能存活半年;在干燥的痰中于阴暗处可存活 6~8 个月;在随尘土飞扬的空气中可保持传染性 8~10d;在污染的图书上可存活 3 个月;3℃、-8~-6℃环境下可分别存活 1 年、4~5 年;对常规抗生素如青霉素等不敏感;在 3% HCl、6% H_2SO_4、4% NaOH 30min 仍有活性,故常用酸碱处理被检标本以利于杀死杂菌和液化黏稠物质;对一定浓度的结晶紫或孔雀绿有抵抗力,加在培养基中可抑制杂菌生长。

细菌于干热 160~180℃ 1~2h 方能被杀死。对湿热、乙醇及紫外线相对敏感。湿热 60℃ 30min、80℃ 5min、煮沸可立即杀死细菌,其中杀死痰中细菌需 100℃煮沸 5min。日光照射 2h 以上、紫外线照射 20min 可杀灭物体表面和空气中的细菌。70%~75% 的乙醇 5min 可将其杀灭。对脂溶剂敏感;一定浓度的过氧乙酸、二氧化氯、苯酚、次氯酸钠等消毒剂作用一定时间对细菌也有杀灭作用。甲醛熏蒸能有效杀灭室内空气中的细菌。

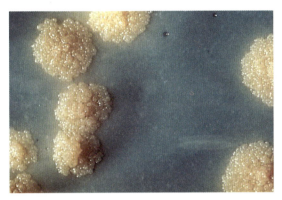

图 13-3　结核分枝杆菌毒力参考株 H37Rv 菌落

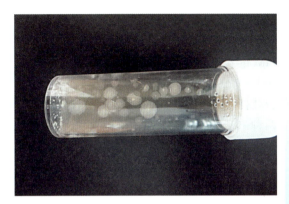

图 13-4　结核分枝杆菌临床分离株罗氏培养基上菌落(培养早期)

(四) 变异性

结核分枝杆菌易发生菌落、毒力的变异。卡介苗(Bacillus Calmette-Guérin vaccine,BCG vaccine)就是毒力变异株,是 Calmette 和 Guérin 两位科学家于 1908 年将有毒的牛分枝杆菌培养于含甘油、胆汁、马铃薯的培养基中,经 13 年 230 次传代而获得的减毒活菌株,在人类结核病的预防上发挥了重要作用,目前在我国作为计划免疫项目用于儿童结核病的预防。结核分枝杆菌也易发生耐药性变异。目前一线、二线抗结核药物耐药率甚至耐多药率有不断增高的趋势,如何应对高耐药率已成为现代结核病预防控制工作中的一个挑战。

二、致病性

致病物质与致病机制

结核分枝杆菌不产生内、外毒素以及侵袭性酶。其致病作用主要与菌体成分,特别是胞壁中所含的大量脂质有关。

1. **脂质**　占菌体干重的 20%~40%,细胞壁干重的 60%,大多与蛋白质或多糖结合以复合物形式存在(图 13-5),主要包括:①多糖 - 脂肪酸复合物:结核分枝杆菌细胞壁结构主要由一层肽聚糖、与之相连的阿拉伯半乳聚糖(arabinogalactan),以及与糖基末端共价结合的分枝菌酸组成。分枝菌酸(mycolic acids)主要成分为 α- 烷基 β- 羟基脂肪酸,可分为 α- 分枝菌酸、酮 - 分枝菌酸和甲氧基 - 分枝菌酸。这种三层结构的疏水性细胞壁屏障使细菌对某些药物产生抵抗力,并与分枝杆菌的抗酸性、活性和毒力密切相关。此外,细胞壁中还有一些非共价结合的多糖 - 脂肪酸复合物,如海藻糖单分枝菌酸(trehalose monomycolates,TMM)和海藻糖双分枝菌酸(trehalose dimycolates,TDM),结核菌醇双分枝醋酸酯(phthiocerol dimycocerosates,PDIM),双环海藻糖(dipolyacyl trehaloses,DAT)和多环海藻糖(polyacyl trehaloses,PAT),以及硫脂(sulfolipid,SL)等。其中,TDM 全称为 6,6′- 双分枝菌酸海藻糖酯(trehalose-6,6′-dimycolate),又称为索状因子(cord factor),能使细菌在液体培养中形成索状生长现象,还具有高毒力及强佐剂作用,损伤细胞线粒体和抑制氧化磷酸化,抑制白细胞的游走和引起慢性肉芽肿是其主要毒性。主要机制是通过与巨噬细胞可诱导性 C 型凝集素(Mincle)结合,引起细胞因子释放和一氧化氮(NO)的生成,其还可能是导致吞噬体成熟延迟的因素之一。PDIM主要遮蔽被巨噬细胞识别出的病原体相关分子模式(PAMP),参与抵抗巨噬细胞对细菌的早期吞噬作用等。SL能抑制溶酶体与吞噬体的结合,减缓溶酶体酶对结核分枝杆菌的分解、杀伤作用,使细菌能在吞噬细胞内长期存活。②脂阿拉伯甘露聚糖(lipoarabinomannan,LAM):是构成细胞壁的重要成分,核心骨架为甘露聚糖,侧链为阿拉伯糖、甘露糖结构,其并非存在于细胞的表面,而是分别被肽聚糖、阿拉伯半乳聚糖、分枝菌酸包绕,贯穿在整个细胞壁、甚至是细菌的表面,并以磷脂酰肌醇锚定在细胞膜上。脂甘露聚糖(lipomannan,LM)、磷脂酰肌醇甘露糖苷(phosphatidylinositol mannoside,PIM)是LAM的简单形式,三者可相互衍生;实际上LAM、LM均是PIM进一步糖基化的产物,较PIM多了阿拉伯糖侧链。结核分枝杆菌毒力株(H37Rv)和牛分枝杆菌LAM的阿拉伯糖侧链被甘露糖加帽称为ManLAM(mannose-capped lipoarabinomannan);而结核分枝杆菌减毒株(H37Ra)和耻垢分枝杆菌等的LAM仅有较长的阿拉伯糖侧链则称为AraLAM。这两种末端的差异与其菌株的毒力和对巨噬细胞产生细胞因子等反应不同有关。ManLAM、PIM等可抑制巨噬细胞的吞噬作用及T细胞的增殖活化。主要机制是其作为PAMP,与巨噬细胞上模式识别受体(PRR)的甘露糖受体(mannose receptor,MR)结合,使细菌进入细胞内,通过抑制磷酸肌醇激酶通路而抑制吞噬体成熟,并诱导促炎性反应的下调和抗炎性反应的上调,包括抑制单核细胞、巨噬细胞产生促炎细胞因子如TNF-α、IL-12和NO、氧自由基,诱导IL-10、TGF-β等抗炎细胞因子的产生;还可通过诱导产生调节性T细胞、调节性B细胞而引起免疫逃逸。LAM抗原性较强,可诱导机体产生抗体。③蜡质D(wax D):为细胞壁的重要成分,能引起迟发型超敏反应,并具有佐剂作用。④磷脂:能刺激单核细胞增生,抑制蛋白酶分解作用,使病灶组织溶解不完全,形成结核结节和干酪样坏死。

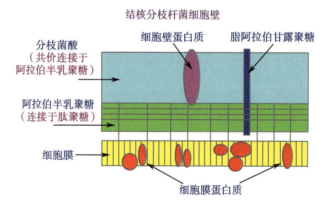

图 13-5　结核分枝杆菌重要脂质在细胞壁中的分布和比例示意图

2. 蛋白质　结核分枝杆菌菌体结构中含有多种蛋白质,同时细菌也能产生多种分泌性蛋白质,作为毒力因子与致病性有关。分泌性蛋白质一般分别由分枝杆菌的通用型分泌系统、替代型分泌系统或双精氨酸分泌系统分泌,但有一些分泌性蛋白质仅仅由近年发现的Ⅶ型分泌系统分泌。①结核菌素(tuberculin):结核分枝杆菌培养后经加热、浓缩过滤甚至纯化而获得,其本质是菌体和分泌性的多种蛋白质的总称。其中的一些蛋白质能与脂质(如蜡质D)结合而使机体产生迟发型超敏反应。②抗原85复合物:结核分枝杆菌分泌的一组蛋白结合的复合物,主要由Ag85A、Ag85B、Ag85C组成,可结合机体组织的纤维连接蛋白,与免疫逃逸和结核结节形成有关。③早期分泌抗原靶位6(early secretory antigen target 6,ESAT-6)和培养滤过蛋白10(culture filtrate protein 10,CFP-10):两种蛋白的基因均位于结核分枝杆菌、牛分枝杆菌等致病性分枝杆菌基因组的RD1区,表达过程受同一个启动子调控转录,由Ⅶ型分泌系统中致病性分枝杆菌特有的ESX-1分泌系统分泌,以蛋白质异二聚体的形式协同分泌至菌体外,其过程还受双组份PhoPR等的调控。无论是结核分枝杆菌RD1区的敲除还是 ESAT-6/CFP-10 的启动子被破坏,均可引起细菌裂解宿主细胞的能力丧失,从而导致其毒力和组织侵袭力减弱。④PE/PPE 蛋白:是一类具有重复氨基酸序列的分枝杆菌蛋白质。PE 蛋白的特点是序列中存在脯氨酸-丝氨酸(PE)基序,而 PPE 蛋白则存在脯氨酸-脯氨酸-丝氨酸(PPE)基序。一些 PE/PPE 蛋白由 ESX-1 分泌系统分泌,更多的 PE/PPE 蛋白则由 ESX-5 分泌系统分泌。目前发现 PE_PGRS33、PE46、PPE25 和 PE19 等均与结核分枝杆菌的毒力有关。⑤分枝杆菌生长素(mycobactin):是一种脂溶性的铁螯合物,可将宿主细胞中的铁转运到细菌体内,有利于结核分枝杆菌的生长。⑥19kDa 蛋白、38kDa 蛋白、热激蛋白家族等分泌性蛋白质:均与结核分枝杆菌的毒力有一定关系。

3. **荚膜**　主要成分为多糖,部分脂质和蛋白质。荚膜与细菌黏附及入侵细胞、抵抗吞噬及其他免疫因子杀伤,以及耐受酸碱有关。

思考题

1. 简述齐-尼(Ziehl-Neelsen)抗酸染色法的原理和应用。
2. 讨论结核分枝杆菌的主要致病物质与致病机制。

（赖小敏）

第二节　牛分枝杆菌

牛分枝杆菌(*M. bovis*)的天然宿主主要为牛和其他动物,人也可被自然感染而致病;而结核分枝杆菌的天然宿主主要为人和牛,其他动物如犬、猪、羊、红鹿等也可被自然感染而致病,但不常见。实验室常用的小鼠、豚鼠、家兔、猴以及鸡等实验动物对两种结核菌均敏感,最敏感的动物为豚鼠,其中牛分枝杆菌仅引起家兔进行性结核,而结核分枝杆菌可导致家兔全身性感染并致死。

牛分枝杆菌在生物学特性等方面与结核分枝杆菌相似。两种细菌在形态上很难区别,但牛分枝杆菌略短而粗。两种细菌均不发酵糖类,能产生过氧化氢酶。牛分枝杆菌与结核分枝杆菌的区别在于前者不能合成烟酸,不能还原硝酸盐,不耐受噻吩-2-羧酸酰肼。两种细菌的有毒株中性红试验均阳性,无毒株则均阴性且失去索状生长现象。

思考题

比较结核分枝杆菌与牛分枝杆菌在生物学特性方面的异同。

（赖小敏）

第三节   麻风分枝杆菌

麻风分枝杆菌（*M. leprae*），俗称麻风杆菌，是麻风病的病原体。1873 年首先由挪威学者汉森（Gerhard Henrik Armauer Hansen）从患者皮肤结节中发现。麻风病是一种皮肤和外周神经受累的慢性传染病，主要通过破损的皮肤、黏膜及呼吸道传播，常累及皮肤、黏膜和周围神经组织，晚期可侵犯深部组织器官，部分患者伴有严重的畸形和残疾。麻风病是世界古老的传染病之一，至今已有 3 000 多年的历史。近年来由于化疗药物的发展和卫生条件的改善，全球的麻风病发病率明显降低。但麻风病在一些国家和地区仍有流行，主要是东南亚、非洲、中东国家、中南美洲等地区。根据WHO 来自 138 个国家和地区的统计数据，2015 年底新发病例数量为 211 973 例（每万人 0.21 例新发病例）。我国 2015 年麻风新病例 678 例，有现症病例 3 230 例，发病率 0.049/10 万，总体处于低流行水平。

一、生物学性状

（一）形态与染色

麻风分枝杆菌的形态、染色与结核分枝杆菌相似。菌体细长略弯曲，常呈束状排列。无芽胞、无鞭毛、革兰氏染色阳性、抗酸染色阳性。麻风分枝杆菌是典型的专性细胞内寄生菌，将患者渗出物涂片染色，可见有大量麻风分枝杆菌存在的感染细胞（巨噬细胞等），这种细胞的胞质呈泡沫状，故称为泡沫细胞（foam cell）或麻风细胞，泡沫细胞对区分麻风分枝杆菌与结核分枝杆菌的感染具有重要的意义（图 13-6）。

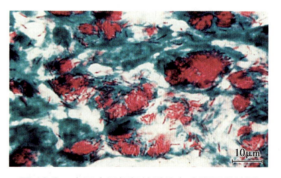

图 13-6   麻风病理组织抗酸染色光学显微镜图

（二）培养特性

麻风分枝杆菌迄今仍不能在体外进行人工培养，将组织中获得的麻风分枝杆菌感染小鼠足垫，并降低足垫温度可使麻风分枝杆菌生长并能传代。南美一种野生动物犰狳（armadillo）也可作为研究和繁殖该菌的动物。动物模型主要用于麻风分枝杆菌的药物筛选和免疫防治研究。

（三）抵抗力

麻风分枝杆菌对干燥和低温有抵抗力。在干燥环境下 7d 仍有繁殖能力。对紫外线和湿热较敏感，阳光直射 3h 或 60℃ 1h，该菌均可失去繁殖能力。

二、致病性

麻风分枝杆菌的传染源为带菌者。细菌可经患者口腔、鼻咽黏膜分泌物、痰、皮疹渗出液、血液、乳汁、汗液、精液与阴道分泌液等向体外排出。通过呼吸道、破损的皮肤黏膜或人与人之间的密切接触传播。

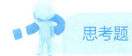

思考题

讨论麻风分枝杆菌生物学性状特点。

（赖小敏）

第四节　白喉棒状杆菌

白喉棒状杆菌是白喉的病原体,俗称白喉杆菌。白喉是一种急性呼吸道传染病,细菌在患者鼻、咽、喉等部位繁殖并产生强烈外毒素,引起感染局部形成假膜和全身中毒症状而致病。

一、生物学性状

（一）形态与染色

菌体细长弯曲,粗细不一,常一端或两端膨大呈棒状。革兰氏阳性,排列不规则,呈栅栏状或 V、L、Y 字母状等,无荚膜、鞭毛和芽胞。用多种特殊染色法如亚甲蓝、Neisser 或 Albert 染色后,在菌体两端或一端或菌体内可见着色较深的异染颗粒(metachromatic granule)(图 13-7)。异染颗粒的主要成分是核糖核酸和多偏磷酸盐。细菌衰老时异染颗粒可消失,有鉴定意义。

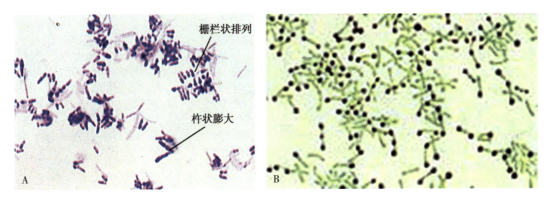

图 13-7　白喉棒状杆菌形态染色(×1 000)
A. 亚甲蓝染色;B. Albert 染色。

（二）培养特性

需氧或兼性厌氧,营养要求特殊。生长适宜温度 34~37℃,pH 7.0~7.6。细菌在含有凝固血清的吕氏(Loeffler)培养基上生长迅速,12~18h 即形成细小、灰白色、湿润、圆形突起的菌落。在含有亚碲酸钾血琼脂平板上生长时,能使其还原为元素碲,故菌落呈黑色或灰色。细菌能分解葡萄糖和麦芽糖产酸,有的菌株分解淀粉和糖原,但不产气。根据细菌对亚碲酸钾的还原能力、菌落的形态及生化反应,可将其区分为重型(gravis)、轻型(mitis)和中间型(intermedius)。我国以轻型为多见。三型的产毒株均能使人致病,与疾病的轻重无明显关系。型别鉴定有助于掌握白喉流行规律,指导制定预防措施。

（三）变异

白喉棒状杆菌形态、菌落和毒力均可发生变异。菌落能由 S 型变为 R 型。当白喉棒状杆菌无毒株被带毒素基因（tox+）的 β- 棒状杆菌噬菌体所感染而成为溶原性细菌时，便可产生白喉毒素并遗传下去。

（四）抵抗力

白喉棒状杆菌对寒冷、日光和干燥的抵抗力较其他无芽胞细菌强。在衣物、床单、儿童玩具等各种物品中可生存数日至数周。在干燥的假膜中能存活 3 个月以上。但对湿热的抵抗力不强，100℃ 1min 或 58℃ 10min 可将其杀死。对一般消毒剂敏感，如 1% 苯酚、3% 甲酚皂溶液 10min 均可将其杀死。对青霉素及多数广谱抗生素敏感，但对磺胺、卡那霉素和庆大霉素不敏感。

二、致病性

致病物质包括白喉毒素、索状因子和 K 抗原三种致病物质，其中白喉毒素为主要致病物质。

1. **白喉毒素**（diphtheria toxin）　溶原性白喉棒状杆菌感染机体后，在局部如鼻、咽黏膜上繁殖并分泌白喉毒素。白喉毒素是一种毒性强、具有高度抗原性的蛋白质，由 A、B 两个肽链经二硫键连接组成。经胰酶处理后二者可解离。A 链较稳定，耐高热（100℃），耐蛋白酶的作用，在 pH 2~12 之间稳定，其作用是抑制易感细胞蛋白质的合成；B 链不稳定，在上述条件下可迅速被破坏，其本身无毒性，可协助 A 链进入易感细胞内。细胞内蛋白质合成过程中，需要延伸因子 1（elongation factor 1，EF-1）和延伸因子 2（EF-2）。白喉毒素 A 链促使辅酶 I（NAD）上的腺苷二磷酸核糖（ADPR）部分与 EF-2 结合，而使其失活，抑制氨基酸转移至肽链，阻断了宿主细胞蛋白质合成，引起组织坏死和病变。

2. **索状因子**（cord factor）　是细菌表面的一种毒性糖脂，即 6-6′ 双分枝菌酸海藻糖酯。能破坏哺乳动物细胞中的线粒体，影响细胞呼吸与磷酸化。

3. **K 抗原**　是细胞壁外面的一种不耐热糖蛋白，具有抗吞噬作用，有利于细菌在黏膜表面的定植。

> **思考题**
>
> 1. 描述白喉棒状杆菌的形态、染色和培养特性。
> 2. 描述白喉棒状杆菌的防治原则。

（赖小敏）

第十四章
厌氧菌及其他细菌

厌氧菌是一群只能在无氧或低氧条件下生长繁殖、利用厌氧呼吸和发酵获取能量的细菌的总称。根据有无芽胞,厌氧菌可分为厌氧芽胞梭菌和无芽胞厌氧菌。厌氧芽胞梭菌包括破伤风梭菌、产气荚膜梭菌、肉毒梭菌和艰难梭菌,主要引起外源性感染;无芽胞厌氧菌包括多个属的厌氧球菌和厌氧杆菌,主要引起内源性感染,属正常菌群或条件致病菌。

其他与人类疾病相关的细菌包括布鲁菌、炭疽杆菌、鼠疫耶尔森菌、铜绿假单胞菌、嗜肺军团菌、流感嗜血杆菌、百日咳鲍特菌和鲍曼不动杆菌等。

第一节　厌氧芽胞梭菌

梭菌属(*Clostridium*)是一群厌氧、革兰氏染色阳性、可以形成芽胞的粗大杆菌,广泛存在于土壤、下水道、人或动物胃肠道及粪便中,目前已发现227个种和亚种。多数厌氧芽胞梭菌是非致病腐生菌,少数可以引起人类疾病,如破伤风、肌坏死或气性坏疽、肉毒中毒、抗生素相关腹泻和结肠炎等。厌氧芽胞梭菌可导致严重疾病的主要原因:①有芽胞,生存能力强;②在营养丰富、无氧环境下可以快速增殖;③产生大量组织溶解毒素、肠毒素和神经毒素。

一、破伤风梭菌

破伤风梭菌(*Clostridium tetani*)广泛分布于土壤、人和动物的粪便中,可以引起破伤风(tetanus)。

(一) 生物学性状

1. 形态结构　破伤风梭菌为粗大杆菌,大小为 $(0.5\sim2)\,\mu m \times (2\sim18)\,\mu m$。芽胞呈圆形,位于菌体顶端,比菌体大,呈鼓槌状(图14-1),为该菌典型特征。革兰氏染色阳性。

2. 基因组　破伤风梭菌 E88 基因组全长 2.8Mb,编码 2 372 个 ORF,其染色体上含有许多毒力基因,如 CTC1888 编码破伤风溶血素 O,CTC586 编码红细胞溶解素Ⅲ。破伤风梭菌含有 pE88 质粒,大小 74 082bp,编码 61 个 ORF,分别编码破伤风毒素(TetX)、破伤风毒素转录调节因子(TetR)和胶原酶(ColT)等。此外,破伤风梭菌的一些毒力基因还

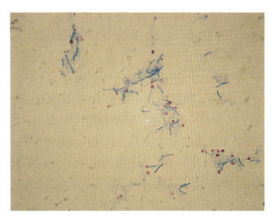

图 14-1　破伤风梭菌

编码转运蛋白、调节蛋白等。

3. **培养特征** 破伤风梭菌较难培养,严格厌氧,可在血平板上生长,37℃培养48h,形成扁平、边缘不齐的菌落,有β溶血环。破伤风梭菌不发酵糖类,不分解蛋白质。

4. **抵抗力** 芽胞抵抗力很强,在土壤中可存活数十年,100℃ 1h才被破坏。

(二)致病性

破伤风梭菌为外源性感染,其致病条件是:①伤口局部形成厌氧微环境,伤口窄而深,混有泥土等异物;②大面积创伤,坏死组织多,局部组织缺血;③同时伴有需氧菌或兼性厌氧菌感染。

破伤风梭菌的致病物质有破伤风痉挛毒素(tetanospasmin)和破伤风溶血素(tetanolysin)。

破伤风痉挛毒素是一种神经毒素,毒性极强,对人的致死量小于1μg,是引起破伤风的主要致病物质。不耐热,65℃ 30min即被破坏,也可被肠道中蛋白酶破坏。破伤风痉挛毒素是一种A-B型毒素(A-B toxin),最初是一条150kDa的多肽,释放时裂解成一条50kDa轻链(A链)和一条100kDa重链(B链)。轻链是一种锌内肽酶(zinc endopeptidase),是毒性部分,可以进一步裂解成核心蛋白,参与神经递质的运输和释放。重链羧基端与运动神经元细胞膜上的唾液酸神经节苷脂受体及其邻近的糖蛋白结合,通过内吞、内化进入细胞内体,并经神经轴突转运到脊髓的运动神经元细胞体,进而内体酸化,导致重链氨基端结构变化,轻链毒素进入细胞质中。重链具有结合神经细胞、转运毒素和介导轻链内化进入细胞质的作用。破伤风痉挛毒素可以抑制神经递质甘氨酸(glycine)和γ氨基丁酸(γ-aminobutyric acid,GABA)的释放,进而导致运动神经元兴奋性神经突触调节障碍,最终引起痉挛性瘫痪(spastic paralysis)。破伤风痉挛毒素抗原性强,可脱毒成为类毒素。

破伤风溶血素与链球菌溶血素O、产气荚膜梭菌溶血素相似,对氧敏感,其活性可以被氧和血清胆固醇抑制,目前致破伤风的作用尚不十分清楚。

二、产气荚膜梭菌

产气荚膜梭菌(*Clostridium perfringens*)广泛存在于土壤、人和动物肠道里,可引起人和动物的胃肠炎和气性坏疽(gas gangrene)。

(一)生物学性状

1. **形态结构** 产气荚膜梭菌为两端几乎平切的粗大杆菌(图14-2),大小为(0.6~2.4)μm × (1.3~19)μm。芽胞呈卵圆形,位于菌体次极端,不大于菌体,在体内和体外培养时很少被观察到。能形成荚膜,无鞭毛。革兰氏染色阳性。

2. **基因组** 产气荚膜梭菌(ATCC13124)有一个圆形染色体,大小3.3Mb,含2 876个蛋白编码基因和116个结构RNA(rRNA/tRNA)基因,毒素基因*cpa*和*pfo*A位于染色体上。此外,产气荚膜梭菌染色体外,还含有45~140kb大小不等的质粒,其中*cpb*、*etx*、*itx*、*net*B等基因分别编码毒素CPB、ETX、ITX、NetB。

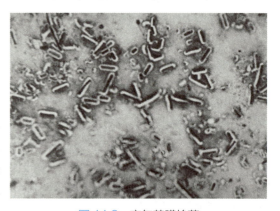

图14-2 产气荚膜梭菌

3. **分型** 根据产气荚膜梭菌主要毒素(α、β、ε、ι)的不同,将其分为5种血清类型,即A,B,C,D和E型。对人致病的主要是A型和C型,A型最常见,可引起气性坏疽和胃肠炎型食物中毒,C型能引起坏死性肠炎。一些产气荚膜梭菌还产生额外的毒素,如产气荚膜梭菌肠毒素(CPE)、产气荚膜梭菌溶解素O(PFO)或坏死性肠炎b样毒素(NetB),这些毒素也可引起非食源性胃肠道疾病和气性坏疽。

4. **培养特征** 产气荚膜梭菌厌氧,但不十分严格,易培养,分裂繁殖周期仅为8min,在血平板上菌落较大,多数菌株有双层溶血环,内环是θ毒素引起的完全溶血,而外环是α毒素所引起的不完全溶血。产气荚膜梭菌代谢十分活跃,能分解多种糖类,如葡萄糖、麦芽糖、蔗糖和乳糖,产酸产气,不发酵甘露糖或水杨苷,能液化明胶,产生硫化氢,不能消化已凝固的蛋白质和血清。在牛乳培养基中能分解乳糖产酸,使酪蛋白凝固,生成大量气体,将凝固的酪蛋白冲成海绵状碎块,管内气体常将凡士林层向上推挤,形成"汹涌发酵"(stormy fermentation)现象,是本菌的特点之一。

5. **抵抗力** 可形成芽胞,抵抗力强,在无糖厌氧肉汤培养基中可生存几个月。

(二)致病性

产气荚膜梭菌可以产生至少 12 种与致病性有关的毒素和酶。

α 毒素(alpha toxin)是产气荚膜梭菌最重要的毒素,各型产气荚膜梭菌都可以产生,且产毒量最大。A 型产气荚膜梭菌 α 毒素是一种卵磷脂酵素(lecithinase),主要功能是:①溶解红细胞、血小板、白细胞和上皮细胞,引起溶血;②破坏血管内皮细胞,引起血管通透性增加,造成水肿;③促进血小板凝聚,导致血栓形成,局部组织缺血、坏死;④作用于心肌,使血压下降,心率减慢,导致循环衰竭和休克,这也是导致气性坏疽死亡的重要原因之一。

β 毒素(beta toxin)通过靶向作用肠上皮细胞和内皮细胞,引起肠道黏膜损伤、坏死性肠炎。此外,该毒素一旦在肠道中产生,就会被吸收到血液循环中,导致肠毒血症。

ε 毒素(epsilon toxin)可以被胰蛋白酶激活,增加胃肠壁血管通透性,从而使毒素进入血液循环,影响大脑、肾脏和肺等器官功能。

ι 毒素(iota toxin)能造成组织坏死,增加血管通透性,分解细胞骨架。

产气荚膜梭菌肠毒素(enterotoxin)由 A 型菌株产生,对热敏感,对链蛋白酶敏感,毒性被胰蛋白酶作用后可增强 3 倍。肠毒素结合于回肠和空肠的小肠上皮细胞刷状缘受体后,细胞膜通透性改变导致液体、离子的丢失,引起腹泻。肠毒素也可作为超抗原,刺激 T 淋巴细胞,释放各种细胞因子。

三、肉毒梭菌

肉毒梭菌(*Clostridium botulinum*)通常存在土壤中,可产生肉毒毒素,可引起食源性肉毒中毒、婴儿肉毒中毒、伤口肉毒感染和吸入性肉毒病。

(一)生物学性状

1. **形态结构** 肉毒梭菌为粗短杆菌,大小为 $(0.6~1.4)\mu m \times (3~20.2)\mu m$。芽胞呈椭圆形,位于菌体次极端,比菌体大,使菌体呈网球拍状(图 14-3)。革兰氏染色阳性。

2. **基因组** 肉毒梭菌(ATCC 3502)基因组染色体大小 3.3Mb,含有 3 650 个编码序列,重要的基因有肉毒毒素基因 *cnt*A、非血凝素基因 *cnt*B、血凝素基因 *cnt*CDE、蛋白调节基因 *cnt*R 等。质粒 pBOT3502 大小 16 344bp,携带 19 个编码序列,其中基因 CBOP01 编码 DNA 聚合酶Ⅲα 亚基。

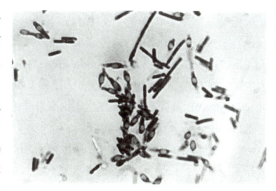

图 14-3 肉毒梭菌

3. **培养特征** 肉毒梭菌严格厌氧,有氧、低于 4℃或 pH<4.5 条件下不生长。只有在厌氧、低盐、偏酸的特殊条件下,才可生长繁殖并产生肉毒毒素。菌落形态为类圆形,边缘不整,直径大约 3mm。菌落突出平板表面,灰白色,表面一般比较光滑,有的呈颗粒状,菌落底部及周围形成甘油二酯的沉淀乳浊环。在斜光照射下,卵黄琼脂平板上形成的菌落可见虹彩薄层,属于肉毒梭菌特有,有一定的鉴别作用。

4. **抵抗力** 肉毒梭菌芽胞在自然界生命力极强,在干燥环境中可存活 30 年以上,在 100℃沸水中至少可以耐受 3~5h。对紫外线、乙醇和酚类化合物不敏感,对辐射照射也有一定抵抗力。但肉毒梭菌产生的肉毒毒素不耐热,60~100℃ 10min 可灭活。

(二) 致病性

肉毒毒素(botulinum neurotoxin,BoNT)是肉毒梭菌产生的一种神经外毒素,是已知最剧毒的细菌毒素,1mg 可杀死 2 亿只小鼠,对人致死量为 0.1μg,毒性比氰化钾强 1 万倍。根据抗原性不同,可将肉毒毒素分为 A~G 共 7 种血清型,其中 A、B 和 E 型对人致病。A 型和 B 型肉毒毒素与食物肉毒中毒有关,E 型毒素与鱼类制品有关,C 型毒素引起鸟类肉毒病,D 型引起哺乳动物肉毒病。

各型肉毒毒素在分子结构和功能上有一些共同特点:①由重链(H 链,100kDa)和轻链(L 链,50kDa)组成,二者由 1 个二硫键连接,重链羧基末端(Hc)为受体结合区,能与靶细胞结合;②重链 N 端(HN 结构域)为一个跨膜转运功能区域,具有锌离子肽链内切酶活性;③具有结合 - 转运 - 催化 3 个功能区域,呈线性排列,结合区由两个亚单位组成,转运区域主要由 α- 螺旋组成,位于中间,催化区域是由 α- 螺旋和 β- 折叠组成的球形结构。

肉毒毒素经胃肠道吸收后,通过血流作用于周围运动神经末梢的神经肌肉接头处,抑制神经肌肉接头乙酰胆碱的释放,影响神经冲动传递,导致松弛性瘫痪(flaccid paralysis)。

四、艰难梭菌

艰难梭菌(*Clostridium difficile*)广泛分布于土壤、家畜和野生动物粪便中,因对氧气极为敏感,很难从粪便中分离培养而得名。艰难梭菌是医源性腹泻最重要的病原体,可导致假膜性结肠炎(pseudomembranous colitis)。

(一) 生物学性状

1. **形态结构** 艰难梭菌为粗大杆菌(图 14-4),大小为(0.5~1.9)μm × (3~16.9)μm。有鞭毛,芽胞呈椭圆形,位于菌体次极端。革兰氏染色阳性。

2. **基因组** 艰难梭菌(630 株,RT012)具有一个大圆形染色体,大小 4.3Mb,3 776 个蛋白编码序列。此外,还含一个环状质粒(pCD630),大小为 7 881bp。毒素相关基因主要位于毒力岛 PaLoc(pathogenicity locus)内,PaLoc 大小 19.6kb。PaLoc 内有 5 个基因:*tcd*A、*tcd*B、*tcd*C、*tcd*E 和 *tcd*R。*tcd*A 和 *tcd*B 转录表达 TcdA 和 TcdB,二者被 *tcd*E 分隔。毒素基因 *tcd*C

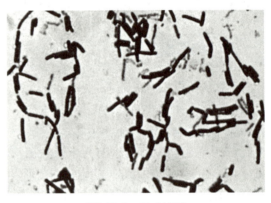

图 14-4 艰难梭菌

对 *tcd*A 和 *tcd*B 基因有负向调控作用,毒素基因 *tcd*D 正向调控 *tcd*A 和 *tcd*B 基因的表达,*tcd*E 的主要功能是促进毒素 A 和毒素 B 的释放。

3. **培养特征** 将粪便标本直接接种于环丝氨酸 - 头孢西丁 - 果糖琼脂培养基(CCFA),严格厌氧培养 48~72h 后,长出淡黄色、扁平、粗糙、油煎蛋样菌落。

4. **抵抗力** 艰难梭菌繁殖体通常在离开肠腔 24h 内死亡。芽胞对多种抗菌药物和消毒剂具有很强的抵抗力,在 100℃环境中 1h 内死亡,在外环境中可以存活数月。

(二) 致病性

艰难梭菌的致病物质主要是外毒素、黏液层蛋白 A 和细胞表面蛋白 84。

外毒素包括艰难梭菌毒素 A(TcdA)、艰难梭菌毒素 B(TcdB)、艰难梭菌转移酶(CDT)。TcdA、TcdB 由毒力岛 PaLoc 编码,分子量分别为 308kDa 和 270kDa。TcdA 是一种肠毒素,与肠黏膜刷状缘细胞上受体结合,破坏细胞肌动蛋白骨架和紧密连接,减弱肠黏膜屏障作用,引起肠道炎症,甚至黏膜出血坏死。当细胞间的紧密连接被破坏后,TcdA 和 TcdB 可穿过上皮细胞,TcdB 优先结合基底层细胞膜,两种毒素均有细胞毒性,促进肠道上皮细胞、肥大细胞和巨噬细胞释放免疫调节因子,导致炎症反应和中性粒细胞集聚。

CDT 是一个二元毒素(binary toxin),由 CDTa 和 CDTb 两个成分组成,由另一个长度为 6.2kb 的毒力岛 CdtLoc 编码,能影响上皮细胞黏附和细胞死亡。

思考题

1. 试述厌氧芽胞梭菌的主要类型及其相关疾病。
2. 破伤风梭菌的形态特征有哪些? 简述破伤风痉挛毒素的作用及致病机制。
3. 什么是"汹涌发酵"现象? 简述产气荚膜梭菌的生物学性状和主要致病物质。
4. 简述肉毒梭菌、艰难梭菌的生物学性状和主要致病物质。

(万成松)

第二节　无芽胞厌氧菌

无芽胞厌氧菌寄生在人和动物体内,是构成人体的主要正常菌群,数量占绝对优势。无芽胞厌氧菌有 30 多个属,200 余种,其中与人类疾病相关的主要有 10 个属。

一、革兰氏阳性厌氧球菌

革兰氏阳性厌氧球菌包括 6 个属,菌体小,大小为 0.5~0.6μm,有临床意义的主要是消化链球菌属(*Peptostreptococcus*)和厌氧球菌属(*Anaerococcus*)。厌氧球菌分离培养时,通常要防止寄居在皮肤和黏膜表面的厌氧球菌污染待检临床标本,需在营养丰富的培养基上培养较长时间(5~7d)。

革兰氏阳性厌氧球菌通常寄居于口腔、胃肠道、泌尿生殖道和皮肤,通常当其从寄居部位到达无菌的部位时,可以引起感染,例如,寄居在上呼吸道的厌氧菌可以引起鼻窦炎和胸膜炎;定居在小肠的可以引起腹膜炎;定居在泌尿生殖道的可以引起子宫内膜炎、盆腔脓肿和输卵管炎。

厌氧球菌通常对青霉素和碳青霉烯类(carbapenems)抗生素敏感。由于大多数患者都是厌氧球菌与需氧菌混合感染,所以一般采用广谱抗生素治疗。

二、革兰氏阳性厌氧杆菌

革兰氏阳性厌氧杆菌是一群兼性厌氧或严格厌氧的杆菌,主要寄居在皮肤和黏膜表面。主要种类见表 14-1。

三、革兰氏阴性厌氧菌

革兰氏阴性厌氧菌包括革兰氏阴性厌氧球菌和革兰氏阴性厌氧杆菌。革兰氏阴性厌氧球菌主要定居在人类上呼吸道、胃肠道和泌尿生殖道,主要包括韦荣菌属(*Veillonella*),是常见的混合感染菌之一。

表 14-1 革兰氏阳性厌氧杆菌及其相关疾病

名称	相关疾病
放线菌属（*Actinomyces*）	局部口腔感染、放线菌病（面颈部、胸部、腹部、盆腔、中枢神经系统）
乳杆菌属（*Lactobacillus*）	心内膜炎、机会性感染
丙酸杆菌属（*Propionibacterium*）	痤疮、泪小管炎、机会性感染
动弯杆菌属（*Mobiluncus*）	细菌性阴道病、机会性感染
双歧杆菌属（*Bifidobacterium*）	机会性感染
真杆菌属（*Eubacterium*）	机会性感染

革兰氏阴性厌氧杆菌主要包括类杆菌属（*Bacteroides*）、梭杆菌属（*Fusobacterium*）、紫单胞菌属（*Porphyromonas*）、副类杆菌属（*Parabacteroides*）和普雷沃菌属（*Prevotella*）。普雷沃菌属细菌非常小，梭杆菌属菌体延伸成梭形。类杆菌培养时生长快速，脆弱拟杆菌（*B. fragilis*）可引起疾病。其他革兰氏阴性厌氧菌营养要求高，需要 3d 或更长时间才可见菌落。主要致病物质包括黏附素、荚膜、细胞毒性酶类和毒素，可以引起呼吸道感染、脑脓肿、腹腔内感染、皮肤和软组织感染、胃肠道炎和菌血症。

无芽胞厌氧菌微生物学检查可采取标本直接涂片染色的方法，通过涂片可观察细菌形态、染色性及菌量多少。也可以进行分离培养与鉴定，最可靠的标本是活检组织标本、从感染部位吸取的渗出液或者脓汁。厌氧菌大多对氧敏感，标本采取后应立即放入厌氧标本瓶中，迅速送检。

严重厌氧菌感染可采用外科手术治疗，并合理使用抗生素。常用抗生素包括甲硝唑和碳青霉烯类，同时使用 β- 内酰胺酶抑制剂。几乎所有脆弱拟杆菌、多数普雷沃菌和紫单胞菌、部分梭杆菌都可以产生 β- 内酰胺酶，因此这些细菌对青霉素和多数头孢类抗生素耐药。

思考题

1. 试述革兰氏阳性厌氧球菌主要导致的疾病。
2. 试述革兰氏阴性厌氧杆菌主要导致的疾病。

（万成松）

第三节 其他细菌

一、炭疽杆菌

炭疽杆菌（*Bacillus. anthracis*）是动物和人类炭疽病（anthrax）的病原体。炭疽杆菌为大杆菌，大小为 1μm×(3~8)μm，两端平切，无鞭毛。取自患者或病畜新鲜标本直接涂片时，常单个或呈短链，经培养后则形成长链，呈竹节样排列。芽胞呈椭圆形，位于菌体中央。革兰氏染色阳性。

需氧或兼性厌氧，最适温度为 30~35℃，在普通琼脂培养基上培养 24h，形成灰白色粗糙型菌落，边缘不整齐，在低倍镜下观察边缘呈卷发状。在肉汤培养基中呈絮状沉淀生长。

炭疽杆菌的芽胞抵抗力很强,煮沸 10min 或干热 140℃需 3h 才能杀灭。芽胞对化学消毒剂的抵抗力也很强,如 5% 苯酚需 5d 才可杀死。但对碘及氧化剂较敏感,1:2 500 碘液 10min、3% H$_2$O$_2$ 1h、0.5% 过氧乙酸 10min 即可杀死。细菌芽胞在干燥土壤或皮毛中能存活 60 余年,干燥琼脂或明胶中可保存 55 年,动物粪粒中存活 40 年,牧场一旦被污染,传染性可持续数十年。

炭疽杆菌的重要致病因子包括荚膜和炭疽毒素。荚膜具抗吞噬作用,与细菌毒力有关。炭疽毒素是由保护性抗原(protective antigen,PA)、水肿因子(edema factor,EF)和致死因子(lethal factor,LF)三种蛋白组成,三种蛋白单独存在均无毒性,组合后形成炭疽毒素,EF 与 PA 组合形成水肿毒素(edema toxin),LF 和 PA 结合形成致死毒素(lethal toxin)。炭疽毒素破坏吞噬细胞,诱导细胞因子失调,损伤微血管内皮细胞,引起出血、水肿、坏死、休克。

二、鼠疫耶尔森菌

鼠疫耶尔森菌(*Yersinia. pestis*)俗称鼠疫杆菌,是引起鼠疫(plague)的病原体。鼠疫是一种自然疫源性烈性传染病,俗称黑死病,传染性强,病死率高,是国家法定甲类传染病。鼠疫呈世界性分布,历史上曾记载过 3 次世界范围的人间鼠疫大流行,对人类危害极大。近十年来,我国局部地区还有散在病例发生。

鼠疫耶尔森菌为两端钝圆、两极浓染的卵圆形短小杆菌,大小为(0.5~0.8)μm×(1~2)μm。有荚膜,无鞭毛,无芽胞。革兰氏染色阴性。

兼性厌氧,最适生长温度为 27~30℃,最适 pH 为 6.9~7.2。在普通培养基上生长缓慢。在含血液或组织液的培养基上生长,24~48h 可形成柔软、黏稠的粗糙型菌落。在肉汤培养基中开始呈混浊,24h 后表现为沉淀生长,48h 后逐渐形成菌膜,稍加摇动菌膜呈"钟乳石"状下沉,此特征有一定鉴别意义。

对理化因素抵抗力较弱。湿热 70~80℃ 10min 或 100℃ 1min 死亡,5% 甲酚皂溶液或 5% 苯酚 20min 内可将痰液中病菌杀死,但在自然环境的痰液中能存活 36d,在蚤粪和土壤中能存活 1 年左右。

抗原结构复杂,至少有 18 种抗原,重要的致病物质有 F1(fraction 1)、V/W、外膜蛋白和鼠毒素等四种。F1 抗原是荚膜抗原,具有抗吞噬作用,抗原性强,其相应抗体具有免疫保护作用;W 抗原位于菌体表面,是一种脂蛋白;V 抗原存在于细胞质中,为可溶性蛋白;V、W 抗原总是同时存在,具有抗吞噬作用;外膜蛋白可使细菌突破宿主防御机制、导致机体发病;鼠毒素为可溶性蛋白,是一种外毒素,对鼠类有剧烈毒性,1μg 可使鼠致死,鼠毒素对人致病作用尚不清楚,抗原性强,甲醛处理去毒,可制成类毒素,免疫动物,制备抗毒素。

三、布鲁菌

布鲁菌属(*Brucella*)是重要的动物源性病原体(zoonotic pathogen),有 6 个种,其中羊布鲁菌、牛布鲁菌、猪布鲁菌和犬布鲁菌与人类疾病有关,感染潜伏期 1~6 周,引起人波浪热。在我国流行的主要是羊布鲁菌病和牛布鲁菌病。

布鲁菌为短小球杆菌,大小为(0.4~0.8)μm×(0.5~1.5)μm。无芽胞,无鞭毛。胞内寄生菌。革兰氏染色阴性,染色着色不佳,故复染时间应延长至 3min 左右。专性需氧,营养要求高、生长缓慢,如加入血清或肝浸液可促进其生长。可形成光滑型和粗糙型菌落,与细胞壁脂多糖(LPS)O 抗原有关,是重要的毒力标志。最适生长温度为 35~37℃,最适 pH 为 6.6~6.8。不发酵糖类。抵抗力较强,在土壤、毛皮、病畜脏器和分泌物、肉、乳制品中可生存数周至数月。但湿热 60℃ 20min 或光直射 20min 可死亡;对常用消毒剂均较敏感,如 3% 甲酚皂溶液作用数分钟可杀死。对常用的广谱抗生素也较敏感。

布鲁菌主要致病物质是内毒素、荚膜与侵袭酶,细菌能通过完整皮肤、黏膜进入宿主体内,大量繁殖,快速扩散入血流,首先被巨噬细胞和单核细胞吞噬,并通过抑制吞噬溶酶体的融合、阻止胞内酶的释放、抑制 TNF-α 的产生、灭活过氧化氢和过氧化物等途径存活并复制。吞噬细菌可进入脾脏、肝脏、骨髓、淋巴结和肾脏,分泌蛋白诱导颗粒酶释放,反复形成菌血症及内毒素血症,发热呈波浪形,肝脾肿大,进一步导致脏器及其他组织损伤。

四、铜绿假单胞菌

铜绿假单胞菌(*Pseudomonas aeruginosa*)俗称绿脓杆菌,广泛分布于土壤、水、植物、人和动物体表及肠道中,也分布于医院环境中,是医院感染常见菌。因在生长过程中产生绿色水溶性色素,感染后的脓汁或敷料上出现绿色,故得名。铜绿假单胞菌大小为 $(0.5\sim1.0)\,\mu m \times (1.5\sim5.0)\,\mu m$,无芽胞,有单鞭毛,运动活泼。革兰氏染色阴性。需氧,在普通培养基上生长良好,最适生长温度为 35℃,在 4℃ 不生长而在 42℃ 可生长是铜绿假单胞菌的一个特点。

铜绿假单胞菌是人体的正常菌群之一,在肠道中繁殖。主要致病物质是黏附素(adhesin)、毒素和酶。黏附素包括鞭毛、菌毛、LPS 和藻酸盐(alginate);外毒素 A 是最重要的致病因子,能抑制蛋白质合成;多种蛋白分解酶如碱性蛋白酶、磷酸酯酶 C、胞外酶 S 和 T 等都与其致病性有关。

所致疾病包括肺部感染、原发性皮肤和软组织感染、尿路感染、外耳炎、中耳炎、眼部感染和菌血症以及心内膜炎。最常见烧伤伤口感染,严重烧伤患者伤口表面感染所导致的血管损伤、组织坏死,甚至败血症。

可采取脓液、炎症渗出液、血液或可疑物品等标本,接种于血琼脂平板,根据其菌落特征、色素和生化反应等鉴别。血清学、绿脓菌素及噬菌体分型可供流行病学、医院感染追踪调查等。临床上要加强医院感染控制措施,防止患者间交叉感染。铜绿假单胞菌易形成耐药性,严重感染时需要联合使用多种抗生素。特异性疫苗正在研制中。

五、嗜肺军团菌

嗜肺军团菌(*Legionella pneumophila*)广泛存在自然界淡水中,也存在于空调冷凝塔和冷凝器、淋浴、热水浴缸中,可引起军团病(legionnaires disease)。嗜肺军团菌为细长杆菌,多形性,大小为 $(0.3\sim0.9)\,\mu m \times 2\,\mu m$。有鞭毛,能运动。有菌毛和微荚膜。革兰氏染色阴性,不易着色,常用 Giemsa 染色(呈红色)和 Dieterle 镀银染色(呈黑褐色)。专性需氧,培养营养要求高,常用活性炭酵母浸出液(buffered charcoal yeast extract,BCYE)琼脂培养基培养。不发酵糖类,可液化明胶,触酶阳性,氧化酶阳性或弱阳性,不分解尿素,硝酸盐还原试验阴性。军团菌是兼性细胞内寄生菌,可在肺泡巨噬细胞、单核细胞和上皮细胞内增殖。

军团菌通过气溶胶传播,易感人群吸入感染性气溶胶后,引起呼吸系统疾病。军团菌致病物质是多种酶类、毒素和溶血素,主要累及肺脏,引起庞蒂亚克热(Pontiac fever)和军团病。庞蒂亚克热是一种流感样型疾病,为自限性、发热性疾病,主要症状包括发热、寒战、乏力、肌肉痛和头痛,症状持续 3~5d,可以自愈,不会引起死亡。军团病以肺炎症状为主,可伴有胃肠道、中枢神经系统、肝脏和肾脏等多脏器受累,若不经过治疗,病死率可达 15%,免疫缺陷患者感染后更高达 75%。潜伏期 2~10d,起病急骤,症状包括发热、寒战、干咳和头痛等。

采集下呼吸道分泌物、肺活检组织或胸腔积液等标本进行细菌学检查,用已知荧光标记抗体进行直接荧光抗体检测,还可使用 PCR 技术进行快速诊断。

军团菌一般采用大环内酯类和氟喹诺酮类抗生素治疗。目前尚无嗜肺军团菌特异性疫苗。加强水源管理及人工输水管道和设施的消毒处理,防止军团菌造成空气和水源的污染,是预防军团菌感染的重要措施。

六、流感嗜血杆菌

流感嗜血杆菌(*Haemophilius influenzae*)俗称流感杆菌,可引起呼吸道等部位化脓性感染。通常存在于人体黏膜表面,革兰氏阴性小杆菌,有时呈多形性。分离培养采用巧克力色血平板(血液可提供 X 因子和 V 因子),如将流感嗜血杆菌和金黄色葡萄球菌于血平板上共同培养时,在金黄色葡萄球菌菌落周围的流感嗜血杆菌菌落较大,离金黄色葡萄球菌菌落越远的越小,此现象称为"卫星现象"(satellite phenomenon),可用于流感嗜血杆菌的鉴定。

流感嗜血杆菌的主要抗原是多糖荚膜抗原,根据此抗原,可将流感嗜血杆菌分为 6 个血清型(a~f),b 血清型(*H. influenzae* type b,HIB)致病力最强,是引起儿童感染的常见血清型。

流感嗜血杆菌的主要致病物质是荚膜、菌毛、内毒素和 IgA 蛋白酶等。所致疾病包括原发感染和继发感染。原发感染多为有荚膜的 HIB 引起,主要包括脑膜炎、会厌炎、蜂窝织炎、关节炎等。HIB 是小儿脑膜炎(meningitis)最常见的致病菌,最初症状是持续 1~3d 的轻微上呼吸道症状,随后发生脑膜炎的典型症状和体征。会厌炎(epiglottitis)患者可以出现咽喉炎、发热和呼吸困难,可快速进展为气道阻塞引起死亡。继发感染多由呼吸道寄居的无荚膜流感嗜血杆菌引起,常继发于流感、麻疹、百日咳、结核病等,表现为慢性支气管炎、鼻窦炎和中耳炎,以成人多见。

采集脑脊液、鼻咽部分泌物、痰液、脓汁、血液及关节抽取物,直接涂片染色镜检,对脑膜炎、关节炎及下呼吸道感染有快速诊断价值。也可接种于巧克力色血平板或者 Levinthal 琼脂,根据培养特性、菌落特点、卫星现象等进行鉴定。还可以采用荚膜多糖抗原检测、免疫荧光和荚膜肿胀试验、PCR 技术等对该菌进行检测。

流感嗜血杆菌采用抗生素治疗,严重感染采用广谱头孢类抗生素。鼻窦炎和中耳炎可以采用阿莫西林、头孢类、阿奇霉素或者喹诺酮类药物治疗。HIB 荚膜多糖疫苗免疫效果好。

七、百日咳鲍特菌

百日咳鲍特菌(*Bordetella pertussis*)俗称百日咳杆菌,是百日咳(pertussis)的病原体。鲍特菌为短小杆菌,大小为(0.2~0.5)μm × 1μm。无鞭毛,不形成芽胞,有荚膜和菌毛。专性需氧,培养营养要求高,初次分离采用含有马铃薯、甘油、血液的鲍金培养基(Bordet-Gengou medium),生长缓慢。生化反应弱,不分解糖类。

致病物质有荚膜、菌毛及多种毒素,毒素主要包括百日咳毒素、腺苷酸环化酶/溶血素、皮肤坏死毒素和气管细胞毒素。机体感染百日咳鲍特菌后,可出现多种特异性抗体,具有一定的保护作用。局部黏膜免疫起主要作用,局部 sIgA 可抑制病菌黏附气管上皮细胞。病后可获得持久免疫力。

八、鲍曼不动杆菌

不动杆菌属(*Acinetobacter*)是一群专性需氧、不发酵糖类的革兰氏阴性杆菌,氧化酶阴性,有荚膜,无芽胞,无鞭毛。该类细菌黏附力极强,易黏附在各类医用材料上,广泛分布于自然界和部分健康人口咽部,可以在医院机械通气设备等潮湿环境中生存,也可以在人类皮肤等干燥表面存在,其中鲍曼不动杆菌(*A. baumannii*)较多见,是医院感染常见菌之一。

传染源可以是患者自身(内源性感染),也可以是不动杆菌感染者或带菌者,尤其是带菌的医务人员。易感者为老年患者、早产儿、新生儿、手术创伤、严重烧伤、气管切开或插管、使用人工呼吸机、行静脉导管、腹膜透析、广谱抗生素或免疫抑制剂应用者。该菌带有多种耐药基因,可将其耐药性传递给其他细菌,而且还能接受其他细菌的耐药基因,故可对包括头孢菌素在内的多种抗生素耐药。抗生素选用必须在药物敏感试验指导下进行。

思考题

1. 叙述炭疽杆菌的生物学性状和主要致病物质。
2. 叙述鼠疫耶尔森菌的生物学性状和主要致病物质。
3. 叙述布鲁菌的生物学性状和主要致病物质。
4. 简述铜绿假单胞菌、嗜肺军团菌、流感嗜血杆菌、百日咳鲍特菌和鲍曼不动杆菌的主要致病物质、所致疾病及防治措施。

（万成松）

第十五章
支原体 衣原体
螺旋体 立克次体

支原体、衣原体、螺旋体和立克次体均属于原核细胞型微生物,结构和组成与细菌相近,故列为广义的细菌范畴。

第一节 支 原 体

支原体(mycoplasma)是一类缺乏细胞壁、呈高度多形性、可通过除滤菌器、能在无生命培养基中生长繁殖的最小原核细胞型微生物。支原体归属于柔膜菌门,柔膜体纲,下有 4 个目,7 个科,11 个属。对人类致病的支原体主要包括肺炎支原体、生殖支原体、人型支原体、嗜精子支原体;对人类致病的条件致病支原体主要有发酵支原体、穿透支原体、梨支原体、解脲脲原体和微小脲原体。

一、概述

(一) 生物学性状

1. **形态与结构** 菌体大小 0.3~0.5μm。基因组为环状双股 DNA,大小在 600~2 200kDa 之间,G+C mol% 为 25%~40%。革兰氏阴性,不易着色;Giemsa 染色呈淡紫色。支原体无细胞壁呈高度多形性。细胞膜厚 7.5~10nm,可分外、中、内三层,内外两层为蛋白质和糖类,中层为脂类,主要是磷脂和胆固醇,胆固醇约占 36%。作用于胆固醇的物质(如毛地黄苷、皂素、两性霉素 B 等)可杀死支原体。有的支原体在细胞膜外有微荚膜样物质和特殊的顶端结构,与致病有关。

2. **培养特性** 支原体对营养要求较高,培养基中需加入血清、组织浸液或酵母浸液等才能生长。兼性厌氧,适宜 pH 多为 7.6~8.0,但解脲脲原体最适生长的 pH 为 5.5~6.5。

支原体繁殖方式多样,包括二分裂、分节、断裂、出芽或分枝等,3~4h 繁殖一代,在低琼脂的固体培养基上,培养 2~7d 可长出直径 10~600μm 典型的 "油煎蛋" 样菌落(图 15-1)。在液体培养基中,支原体的增殖量不超过 10^6~10^7/ml 颜色变化单位(color changing unit,CCU),故培养基清亮。

支原体与 L 型细菌在生物学性状方面有相似之处,如无细胞壁呈多形态性、能通过滤菌器、对低渗敏感、"油煎蛋" 样菌落等。

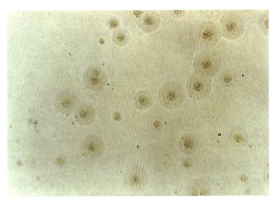

图 15-1 支原体 "油煎蛋" 样菌落

3. **生化反应**   根据支原体生化反应的不同,可鉴别支原体(表15-1)。

表 15-1   人类主要支原体的生化反应

支原体	葡萄糖	精氨酸	尿素	pH	吸附细胞
肺炎支原体	+	−	−	7.5	红细胞
人型支原体	−	+	−	7.3	−
生殖支原体	+	−	−	7.5	红细胞
嗜精子支原体	−	+	−	7.5	−
发酵支原体	+	+	−	7.5	−
穿透支原体	+	+	−	7.5	红细胞,CD4⁺T 细胞
解脲脲原体	−	−	+	6.0	红细胞 ᵃ

a:仅血清 3 型。

4. **抗原结构**   包括蛋白质和糖脂抗原。常用用 ELISA 试验检测蛋白质类抗原,补体结合试验检测糖脂类抗原。生长抑制试验(growth inhibition test,GIT)和代谢抑制试验(metabolic inhibition test,MIT)可用于鉴定支原体和支原体分型。

5. **抵抗力**   抵抗力比细菌弱。对结晶紫、醋酸铊、亚碲酸钾有一定的抵抗力。对作用于细胞壁的抗生素天然耐受,但对干扰蛋白质合成的大环内酯类抗生素、四环素类抗生素以及对阻碍 DNA 复制的喹诺酮类药物敏感。

(二) 致病性

1. **致病物质**   ①黏附素,能黏附到呼吸道或泌尿生殖道上皮细胞;②荚膜或微荚膜,有抗吞噬作用;③毒性代谢产物,如神经毒素、磷脂酶 C、活性氧和核酸酶等可损伤宿主细胞;④超抗原,刺激炎症细胞分泌大量的炎性细胞因子引起组织损伤。此外,穿透支原体可黏附并侵入 CD4⁺T 淋巴细胞,导致免疫损伤,协同 HIV 致病。

2. **所致疾病**(表 15-2)

表 15-2   人类主要致病支原体的感染途径、感染部位及所致疾病

支原体	主要传播途径	感染部位	所致疾病
肺炎支原体	飞沫传播	呼吸道	原发性非典型肺炎
生殖支原体	性接触传播	生殖道	尿道炎
人型支原体	性接触传播	呼吸道、生殖道	附睾炎、盆腔炎、产褥热等
解脲脲原体	性接触传播	生殖道	非淋菌性尿道炎

二、主要致病性支原体

(一) 肺炎支原体

1. **生物学性状**   肺炎支原体(*Mycoplasma pneumoniae*)大小为 0.2~0.3μm,呈高度多形性。基因组大小为 935kDa,G+C mol% 为 38.6%。发酵葡萄糖,不分解精氨酸与尿素,能产生过氧化氢。

2. **致病性**   顶端结构中 P1(170kDa)和 P30(32kDa)等黏附于呼吸道上皮细胞;产生过氧化氢,使宿主细胞的触酶失去活力,纤毛运动减弱、停止乃至脱落消失;编码"社区获得性呼吸窘迫综合征

毒素"（CARDS TX）等外毒素，导致气道高反应性（airway hyper reactivity，AHR，指气道对各种刺激因子出现过强或过早的收缩反应）。肺炎支原体的核酶（nucleases of mycoplasma pneumoniae，MPN）参与肺炎支原体的入侵及致病。MPN133 参与肺炎支原体的结合与内化；MPN372 会引起哺乳动物细胞广泛的空泡化，细胞功能受损以至死亡脱落；呼吸道外的并发症，如皮疹、心血管和神经系统症状，可能与免疫复合物的形成和自身抗体的产生有关。

（二）人型支原体

人型支原体（*Mycoplasma hominis*）多为球杆状，基因组为 700kDa，G+C mol% 为 33.7%。能分解精氨酸，不分解葡萄糖和尿素。寄居于泌尿生殖道，主要通过性接触传播。在男性可引起附睾炎，女性可引起盆腔炎、慢性羊膜炎和产褥热，新生儿可引起肺炎、脑炎及脑脓肿。

（三）生殖支原体

生殖支原体（*Mycoplasma genitalium*）多为烧瓶状，长 0.6~0.7μm，底宽 0.3~0.4μm，顶宽 0.06~0.08μm，有一明显的颈部，宽约 7nm。基因组大小为 580kDa，G+C mol% 为 32.4%。发酵葡萄糖，不分解精氨酸和尿素。顶端黏附素 MgPa（140kDa）与肺炎支原体 P1 黏附蛋白有交叉反应。主要通过性接触传播，引起尿道炎、宫颈炎、子宫内膜炎和盆腔炎，并与男性不育有关。

（四）解脲脲原体

解脲脲原体（*Ureaplasma urealyticum*）多为单个或成双排列，直径 0.05~0.3μm。基因组大小为 750kDa，G+C mol% 为 27.5%~28.5%。能分解尿素，不分解糖类和精氨酸。为条件致病菌，主要通过性接触传播，引起非淋菌性尿道炎。主要与其产生的毒性代谢产物、磷脂酶、IgA 蛋白酶以及直接从宿主细胞膜吸取脂质和胆固醇等因素有关。

思考题

1. 简述支原体与 L 型细菌的主要异同点。
2. 简述肺炎支原体的致病性。

（冯宪敏）

第二节　衣　原　体

衣原体（*Chlamydia*）是一类严格真核细胞寄生，具有独特发育周期，并能通过细菌滤器的原核细胞型微生物。具有以下共同特性：①革兰氏阴性，有细胞壁，呈椭圆形或圆形；②具有独特的发育周期，以二分裂方式繁殖；③有 DNA 和 RNA 两种类型核酸；④有核糖体；⑤对多种抗生素敏感；⑥具有独立的酶系统，但不能产生代谢所需能量，需要利用宿主细胞的三磷酸盐和中间代谢产物作为能量来源，因而必须严格细胞内寄生。

衣原体分为独立的门，包含纲和目，衣原体目下设 8 个科，12 个属。人类致病性衣原体主要有沙眼衣原体、肺炎衣原体、鹦鹉热衣原体。

一、概述

（一）生物学性状

1. **发育周期**　衣原体在宿主细胞内生长繁殖,具有独特的发育周期(图15-2),可观察到两种不同的结构即小而致密的原体(elementary body,EB)和大而疏松的网状体(reticulate body,RB)。

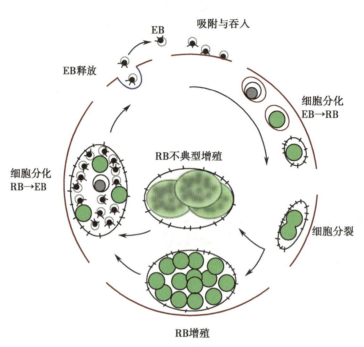

图 15-2　衣原体的发育周期

2. **形态与结构**　原体呈球形、梨形或椭圆形,直径 0.2~0.4μm,有细胞壁,中央有致密的类核结构,是发育成熟的衣原体。Giemsa 染色呈紫色,Macchiavello 染色呈红色。原体无繁殖能力,在宿主细胞外比较为稳定,具有很强的感染性。进入易感细胞后,增殖形成网状体。

网状体,亦称始体(initial body),体积较大,直径 0.5~1.0μm,呈圆形或椭圆形。电子致密度较低,无细胞壁,代谢活跃,Macchivello 染色呈蓝色。网状体是衣原体发育周期中的繁殖结构,以二分裂方式繁殖形成许多子代原体,成熟的子代原体从感染细胞中释放。每个发育周期为 48~72h。

3. **培养特性**　衣原体为严格细胞内寄生,并在细胞中形成包涵体(图15-3),包涵体中含有繁殖的始体和子代原体。

4. **抗原结构**　①属特异性抗原:为细胞壁的脂多糖结构,可用于补体结合试验;②种特异性抗原:多数位于主要外膜蛋白(major outer membrane protein,MOMP)上,可用于衣原体鉴别;③型特异性抗原:位于 MOMP 上可变区。

5. **基因组及特征**　衣原体基因组大小为 1.0~1.24Mb,G+C mol% 为 39%~41%。某些种存在染色体外质粒和噬菌体基因。

6. **抵抗力**　衣原体耐冷不耐热,60℃存活 5~10min;−60℃可保持 5 年,液氮可保存 10 年以上,冷冻干燥可保存 30 年以上仍可复苏。对常用

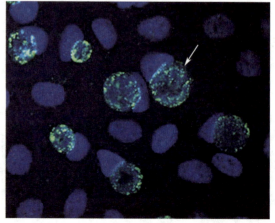

图 15-3　沙眼衣原体包涵体(箭头)(免疫荧光染色)

消毒剂较敏感,如 0.1% 甲醛溶液 24h,2% 氢氧化钠或 1% 盐酸 2~3min,75% 乙醇 1min 即可灭活。对紫外线敏感。氯霉素、四环素、多西环素和红霉素等抗生素均有抑制衣原体繁殖的作用。

(二)致病性

不同的衣原体具有不同的嗜组织性和致病性。有些仅引起人类疾病,例如沙眼衣原体中的沙眼生物型、性病淋巴肉芽肿生物型和生殖生物型以及肺炎衣原体;有些仅引起动物疾病,例如多数鹦鹉热衣原体菌株和兽类衣原体;有些是人兽共患病原体,例如部分鹦鹉热衣原体菌株。

1. 致病物质　原体通过皮肤或黏膜的微小创面侵入机体;以肝硫素为"桥梁",吸附并进入易感柱状或杯状黏膜上皮细胞内,生长繁殖;在空泡中生长发育形成网状体,完成衣原体的繁殖过程。

衣原体能产生类似于革兰氏阴性菌内毒素物质,能够抑制宿主细胞代谢,直接破坏感染细胞;MOMP 能阻止溶酶体与吞噬体融合,有利于衣原体在吞噬体内繁殖;MOMP 抗原表位易发生变异,故在体内可以逃避特异性抗体的中和作用而继续感染细胞;衣原体通过 Ⅲ 型分泌系统(type Ⅲ secretion system,T3SS)分泌效应蛋白或毒力蛋白而发挥致病作用;衣原体热休克蛋白能刺激机体巨噬细胞产生 TNF-α、IL-6、IL-1 等炎性细胞因子,介导炎症发生和瘢痕形成。此外,感染后的免疫病理损伤也是衣原体致病的因素之一,如迟发性超敏反应介导的性病淋巴肉芽肿等。

2. 所致疾病　不同的衣原体感染机体的部位不同,因而可引起不同类型的疾病(表 15-3)

表 15-3　人类主要致病衣原体的感染部位与所致疾病

衣原体(血清型)	感染部位	所致疾病
沙眼衣原体(A,B,Ba,C)	眼	沙眼、包涵体结膜炎
沙眼衣原体(D~K)	眼、生殖道、呼吸道	包涵体结膜炎、泌尿生殖道感染、婴幼儿肺炎
沙眼衣原体(L1~L3)	生殖道	性病淋巴肉芽肿
肺炎衣原体	呼吸道	咽炎、肺炎、支气管炎等
鹦鹉热衣原体	呼吸道	鹦鹉热

二、主要病原性衣原体

(一)沙眼衣原体

沙眼衣原体(*Chlamydia trachomatis*)分为沙眼生物型(*biovar trachoma*)、生殖生物型(*biovar genital*)和性病淋巴肉芽肿生物型(*biovar lymphogranuloma venereum*,LGV)三个生物型。

1. 生物学性状　原体能够合成糖原,掺入沙眼衣原体包涵体的基质中,故能被碘溶液染成棕褐色。根据 MOMP 抗原表位氨基酸序列的差异,将沙眼衣原体分为 19 个血清型。

2. 致病性　沙眼衣原体主要寄生于人类,缺乏动物储存宿主,主要引起疾病见表 15-4。

表 15-4　沙眼衣原体生物型的传播途径与所致疾病

沙眼衣原体生物型	传播途径	所致疾病
沙眼生物型(A,B,Ba,C)	眼眼或眼手眼进行传播	沙眼、包涵体结膜炎
	婴儿经产道感染	急性化脓性结膜炎(包涵体脓漏眼),不侵犯角膜,能自愈
沙眼生物型(B、Ba、D~K)	性接触、手至眼或污染的游泳池水感染	滤泡性结膜炎,不会出现角膜血管翳,亦无结膜瘢痕,一般数周或数月痊愈,无后遗症
沙眼衣原体 LGV(L1~L3)	性接触传播	性病淋巴肉芽肿
生殖生物型(D~K)	性接触传播	非淋菌性尿道炎、尿道炎、宫颈炎、输卵管炎与盆腔炎等
生殖生物型(D~K)	呼吸道	婴幼儿肺炎

（二）肺炎衣原体

肺炎衣原体（*Chlamydia pneumoniae*）是人类呼吸道疾病的重要病原体。原体直径约为 0.38μm，呈梨形，网状体与鹦鹉热衣原体和沙眼衣原体类似。蛋白质抗原主要是 MOMP，在肺炎衣原体诊断和疫苗研制中有潜在的应用价值。主要经飞沫或呼吸道分泌物传播，可引起支气管炎、肺炎、咽炎和鼻窦炎等，与动脉粥样硬化、冠心病等慢性病的发生密切相关。约有 50% 的成人受到过肺炎衣原体的感染，大部分表现为亚临床型。

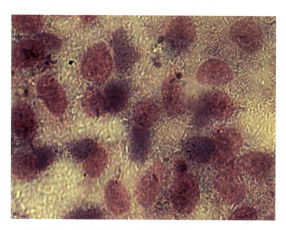

（三）鹦鹉热衣原体

鹦鹉热衣原体（*Chlamydia psittaci*）至少可分为 A、B、C、D、E、F、E/B、WC 和 M56 型 9 个血清型，每个血清型感染均表现一定的宿主特异性（图 15-4）。主要在鸟类和家禽中传播。人类主要经呼吸道吸入病鸟分泌物、粪便、羽毛的气雾或尘埃而感染，亦可经破损皮肤、黏膜及眼结膜感染，引起鹦鹉热。

图 15-4　鹦鹉热衣原体包涵体（Giemsa 染色）

思考题

1. 原体和始体的生物学性状有何不同？
2. 简述主要的病原性衣原体的种类及所致人类疾病。

（冯宪敏）

第三节　螺　旋　体

螺旋体（spirochete）是一类细长、柔软、呈螺旋状、运动活泼的原核细胞型微生物，种类繁多，广泛分布于自然界和动物体内。根据螺旋体的大小、螺旋数目、规则程度及螺旋间距等，将螺旋体目分为 4 个科，15 个属。对人致病的螺旋体见表 15-5。

一、钩端螺旋体属

钩端螺旋体属（*Leptospira*）可分为以问号钩端螺旋体为代表的致病性钩端螺旋体和以双曲钩端螺旋体为代表的非致病性钩端螺旋体两大类。钩端螺旋体病是全球性分布的人兽共患病，我国流行十分广泛，目前是我国重点防控的传染病之一。

（一）生物学性状

1. **形态与染色**　菌体纤细，长 6~12μm，宽 0.1~0.2μm，一端或两端弯曲成钩状。最外层为外膜，其内为细胞壁肽聚糖和细胞膜包绕的螺旋形圆柱状原生质体。在外膜与肽聚糖层间有 2 根内鞭毛（endoflagellum），分别位于菌体两端，使钩端螺旋体呈特征性地沿菌体长轴旋转运动。Fontana 镀银染色染成金黄色或棕褐色(图 15-5A)。菌体有较强的折光性,常用暗视野显微镜观察(图 15-5B)。

表 15-5　致病性螺旋体及其所致疾病

属	致病性种类	传播方式或媒介	所致疾病
密螺旋体属	苍白密螺旋体苍白亚种	性传播	梅毒
	苍白密螺旋体地方亚种	黏膜损伤	地方性梅毒
	苍白密螺旋体极细亚种	皮肤损伤	雅司病
	品他密螺旋体	皮肤损伤	品他病
疏螺旋体属	伯氏疏螺旋体	硬蜱	莱姆病
	回归热疏螺旋体	体虱	流行性回归热
	赫姆疏螺旋体	软蜱	地方性回归热
	奋森疏螺旋体	条件致病	口腔感染
钩端螺旋体属	问号钩端螺旋体	接触疫水	钩端螺旋体病

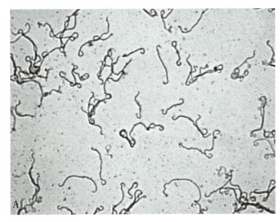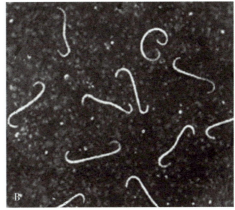

图 15-5　钩端螺旋体的形态

A. 镀银染色(光学显微镜, ×1 000);B. 悬滴标本(暗视野显微镜, ×2 000)。

2. **培养和生长特性**　营养要求较高,常用含血清的 Korthof 培养基或无血清的 EMJH 培养基培养,最适温度为 28~30℃,最适 pH 为 7.2~7.6。生长缓慢,在液体培养基中,分裂一次需 6~8h,28℃培养 1 周后呈半透明云雾状生长。在固体培养基上,经 28℃培养 2 周后可形成透明、不规则、直径 1~2mm 的扁平细小菌落。

3. **抗原结构**　抗原结构主要有属特异性抗原、群特异性抗原和型特异性抗原。属特异性抗原可能是糖蛋白或脂蛋白,群特异性抗原为脂多糖,型特异性抗原为菌体表面的多糖与蛋白复合物。

4. **基因组**　基因组由大小 2 个环状染色体组成,约 4.7Mb,G+C mol% 为 35%,某些钩端螺旋体被发现有质粒和噬菌体。无典型外毒素编码基因,但脂多糖合成和装配系统完善。

5. **抵抗力**　对热抵抗力弱,60℃ 1min 即死亡,0.2% 甲酚皂溶液、1% 漂白粉、1% 苯酚处理 10~30min 被杀灭,但在湿土或水中可存活数月。对青霉素敏感,部分患者使用青霉素后可出现寒战、高热及低血压,甚至出现抽搐、休克、呼吸和心跳暂停,称为赫氏反应(Hector's reaction),可能与钩端螺旋体被青霉素破坏后释放大量毒性物质及可溶性抗原有关。

(二)致病性

1. **黏附素**　黏附素主要包括 24kDa 和 36kDa 的外膜蛋白和钩端螺旋体免疫球蛋白样蛋白 (leptospiral immunoglobulin-like protein,Lig)。24kD 外膜蛋白的受体为细胞外基质(extracellular

matrix,ECM)中的层粘连蛋白(laminin,LN),36kDa 外膜蛋白受体和 Lig 蛋白受体为 ECM 中的纤维连接蛋白(fibronectin,FN)。

2. 内毒素 内毒素为钩端螺旋体的主要致病物质,内毒素中脂质 A 结构与细菌内毒素有差异,毒性较弱。

3. 溶血素 溶血素可引起贫血、出血、肝肿大、黄疸和血尿等。多种问号状钩端螺旋体赖株溶血素具有诱导单核巨噬细胞产生 TNF-α、IL-1β 和 IL-6 等炎性细胞因子的能力。

4. 胶原酶 问号状钩端螺旋体黄疸出血群赖株胶原酶能水解 I～IV 型胶原,敲除胶原酶编码基因后,其侵袭力和毒力均下降。

钩端螺旋体 LenA 蛋白可以和人纤溶酶原结合,将其激活后降解纤维蛋白原,有利于钩端螺旋体的扩散。

二、密螺旋体属

密螺旋体属(*Treponema*)分为致病性和非致病性两大类。致病性密螺旋体主要有苍白密螺旋体(*T. pallidum*)和品他密螺旋体(*T. carateum*)。苍白密螺旋体又分苍白亚种、地方亚种和极细亚种 3 个亚种,分别引起梅毒、地方性梅毒和雅司病;品他密螺旋体引起品他病。

苍白密螺旋体苍白亚种

苍白密螺旋体苍白亚种俗称梅毒螺旋体(*Treponema pallidum*),是人类性传播疾病(sexually transmitted diseases,STD)梅毒(syphilis)的病原体。

1. 生物学性状

(1)形态与染色:长 6~20μm,宽 0.1~0.2μm,有 8~14 个致密而规则的螺旋,两端尖直,运动活泼。梅毒螺旋体结构从外向内依次为外膜、内鞭毛、细胞壁肽聚糖与细胞膜包绕的原生质体。内鞭毛有 3~4 根,为运动器官,可使梅毒螺旋体做移行、屈伸、滚动等方式运动。革兰氏染色阴性,但不易着色,常用 Fontana 镀银染色,被染成棕褐色(图 15-6A)。新鲜标本可直接在暗视野显微镜下观察其形态和运动方式(图 15-6B)。

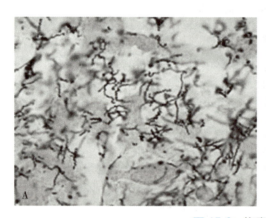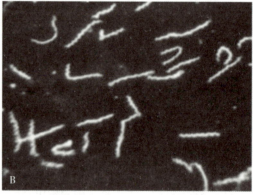

图 15-6 梅毒螺旋体的形态
A. 镀银染色(光学显微镜,×1 000);B. 悬滴标本(暗视野显微镜,×1 000)。

(2)培养特性:不能在无生命的人工培养基中生长繁殖。Nichols 株接种在家兔睾丸或眼前房内能缓慢繁殖,并能保持毒力,常用于传代保种。如接种在含多种氨基酸的兔睾丸组织碎片,能在厌氧条件下繁殖,但毒力丧失,称为 Reiter 株。

(3)抗原结构:梅毒螺旋体膜蛋白中 TpN47、TpN15、TpN17 和 TmpA(TpN44.5)具有强免疫原性和特异性。鞭毛蛋白抗原主要由 TpN34.5(FlaB1)、TpN33(FlaB2)、TpN31(FlaB3)三个核心蛋白亚单位和 TpN37（FlaA）鞘膜蛋白亚单位组成。

（4）基因组：梅毒螺旋体 Nichols 株基因组大小为 1.138Mb，G+C mol% 为 52.8%。其中包括一个由 12 个基因（*Tpr* A~L）组成的 Tpr 基因家族，具有密螺旋体特异性。

（5）抵抗力：极弱，对温度和干燥特别敏感。离体后 1~2h 或 50℃加热 5min 死亡。血液中的梅毒螺旋体，在 4℃ 3d 可死亡，故血库中 4℃存放 3d 以上的血液无传染梅毒的风险。对化学消毒剂敏感。对青霉素敏感，但对大环内酯类如阿奇霉素、红霉素等普遍耐药。

2. 致病性

（1）致病物质

①荚膜样物质：为菌体表面的黏多糖和唾液酸，具有阻止抗体和菌体结合、抑制补体激活、干扰补体杀菌、抗吞噬等作用，有利于梅毒螺旋体在宿主体内存活和扩散。梅毒患者常出现的某些免疫抑制现象与荚膜样物质有关。

②黏附因子：膜蛋白能吸附宿主细胞的细胞外基质（ECM）中纤维连接蛋白（FN）和／或层粘连蛋白（LN），与梅毒螺旋体定植和扩散有关。

③透明质酸酶：分解组织、细胞基质内和血管基底膜的透明质酸，有利于梅毒螺旋体侵袭和扩散。

（2）所致疾病：只感染人类引起梅毒，可分为先天性和获得性两种，前者是通过胎盘传染胎儿，后者主要经性接触传播。

三、疏螺旋体属（*Borrelia*）

（一）伯氏疏螺旋体（*B. burgdorferi*）

1. 生物学性状　长 10~40μm，宽 0.1~0.4μm，两端稍尖（图 15-7），运动活泼。表层为糖类，外膜含有大量脂蛋白，为表面蛋白抗原的重要组成成分。包括 OspA-F，其中 OspA-C 为主要抗原，抗 OspA 和 OspB 抗体具有保护性，感染后最早出现的为抗 OspC 抗体。

营养要求高，生长缓慢，在液体培养基中分裂 1 代需 18h 或更长。基因组大小约 900kb，G+C mol% 为 28%。抵抗力弱，对青霉素、头孢菌素、红霉素等敏感。

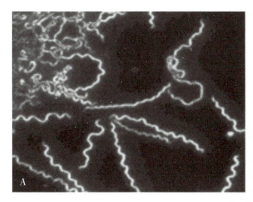
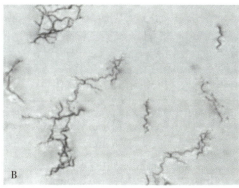

图 15-7　伯氏疏螺旋体的形态
A. 免疫荧光染色（荧光显微镜，×3 000）；B. 镀银染色（光学显微镜，×1 000）。

2. 致病性　可能借助 OspB 黏附于胞外基质（ECM）中的纤维连接蛋白（FN）和核心蛋白多糖（decorin，DEN），侵入成纤维细胞及人脐静脉内皮细胞并在胞质中生存；OspA 和 B 具有一定的抗吞噬作用；脂多糖（lipopolysaccharide，LP）具有类似细菌内毒素的生物学活性。

是莱姆病的主要病原体，硬蜱是其主要的传播媒介，鼠和鹿为主要的储存宿主。

（二）回归热疏螺旋体（*B. recurrentis*）

体长 10~30μm，宽约 0.3μm，有 3~10 个不规则的螺旋，运动活泼。微需氧，最适宜温度 28~30℃，生长缓慢。

回归热螺旋体引起回归热,储存动物主要是啮齿类动物,传播媒介主要是虱和软蜱。虱或软蜱叮咬人后,经 3~10d 的潜伏期患者突发高热,持续 3~5d 退热,1 周后又出现高热,反复发作 3~10 次。该病为急起急退的反复周期性高热,全身肌肉酸痛和肝脾肿大为其临床特征,重症可出现黄疸和出血。

思考题

1. 简述钩端螺旋体的致病性。
2. 简述梅毒螺旋体致病性及免疫性特点。

(冯宪敏)

第四节 立克次体

立克次体(rickettsia)是一类以节肢动物为传播媒介、严格细胞内寄生的革兰氏阴性细菌。由美国病理学和微生物学家 Howard Taylor Ricketts 于 1909 年在研究落基山斑点热和鼠型斑疹伤寒时首次发现。

立克次体的共同特点:①专性细胞内寄生,以二分裂方式繁殖;②革兰氏阴性细菌,有细胞壁,大小介于细菌和病毒之间;③以节肢动物为传播媒介或储存宿主;④大多引起自然疫源性疾病,在人类引起发热出疹型疾病;⑤对多种抗生素敏感。常见的立克次体分类、所致疾病、流行环节和地理分布见表 15-6。

表 15-6 常见立克次体所致疾病和流行环节

属	群	种	所致疾病	传播媒介	主要储存宿主	地理分布
立克次体属	斑疹伤寒群	普氏立克次体 (R. prowaxekii)	流行性斑疹伤寒	人虱	人	世界各地
		斑疹伤寒立克次体 (R. typhi)	地方性斑疹伤寒	鼠蚤、人虱	啮齿类	世界各地
	斑点热群	立氏立克次体 (R. rickettsii)	落基山斑点热	蜱	啮齿类、犬	西半球
		西伯利亚立克次体 (R. sibirica)	北亚蜱传斑疹伤寒	蜱	啮齿类	北亚、蒙古
		澳大利亚立克次体 (R. australis)	昆士兰蜱热	蜱	啮齿类动物、袋鼠	澳大利亚
		小蛛立克次体 (R. akari)	立克次体痘	螨	鼠	美国、东北亚、南非
		康氏立克次体 (R. conorii)	地中海斑点热	蜱	啮齿类、犬	地中海地区、非洲、南亚

续表

属	群	种	所致疾病	传播媒介	主要储存宿主	地理分布
东方体属		恙虫病东方体（*O. tsutsugamushi*）	恙虫病	恙螨	啮齿类	亚洲、大洋洲
无形体属		嗜吞噬细胞无形体（*A. phagocytophilum*）	人粒细胞无形体病	蜱	人、马、犬	美国、欧洲、亚洲
埃立克体属		查菲埃立克体（*E. chaffeensis*）	人单核细胞埃立克体病	蜱	人、犬	美国
		伊文埃立克体（*E. ewingii*）	人粒细胞无形体病	蜱	人、犬	美国
新立克次体属		腺热新立克次体（*N. sennetsu*）	sennetsu 热或腺热	吸虫	鱼？海螺？	日本、马来西亚

一、概述

（一）生物学特性

1. **形态与染色**　呈多形性，以球杆状或短杆状为主，长 0.6~2.0μm，宽 0.3~0.8μm。革兰氏染色阴性，但不易着色，Giemsa 染色呈紫色或蓝色，Gimenez 染色法或 Macchiavello 染色法呈红色或紫色。

2. **培养特性**　专性细胞内寄生，以二分裂方式繁殖，生长速度缓慢，9~12h 分裂一代，最适宜生长温度 34℃。可用动物接种、鸡胚接种和细胞培养进行分离培养，常用动物有豚鼠、大鼠、小鼠和家兔。

3. **抗原构造**　脂多糖为群特异性抗原，外膜蛋白为种特异性抗原。普氏立克次体、斑疹伤寒群立克次体和恙虫病东方体与变形杆菌的 OX₁₉、OX₂ 或 OXₖ 菌株存在共同菌体抗原成分，故可用变形杆菌的菌体抗原代替立克次体抗原检测患者血清中相应抗体，此非特异性交叉凝集反应称为外 - 斐反应（Weil-Felix reaction），可用于一些立克次体病的辅助诊断。

4. **抵抗力**　体抵抗力较弱。56℃ 30min 即被灭活，0.5% 苯酚、75% 乙醇溶液处理 5min 即失活。耐低温和干燥，在节肢动物粪便中可存活数月。对四环素类和氯霉素抗生素敏感，但磺胺类药物可促进其增殖。

（二）致病性

内毒素和磷脂酶 A 是立克次体属主要致病物质，前者具有与细菌内毒素相似的毒性，后者能破坏宿主细胞膜和吞噬体膜，有助于立克次体进入细胞质中生长繁殖。表面微荚膜样黏液层具有黏附和抗吞噬作用。

不同的立克次体具有不同的组织细胞亲嗜性。立克次体属和东方体属立克次体，侵入人体后，首先在局部血管内皮细胞中大量繁殖，引起血管病变后进入血流，引起第一次菌血症；随血液循环进入全身脏器的小血管内皮细胞中进一步增殖后再次释放入血，引起第二次菌血症，导致皮疹和脏器功能紊乱。埃立克体属和无形体属感染的靶细胞分别是单核巨噬细胞和中性粒细胞，主要通过免疫病理致病。

二、主要致病性立克次体

（一）普氏立克次体

1. **生物学性状**　普氏立克次体（*R. prowazekii*）呈多形性，以短杆状为主，长 0.6~2.0μm，宽 0.3~0.8μm。

革兰氏染色阴性,着色较淡;Gimenez 染色呈鲜红色;Giemsa 染色呈紫色或蓝色;Macchiavello 染色呈红色。在感染细胞的细胞质内生长,分散存在,呈单个或短链状排列。基因组为环状 DNA,Madrid E 株基因组长约 1.111Mb,G+C mol% 为 29.1%,蛋白编码区约占基因组总长 75.4%。

2. 致病性　普氏立克次体为流行性斑疹伤寒(epidemic typhus),又称虱传斑疹伤寒(louse-born typhus)的病原体。微荚膜有助于其黏附于宿主细胞,具有抗吞噬作用;表面蛋白 OmPA 和 OmPB 等与小血管相应表面受体结合,激活信号通路,引起吞噬细胞趋化及活化吞噬作用;脂多糖可刺激单核巨噬细胞产生 IL-1 和 TNF-α;磷脂酶 A 能溶解宿主细胞膜或吞噬体膜,有利于普氏立克次体进入宿主细胞内生长繁殖。

(二) 斑疹伤寒立克次体(*R. typhi*)

斑疹伤寒立克次体(*R. typhi*)又称莫氏立克次体(*R. mooseri*),为地方性斑疹伤寒(endemic typhus)或鼠型斑疹伤寒(murine typhus)。生物学性状与普氏立克次体相似,但斑疹伤寒立克次体分散存在于感染细胞内外,多呈较短的线状排列。鼠蚤和鼠虱是其主要传播媒介。主要储存宿主是啮齿类动物(主要是鼠),鼠蚤叮咬感染的鼠后,斑疹伤寒立克次体进入鼠蚤消化道,在鼠蚤肠上皮细胞内增殖,随蚤粪排出。若携带斑疹伤寒立克次体的鼠蚤叮吮人血时,将病原体传给人,再通过人虱在人群中传播。蚤粪中的斑疹伤寒立克次体还可经人的口、鼻及眼结膜感染致病。致病物质与致病机制与普氏立克次氏体相似。

(三) 恙虫病东方体

恙虫病东方体(*O. tsutsugamushi*)呈短杆状,平均长度为 1.2μm。形态和染色性与立克次体属相似,但细胞壁的结构和抗原成分与立克次体属细菌不同。恙虫病东方体表面无微荚膜黏液层,无肽聚糖和脂多糖,与变形杆菌 OXK 存在共同抗原,外斐反应阳性。对小鼠易感,可在鸡胚卵黄囊和原代或传代细胞中生长。恙虫立克次体对外界环境的抵抗力较弱,37℃,2~3h 后,其活力大为下降,在 0.1% 浓度的甲醛溶液中经数小时即失去活力,但在低温或真空干燥的条件下却能存活很长时间。恙虫病(tsutsugamushi disease)主要在啮齿类动物中传播,鼠是主要传染源。恙螨可经卵传代,是恙虫病东方体的寄生宿主、储存宿主和传播媒介。恙虫病立克次体主要在小血管内皮细胞内繁殖,以出芽方式释放,一般不破坏细胞,其释放的毒素样物质可引起全身中毒症状及组织器官的血管炎。

(四) 嗜吞噬细胞无形体

嗜吞噬细胞无形体(*A. phagocytophilum*)呈多形性,主要寄生在中性粒细胞的胞质空泡内,繁殖后以膜包裹的形式存在于细胞质内,呈桑葚状。储存宿主主要是哺乳动物,蜱是主要传播媒介。主要通过蜱叮咬感染而引起人嗜粒细胞无形体病(human granu-locytic anaplasmosis,HGA),直接接触危重患者或带菌动物血液等体液也可导致传播。嗜吞噬细胞无形体感染中性粒细胞,并与其表面的岩藻糖基化和唾液酸化糖基化折叠蛋白结合,经淋巴管和血管播散,存在于单核巨噬细胞系统的器官和组织中,诱发机体免疫应答,通过影响外周血中性粒细胞的数量及功能导致免疫抑制,引起各种继发感染和免疫损伤,引起多器官功能受损,最终发展成为器官功能衰竭。

思考题

1. 立克次体的共同特点有哪些?
2. 简述外 - 斐反应的原理及意义。

(冯宪敏)

第十六章
呼吸道病毒与胃肠道感染病毒

第一节　呼吸道病毒

　　呼吸道病毒（viruses associated with respiratory infections）是指以呼吸道为侵入门户，在呼吸道黏膜上皮细胞中增殖，引起呼吸道局部感染或呼吸道以外组织器官病变的病毒。主要包括正黏病毒科（*Orthomyxoviridae*）、副黏病毒科（*Paramyxoviridae*）、小 RNA 病毒科（*Picornaviridae*）、冠状病毒科（*Coronavirdae*）、呼肠病毒科（*Reoviridae*）、披膜病毒科（*Togaviridae*）和腺病毒科（*Adenoviridae*）的多种病毒（表 16-1）。

表 16-1　主要的呼吸道病毒及其所致呼吸道感染性疾病

病毒科	病毒种类	所致呼吸道感染性疾病
正黏病毒	流感病毒	流行性感冒
副黏病毒	副流感病毒	普通感冒、细支气管炎等
	呼吸道合胞病毒	婴儿支气管炎、支气管肺炎
	麻疹病毒	麻疹
	腮腺炎病毒	流行性腮腺炎
	尼帕病毒	高致死性、急性传染性脑炎
	人偏肺病毒	婴幼儿呼吸道感染
	亨德拉病毒	高致死性、急性传染性脑炎
披膜病毒	风疹病毒	小儿风疹、胎儿畸形或先天性风疹综合征
小 RNA 病毒	鼻病毒	普通感冒、急性上呼吸道感染
冠状病毒	SAR-Cov	严重急性呼吸综合征（SARS）
	普通冠状病毒（229E、NL63、OC43、HKU1）	普通感冒、急性上呼吸道感染
	MERS-CoV	中东呼吸综合征
	SARS-Cov2	2019 冠状病毒病
腺病毒	腺病毒	小儿肺炎
呼肠病毒科	呼肠病毒	轻度上呼吸道疾病

一、正黏病毒

正黏病毒(*Orthomyxoviridae*)是指对人或某些动物细胞表面的黏蛋白有亲和性,有包膜,具有分节段 RNA 基因组的一类病毒,分成甲型、乙型、丙型和丁型四个流感病毒属(*Influenzavirus* A, *Influenzavirus* B,*Influenzavirus* C,*Influenzavirus* D) 和三个非流感病毒属(*Thogotovirus*、*Isavirus* 和 *Quaranjavirus*)。包括人流感病毒和动物流感病毒。人流感病毒分为甲(A)、乙(B)、丙(C)三型,是人流行性感冒(流感)的病原体;其中甲型流感病毒抗原性易发生变异,多次引起世界性大流行,例如 1918—1919 年的世界性流感大流行,造成数千万人死亡。乙型流感病毒抗原变异性较小,通常只引起局部暴发。丙型流感病毒抗原稳定,且致病力较弱,主要侵犯婴幼儿和免疫力低下的人。

(一) 生物学性状

1. 形态与结构 流感病毒一般为球形,直径为 80~120nm,初次从患者体内分离出的病毒有时呈丝状或杆状(图 16-1),病毒体结构主要包括病毒核酸与蛋白组成的核壳体和包膜(图 16-2)。

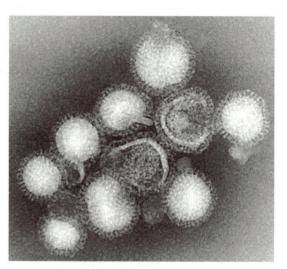

图 16-1 流感病毒的形态

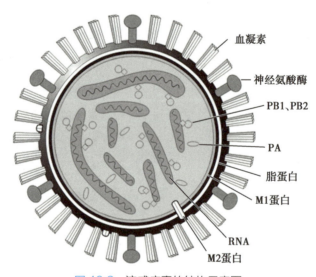

图 16-2 流感病毒的结构示意图

血凝素
神经氨酸酶
PB1、PB2
PA
脂蛋白
M1蛋白
RNA
M2蛋白

(1)核壳体:位于病毒体的核心,呈螺旋对称,由病毒分节段的单股负链 RNA 与核蛋白(nucleoprotein, NP)组成,合称核糖核蛋白(ribonucleoprotein,RNP)。在核糖核蛋白上还附着有依赖 RNA 的 RNA 聚合酶(RNA dependent RNA polymerase)复合体蛋白(含 PB1、PB2 和 PA)。流感病毒基因组总长度是 13 600bp,各片段的长度在 890~2 341bp 之间,其末端的 12~13 个核苷酸高度保守,与病毒复制有关。甲型和乙型流感病毒有 8 个 RNA 节段,丙型流感病毒缺乏编码神经氨酸酶(NA)的基因片段,只有 7 个 RNA 节段。每个 RNA 节段分别编码不同的蛋白质,第 1~6 片段分别编码 PB2、PB1、PA、HA、NP 和 NA 蛋白,第 7 片段编码 M1 和 M2 两个基质蛋白,第 8 片段编码 NS1 和 NS2 两个非结构蛋白。流感病毒的 RNP 无感染性。NP 是主要的结构蛋白,抗原结构稳定,与 M 蛋白一起决定病毒的型特异性,很少发生变异,其抗体无中和病毒能力。NS1 蛋白主要功能是以多种方式解除宿主干扰素防御系统,在病毒转录及感染过程中起重要作用。流感病毒基因组及编码蛋白见表 16-2。

表 16-2　流感病毒的基因组与编码蛋白

片段	核酸长度(bp)(包括非编码区)	编码蛋白	氨基酸长度	蛋白功能
1	2 341	PB-2	759	RNA 聚合酶亚基;识别 mRNA 帽子结构
2	2 341	PB-1	757	RNA 聚合酶亚基
		PB-1 F2	87	诱导宿主细胞凋亡
3	2 233	PA	716	RNA 聚合酶亚基;蛋白酶活性
4	1 778	HA	550	表面糖蛋白;主要抗原;识别受体;促使病毒包膜与宿主细胞膜融合
5	1 565	NP	498	RNA 结合蛋白;在病毒成熟和包装中起作用
6	1 413	NA	454	表面糖蛋白;唾液酸酶活性;病毒释放
7	1 027	M1	252	基质蛋白;与 γRNP 相互作用,调节 RNP 的核输出
		M2	97	离子通道;病毒脱壳和组装
8	890	NS1	230	抵抗干扰素;调节宿主基因表达;调控病毒释放和聚合酶活性并与病毒的致病性有关
		NEP/NS2	121	调节病毒 RNA 的核输出

(2)包膜:由内层基质蛋白(matrix protein,MP)和外层脂蛋白(lipoprotein,LP)组成,发挥维持病毒外形与完整性等作用。MP 蛋白抗原结构较稳定,呈型特异性,其抗体无中和病毒的能力。其中 M1 蛋白是病毒主要的结构成分,约占病毒蛋白的 40%,与病毒包装、出芽与形态有关。M2 蛋白是离子通道型膜嵌合蛋白,参与病毒复制。LP 主要来源于宿主细胞膜。

病毒体包膜上镶嵌有两种刺突,以疏水末端插入脂质双层中,即血凝素(hemagglutinin,HA)和神经氨酸酶(neuraminidase,NA)。HA 数量较 NA 多,为 5:1~4:1。HA 和 NA 的抗原结构不稳定,容易发生变异,一个氨基酸的置换就可能改变其抗原性,是划分甲型流感病毒亚型的主要依据。

1)HA:由第 4 节段核酸编码,占病毒蛋白的 25%,由 3 条糖蛋白链以非共价键形式连接成柱状三聚体,每条单体的前体蛋白(HA0)由血凝素 1(HA1)和血凝素 2(HA2)通过精氨酸和二硫键连接而成。HA 在细胞蛋白酶水解作用下裂解精氨酸而活化为由二硫键连接的 HA1 和 HA2 后,才能形成病毒的感染性。HA1 含 328 个氨基酸,是病毒与红细胞、宿主细胞表面的唾液酸受体连接的部位,与病毒吸附和感染有关;HA2 含 222 个氨基酸,具有膜融合活性,参与病毒包膜与细胞膜融合并释放核壳体的过程。HA 与易感细胞表面的唾液酸受体结合,并介导病毒包膜与细胞膜的融合,释放病毒核壳体进入细胞质。此外,还能与人及鸡、豚鼠等动物红细胞表面的唾液酸受体结合而引起红细胞凝集(简称为血凝),用血凝试验(hemagglutination test)与血凝抑制试验(hemagglutination inhibition test,HI)可辅助检测和鉴定流感病毒等。HA 抗原易变异,具有亚型特异性。其诱生的抗体可以中和相同亚型流感病毒,具有保护性。

2)NA:由第 6 节段核酸编码,占病毒蛋白的 5%,是由 4 条糖蛋白链组成的蘑菇状的四聚体,镶嵌于包膜中,末端有扁球形结构。NA 具有神经氨酸酶活性,能水解宿主细胞表面糖蛋白末端的 N-乙酰神经氨酸,促使成熟病毒体的芽生释放。降低呼吸道黏膜表面黏液层的黏度,有利于病毒的吸附,也促进病毒从细胞上解离及病毒的扩散。NA 的抗原易变异,具有亚型特异性,其诱生的抗体能降低病毒的释放与扩散,有一定的保护作用,但不能中和流感病毒。抗 NA 抗体也可以用于流感病毒亚型的鉴定。

2. 病毒的复制   流感病毒是 RNA 病毒,但其转录和复制都在细胞核中进行,并且复制速度较快,一个周期为 8~10h。流感病毒感染宿主时,病毒 HA 与宿主呼吸道黏膜上皮细胞膜表面的唾液酸受体结合,引起细胞膜内陷以胞饮方式吞入病毒颗粒,随后在病毒 MP 蛋白离子通道作用下降低细胞内 pH,引起 HA2 蛋白变构,病毒包膜与细胞膜融合,释放出核壳体。病毒 RNP 通过核膜孔从胞质转移到细胞核后,在依赖 RNA 的 RNA 多聚酶作用下,以病毒 RNA 为模板,转录形成病毒 mRNA。其在核内合成后转移到胞质,合成病毒的结构和非结构蛋白。病毒 RNA 的复制包括两个步骤,第一步是以病毒 RNA 为模板合成全长的正链 RNA,第二步是以正链 RNA 为模板合成子代病毒 RNA。随后装配流感病毒,最后以出芽方式释放出子代病毒颗粒。

3. 分型与变异   根据 NP 和 MP 的抗原性不同,人流感病毒被分为甲、乙、丙三型。甲型流感病毒根据其表面 HA 和 NA 抗原性的不同,又分为若干亚型,迄今发现 HA 有 18 种(1~18)、NA 有 11 种(1~11)。所有这些亚型均存在于禽类,因此禽类被看作是流感病毒的"储存库"。目前,在人群间流行的甲型流感病毒亚型主要有 H1、H2、H3 和 N1、N2 等抗原构成的亚型。人感染禽流感是由禽流感病毒引起的人类疾病。根据禽流感病毒对鸡和火鸡的致病性的不同,分为高、中、低 / 非致病性三级。由于禽流感病毒的血凝素结构等特点,一般感染禽类,当病毒在复制过程中发生基因重配,致使 HA 结构发生改变,获得感染人的能力,才可能造成人感染禽流感疾病的发生。至今发现能直接感染人的禽流感病毒亚型有:H5N1、H7N1、H7N2、H7N3、H7N7、H9N2 和 H7N9 亚型。其中,高致病性 H5N1 亚型和 2013 年 3 月在人体首次发现的新禽流感 H7N9 亚型尤为引人关注,不仅造成了人类的伤亡,同时重创了家禽养殖业。乙型流感病毒间有变异大小之分,但未能划分为亚型;丙型流感病毒未发现抗原变异与新亚型。乙型和丙型流感不易引起流感大流行。

流感病毒易发生温度敏感性变异、抗原性变异等。温度敏感性变异有利于流感疫苗的制备。抗原性变异是流感病毒变异的主要形式,病毒表面抗原 HA 和 NA 是主要的变异成分。

流感病毒的抗原性变异包括抗原性转变(antigenic shift)和抗原性漂移(antigenic drift)两种形式。抗原性转变属于质变,是指在自然流行条件下,甲型流感病毒表面的一种或两种抗原结构发生大幅度的变异,或者由于两种或两种以上甲型流感病毒感染同一细胞时,不同亚型病毒的基因片段之间发生基因重配,并出现与前次流行株的抗原结构不同的新亚型(如 H1N1 转变为 H2N2 等)。由于人群缺少对变异病毒株的免疫力,这些新亚型可以引起人间流感大流行。抗原性漂移属于量变,即亚型内变异,变异幅度小,通常由病毒基因点突变引起,人群免疫力对此也具有选择作用,可引起周期性、小规模的流感流行,不引起大规模流行。

4. 培养特性   流感病毒能在鸡胚中培养,初次接种以羊膜腔为宜,传代培养则以尿囊腔为佳,病毒增殖后不引起鸡胚明显的病理变化。增殖的病毒游离于羊水或尿囊液中,用血凝试验可检出病毒。在细胞培养(人羊膜、猴肾、犬肾、鸡胚等细胞)中可以增殖,但不引起明显的 CPE,HA 红细胞吸附试验可以判定病毒感染与增殖情况。易感动物为雪貂,在小鼠中连续传代可提高毒力,引起小鼠肺部广泛性病变或死亡。

5. 抵抗力   流感病毒抵抗力较弱,对干燥、日光、紫外线以及乙醚、甲醛、乳酸等化学药物敏感。病毒不耐热,56℃ 30min 即可灭活;室温下病毒传染性很快丧失,在 0~4℃能存活数周。

(二) 致病性

流感病毒的传染源主要是患者,其次为隐性感染者,感染的动物亦可传染人。主要传播途径是病毒经飞沫、气溶胶通过呼吸道在人群传播。人群普遍易感。

病毒感染呼吸道上皮细胞后,可快速增殖,引起上皮细胞空泡变性和纤毛丧失,并向邻近细胞扩散,导致上皮细胞坏死脱落,使呼吸黏膜的屏障作用丧失。患者起病急,表现出畏寒、发热、头痛、肌痛、厌食、乏力等症状,以及鼻塞、咳嗽、流涕、咽痛等呼吸道症状。

二、副黏病毒

副黏病毒科(*Paramyxoviridae*)包括麻疹病毒属(*Measlesvirus*)、腮腺炎病毒属(*Mumpusvirus*)、呼吸道合胞病毒属(*Respiratory syncytial virus*)、副流感病毒属(*Paramyxovirus*),以及近年来新发现的人偏肺病毒(human metapneumovirus,HMPV)、尼帕病毒(Nipah virus)和亨德拉病毒(Hendra virus)。副黏病毒与正黏病毒具有相似的病毒形态及血凝作用,但具有不同的基因结构、抗原性、免疫性及致病性等。正黏病毒与副黏病毒存在很多差异(表 16-3)。

表 16-3　正黏病毒与副黏病毒的比较

特性	正黏病毒	副黏病毒
病毒形态	有包膜,球形或丝形,大小 80~120nm	有包膜,球形,大小 150~300nm
基因特征	分 8 个节段,单负链 RNA,对 RNA 酶敏感	不分节段,单负链 RNA,对 RNA 酶稳定
抗原变异	高频率	低频率
血凝特点	有	有
溶血特点	无	有
鸡胚培养	生长良好	多数生长不佳
包膜表面蛋白	HA 蛋白和 NA 蛋白	HN 蛋白(副流感病毒、腮腺炎病毒) HA 蛋白无 NA 蛋白(麻疹病毒) 无 HA 和 NA 蛋白(呼吸道合胞病毒、冠状病毒、人偏肺病毒、亨德拉病毒、尼帕病毒)

(一)麻疹病毒

麻疹病毒(measles virus)属于副黏病毒科麻疹病毒属(*Morbillivirus*),是麻疹(measles)的病原体。麻疹是一种传染性很强的急性传染病,常见于儿童,以皮丘疹、发热及呼吸道症状为特征,如无并发症,预后良好。WHO 资料表明,全世界每年大约有 1.3 亿儿童患麻疹,700 万 ~800 万儿童因该病死亡,是发展中国家儿童死亡的一个主要原因。我国自 20 世纪 60 年代初应用减毒活疫苗以来,麻疹的发病率显著下降。此外,麻疹病毒感染还与亚急性硬化性全脑炎(subacute sclerosing panencephalitis, SSPE)有关。

1. **生物学性状**

(1)形态与结构:麻疹病毒为球形或丝形,直径 120~250nm,有包膜,核壳体呈螺旋对称,核心为不分节段的单负链 RNA,基因组全长约 16kb,包括 N、P、M、F、H、L 共 6 个基因,分别编码核蛋白(nucleoprotein,NP)、磷蛋白(phosphoprotein,P)、M 蛋白(membrane protein,M)、融合蛋白(fusion protein,F)、血凝素蛋白(hemagglutinin,HA)和依赖 RNA 的 RNA 聚合酶(large polymerase,L)6 个结构和功能蛋白。病毒表面有 HA 和溶血素(hemolysin,HL)两种刺突,均为糖蛋白。HA 和 HL 有抗原性,产生的相应抗体有保护作用。HA 能与宿主细胞受体吸附,参与病毒感染,并只能凝集猴红细胞。HL 具有溶血和促进感染细胞融合形成多核巨细胞的作用。麻疹病毒包膜上无神经氨酸酶。

(2)基因组和血清型:麻疹病毒抗原性较稳定,只有一个血清型,但麻疹病毒抗原存在小幅度的变异。根据麻疹病毒核蛋白基因 C 末端高变区或全长血凝素基因进行基因分型,将野生型病毒分为 A~H 8 个基因群(genetic group),包括 23 个基因型(genotype)。

(3)培养特性:病毒可在许多原代或传代细胞(如人胚肾、人羊膜、Vero、HeLa 等细胞)中增殖,并产生细胞融合或形成多核巨细胞病变等。在病毒感染细胞质及胞核内可见嗜酸性包涵体。

(4)抵抗力:病毒抵抗力较弱,加热56℃ 30min 和常用消毒剂都能使病毒灭活,病毒对日光及紫外线敏感。

2. **致病性**　麻疹病毒的唯一自然储存宿主是人。传染源是急性期患者,在患者出疹前 6 天至出疹后 3 天内有传染性。主要通过飞沫传播,也可经玩具、用具或密切接触传播。麻疹传染性极强,易感者接触后几乎全部发病。潜伏期为 9~12 天。病毒可在真皮层内增殖,在口腔两颊内侧黏膜表面形成特征性的中心灰白、周围红色的 Koplik 斑,是临床早期诊断的重要依据。部分年幼体弱的患儿,易并发细菌性感染,如继发性细菌性肺炎、支气管炎和中耳炎等,是麻疹患儿死亡的主要原因。免疫缺陷儿童感染麻疹病毒,常无皮疹,但可发生严重致死性麻疹巨细胞肺炎。

麻疹病毒感染后,大约有 0.1% 的患者在病愈 1 周后可以发生迟发型超敏反应性疾病,引起脑脊髓炎(encephalomyelitis),呈典型的脱髓鞘病理学改变及明显的淋巴细胞浸润,伴有永久性后遗症,病死率为 15%。另外,约百万分之一的麻疹患者疾病恢复后数年内或学龄期前,可发生亚急性硬化性全脑炎(subacute sclerosing panencephalitis,SSPE),为急性病毒感染的迟发并发症,SSPE 为渐进性大脑衰退,表现为反应迟钝、进行性智力低下、精神异常及运动障碍,一般在 1~2 年内死亡。

(二)腮腺炎病毒

1. **生物学特性**　腮腺炎病毒(mumps virus)属于副黏病毒科腮腺炎病毒属(*Rubulavirus*)。主要引起以腮腺肿胀、疼痛为主要症状的流行性腮腺炎,多见于儿童。腮腺炎病毒呈球形,直径为100~200nm,核壳体呈螺旋对称。核酸为非分节段的单负链 RNA,共编码 7 种蛋白质,即核壳蛋白(NP)、磷蛋白(P)、基质蛋白(M)、融合蛋白(F)、膜相关蛋白(SH)、血凝素/神经氨酸酶(HN)和依赖RNA 的 RNA 聚合酶 L 蛋白(L)。病毒包膜上有 HA 和 NA 糖蛋白刺突,为糖蛋白。腮腺炎病毒仅有一个血清型,目前根据 SH 基因序列的差异可以区分出 A~K 11 个基因型。病毒可在鸡胚羊膜腔内增殖,在猴肾等细胞培养中增殖能使细胞融合,形成多核巨细胞。病毒抵抗力较弱,56℃ 30min 可被灭活,对紫外线及脂溶剂敏感。

2. **致病性**　人是腮腺炎病毒唯一储存宿主,主要通过飞沫传播。病毒首先于鼻或呼吸道上皮细胞中增殖,随后入血引起病毒血症,并扩散感染至唾液腺及其他器官,还可以引起部分患者的胰腺、睾丸或卵巢等感染,严重者可并发脑炎。

(三)呼吸道合胞病毒

1. **生物学特性**　呼吸道合胞病毒(respiratory syncytial virus,RSV)属于副黏病毒科肺病毒属(*Pneumovirus*),一般认为只有一个血清型,最近分子生物学方法证明有两个亚型。主要引起 6个月以下婴儿患细支气管炎和肺炎等下呼吸道感染,以及较大儿童和成人的鼻炎、感冒等上呼吸道感染。

RSV 在电镜下所见与副流感病毒类似,病毒形态为球形,病毒颗粒大小为 120~200nm,较副流感病毒稍小,有包膜,基因组为不分节段的单负链 RNA,主要编码 10 种蛋白质。病毒包膜上有糖蛋白组成的刺突,无 HA、NA 和 HL,无血球凝集性。目前发现 RSV 只有一个血清型,病毒接种鸡胚不能生长,但可在多种培养细胞中缓慢增殖,2~3 周出现细胞病变。病变特点是形成多个细胞融合组成的多核巨细胞(syncytium),胞质内有嗜酸性包涵体。病毒抵抗力较弱,对热、酸、胆汁以及冻融处理敏感。

2. **致病性**　RSV 感染于冬季和早春流行,传染性较强,主要经飞沫传播,也能经污染的手和物体表面传播,是医院感染的主要病原体之一。病毒首先在鼻咽上皮细胞中增殖,随后扩散至下呼吸道,但不形成病毒血症。潜伏期为 4~5d,可持续 1~5 周内释放病毒。

(四)副流感病毒

副流感病毒(parainfluenza virus,PIV)在分类上分属副黏病毒科副黏病毒属,是引起婴幼儿严重呼吸道感染的主要病原体之一,仅次于呼吸道合胞病毒。

1. **生物学特性**　病毒呈球形,较大,直径为 125~250nm,有包膜。核酸为不分节段的单负链

RNA,核蛋白呈螺旋对称,包膜上有两种刺突,一种是 HN 蛋白,具有 HA 和 NA 作用;另一种是 F 蛋白,具有使细胞融合及溶解红细胞的作用。RNA 在胞质内复制。根据抗原构造不同,副流感病毒分为 5 型。

病毒构造从血清学上人类副流感病毒可分为 4 型(Ⅰ 型到 Ⅳ 型),其中 Ⅳ 型又分 a 和 b 两个亚型。病毒颗粒大小不一(平均直径大小在 150~300nm 之间),形态各异。病毒通过人间直接接触或飞沫传播,首先在呼吸道上皮中增殖,一般不引起病毒血症。副流感病毒可引起各年龄段人群的上呼吸道感染,并可引起婴幼儿及儿童发生严重的呼吸道疾病,如小儿哮喘、细支气管炎和肺炎等。病毒在外环境下不稳定,在物体表面存活几个小时,肥皂水就很容易使其失去活性。在原代猴肾细胞或原代人胚肾细胞中均可分离到本病毒。

2. **致病性**　病毒通过人与人直接接触或飞沫传播,进入人体于呼吸道上皮细胞中增殖,一般不引起病毒血症。副流感病毒可引起各年龄段人群的上呼吸道感染,并可引起婴幼儿及儿童发生严重的呼吸道疾病,如小儿哮喘、细支气管炎和肺炎等。

三、冠状病毒

冠状病毒属于套式病毒目(*Nidovirales*)冠状病毒科(*Coronaviridae*)冠状病毒亚科(*Coronavirus*),是许多家畜、宠物包括人类疾病的重要病原,引起多种急慢性疾病。由于病毒包膜上有向四周伸出的突起,形如花冠而得名(图 16-3)。冠状病毒属是一类具有囊膜,基因组为线性单股正链的 RNA 病毒。病毒基因组 5′ 端具有甲基化的帽状结构,3′ 端具有 poly(A)尾,基因组全长 27~32kb,是目前已知 RNA 病毒中基因组最大的病毒。动物冠状病毒包括哺乳动物冠状病毒和禽冠状病毒。根据血清型和基因组特点冠状病毒亚科被分为 α、β、γ 和 δ 四个属。α 属冠状病毒包括 α 属冠状病毒 1、人冠状病毒 229E、人冠状病毒 NL63 等;β 属冠状病毒包括 β 冠状病毒 1、人冠状病毒 HKU1、严重急性呼吸综合征相关冠状病毒

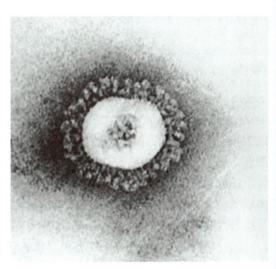

图 16-3　冠状病毒电镜照片

[severe acute respiratory syndrome associated coronavirus(SARS-CoV)]严重急性呼吸综合征(SARS)、中东呼吸综合征病毒(Middle East respiratory syndrome coronavirus,MERS-CoV)及严重急性呼吸综合征冠状病毒 2 型[severe acute respiratory syndrome associated coronavirus 2(SARS-CoV-2)];γ 冠状病毒属代表种为禽冠状病毒,包括鸡传染性支气管炎病毒、鸭冠状病毒等;δ 冠状病毒属代表种为夜莺冠状病毒 HKU11,包括画眉冠状病毒、猪丁型冠状病毒等。

1. **生物学性状**　病毒直径 80~160nm,核壳体呈螺旋状,包膜表面有多形性花冠状突起。核酸为非分节段的单正链 RNA,基因组为 20 000~29 000bp,是基因组最大的 RNA 病毒。病毒结构蛋白包括核壳体蛋白 N、基质蛋白 M 和刺突蛋白,某些病毒株还具有凝血及乙酰酯酶活性的糖蛋白 HE。新型冠状病毒 2019-nCoV 与 SARS-CoV 及 MERS-CoV 形态类似,病毒颗粒呈圆形或椭圆形,常为多形性。SARS-CoV-2 直径 60~140nm,其基因特征与 SARS-CoV 和 MERS-CoV 有明显区别。CoVs 基因组均为一条约 30kb 单股正链 RNA,具有 +ssRNA 病毒特征性 5′- 甲基化帽结构和 3′-poly-A 尾,至少有 6 个开放阅读框(ORF),分别编码 S 刺突蛋白、E 包膜蛋白、N 核衣壳蛋白以及多种独特酶活性的复制转录酶。S 蛋白分为 S1 和 S2 两个亚单位,前者介导病毒与易感细胞的血管紧张素转换酶 2(angiotensin converting enzyme 2,ACE2)受体结合,后者在病毒包膜和宿主细胞膜

融合中发挥作用。S1 亚基包含 N 端结构域（N terminal domain,NTD）和 C 端的受体结构域（receptor binding domain,RBD）。其中 RBD 结构域含有主要的中和表位,有很强免疫原性。M 蛋白保持病毒形态并连接 N 蛋白,E 蛋白与病毒聚合和释放有关,E 蛋白与致病相关,N 蛋白与 RNA 结合。由于 RNA 病毒复制酶缺少校正功能,病毒复制过程中易发生突变。目前研究显示与蝙蝠 SARS 样冠状病毒（bat-SL-CoVZC45）同源性达 85% 以上。

2. 培养特性　冠状病毒可在人胚肾、肠、肺的原代细胞中生长,感染初期细胞病变不明显,连续传代后细胞病变明显加强。与冠状病毒属中其他已知的成员不同,SARS-CoV 病毒引起 Vero 和 FRhk-4 细胞病变效应。SARS-CoV-2 96h 左右即可在人呼吸道上皮细胞内发现,而在 Vero E6 和 Huh-7 细胞系中分离培养需约 6d。SARS-CoV-2 可引起 Vero 细胞病变效应。

3. 抵抗力　病毒对紫外线和热敏感,56℃ 30min、乙醚、75% 乙醇、含氯消毒剂、过氧乙酸和氯仿等脂溶剂均可有效灭活病毒,氯己定不能有效灭活病毒。

4. 致病性　冠状病毒主要感染成人或较大儿童,引起普通感冒和咽喉炎,某些毒株还可引起成人腹泻,SARS-CoV 可引起 SARS。病毒经飞沫传播,粪 - 口途径亦可以传播。SARS-CoV-2 引起新冠病毒肺炎,感染者及健康携带者是主要的传染源,主要在冬春季流行,疾病的潜伏期平均 3~7d。

四、其他呼吸道病毒

（一）风疹病毒

风疹病毒（rubella virus）为披膜病毒科（*Togaviridae*）风疹病毒属（*Rubivirus*）的唯一成员,是风疹（rubella）的病原体,曾经被命名为德国麻疹（Germen Measles）。风疹病毒是由 T. H. Weller 与 F. A. Neva（1962）及 P. D. Parkman 等（1962）自风疹患者的咽部洗涤液中分离到的。风疹病毒除引起儿童和成人普通风疹以外,还引起胎儿畸形等先天性风疹综合征（congenital rubella syndrome,CRS）,危害严重。

1. 生物学形状　风疹病毒呈不规则球形,为单正链 RNA 病毒,直径约 60nm,主要有外层囊膜和内层的核衣壳,核壳体为二十面体对称,基因组全长 9.7kb,含 2 个 ORF。5′ 端的 ORF1 编码 2 个非结构蛋白（NSP）;3′ 端的 ORF2 编码一条分子量为 230kDa 的多聚蛋白前体,酶切后形成三种结构蛋白,即衣壳蛋白 C、E1 蛋白和 E2 蛋白。病毒包膜刺突有血凝和溶血活性。风疹病毒能在细胞内增殖,1962 年首次分离成功。风疹病毒只有一个血清型,对热、脂溶剂和紫外线敏感。

2. 病毒复制　在感染过程中病毒颗粒黏附在细胞表面的病毒受体上,并通过细胞内吞噬作用进入细胞,与溶酶体融合,在溶酶体酶的作用下除去 E1,E2 和 C。RNA 被释放到细胞质中,完成病毒的复制过程。

3. 病毒培养　RV 能在多种原代及传代细胞培养中增殖,一般用原代兔肾（PKR）分离病毒。原代细胞敏感性高,但是原代细胞需要每次制备,使用不便。一些细胞系,如 Vero 细胞也可以用来病毒分离。

4. 抵抗力　病毒对热、脂溶剂和紫外线敏感。

5. 致病性　人是风疹病毒唯一的自然宿主。风疹病毒经呼吸道传播,病毒在呼吸道局部淋巴结增殖后,经病毒血症播散全身,引起风疹。

（二）腺病毒

人类腺病毒（adenovirus）属于腺病毒科（*Adenoviridae*）哺乳动物腺病毒属（*Mastadenvirus*）。分为 A~F 共 6 组,49 个血清型,多数可以引起人类呼吸道、胃肠道、泌尿系及眼部疾病等。腺病毒 3、7、11、21、14 型等是引起婴幼儿肺炎和上呼吸道感染的常见病原,其中 3 型和 7 型腺病毒为腺病毒肺炎的主要病原。此外,3、7、14 型可以引起咽结膜热（pharyngoconjunctival fever,PCF）,8、19、31 型可以引起流行性角膜炎（epidemic keratoconjunctivitis,EKC）,40、41 型可以引起儿童病毒性胃肠炎。腺病毒可通过呼吸道、胃肠道和眼结膜等途径感染人体,引起眼、呼吸道、胃肠道和尿路感染。少数型别能在淋巴样和腺样细胞中引起潜伏感染,在啮齿动物中引起细胞转化,使其成为肿瘤研究的模型病毒。此外,由于多种细胞系可作为腺病毒的容纳细胞,所以在基因治疗中常选用腺病毒作为外源基因的载体。

1. **生物学形状**　腺病毒基因组为线状双股 DNA,直径为 60~90nm,无包膜,衣壳呈 20 面体立体对称,由 252 个壳粒组成,其中 240 个壳粒是六邻体(hexons),位于 20 面体顶端的12 个壳粒为五邻体(pentons),每个五邻体包括基底部分和伸出表面的一根末端有顶球的纤突(图 16-4)。

2. **培养特性**　对 HeLa 细胞和人胚原代细胞培养敏感,能引起明显的细胞病变。

3. **抵抗力**　病毒耐温、耐酸、耐脂溶剂的能力较强,56℃30min 可被灭活。

4. **致病性**　腺病毒所致疾病主要分为 4 类:①呼吸道疾病,包括急性发热性咽炎、急性呼吸道感染和肺炎等;②眼部疾病,主要包括流行性角膜结膜炎和滤泡性结膜炎,前者传染性

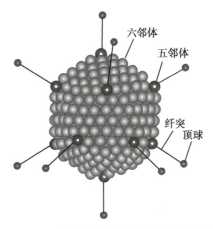

六邻体
五邻体
纤突
顶球

图 16-4　腺病毒电镜形态和结构模式图

高;③胃肠道疾病,主要指小儿胃肠炎及腹泻,可占到小儿病毒性胃肠炎的 5%~15%,被 WHO 确定为儿童腹泻的第二位病原体;④其他疾病,主要有儿童急性出血性膀胱炎、女性宫颈炎和男性尿道炎等。

(三)鼻病毒

鼻病毒(rhinovirus)属于小 RNA 病毒科(*Picornaviridae*),是人患普通感冒的主要病原。生物学特性与肠道病毒基本相似。但是鼻病毒需要在 33℃旋转培养条件下,于人胚肾、人胚二倍体细胞或人胚气管培养中增殖,并且鼻病毒不耐酸,在 pH 3.0 时迅速被灭活的特点与肠道病毒不同。现发现鼻病毒有 114种血清型。鼻病毒通常寄居于上呼吸道,在成人引起普通感冒等上呼吸道感染,在儿童则不仅引起上呼吸道感染,而且还能引起支气管炎和肺炎。潜伏期为 24~48h,临床症状有流涕、鼻塞、头痛、咳嗽,体温不增高或略有增高。为自限性疾病,1 周左右可自愈。鼻病毒感染后可产生呼吸道局部 sIgA,对同型病毒有免疫力。但鼻病毒型别多,且有些型别可发生抗原性漂移,因而可引起反复再感染。

(四)呼肠病毒

呼肠病毒(reovirus)属于呼肠病毒科(*Reoviridae*)呼肠病毒属。病毒直径 60~80nm,基因组为 10个片段的双链 RNA,外被二十面体立体对称的双层蛋白质衣壳,无包膜,有 3 个血清型。经过蛋白酶部分消化的病毒粒子具有更好的感染性,称为感染性亚病毒颗粒(infectious subviral particle,ISVP)呼肠病毒对动物具有广泛的致病性,在人类主要引起无症状的感染,少数人可引起上呼吸道疾病、胃肠道疾病和神经系统疾病,较少患者出现严重的并发症。

思考题

1. 简述流感病毒血凝素和神经氨酸酶的功能。
2. 试述流感病毒的形态结构。
3. 试述流感病毒的致病性及免疫性。
4. 试比较正黏病毒与副黏病毒的生物学性状。

(李永刚)

第二节　肠道病毒

肠道病毒(enterovirus)是指经消化道感染和传播、能在肠道内复制并引起人类相关疾病的胃肠道感染病毒(gastrointestinal infection virus)。这些肠道病毒虽然是经消化道感染,但是引起的主要疾病却在肠道外,包括脊髓灰质炎、无菌性脑膜炎、心肌炎、手足口病等多种疾病,病毒分离主要来自人的咽喉部及肠道标本。

肠道病毒在分类学上归属于小 RNA 病毒科(Picornaviridae)的肠道病毒属,是一类生物学性状相似、形态最小的单正链 RNA 病毒。人类肠道病毒主要包括了以下四种病毒:

1. **脊髓灰质炎病毒**(poliovirus)　有 1、2、3 三个血清型。

2. **柯萨奇病毒**(coxsackievirus)　分 A、B 两组,A 组包括 1~22 和 24 血清型(23 型为埃可病毒 9型);B 组包括 1~6 血清型。

3. **人肠道致细胞病变孤儿病毒或简称埃可病毒**(enteric cytopathogenic human orphan virus, echovirus,ECHO)　包括 1~9,11~21,24~27,29~33 等共 31 个血清型。第 10 型重新分类为呼肠孤病毒 1 型,第 28 型重新分类为鼻病毒 1 型,第 34 型重新分类为柯萨奇病毒 A 组 24 型。

4. **新肠道病毒**(new enterovirus,EV68~71)　为 1969 年后陆续分离到的肠道病毒,因难以继续采用最初的区分标准(表 16-4),故按其发现的顺序统一命名,包括 68、69、70 和 71 血清型等。

表 16-4　肠道病毒中不同种类病毒最初的区分标准

	对猴的致病性	对乳鼠的致病性	对猴和人培养细胞的致病性
脊髓灰质炎病毒	+	-	+
柯萨奇病毒	-	+	-
埃可病毒	-	-	+

注:根据对乳鼠的致病性的不同,柯萨奇病毒又分为 A 和 B 两个组。

肠道病毒的共同特征:

1. **为无包膜的小 RNA 病毒**　直径 24~30nm,衣壳为二十面体立体对称。基因组为单正链 RNA(++RNA),长约 7.4kb,是感染性核酸。两端为保守的非编码区,中间为 P1、P2 和 P3 连续的开发读码框架。此外,5′ 端共价结合一小分子蛋白 VPg,与病毒 RNA 合成和基因组装配有关(图 16-5)。

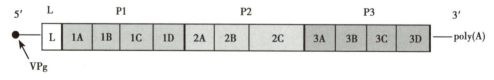

图 16-5　小 RNA 病毒基因结构模式图

2. **培养特性**　病毒能在有相应病毒识别受体的易感细胞中增殖,迅速产生细胞病变(但柯萨奇病毒 A 组的某些型别,如 A1、A19、和 A22,只能在新生乳鼠中增殖)。

3. **抵抗力**　病毒对理化因素的抵抗力较强,在污水、粪便中能存活数月;对酸有一定抵抗力,pH 3.0~5.0 作用 1~3h 还保持稳定;能耐受蛋白酶和胆汁的作用;对乙醚、热和去垢剂有一定抗性。

4. **主要经粪 - 口途径传播**　以隐性感染多见。虽病毒在肠道中增殖,却引起多种肠道外感染性疾病:如脊髓灰质炎、无菌性脑膜炎、心肌炎以及急性出血性结膜炎等。

一、脊髓灰质炎病毒

脊髓灰质炎病毒是脊髓灰质炎(poliomyelitis)的病原体。病毒侵犯脊髓前角运动神经细胞,导致弛缓性肢体麻痹,多见于儿童,故亦称小儿麻痹症。该病毒分为三个血清型,各型间没有交叉免疫反应。目前国内外发病与流行多以 1 型居多。通过疫苗接种可有效预防脊髓灰质炎发生,WHO 已将其列为第二个在全球消灭的病毒感染性疾病。

(一) 生物学性状

1. **形态结构**　脊髓灰质炎病毒具有典型的肠道病毒形态。病毒体呈球形,直径 28nm,衣壳为二十面体立体对称(由 VP1~VP4 四种多肽组成),核心含有单正链,非分节段 RNA,无包膜(图 16-6)。

2. **基因组与编码蛋白**　病毒基因组为单正链 RNA,长约 7.4kb。基因组中间为连续开放读码框架,两端为保守的非编码区,非编码区与其他肠道病毒的同源性很高。此外,5′ 端共价结合一小分子蛋白质 Vpg(22~24 个氨基酸),与病毒 RNA 合成和基因组装配有关;3′ 端带有 polyA 尾,加强了病毒的感染性。病毒 RNA 进入细胞后,可直接起 mRNA 作用,主要有 3 个基因组成的开放阅读框(P1、P2、P3),编码全部的病毒蛋白。P1 区编码 VP1、VP2、VP3 和

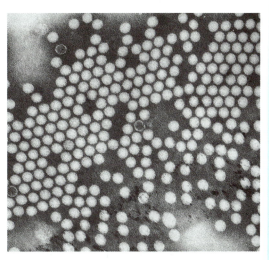

图 16-6　脊髓灰质炎病毒电镜图

VP4。VP1、VP2 和 VP3 均暴露在病毒衣壳的表面,带有可诱生中和抗体产生的中和抗原位点,VP1 还与病毒吸附有关;VP4 位于衣壳内部,一旦病毒 VP1 与细胞表面受体结合后,VP4 即被释出,衣壳松动,病毒基因组脱壳穿入细胞。P2、P3 区编码蛋白酶、VPg、RNA 聚合酶等非结构蛋白,与病毒复制及子代正链 RNA 的合成及组装有关。病毒复制周期在细胞质中进行,首先病毒与细胞膜表面特异性受体结合,触发病毒体构型改变,释放病毒 RNA 进入胞质,翻译出一个约 2 200 个氨基酸的大分子前体蛋白(polyprotein),经酶切后形成病毒结构蛋白 VP1~VP4 和各种功能性蛋白,装配成完整病毒体,并通过细胞裂解方式释放。

3. **培养特性**　脊髓灰质炎病毒仅能在灵长类动物的细胞中生长增殖,引发典型溶细胞型 CPE,细胞变圆、坏死或脱落。多数毒株可直接接种猴脑或脊髓,猩猩和猕猴经口途径也能感染,但常无症状,成为病毒携带者。

4. **抵抗力**　与其他肠道病毒一样,脊髓灰质炎病毒对理化因素的抵抗力较强,在污水和粪便中可存活数月。在胃肠道能耐受胃酸,蛋白酶和胆汁的作用。但此病毒对热、干燥较敏感,紫外线和 55℃ 湿热条件下可迅速灭活病毒。含氯消毒剂如次氯酸钠、二氧化氯等对脊髓灰质炎病毒有较好的灭活效果,在有机物中灭活病毒需要提高消毒剂的浓度。

(二) 致病性

病毒以上呼吸道、口咽和肠道为侵入门户,先在局部黏膜和咽、扁桃体等淋巴组织和肠道淋巴结中增殖,释放入血形成第一次病毒血症,扩散至带有受体的靶组织,在淋巴结、肝、脾的网状内皮细胞再次增殖,导致第二次病毒血症。在少数感染者,病毒可以侵入中枢神经系统,感染脊髓前角运动神经元、脑干、脑膜等。脊髓灰质炎病毒识别的受体为免疫球蛋白超家族的细胞黏附分子 CD155,人体内只有很少的组织表达这种受体,如脊髓前角细胞、背根节细胞、运动神经元、骨骼肌细胞和淋巴细胞

等,因而限制了它的感染范围。脊髓灰质炎病毒为杀细胞病毒,细胞的损伤由病毒的直接作用所造成,由于损伤运动神经元细胞而导致肌肉瘫痪。

二、柯萨奇病毒、埃可病毒、新型肠道病毒

1948 年,Dalldorf 和 Sickles 从美国纽约州柯萨奇镇(Coxsackie)的两名非麻痹性脊髓灰质炎患儿粪便中分离得到的一株新病毒,并以该镇的名字命名为柯萨奇病毒。埃可病毒是 1951 年脊髓灰质炎流行期间,在健康儿童及无菌性脑膜炎患儿的粪便中分离出来的,它对实验动物不致病,只在培养细胞中增殖产生细胞病变,当时不知它与人类何种疾病相关,故称其为人类肠道致细胞病变孤儿病毒。新型肠道病毒是指 1969 年以后陆续分离到的肠道病毒,并按其发现的顺序统一命名,目前包括有 68、69、70 和 71 等多种血清型。这些病毒与其他肠道病毒有相似的形态、结构、基因组及理化特性,也可以在猴肾细胞中培养,但在抗原性方面,它们与脊髓灰质炎病毒、柯萨奇病毒和埃可病毒有着明显的不同。新型肠道病毒主要经粪 - 口途径传播,引起多种神经系统疾病以及机体其他部位的疾病。

柯萨奇病毒和埃可病毒的形态、生物学性状以及感染、免疫过程与脊髓灰质炎病毒相似。由于柯萨奇病毒对乳鼠的致病特点和对细胞培养的敏感性不同,可将其分为 A、B 两组。柯萨奇病毒和埃可病毒的型别很多,相应的病毒受体在组织和细胞中分布广泛(包括中枢神经系统、心、肺、胰、黏膜、皮肤等),因而引起的疾病谱复杂。这些病毒主要通过粪 - 口途径传播,但也可经呼吸道或眼部黏膜感染。其致病的显著特点是病毒在肠道中增殖却很少引起肠道疾病,不同的肠道病毒可引起相同的临床综合征,如散发性脊髓灰质炎样麻痹症、无菌性脑膜炎、脑炎、呼吸道感染等;同一种病毒也可引起几种不同的临床疾病。

柯萨奇病毒和埃可病毒所致主要疾病的特点:

1. **无菌性脑膜炎**(aseptic meningitis)　几乎所有的肠道病毒都与无菌性脑膜炎、脑炎和轻瘫有关。无菌性脑膜炎表现为发热、头痛和脑膜刺激症状。肠道病毒性脑膜炎几乎每年夏秋季均有发生,而且有些型别(如埃可病毒 3、11、18、19 型,新肠道病毒 71 型)所致的病毒性脑膜炎曾引起过暴发性流行。

2. **疱疹性咽峡炎**(herpangina)　主要由柯萨奇 A 组病毒某些血清型引起,夏秋季多见,感染者多为 1~7 岁儿童。典型的症状是为发热、咽痛,在软腭、悬雍垂周围出现水疱性溃疡损伤。

3. **手足口病**(hand-foot-mouth disease,HFMD)　主要由柯萨奇病毒 A16 和新肠道病毒 71 型(EV71)引起,而 EV71 曾引起过多次大流行,其重症率和病死率均高于柯萨奇病毒 A16 所致的HFMD。手足口病的特点为手足臀部皮肤的皮疹和口舌黏膜溃疡等,可伴有发热。患者以 5 岁以下小儿多见,流行季节多见于夏秋季。

4. **流行性胸痛**(epidemic pleurodynia)　通常由柯萨奇 B 组病毒引起,症状为突发性发热和单侧胸痛,胸部 X 射线检查多无异常。散发性胸痛也可由其他肠道病毒引起。

5. **心肌炎**(myocarditis)**和心包炎**(pericarditis)　主要由柯萨奇 B 组病毒引起,散发流行于成人和儿童,但新生儿患病毒性心肌炎死亡率高。病毒通过直接作用和免疫病理机制而引起心肌细胞的损伤。多数患者一般先有短暂的发热、感冒症状,继而出现心脏病的相应症状。

6. **眼病**　主要由柯萨奇病毒 A24 型引起的急性结膜炎(acute conjunctivitis)和新肠道病毒 70 型引起的急性出血性结膜炎(acute hemorrhagic conjunctivitis)。

肠道病毒 68 型是从呼吸道患儿的标本中分离获得,主要与儿童毛细支气管炎和肺炎有关。肠道病毒 69 型是从健康儿童的直肠标本中分离得到,其致病性目前尚不清楚。肠道病毒 70 型(EV70)不能感染肠道黏膜细胞,但可以直接感染眼结膜,是人类急性出血性结膜炎(acute hemorrhagic conjunctivitis)主要的病原体。EV70 复制的最适温度为 33~35℃。肠道病毒 71 型(EV71)是 1969 年首次从加利福尼亚州患中枢神经系统疾病的患儿粪便标本中分离到的,此后在世界范围内都有了

EV71 流行的报道。EV71 的生物学性状与其他肠道病毒相似,其基因组全长约 7.4kb,为单股正链 RNA,含有丰富的腺嘌呤核苷酸和鸟嘌呤核苷酸。基因组中仅有一个开放阅读框架,编码含 2 194 个氨基酸的多聚蛋白。根据病毒衣壳蛋白 VP1 核苷酸序列的差异,可将 EV71 分为 ABC 三个基因型,B 和 C 型各自包括五个亚型(B1~B5 和 C1C5)。A 型多流行于美国,B 型和 C 型呈全球分布。目前已经鉴定出该病毒的两种受体,即人类清道夫受体 B2(scavenger receptor B2,SCAR-B2)和 P 选择素的核蛋白配体 1(P-selectin glycoprotein ligand 1,PSGL-1,CD162)。病毒受体广泛分布于白细胞、内皮细胞和神经细胞表面,因而 EV71 感染常累及中枢神经系统,所以其感染具有较高的重症率和病死率。

思考题

1. 脊髓灰质炎病毒的致病机制是什么?
2. 简述肠道病毒的共同特征。
3. 试述手足口病的检查方法。

(李永刚)

第三节 急性胃肠炎病毒

病毒性胃肠炎的病原体主要包括轮状病毒、杯状病毒、肠道腺病毒和星状病毒。这些病毒分别属于不同的病毒科,它们所致的胃肠炎临床表现相似,主要为腹泻与呕吐,但流行方式却明显分为两种:一种是引起 5 岁以内的小儿腹泻,另一种是引起与年龄无关的暴发流行。

一、轮状病毒

轮状病毒(rotavirus)是因为电镜下的病毒颗粒形态酷似"车轮状"而被命名的。1973 年澳大利亚学者 Bishop 等在急性非细菌性胃肠炎患儿十二指肠黏膜超薄切片中首次发现。1975 年国际病毒分类委员会将其列入双链 RNA 病毒的呼肠病毒科轮状病毒属。轮状病毒是人类、哺乳动物和鸟类腹泻的重要病原体。A 组轮状病毒是世界范围内婴幼儿重症腹泻最重要的病原体,是婴幼儿死亡的主要原因之一。B 组轮状病毒引起成人腹泻,由我国学者洪涛于 1983 年首次发现。

(一) 生物学性状

1. **形态** 病毒颗粒为球形,直径 70~75nm,二十面体立体对称,双层衣壳,无包膜。负染后在电镜下观察,病毒外形呈车轮状,故名,如图 16-7。

2. **基因组及其编码的蛋白质** 病毒核心含有病毒

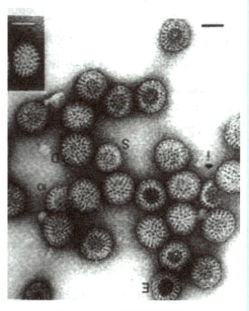

图 16-7 轮状病毒形态图

核酸和依赖 RNA 的 RNA 多聚酶。病毒基因组为双链 RNA，约 18 550bp，由 11 个基因片段组成。每个片段含一个开放读码框架（ORF），分别编码 6 个结构蛋白（VP1~VP4、VP6、VP7）和 5 个非结构蛋白（NSP1~NSP5）。VP4 和 VP7 位于外衣壳，决定病毒的血清型。VP7 为表面糖蛋白，是中和抗原。VP4 为病毒的血凝素，与病毒吸附到易感细胞表面有关，也是重要的中和抗原。VP6 位于内衣壳，为组和亚组特异性抗原。VP1~VP3 位于核心，分别为病毒依赖 RNA 的 RNA 多聚酶、转录酶成分，以及帽状 RNA 转录子形成有关的蛋白。轮状病毒基因组片段在聚丙烯酰胺凝胶电泳（polyacrylamide gel electrophoresis，PAGE）中由于迁移率的不同而形成特征性的电泳图谱，11 个片段可分为 4 组：1~4 基因片段为第一组，5~6 片段为第二组，7~9 片段呈三联体，为第三组；10~11 片段为第四组。

轮状病毒的非结构蛋白为功能性酶或调节蛋白，在病毒复制和致病性中发挥着重要作用，如 NSP1、NSP2 是核糖核酸结合蛋白；NSP4 就是病毒性肠毒素，与引起腹泻症状有关。

轮状病毒基因组片段在聚丙烯酰胺凝胶电泳中由于迁移率的不同而形成特征性的电泳图谱，不同轮状病毒的电泳图谱不同，据此可对轮状病毒进行快速鉴定。

3. **分型**　根据 VP6 的抗原性，轮状病毒可分为 A~G 7 个组。其中 A、B 和 C 组与人腹泻有关，其他组与其他哺乳动物及脊椎动物腹泻有关。其中 A 组轮状病毒还可根据 VP6 的蛋白的差异再分为四个亚组（Ⅰ、Ⅱ、Ⅰ + Ⅱ、非Ⅰ非Ⅱ）。另外，根据 A 组轮状病毒 VP7 抗原的不同，可将其分为 14 个 G 血清型（亦称 VP7 血清型）；根据其 VP4 抗原的不同，将其分为 19 个 P 血清型（亦称 VP4 血清型）。病毒培养较困难，可以用 MA-104 恒河猴传代细胞培养，动物模型可以用乳鼠。

4. **培养特性**　轮状病毒可在原代猴肾细胞，传代 MA-104 猴肾上皮细胞等中增殖，胰酶预处理病毒可加强其对细胞的感染性。

5. **抵抗力**　病毒对理化因素有较强的抵抗力，耐酸、耐碱，能在 pH 3.5~10 的环境中存活。耐乙醚，氯仿和反复冻融。55℃ 30min 可被灭活，对 95% 的乙醇很敏感。但在室温下相对稳定，在粪便中可存活数天到数周。经胰酶作用后，VP4 裂解成 VP5 和 VP8，可增强病毒的感染性。

（二）致病性

轮状病毒引发的腹泻具有一定的季节性，以秋冬寒冷季节多见，因此在我国常称为"秋季腹泻"。传染源是患者和无症状带毒者，主要通过粪 - 口途径传播，也可通过呼吸道传播。轮状病毒 A~C 组可引起人类和动物腹泻，D~G 组只引起动物腹泻。A 组轮状病毒感染最为常见，是引起 6 个月 ~2 岁婴幼儿严重胃肠炎的主要病原体，占病毒性胃肠炎的 80% 以上，是导致婴幼儿死亡的主要原因之一。B 组轮状病毒感染只在年长儿童和成人中暴发流行，迄今只有我国有过类似报道。

二、肠道腺病毒

肠道腺病毒（enteric adenovirus，EAd）是指引起急性胃肠炎的腺病毒 40、41、42 三型，以区分主要引起呼吸道感染的大多数腺病毒。肠道腺病毒已证实是引起婴儿病毒性腹泻的第 2 位的病原体。肠道腺病毒归属于人类腺病毒 F 组，其形态结构、基因组成、复制特点与其他腺病毒基本一致。病毒基因组为双链 DNA，衣壳为二十面体立体对称，病毒大小为 70~80nm，无包膜。肠道病毒在通常用于分离腺病毒的细胞中不能增殖，但可以在用腺病毒 5 型 DNA 转染的人胚肾细胞 Graham 株中增殖，所以该细胞常用于肠道腺病毒的分离；我国学者应用 A549 细胞分离肠道腺病毒 40 型亦获得成功。

三、杯状病毒

杯状病毒（calicivirus）为一类球形，直径 27~38nm 的单正链 RNA 病毒，长度 7.3~7.7kb；衣壳呈二十面体对称，无包膜。引起人类急性病毒性胃肠炎的人杯状病毒（human calicivirus，HuCV）主要包括两个属：诺如病毒（norovirus，NV）和沙波病毒（sapovirus，SV）。

诺如病毒是世界上引起急性病毒性胃肠炎暴发流行主要的病原体之一。诺如病毒以往被称为小圆柱状结构病毒（small round structure virus，SRSV），其原型（prototype）病毒为诺瓦克病毒（Norwalk virus），诺瓦克病毒是 1972 年在美国 Norwalk 地区流行的急性胃肠炎患者粪便中首次发现的病原体，故名。诺如病毒的基因和抗原性呈高度多样性。依据病毒 RNA 聚合酶和衣壳蛋白的核苷酸序列，目前将其分为 GⅠ、GⅡ、GⅢ、GⅣ和 GⅤ5 个基因组（genogroup），进一步又分为多个不同的基因型及不同的变异株。病毒尚不能人工培养，也无动物模型。病毒对热、乙醚和酸稳定，60℃ 30min 仍有感染性，对含氯消毒剂敏感。

沙波病毒以往也被称为"典型杯状病毒"（classic calicivirus），其形态特点是其表面有典型的杯状凹陷，棱高低不平。该病毒还被称为札幌病毒，因为日本学者 Chiba 等 1977 年在札幌某托儿所腹泻患儿的研究中证实，此病毒为引起该托儿所腹泻暴发的病原体。然后被国际病毒分类委员会归类为沙波病毒。

四、星状病毒

星状病毒（astrovirus）包括人、哺乳动物和鸟类星状病毒，主要引起哺乳类和鸟类腹泻。人星状病毒于 1975 年从腹泻婴儿粪便中分离得到。星状病毒呈球形，直径 28~30nm，无包膜，电镜下表面结构呈星形，有 5~6 个角，核酸为单正链 RNA，7.0kb，两端为非编码区，中间为三个重叠的开放读码框架。在有胰酶存在下星状病毒可在某些培养细胞（如大肠癌细胞）中生长并产生 CPE。人星状病毒至少有 8 个血清型。

思考题

简述人轮状病毒的形态特征及分型。

（李永刚）

第十七章

肝 炎 病 毒

肝炎病毒（hepatitis virus）是一类主要感染肝细胞，并在其中复制增殖而引起急、慢性病毒性肝炎的病毒总称，可导致肝脏炎症损失和肝功能异常。目前已经公认的人类肝炎病毒有 5 种：分别是甲型肝炎病毒（hepatitis A virus，HAV）、乙型肝炎病毒（hepatitis B virus，HBV）、丙型肝炎病毒（hepatitis C virus，HCV）、丁型肝炎病毒（hepatitis D virus，HDV）和戊型肝炎病毒（hepatitis E virus，HEV），分属不同的病毒科，其生物学特性、所致疾病的传播途径、临床及预后和流行病学特点均有较大差异（表 17-1）。

表 17-1　五种人类肝炎病毒的主要特性

	HAV	HBV	HCV	HDV	HEV
分类	小 RNA 病毒科 嗜肝 RNA 病毒属	嗜肝 DNA 病毒科 正肝病毒属	黄病毒科 肝炎病毒属	δ 病毒科	戊肝病毒科 正戊肝病毒属
形态与结构	球形 无包膜	球形 有包膜	球形 有包膜	球形 有包膜	球形 无包膜
颗粒大小 /nm	27~32	42	40~60	35~37	32~34
基因组及其 大小 /kb	+ssRNA 7.5	dsDNA 3.2	+ssRNA 9.5	-ssRNA 1.7	+ssRNA 7.6
传播途径	消化道	血源等	血源等	血源等	消化道
潜伏期	2~7 周	1~6 个月	15~180d	1~6 个月	10~60d
慢性感染	不形成	3%~10%	40%~70%	2%~7%	不形成
主要疾病	急性甲型肝炎	急、慢性乙型肝炎 重型肝炎 肝硬化	急、慢性丙型肝炎 重型肝炎 肝硬化	急、慢性丁型肝炎 重型肝炎 肝硬化	急性戊型肝炎
与肝癌相关性	无	有	有	有	无
疫苗	甲肝疫苗	乙肝疫苗	无	乙肝疫苗	无

HAV 和 HEV 主要经粪 - 口途径传播，以急性自限性感染为主，预后良好，一般不转为慢性。HBV、HCV 主要经输血、注射等非胃肠道途径传播，是慢性肝炎的主要病原体，与肝癌的发生密切关联。HDV 为缺陷性病毒，其复制须在有 HBV 或其他嗜肝 DNA 病毒辅助下，获得包膜才能完成。

根据世界卫生组织（World Health Organization，WHO）2017 年的数据，全世界有约 2.57 亿人感染 HBV，7 100 万感染 HCV，每年因急性肝炎、肝炎所致肝癌和肝炎所致肝硬化导致的死亡约有 130 万人。据 1992—1995 年全国病毒性肝炎血清流行病学调查，我国人群中抗 -HAV 阳性率为 81.5%；HBV 携带率为 9.75%；其中 1.2% 同时携带 HBV 和 HDV。中国疾病预防控制中心数据显示，我国人群中戊肝报告发病率由 2004 年的 1.27/10 万上升至 2018 年的 2.05/10 万。

除已确认的 5 种肝炎病毒外,近年来新发现一些肝炎相关的病毒,如 Hepacivirus B(GBV-B)(曾经被命名为庚型肝炎病毒(hepatitis G virus,HGV))以及 TT 病毒等,但由于致病性尚不明确,与人病毒性肝炎的关系尚未最后确定,是否为新型人类肝炎病毒尚需进一步证实,因此未被列入肝炎病毒中。一些其他种类的病毒如黄热病毒、巨细胞病毒、EB 病毒、风疹病毒等虽也可引起肝炎,但多为继发性,一般也不列入肝炎病毒的范畴。

第一节　甲型肝炎病毒

甲型病毒性肝炎简称甲型肝炎,分布很广,呈全球性分布,主要见于发展中国家,可分为高度、中度和低度地方性流行地区。甲型肝炎传播方式主要为粪 - 口途径,即通过日常生活接触、污染的食物或水源进行传播。临床症状一般为急性自限性,无症状感染者较为常见。大多数患者预后良好,不转为慢性或病毒携带状态,极少出现肝衰竭。痊愈后可获得终生免疫。其病原体是甲型肝炎病毒(HAV),由 Feinstone 于 1973 年用免疫电镜技术首先从急性肝炎患者的粪便中检出。国际病毒学分类委员会(International Committee on Taxonomy of Viruses,ICTV)于 1991 年第五次报告中根据 HAV 的嗜肝性、分子生物学特征将其分类为小 RNA 病毒科(*Picornaviridae*)嗜肝 RNA 病毒属(*Hepatovirus*)。在我国甲肝疫苗已作为计划免疫的一部分,为甲肝的预防控制作出了巨大贡献。

一、生物学性状

(一)形态和结构

完整的 HAV 为直径为 27~32nm 的球形颗粒,无包膜,病毒衣壳由 60 个壳粒组成,呈 20 面体对称结构,由 VP1、VP2、VP3 和 VP4 等 4 种衣壳蛋白组成(图 17-1)。在电镜下,HAV 颗粒呈现为完整的、有感染性病毒颗粒和无病毒核酸的空心衣壳两种形态。空心衣壳多见于感染早期的粪便中,无传染性。

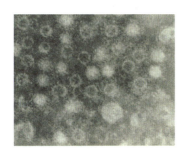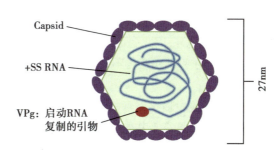

图 17-1　HAV 形态与结构模式图

(二)基因组结构及其编码的蛋白

HAV 基因组长度约为 7.5kb,为线状、单股正链 RNA(+ssRNA),具有感染性,包括一个长约 740bp 的 5′ 非编码区(5′-noncoding region,5′NCR)、一个单一的开放读码框架(open reading frame,ORF)和一个长约 60 个核苷酸的 3′ 非编码区(3′-noncoding region,3′NCR),在基因组的 3′ 末端还有一个多聚腺苷酸尾巴,其功能尚不明确,可能与基因组的稳定性有关。HAV 的 5′NCR 和 3′NCR 含有复杂的二级结构,与 HAV RNA 的复制有关。5′NCR 与病毒的感染性(细胞嗜性)、RNA 复制和蛋白翻译的调控有关,含有内部核糖体结合位点(internal ribosome entry site,IRES),以共价键结合病毒基因组连接蛋白
(virus genome-linked protein,VPg),链内模式启动前体蛋白的翻译。VPg 为一短肽,经修饰后作为引物
参与病毒 RNA 的复制(图 17-2)。

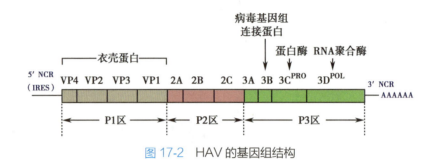

图 17-2　HAV 的基因组结构

HAV 编码区只有一个 ORF,分为 P1、P2、P3 三个功能区。P1 区编码衣壳蛋白,由 VP1、VP2、VP3
和 VP4 多肽组成,其中 VP1、VP2、VP3 具有抗原性,可诱生中和抗体,衣壳蛋白中 VP4 含量较少,其
作用和功能尚不清楚;P2、P3 区编码非结构蛋白(蛋白酶和 RNA 聚合酶等)。

(三) 基因型和血清型

HAV 的抗原性稳定,在世界各地分离到的 HAV 属同一个血清型。根据 HAV 核苷酸序列的差异,
可分为 7 个基因型,各基因型间核苷酸序列的差异约 20% 以上,Ⅰ、Ⅱ、Ⅲ、Ⅶ为人 HAV,Ⅳ、Ⅴ、Ⅵ为猴
HAV。大多数流行的 HAV 毒株为Ⅰ型,中国和美国的流行株也多为Ⅰ型。

(四) 动物模型及细胞培养

灵长类动物如黑猩猩、南美洲猴、狨猴、猕猴、非洲绿猴、绢毛猴等对 HAV 易感,经口或静脉注
射 HAV 后,可出现与人相似的急性肝炎临床表现,粪便中可检出病毒颗粒,但病情较轻,或呈现为
亚临床型。HAV 的动物模型多用于 HAV 的病原学研究、发病机制、减毒活疫苗的安全性评价及药
物筛选等。

1979 年 Provost 首次在体外用传代恒河猴肾细胞 FRhk6 成功分离培养出 HAV。目前发现 HAV
可在多种原代及传代细胞株中复制增殖,如原代狨猴肝细胞、传代恒河猴胚肾细胞(FRhk4 或 FRhk6)、
非洲绿猴肾细胞(Vero)、人胚肺二倍体细胞株(MRC5 或 KMB17)及人肝癌细胞株(PLC/PRF/S)等。
HAV 在体外培养的细胞中生长缓慢,并不影响细胞的大分子物质合成,一般不引起致细胞病变效应
(cytopathic effect,CPE)。从临床标本中分离培养 HAV,必须连续传代才能提高病毒的感染滴度,需数
周甚至数月。即使在最佳培养条件下,每个复制周期也需 24~48h。HAV 子代病毒多与宿主细胞紧密
结合,很少释放到细胞外,因此病毒产量较低。随培养代次的增多,HAV 在遗传性、抗原性、毒力和致
病性等方面有一定的变异,可获得不同表型的 HAV。

(五) 抵抗力

HAV 对外界环境中理化因素的抵抗力较强,比肠道病毒强,耐酸、耐热,耐去污剂及有机溶剂。
HAV 对热的抵抗力明显高于其他小 RNA 病毒,60℃下处理 4h 不被灭活;HAV 对酸不敏感,在 pH 3
的酸性环境中稳定。HAV 可被紫外线、高压蒸汽、甲醛、2% 过氧乙酸及含有效氯的溶液所灭活。在室
温干燥情况下可保存感染力数周;在 −20℃下则可保存数年以上;病毒在淡水、海水、土壤、毛蚶等贝
壳类海产品中可存活数天至数月。

二、致病性

HAV 常存在于污染食物(特别是牛奶、冷饮)、水源、海产品(毛蚶等)及食具中,通过患者和隐性感
染者传播,引起暴发或散发性流行。HAV 经口侵入,在口咽部、唾液腺中进行早期增殖,然后在肠黏

膜、局部淋巴结中大量增殖，并进入血液形成病毒血症，随后在靶器官肝细胞中增殖，通过胆汁排入肠道并随粪便排出体外。

HAV 主要感染儿童和青少年，发病率随年龄的增长而递减，但病情随年龄增长有加重的趋势。儿童感染 HAV 后多为亚临床型，成人则多为临床型感染。无论临床型或亚临床感染，HAV 均随感染者的粪便排出体外。临床感染包括急性黄疸性、无黄疸性和暴发型肝炎三种，但后者少见。

甲型肝炎为自限性疾病，机体显性感染或隐性感染 HAV 后可产生抗 -HAV 中和抗体，可持续数年甚至终生，对 HAV 再感染具有保护作用。多数患者预后较好，一般不转变为慢性肝炎和慢性携带者。个别患者可呈现急性重型肝炎，淤胆性肝炎或复发型肝炎，后者表现为病情恢复后数周至数月内又突然加重。

HAV 可引起明显的肝脏炎症和肝细胞损伤，但机制尚不清楚。HAV 在细胞内增殖缓慢，不直接造成明显肝细胞损害。目前认为除了 HAV 直接诱导感染肝细胞的凋亡外，免疫病理反应是导致肝细胞损伤的主要原因：

（1）在感染早期，通过自然杀伤细胞（NK 细胞）杀伤受感染的肝细胞。

（2）机体特异性细胞免疫被激活后，细胞毒性 T 淋巴细胞（CTL）在主要组织相容性复合体Ⅰ类（MHC-Ⅰ）分子的介导下杀伤肝细胞。

（3）HAV 感染可导致机体产生高水平的干扰素 -γ（interferon-γ，IFN-γ），促进肝细胞表达 MHC-Ⅰ分子，增强 MHC-Ⅰ介导的 CTL 对肝细胞的杀伤作用。

思考题

1. 简述 HAV 的传染源及传播途径。
2. 试述 HAV 的致病特征。

（朱　帆）

第二节　乙型肝炎病毒

乙型肝炎病毒（HBV）是乙型肝炎（hepatitis B，HB）的病原体。2011 年国际病毒学分类委员会（international committee on taxonomy of viruses，ICTV）第 9 次报告中将 HBV 划为嗜肝 DNA 病毒科（*Hepadnaviridae*）（也称肝去氧核糖核酸病毒科），正肝去氧核糖核酸病毒属（*Orthohepadnavirus*）中的成员，属于 DNA 和 RNA 逆转录病毒（reverse transcribing DNA and RNA viruses）类。HBV 感染后临床表现为重症肝炎、急性肝炎、慢性肝炎或无症状携带者，少数慢性肝炎患者可进展为肝硬化，甚至原发性肝细胞癌（hepatic cell carcinoma，HCC）。据 WHO 统计，全世界约有 2.57 亿人是 HBV 感染者，其中非洲地区和西太平洋地区占 68%。HBV 感染引起的疾病已成为危害人类健康的重要疾病之一，每年有 88.7 万患者死于 HBV 感染相关疾病。

1963 年 Blumberg 首先在澳大利亚土著人血清中发现一种新抗原，称为澳大利亚抗原（Australia antigen）；1968 年确定这种抗原与肝炎密切相关，称为肝炎相关抗原（hepatitis associated antigen，HAA），后被命名为乙肝表面抗原(hepatitis B surface antigen,HBsAg)。Blumberg 由此荣获 1976 年诺贝尔生理学或医学奖。1970 年 Dane 在肝炎患者血清中,用电镜观测到完整的有感染性的 HBV 颗粒,即 Dane颗粒(Dane's particle)。

一、生物学性状

(一) 形态和结构

电镜下,HBV 感染的患者血清中可见 3 种形态的病毒颗粒:管型颗粒、小球形颗粒和大球型颗粒(图 17-3),其中管型颗粒和小球形颗粒大量存在于患者的血液中,其数目远远高于大球形颗粒(大于1 000 : 1)。

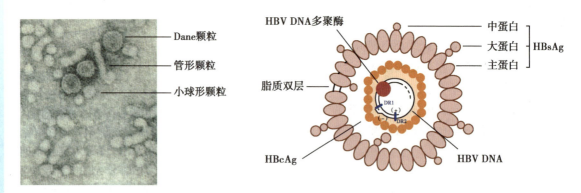

图 17-3　HBV 形态与结构模式图

1. **大球形颗粒**　直径约 42nm 的球形颗粒,又称 Dane 颗粒,是完整的 HBV 颗粒,双层结构。外层即为病毒包膜,由脂质双层和包膜蛋白组成,包膜蛋白包括大蛋白(large protein,L 蛋白)、中蛋白(middle protein,M 蛋白)和小蛋白(small protein,S 蛋白)三种,S 蛋白即为 HBsAg,M 蛋白含 HBsAg及前 S1 抗原(PreS1Ag),L 蛋白含 HBsAg、PreS1Ag 和前 S2 抗原(PreS2Ag)。包膜内部为直径约27nm 的核衣壳,20 面体对称,由 HBV 核心蛋白(hepatitis B core antigen,HBcAg)组成,内部还含有HBV 基因组和 DNA 聚合酶。

2. **小球形颗粒**　中空颗粒,无病毒核心,直径为 22nm,主要成分为 HBsAg。

3. **管型**　直径也是 22nm,由小球形颗粒聚合而成,颗粒长 100~500nm。

(二) 基因组结构及其编码的蛋白

HBV 基因组为不完全双链环状 DNA,全长约 3.2kb,是目前为止已知的感染人类的最小 DNA病毒,包括一个长度固定的、长的负链和一个长度可变的、短的正链,正链长度为负链的 50%~100%。两条链的 5′ 端位置固定,约有 250 个碱基互补,使 DNA 分子形成环状结构,该区域称为黏性末端。黏性末端两侧各有一个由 11 个核苷酸(5′-TTCACCTCTGC)组成的顺向重复序列(direct repeatsequence,DR),DR 区是病毒 DNA 成环与复制的关键序列。位于负链 5′ 末端的是 DR1,正链 5′ 末端的为 DR2。负链 DNA 的 5′ 末端与 HBV DNA 聚合酶的末端蛋白(terminal protein,TP)共价结合,启动负链 DNA 的合成;正链的 5′ 末端有一段短的核苷酸序列,作为引导正链 DNA 合成的引物。

HBV 基因组由 4 个部分重叠的开放读码框架(open reading frame,ORF)组成,分别是 S、C、P 和X 区,编码 7 个蛋白(图 17-4)。

1. **S 区**　由 preS1 基因、preS2 基因和 S 基因组成,含有各自的起始密码子和一个公用的终止密码子,分别编码 S 蛋白,HBsAg;M 蛋白,HBsAg+PreS2Ag;L 蛋白,HBsAg+PreS2Ag+PreS1Ag。这 3种包膜蛋白羧基端 226 个氨基酸完全相同。

HBsAg 可被糖基化修饰,大小约为 25kDa,是机体感染 HBV 后最早出现的血清学指标,是 HBV

感染的标志物,HBsAg 阳性见于急性肝炎、慢性肝炎或无症状携带者。HBsAg 一般在感染 HBV 1~4 个月即消失,若持续 6 个月以上则认为已向慢性肝炎转化。HBsAg 可刺激机体产生中和性抗体抗 -HBs,因此 HBsAg 可作为制备疫苗的最主要成分。PreS1 抗原和 PreS2 抗原也都有良好的免疫原性。PreS1 和 PreS2 抗原均与病毒的活动性复制有关,其含量的变化与血中 HBV DNA 的含量成正比,因此这些抗原的检出可作为病毒复制的指标。抗 -PreS1 及抗 -PreS2 常见于急性乙型肝炎恢复期的早期,是 HBV 感染后最早出现的抗体。

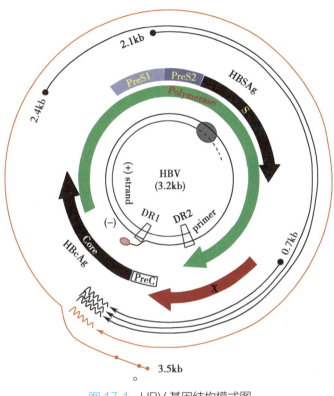

图 17-4　HBV 基因结构模式图

2. **C 区**　由 C 基因和前 C(*preC*)基因组成。该 ORF 有两个起始密码子 AUG,自第一个 AUG 开始编码 PreC 蛋白,切割加工后形成 159 个氨基酸组成的、分子量大约 18kDa 的 HBeAg,为可溶性蛋白,可从感染的细胞中分泌入血,HBeAg 在感染早期出现,通常外周血 HBeAg 阳性标志着 HBV 复制活跃,传染性强,其消长与病毒体及 DNA 多聚酶在血液中的消长基本一致,故可作为 HBV 复制及血清具有强传染性的一种标记。HBeAg 免疫原性强,可刺激机体产生抗 -HBe,通过补体介导的杀伤作用破坏受染的肝细胞,有助于病毒的清除,对 HBV 感染有一定的保护作用。但当 *preC* 区基因发生点突变时失去保护作用。

C 基因自第 2 个 AUG 开始,编码约 21kDa 的单一多肽蛋白 HBcAg。HBcAg 仅存在于 Dane 颗粒和感染的肝细胞中,通常在患者血液中检测不到。抗 -HBc 无中和作用,检出高效价抗 -HBc,特别是抗 -HBc IgM 表明 HBV 处于增殖状态,临床上抗 -HBc IgM 是 HBV 感染的重要指标。抗 -HBc IgG 在血中存在时间长,不是保护性抗体,只要感染过 HBV,不论病毒是否被清除,该抗体多为阳性。

3. **P 区**　编码含 832~845 个氨基酸的 HBV 的 DNA 多聚酶(polymerase,pol)P 蛋白。该酶含有 TP、DNA 聚合酶 / 逆转录酶、RNA 酶 H 以及间隔区 4 个结构域,具有 DNA 多聚酶、逆转录酶和 RNA 酶 H 的活性,是 HBV 复制所必需。

4. **X 区**　HBV 中最小的 ORF,编码约 17kDa 的 HBV X 蛋白,具有转录调控作用,也可反式激活宿主细胞内的原癌基因,与肝癌的发生密切相关。

5. **HBV 启动区**　HBV mRNA 转录受 4 个启动子和 2 个增强子的调控。S 区启动区 Ⅰ(SP1)启动 2.4kb mRNA 的转录,S 区启动区Ⅱ(SP2)启动 2.1kb mRNA 的转录;C 区基本核心启动子(basal core promoter,BCP)调控 3.5kb 的前基因组 RNA(pregenomic RNA,pgRNA),核心上游调节序列(core upstream regulatory sequence,CURS)调控 BCP 活性;X 启动子(XP)启动 0.7kb mRNA 的转录。增强子Ⅰ(EnhⅠ)能增强 SP1、SP2、BCP 和 XP 的活性,增强子Ⅱ(EnhⅡ)全长约 148bp,定位于 BCP 上游,与 CURS 序列重叠,主要是增强 BCP 的转录活性。

(三) 复制

HBV 的复制与其他 DNA 病毒不同,类似于逆转录病毒,存在一个从 RNA → DNA 的逆转录过程,具体如图 17-5。

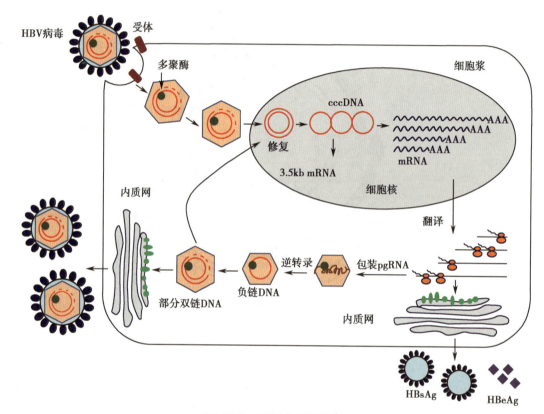

图 17-5　HBV 复制周期图

1. **吸附与穿入**　HBV 通过包膜 L 蛋白与宿主肝细胞表面的钠离子 - 牛磺胆酸共转运多肽(sodium taurocholate cotransporting polypeptide,NTCP)结合,继而进入肝细胞。

2. **脱壳**　在胞质中脱去衣壳,病毒基因组 DNA 进入宿主细胞核中。

3. **生物合成**

(1)HBV DNA 进入细胞核内,以负链 DNA 为模板,在 HBV 编码的 DNA 多聚酶催化下,延长修补正链 DNA 缺口,形成共价闭合环状 DNA(covalently closed circular DNA,cccDNA)。cccDNA 半衰期较长,难以从体内彻底清除,对慢性感染起重要作用。

(2)在宿主细胞的 RNA 聚合酶作用下,以 cccDNA 负链为模板,转录合成 4 种不同长度的病毒 mRNA,长度分别为 3.5kb、2.4kb、2.1kb 和 0.8kb,起始于基因组的不同位置,均终止于 C 区。其中,3.5kb mRNA 还可作为病毒逆转录合成 HBV 负链 DNA 的 pgRNA。释放入外周血,血清中 HBV RNA 水平可反映肝组织内 cccDNA 的活性,并可能与患者病毒学应答和预后有关。

(3)4 种 mRNA 进入到胞质翻译,0.7kb mRNA 编码 HBxAg,2.1kb mRNA 编码 M 蛋白和 S 蛋白,2.4kb mRNA 编码 L 蛋白,3.5kb mRNA 编码 DNA 多聚酶、HBcAg 和 HBeAg 前体蛋白。

(4)病毒 pgRNA、P 蛋白和 HBcAg 在胞质内装配成核衣壳。

(5)在核衣壳内,以病毒 pgRNA 为模板,P 蛋白行使逆转录酶功能,逆转录合成 HBV 全长负链 DNA;同时,在 P 蛋白 RNA 酶 H 作用下,病毒 pgRNA 被降解;进而 P 蛋白作为 DNA 聚合酶,以新合成的负链 DNA 为模板,合成互补的正链 DNA。正链 DNA 尚未合成完毕,病毒的基因组即环化,因此,子代 HBV 病毒基因组常为不完整双链 DNA。

4. 成熟释放　病毒核衣壳进入到内质网和高尔基体内进行加工,并获得包膜,成为完整的子代病毒,以芽生的方式分泌到肝细胞外。近年来的研究发现,慢性 HBV 感染者血清中存在包含 pgRNA 的 RNA 病毒样颗粒。尤其是在核苷(酸)类似物[nucleoside(acid)analogue,NA]抗病毒药物作用下,RNA 病毒样颗粒会相应增加。

HBV 复制中有逆转录过程,病毒的 DNA 可能会整合到宿主细胞的染色体中,整合的 S 基因可以转录并翻译出 HBsAg,因此在部分 HBV 感染者中虽无病毒复制,但可长期产生 HBsAg。整合并非 HBV 复制所必需。

(四)基因型与血清型

1. 基因型　按照 HBV 全基因序列差异 ≥8% 或 S 区基因序列差异 ≥4% 划分为不同基因型,HBV 全基因序列差异在 4%~8% 则划为不同亚型的分类标准,可将 HBV 分为 9 个基因型(A~I)和 1 种未定基因型(J 型),24 个基因亚型(A1-A3,B1-B5,C1-C6,D1-D6 和 F1-F4)。HBV 基因型分布有明显的地区特点,A 型主要分布于欧美;B 和 C 主要流行于亚洲;D 型是中东、北非以及南欧等地区的优势基因型;E 型在非洲;F、G、H 型主要见于中美洲;I 型在越南与老挝发现。我国北方以 C 型为主,南方则以 B 型为主,偶见 A 型与 D 型。临床研究表明 HBV 基因型与疾病进展和 IFN 治疗应答有关。A 型 HBV 前期更适合采取 IFN 治疗;C 型 HBV 复制活跃,容易发生核心启动子区的变异;B 型 HBV 容易发生前 C 区的变异。

2. 血清型　HBV 除有基因型的不同以外,也有血清学分型。所有的 HBV 基因型的 HBsAg 中均存在一段抗原性很强的序列,称为 a 抗原表位,此外还有 2 组互相排斥的抗原决定簇(d/y 和 w/r)。按不同组合形式,构成了 HBsAg 四种血清型:adr、adw、ayr、ayw。HBsAg 血清型的分布与人类种族和地区有关,我国内地和沿海各省汉族主要为 adr 亚型,中东地区和我国少数民族则以 ayw 亚型居多,欧美各国以 adw 亚型为主。因有共同的 a 抗原表位,故 HBV 各型间有交叉抗原性。

HBV 基因型与血清型的对应关系大致为 A 型与 adw,B 型与 adw,C 型与 adr、adw 和 ayr,D 型与 ayw。

(五)变异与准种

病毒准种(viral quasispecies)是指在"突变 - 选择压力"环境中,由核酸序列高度相似但不完全相同的变异株和重组株组成的病毒动态群体(异质性 2%~5%)。病毒准种概念最早来自 RNA 病毒,其原因在于 RNA 聚合酶的自我纠正功能较差,导致病毒复制的每一个循环都会发生碱基突变,一个病毒粒子经几十次复制循环后,会形成一个由不同个体组成的、相互间极为相似但基因组上又有所差别的病毒准种,在一个种群内各变异体围绕着一个或几个优势序列均衡分布。

由于复制过程中,HBV 存在无法校正的逆转录过程,使得 HBV 易发生变异,HBV 种群表现出与 RNA 病毒一致的准种特点。在 HBV 感染者体内,也形成以一个优势株为主的相关突变株病毒群,即准种(quasispecies),HBV 准种的变化影响患者的临床表现及疗效。

(六)动物模型和细胞培养

HBV 有严格的种属特异性,仅可感染人与黑猩猩等极少数灵长类动物,黑猩猩可发生与人类相似的急性或慢性感染,故常用来研究 HBV 的致病机制及疫苗效果评价。但其来源有限,价格昂贵,饲养条件高,大大限制了其应用。嗜肝 DNA 病毒科的其他成员如鸭乙型肝炎病毒(duck hepatitis B virus,DHBV)、土拨鼠乙型肝炎病毒(woodchuck hepatitis B virus,WHBV)等在其天然宿主中可造成类似人类乙型肝炎的感染,因此也可用这些动物作为实验动物模型。在我国,常用 DHBV 感染麻鸭模型来进行抗 HBV 药物的筛选或免疫耐受机制的研究。近年来,HBV 转基因小鼠模型也被制备出来并用于相关研究。

HBV 的体外培养困难,原代培养的人肝细胞对 HBV 易感,但效率极低,且病毒复制维持时间非常短。目前主要采用 HBV DNA 转染人肝癌细胞系,这些转染后的细胞株可长期稳定表达 HBsAg、HBcAg、HBeAg,有些还可持续产生 Dane 颗粒,可用于抗 HBV 药物筛选及 HBV 致病机制等相关研究。近年来,通过在人肝癌细胞株稳转表达 NTCP,已初步建立 HBV 感染复制细胞模型。

(七) 抵抗力

HBV 对外环境的抵抗力较强,对低温、干燥、紫外线、醚、氯仿、酚等均有抵抗性,不被 70% 乙醇灭活。HBV 在 30℃下 6 个月或 −15℃下 15 年,仍可保持传染性。含有 HBV 的血液在干燥后 1 周仍有传染性。高压蒸汽、煮沸 10min、65℃下 10h、0.5% 过氧乙酸、5% 次氯酸钠、3% 漂白粉液、0.2% 苯扎溴铵(即新洁尔灭)等可灭活 HBV 病毒。

二、致病性

HBV 主要通过输血或注射传播,母婴垂直传播和性行为也可传播。急、慢性乙肝患者及无症状携带者是主要传染源。

HBV 感染人体后,可因宿主年龄、机体免疫功能的差异和 HBV 毒力的不同,以及 HBV 与宿主细胞的相互作用,导致急、慢性肝炎、重症肝炎和无症状携带者。人感染 HBV 后,病毒持续 6 个月仍未被清除者称为慢性 HBV 感染。感染时的年龄是影响慢性化的主要因素。

成年人感染 HBV,一般情况下,其机体免疫应答反应可清除病毒,因此大多数表现出急性感染或隐形感染;若机体免疫应答能力低下,不能有效地清除病毒,则形成免疫耐受,临床上表现为无症状 HBV 携带者或慢性持续性肝炎,大约有 5% 的成人感染者会发生慢性化,发展成为慢性乙型肝炎(chronic hepatitis B,CHB)。

婴幼儿和儿童的免疫系统尚未发育成熟,易对病毒形成免疫耐受,感染多无临床症状,慢性化率可达 80% 以上。

慢性 HBV 感染一般可分为免疫耐受期、免疫清除期、免疫控制期和再活动期等 4 个期。并非所有慢性 HBV 感染者都经过以上 4 个期。青少年和成年时期感染 HBV,多无免疫耐受期,直接进入免疫清除期。

HBV 的致病机制迄今尚未完全明了,肝细胞是 HBV 的靶细胞但 HBV 感染通常不会对肝细胞造成直接损伤,通过宿主的免疫应答引起肝细胞的损伤和破坏以及病毒与宿主细胞的相互作用是 HBV 的主要致病机制。

1. **HBV 感染导致的免疫病理损伤**　病毒感染引起的免疫病理损伤是 HBV 的主要致病机制。

(1)细胞免疫及其介导的免疫病理反应:特异性 CTL 介导的免疫应答在持续、有效清除体内 HBV 的过程中起着重要作用。活化的 CTL 通过识别肝细胞膜上的人类白细胞抗原(human leukocyte antigen,HLA)I 类分子和病毒抗原而与之结合,继而分泌穿孔素(perforin)、淋巴毒素(lymphotoxin)等直接杀伤靶细胞;CTL 还可通过识别肝细胞膜上的 Fas 抗原并与之结合而诱导感染病毒的肝细胞凋亡;特异性 T 细胞可分泌多种细胞因子发挥抗病毒作用,其中有些细胞因子可活化非特异性淋巴细胞和单核巨噬细胞,对病毒感染的靶细胞进行非特异性杀伤。然而,CTL 介导的细胞免疫在清除病毒的同时又可导致肝细胞损伤,因此,过度的细胞免疫反应可引起大面积的肝细胞破坏,导致重症肝炎。

(2)体液免疫及其介导的免疫病理反应:在乙型肝炎患者血液循环中,常可检出 HBsAg 及抗 -HBs 的免疫复合物,若免疫复合物随血液循环沉积于肝外组织的小血管壁,如肾小球基底膜和关节滑液囊等处,激活补体,可导致Ⅲ型超敏反应,表现为肾小球肾炎、皮疹、多发性关节炎及血管炎等;若免疫复合物大量沉积于肝内,可使肝毛细管栓塞,导致急性肝坏死,临床上表现为重症肝炎。

(3)自身免疫反应引起的病理损害:HBV 感染肝细胞后,还会引起肝细胞表面自身抗原发生改变,暴露出肝特异性脂蛋白(liver specific protein,LSP)抗原。该抗原可作为自身抗原诱导机体产生自身抗体,通过抗体依赖细胞介导的细胞毒作用(antibody-dependent cell-mediated cytotoxicity,ADCC)、

CTL 等直接或间接导致肝细胞损伤。在慢性肝炎患者血清中常可检测到 LSP 抗体、抗核抗体或抗平滑肌抗体等自身抗体。

2. **免疫耐受与慢性肝炎** HBV 感染者特异性细胞免疫和体液免疫应答低下,机体不能有效清除病毒,也不引起免疫病理反应,使得病毒与机体之间的相互作用处于相对平衡状态,形成免疫耐受。临床可表现为无症状 HBV 携带者或慢性持续性肝炎。机体对 HBV 的免疫耐受是导致 HBV 持续性感染的重要原因。

对 HBV 的免疫耐受可发生在母婴垂直感染和成人感染过程中,当发生 HBV 宫内感染时,胎儿胸腺淋巴细胞与抗原相遇,导致 HBV 特异性淋巴细胞克隆被排除,而发生免疫耐受;幼龄感染 HBV 后,因免疫系统尚未发育成熟,也可对病毒形成免疫耐受;成人 HBV 感染后,如果病毒的感染量大,导致特异性 T 细胞被耗竭,或由于大量细胞凋亡而使特异性 T 细胞消耗过多时,机体也可形成免疫耐受。慢性肝炎造成的肝细胞病变又可促进成纤维细胞增生,引起肝硬化。

3. **HBV 变异与免疫逃逸** HBV 在复制过程中存在逆转录过程,由于逆转录酶缺乏校正修复功能,使得 HBV 很容易发生变异,导致 HBV 抗原性和机体的免疫也发生改变,从而影响疾病的发生、发展与转归。S 区含有可诱发中和抗体的 "a" 抗原决定簇,该区变异可导致 HBsAg 抗原性改变,有利于 HBV 逃避免疫球蛋白和疫苗预防,导致隐匿性 HBV 感染(occult HBV infection),现有诊断方法不能检出,出现所谓的 "诊断逃逸";前 C 区的变异可产生 HBeAg 阴性变异株,出现 "免疫逃逸",病毒能逃避机体的免疫清除作用;C 基因基本核心启动子(basal core promoter,BCP)的突变可导致 HBcAg 位点的改变,影响 CTL 对 HBcAg 的识别,产生 "CTL 逃逸突变株",影响 CTL 对感染病毒的靶细胞的杀伤作用。病毒基因突变导致的免疫逃逸作用在 HBV 感染慢性化过程中具有重要意义。

4. **HBV 感染与原发性肝癌** HBV 与 HCC 关系密切。流行病学显示,我国 90% 以上的 HCC 患者感染过 HBV,HBsAg 携带者发生 HCC 的危险性比正常人高出 200 倍以上;HCC 细胞染色体中存在 HBV DNA 的整合,而整合的 HBV 基因片段有 50% 左右为负链 DNA 5′ 末端片段,即 x 基因片段,该基因编码的 HBx 蛋白可促进细胞转化,导致肝细胞癌变;土拨鼠肝炎病毒(WHV)可诱导土拨鼠肝硬化及原发性肝癌,新生土拨鼠感染 WHV 三年后 100% 发生肝癌,未感染鼠则无一只发生肝癌。目前 HBV 的致癌机制尚未完全阐明,可能与 HBV 基因型及亚型、HBV DNA 的整合、肝细胞的某些位点的突变等很多因素有关。

思考题

1. 简述 HBV 的复制周期。
2. 简述 HBV Dane 颗粒的形态结构特点。
3. 结合 HBV 的特征,简述 HBV 感染与 HCC 关联的可能证据。

(朱 帆)

第三节 丙型肝炎病毒

丙型肝炎病毒(hepatitis C virus,HCV)以往被称为肠道外传播的非甲非乙型肝炎病毒(posttransfusion hepatitis non A non B,NANBH),由 Golafield 于 1974 年首先报道。1989 年美国 Choo 及 Kuo 等人用具有高度传染性的黑猩猩血浆为病毒来源,克隆了该病毒的基因片段,并初步建立了实验室检测方法,次年获得了全基因组序列,并命名为 HCV。1991 年 ICTV 将 HCV 归属于黄病毒科(*Flaviviridae*)肝炎病毒属(*Hepacivirus*),同属于该属的病毒还有可感染狨猴的 GBV-B。

HCV 主要经血或血制品传播,是输血后引起病毒性肝炎的主要病原体之一,目前占输血后肝炎的 80%~90%。HCV 的感染呈全球性分布,在我国一般人群中抗 -HCV 阳性率为 3.2%。其临床和流行病学特点类似乙型肝炎,感染易于慢性化,急性期后易于发展成慢性肝炎,部分患者可进一步发展为肝硬化或肝癌。HCV 的感染已成为世界关注的公共卫生问题。

一、生物学性状

(一) 形态和结构

HCV 为直径 40~60nm 的球状颗粒,有包膜,包膜上有 E1,E2 等刺突糖蛋白。用有机溶剂提取去除包膜后可暴露其中心的核壳体,直径约 33nm。经蔗糖梯度离心后血清中的 HCV 颗粒分布于 3 个组分:浮密度为 1.04~1.06g/ml 者为与血清中脂蛋白结合的病毒颗粒;1.09~1.1g/ml 者为游离的病毒颗粒;与血清中抗体结合以免疫复合物形式存在的病毒颗粒的浮密度为 1.17~1.24g/ml。

(二) 基因组结构及其编码蛋白

HCV 为单股正链 RNA 病毒,基因组总长约 9.5kb,编码单一 ORF,基因组由 9 个基因区组成,其基因 5′ 端有约 340 碱基构成的非编码区(5′NCR),接着为核心蛋白区(C 区)、包膜蛋白 1 区(E1 区)、包膜蛋白 2/ 非结构蛋白 1 区(E2/NS1 区)、非结构蛋白 2 区(NS2 区)、非结构蛋白 3 区(NS3 区)、非结构蛋白 4 区(NS4 区)、非结构蛋白区(NS5 区)和 3′ 端非编码区(3′NCR)。5′NCR 在基因组中最保守,可作为设计诊断 HCV RNA 的 PCR 引物首选部位。3′ 端 NCR 功能尚不明确,可能在基因组 RNA 复制以及进入病毒颗粒内有重要作用。

5′NCR 靠近启动子的上游有一个内部核糖体结合位点(IRES),可直接与 40S 核糖体亚单位结合,启动 HCV 前体蛋白的翻译。此种模式为链内启动,不依赖于 5′ 末端的帽子结构。翻译成一个约 3 000 个氨基酸的前体蛋白 Core-E1-E2-p7-NS2-NS3-NS4A-NS4B-NS5A-NS5B,由宿主细胞的信号蛋白酶和 HCV 自身编码的蛋白酶加工成约 10 个成熟的 HCV 蛋白。HCV 结构蛋白位于前体蛋白的氨基端 1/3,由宿主细胞的信号蛋白酶加工,包括核心蛋白(core)、2 个包膜糖蛋白(E1,E2)和一个小的 p7 蛋白。C 区编码病毒的衣壳,抗原性强,含有多个 CTL 识别位点,可诱导细胞免疫反应;E1 区和 E2/NS1 区编码病毒的两种高度糖基化的包膜蛋白 E1 和 E2,形成异源二聚体糖蛋白,镶嵌于包膜上作为刺突蛋白,可识别并结合靶细胞受体 CD81 分子,这两个区的基因具有高度变异性,变异最明显的区域是 E2 区,该区存在 2 个高度变异区(hypervariable region,HVR),导致包膜蛋白的抗原性快速变异,与 HCV 的免疫逃逸机制有关,是病毒在体内持续存在,感染易于慢性化的主要原因,也是 HCV 疫苗研制的一大障碍。E2 区 HVR1 和 HVR2 的变异而形成的 HCV 变异株,可逃避中和抗体的识别,表现为感染者体内同时存在同一基因亚型的不同变异株的感染现象。NS1~NS5 区编码非结构蛋白及酶类,由 HCV 自身编码的蛋白酶加工,如 NS2-3 自身蛋白酶(autoprotease)切割 NS2 和 NS3 间的连接。NS3 和 NS5 的功能较明确,NS3 具有解旋酶和精氨酸蛋白酶活性,负责下游 NS3 至 NS5B 间的加工成熟;NS5 具有依赖 RNA 的 RNA 多聚酶活性,这两种非结构蛋白在病毒的复制过程中起重要作用(图 17-6)。

(三) 基因型

根据 HCV 基因序列同源性,和彼此间的进化关系,HCV 可分为 6 个主要基因型及 11 个亚型,按照国际通行的方法,以阿拉伯数字表示 HCV 基因型,以小写的英文字母表示基因亚型,即 1a、1b、1c、2a、2b、2c、3a、3b、4a、5a、6a。1 型呈全球性分布,占所有 HCV 感染的 70% 以上。欧美各国流行株多为 1 型。亚洲地区以 2 型为主,3 型为辅。东南亚地区主要为 5 型和 6 型。我国以 1b 和 2a 基因型较为常见,但以 1b 型为主。某些地区有 1a、2b 和 3b 型报道。我国香港和澳门地区以 6 型为主,在我国南方边境省份也可见此基因型。一般认为 2 型 HCV 致病性强,复制快,产生的病毒量多,症状较重,较难治疗。HCV 感染宿主后,经一定时期,在感染者体内会形成以一个优势株为主的相关突变株病毒群,称为准种。

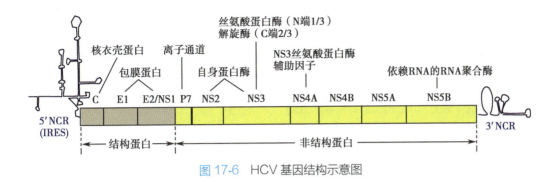

图 17-6　HCV 基因结构示意图

(四) 复制

HCV 的生命周期基本上与其他正股单链 RNA 病毒类似。HCV 吸附于肝细胞膜表面的病毒受体或辅助受体,经受体介导的胞吞作用进入细胞。在胞体内酸性环境的诱导下,病毒膜与细胞膜发生融合,致使病毒 RNA 被释放到细胞质内。病毒 RNA 直接作为 mRNA,利用宿主细胞内核糖体,翻译合成一个大的前体蛋白,经蛋白酶切割加工成为的 HCV 结构蛋白和非结构蛋白,其中 NS3 到 NS5B 组装成 HCV 的复制复合体,以 HCV 基因组 RNA 为模板,启动负链 RNA 的合成。新合成的负链 RNA 作为模板,复制出大量新正链子代 RNA,并与病毒蛋白包装成新的子代病毒颗粒,经高尔基体转运系统释放到细胞外。

近年来的研究发现,越来越多的细胞表面蛋白与 HCV 的吸附及细胞进入有关,包括 CD81、低密度脂蛋白受体(LDLR)、B 族 1 型清道夫受体(SR-B1)、Claudin 蛋白和 Occludin 蛋白等。研究表明 CD81、SR-B1、Claudin-1 和 Occludin 可能作为 HCV 的受体或辅助受体介导病毒的细胞进入,但其分子机制以及其他细胞表面蛋白在病毒吸附和细胞进入中的作用尚待继续阐明。

(五) 动物模型和细胞培养

黑猩猩为敏感动物,HCV 可感染黑猩猩,并可在其体内连续传代,是目前公认的用于 HCV 研究的动物模型。但黑猩猩与人类在一些与感染免疫相关的基因上存在差异,所以在慢性病毒感染,如 HIV、HBV 和 HCV 慢性感染的病理变化、疾病进展和病毒清除方面,黑猩猩与人类存在差异。使用黑猩猩进行相关研究存在价格昂贵、伦理学以及不便进行抗病毒药物筛选等许多不足。将人肝细胞植入小鼠体内形成的嵌合小鼠模型可用来研究 HCV 中和抗体、病毒 - 受体相互作用和 HCV 感染的治疗措施。不足之处是这些小鼠均是免疫缺陷型小鼠,它们不能用来研究适应性免疫应答的作用和慢性感染的决定因素。

HCV 能够在原代肝细胞中成功复制,然而感染和复制效率却极低,也有人尝试用鼠逆转录病毒感染人的 T 细胞系(HPB-Ma)和人类嗜 T 细胞病毒(human T-lymphotropic virus 1,HTLV-1)永生化的 T 细胞系(MT-2)建立 HCV 体外细胞培养系统,但均只能在一定程度上支持 HCV 复制,无法维持 HCV 持续复制。目前常用的细胞培养模型包括 HCV 复制子、可表达病毒糖蛋白的感染性假病毒颗粒(HCVpp)和在培养上清中产生感染性病毒粒子的细胞培养系统(HCVcc)。

(六) 抵抗力

HCV 对氯仿及乙醚等有机溶剂敏感,煮沸、20% 次氯酸、紫外线照射或甲醛等处理可将其灭活。

二、致病性

人是 HCV 的天然宿主。人群对 HCV 普遍易感。主要通过输血或血制品传播,是引起输血后肝炎的最主要病毒。亦可通过非输血途径的隐性微小创伤、性接触、家庭密切接触及母婴传播。传染源主要为急、慢性丙型肝炎患者和 HCV 携带者。

HCV 感染的临床过程轻重不一,可表现为急性肝炎、慢性肝炎或无症状携带者。HCV 感染极易慢性化,40%~70% 的丙肝患者可转变成丙型肝炎患者,其中约 20% 可发展为肝硬化,部分患者可进一步发展成肝癌。

HCV 感染易于慢性化的原因主要有以下几点:

1. HCV 基因组易于变异,导致免疫逃逸。

2. HCV 在体内呈低水平复制,病毒血症水平较低,不易诱导高水平的免疫应答。

3. HCV 可存在于肝外组织如外周血单核细胞中,病毒不易被清除。

HCV 的致病机制尚未完全明了,目前认为主要包括病毒对肝细胞的直接损害、免疫病理损伤和细胞凋亡等多方面作用而导致肝细胞破坏。

1. **病毒对肝细胞的直接损害**　HCV 在肝细胞内大量复制,HCV 本身及其表达产物直接对肝细胞产生毒害作用,或干扰细胞蛋白质合成,造成肝细胞损伤,引起肝细胞变性、坏死等急性病理改变。

2. **细胞免疫介导的免疫病理损伤**　HCV 诱导产生的特异性 $CD8^+CTL$ 通过释放穿孔素等效应分子对病毒感染的肝细胞有直接杀伤作用,活化的 CD4+Th1 细胞释放 TNF-α、sIL-2R 等多种炎症细胞因子介导肝细胞损伤。

3. **细胞凋亡**　HCV 刺激肝细胞大量表达 Fas 抗原,同时激活 CTL 大量表达 Fas 配体(FasL),二者结合诱导肝细胞凋亡。如果 FasL 基因表达过度,则会造成大量肝细胞损伤,严重者可致急性肝坏死。

除此之外,NK 细胞的杀伤作用也会导致肝细胞损伤。

思考题

1. 简述 HCV 的致病机制。
2. 简述 HCV 感染易于慢性化的可能机制。

(朱 帆)

第四节　丁型肝炎病毒

丁型肝炎病毒(hepatitis D virus,HDV)是 δ 病毒科(*Deltaviridae*)的唯一成员,是丁型肝炎(hepatitis D,HD)的病原体。1977 年意大利学者 Rizzetto 首次在乙型肝炎患者的肝细胞核中用免疫荧光法发现了一种新抗原,称其为 δ 抗原或 δ 因子。研究发现其表面被覆 HBV 包膜,1984 年被正式命名为丁型肝炎病毒。1987 年,美国学者 Wang 等从急性丁型肝炎病毒感染的黑猩猩血液中克隆出 HDV RNA 的全序列,从而证实了它是一种共价闭合环状单股负链 RNA 缺陷病毒(defective virus),自身并不能引起疾病,嗜肝 DNA 病毒科成员如人乙型肝炎病毒(HBV)、土拨鼠肝炎病毒(WHV)或鸭乙型肝炎病毒(DHBV)联合或重叠感染时才能复制。我国属 HDV 低度地方性流行区,在 HBsAg 阳性者中的流行率仅为 1.2%。

一、生物学性状

(一) 形态和基因组结构

HDV 呈球形,无表面突起,直径 35~40nm,有包膜,来自辅助病毒 HBV 的包膜,包膜蛋白为 HBsAg,可起保护 HDV RNA 的作用,并在 HDV 感染中发挥重要作用。核壳体为二十面体立体对称的球形病毒颗粒,内部核心为 HDV RNA 和丁型肝炎病毒抗原(HDAg)疏松结合(图 17-7)。

HDV 基因组为一共价闭合环状单负链 RNA,存在反义基因组,全长为 1.7kb,是已知动物病毒中最小的基因组。HDAg 是 HDV 编码的唯一蛋白,有 P24 和 P27 两种多肽形式,P24 对 HDV 的复制有反式激活作用,P27 则有反式抑制作用,并与 HBsAg 一起对 HDV 装配的启动起必不可少的作用。二者的比率决定 HDV 的复制、装配及转运。HDAg 主要存在于肝细胞内,HDVAg 抗原性较强,可刺激机体产生 IgM 和 IgG 抗体,为非中和抗体,在血清中出现早,消失快,维持时间短,不易被检测到。HDV 不能独立复制,必须在辅助病毒 HBV 存在下才能增殖。

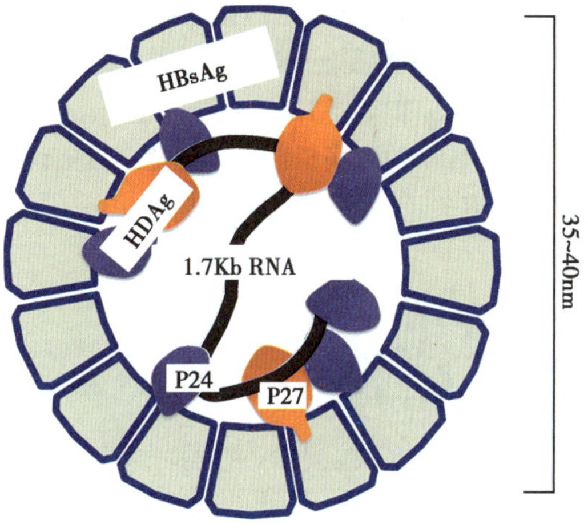

图 17-7 HDV 形态结构模式图

(二) 基因型

HDV 只有 1 个血清型。可至少分为 3 个基因型,各基因型间核苷酸序列的差异在 27%~34%。Ⅰ型多见于北美、我国大陆和欧洲;Ⅱ型多见于日本,以及我国台湾地区;Ⅲ型多见于南美。

(三) 复制

HDV 为一种缺陷病毒,不能独立进行复制,其生命周期必须在嗜肝 DNA 病毒如 HBV、WHV 或 DHBV 等的辅助下才能装配为成熟的病毒颗粒并具有感染性。辅助病毒主要是提供包膜和在病毒装配、成熟、释放和再感染等过程中提供辅助。

HDV 复制在细胞核进行,关于 HDV 如何进入肝细胞尚不清楚,目前认为 HDV 与 HBV 可能通过 HBsAg-L 与靶细胞表面的同一个受体结合,进入肝细胞质。然后,可能在 HDAg-S 协助下将 HDV RNA 转运至细胞核内。HDV RNA 在核内的复制由宿主细胞的 RNA 聚合酶Ⅱ完成,以"双滚环"(double rolling-circle)式模型,即正链和负链 RNA 各自滚环复制产生互补链,然后由 HDV 核酶经过位点特异地自动切割和连接,产生环状基因组和反义基因组单体。

(四) 细胞培养和动物模型

到目前为止在体外直接培养 HDV 未获成功。

HDV 除感染人外,黑猩猩、土拨鼠、北京鸭和美洲旱獭等也是敏感动物,可作为 HDV 研究的动物模型。

(五) 抵抗力

HDV 性质相对稳定,可耐受 60℃干热 30h。因为 HDV 核衣壳外包绕着 HBV 的包膜,故灭活 HBV 的方法也可灭活 HDV。

二、致病性

HDV是缺陷病毒,需要在HBV辅助下,才能复制。HDV主要通过血液、精液、阴道分泌物等传播,但母婴传播少见。传染源是HBV/HDV的患者,特别是慢性感染者。可表现为急性肝炎、慢性肝炎或无症状携带者。

人感染HDV主要有两种类型,即同时感染(coinfection)或重叠感染(superinfection)。

1. **同时感染**　也称联合感染。指从未感染过HBV的正常人同时感染HBV和HDV,大多数同时感染患者呈良性自限性经过,临床表现和生化特点类似于急性HBV感染。但有时HBV和HDV同时感染也可表现为重型肝炎。同时感染发展为慢性肝炎的危险性,并不比单纯HBV感染高。

2. **重叠感染**　指在慢性乙型肝炎或HBsAg携带者的基础上再感染HDV。一般会使患者症状加重,病情恶化,导致急性重型肝炎。原慢性乙肝患者重叠感染后可进展成重型慢性活动性肝炎。HBV/HDV重叠感染一般预后较差,多数患者可发展成为慢性肝炎,甚至肝硬化。在发生重症肝炎时,应注意有无HBV伴HDV的共同感染。

对HDV的致病机制还不清楚。目前认为可能与病毒对肝细胞的直接损伤作用和机体的免疫病理反应有关。

思考题

简述HDV的结构特征及致病特点。

（朱　帆）

第五节　戊型肝炎病毒

戊型肝炎病毒(hepatitis E virus,HEV)是戊型肝炎的病原体。世界上首次有记载的HEV流行发生于1955年的印度新德里,当时称为肠道传播的非甲非乙型肝炎。1983年苏联Balayan首次应用免疫电镜技术(IEM)在感染志愿者和猕猴粪便中发现病毒样颗粒(VLPs),获得HEV存在的直接证据。1989年Reyes等应用分子克隆技术,获得了病毒的cDNA克隆,随之被正式命名为戊型肝炎病毒(hepatitis E virus,HEV),在2011年ICTV第9次会议上HEV被划归为戊型肝炎病毒科(*Hepeviridae*)正戊肝病毒属(*Orthohepevirus*)。

HEV主要经粪-口途径传播,常引起大流行,其临床和流行病学特点类似甲型肝炎。印度次大陆、埃及和我国是戊型肝炎流行的高发区。1986—1988年,我国新疆南部地区发生了一次迄今为止世界上最大的戊型肝炎流行,共计发病119 280例,死亡707例。1992—1995年全国病毒性肝炎的血清流行病学调查显示,我国戊肝感染率为17.2%。

一、生物学性状

(一)形态和基因组结构

HEV 呈球形,无包膜,直径为 27~34nm,20 面体立体对称,表面有形如杯状的凸起和缺刻。电镜下 HEV 有空心和实心两种颗粒。实心颗粒内部致密,为完整的 HEV 结构,约占总数的 2/3;空心颗粒为含不完整 HEV 基因的病毒颗粒,约占病毒颗粒总数的 1/3。

HEV 为线状单股正链 RNA 病毒,基因组全长 7.2~7.6kb,5′ 和 3′ 端各有一非编码区,长度分别为 27~35bp 和 65~68bp,5′ 末端一个帽子结构,3′ 尾端还有一个由 150~200 个腺苷酸残基组成的多聚腺苷(A)尾巴(图 17-8)。HEV 基因组含 3 个 ORF,即 ORF1、ORF2 和 ORF3。ORF1 最大,编码与病毒复制有关的非结构蛋白,如螺旋酶和 RNA 依赖的 RNA 聚合酶等;ORF2 主要编码 HEV 的衣壳蛋白;ORF3 与 ORF1 和 ORF2 部分区域相互重叠,编码的蛋白主要参与产生急性期血清抗 -HEV IgG 抗体,具有型特异性。

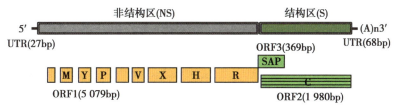

图 17-8　HEV 基因结构及编码蛋白示意图

(二)血清型与基因型

HEV 只有一个血清型。根据核苷酸同源性分析,HEV 可分为 4 个基因型。基因 I 型和 II 型只感染人,基因 I 型主要侵犯青壮年,儿童和老年人群多为亚临床感染,孕妇感染后病死率高达 20%;基因 III 型和 IV 型为人兽共患病原体,既能感染人,也能感染猪、兔及鹿等多种动物,其中猪是主要的自然宿主,常引起散发病例。HEV 各基因型有一定的地域性分布规律,在我国流行的主要为基因型 I 和基因型 IV。

(三)细胞培养和动物模型

HEV 虽可在猕猴原代肝细胞或 HepG2 细胞中获得传代,但多为短期培养,且大量培养仍很困难,难以获得足够数量的 HEV 供制备抗原和疫苗用。

食蟹猴、非洲绿猴、猕猴、黑猩猩等灵长类动物感染 HEV 后可出现与人戊型肝炎相似的临床表现,是研究戊型肝炎较为理想的动物模型。

(四)抵抗力

HEV 对理化因素抵抗力不强,对高盐、氯化铯、氯仿等敏感;4~8℃下保存不稳定,3~5d 即裂解,反复冻融可导致其活性下降,但在液氮中保存稳定。可耐受 56℃ 30min,但在高于 70℃ 的温度下可灭活,煮沸是最可靠的消毒方法;在碱性环境中较稳定,镁或锰离子有助于保持病毒颗粒的完整性。

二、致病性

HEV 经粪 - 口途径传播进入人体,经胃肠道进入血流,在肝细胞内复制,然后释放到血液和胆汁中,经粪便排出体外。HEV 可通过污染的水源而导致大规模暴发流行,具有明显的季节性,多发生于雨季或洪水后。HEV 的传染源为戊型肝炎患者和亚临床感染者,猪、牛、羊等啮齿类动物为散发性戊型肝炎的传染源。

HEV 主要感染青壮年，儿童和老年人发病较少。人感染 HEV 后可表现为临床型和亚临床型，成人感染后以临床型多见，多起病较急，儿童则多为亚临床型感染。

戊型肝炎的病程呈自限性，不发展成慢性肝炎。病死率为 1%~3%，高于甲型肝炎，孕妇感染 HEV 后病情较严重，尤以怀孕 6~9 个月最为严重，常发生流产或死胎，病死率达 10%~20%。

目前认为人感染 HEV 后，病毒对肝细胞的直接损伤和免疫病理作用，可导致肝细胞的炎症或坏死。

思考题

HAV 和 HEV 在形态结构和致病性方面有何异同？

（朱　帆）

第十八章

虫媒病毒　出血热病毒
疱疹病毒　人乳头瘤病毒

　　虫媒病毒是指通过节肢动物叮咬传播的病毒,主要引起人和动物脑炎等疾病。出血热病毒是由节肢动物或啮齿动物传播,引起病毒性出血热。疱疹病毒可通过直接或间接接触传播,感染部位和引起的疾病多样,有潜伏感染现象。人乳头瘤病毒主要引起皮肤和黏膜增生性病变。

第一节　虫媒病毒

　　虫媒病毒(arbovirus)是指经吸血节肢动物叮咬易感脊椎动物而传播疾病的病毒。虫媒病毒可在蚊、蜱、白蛉等节肢动物体内增殖,对节肢动物不致病,也可经卵传代,因此节肢动物既是传播媒介,又是储存宿主。我国流行的主要有流行性乙型脑炎、登革热、森林脑炎、发热伴血小板减少综合征和基孔肯雅热等。

　　目前发现的虫媒病毒包括6个病毒科的至少557种病毒,其中130余种可对人致病。大多数病毒可引起人兽共患的自然疫源性疾病,感染后临床表现多样,主要包括脑炎、脑脊髓炎以及出血热等,所致疾病有明显的季节性和地域性。

一、流行性乙型脑炎病毒

　　流行性乙型脑炎病毒(epidemic encephalitis B virus)简称乙脑病毒,属于黄病毒科黄病毒属,由日本学者于1935年首先从脑炎死亡患者脑组织中分离获得,故被称为日本脑炎病毒(Japanese encephalitis virus,JEV)。乙脑病毒经蚊虫叮咬传播,引起流行性乙型脑炎(简称乙脑),不同于甲型(昏睡型)脑炎。

(一)生物学性状

　　1. **形态结构**　乙脑病毒呈球形,直径40~60nm,核衣壳呈20面体立体对称,有包膜,包膜表面有糖蛋白刺突。病毒核酸为单正链RNA,基因组全长约11kb,5′端有Ⅰ型帽子结构,3′端无poly(A)尾,核酸具有感染性。病毒基因组只含一个开放阅读框(ORF)。在病毒复制过程中,ORF先翻译成一个多聚蛋白前体,经蛋白酶切割后形成3种结构蛋白和至少7种非结构蛋白(图18-1)。3种结构蛋白分别是衣壳蛋白(capsid protein,C)、前膜蛋白(pre-membrane protein,prM)和包膜蛋白(envelope protein,E)。prM蛋白在病毒成熟过程中,经弗林蛋白酶切割形成成熟M蛋白,锚定在病毒包膜。E蛋白是病毒包膜上的糖蛋白刺突,可结合细胞受体和介导膜融合,含中和抗原表位和型特异性抗原表位,且具有血凝活性,能凝集雏鸡、鸽、鹅和绵羊的红细胞,能刺激机体产生中和抗体和血凝抑制抗体。E蛋白与其他黄病毒成员有交叉抗原性。乙脑病毒抗原性稳定,只有1种血清型。

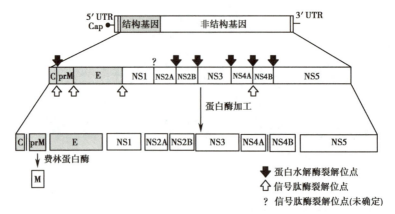

图 18-1   流行性乙型脑炎病毒基因结构及其编码蛋白模式图

2. 培养特性   乙脑病毒可在白纹伊蚊细胞 C6/36、Vero 及 BHK21 等多种传代细胞和原代细胞中增殖,引起明显的 CPE。乳鼠是最易感动物,脑内接种病毒后,经 3d 左右发病,表现为兴奋性增高、尾巴强直、肢体痉挛等神经系统症状,最后因麻痹而死亡。受感染的鼠出现病毒血症,其脑组织中含有大量病毒。

3. 抵抗力   乙脑病毒对酸、乙醚和氯仿等脂溶剂敏感,对多种化学消毒剂敏感。不耐热,56℃ 30min、100℃ 2min 均可灭活病毒。

(二) 致病性

乙脑病毒的主要传染源为带毒的家畜、家禽及各种鸟类。在我国,猪是最重要的传染源和中间宿主,特别是幼猪。由于患者病毒血症时间短,不是主要传染源。蚊子既是传播媒介,又是重要储存宿主,其中最重要的是三带喙库蚊。因此,乙脑流行于夏秋季,与蚊虫密度有关。病毒在动物—蚊—动物间循环,其间带毒蚊子叮咬人类而引起人类感染。显性感染与隐性感染比例约为 1:300,以 10 岁以下儿童居多。近年由于疫苗接种,儿童发病率明显降低。病毒随蚊虫唾液进入人体,在毛细血管内皮细胞及局部淋巴结增殖,随后入血形成第一次病毒血症。病毒随血流播散到肝、脾等处的单核巨噬细胞中,大量增殖,再次入血引起第二次病毒血症,感染者出现发热、寒战、全身不适等症状。若不再继续发展即为顿挫感染。但约 0.1% 患者病毒可突破血 - 脑脊液屏障侵犯中枢神经系统,引起脑炎,造成神经细胞变性、坏死、毛细血管栓塞、淋巴细胞浸润等。若妊娠早期感染乙脑病毒可能引起流产和死胎。

乙脑病毒的致病机制尚未完全明确,免疫病理反应可能起重要作用。感染早期,病毒可诱导单核巨噬细胞分泌某些细胞因子,如巨噬细胞衍生的中性粒细胞趋化因子(macrophage derived neutrophil chemotactic factor,MDF)、IL-6 等,这些细胞因子引起血脑屏障通透性增加;病毒感染还可使脑组织巨噬细胞、神经胶质细胞和 T 淋巴细胞释放多种炎症细胞因子(TNF-α、IL-8、IFN-γ 等),引起炎症反应和细胞损伤;急性期患者血液循环中的免疫复合物检出率高,补体含量降低,提示免疫复合物可能参与病毒的致病过程。此外,病毒感染诱导的细胞凋亡也可能在致病过程中起作用。

二、登革病毒

登革病毒(dengue virus)属于黄病毒科黄病毒属,通过蚊叮咬传播,引起登革热(dengue fever,DF)和登革出血热 / 登革休克综合征(dengue hemorrhagic fever/dengue shock syndrome,DHF/DSS)。登革热主要流行于热带、亚热带地区,我国南方为主要流行地区。

(一) 生物学性状

1. 形态结构   登革病毒的形态结构和基因组特征与乙脑病毒相似。根据抗原性不同,将登革病毒分为 4 个型,各型之间抗原性有交叉。E 蛋白可诱导中和抗体和血凝抑制抗体,也可能与病引起的抗体依赖的增强作用(antibody-dependent enhancement,ADE)有关。非结构蛋白 NS1 可以分泌到细胞外或在感染细胞的膜上,具有很强的抗原性,诱导机体产生抗体虽不是中和抗体,但可通过 ADCC 或补体激活等途径杀伤携带 NS1 抗原的靶细胞。

2. **培养特性** 登革病毒可在多种昆虫和哺乳动物细胞培养中增殖并出现明显 CPE,其中白纹伊蚊细胞 C6/36 为最常用细胞。登革病毒也可在人单核细胞和血管内皮细胞中增殖,但不引起明显的 CPE。乳鼠为登革病毒最敏感的实验动物,成鼠对病毒不敏感。猩猩、猕猴和长臂猿等灵长类动物对登革病毒易感,并可诱导特异性免疫反应。

(二)致病性

人和灵长类动物是登革病毒的主要储存宿主,白纹伊蚊和埃及伊蚊是主要传播媒介。灵长类动物是丛林登革热的主要传染源,患者和隐性感染者是城市和乡村地区主要传染源。登革病毒多引起隐性感染,少数感染者可发生登革热及 DHF/DSS。登革热为自限性疾病,病情较轻,以全身毛细血管内皮细胞的广泛性肿胀、通透性增加、皮肤轻微出血等病理变化为主。DHF/DSS 通常发生在异型登革病毒的二次感染者或母亲为登革病毒抗体阳性的婴儿,初期有典型的登革热症状,随后病情迅速发展,以高热、出血和休克为主要特征,病死率高。

DHF/DSS 的发病机制尚未明确,目前认为与 ADE 及免疫病理反应有关。① ADE 作用:登革病毒初次感染诱导产生非中和性 IgG 抗体,当再次感染同型或异型病毒时,病毒与抗体形成免疫复合物,并通过与单核巨噬细胞表面的 Fc 受体结合,增强病毒的吸附与感染;②免疫病理作用:登革病毒感染后,活化的树突状细胞、单核巨噬细胞和 T 淋巴细胞释放大量炎性因子(如 IL-2、TNF-α、IFN-γ、血小板活化因子等),导致全身毛细血管通透性增高,血浆渗漏,引起广泛出血和休克。

三、森林脑炎病毒

森林脑炎病毒(forest encephalitis virus)又称蜱传脑炎病毒,引起的森林脑炎又称俄罗斯春夏脑炎,属于自然疫源性疾病,在我国东北和西北林区流行。

森林脑炎病毒属于黄病毒科黄病毒属,其形态、结构与流行性乙型脑炎病毒相似。森林中蝙蝠和啮齿动物为储存宿主,传染源为蝙蝠、野生动物及家畜。病毒可在蜱体内增殖,还能经卵传代,并在蜱体内越冬,故蜱既是传播媒介,又是储存宿主。在自然疫源地,病毒通过蜱叮咬野生动物和鸟类在自然界循环,人偶尔被带毒蜱叮咬而感染。此外,感染病毒的山羊可通过乳汁排毒,饮用含病毒的生羊奶可引起感染。病毒多引起隐性感染,少数感染者经 1~2 周的潜伏期出现脑炎症状。

四、发热伴血小板减少综合征病毒

发热伴血小板减少综合征病毒(severe fever with thrombocytopenia syndrome virus,SFTSV)是 2009 年在我国首次分离的新病毒,属于布尼亚病毒目白细病毒科白蛉病毒属。

(一)生物学性状

SFTSV 呈球形,直径 80~100nm,有包膜,包膜表面有 Gn 和 Gc 蛋白组成的刺突。病毒基因组包含小(S)、中(M)、大(L)3 条单负链 RNA 片段,小片段 RNA 编码核蛋白和非结构蛋白;中片段 RNA 编码包膜蛋白的前体蛋白;大片段 RNA 编码 RNA 依赖的 RNA 聚合酶。SFTSV 抵抗力较弱,不耐酸,易被热、乙醚、脱氧胆酸钠和常用消毒剂及紫外线等灭活。

(二)致病性

SFTSV 感染引起发热伴血小板减少综合征(severe fever with thrombocytopenia syndrome,SFTS),临床主要表现为发热、白细胞减少、血小板减少和多器官功能损害等。蜱可能是 SFTSV 的传播媒介。

五、寨卡病毒

寨卡病毒（Zika virus，ZIKV）属于黄病毒科黄病毒属，由伊蚊传播，感染人后可引起发热、吉兰 - 巴雷（Guillain Barre）综合征和新生儿小头畸形等疾病。

1947 年从非洲乌干达寨卡丛林一只发热的恒河猴体内分离到的一种新病毒，按其发现地命名为寨卡病毒。2007 年以前，寨卡病毒主要在非洲和亚洲地区散发流行。2015 年以后，寨卡病毒在拉丁美洲多个国家暴发流行，并蔓延至非洲、北美洲和亚太地区。我国已有多起寨卡病毒输入病例。

（一）生物学性状

寨卡病毒的生物学性状与其他黄病毒属病毒相似，按基因序列可分为非洲系和亚洲系，2007 年以后的数次流行均为亚洲系。

灵长类动物可以感染寨卡病毒，表现出与人类相似的症状。啮齿类感染后症状不明显。动物实验常用 I 型干扰素受体敲除小鼠或者 I/II 型干扰素受体双敲除小鼠可模拟病毒感染。乳鼠腹腔和颅内注射也可以引起神经系统症状。病毒可在昆虫细胞系 C6/36 和哺乳细胞系 Vero 复制，出现 CPE。

（二）致病性与免疫性

寨卡病毒的储存宿主尚不明确，传播途径主要为蚊子叮咬传播，埃及伊蚊和白蚊伊蚊是主要传播媒介。在流行地区，急性期患者是主要传染源。除蚊媒传播外，寨卡病毒也可以通过垂直传播从孕妇传染给胎儿，孕期垂直传播的频率和危险因素尚不明确。此外，寨卡病毒可以在精液中存在，最长可达半年，并通过性接触传播。

人感染寨卡病毒后多为无明显症状的隐性感染，只有 20% 感染者有临床表现。潜伏期 3~11d，典型症状包括发热、斑丘疹、关节痛或者关节炎、肌肉痛和头痛、非化脓性结膜炎，部分患者有眼眶痛、水肿及呕吐。急性期症状通常在 1 周左右消除。约 0.02% 的感染者出现自身免疫性神经系统疾病吉兰 - 巴雷综合征。目前研究发现，寨卡病毒可以突破血胎、血眼、血睾和血脑屏障，具有嗜神经性，可能与先天性小头畸形和吉兰 - 巴雷综合征发生有关。寨卡病毒感染后，机体可以产生保护性抗体。长期保护效果尚不清楚。寨卡病毒和其他黄病毒之间存在一定的交叉反应。

> **思考题**
>
> 1. 简述流行性乙型脑炎的流行环节。
> 2. 简述登革热休克综合征。

（庄　敏）

第二节　出血热病毒

出血热病毒（hemorrhagic fever virus）是指由节肢动物或啮齿动物传播，引起病毒性出血热的一大类病毒。这类疾病以高热、低血压、出血为主要临床特征，并有较高的病死率。引起出血热的病毒分属于 7 个不同的病毒科的 8 个病毒属(表 18-1),目前在我国已发现的有汉坦病毒、克里米亚 - 刚果出血热病毒和登革病毒。

表 18-1　人类出血热病毒及其所致疾病

病毒类属	病毒	所致疾病	传播媒介	主要流行地区
汉坦病毒科	汉坦病毒	肾综合征出血热、汉坦病毒肺综合征	啮齿动物	亚洲、非洲、欧洲、美洲美洲、欧洲
内罗病毒科	克里米亚 - 刚果出血热病毒	克里米亚 - 刚果出血热	蜱	中亚、非洲、中国
白细病毒科	裂谷热病毒	裂谷热	蚊	非洲
	发热伴血小板减少综合征病毒	发热伴血小板减少综合征	蜱	东亚
丝状病毒科	埃博拉病毒	埃博拉出血热	未确定	非洲、美洲
	马堡病毒	马堡出血热	未确定	非洲
黄病毒科	登革病毒	登革热、登革出血热、登革休克综合征	蚊	亚洲、南美
	黄热病病毒	黄热病	蚊	非洲、南美
	鄂木斯克出血热病毒	鄂木斯克出血热	蜱	俄罗斯
	科萨努尔森林热病毒	科萨努尔森林热	蜱	印度
沙粒病毒科	Junin 病毒	阿根廷出血热	啮齿动物	南美
	Machupo 病毒	玻利维亚出血热	啮齿动物	南美
	Lassa 病毒	Lassa 热	啮齿动物	非洲
	Sabia 病毒	巴西出血热	啮齿动物	南美
	Guanarito 病毒	委内瑞拉出血热	啮齿动物	南美
披膜病毒科	基孔肯雅病毒	基孔肯雅病	蚊	亚洲、非洲

一、汉坦病毒

汉坦病毒(Hantavirus)属于布尼亚病毒目汉坦病毒科的正汉坦病毒属。原型病毒为汉滩病毒(Hantaan virus),为避免在区分属及型的名称时发生混乱,故在译名用字上加以区别。根据其抗原性和基因结构的不同,汉坦病毒属分为 40 多个型别。汉坦病毒可引起肾综合征出血热(hemorrhagic fever with renal syndrome,HFRS)和汉坦病毒肺综合征(hantavirus pulmonary syndrome,HPS)。

在我国,HFRS 疫情暴发比较严重,故本书主要介绍引起 HFRS 的汉坦病毒。

(一)生物学性状

1. **形态结构**　汉坦病毒呈球形或椭圆形,直径为 75~210nm,有包膜,包膜表面有 Gn 和 Gc 糖蛋白刺突。核酸为单负链 RNA,分为 L、M、S 三个节段,分别编码病毒的 RNA 依赖的 RNA 聚合酶(L)、包膜糖蛋白(Gn 和 Gc)和核衣壳蛋白(NP)(图 18-2)。病毒的主要受体是 β3 整合素。病毒三个基因片段的 3′ 和 5′ 末端分别为 14 个核苷酸组成的高度保守的互补序列,使每个基因片段通过非共价碱基配对形成环状或柄状结构。包膜糖蛋白 Gn 和 Gc 均有中和抗原表位和血凝活性位点;NP 呈螺旋对称排列,具有极强的免疫原性,可刺激机体产生非中和抗体和细胞免疫反应。

汉坦病毒不同型别间抗原性不同,与布尼亚病毒目的其他病毒及其他出血热病毒无交叉反应。病毒容易变异,包括基因突变与缺失、基因片段间的重排或重组等。

2. **培养特性**　汉坦病毒可在多种传代、原代及二倍体细胞中增殖,常用 Vero E6 细胞分离培养病毒,但无明显 CPE 产生。多数啮齿动物感染汉坦病毒呈自限性隐性感染,仅小鼠乳鼠和几种免疫缺陷鼠感染后发病及致死。

3. **抵抗力**　汉坦病毒抵抗力不强。对酸和脂溶剂如乙醚、氯仿、丙酮和苯等敏感。消毒剂如甲酚皂溶液、苯扎溴铵、56℃ 60min 及紫外线照射可灭活病毒。

(二) 致病性

汉坦病毒的主要宿主及传染源均为啮齿动物。我国汉坦病毒的传染源主要是黑线姬鼠、褐家鼠和大林姬鼠。HFRS 呈地方性和季节性流行,与鼠类分布和活动相关。动物源性传播(呼吸道、消化道和伤口),垂直(胎盘)传播和虫媒(螨)传播是可能的传播途径。

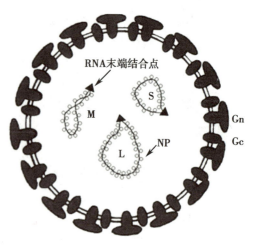

图 18-2　汉坦病毒结构模式图
L、M、S 为 RNA 基因片段;NP 为核衣壳蛋白。

汉坦病毒可引起 HFRS 和 HPS,但这两种疾病的临床表现差异很大。HFRS 的潜伏期约 2 周,起病急、发展快。典型的病例具有发热、出血和肾脏损害;HPS 起病急,以发热、咳嗽和急性呼吸衰竭为主要临床特征,通常没有严重的出血现象。

汉坦病毒的致病机制尚未明确,目前认为与病毒的直接损伤和免疫病理损伤有关。

1. **病毒的直接损伤**　汉坦病毒可感染多种细胞,如血管内皮细胞、淋巴细胞、单核巨噬细胞、血小板等。病毒在血管内皮细胞增殖,引起细胞损伤、血管通透性增加,同时,病毒还可损伤血小板引起细胞凋亡。

2. **免疫病理损伤**　汉坦病毒诱导机体产生的体液免疫和细胞免疫,既参与清除病毒,又介导机体的免疫病理损伤。①体液免疫应答:HFRS 患者血中 IgE 和组胺水平升高,毛细血管周围有肥大细胞浸润和脱颗粒,提示存在 I 型超敏反应。发病早期,机体即可产生大量特异性抗体,并迅速形成循环免疫复合物,沉积到小血管、毛细血管、血小板、肾小球、肾小管基底膜等处,激活补体,促使肥大细胞及受损血小板释放血管活性物质、凝血因子等,促进血管扩张和通透性增加,引起血管和组织的免疫病理损伤,产生低血压、休克和肾功能障碍及广泛出血,提示存在 III 型超敏反应。②细胞免疫应答:急性期患者外周血中特异性 CD8+ T 细胞、NK 细胞活性增强,IFN、TNF 和 sIL2 受体水平升高,IL2 水平下降,提示细胞免疫在汉坦病毒致病过程中起到重要作用。

二、克里米亚 - 刚果出血热病毒

克里米亚 - 刚果出血热病毒(Crimean-Congo hemorrhagic fever virus)属于布尼亚病毒目内罗病毒科正内罗病毒属。我国新疆部分地区在 1965 年发生了以发热、出血并伴有高病死率的新疆出血热,后证实其为克里米亚 - 刚果出血热。

克里米亚 - 刚果出血热病毒的生物学性状与汉坦病毒相似,引起自然疫源性疾病。病毒的主要储存宿主为野生啮齿动物和家畜及某些野生动物,硬蜱特别是亚洲璃眼蜱既是储存宿主,也是传播媒介。传播途径主要为虫媒传播、动物源性传播和人 - 人传播。该病在我国新疆、青海和云南等地的每年 4、5 月流行。潜伏期约 7d,临床表现为发热、全身疼痛、中毒症状,出血现象明显,但患者常无明显的肾功能损害。该病的发病机制尚不清楚,可能与病毒的直接损害和抗体介导的免疫病理损伤有关。

三、埃博拉病毒

埃博拉病毒（Ebola virus）属于丝状病毒科（*Filoviridae*）丝状病毒属（*Filovirus*），因首先发现在扎伊尔北部的埃博拉河流域而得名。该病毒主要流行于非洲，具有高度传染性，引起埃博拉出血热，致死率为50%~90%。

埃博拉病毒为多形性的细长丝状，直径为80nm，长度800~1 400nm，有包膜，包膜表面有糖蛋白刺突（GP），核衣壳呈螺旋对称。病毒基因组为单负链RNA，长约19kb，7个ORF编码7种蛋白。依抗原性的不同，埃博拉病毒分为5个型别，即扎伊尔型、苏丹型、本迪布焦型、塔伊森林型和莱斯顿型，其中扎伊尔型毒力最强，而莱斯顿型目前未见人类感染的报道。

埃博拉病毒可在多种细胞中培养增殖，常用Vero和MA-104细胞，产生明显的CPE。病毒在细胞质内增殖，以出芽方式释放。埃博拉病毒抵抗力不强，在室温（20℃）下感染性稳定，60℃ 30min可被灭活，对紫外线、γ射线、脂溶剂和酚类、次氯酸均敏感。

埃博拉病毒的自然储存宿主不明确，果蝠可能是其中之一，偶然传播给人类和非人灵长类动物。通过直接或间接接触感染者血液、体液或感染者尸体而传播，也有研究显示，猕猴可因吸入气溶胶感染埃博拉病毒，但该途径在人类传播中尚未证实。

埃博拉病毒感染引起埃博拉出血热，潜伏期2~21d。病毒通过皮肤、黏膜侵入，主要在肝脏细胞中增殖，也可在血管内皮细胞、单核巨噬细胞及肾上腺皮质等细胞增殖，引起组织细胞溶解损伤、器官坏死，患者出现严重的皮肤、内脏出血以及失血性休克等而最终死亡。其致病机制与病毒蛋白GP直接引起组织细胞大量死亡、血管损伤、血小板功能异常以及免疫功能抑制有关。

思考题

1. 简述汉坦病毒的形态结构主要特征。
2. 简述汉坦病毒的传染源和传播途径

（庄　敏）

第三节　疱疹病毒

疱疹病毒科（*Herpesviridae*）是有包膜的双链DNA病毒，现已发现近100种。根据基因组、复制周期、宿主范围、受染细胞病变以及潜伏感染等特点，将疱疹病毒分为α、β、γ三个亚科。人疱疹病毒（human herpesvirus，HHV）已发现8种（表18-2），分别是单纯疱疹病毒1型和2型、水痘-带状疱疹病毒、EB病毒、人巨细胞病毒、人疱疹病毒6~8型。疱疹病毒科共同特征如下：

1. **疱疹病毒主要生物学特性**　病毒呈球形，直径为150~200nm，核衣壳为20面体立体对称，核衣壳周围有一层内膜或皮质（tegument），有包膜，包膜表面有糖蛋白刺突。基因组为线性双链DNA，125~245kb（图18-3）。病毒基因组除编码多种结构蛋白外还编码多种功能蛋白（如DNA多聚酶、解旋酶、胸苷激酶、转录因子、蛋白激酶），参与病毒复制或核酸代谢、DNA合成、基因表达、调控等，是抗病毒药物作用的靶位。

表 18-2　人类疱疹病毒的种类及特点

疱疹病毒亚科	种类		生物学特征		所致疾病
	正式命名	常用名	复制周期和细胞病变	潜伏部位	
α	人疱疹病毒1型（HHV-1）	单纯疱疹病毒1型（HSV-1）	宿主范围广，复制周期短，溶细胞性感染	三叉神经节和颈上神经节	唇疱疹、角膜结膜炎、脑炎/脑膜脑炎
	人疱疹病毒2型（HHV-2）	单纯疱疹病毒2型（HSV-2）		骶神经节神经	生殖器疱疹、新生儿疱疹
	人疱疹病毒3型（HHV-3）	水痘-带状疱疹病毒（VZV）		脊髓后根神经节或脑神经感觉神经节	水痘、带状疱疹
β	人疱疹病毒5型（HHV-5）	人巨细胞病毒（HCMV）	宿主范围窄，复制周期长，感染细胞肿胀形成多核巨细胞	腺体，肾脏、白细胞	巨细胞包涵体病、单核细胞增多症、间质性肺炎、先天畸形、肝炎、脑炎/脑膜炎
	人疱疹病毒6型（HHV-6）	人疱疹病毒6型（HHV-6）	复制周期长、在淋巴细胞中增殖	淋巴组织，唾液腺	婴儿急疹
	人疱疹病毒7型（HHV-7）	人疱疹病毒7型（HHV-7）	复制周期长、在淋巴细胞中增殖	淋巴组织，唾液腺	未明确
γ	人疱疹病毒4型（HHV-4）	EB病毒（EBV）	生长周期不定，不引起溶细胞病变，在淋巴细胞中增殖	淋巴组织，B细胞	传染性单核细胞增多症、Burkitt淋巴瘤、鼻咽癌等
	人疱疹病毒8型（HHV-8）	卡波西肉瘤相关疱疹病毒（KSHV）	长期潜伏	B淋巴细胞，唾液腺? 乳腺? 前列腺?	卡波西肉瘤

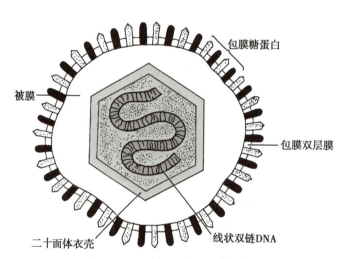

图 18-3　疱疹病毒结构模式图

2. 疱疹病毒的复制　病毒在细胞核内复制和装配。首先病毒与细胞表面受体相互作用，病毒包膜与细胞膜融合后，核衣壳被转运至核孔，病毒基因组释放至核内，开始转录和翻译。根据转录翻译的时序将病毒蛋白分为即刻早期蛋白(α)、早期蛋白(β)和晚期蛋白(γ):①即刻早期蛋白(immediate early protein)为 DNA 结合蛋白,可反式激活和调节 β 和 γ 基因转录表达,促进早期蛋白和晚期蛋白合成;②早期蛋白,主要是转录因子和聚合酶等,参与病毒 DNA 复制、转录和蛋白质合成,也是 γ 基因的反式激活因子,可抑制细胞的大分子生物合成;③晚期蛋白,主要是结构蛋白(已知有 35 种,包括 7 种核衣壳蛋白和 10 多种包膜糖蛋白),在病毒基因组复制后产生,对即刻早期蛋白和早期蛋白有反馈抑制作用。核衣壳通过核膜或高尔基体获得包膜,经胞吐或细胞溶解方式释放病毒。病毒可通过细胞间桥直接扩散,也可使其感染的细胞与邻近细胞融合,形成多核巨细胞。在增殖性感染期,即刻早期蛋白具有抑制细胞 DNA 修复酶功能,使病毒基因组维持线性,进行 DNA 复制和转录,产生感染性病毒颗粒;而在潜伏感染时,细胞 DNA 修复酶将病毒线性 DNA 环化,环化的 DNA 基因组潜伏在细胞内,仅能产生潜伏相关转录体,不能翻译蛋白。

3. **疱疹病毒感染类型**　病毒可形成溶细胞性感染(急性感染)、潜伏感染、细胞永生化(EB 病毒)。潜伏的病毒在机体免疫力低下时可被再激活,导致疾病复发。有些疱疹病毒如 HCMV 和 HSV 可经胎盘感染胎儿,引起先天性感染。有些疱疹病毒与肿瘤的发生有关,如 EBV 与胃癌发生相关,HHV-8 与 AIDS 晚期并发的卡波西肉瘤相关。

一、单纯疱疹病毒

(一)生物学性状

1. **形态结构**　单纯疱疹病毒(herpes simplex virus,HSV)基因组约 150kb,编码至少 70 多种蛋白,大多数蛋白的功能尚不清楚,已知其编码的核糖核酸还原酶和胸苷激酶(thymidine kinase,TK)可促进核苷酸的合成;DNA 聚合酶可催化病毒 DNA 复制,这些是抗病毒药物作用的靶位。HSV 至少有 11 种包膜糖蛋白,分别是 gB、gC、gD、gE、gG、gH、gI、gJ、gK、gL 和 gM。其中 gB、gC、gD 和 gH 为黏附性蛋白;gB 具有黏附和融合功能;gC 是补体 C3b 的受体;gD 诱导中和抗体的能力最强;gE/gI 复合物是 IgG 的 Fc 受体;gC、gE 和 gI 具有免疫逃逸功能;gG 为型特异性糖蛋白,用于区分 HSV-1 和 HSV-2 血清型。两个血清型基因组有 50% 的同源性,可通过序列分析或限制性酶切图谱分析区分。

2. **培养特性**　HSV 可在多种细胞中增殖,如人胚肺、人胚肾及地鼠肾细胞等,复制周期为 8~16h,CPE 产生快。CPE 包括细胞肿胀、变圆、融合成多核巨细胞,核内可见嗜酸性包涵体,最终细胞脱落、溶解、死亡。HSV 可感染人及多种实验动物(家兔、豚鼠及小鼠等)。

(二)致病性

人群中 HSV 感染普遍,传染源是患者和健康带毒者,密切接触和性接触是主要传播途径,病毒通过破损的皮肤、黏膜进入机体。

1. **原发感染**　临床表现为黏膜与皮肤的局部疱疹,水疱浆液中充满感染性病毒颗粒。HSV-1 经飞沫或直接接触唾液传播,原发感染仅 10%~15% 为显性感染,主要表现为龈口炎、角膜结膜炎、皮肤疱疹性湿疹等,偶尔病毒会进入中枢神经系统,引起脑膜炎和脑炎,全身感染少见。HSV-2 原发感染通过性接触传播,引起生殖器疱疹。

2. **潜伏与复发感染**　原发感染后,病毒在感染部位复制,如机体不能彻底清除病毒,病毒由感觉轴突神经传递到感觉神经节,以非复制的状态潜伏在神经细胞中,持续终身。一般 HSV-1 可长期潜伏于三叉神经节和颈上神经节,HSV-2 长期潜伏于骶神经节。处于潜伏状态的病毒不复制,也不能在原发灶周围被检出,对抗病毒药物不敏感。当机体受到各种因素刺激,如精神压力、发热、细菌或病毒感染或机体免疫力下降时,潜伏的病毒被激活,沿感觉神经纤维轴索下行到末梢,在其支配的上皮细胞中复制,引起复发性局部疱疹。由于机体存在免疫应答,复发感染病程短,组织损伤轻,且感染局限化,复发期有病毒排出,具有传染性。

3. **新生儿及先天感染**　患有生殖器疱疹的孕妇生产时,新生儿可经产道感染 HSV-2,引起新生儿疱疹,重症患儿可出现全身感染,预后差。孕妇原发感染或体内潜伏的病毒被激活,病毒可经胎盘感染胎儿,诱发流产、早产、死胎或先天性畸形。

二、水痘 - 带状疱疹病毒

水痘 - 带状疱疹病毒(varicella-zoster virus,VZV)在儿童初次感染引起水痘(varicella),病愈后病毒潜伏,少数人在青春期或成年后潜伏病毒再激活引起带状疱疹(zoster)。

(一)生物学性状

VZV 形态与 HSV 相似,基因组 120~130kb,编码约 70 种蛋白。VZV 只有 1 个血清型,人是唯一的自然宿主。病毒生长较缓慢,在人类胚胎组织细胞培养中繁殖并产生典型的核内嗜酸性包涵体和多核巨细胞。

(二)致病性

VZV 经呼吸道飞沫或接触而感染,传染性极强,传染源主要是患者,儿童易感。水痘患者水痘内容物及上呼吸道分泌物、带状疱疹患者水疱内容物均含有病毒。

1. **原发感染**　主要表现为水痘。潜伏期 10~21d,病毒感染呼吸道黏膜或结膜,在局部淋巴结中增殖,而后入血和淋巴系统,在肝脏和脾脏中大量增殖,11~13d 后形成第二次病毒血症,受感染的单核细胞将将病毒播散到全身皮肤引发典型皮疹,表现为全身皮肤斑丘疹、水疱疹,并可发展为脓疱疹。皮疹呈向心性分布,以躯干较多,常伴有发热。

儿童水痘一般为自限性,症状较轻。成人水痘一般病情较重,20%~30% 并发病毒性肺炎。病毒性肺炎在新生儿、成人和免疫缺陷患者中是最常见的并发症。病毒性脑炎少见,但幸存者可能会留下永久性后遗症。孕妇患水痘临床症状严重,可引起胎儿畸形、流产或死胎。

2. **复发性感染**　多表现为带状疱疹。原发感染后,病毒可潜伏于脊髓后根神经节或脑神经的感觉神经节中。成年后,当细胞免疫低下时,潜伏的病毒被激活,沿感觉神经轴突到达所支配的皮肤细胞,在细胞内增殖,形成沿感觉神经走向分布的带状疱疹,疼痛剧烈。好发部位为躯干、头部和颈部,在躯体的单侧。此外,免疫缺陷人群合并带状疱疹时可出现严重并发症。

三、人巨细胞病毒

巨细胞病毒(cytomegalovirus,CMV)因感染的细胞肿大,并有巨大的核内包涵体而得名。CMV 具有严格的种属特异性,对人致病的 CMV 称为人巨细胞病毒(human cytomegalovirus,HCMV),即人类疱疹病毒 5 型(HHV-5)。

(一)生物学性状

HCMV 的形态与 HSV 相似,病毒直径 180~250nm,基因组约为 240kb,编码超过 200 个蛋白,包膜蛋白具有 Fc 受体功能。

HCMV 只感染人,在体外只在人成纤维细胞中复制。病毒增殖缓慢,2~6 周出现 CPE,细胞肿胀、核变大,形成巨大细胞,核内出现晕轮包绕的大型嗜酸性包涵体,形似猫头鹰眼。病毒主要通过细胞 - 细胞间播散。HCMV 对脂溶剂敏感,加热 56℃ 30min、酸性环境、紫外线等可灭活病毒。

(二)致病性

HCMV 在人群中感染普遍,我国成人的 HCMV 抗体阳性率达 60%~90%。传染源为患者和隐性感染者。病毒可长期或间歇从感染者的唾液、泪液、乳汁、尿液、宫颈分泌物、精液及阴道分泌物排出。病毒可通过母婴传播,直接、间接及性接触传播和医源性传播(输血和器官移植等)。病毒潜伏于唾液腺、乳腺、肾脏及外周血单核细胞和淋巴 B 细胞等。潜伏病毒被激活后引起复发感染。妊娠期间,潜伏的 HCMV 被激活而从宫颈排出病毒,感染胎儿。HCMV 感染的临床类型主要有以下几种。

1. **先天性感染**　孕妇在孕期前 3 个月内感染,病毒可通过胎盘传给胎儿,出现死胎和先天性疾病。先天性感染的发生率为 0.5%~2.5%,其中 5%~10% 的新生儿出现临床症状,发展为巨细胞包涵体病(cytomegalic inclusion disease,CID)。CID 以中枢神经系统和网状内皮系统受累为特征,患儿表现为宫内发育迟缓、肝脾肿大、黄疸、血小板减少性紫癜、小头畸形和视网膜炎,病死率约为 20%。

2. **围生期感染**　新生儿通过产道、母乳或护理人员排出的病毒感染。患儿多无明显临床症状,但尿液和咽分泌物中大量排出病毒,少数患儿可出现间质性肺炎、肝脾轻度肿大、黄疸等,多数患儿预后良好。

3. **儿童和成人原发感染**　通常以隐性感染为主,并形成潜伏感染。少数感染者出现巨细胞病毒单核细胞增多症,临床症状轻微。

4. **免疫缺陷人群的感染**　在免疫功能低下者,HCMV 原发感染和潜伏病毒激活均可引起严重疾病,如肺炎、结肠炎、肝炎、视网膜炎及脑膜脑炎等。HCMV 感染可抑制机体的免疫功能。

四、EB 病毒

EB 病毒(Epstein-Barr virus,EBV)由 Epstein 和 Barr 等于 1964 年从非洲儿童恶性淋巴瘤细胞培养物中发现,具有嗜 B 淋巴细胞特性。

(一)生物学性状

EBV 基因组全长为 172kb,编码至少 100 多种病毒蛋白。EBV 主要靶细胞为 B 淋巴细胞,感染后形成溶细胞性感染和潜伏感染。在潜伏状态时,EBV 基因组以游离环状附加子(episome)的形式存在于感染的细胞核内。溶细胞性感染是 EBV 急性增殖性感染,此时环状基因组先线性化后,病毒开始复制。病毒在不同感染状态表达的抗原不同,具有临床诊断意义。

1. **潜伏感染期表达的抗原**

(1)EBV 核抗原(EB nuclear antigen,EBNA):存在于感染的 B 淋巴细胞核内,为 DNA 结合蛋白,有 6 种。EBNA-1 是在 EBV 各种潜伏状态下均表达的唯一蛋白质,具有稳定病毒环状附加体、维持病毒基因组在感染细胞增殖过程中不丢失的作用;此外,EBNA-1 还有抑制细胞处理和提呈抗原功能,可使感染细胞逃避 CTL 杀伤。EBNA-2 在细胞永生化中起关键作用。EBNA 抗体出现在感染的晚期。

(2)潜伏膜蛋白(latent membrane protein,LMP):表达于 B 淋巴细胞膜上,有三种。LMP-1 类似活化的生长因子受体,是致癌蛋白,具有与抑癌蛋白即肿瘤坏死因子受体相关因子相互作用、抑制细胞凋亡,引起 B 淋巴细胞转化等活性。LMP-1 在鼻咽癌等上皮细胞源性肿瘤的形成中起重要作用,LMP-2 具有阻止潜伏病毒激活的功能。

2. **增殖性感染表达的抗原**

(1)早期抗原(EA):是病毒的非结构蛋白,具有 DNA 聚合酶活性,是病毒增殖活跃的标志。EA 分为两种:EA-R(restricted)局限于细胞质;EA-D(diffuse)分布在细胞质和细胞核。EA 抗体出现在感染早期。非洲儿童恶性淋巴瘤患者抗 EA-R 抗体阳性,鼻咽癌患者抗 EA-D 抗体阳性。

(2)晚期抗原:是病毒的结构蛋白,包括衣壳蛋白抗原(VCA)和膜蛋白抗原(MA),在病毒增殖周期时大量表达。衣壳蛋白存在于细胞质和细胞核内,刺激机体产生的 VCA-IgM 出现早,消失快;VCA-IgG 出现晚,持续时间长。病毒膜蛋白存在于感染细胞表面,其中 gp350/220 可诱导中和抗体,识别宿主 B 细胞上的病毒受体 C3d 补体受体(CR_2 或 CD21)。Gp350 特异性 CTL 在控制 EBV 感染中发挥重要作用。MA-IgM 可用于早期诊断;MA-IgG 可持续存在。

(二)致病性

EBV 在人群中感染普遍,我国 3 岁左右儿童的 EBV 抗体阳性率高达 90%。患儿初次感染多无明显症状,少数出现咽炎、上呼吸道感染,病毒潜伏于体内,终身带毒。传染源为患者和隐性感染者,病毒主要经唾液传播,也可经性接触传播。EBV 感染宿主细胞后可出现三种结局:增殖性感染、潜伏感染和恶性转化。病毒侵入后在口咽部或腮腺上皮细胞增殖,释放的病毒感染局部淋巴组织中的 B 淋巴细胞,并通过 B 淋巴细胞入血播散至全身。在正常个体,大多数感染的细胞可清除病毒,只有少量 B 淋巴细胞持续带毒。

1. **所致疾病**

(1)传染性单核细胞增多症:是急性全身性淋巴细胞增生性疾病,多见于青春期初次感染大量 EBV,而幼儿期的原发感染大多为亚临床型。病程可持续数周,预后较好。急性患者口腔黏膜的上皮细胞内出现大量病毒,由唾液排出病毒可持续半年。

(2)伯基特淋巴瘤(Burkitt lymphoma):是低分化的单克隆 B 淋巴细胞瘤,在中非、新几内亚、南美洲等温热带地区流行。多发于 6 岁左右儿童的颜面、腭部。在伯基特淋巴瘤发生前,患者抗 EBV 抗体阳性,80% 以上患者的抗体效价高于正常人,且在肿瘤组织中发现 EBV 基因组。

(3)鼻咽癌:主要发生在东南亚、北非和北美洲北部地区,我国广东、广西等南方地区高发,多发生于 40 岁以上人群。在鼻咽癌组织中发现 EBV 的核酸和抗原(EBNA 和 LMP);患者血清检出抗 EBV 高滴度抗体,有些患者抗体升高在肿瘤发生之前,经治疗后抗体效价逐渐下降。

(4)淋巴组织增生性疾病:在免疫缺损的患者中,易发生 EBV 诱发的淋巴组织增生性疾病。约 50% 的霍奇金淋巴瘤(Hodgkin lymphoma)细胞中可检出 EBV DNA。

2. **致病机制** EBV 是 B 淋巴细胞有丝分裂原,可激活多克隆 B 淋巴细胞产生异嗜性抗体。被感染的 B 淋巴细胞能刺激 T 细胞增殖形成非典型淋巴细胞,主要是 CTL 和 NK 细胞,使外周血单核细胞明显increase升高。非典型淋巴细胞亦具有细胞毒作用,杀伤 EBV 感染的细胞。EBV 基因表达的 IL-10 类似物(BCRF-1)能抑制 Th1 细胞,阻止 IFN-γ 的释放和 T 细胞对病毒的免疫应答,促进 B 淋巴细胞生长。B 淋巴细胞的连续增殖与其他协同因子共同作用下,可诱发淋巴瘤。另外,在免疫抑制者中,EBV 感染与肿瘤发生相关。

五、新型人类疱疹病毒

HHV6 的受体为 CD46,可在 CD4$^+$T 细胞中增殖,也可在 B 淋巴细胞、神经胶质细胞、成纤维细胞和巨核细胞内复制。人群中感染普遍,约 90% 的 1 岁以上人群感染过 HHV-6,隐性感染常见。病毒经唾液传播。少数婴幼儿感染后出现发热、丘疹或玫瑰疹(roseola),称为婴儿玫瑰疹或婴儿急疹,预后良好。

HHV-7 为嗜 CD4$^+$T 细胞的病毒,人群感染普遍,经唾液传播,75% 的成人唾液中可检出,主要潜伏在人外周血单核细胞和唾液腺中。HHV-7 感染可能与幼儿玫瑰疹有关,是否可引起其他疾病仍不明确。

HHV-8 可在 B 淋巴细胞内潜伏感染,当宿主出现免疫抑制状态时进入皮肤真皮层血管或淋巴管内皮细胞,形成血管性肿瘤。HHV-8 主要通过性接触传播,也可通过唾液、器官移植及输血传播。1%~4% 的正常人感染过 HHV8,感染持续终生。目前认为 HHV8 与 AIDS 晚期卡波西肉瘤的发生密切相关。

思考题

1. 简述人疱疹病毒引起感染的类型及各型病毒所致疾病及潜伏的部位。
2. 简述 EBV 在潜伏性感染和增殖性感染时表达的抗原种类。

(庄 敏)

第四节 人乳头瘤病毒

人乳头瘤病毒(human papilloma virus,HPV)属于乳头瘤病毒科(*Papillomaviridae*)乳头瘤病毒属(*Papillomavirus*),引起人类皮肤和黏膜增生性病变,其中 HPV 高危型别(16、18 型)与宫颈癌等恶性肿瘤发生相关,低危型别(6、11 型)引起尖锐湿疣。

一、生物学性状

HPV 呈球形、无包膜的双链环状 DNA 病毒,直径为 52~55nm,衣壳呈 20 面体立体对称(图 18-4)。病毒基因组约 7.9kb,含有 3 个基因区:①早期区:由 6 个开放阅读框(E1、E2、E4~E7)组成,编码的早期蛋白参与病毒 DNA 复制(E1)、转录调控(E2)、病毒释放(E4)和细胞转化(E5、E6 和 E7)。②晚期区:编码主要衣壳蛋白 L1 和次要衣壳蛋白 L2。在真核细胞中利用基因工程技术表达单独 L1 蛋白、或 L1 和 L2 共同表达均可自我组装为病毒样颗粒(virus-like particle,VLP)。VLP 不含核酸,其空间构象及抗原性与天然病毒颗粒相似,能诱发机体产生中和抗体,可作为预防性疫苗。③非编码区:又称长控制区(NCR)或上游调节区(URR)(图 18-5)。依据 L1 基因将 HPV 分型,目前已知近 200 个型别。

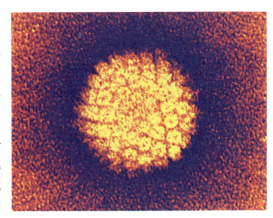

图 18-4 人乳头瘤病毒电镜图

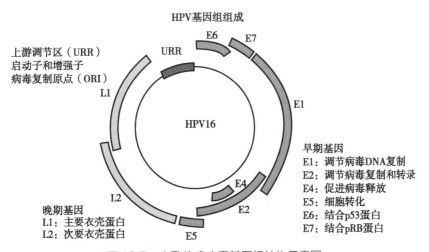

图 18-5 人乳头瘤病毒基因组结构示意图

HPV 对皮肤和黏膜的上皮细胞有高度亲嗜性,由微小伤口感染鳞状上皮的基底层细胞,伴随基底上皮细胞向表层上皮分化的过程而完成 HPV DNA 复制。在基底上皮细胞中,病毒以附加子形式维持低拷贝,不产生病毒颗粒;在分化的表层上皮细胞中,病毒开始合成高拷贝数量的 DNA,并合成衣壳蛋白,组装释放病毒颗粒。同时,病毒 DNA 复制主要发生在表层上皮的棘细胞层和颗粒层,可造成棘细胞增生,形成表皮增厚和表皮角化。上皮的增殖可形成乳头状瘤,称为疣。另外,病毒 DNA 的一段附加子常能插入宿主染色体的任意位置,引起细胞转化和癌变。由于 HPV 复制需要依赖与细胞分化阶段密切相关的上皮细胞因子等,故尚不能在常规的组织细胞中培养。

二、致病性

病毒通过直接接触感染部位或间接接触 HPV 污染物品传播。生殖器感染主要由性接触传播,新生儿可通过产道感染。病毒引起局部感染,不经血流扩散,无病毒血症,易形成持续性感染。HPV 可分为嗜皮肤性和嗜黏膜性两大类,两类之间有交叉。嗜皮肤性 HPV 主要感染鳞状上皮,引起青少年和儿童的扁平疣(3、10 型)、跖疣(1、4 型)、手足部寻常疣(1、2、3、4 型)等。嗜黏膜性 HPV 则主要侵犯黏膜,其中 6 型和 11 型引起生殖道尖锐湿疣等良性病变,属于低危型别;HPV16、18 等型别与宫颈癌、肛门鳞状细胞癌、口腔癌等恶性肿瘤的发生密切相关,属于高危型别。整合的 HPV DNA 通常存在于宫颈癌细胞中,而不存在于非癌细胞或癌前病变中。病毒早期蛋白 E6 和 E7,能与 p53、pRB 等细胞蛋白结合,促使其降解,阻断其对细胞周期的调控,诱导细胞永生化。

思考题

简述人乳头瘤病毒的致病性。

(庄 敏)

第十九章
逆转录病毒　其他病毒　朊粒

第一节　逆转录病毒

一、逆转录病毒的一般特征

逆转录病毒（retroviruses）是一组编码逆转录酶（reverse transcriptase）的 RNA 病毒，在分类上属于逆转录病毒科（*Retroviridae*），该科共分 7 个病毒属（genera），分别为 α 逆转录病毒属、β 逆转录病毒属、γ 逆转录病毒属、δ 逆转录病毒属、ε 逆转录病毒属、慢病毒属（*Lentivirus*）及泡沫病毒属（*Spumavirus*），其中感染人的逆转录病毒分别属于 δ 逆转录病毒属、慢病毒属和泡沫病毒属，代表病毒分别为人类嗜 T 淋巴细胞病毒（human T-lymphotropic virus，HTLV）、人类免疫缺陷病毒（human immunodeficiency virus，HIV），以及人泡沫病毒（human foamy virus）。

逆转录病毒的主要特征有：

1. 病毒呈球形，大小 80~120nm，衣壳蛋白呈二十面体立体对称，有包膜，包膜表面有糖蛋白突起。

2. 病毒基因组由两条相同的单股正链 RNA 组成，长 5~11kb，病毒体含有逆转录酶和整合酶。

3. 复制过程是在逆转录酶作用下，病毒基因组 RNA 先逆转录为 DNA，然后双链 DNA 整合到细胞染色体 DNA 中，形成原病毒（provirus）。

4. 具有 *env*、*gag*、*pol* 3 个结构基因及数量不等的调节基因。

5. 病毒以出芽方式从细胞膜释放出来。

二、人类免疫缺陷病毒

人类免疫缺陷病毒是获得性免疫缺陷综合征（acquired immunodeficiency syndrome，AIDS）即艾滋病的病原体。HIV 有两型：HIV-1 和 HIV-2，AIDS 主要由 HIV-1 引起。自 1981 年美国报道首例 AIDS 患者以来，AIDS 在全世界蔓延，导致数千万人死亡，已成为全球重要的公共卫生问题之一。

（一）生物学性状

1. **形态结构**　HIV 呈球形、直径 100~120nm，有包膜，包膜是来源于宿主细胞膜的膜质结构，由脂蛋白构成。包膜表面有糖蛋白刺突，每个刺突由 gp120（SU）和 gp41（TM）的三聚体构成，gp120 和 gp41 在病毒侵入宿主细胞过程中起着十分重要的作用。包膜内衬有豆蔻酰化的 p17 蛋白，成为内膜蛋白。病毒内部是弹状核壳体，核壳体外层由衣壳蛋白 p24（CA）组成，内部为两条相同单股正链 RNA 基因和包裹其外的核壳体蛋白（p7），以及逆转录酶、蛋白酶、整合酶和 RNA 酶 H（图 19-1）。

2. **基因组**　HIV 基因组为两条相同的单股正链 RNA，在 5′ 端通过氢键互相连接形成二聚体。每条 RNA 基因组长约 9.8kb。HIV 基因组结构比其他逆转录病毒复杂（图 19-2），含有 3 个结构基因（*gag*、*pol*、*env*）和 6 个调节基因（*tat*、*nef*、*vif*、*rev*、*vpr*、*vpu* 或 *vpx*），其中 *vpu* 为 HIV-1 所特有，*vpx* 为 HIV-2 所特有。基因组两端为长末端重复（long terminal repeat，LTR），包含启动子、增强子以及其他与转录调控因子结合的序列。HIV 基因组高度变异,原因主要是 HIV 的逆转录酶缺乏校正功能,突变率很高。这种高度变异性给药物及疫苗研制带来困难。

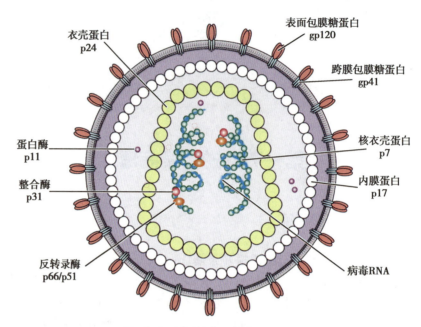

图 19-1 HIV 病毒颗粒结构示意图

HIV-1 和 HIV-2 两型病毒的核苷酸序列差异超过 40%。根据 *env* 基因序列的同源性可将 HIV-1 分为 M(main)、O(outlier)、N(new)3 个组,其中 M 组包括 9 个亚型,O 组和 N 组各 1 个亚型。HIV-1 M 组各亚型和亚型重组型在全球流行,不同地区流行的亚型和亚型重组型不同。HIV-1 O 组、N 组及 HIV-2 主要流行于非洲西部等地区。

3. **编码的蛋白质** HIV 的结构蛋白均由前体蛋白切割而来:

(1)*gag* 基因:编码 GAG 蛋白 p55(分子量为 55kDa),翻译后被病毒蛋白酶裂解为内膜蛋白 P17、衣壳蛋白 P24、核壳体蛋白 P7 及 P6 四个成熟结构蛋白(图 19-2)。P17 对于结构蛋白在细胞膜下集聚、装配、出芽起关键作用;P24 是组成病毒衣壳的蛋白质;P7 有两个锌指结构位于这个碱性蛋白质的中间,对于病毒 RNA 的选择性包装,以及装配过程中病毒 RNA 二聚体的形成和稳定都具有重要作用。P6 位于 GAG 融合蛋白的最 C 端,功能尚不清楚。

(2)*pol* 基因:编码 POL 蛋白。通常首先翻译合成 GAG-POL 前体蛋白(P160),随后由病毒蛋白酶从 GAG-POL 上切下 POL 多肽,进一步切割为蛋白酶 P11(protease,PR)、整合酶 P32(integrase,IN)、RNA 酶 H(P15)和逆转录酶 P51(RT)(见图 19-2)。由于裂解不彻底,部分 P15 和 P51 仍连在一起,形成 P66,具有双酶的活性。PR 由 99 个氨基酸组成,分子量约为 10kDa,PR 以同源二聚体形式存在。成熟的 RT 具有三个重要的酶活性:以 RNA 为模板的 DNA 聚合功能(RDDP)、以 RNA-DNA 杂交链为底物的 RNA 酶 H 功能(RNaseH)和以 DNA 为模板的 DNA 聚合功能(DDDP)。RT 没有校正功能(proof-reading),转录时错配发生率高。IN 也可以形成二聚体,每个单体大约由 300 个氨基酸组成。IN 的作用是使病毒 DNA 与细胞 DNA 整合。

(3)*env* 基因:编码一个由 850~880 个氨基酸组成的糖蛋白 gp160,在细胞内被宿主蛋白酶裂解为gp120 和 gp41,两者之间由非共价键相连(见图 19-2)。gp120 上有 18 个半胱氨酸,相互可以以二硫键连接,从而形成多个不同功能的环状结构。HIV 感染靶细胞的第一步即 gp120 与受体分子 CD4 结合。gp120 是 HIV 基因组中最容易出现变异的区域。gp41 分为膜外、跨膜和膜内三个片段。

六个调节基因包括 *tat*、*rev*、*nef*、*vif*、*vpu* 和 *vpr*,其编码的产物在 HIV 复制、转运、释放、致病等过程中起着十分重要的作用。其中,Tat 蛋白是 HIV 复制必需的反式激活转录因子;Rev 蛋白可调节并启动病毒 mRNA 进入细胞质之中,也是病毒复制所必需;Nef 蛋白可以提高 HIV 的复制力和感染性,在 AIDS 的发病中起重要作用;Nef 蛋白可以提高 HIV 的复制力和感染性;Vif 蛋白抑制宿主蛋白表达,促进病毒基因转录;Vpu 蛋白下调 CD4 表达,促进病毒释放;Vpr 蛋白使细胞停留在 G2 期,增加巨噬细胞感染。

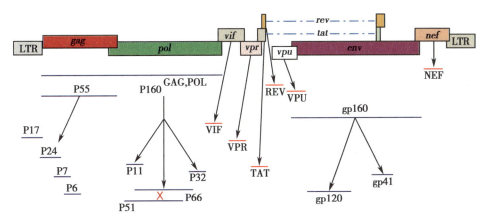

图 19-2　HIV 基因结构及其编码蛋白

4. **复制周期**　HIV 的包膜糖蛋白 gp120 首先与易感细胞表面的 CD4 分子结合,构象发生改变,继而与辅受体 CCR5 或 CXCR4 结合。在疾病的早期 HIV 常常利用 CCR5 作为辅受体,到疾病的后期则常用 CXCR4 作为辅受体。利用 CCR5 和 CXCR4 的病毒有很多不同的特征,故分别被称为 R5 病毒和 X4 病毒。gp120 与 CCR5 或 CXCR4 结合后,构象发生改变,被其掩蔽的 gp41 暴露,介导病毒包膜与细胞膜的融合,病毒核壳体进入宿主细胞内脱壳,释放出基因组 RNA 进行复制。在逆转录酶的催化下,以病毒 RNA 为模板合成负链 DNA,形成 RNA∶DNA 中间体。中间体中的 RNA 被 RNA 酶 H 水解,再由负链 DNA 合成互补正链 DNA 形成双链 DNA,称为 cDNA。在整合酶的作用下,cDNA 整合入细胞染色体中,成为原病毒(provirus)。原病毒基因组两端的 LTR 序列中有启动和增强病毒基因转录的序列。当原病毒活化进行转录时,在宿主细胞 RNA 聚合酶的催化下,病毒 DNA 转录形成 RNA。有的 RNA 经拼接成为病毒 mRNA,转译病毒的结构蛋白和非结构蛋白;有的 RNA 经加帽、加尾形成病毒子代基因组 RNA,与病毒蛋白装配,从细胞膜出芽释放时获得包膜,从而组成完整的子代病毒体。

HIV 在感染细胞后,有的只完成其生活史的一部分,没有新病毒的产生,在时机有利时又继续完成其余的步骤,这一特点对于病毒逃逸免疫识别和攻击,从而长期生存具有一定意义。

5. **培养特性**　在体外,HIV 感染 CD4[+] 的 T 细胞和单核巨噬细胞。实验室培养病毒时,常将正常人淋巴细胞经有丝分裂原(如 PHA)激活后,与感染者淋巴细胞混合,进行共培养。HIV 也可以在一些细胞株(如 H9,CEM)中增殖,感染后细胞出现不同程度的病变,培养液中可以检测到逆转录酶活性,培养细胞中可以检测到 P24 抗原。黑猩猩和恒河猴可作为 HIV 感染的动物模型,但感染过程及症状与人类不同。

6. **抵抗力**　HIV 对理化因素抵抗力较弱。在干燥环境下,病毒会在短时间内失去活性。湿热消毒 120℃ 20min 可杀灭 HIV 病毒。常用消毒剂如 0.1% 漂白粉、70% 乙醇、0.3%H_2O_2、0.5% 甲酚皂溶液、35% 异丙醇等可将 HIV 在数分钟内灭活。

(二)致病性

HIV 主要存在于血液、精液、前列腺液、阴道分泌物中,从乳汁、泪液、脑脊液、脊髓及中枢神经组织等样本中也可以分离到 HIV。性传播、血液传播和母婴垂直传播是 HIV 感染的主要传播途径。HIV 主要感染 CD4[+]T 淋巴细胞和单核巨噬细胞,引起机体免疫系统进行性损伤,从而引发机会感染和肿瘤。

1. **CD4⁺T细胞和记忆细胞**　HIV通过多种机制破坏CD4⁺T细胞：①细胞表面HIV抗原激活CTL的直接杀伤作用，或者由抗HIV抗体介导的ADCC作用；②诱导CD4⁺T细胞的细胞融合，形成多核巨细胞，导致细胞死亡；③HIV复制及非整合的病毒DNA在细胞内大量积聚，抑制细胞正常的生物合成；④镶嵌于细胞膜的gp120与CD4分子发生自融合，破坏细胞膜的完整性和通透性，病毒出芽释放也导致细胞膜大量丢失；⑤gp41与细胞膜上MHC Ⅱ类分子有同源性，诱导产生具有交叉反应的自身抗体，致使T细胞损伤；⑥诱导CD4⁺T细胞凋亡。

一部分感染HIV的CD4⁺细胞可以成为静止记忆细胞，在这些细胞内只有很低的病毒基因表达。记忆细胞衰减非常缓慢，半衰期长达3~4年，构成持续稳定的HIV病毒库。当再次接触HIV抗原，记忆细胞被激活并释放子代病毒，这也是HIV一经感染就很难彻底清除的重要原因。

2. **单核巨噬细胞**　机体内除了Th细胞表达CD4分子，单核巨噬细胞、树状突细胞、神经胶质细胞、肠道黏膜的杯状、柱状上皮细胞等也少量表达CD4分子，HIV也感染这些细胞。HIV可潜伏于单核巨噬细胞，随之播散到全身，并长期产毒，因此，单核巨噬细胞是体内另一个HIV病毒库。单核巨噬细胞在HIV致病中起着重要作用，如肺泡巨噬细胞感染导致AIDS患者的间质性肺炎，以及AIDS晚期的神经系统疾病均主要由于HIV感染单核巨噬细胞所致。

3. **淋巴器官**　人体大多数的淋巴细胞聚集在淋巴器官，仅少数分布于外周血。淋巴结中有大量CD4⁺T细胞激活，这些激活T细胞对病毒高度易感。当HIV感染发展到晚期，淋巴结的组织结构也会被破坏。

有关艾滋病毒感染的临床表现以及检测和治疗将在第三篇艾滋病部分详细介绍。

三、人类嗜T细胞病毒

1972年，Gallo从人类T淋巴细胞白血病患者的淋巴细胞中检测到逆转录酶，随后分离到第一个人类逆转录病毒——人类嗜T细胞病毒（human T-cell lymphotropic virus, HTLV）。1982年，Gallo等从1例毛细胞白血病患者外周血中分离到第二个人类逆转录病毒，这种嗜T细胞病毒的基因组与HTLV高度同源，称为HTLV-2，将最初发现的称为HTLV-1。

（一）生物学性状

HTLV归属于人类逆转录病毒科的δ逆转录病毒属，直径约100nm。电子显微镜下，成熟病毒颗粒中央有一电子密度较高的核壳体核心，核心内含RNA基因组、逆转录酶、P24、P19及P15蛋白。核心外有包膜，包膜上有糖蛋白刺突。包膜刺突糖蛋白gp46位于包膜表面，能与靶细胞表面的CD4分子结合，gp21为跨膜蛋白。

病毒基因组含有两条相同的单正链RNA。基因组RNA长约9.0kb，5′端有帽结构及独特序列U5，3′端有聚A及独特序列U3，两端均有重复短序列R，中间有*gag、pol、env*3个结构基因和*tax、rex*2个调节基因。病毒在复制时，以RNA为模板，在逆转录酶的作用下，逆转录为DNA。

HTLV基因组结构基因编码的蛋白有：

1. **酶**　由pol基因编码的99kDa聚合蛋白，通过自身切割形成蛋白酶、逆转录酶和整合酶。逆转录酶位于核心内，并与基因组RNA结合。

2. **核心蛋白**　由gag基因编码的聚合蛋白，通过蛋白酶切割形成基质蛋白p19、衣壳蛋白p24和核壳体蛋白p15等3种结构蛋白，p15量少且存在核心内，故在感染患者血清中偶然出现抗p15的抗体，但通常含有抗p24和p19的抗体。

3. **包膜蛋白**　由env基因编码的68kDa糖蛋白前体，经蛋白酶切割形成gp46包膜糖蛋白和p21跨膜蛋白。在感染患者血清中，通常含有抗gp46抗体，能中和病毒的感染性。

（二）致病性和防治原则

HTLV-1及HTLV-2均可引起人类肿瘤。HTLV主要通过输血、注射、性接触等方式传播，也可经胎盘、产道和哺乳等途径传播。HTLV 是成人 T 细胞白血病（adult T-cell leukemia，ATL）的病原体。ATL 好发于 40 岁以上成年人，感染者多无临床症状，经长期潜伏，约有 1/20 的感染者发生急性或慢性成人 T 细胞白血病，主要表现为白细胞增高、全身淋巴结和肝脾肿大、红斑、皮疹、皮肤损伤等症状。HTLV-1 还可以引起 HTLV-1 型相关脊髓病（HTLV-1 associated myelopathy，HAM）及热带痉挛性下肢瘫痪（tropical spastic paraparesis，TSP），两者主要症状相似，表现为慢性步行性障碍和排尿困难。

HTLV 的致癌机制与其他 RNA 肿瘤病毒不同，HTLV 不含有病毒癌基因，目前认为 HTLV-1 诱发 T 细胞白血病的机制与 *Tax* 调节基因有关。机体被 HTLV-1 感染后，可出现体液和细胞免疫。

HTLV 感染的实验室诊断主要依靠病毒 env p21 特异性抗体的 ELISA 检测和 Western blotting 实验确认；也可使用 PCR 检测病毒 RNA 或病毒基因组。目前对 HTLV 感染尚无特异的预防措施，但可采用逆转录酶抑制剂和 IFN-α 等药物进行综合治疗。

思考题

1. 逆转录病毒的主要特点是什么？
2. 简述人类免疫缺陷病毒的复制周期。
3. 简述人类免疫缺陷病毒的形态结构特征。
4. 简述人类免疫缺陷病毒的致病性。

（郭德银）

第二节　其他病毒

一、狂犬病毒

狂犬病毒（rabies virus）是一种嗜神经性病毒，属于弹状病毒科（*Rhabdoviridae*）狂犬病毒属（*Lyssavirus*）。该病毒可以引起犬、猫和多种野生动物的自然感染，并可通过动物咬伤或密切接触等形式在动物间或动物 - 人类间传播而引起狂犬病。狂犬病（rabies）又称恐水（hydrophobia），是一种人兽共患的自然疫源性疾病。

（一）生物学性状

1. **形态与结构**　狂犬病毒形态似子弹状，一端钝圆，另一端扁平，平均大小为（130~300）nm ×（60~85）nm，有包膜。病毒包膜由外层 G 蛋白和内层 M2 蛋白组成，包膜表面有许多糖蛋白刺突，与病毒的感染性、血凝性和毒力等相关。病毒核壳体由 N、M1 和 L 蛋白组成的蛋白质衣壳呈螺旋对称排列包裹病毒 RNA 而成（图 19-3）。

2. **基因组与蛋白**　病毒基因组为非分节段单股负链 RNA（-ssRNA），基因组总长 12 000bp，从 3′ 到 5′ 端依次为先导序列 - 编码 N、M1、M2、G、L 蛋白的 5 个结构基因 - 非编码区，各个基因间含有非编码的间隔序列。病毒主要编码 5 种蛋白。其中 M1、M2 蛋白是分别构成病毒衣壳和包膜的基质成分；L 蛋白为存在于核壳体内的依赖 RNA 的 RNA 聚合酶；G 蛋白构成病毒包膜糖蛋白刺突；N 蛋白为核蛋白,具有保护病毒 RNA 的功能。

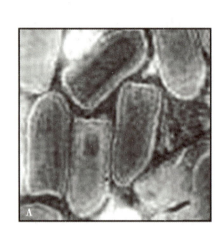
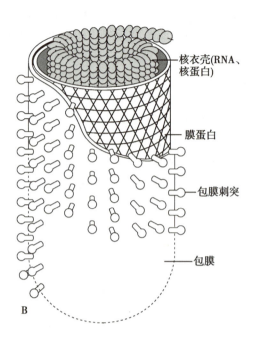

核衣壳(RNA、核蛋白)

膜蛋白

包膜刺突

包膜

图 19-3　狂犬病毒的形态与结构

3. **复制周期**　狂犬病毒的复制在感染细胞的细胞质中进行。首先病毒通过包膜表面糖蛋白 G 与神经细胞表面乙酰胆碱受体特异结合,吸附于易感细胞;随后吸附病毒部位的细胞膜内陷,包裹病毒穿入细胞,进而通过膜融合以及脱衣壳的过程将病毒核酸(-ssRNA)释放至细胞质中;然后病毒 -ssRNA 一方面分别指导病毒基因的 mRNA 转录以及 N、M1、M2、L 和 G 蛋白质的合成,另一方面合成互补正链 RNA 并以此为模板复制子代病毒的 -ssRNA;最后病毒 -ssRNA 与 N、M1 和 L 蛋白质装配成核壳体,并以出芽形式释放出病毒颗粒,同时获得包含 G 蛋白和 M2 蛋白的病毒包膜。

4. **培养特性**　狂犬病毒可以在多种家畜或宠物(如犬、猫等)及野生动物(如狼、狐狸等)中自然感染与传播。在易感动物或人的中枢神经细胞(主要是大脑海马回的锥体细胞)中增殖时,可以在细胞质中形成一个或多个、圆形或椭圆形、直径为 20~30nm 的嗜酸性包涵体,称内氏小体(Negri body)(图 19-4),可以作为辅助诊断狂犬病的指标。

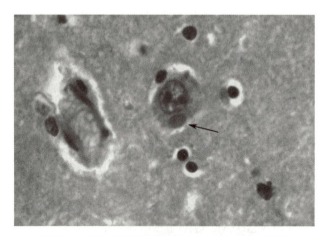

图 19-4　狂犬病毒感染细胞中的内氏小体(箭头)

5. **病毒抗原及毒力变异**　病毒包膜糖蛋白 G 和核蛋白 N 是狂犬病毒的重要抗原。糖蛋白 G 可以刺激机体产生中和抗体、血凝抑制抗体和细胞免疫应答；核蛋白 N 具有病毒属特异性，能够以核糖核蛋白（ribonucleoprotein，RNP）的形式诱导机体发生保护性细胞免疫应答，并能产生补体结合抗体和沉淀素抗体，但不能产生保护性抗体。

狂犬病毒可以发生毒力变异。从自然感染动物体内分离到的病毒毒力强，称为野毒株（wild strain）或街毒株（street strain）。将野毒株在家兔脑内连续传代后，病毒对家兔致病的潜伏期随传代次数的增加而逐渐缩短，至 50 代左右潜伏期由原来的 4 周左右缩短为 4~6d，但继续进行传代，潜伏期不再缩短，并表现为对家兔的致病性增强，对人或犬的致病性明显减弱，以及不能通过脑外途径接种引起犬的脑神经组织感染而发生狂犬病。这种变异的狂犬病毒被称为固定毒株（fixed strain）。巴斯德曾用固定毒株制成疫苗，对被病犬咬伤的儿童进行接种，预防狂犬病的发生。

6. **抵抗力**　狂犬病毒对热、紫外线、阳光、干燥的抵抗力弱。病毒悬液经 60℃ 30min 或 100℃ 2min 作用后病毒即失去活力。脑组织内的病毒置 50% 的中性甘油中于 4℃ 条件下可保持半年，病毒在冻干或者 –70℃ 状态下可存活数年。酸碱、脂溶剂、肥皂水、去垢剂等有灭活病毒的作用。

（二）致病性

狂犬病是由狂犬病毒引起的人兽共患病，野生动物（狼、狐狸、獾、浣熊、臭鼬、蝙蝠等）可能长期隐匿感染狂犬病毒，是自然界中传播本病的储存宿主和自然疫源。带毒的犬、猫是目前人和家畜发生狂犬病的主要传染源。患病动物唾液中含有大量的病毒。

人对狂犬病毒普遍易感，主要通过被患病动物咬伤、抓伤或密切接触而感染和引起狂犬病。人被狂犬咬伤后的发病率为 30%~60%。潜伏期通常为 4~12 周，短者 10d，长者可达数月或数年。咬伤部位在头、颈、上肢等部，伤口面积大且深者，发病机会多。黏膜也是病毒的重要侵入门户，如患病动物的唾液污染眼结膜等，也可引起发病。狂犬病一旦发生，死亡率近乎 100%。

狂犬病毒在被咬伤部位周围的横纹肌肌梭感受器神经纤维处聚集增殖，然后侵入附近的末梢神经。随后沿周围神经的轴索浆向心性扩散，达到背根神经节后，病毒在此大量增殖，然后侵入脊髓和整个中枢神经系统，主要侵犯脑和小脑等处的神经元。之后通过周围神经系统离心性扩散，侵入各组织与器官，其中尤以唾液神经核、舌咽神经核和舌下神经核受损最明显。

有关狂犬病毒感染的临床表现以及检测和治疗将在第三篇狂犬病部分详细介绍。

二、痘病毒

痘病毒（poxvirus）属于痘病毒科（*Poxviridae*），可以引起人类和多种脊椎动物的自然感染。其中，天花病毒（variola virus）和传染性软疣病毒（molluscum contagiosum virus，MCV）仅感染人类，猴痘病毒（monkeypox virus）、牛痘病毒（cowpox virus）以及其他动物痘病毒除感染相应动物外，也可以引起人类的感染。

痘病毒是感染人的最大病毒，结构复杂，呈砖型或卵型，大小（300~450）nm×260nm×170nm，有包膜，由 30 种以上的结构蛋白组成的蛋白衣壳呈复合对称形式，病毒核心由双股线形 DNA（130~375kb）组成，病毒核心两侧存在有 1~2 个侧体（lateral body）。痘病毒在感染细胞质内增殖，病毒基因组含有约 185 个开放读框（ORF），可指导合成 200 种以上的病毒蛋白质。成熟的病毒以出芽形式释放。痘病毒感染主要通过呼吸道分泌物、直接接触等途径进行传播。感染的人或动物为其传染源。人类的痘病毒感染主要包括天花（smallpox）、人类猴痘和传染性软疣等。

由天花病毒引起的烈性传染性疾病，曾经在世界各地广泛流行。人是天花病毒感染的唯一宿主，主要通过呼吸道和直接接触传播，引起高热、面部及全身皮肤出现水疱或脓疱等症状，病死率在 30% 左右，部分痊愈者面部等部位残留有明显的瘢痕。世界卫生组织启动了全球消灭天花计划（global smallpox eradication program），至 1980 年天花在全球范围内已经根除。目前因终止计划免疫而形成的人群无免疫状态，导致天花病毒成为潜在的生物武器而受到重视。

思考题

1. 人类免疫缺陷病毒与狂犬病毒基因组和复制特点有何异同？
2. 思考天花病毒为什么能够被彻底根除。

（郭德银）

第三节 朊 粒

朊粒（prion）是一类特殊的传染性蛋白粒子，不含核酸，化学本质是构象异常的朊蛋白（prion protein，PrP），具有蛋白酶抗性。其生物学分类地位尚未明确，因其无细胞形态曾被称为朊病毒。目前应用的 prion 一词系感染性蛋白质粒子（proteinaceous infectious particle）的字头缩写。

朊粒是人和动物传染性海绵状脑病（transmissible spongiform encephalopathy，TSE）的病原体，该病特征为致死性中枢神经系统慢性进行性疾病，潜伏期长，致死率高。1982 年美国学者 Prusiner 首先提出朊粒是 TSE 的病原体，并对朊蛋白的生物学特性及其与 TSE 的关系进行研究，因此荣获 1997 年诺贝尔生理学或医学奖。

一、生物学性状

（一）形态结构

朊粒不具有病毒体结构，不含核酸，是由正常宿主细胞基因编码的构象异常的朊蛋白，具有自我增殖能力和传染性。用核酸杂交的方法在人、牛、绵羊、家兔、小鼠及线虫、果蝇、酵母菌等多种生物基因组中可以检测到 PrP 基因。人类 PrP 基因位于第 20 号染色体，小鼠 PrP 基因位于第 2 号染色体，两者的同源性高达 90%。在正常情况下，PrP 基因编码产生细胞朊蛋白（cellular prion protein，PrP^c）或称 PrP^{33-35}（分子量为 33 000~35 000），PrP^c 的分子构型有 4 个 α 螺旋结构，几乎无 β 折叠，对蛋白酶 K 敏感，没有致病性。PrP^c 构型发生异常变化时便会形成 PrP^{sc}，也称为羊瘙痒病朊蛋白（scrapie prion protein，PrP^{sc}）或称 PrP^{27-30}（分子量为 27 000~30 000），PrP^{sc} 分子构型具有 4 个 β 折叠和 2 个 α 螺旋，对蛋白酶 K 有抗性，具有致病性与传染性（图 19-5）。因此，正常动物组织中朊蛋白只有 PrP^c 一种构型，而感染动物组织中朊蛋白存在 PrP^c 和 PrP^{sc} 两种分子构型。

（二）抵抗力

朊粒对理化因素有很强的抵抗力，能抵抗蛋白酶 K 的消化作用。对热有很强的抗性，标准的高压蒸气灭菌（121℃ 20min）不能破坏 prion。朊粒对电离辐射、紫外线、

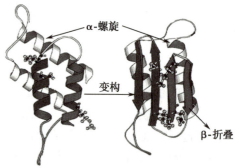

细胞朊蛋白　　　　　构象异常的朊蛋白

α-螺旋

变构

β-折叠

图 19-5　PrP^c 和 PrP^{sc} 的三维结构

超声波,以及常用消毒剂(如乙醇、过氧化氢、高锰酸钾、碘、甲醛、去污剂、有机溶剂)等均有很强的抗性,在土壤中可存活 20 年。目前灭活 prion 的方法是:室温用 2mol/L NaOH 或者 5.25% NaClO 溶液处理 1h 以后,再用高压蒸气灭菌 ≥ 134℃处理 2h。

二、致病性

朊粒可导致人和动物的慢性、进行性和致死性中枢神经系统疾病,即传染性海绵状脑病(TSE)。该疾病的共同特点:①潜伏期长,可达数年甚至数十年之久。②一旦发病呈慢性、进行性发展,最终死亡。患者以痴呆、共济失调、震颤等中枢神经系统症状为主要临床表现。③病理学特征是脑皮质神经元空泡变性、死亡,星形胶质细胞增生,脑皮质疏松呈海绵状,并有淀粉样斑块形成,脑组织中无炎症反应。④朊粒免疫原性低,不能诱导机体产生特异性免疫应答。

人类的朊粒病可分为传染性、遗传性和散发性三种类型。传染性朊粒病包括库鲁病、克-雅病(医源性)、克-雅病变种(与疯牛病相关);遗传性朊粒病包括格斯特曼综合征、致死性家族型失眠症、家族性克-雅病;散发型朊粒病机制尚不明确,可能与 PrP^c 自身异常折叠有关。主要的人和动物的朊粒病如下表(表 19-1)。

表 19-1　人和动物的朊粒病

人类 Prion 病	动物 Prion 病
库鲁病(Kuru disease)	羊瘙痒病(scrapie of sheep and goat)
克-雅病(Creutzfeldt-Jakob disease,CJD)	牛海绵状脑病(bovine spongiform encephalopathy,BSE)
克-雅病变种(variant CJD,v-CJD)	传染性貂脑病(transmissible mink encephalopathy,TME)
格斯特曼综合征(Gerstemann-Straussler-Scheinker Syndrome,GSS)	慢性消耗性疾病(chronic wasting disease,CWD)
致死性家族型失眠症(fatal familial insomnia,FFI)	猫海绵状脑病(feline spongiform encephalopathy,FSE)
Alpers 综合征(Alpers Syndrome)	

朊粒病的临床表现、微生物检测法和防治原则在本教材附带的数字资料中有详细介绍。

思考题

1. 简述朊粒的特点及其导致的主要疾病。
2. 简述 PrP^c 和 PrP^{sc} 的主要区别。

(郭德银)

第二十章

真　菌

第一节　概　述

一、真菌概述

真菌(fungus)是一大类具有典型细胞核的真核细胞型微生物。细胞核高度分化,有核膜和核仁,胞质内有完整的细胞器,有主要由多糖和几丁质组成的细胞壁。真菌以腐生或寄生方式生存,以有性或无性方式繁殖。少数真菌为单细胞,大多数真菌为多细胞,由菌丝(hypha)和孢子(spore)组成。

真菌在自然界广泛分布,种类繁多,是一个独立的生物类群,被称为真菌界(Fungi 或 Mycota)。被分为 4 个门,即接合菌门(Zygomycota)、子囊菌门(Ascomycota)、担子菌门(Basidomycota)及壶菌门(Chytridiomycota)。以往的半知菌(Deuteromycete 或 Imperfect fungi)被划分到前 3 个门中。

目前发现的真菌有 1 万余属 10 万余种。绝大多数有益,可用于发酵、酿造、生产抗生素等;少数有害,有 400 余种,常见的约有 100 种,可引起人类真菌感染、真菌变态反应性疾病、真菌中毒以及肿瘤,亦可引起动物感染及植物病害。

二、病原学

(一) 生物学性状

真菌按形态、结构可分为单细胞和多细胞真菌两大类,即酵母菌(yeast)和霉菌(mould)。

1. **酵母菌**　为单细胞,形态呈圆形或椭圆形,包括酵母型和类酵母型真菌。酵母菌主要的生殖方式是出芽生殖,少数可进行分裂生殖。出芽生殖是一种无性繁殖方式,在细胞一端出现一芽状突起,逐渐增大,芽缢裂而与母细胞分离,形成独立的菌体。

酵母型真菌,如新型隐球菌(*Cryptococcus neoformans*),形成酵母型菌落,呈乳酪样,与细菌菌落相似。

类酵母型真菌,如白假丝酵母(*Candida albicans*,俗称白念珠菌),形成类酵母型菌落,出芽生殖时芽生孢子持续延长、不断裂,产生相互连接的藕节状细胞串,类似霉菌的菌丝,称为假菌丝(pseudohypha),伸入培养基中。

2. **霉菌**　为多细胞真菌,有菌丝和孢子,可形成形态各异的丝状型菌落。

(1)菌丝:菌丝是孢子生出嫩芽形成芽管,芽管逐渐延长产生。菌丝交织成团形成菌丝体。菌丝形态多样,有关节状、螺旋状、结节状、球拍状、破梳状、鹿角状等(图 20-1),可作为真菌鉴定和分类的参考依据。

菌丝在一定间距可形成隔膜(septum)。菌丝根据有无隔膜,可分为有隔菌丝与无隔菌丝(图 20-2)。致病性和机会致病性丝状真菌中,绝大多数为有隔菌丝,但接合菌多为无隔菌丝。

菌丝根据其功能,分为营养菌丝(vegetative mycelium)、气生菌丝(aerial mycelium)及生殖菌丝(reproductive mycelium)(图 20-3)。营养菌丝可伸入培养基中吸取养分,气生菌丝自培养基表面向空气中生长,一部分气生菌丝可以产生孢子即为生殖菌丝。

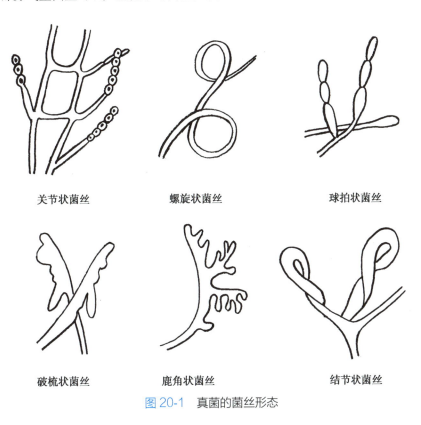

关节状菌丝　　　　螺旋状菌丝　　　　球拍状菌丝

破梳状菌丝　　　　鹿角状菌丝　　　　结节状菌丝

图 20-1　真菌的菌丝形态

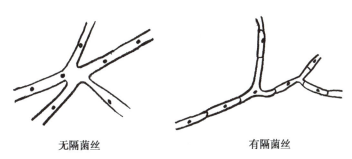

无隔菌丝　　　　　　　　　　有隔菌丝

图 20-2　真菌的无隔菌丝和有隔菌丝

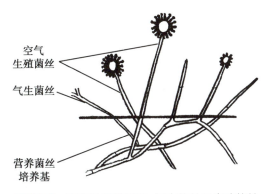

空气
生殖菌丝

气生菌丝

营养菌丝
培养基

图 20-3　真菌的营养菌丝、气生菌丝及生殖菌丝

(2)孢子:孢子呈圆形或卵圆形,由生殖菌丝产生,是真菌的生殖结构。其形状、大小、结构、着生方式及颜色等特征,可作为鉴定和分类的主要依据。孢子可分为无性孢子和有性孢子。

①无性孢子(asexual spore)是无性繁殖产生的,不经两性细胞配合,由营养细胞分裂或营养菌丝分化而形成。大多数致病性和机会致病性真菌均可产生。

无性孢子包括叶状孢子(thallospore)、分生孢子(conidium)及孢囊孢子(sporangiospore)。

叶状孢子由酵母细胞或菌丝直接形成,又可分为芽生孢子(blastospore)、关节孢子(arthrospore)及厚垣孢子(chlamydospore)(图 20-4)。芽生孢子由酵母细胞出芽产生,呈圆形或卵圆形,可见于假丝酵母(*Candida* spp.,俗称念珠菌)、隐球菌(*Cryptococcus* spp.)、酵母菌(*Saccharomyces* spp.)等;关节孢子由菌丝断裂产生,呈桶状或长方形,可见于毛孢子菌(*Trichosporon* spp.,亦称为丝孢酵母)、地霉(*Geotrichum* spp.)等;厚垣孢子是菌丝顶端或中间个别细胞膨大变圆、胞质浓缩、胞壁增厚形成的休眠孢子,可抗御不良的外界环境,常见于假丝酵母、镰刀菌(*Fusarium* spp.)、毛癣菌(*Trichophyton* spp.)、拟青霉(*Paecilomyces* spp.)、木霉(*Trichoderma* spp.)等。

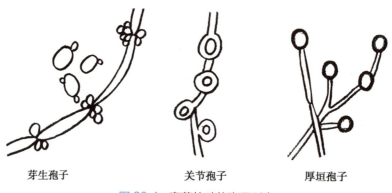

芽生孢子   关节孢子   厚垣孢子

图 20-4 真菌的叶状孢子形态

分生孢子在丝状真菌常见,由菌丝延长或分枝产生分生孢子梗,在梗末端形成的单生、成串或成簇的孢子,有小分生孢子(microconidium)和大分生孢子(macroconidium)两种。小分生孢子体积较小、胞壁较薄,为单细胞性,呈球形、椭圆形、腊肠形、棍棒形、梨形等不同形状(图 20-5),可见于曲霉(*Aspergillus* spp.)、青霉(*Penicillium* spp.)、拟青霉、毛癣菌、镰刀菌、木霉等。大分生孢子体积较大,为多细胞性,呈纺锤形、棍棒形、镰刀形、砖格形等(图 20-6),可见于镰刀菌、毛癣菌、小孢子菌(*Microsporum* spp.)、链格孢霉(*Alternaria* spp.)等。

孢囊孢子是接合菌门无性生殖产生的孢子,由菌丝分枝产生孢囊梗,在梗顶端膨大,形成圆形、椭圆形或梨形的孢子囊,囊内可产生大量圆形或卵圆形的孢囊孢子(图 20-7),常见于毛霉(*Mucor* spp.)、根霉(*Rhizopus* spp.)、横梗霉(*Lichtheimia* spp.,曾命名为犁头霉 *Absidia* spp.)、小克银汉霉(*Cunninghamella* spp.)。

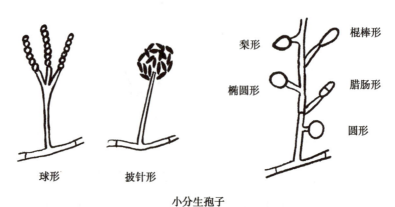

球形   披针形   梨形   棍棒形

椭圆形   腊肠形

圆形

小分生孢子

图 20-5 真菌的小分生孢子形态

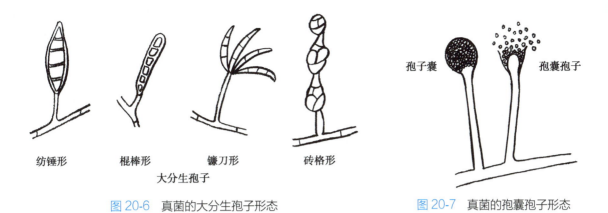

图 20-6　真菌的大分生孢子形态　　　　　　图 20-7　真菌的孢囊孢子形态

②有性孢子(asexual spore)是有性繁殖产生的,由两性细胞配合,经减数分裂、两个单倍体融合而产生的。有性孢子包括接合孢子(zygospore,见于接合菌门)、子囊孢子(ascospore,见于子囊菌门)、担孢子(basidiospore,见于担子菌门)及卵孢子(oospore,见于植物病原真菌)。

(二) 培养特征

酵母菌的培养温度为 35~37℃,丝状真菌为 25~28℃。真菌培养的最适酸碱度为 pH 4.0~6.0。真菌对营养要求不高,常用的培养基是沙氏葡萄糖琼脂(Sabouraud dextrose agar,SDA),主要成分包括葡萄糖、蛋白胨、氯化钠及琼脂。在 SDA 培养基上,真菌可形成酵母型、类酵母型及丝状型菌落。

其他常用培养基还包括马铃薯葡萄糖琼脂(potato dextrose agar,PDA)、麦芽汁琼脂(malt extract agar,MEA)、察氏培养基(Czapek dox agar,CDA)、脑心浸膏琼脂(brain heart infusion agar,BHI)等。多数致病性及机会致病性真菌生长较缓慢,1~4 周才出现典型菌落。

(三) 变异性与抵抗力

真菌易发生变异,孵育过久或多次传代,可出现形态、结构、色素、毒力、药物敏感性等改变。

某些真菌的形态可随温度、营养等环境条件的不同而变化。在感染组织内寄生或 37℃高营养培养基上培养时呈酵母相,在环境中腐生或 25~28℃培养时呈菌丝相,如荚膜组织胞浆菌(*Histoplasma capsulatum*)、皮炎芽生菌(*Blastomyces dermatitidis*)、粗球孢子菌(*Coccidioides immitis*)、巴西副球孢子菌(*Paracoccidioides brasiliensis*)、马尔尼菲篮状菌(*Talaromyces marneffei*,曾命名为马尔尼菲青霉,*Penicillium marneffei*)及申克孢子丝菌(*Sporothrix schenckii*),被称为双相型真菌(*dimorphic fungi*)。

真菌不耐热,60℃处理 1h 即可杀灭。对干燥、日光、紫外线及一般消毒剂抵抗力较强,但对 2% 苯酚、2.5% 碘酊、0.1% 汞及 10% 甲醛溶液比较敏感。

对常用于抗感染治疗的抗生素不敏感。三唑类(氟康唑、伊曲康唑、伏立康唑等)、两性霉素 B、棘白菌素(卡泊芬净、米卡芬净等)、特比萘芬、酮康唑等对某些真菌有抑制作用。

三、感染与致病

(一) 真菌感染

致病性真菌可引起原发性感染,多为外源性感染,包括组织胞浆菌(*Histoplasma* spp.)、芽生菌(*Blastomyces* spp.)、球孢子菌(*Coccidioides* spp.)、副球孢子菌(*Paracoccidioides* spp.)、篮状菌(*Talaromyces* spp.,曾命名为青霉,*Penicillium* spp.)、孢子丝菌(*Sporothrix* spp.)。这类真菌引起的感染主要分布于热带、亚热带地区,具有地方性流行的特点。荚膜组织胞浆菌引起的组织胞浆菌病,在热带、亚热带及温带地区发病率较高,大多数发生在美国,欧洲散发。皮炎芽生菌引起的北美芽生菌病,主要流行于北美的美国和加拿大,在英国和墨西哥等地也有散发。粗球孢子菌引起的球孢子菌病,是美国西南部的地方性流行病,南美洲也有发生。巴西副球孢子菌引起的南美芽生菌病,主要在流行于中南美地区,多见于巴西、阿根廷、秘鲁等地。马尔尼菲篮状菌引起的马尔尼菲篮状菌病,好发于东南亚地区,我国广东、广西等地均有报道。孢子丝菌引起的孢子丝菌病,在世界范围内普遍存在,在某些区域地方性流行,有时还可引发暴发流行。

机会致病性真菌在一定条件下,如长期使用糖皮质激素或免疫抑制剂、广谱抗生素、接受化疗、罹患血液病、糖尿病、艾滋病等因素,使得机体免疫功能降低,可引起继发性感染,常见的有假丝酵母、曲霉、镰刀菌、链格孢霉、毛霉、根霉等。

真菌感染可根据发病部位不同,分为浅部真菌病、皮下组织真菌病及系统性真菌病。

1. **浅部真菌病**(superficial mycosis) 有些感染仅仅局限于皮肤角质层的最外层,感染毛发时也只累及毛发表面。主要由角层癣菌引起,如马拉色菌(*Malassezia* spp.)引起的花斑癣、何德毛结节菌(*Piedraia hortae*)引起的掌黑癣及白吉利毛孢子菌(*Trichosporon beigelii*)引起的毛结节菌病。

有些感染可累及皮肤角质层和皮肤附属器(毛发、甲板等),能广泛破坏这些组织的结构,并伴有宿主免疫反应。最常见的是皮肤癣菌病,其他的还包括皮肤假丝酵母病等。

皮肤癣菌病(dermatophytosis)主要由毛癣菌(*Trichophyton* spp.)、小孢子菌(*Microsporum* spp.)及表皮癣菌(*Epidermophyton* spp.)引起。该病在世界范围内广泛发生,发病率高,可反复发作,顽固而难治疗。根据发病部位不同可分为足癣(俗称"脚气")、手癣、体癣、股癣、甲癣、头癣等,以手足癣最多见。

2. **皮下组织真菌病**(subcutaneous mycosis) 真菌通过皮肤创伤直接侵入真皮或皮下组织所导致的感染,一般不会经血液向脏器播散;但有些可以由病灶向周围组织扩散蔓延,如足马杜拉分枝菌(*Madurella mycetomatis*)、波氏假阿利什霉(*Pseudallescheria boydii*)引起的足菌肿等;也有些则沿淋巴管扩散,如孢子丝菌引起的孢子丝菌病(sporotrichosis)、裴氏着色霉(*Fonsecaea pedrosoi*)、互隔链格孢霉(*Alternaria alternata*)、疣状瓶霉(*Phialophora verrucosa*)、卡氏枝孢霉(*Cladosporium carrionii*)等着色真菌引起的着色芽生菌病(chromoblastomycosis)。免疫受损患者感染后具有潜在的播散全身的危险。

3. **系统性真菌病**(systemic mycosis) 又称侵袭性真菌感染(invasive fungal infection)。真菌在人体组织、器官或血液中生长繁殖,导致炎症反应及组织损伤,甚至引起全身播散性感染,严重者可引起死亡,死亡率高。

该类真菌病主要由机会致病性真菌引起,常见的有白假丝酵母(*Candida albicans*)引起的假丝酵母病(candidiasis)、烟曲霉(*Aspergillus fumigatus*)引起的曲霉病(aspergillosis)、新型隐球菌(*Cryptococcus neoformans*)引起的隐球菌病(cryptococcosis)、毛霉、根霉引起的接合菌病(zygomycosis)及肺孢子菌(*Pneumocystis* spp.)引起的肺孢子菌肺炎(pneumocystis pneumonia,PCP)等。

(二) 真菌性超敏反应

某些真菌的结构成分或者代谢产物可作为变应原,引起真菌性超敏反应。

根据性质不同可分为感染性超敏反应和接触性超敏反应。前者多发生在真菌感染的基础上,为Ⅳ型超敏反应;后者多为吸入或食入孢子或菌丝而引起,为Ⅰ~Ⅳ型超敏反应。根据发病部位不同可分为皮肤超敏反应(过敏性皮炎、瘙痒症、湿疹、荨麻疹等)、呼吸道超敏反应(支气管哮喘、过敏性鼻炎等)及消化道超敏反应(恶心、呕吐、腹痛、腹泻等)。

(三) 真菌毒素中毒

真菌在代谢过程中可产生真菌毒素(mycotoxins),具有致癌、致畸、遗传毒性、肝毒性、肾毒性、神经毒性、生殖紊乱及免疫抑制等毒性作用。人类食入被真菌毒素污染的粮食等食品后可引起急、慢性真菌毒素中毒,导致肝、肾、神经系统功能障碍及造血功能损伤,有地域性和季节性。目前已证明黄曲霉毒素与肝癌发生有关。赭曲毒素、伏马菌素、玉米赤霉烯酮等与泌尿系统肿瘤、食管癌、乳腺癌等的发生有关。

(四) 真菌感染的免疫

固有免疫在抗真菌感染中起到一定的作用,包括皮肤黏膜的屏障作用、正常菌群的拮抗作用、吞噬细胞的作用及体液中抗真菌物质的作用。抗真菌免疫主要以细胞免疫为主,与疾病恢复关系密切;体液免疫产生的抗体,有调理作用。

附:真菌感染的实验室检查与治疗

侵袭性真菌感染发病率和死亡率较高,故早期诊断有助于提高治疗的成功率。临床实验室可通过标本直接镜检、分离培养、组织病理学检查、血清学检查及分子生物学技术,对病原真菌进行鉴定诊断,并结合药物敏感性试验结果,为临床诊治提供参考。

目前,临床上抗真菌药物的种类很少,价格相对昂贵,且副作用较大。唑类、多烯类、棘白菌素类药物常被用于抗感染治疗。而菌株耐药现象的出现,给临床治疗带来极大挑战。因此,亟须研发出安全、有效的新型抗真菌药物。

思考题

1. 简述真菌的基本结构。
2. 简述真菌所致疾病。
3. 简述真菌的培养特性。

（王 丽）

第二节 主要病原真菌

近年来,随着高效广谱抗生素、糖皮质激素或免疫抑制剂、抗癌药物的广泛应用,器官移植、导管技术及介入性治疗的深入开展,艾滋病、糖尿病、恶性肿瘤、血液病等患者不断增多,使得免疫功能受损或缺陷的人群不断增加,假丝酵母、曲霉、隐球菌等机会致病性真菌引起的侵袭性真菌感染也日益增多,死亡率较高,遍布临床各个科室;由于临床上抗真菌药物种类较少,且病原菌耐药现象日益严重,导致治疗困难。侵袭性真菌感染已成为严重威胁人类生命健康的疾病之一,应引起临床医生的高度重视。

一、假丝酵母

假丝酵母属(*Candida* spp.)有 270 余种,其中白假丝酵母(*C. albicans*)、光滑假丝酵母(*C. glabrata*)、克柔假丝酵母(*C. krusei*)、热带假丝酵母(*C. tropicalis*)、近平滑假丝酵母(*C. parapsilosis*)、季也蒙假丝酵母(*C. guilliermondii*)等 10 余种,在机体菌群失调或免疫功能受损时可引起机会性感染。其感染类型广泛,可引起皮肤、黏膜及各器官、系统的急性或慢性感染,被称为假丝酵母病(candidiasis),是目前发病率最高的深部真菌病。白假丝酵母为人体正常菌群,也是该属最常见的致病菌。

(一)生物学性状

白假丝酵母呈圆形或椭圆形,直径为 3~6μm,革兰氏染色阳性,着色不均匀。以出芽方式繁殖,可产生芽生孢子(图 20-8)。孢子延伸形成芽管,不与母体细胞分离,形成藕节状、较长的假菌丝。在感染组织内易形成芽生孢子、假菌丝。

该菌在 SDA、PDA 或血琼脂培养基上生长良好,37℃培养 2~3d 后,可出现乳白色或奶油色、表面光滑、湿润、有酵母气味的类酵母型菌落(图 20-9)。随着培养时间延长,菌落增大,颜色变深,质地变硬,出现皱褶。在含 1% 吐温 -80 的玉米琼脂培养基上,可产生丰富的假菌丝,在假菌丝中间或顶端常可见较大、厚壁、圆形或梨形的厚垣孢子。假菌丝和厚垣孢子有助于该菌的鉴定。

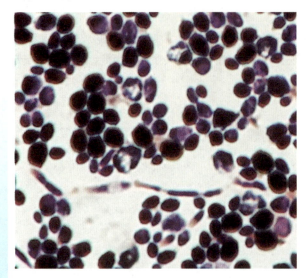 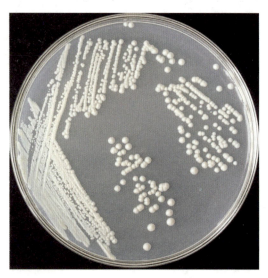

图 20-8　白假丝酵母显微镜下形态(革兰氏染色, ×1 000)　　图 20-9　白假丝酵母菌落形态(PDA,37℃,3d)

假丝酵母对热抵抗力不强,60℃加热 1h 后即可死亡;但对干燥、日光、紫外线及化学制剂等抵抗力较强。

(二) 致病性

白假丝酵母具有多态性,侵入机体后,其形态可因环境因素影响或群体感应效应,而由酵母相转变为菌丝相,同时毒力因子大量表达,导致致病力增强。因此,在细胞涂片或组织切片中发现假菌丝是假丝酵母感染的重要证据。

该菌有多种黏附素(包括凝集素家族 ALS1、ALS3、ALS5,菌丝胞壁蛋白 HWP1、HWP2,IFF/HYR 蛋白家族 IFF4、HYR1,菌丝相关蛋白 ECE1,整合素 INT1 等)和侵袭素(ALS3、SSA1)在侵袭过程中可与机体上皮细胞表面受体结合,促进黏附和侵袭。

菌丝分泌的水解酶(包括天冬氨酸蛋白酶 SAP1-10,磷脂酶 A、B、C、D,脂酶 LIP1-10)和溶解素(lysatin)可以破坏上皮细胞的完整性,增加细胞膜通透性,使宿主细胞防御能力降低。

生物被膜被认为是白假丝酵母的重要致病因素。生物被膜形成过程中产生的细胞外基质在菌群表面形成了保护性的屏障,使真菌能够适应宿主微环境,逃逸免疫系统的杀伤作用,并提高对药物的抵抗力。

一些致病相关因子(如 ALS3、HWP1、EFG1、CSA2 等)的表达也促进了生物被膜的黏附、菌丝生成及扩散,从而造成慢性而难治愈的感染。

二、隐球菌

隐球菌属(*Cryptococcus* spp.)广泛分布于自然界,可在土壤特别是鸽粪中大量存在,亦可存在于人体体表、口腔及肠道中。该属有近 70 个种,其中对人类致病的最主要的是新型隐球菌(*C. neoformans*)及格特隐球菌(*C. gattii*)。两者可经肺侵入机体引起隐球菌病(cryptococcosis)。当机体免疫力下降时,可经血行传播扩散至其他器官,最易侵犯中枢神经系统,引起隐球菌性脑膜炎。

(一) 生物学性状

新型隐球菌呈圆形或椭圆形,直径为 4~12μm,个别可达 20μm,革兰氏染色阳性、过碘酸希夫(PAS)染色呈红色,Grocott-Gomori 六胺银染色法(GMS)染色呈黑色。以芽生方式繁殖,常呈单芽,也可见多芽,但不形成假菌丝(图 20-10)。菌体周围有一层肥厚的胶质样荚膜,比菌体可大 1~3 倍。墨汁负染色镜检可见外周透亮的圆形或卵圆形、有折光性的菌体。非致病性隐球菌无荚膜。

该菌在 SDA 或血琼脂培养基上,25~37℃培养生长良好,最适温度为 30℃,但 40~42℃不发育。非致病性隐球菌则在 37℃不能生长或生长不佳。培养数日后可形成酵母型菌落,表面黏稠,初为乳白色细小菌落,后转变成橘黄色至棕黄色、光滑、湿润、黏稠的菌落(图 20-11)。此菌可产生尿素酶,能分解尿素,可与假丝酵母区别;还能产生酚氧化酶,可在含二酚或多酚化合物的培养基中产生黑色素,使菌落呈褐色,可与其他隐球菌区别。

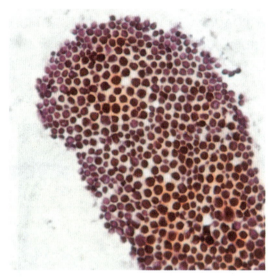

图 20-10　新型隐球菌显微镜下形态
(革兰氏染色,×1 000)

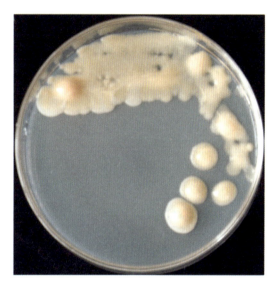

图 20-11　新型隐球菌菌落形态
(PDA,37℃,21d)

隐球菌依据荚膜多糖抗原及生化特性,可分为 A、B、C、D 及 AD 型 5 种血清型。新型隐球菌多为血清型 A、D 及 AD 型,常分离于后天免疫缺陷患者;格特隐球菌为血清型 B 和 C 型,常发现于正常人。

(二) 致病性

新型隐球菌的荚膜多糖是其重要的致病物质,具有抵抗吞噬、诱使动物免疫无反应性及降低机体抵抗力等作用。

黑色素主要位于新型隐球菌细胞壁,亦是重要的毒力因子,可以增强菌体在巨噬细胞内的存活能力,保护菌体免受宿主防御机制(如产生氧化剂、杀菌肽等)的损害,还可降低细胞对抗真菌药物的敏感性。

该菌分泌的胞外酶对其毒力也起到至关重要的作用。脲酶 URE1 可协助菌体穿过血脑屏障,促进从肺部到中枢神经系统的播散。酸性磷酸酶 APH1,可黏附宿主上皮细胞,促进组织侵袭、定植,并改变宿主的防御反应。磷脂酶 PLB1 可改变肺组织物理特性,促进菌体黏附上皮细胞,还可促进荚膜增厚、增强隐球菌的毒力作用。

三、曲霉

曲霉属(*Aspergillus* spp.)是一类广泛分布于自然界的腐生真菌。其种类繁多,可达 800 余种。少数为机会致病性真菌,其中烟曲霉(*A. fumigatus*)最常见,其次为黄曲霉(*A. flavus*)、黑曲霉(*A. niger*)、土曲霉(*A. terreus*),其他曲霉,如杂色曲霉(*A. versicolor*)、构巢曲霉(*A. nidulans*,现命名为构巢裸胞壳 *Emericella*

nidulans)、米曲霉(*A. oryzae*)、灰绿曲菌(*A. glaucus*)、棒曲霉(*A. clavatus*)、亮白曲霉(*A. candidus*)等也可引起感染。空气中的曲霉孢子可经呼吸道侵入机体,引起侵袭性曲霉病(invasive aspergillosis),在深部真菌感染中发病率位居第二,仅次于假丝酵母病。

(一)生物学性状

曲霉菌丝有隔,呈分枝状生长。菌丝可分化出厚壁而膨大的足细胞,并向上直立生长出较粗大、表面光滑或较粗糙的分生孢子梗;孢子梗顶端可膨大形成烧瓶状、半球形、球形或椭圆形的顶囊;顶囊表面生出单层瓶梗或双层梗基和瓶梗,呈放射状,分布于顶囊上半部或全部;瓶梗顶端产生圆形或卵圆形、单细胞、表面光滑或有小棘、呈链状排列的分生孢子(图20-12)。不同菌种可产生白、黄、绿、棕、黑等不同颜色的分生孢子。分生孢子梗、顶囊、瓶梗及分生孢子共同形成菊花样的头状结构,即分生孢子头,其形态特点可作为曲霉鉴定的依据。

多数曲霉的温度适应范围较广,可在37℃环境中快速生长。烟曲霉甚至可耐受50℃的高温环境,该特征可辅助菌种鉴定。对营养要求不高,在SDA、PDA、CDA中均生长良好。培养初期菌落多为白色,柔软有光泽,随时间延长菌落颜色可因产生分生孢子的颜色不同而逐渐加深,呈烟绿、黄绿、暗青、棕褐、黑等颜色,质地呈粉末状、绒毛状或棉絮状。有些菌落背面可形成放射状皱褶或同心圆状环纹(图20-13)。

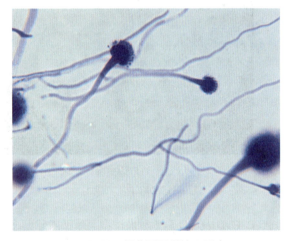

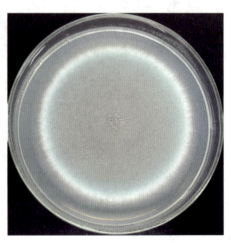

图20-12 烟曲霉显微镜下形态
(乳酸酚棉兰染色,×400)

图20-13 烟曲霉菌落形态
(PDA,37℃,5d)

(二)致病性

人感染曲霉后是否发生侵袭性曲霉病,取决于曲霉毒力和宿主免疫力两方面的因素。当宿主免疫系统正常时,机体可以将吸入呼吸道的曲霉孢子清除;当宿主免疫功能受损时,吸入肺泡内的孢子可长成菌丝,侵袭组织器官,引起侵袭性曲霉病。

近年来,研究者对曲霉致病因子进行了广泛研究,目前认为曲霉的毒力受到多基因控制。研究发现,曲霉的细胞壁相关成分、分泌的毒素和蛋白酶等均与其致病相关。曲霉的1,3-葡聚糖、半乳甘露聚糖、几丁质合成酶等细胞壁成分,有些与曲霉的黏附、定植有关,有些还可以破坏感染部位组织。糖基磷脂酰肌醇GPI锚定蛋白是影响真菌黏附的关键因子,与曲霉细胞壁的完整性、形态变化及致病力关系密切;半乳甘露聚糖蛋白(AFMP1和AFMP2)作为信号肽,可与纤连蛋白和层粘连蛋白结合,在细胞识别、锚定、黏附中发挥着重要作用;曲霉细胞壁上的某些色素分子能够抵御宿主的免疫反应,色素缺失的孢子更易暴露表面抗原,易被吞噬细胞吞噬,导致致病力减弱。

曲霉可产生多种具有免疫抑制性的真菌毒素,如烟曲霉产生的烟曲霉素、烟曲霉酸,黄曲霉、寄生曲霉产生的黄曲霉毒素、赭曲霉产生的赭曲霉毒素等。还可以产生一些具有酶活性的蛋白,如碱性丝氨酸蛋白酶、金属蛋白酶、天冬氨酸蛋白酶、磷脂酶等。这些毒素和蛋白酶有利于黏附和水解肺泡上皮细胞,破坏其完整性,降低机体的免疫防御能力。

曲霉孢子被吞噬细胞吞噬后可以产生过氧化氢酶和超氧化物歧化酶。过氧化氢酶可消除巨噬细胞和中性粒细胞产生的活性氧,超氧化物歧化酶可解毒超氧化物阴离子,使真菌可以抵抗宿主细胞的氧化杀伤作用。因此对活性氧的解毒系统也被认为是曲霉的关键致病因子。

四、肺孢子菌

肺孢子菌属(*Pneumocystis* spp.)在自然界广泛分布,也可寄生于人和多种哺乳动物肺组织内。常见的菌种有卡氏肺孢子菌(*P. carinii*)(寄生于大鼠)和伊氏肺孢子菌(*P. jiroveci*)(寄生于人体)。既往曾被称为肺孢子虫,列为原生动物门、单孢子虫纲、弓形虫目,具有原生动物的虫体形态和生活史。近年来根据 18SrRNA、线粒体基因及其他基因序列分析,将其归属于真菌界、子囊菌门、肺囊菌纲。

健康人吸入肺孢子菌后多为隐性感染,而在免疫功能低下或免疫缺陷人群,引起肺孢子菌肺炎(pneumocystis pneumonia,PCP),近年来已成为艾滋病患者常见的并发症和重要的致死原因。

(一) 生物学性状

伊氏肺孢子菌为单细胞型,兼具原虫及酵母菌的特点。该菌主要有三种形态即包囊、滋养体及囊前期。包囊具有感染性,呈圆形或椭圆形,直径 5~8μm,囊壁厚且硬,表面光滑。GMS 染色囊壁深染呈黑蓝色、内容物不着色,在亮背景下呈空壳状,包壁厚处染色深呈小的点状或括号状,为子孢子芽生处,该特点可与其他微生物鉴别。繁殖期包囊内有多形性单核薄壁的囊内小体,成熟的包囊含有 8 个囊内小体,即子孢子,包囊破裂后,囊内小体释出发育呈滋养体。包囊是肺孢子菌特征性结构,具有重要的诊断价值。滋养体为繁殖体,多形性,直径 2~10μm,细胞壁薄且软。可分为大滋养体和小滋养体,小滋养体是由包囊内的囊内小体逸出而成,逐渐增生成大滋养体;大滋养体可通过类似二分裂或同酵母菌出芽一样进行无性增殖,也可通过两个大滋养体细胞交配,其核由单倍体成为二倍体进行有性生殖;其后成为囊前期(介于包囊和滋养体之间中间体)。

(二) 致病性

目前肺孢子菌的致病机制尚未明确。有研究报道表明,该菌的定植与肺孢子菌肺炎、慢性阻塞性肺疾病、间质性肺病、囊性纤维化、肺癌等多种肺部疾病的发生关系密切。组织病理学研究发现,该菌增殖伴随着肺组织解剖和生理学变化。侵入下呼吸道的菌体可黏附于人体Ⅰ型肺泡上皮细胞表面,使其损伤、脱落,肺泡毛细血管通透性增加、肺泡表面活性物质变化,上皮纤毛运动受抑制,肺泡内出现以滋养体、包囊及炎性细胞为主的渗出物,导致肺泡 - 毛细血管血气交换功能障碍。为清除肺泡堆积的大量渗出物,肺泡Ⅱ型上皮细胞代偿性肥大,肺泡间隙上皮细胞肥厚增生,间质内巨噬细胞和浆细胞增生,导致肺间质纤维化,造成低氧血症,出现呼吸衰竭,并易继发呼吸道其他微生物感染。

思考题

1. 试述为何近年来真菌感染的发病率增高?
2. 简述白假丝酵母的形态及培养特点。
3. 简述新型隐球菌的形态及培养特点。
4. 简述曲霉的形态及培养特点。

(王 丽)

第二十一章
线 虫

第一节 概 述

线虫（nematode）属于线形动物门（Phylum Nemathelminthes），种类繁多，全球有 1 万余种。绝大多数线虫营自生生活，广泛分布于水和土壤中，仅少数营寄生生活。在我国，可寄生于人体并导致疾病的有 35 种，其中重要的有蛔虫、鞭虫、钩虫、蛲虫和旋毛虫等。

一、形态

(一) 成虫

虫体多呈线形或圆柱形，体不分节，两侧对称。前端一般较钝圆，后端逐渐变细。线虫大小因种而异，大者可达 1m 以上（如麦地那龙线虫），小者需借助显微镜才能看见（如粪类圆线虫）。大多数寄生线虫在 1~15cm 之间。雌雄异体，雄虫一般较雌虫小，尾部多向腹面弯曲或膨大呈伞状。在线虫体壁与消化道之间的腔隙，无上皮细胞，故称原体腔（primary coelom）或假体腔（pseudocoelom）。腔内充满液体，内部器官浸浴其中，成为组织器官间交换营养物质、氧和代谢产物的介质。由于原体腔液体处于封闭的体壁之中，具有流体静压的特点，能将肌肉收缩施加的压力向各方传递，对线虫的运动、摄食、排泄和维持体态等均具有重要作用。

1. **体壁** 体壁自外向内由角皮层、皮下层、纵肌层组成（图 21-1）。

（1）角皮层：由皮下层分泌形成，无细胞结构，含蛋白质（角蛋白、胶原蛋白）、糖类及少量类脂等化学成分，并含有某些酶类，具有代谢活性。角皮层覆盖虫体表面，具有弹性，是虫体的保护层，表面光滑有横纹，虫体前后端或体表常有角皮层增厚而形成的乳突、唇瓣、嵴、刺、翼膜、口矛、交合伞、交合刺等结构，这些结构分别与感觉、运动、附着、交配等生理活动有关，同时也是鉴别虫种的重要依据。

（2）皮下层：由合胞体组成，无细胞界限，其主要功能是分泌形成角皮层。该层含丰富的糖原颗粒、线粒体、内质网及酯酶等。在虫体的背面、腹面和两侧面的中央，皮下层向内增厚、突出，形成 4 条皮下纵索（longitudinal hypodermal cords），分别称背索、腹索和侧索。背索和腹索较小，其内有纵行的神经干；两条侧索较粗大，其内有排泄管穿行。两索之间部分称为索间区（quadrant）。

（3）纵肌层：由单层排列的肌细胞组成，被纵索分为 4 个区，2 个亚背区和 2 个亚腹区。肌细胞由可收缩纤维和不可收缩的细胞体组成，可收缩纤维邻接皮下层，呈垂直排列，含肌球蛋白和肌动蛋白，二者的协同作用使肌肉收缩与松弛；细胞体突入原体腔，内含核、线粒体、内质网、糖原和脂类等，是能量的重要储存部位。根据肌细胞的大小、形状和数量可分为 3 种肌型：肌细胞多而长的称多肌型（polymyarian

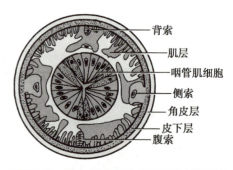

图 21-1 线虫横切面模式图（示体壁结构）

图中标注：背索、肌层、咽管肌细胞、侧索、角皮层、皮下层、腹索

type)，如蛔虫；肌细胞大而少的称少肌型（meromyarian type），如钩虫；肌细胞细而密的称细肌型（holomyarian type），如鞭虫。3 种肌型的鉴别有利于组织内虫体横切面的辨认（图 21-2）。

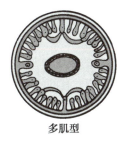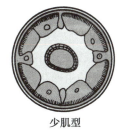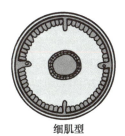

多肌型　　　　　　　　少肌型　　　　　　　　细肌型

图 21-2　线虫的肌型

2. 内部器官

（1）消化系统：消化系统包括消化管和腺体。线虫的消化管完全，由口孔、口腔、咽管（pharyngeal tube）、中肠、直肠和肛门组成（图 21-3）。口孔位于头部顶端，周围常有唇瓣包绕。不同虫种的口腔形状不一，有的虫种口腔变大，形成口囊（buccal capsule），其中可含有齿状或矛状结构，用以虫体附着。咽管通称食管，呈圆柱形，下段常有膨大部分，其形状和数目是分类的依据之一。咽管与中肠连接处有 3 叶活瓣，以控制食物的流向。多数线虫的咽管壁肌肉内有 3 个咽腺，背咽管腺 1 个，较长，开口于口腔中；亚腹咽管腺 2 个，开口于咽管腔中。腺体分泌物中含有帮助消化食物及具有抗原性的各种酶，如淀粉酶（amylase）、蛋白酶（protease）、壳质酶（chitinase）、纤维素酶（cellulase）及乙酰胆碱酯酶（acetylcholine esterase）等。肠管为非肌性结构，肠壁由单层柱状上皮细胞构成，内缘具微绒毛，外缘为基膜。肠细胞内含有丰富的线粒体、糖原颗粒、内质网及核蛋白体等，具有吸收和输送营养物质的功能。雄虫的直肠通入泄殖腔，雌虫的直肠经肛门通向体外，肛门位于虫体末端的腹面。

（2）生殖系统：雌雄生殖器官均为细长盘曲的管状结构（见图 21-3）。雄虫的生殖系统为单管型，由睾丸、输精管、储精囊、射精管及交配附器组成。睾丸的末端与储精囊相连，通入输精管。射精管开口于泄殖腔。有些虫种在射精管处有一对腺体，能分泌黏性物质，交配后栓塞雌虫阴门。雄虫尾端多有 1 个或 1 对角质交合刺，可自由伸缩，其形状和大小是线虫的分类依据之一。雌虫多有 2 套生殖系统，称为双管型，分别由两个卵巢、输卵管、受精囊、子宫、排卵管组成，多数虫种在输卵管近端有一受精囊，其远端与子宫相连。卵母细胞在受精囊内与精子结合受精。2 个排卵管汇合形成阴道，开口于虫体腹面的阴门。阴门的位置依虫种而异，但均在虫体腹面肛门之前。

（3）神经系统：咽部神经环是神经系统的中枢，向前发出 3 对神经干，支配口周的感觉器官；向后发出背、腹及两侧共 3~4 对神经干，包埋于皮下层或纵索中，分别控制虫体的运动和感觉。线虫的主要感觉器官是位于头部和尾部的乳突、头感器和尾感器，可对机械性或化学性刺激起反应，并能调节腺体分泌。有些虫种缺尾感器，如无尾感器亚纲的旋毛虫、鞭虫、肝毛细线虫和肾膨节线虫等。

（4）排泄系统：线虫的排泄系统有管型和腺型两

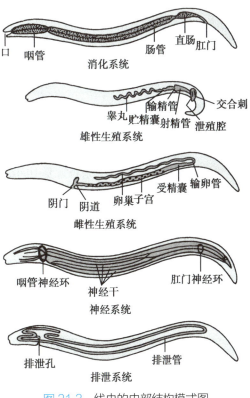

口　咽管　　　　　　　肠管　直肠　肛门
　　　　消化系统

　　　　　　　　　　输精管　　　交合刺
　　　　　睾丸　贮精囊　射精管　泄殖腔
雄性生殖系统

　　　　　　　　　　　　　受精囊　输卵管
阴门　阴道　卵巢子宫
雌性生殖系统

咽管神经环　　　　　　　　　　肛门神经环
　　　　　神经干
　　　　　神经系统

排泄孔　　　　　　　　　排泄管
　　　　　排泄系统

图 21-3　线虫的内部结构模式图

种。有尾感器亚纲的虫种为管型结构,无尾感器亚纲的虫种为腺型。管型的基本结构是 1 对长排泄管,由一短横管相连,可呈 H 形、U 形或倒 U 形等,因虫种而异。在横管中央腹面有一小管经排泄孔通向体外。有的线虫尚有一对排泄腺与横管相通,其分泌物与虫体的脱鞘有关。腺型则只有一个具有大细胞核的排泄细胞,位于肠管前端,开口在咽部神经环附近的腹面。

(二) 虫卵

一般为卵圆形,卵壳多为淡黄色、棕黄色或无色。在排出体外时有的线虫卵含有一个尚未分裂的卵细胞,如蛔虫卵;有的卵细胞正在分裂中,如钩虫卵(4 个或 8 个卵细胞);有的已发育成蝌蚪期胚胎,如蛲虫卵;还有的虫卵在产出前已发育为幼虫,如卵胎生的丝虫和旋毛虫。线虫卵的卵壳主要由 3 层组成,外层来源于受精卵母细胞的卵膜,称为卵黄膜或受精膜,在光学显微镜下不易看到;中层为壳质(chitin)层或壳质蛋白层,具有一定硬度,能抵抗机械压力。内层为脂层或蛔甙(ascaroside)层,具有调节渗透作用的功能,能阻止虫卵内水分的丢失,防止虫卵过快干燥死亡,同时可阻止外界一些化学性物质对卵细胞的毒害作用。蛔虫卵的卵壳除以上 3 层外,还外附一层由子宫壁分泌物形成的较厚的蛋白质膜。

二、生活史

(一) 线虫的发育

线虫的发育分为虫卵、幼虫、成虫 3 个基本阶段。不同线虫胚胎发育的时间、场所及所需条件不同。某些线虫卵在适宜条件下(温度、湿度、氧)能在外界环境中发育成熟,并孵化出幼虫。孵化时,由于幼虫的运动及其分泌的酶(酯酶、壳质酶、蛋白酶)的作用,破坏卵壳,使水分浸入,卵内压力增高,卵壳破裂,幼虫逸出;有些虫卵是在外界先发育至感染期,进入宿主后在宿主肠道内特殊环境条件(温度、二氧化碳和氧化还原电位等)刺激下,加之卵内幼虫分泌的含有多种酶类孵化液的作用,使幼虫孵出。线虫对人的感染期,有的是虫卵,有的是幼虫。

幼虫发育过程中最显著的特征是蜕皮(molt)。蜕皮时,在旧角皮下逐渐形成一层新角皮,其旧角皮在幼虫分泌的含有酶的蜕皮液侵蚀下,由内向外逐层溶解,导致破裂而被蜕去。线虫幼虫通常共蜕皮 4 次,第 2 次蜕皮后发育为感染期幼虫,第 4 次蜕皮后进入成虫期。线虫释放的蜕皮液(ecdysial fluid)可能是一种重要的变应原(allergen),可诱发宿主产生超敏反应,如蛔虫性哮喘等。

寄生人体的线虫,其幼虫发育是在人体内不断的移行过程中完成的。除蛲虫和鞭虫的发育无组织内移行直接在肠腔中完成外,其他如蛔虫、钩虫和旋毛虫等线虫的幼虫发育,均有在组织内的移行和发育过程。线虫幼虫的这一组织内移行特征与其引起的病理损害和临床表现有关。

(二) 生活史类型

根据线虫生活史过程中是否需要中间宿主,可将其分为两大类。

1. **直接发育型(简称直接型)** 生活史简单,发育过程中不需要中间宿主,一般在外界土壤中发育至感染期,也称为土源性线虫(geo-nematodes)。肠道线虫多属此型,但各种线虫之间仍有差别。如蛲虫卵产出后不离开宿主即具有感染性;而蛔虫、鞭虫卵需在外界发育一段时期才成为感染期虫卵;钩虫卵则在外界孵出幼虫并发育至感染期幼虫。

2. **间接发育型(简称间接型)** 生活史较复杂,发育过程中需要中间宿主,也称为生物源性线虫(bio-nematodes),组织内寄生线虫多属此型。幼虫先在中间宿主体内发育为感染期幼虫,再经节肢动物叮咬或经口感染人(如丝虫、旋毛虫等)。

外界环境因素对线虫的发育影响很大,土源性线虫卵和幼虫需在温暖、湿润、荫蔽和氧分充足的外环境中生长发育。在不适宜的温度、湿度和阳光直射的环境中,虫卵和幼虫的发育可受到影响,甚至死亡。外界环境因素也可通过对中间宿主的生长、发育、生殖和种群数量的影响而间接影响生物源性线虫的生长发育。如丝虫的微丝蚴在蚊体内发育的适宜温度为 20~30℃,相对湿度为 75%~90%,温度过高或过低以及干燥等都可影响微丝蚴在蚊体内的发育。

三、分类与常见种类

人体寄生线虫属于线形动物门的尾感器纲(Class Phasmidea)和无尾感器纲(Class Aphasmidea)。根据其寄生部位分为肠道线虫和组织线虫等,目前在我国流行的重要消化道线虫有钩虫、蛔虫、鞭虫和蛲虫等,组织线虫有旋毛虫等。

思考题

1. 线虫的主要形态特征有哪些?
2. 线虫生活史过程中有哪几个基本阶段?

(崔 晶)

第二节 消化系统线虫

一、似蚓蛔线虫

似蚓蛔线虫(*Ascaris lumbricoides* Linnaeus,1758)简称人蛔虫或蛔虫,是最常见的人体寄生虫之一,可引起蛔虫病(ascariasis)。蛔虫成虫寄生于人体小肠,夺取营养,多数感染者无明显症状,但在少数感染者蛔虫可引起肠梗阻、胆道蛔虫症等多种并发症,甚至还可钻入肝脏及其他器官引起严重的异位损害。蛔虫呈世界性分布,估计全球有10亿人感染。

(一)形态

1. **成虫** 是人体肠道线虫中体型最大者。呈长圆柱形,形似蚯蚓,头部较尖细,尾部较钝圆,活时淡红色或微黄色,死后呈灰白色。体表有细横纹,虫体两侧有两条明显的侧线。口孔位于虫体顶端,周围有3片排列呈"品"字形的唇瓣,唇瓣内缘具有细齿,外缘尚有感觉乳突和头感器。口腔下连食管、肠管。雌虫消化道末端开口于肛门,雄虫则通入泄殖腔。雌虫长20~35cm,甚至达40cm以上,最宽处直径为3~6mm;雄虫长15~31cm,最宽处直径为2~4mm。雌虫尾端钝圆,生殖系统为双管型,盘绕在虫体后2/3部分的原体腔内,阴门位于虫体腹面前、中1/3交界处。雄虫生殖器官为单管型,尾部向腹面弯曲,末端有一对镰刀状的交合刺。

2. **虫卵** 自人体排出的蛔虫卵有受精卵(fertilized egg)和未受精卵(unfertilized egg)。受精卵呈宽椭圆形,大小(45~75)μm×(35~50)μm,卵壳厚而均匀,电镜下可将卵壳分为3层,自外向内分别是受精膜、壳质层、蛔苷层,但在光镜下难以分清。卵壳外有一层由虫体子宫分泌物形成的蛋白质膜,表面凹凸不平,在肠道内被胆汁染成棕黄色。卵内含有1个大而圆的卵细胞,在其两端与卵壳之间有半月形空隙。虫卵在外界发育,胚细胞不断分裂,最后形成含幼虫的感染期蛔虫卵。未受精卵呈长椭圆形,棕黄色,大小(88~94)μm×(39~44)μm,卵壳与蛋白质膜均较受精卵薄,无蛔苷层,卵内含有许多大小不等、折光性较强的屈光颗粒(图21-4)。受精卵或未受精卵有时均可脱去蛋白质膜而成为无色透明的脱蛋白膜蛔虫卵,观察时应注意与其他虫卵相鉴别,卵壳厚而透明是脱蛋白膜蛔虫卵的主要特征。

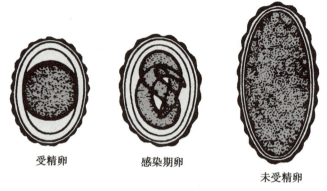

受精卵　　　感染期卵　　　　未受精卵

图 21-4　蛔虫卵模式图

(二) 生活史

蛔虫生活史中不需要中间宿主,属土源性线虫,包括虫卵在外界土壤中的发育、幼虫在人体内移行和发育以及成虫在小肠内寄生 3 个阶段。

成虫寄生于人体小肠内,雌、雄成虫交配后产出的多为受精卵,卵随宿主粪便排出体外,只有受精卵才能进一步发育。在潮湿、荫蔽、氧气充分的泥土中,在适宜温度(21~30℃)下,约经 2 周,受精卵内的卵细胞即可发育为幼虫,再经 1 周卵内幼虫经第 1 次蜕皮成为感染期卵(图 21-4)。

人因误食被感染期蛔虫卵污染的食物或水而感染。感染期卵在小肠内孵化,卵内幼虫释放孵化液(含脂酶、壳质酶及蛋白酶)消化卵壳后,破壳逸出。孵出的幼虫侵入肠黏膜和黏膜下层,钻入静脉或淋巴管,经肝、右心到达肺部,穿过肺泡上的毛细血管进入肺泡,在此经第 2 和第 3 次蜕皮后,沿支气管、气管逆行至咽部,随人的吞咽动作而入消化道,在小肠内经第 4 次蜕皮后变为童虫,再经数周发育为成虫(图 21-5)。幼虫在移行过程中也可随血流到达其他器官,一般不能发育成为成虫,但可造成器官的损害。自人体感染到雌虫开始产卵需 60~75d,1 条雌虫每天产卵约 24 万个,成虫在人体内的寿命一般为 1 年左右。

(三) 致病性

蛔虫致病主要由幼虫在体内移行和成虫对人体的损害所致,主要表现为机械性损伤、超敏反应、营养不良及宿主肠道功能障碍等。

1. **幼虫致病**　幼虫在人体内移行途中,可引起组织损伤,尤其对肺部损害最明显,可出现肺出血、水肿、支气管扩张及黏液增加等。严重感染者,幼虫可侵入脑、肝、脾、肾等器官,引起异位寄生。血液检查可见嗜酸性粒细胞增多。

2. **成虫致病**　成虫是其主要的致病阶段。

蛔虫以半消化性食糜为食,掠夺人体营养,其代谢产物可对肠黏膜造成刺激、损伤,引起消化和吸收不良,最后导致营养不良,重度感染的儿童甚至出现发育障碍。成虫寄生损伤肠黏膜引起肠炎,出现肠功能紊乱等消化道症状;肠黏膜损伤与蛔虫唇齿及代谢产物有关。蛔虫代谢产物、分泌物等对人体是变应原,可引起超敏反应,表现为荨麻疹、

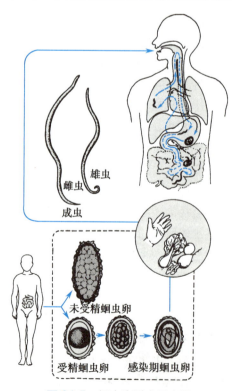

雌虫

雄虫

成虫

未受精蛔虫卵

受精蛔虫卵　　　感染期蛔虫卵

图 21-5　蛔虫生活史示意图

血管神经性水肿、皮肤瘙痒等；患者血中 IgE 升高、嗜酸性粒细胞也可增多。蛔虫有钻孔习性，当寄生环境发生变化可刺激虫体钻入开口于肠壁的各种管道，对人体可造成严重危害。最为常见的并发症是胆道蛔虫症，不及时治疗可致化脓性胆管炎、胆囊炎、甚至穿孔。肠梗阻也是常见的并发症之一，多发生于回肠。部分患者可出现蛔虫性阑尾炎、胰腺炎等并发症，个别患者甚至出现肠穿孔。严重并发症多见于重度感染的儿童。

二、毛首鞭形线虫

毛首鞭形线虫（*Trichuris trichiura* Linnaeus，1771）呈世界性分布，全球感染人数约 8 亿。成虫主要寄生于人体盲肠，可引起鞭虫病（trichuriasis）。

（一）形态

成虫形似马鞭，前端 3/5 细长，其内含一细长的咽管，由杆状细胞组成的杆状体所包绕，杆状细胞分泌物具有抗原性。虫体后 2/5 较粗，内含肠管和生殖器官（雌、雄均为单管型），肛门开口于末端。雌虫较大，长 3.5~5cm，尾端钝直，阴门位于虫体粗大部前端的腹面。雄虫稍小，长 3~4.5cm，尾端向腹面呈螺旋状卷曲，有 1 根交合刺，外有鞘膜包绕（图 21-6）。

虫卵纺锤形，黄褐色，大小为（50~54）μm ×（22~23）μm，卵壳较厚，两端各有 1 个透明塞状突起，称透明栓或盖塞（opercular plug），卵内含 1 个尚未分裂的卵细胞（见图 21-6）。

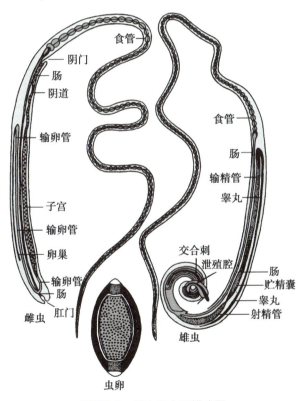

图 21-6　鞭虫和虫卵模式图

（二）生活史

鞭虫生活史不需要中间宿主。成虫主要寄生于人体盲肠，严重感染时也可寄生于阑尾、结肠、直肠甚至回肠下段。雌雄交配后，雌虫在肠腔产卵，虫卵随粪便排出，在外界温度、湿度适宜的条件下，经 3~5 周发育为含有幼虫的感染期虫卵。虫卵随被污染的食物、蔬菜或水源等经口感染。在小肠内，受消化液刺激，卵内幼虫活动加剧，并分泌壳质酶，溶解破坏一端的盖塞并逸出，侵入局部肠黏膜，摄取营养并发育。约经 10d,返回肠腔并移行至盲肠发育为成虫。成虫以其纤细的前端钻入肠黏膜甚至黏膜下层,摄取宿主血液和组织液,虫体后端游离于肠腔。自食入感染期虫卵至发育为成虫并产卵,需 1~3 个月。1 条雌虫每天产卵 5 000~20 000 个;成虫寿命一般为 3~5 年,长者可达 8 年以上。

(三) 致病性

成虫细长的前端钻入肠黏膜,甚至黏膜下层或肌层。受损的肠壁组织出现点状出血、炎症或溃疡。少数患者可有细胞增生,肠壁组织增厚,甚至形成肉芽肿病变。鞭虫以血液和组织液为食,常可引起贫血。在儿童还可出现发育迟缓、水肿和营养不良。

三、蠕形住肠线虫

蠕形住肠线虫[*Enterobius vermicularis*(Linnaeus,1758)Leach,1853]又称蛲虫(pinworm),主要寄生于人体小肠末端、盲肠、结肠等处,引起蛲虫病(enterobiasis)。蛲虫病分布遍及全世界,是儿童常见寄生虫病之一。

(一) 形态

成虫乳白色,细小呈线头状,虫体角皮具有横纹,前端两侧的角皮膨大形成头翼。口孔周围有 3 片唇瓣。咽管末端膨大呈球形,称咽管球。雌虫大小(8~13)mm ×(0.3~0.5)mm,虫体中部膨大,尾部直而尖细。生殖系统为双管型,阴门位于虫体前、中 1/3 交接处腹面,肛门位于虫体中、后 1/3 交界处腹面。雄虫较雌虫细小,大小(2~5)mm ×(0.1~0.2)mm,尾部向腹面卷曲,有尾翼及数对乳突,末端有 1 根交合刺,生殖系统为单管型(图 21-7)。

虫卵浅灰黄色,呈不对称椭圆形,一侧扁平,另一侧稍凸,大小(50~60)μm ×(20~30)μm,卵壳较厚,由内向外依次为脂层、壳质层和光滑的蛋白质膜,但光学显微镜下仅可见内外 2 层。刚产出的虫卵内,胚胎已发育至蝌蚪期。感染期虫卵内有 1 条盘曲的幼虫(见图 21-7)。

(二) 生活史

成虫寄生于人体盲肠、阑尾、结肠、直肠及回肠下段,重度感染时也可达小肠上段甚至胃及食管黏膜等处寄生。虫体可游离于肠腔,也可凭借其头翼或唇瓣附着于肠黏膜上。蛲虫以肠内容物、组织液或血液为食。雌、雄虫交配后,雄虫很快死亡并随粪便排出体外。发育成熟的雌虫子宫内充满虫卵,在肠内低氧压的条件下,雌虫一般不排卵或仅产少量卵。当宿主睡眠后肛门括约肌松弛,雌虫可从肛门爬出,到达肛门或会阴周围,受温度、湿度改变和空气的刺激,大量产卵,每条雌虫平均产卵万余个。虫卵有黏性,黏附于肛周和会阴皮肤皱褶处。排卵后的雌虫大多枯萎死亡,少数可经肛门返回至肠腔,或误入阴道、尿道,甚至子宫、输卵管、盆腔、腹膜等处,引起异位寄生。黏附于肛周的虫卵,在适宜的温度、湿度和氧气充足的环境下,约经 6h,卵内胚胎发育为幼虫并蜕皮 1 次,成为感染期虫卵。由于雌虫在肛周产卵,引起肛周皮肤瘙痒,当患者用手搔痒时,虫卵污染手指,经肛 - 手 - 口途径造成自身感染。感染期卵也可污染食物、玩具或床单、被褥等,人因误食或随空气吸入咽下而感染。误食的虫卵在十二指肠内孵化出幼虫,幼虫沿小肠下行,途中蜕皮 2 次,进入结肠内进行第 4 次蜕皮后发育为成虫。自食入感染期虫卵至发育成熟并产卵需 2~4 周。雌虫寿命 2~4 周,一般不超过 2 个月。由于自身

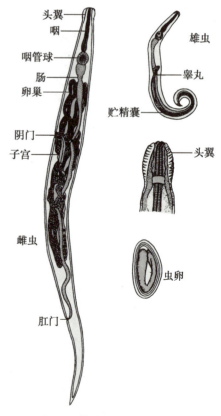

图 21-7　蛲虫成虫和虫卵模式图

感染和虫卵污染食物与环境而引起的持续性再感染,使儿童蛲虫病迁延不愈。

(三) 致病性

蛲虫成虫附着于肠壁造成肠黏膜损伤,轻度感染多无明显症状,重度感染可引起营养不良和代谢紊乱。蛲虫对人体的主要危害是雌虫在肛管、肛门周围和会阴部皮肤上移动或产卵时,引起肛周瘙痒和继发性炎症,即肛周炎。长期反复感染会影响儿童的健康成长。

蛲虫可侵入生殖及泌尿系统异位寄生,引起阴道炎、子宫内膜炎、输卵管炎、膀胱炎和尿道炎等。亦可侵入腹腔,可引起腹膜炎和肉芽肿病变,易被误诊为肿瘤和结核病等。此外,还有蛲虫可引起哮喘和肺部损伤的报道。

四、十二指肠钩口线虫和美洲板口线虫

钩虫(hookworm)是钩口科线虫的统称,寄生于人体的钩虫主要为十二指肠钩口线虫(*Ancylostoma duodenale* Dubini,1843)(十二指肠钩虫)和美洲板口线虫(*Necator americanus* Stile,1902)(美洲钩虫)。偶尔可寄生于人体的其他钩虫有锡兰钩虫(*Ancylostoma ceylanicum* Loose,1911)和犬钩虫(*Ancylostoma caninum* Ercolani,1859)。巴西钩虫(*Ancylostoma braziliense* Gomez de Faria,1910)的幼虫也可感染人体,但一般不能发育为成虫仅引起皮肤幼虫移行症(cutaneous larva migrans)。钩虫寄生于人体小肠,引起钩虫病(hookworm disease)。在肠道线虫中钩虫的危害较严重,不但可损伤肠黏膜,造成消化道功能紊乱,而且可使人体长期慢性失血,重度感染者会产生严重贫血。目前,全世界钩虫感染人数约9亿人。本病曾是危害我国人民健康的重要寄生虫病之一。

(一) 形态

1. **成虫**　成虫细长,长约1cm,活时为淡红色,半透明,死后呈灰白色。虫体前端较细,略向背侧弯曲。顶端有1个发达的角质口囊,呈圆形或椭圆形,十二指肠钩虫口囊腹侧缘有2对钩齿,而美洲钩虫口囊腹侧缘有1对板齿。与口囊相连的咽管约为体长的1/6,管壁肌肉发达,肌纤维的交替收缩与松弛有利于吸血并将血液挤入肠道。虫体前端两侧有1对头腺,能合成和分泌抗凝素(anticoagulant)及多种酶类;咽管壁有3个咽腺,分泌乙酰胆碱酯酶(acetylcholinesterase)等,该酶可水解乙酰胆碱,干扰神经介质的传递,以降低宿主肠壁的蠕动,有利于虫体的附着;排泄腺1对,可由虫体前端达虫体中、后部1/3交界处,主要分泌蛋白酶,能抑制宿主的血液凝固。雄虫末端膨大,由角皮层向后延伸形成膜质交合伞,内有肌肉性状辐肋支持。辐肋分为背、侧和腹辐肋,其形状是鉴定虫种的重要依据。交合伞内还有两根从泄殖腔伸出的细长可收缩的交合刺,生殖系统为单管型。雌虫稍大于雄虫,末端呈圆锥形,生殖系统为双管型。十二指肠钩虫雌虫的末端具有尾刺。两种钩虫成虫主要形态区别见表21-1、图21-8和图21-9。

表 21-1　两种钩虫成虫主要形态鉴别

鉴别要点		十二指肠钩虫	美洲钩虫
大小 /mm	♀	(10~13) × 0.6	(9~11) × 0.4
	♂	(8~11) × (0.4~0.5)	(7~9) × 0.3
体形		头端与尾端均向背面弯曲,虫体呈"C"形	头端向背面弯曲,尾端向腹面弯曲,虫体呈"S"形
口囊		腹侧前缘有2对钩齿	腹侧前缘有1对板齿
背辐肋		远端分2支,每支再分3小支	基部分2支,每支再分2小支
交合刺		两刺呈长鬃状,末端分开	合并成一刺,末端呈倒钩状,被包裹于另一刺的凹槽内
尾刺		有	无

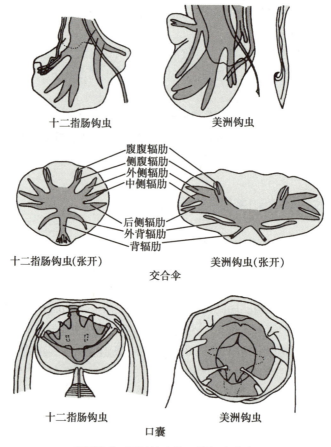

图 21-8   两种钩虫的口囊与交合伞

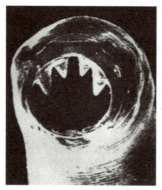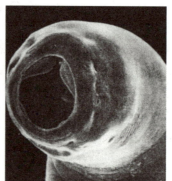

图 21-9   两种钩虫口囊扫描电镜

2. **虫卵**   椭圆形,大小(57~76)μm×(36~40)μm,两端钝圆。卵壳较薄,无色透明,卵内通常含2~4个卵细胞,卵壳与卵细胞之间有明显空隙。在便秘者粪便内或粪便放置过久时,卵内细胞可继续分裂成桑葚状。两种钩虫卵形态相似,不易区别。

3. **幼虫**   钩虫幼虫分为杆状蚴和丝状蚴。自卵内刚孵出的幼虫称杆状蚴(rhabtidiform larva),为自由生活期幼虫,虫体体壁透明,前端钝圆,后端尖细,口腔细长,有口孔,咽管前段较粗,中段细,后段膨大成球状,杆状蚴有两期,第一期长约0.23mm,第二期长约0.4mm。丝状蚴(filariform larva)长0.5~0.7mm,体表覆有鞘膜,口腔封闭,在与咽管连接处有2个角质状的矛状结构,称口矛或咽管矛,其形状有助于虫种的鉴定。丝状蚴的咽管细长,约占虫体的1/5。

(二) 生活史

两种钩虫生活史基本相似(图 21-10)。成虫寄生于人体小肠,雌雄成虫交配后产卵,虫卵随宿主粪便排出体外,在温度 25~30℃,相对湿度 60%~80%,荫蔽、含氧充分的疏松土壤中,卵内细胞不断分裂,经 1~2d,杆状蚴自卵内孵出,以土壤中细菌及有机物为食,经 7~8d 发育,蜕皮 2 次为丝状蚴,具有感染宿主的能力,又称感染期幼虫。丝状蚴口孔封闭而不进食,多生活在距虫卵孵化约 50cm 半径的土壤内,可在泥土表面,也可在距地表面 1~6cm 深的土层中。其存活时间与环境的自然条件有关,其中与温度关系尤为密切,十二指肠钩虫丝状蚴的适宜温度为 22~26℃,美洲钩虫为 31~34.5℃,在此条件下可存活 6 周左右。在感染季节,气候条件适宜,丝状蚴可存活 15 周或更久,但在 -10~12℃时,只能存活 4h,因此冬季钩虫幼虫大多死亡。植物或土表的水膜有助于丝状蚴活动,但其在水平方向上的活动范围有限,却有较强的向上爬行能力,可沿植物茎、叶向上爬行达数十厘米。在土壤表面的幼虫常呈聚集性活动,在污染严重的一小块泥土中,有时可聚集数千条幼虫,使宿主与其接触受染机会大为增加。丝状蚴有明显的向温性和向湿性,当与人体皮肤(通常为脚和手)接触后,受人体表温度刺激,幼虫活动能力增强,依靠其机械的穿刺运动及酶的化学作用,通过毛囊、汗腺或皮肤破损处主动穿刺侵入皮肤

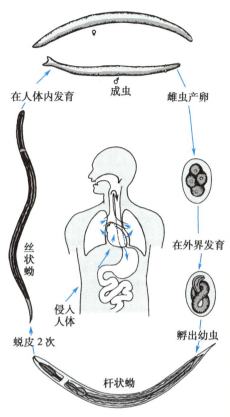

图 21-10 钩虫生活史示意图

内。少数丝状蚴也可以经口侵入口腔、食管黏膜感染人体。侵入的幼虫大部分滞留在局部皮下组织内,24h 后进入小静脉或淋巴管,经右心由肺动脉至肺。大部分幼虫穿过微血管进入肺泡,并借助于宿主呼吸道上皮细胞纤毛的运动,沿支气管、气管上行至咽。一部分幼虫可随宿主痰液被吐出,大部分幼虫随宿主的吞咽活动,经食管、胃到达小肠,此过程大约需要 1 周。幼虫在小肠内迅速生长发育,经蜕皮 2 次发育为成虫。成虫多寄生于小肠上段,用口囊内的钩齿或板齿咬附和损伤肠黏膜,并以宿主血液、淋巴液及脱落的肠上皮细胞为营养。自幼虫钻入皮肤至成虫交配产卵需 4~6 周或更久。十二指肠钩虫雌虫平均日产虫卵 1 万 ~3 万个,美洲钩虫为 0.5 万 ~1 万个。成虫寿命一般 3 年,个别报道十二指肠钩虫成虫可存活 7 年,美洲钩虫成虫可存活 15 年。

钩虫除可经皮肤和口腔、食管黏膜感染外,还发现幼虫可通过胎盘进入胎儿体内。有报告称在产妇乳汁中检获活动的第 3 期美洲钩蚴,因此经母乳感染也有可能。另外,某些动物可作为十二指肠钩虫或美洲钩虫的转续宿主,人若生食这些动物的肉类也有受感染的可能。十二指肠钩虫幼虫进入人体后发育速度有很大的差别,部分幼虫在进入小肠前,可以"暂停发育"状态滞留于组织内,经过一段时间后再进入肠腔发育,这种现象称为迁延移行(persisting migrans)。幼虫的这种迁延移行现象原因尚不清楚,但在美洲钩虫尚未发现此现象。

(三) 致病性

两种钩虫的致病作用相似。幼虫侵入、肺内移行和成虫定居于小肠均可对人体造成损害。人体感染钩虫后是否出现临床症状,取决于感染钩虫的种类、虫数,人体的健康状况,营养条件及免疫力等因素。与美洲钩虫比较,十二指肠钩虫常引起皮炎,成虫所致贫血较严重,还是引起婴儿钩虫病的主要虫种,因此十二指肠钩虫较美洲钩虫危害大。

1. 幼虫致病 主要是丝状蚴侵入皮肤和体内移行对宿主造成的危害。

(1)钩蚴性皮炎:当人体赤手裸足接触土壤,经数分钟至 1h 丝状蚴凭借其机械的穿刺运动以及分

泌的酶的化学作用,通过毛囊、汗腺或皮脂腺或皮肤破损处主动侵入皮肤内,造成皮肤损伤,出现炎症,即为钩蚴性皮炎,俗称"粪毒""痒疙瘩"或"地痒疹"。若继发感染可变为脓疱,可结痂自愈。春夏之交,人体接触丝状蚴污染的土壤,皮炎的发生率高达88%~100%,足部多见。香蕉园、蔬菜地、甘蔗地、红薯地和矿井为常见感染地点。

(2)呼吸系统病变:幼虫移行至肺,穿过肺毛细血管进入肺泡,引起局部出血和炎症细胞浸润。虫体的分泌物、排泄物、代谢产物及蜕皮可作为致敏原引起超敏反应,部分患者表现为嗜酸性粒细胞性哮喘发作,胸片可见浸润性病变。幼虫移行造成一过性肺炎,常在感染后3~5d出现症状,可持续几日或10余日自愈,长者可达1~2个月。

2. **成虫致病**　钩虫的危害主要在成虫期,其寄生于小肠上段,引起消化道症状和贫血。

(1)消化系统病变:成虫以口囊咬附在肠黏膜,可造成散在出血点、小溃疡(3~5mm),有时可形成片状出血性瘀斑。病变可累及黏膜下层甚至肌层,可造成消化道出血或偶尔大出血。患者表现为消化道症状,重度感染者常出现大便潜血,甚至可见柏油样便、血便。

(2)贫血:钩虫成虫以钩齿或板齿及口囊咬附肠壁,吸食血液致使患者长期慢性失血,铁和蛋白不断损耗,加之患者营养不良,铁和蛋白得不到有效补充而导致血红蛋白的合成速度较红细胞生成速度慢,新生红细胞体积小色泽浅,故而称之为小细胞低色素性贫血。钩虫造成患者慢性失血的原因包括以下几点:①虫体吸血及血液快速经其消化道排出;②在吸血的同时,虫体不断分泌抗凝素致使原咬附部位伤口渗血,其渗血量与所吸血量相当;③虫体更换咬附部位,新伤口不断增加,原伤口继续渗血。另外,虫体活动造成肠黏膜损伤,可影响营养物质吸收而加重贫血。

(3)婴儿钩虫病:多由十二指肠钩虫引起,幼虫可经胎盘或乳汁感染婴儿。婴儿钩虫病贫血多较严重,血红蛋白可低于50g/L;生长发育迟缓,并发症多,预后差。目前婴儿钩虫病已不常见。

思考题

1. 蛔虫、钩虫和鞭虫生活史的主要异同点有哪些?
2. 蛲虫生活史特点有哪些?

（崔　晶）

第三节　组织线虫

旋毛形线虫[*Trichinella spiralis*(Owen,1835)Railliet,1895]简称旋毛虫,其成虫和幼虫分别寄生于同一宿主的小肠和骨骼肌细胞内。人和多种哺乳动物可作为该虫的宿主,该虫寄生于人体引起旋毛虫病,是重要的食源性人兽共患寄生虫病,严重感染时可致患者死亡。

1828年Peacock在伦敦进行尸检时首次在人体肌肉组织中发现该虫。Owen(1835)描述了其幼虫的形态,命名为*Trichina spiralis*,后由Railliet(1895)改名*Trichinella spiralis*。近年,根据生物学和生物化学研究,尤其是基因分类学研究,将毛形线虫属分为9个种,即旋毛虫(*T. spiralis*,T1)、乡土(北方)旋毛虫(*T. nativa*,T2)、布氏旋毛虫(*T. britovi*,T3)、伪旋毛虫(*T. pseuodospiralis*,T4)、穆氏旋毛虫(*T. murrelli*,T5)、纳氏(南方)旋毛虫(*T. nelsoni*,T7)、巴布亚旋毛虫(*T. papuae*,T10)、津巴布韦旋毛虫（*T. zimbabwensis*，T11）及巴塔哥尼亚旋毛虫（*T. patagoniesis*，T12），以及 3 个分类地位尚未确定的基因型（*Trichinella* T6、T8 和 T9），其中伪旋毛虫、巴布亚旋毛虫及津巴布韦旋毛虫属于非成囊型（non-encapsulated）旋毛虫。我国已发现的旋毛虫有 2 种，即旋毛虫和乡土旋毛虫。旋毛虫是引起人体旋毛虫病的主要病原体，多数死亡病例是由此虫种所致。我国首次发现旋毛虫是 1881 年于厦门的猪肉内，1964 年首次在西藏林芝地区发现人体感染旋毛虫病例。

（一）形态

成虫微小，细线状，雄虫大小（1.4~1.6）mm ×（0.04~0.05）mm，雌虫（3.0~4.0）mm × 0.06mm。咽管占体长的 1/3~1/2，其后段背面有一杆状体（stichosome），由一列圆盘状杆细胞（stichocyte）组成。两性成虫的生殖器官均为单管型。雄虫末端有 2 片叶状交配附器。雌虫子宫较长，其中段含虫卵，后段和近阴道处则充满幼虫，新生幼虫自阴门产出，大小约 124μm × 6μm。在宿主骨骼肌内发育成熟的幼虫卷曲于梭形囊包中，长约 1mm，其咽管结构与成虫相似；幼虫囊包大小为（0.25~0.5）mm ×（0.21~0.42）mm，1 个囊包内通常含 1~2 条幼虫；囊包壁由内、外两层构成，内层厚而外层较薄，由成肌细胞退变以及结缔组织增生形成（图 21-11）。

（二）生活史

旋毛虫成虫主要寄生在宿主的十二指肠和空肠上段，幼虫则寄生在同一宿主的骨骼肌细胞内，在骨骼肌内形成具有感染性的幼虫囊包。旋毛虫完成生活史不需要在外界发育，但必须转换宿主才能继续下一代的生长发育。被旋毛虫寄生的宿主既是终宿主，也是中间宿主。

宿主食入含有活幼虫囊包的肉类后，在消化酶的作用下，幼虫在胃中自囊包内逸出，钻入十二指肠及空肠上段的肠黏膜内，经 24h 发育再返回肠腔，在感染后 48h 内，幼虫经 4 次蜕皮发育为成虫。少数虫体可侵入腹腔或肠系膜淋巴结寄生。雌雄虫交配后，多数雄虫死亡。雌虫子宫内的虫卵发育为幼虫，于感染后 5d 开始产出。每条雌虫一生可产幼虫 1 500~2 000 条，产幼虫期可持续 4~16 周或更长。雌虫寿命一般为 1~2 个月，少数达 3~4 个月。

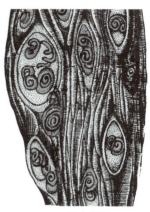

幼虫囊包

幼虫

图 21-11　旋毛虫幼虫及囊包模式图

产于肠黏膜内的新生幼虫侵入局部淋巴管或小静脉，随淋巴和血液循环到达各组织、器官或体腔，但只有到达骨骼肌的幼虫才能进一步发育，并以膈肌、舌肌、咽喉肌、胸肌和腓肠肌等活动频繁、血液供应丰富的部位多见。幼虫刺激肌细胞，其周围出现炎性细胞浸润，纤维组织增生，感染后 26d 幼虫周围形成囊包。囊包若无机会进入新的宿主，多在半年后钙化，少数钙化囊包内的幼虫可存活数年，甚至可达 30 年（图 21-12）。

（三）致病性

旋毛虫对人体致病程度与食入幼虫囊包数量、幼虫的活力、新生幼虫侵犯部位及人体对旋毛虫的免疫力等因素密切相关。旋毛虫的主要致病阶段是幼虫。旋毛虫致病过程可分为 3 期。

1. 侵入期　幼虫在小肠内自囊包逸出并侵入肠黏膜发育为成虫的过程。主要病变部位在十二指肠和空肠，又称为肠型期（enteral phase）。由于成虫以肠绒毛为食，幼虫对肠壁组织的侵犯，可引起肠壁组织广泛性炎症。受累部位出现充血、水肿、出血，甚至形成浅表溃疡。此期病程约为 1 周。

2. 幼虫移行期　指新生幼虫随淋巴或血液循环到达全身各器官，侵入骨骼肌内发育，引起血管炎和肌炎的过程。主要病变部位在骨骼肌内，又称肌肉期（muscular phase）。幼虫移行时所经部位可发生炎症反应，如急性全身性血管炎。患者可出现发热、眼睑或面部水肿、过敏性皮炎、肌肉疼痛及外周血中嗜酸性粒细胞增多等。幼虫侵入骨骼肌后，引起肌纤维变性、肿胀、排列紊乱、横纹消失，虫体附近的肌细胞坏死、崩解，肌间质呈轻度水肿并有程度不同的炎症细胞浸润；患者可表现全身肌肉酸痛、压痛，尤以腓肠肌、肱二头肌、肱三头肌疼痛最为明显。如咽喉部肌受累，可表现吞咽困难和语言障碍。幼虫移行至肺,可导致肺部局限性或广泛性出血、肺炎、支气管炎和胸膜炎等。幼虫移至心脏可引发心肌炎。如累及中枢神经系统可致颅内高压和非化脓性脑膜脑炎。患者可因心肌炎、心力衰竭、败血症、肺炎和脑炎而死亡。除严重感染者外,此期病程为 2~8 周或更长。

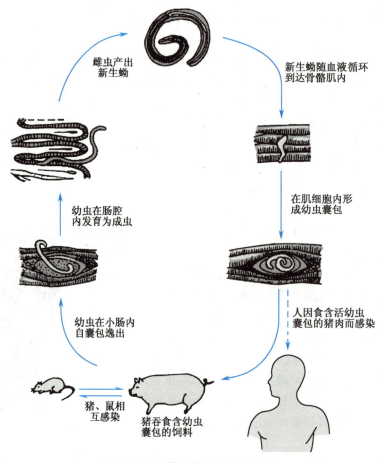

图 21-12　旋毛虫生活史示意图

3. 囊包形成期　又称恢复期(convalescent phase),为幼虫囊包形成和受损肌细胞修复过程。幼虫侵入肌细胞,肌细胞逐渐膨大形成纺锤状肌腔,虫体长大并卷曲在腔内形成幼虫囊包。随着囊包的形成,急性炎症逐渐消退,患者全身症状逐渐减轻或消失,但肌痛症状仍可持续数月。重症患者可呈恶病质,可并发肺炎和脑炎等。

思考题

1. 旋毛虫生活史有哪些特点?
2. 简述旋毛虫的致病性。

(崔　晶)

第二十二章
吸　虫

第一节　概　述

吸虫(trematode,fluke)隶属扁形动物门吸虫纲(Class Trematoda)。吸虫纲下隶 3 个目,即单殖目(Order Monogenea)、盾腹目(Order Aspidogastrea)和复殖目(Order Digenea)。可寄生于人体的吸虫均属复殖目,称复殖吸虫(digenetic trematode),有 30 余种,虫体基本结构和生活史中的发育过程大致相似,均需经历无性世代(asexual generation)与有性世代(sexual generation)的交替及宿主的转换。

一、成虫形态特征

(一) 外观
复殖吸虫成虫大多外观呈叶状或长舌状,背腹扁平,两侧对称;少数呈扁锥形或近圆柱形,虫体大小因种而异。虫体前端具口吸盘(oral sucker),虫体腹面具腹吸盘(ventral sucker)(图 22-1)。吸盘由肌纤维交织而成,起到吸附作用,是虫体重要的附着器官。

(二) 体壁
吸虫的体壁是由外层的皮层(tegument)和皮层下的细胞体构成,系合胞体(syncytium)结构,覆盖于虫体的体表(图 22-2)。体被从外到内由外质膜(external plasma membrane)、基质(matrix)与基质膜(basal plasma membrane)组成。外质膜由 2 个或 2 个以上的单位膜重叠构成,向外突起或延伸可形成许多皱褶或皮嵴,往里内陷可形成凹陷或孔;其表面通常附着一层由糖蛋白与糖脂上的糖残基构成的糖萼(glycocalyx),在血吸虫中已被证实外质膜可不断脱落、更新。基质由胞质小管与体被细胞相通,含许多分泌小体、少量线粒体以及微管等,与吸虫的代谢及外质膜的更新有关。感觉器位于基质中,其纤毛伸出体表,另一端有神经突(neurite)与神经系统相通。体棘(spine)位于基质膜之上。体被下层的肌层在基质膜之下,由外环肌(circular muscle)与内纵肌(longitudinal muscle)以及肌细胞组成。体壁中间为实质组织(parenchymal tissue)和分布其中的消化、生殖、排泄、神经系统等,缺体腔。体壁具有保护、感觉、吸收、营养、分泌、代谢、排泄、更新、免疫等生理功能。

(三) 消化系统
包括口、前咽(prepharynx)、咽(pharynx)、食管(esophagus)及肠管(intestine)。口居于口吸盘中央,位于虫体前端或偏腹面。前咽短小或缺失。口、咽、食管构成前肠。肠管通常在腹吸盘前分为左右两支,沿身体两侧向后延伸,终端为盲端,缺肛门,属不完全消化道。未被消化吸收的废物经口排出体外。

(四) 生殖系统
复殖目吸虫中除裂体科吸虫是雌雄异体外,其他均为雌雄同体(hermaphrodite)。生殖系统占虫体大部分,生殖能力极强。雌雄生殖孔均开口于生殖窦(genital sinus)内。雄性生殖系统见图 22-1,包括睾丸(testis)、输出管(vas efferens)、输精管(vas deferens)、储精囊(seminal vesicle)、前列腺(prostatic

gland)、射精管(ejaculatory duct)或阴茎(cirrus)、阴茎囊(cirrus pouch)(图 22-3)等,射精管或阴茎开口于生殖窦或生殖孔,交配时阴茎可经生殖孔伸出体外与雌性生殖器官的远端相交接。来自雄性生殖系统的精子储存于受精囊。雌性生殖系统(见图 22-1、22-4)由卵巢(ovary)、输卵管(oviduct)、受精囊(seminal receptacle)、劳氏管(Laurer's canal)、卵黄腺(vitellarium)、卵黄管(vitelline duct)、卵模(ootype)、梅氏腺(Mehlis'gland)、子宫(uterus)及生殖孔(genital pore)等组成。卵巢位于虫体中部或偏位,卵细胞由卵巢排出,进入输卵管,与精子在此受精,并接纳来自卵黄腺的卵黄细胞(yolk cell),于卵模逐个定型后推入子宫,并不断向远端的生殖孔(见图 22-4)移动,然后经生殖孔排出。劳氏管自输卵管起通向背侧体壁,开口于体外或形成盲管,多余的卵黄细胞与精子可能由此排出,也是异体受精的通道;雌雄同体的吸虫亦可异体受精。包绕于卵模外的梅氏腺,可分泌物质将来自卵黄细胞的卵壳前体鞣化为较硬的卵壳,或粘连成二硫化物形成富有弹性的卵壳。

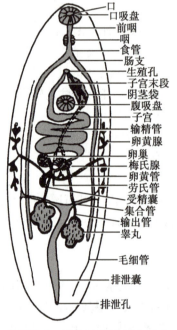

图 22-1　复殖吸虫成虫模式图

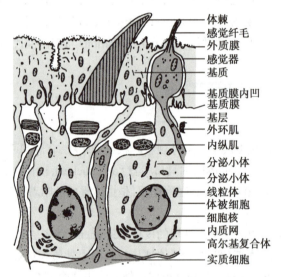

图 22-2　复殖吸虫成虫体壁模式图

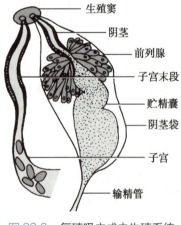

图 22-3　复殖吸虫成虫生殖系统
末端结构模式图

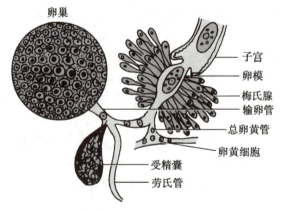

图 22-4　复殖吸虫成虫卵巢 - 卵模结构模式图

（五）神经系统

复殖目吸虫的神经系统不发达。咽的两侧各有一神经节(ganglion),彼此由背索(esophageal

commissure)相连,相当于神经中枢。每个神经节分别向前、后各发出 3 条神经干(nerve trunk),分布于虫体的背面、腹面及侧面;向后的神经干之间由横索(transverse commissure)相连,使整个神经系统形成网络状结构(图 22-5)。感觉末梢由前后神经干发出到达口吸盘、咽、腹吸盘等器官,以及体壁外层中的许多感觉器官。

(六) 排泄系统

由焰细胞(flame cell)、毛细管(capillary tubule)、集合小管(collecting tubule)和排泄囊(excretory bladder)和排泄孔(excretory pore)组成(图 22-6)。焰细胞(图 22-7)为凹形细胞,具有一个大的细胞核,显微镜下核仁明显可见。焰细胞与毛细管构成原肾(protonephridium)单位,其最具特征的结构是纤毛束,每一支纤毛由 2 根中央纤丝和 9 根外周纤丝组成,纤毛颤动时似火焰跳动,故而得名。纤毛有节律的摆动可带动和保持排泄系统内部液体的流动,并形成较高的滤过压,促使氨、尿素、尿酸等废物经集合管、排泄囊最后通过排泄孔排出体外。

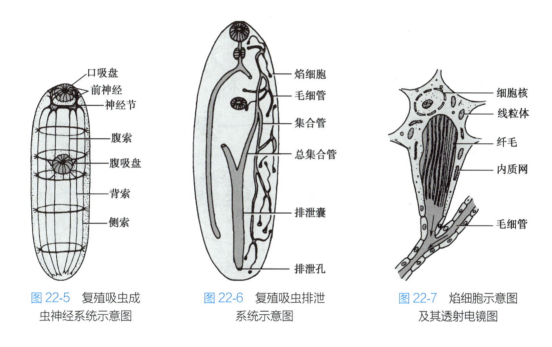

图 22-5　复殖吸虫成虫神经系统示意图　　图 22-6　复殖吸虫排泄系统示意图　　图 22-7　焰细胞示意图及其透射电镜图

二、生活史

复殖吸虫的生活史复杂,需经历无性世代与有性世代的交替及其宿主的转换(图 22-8)。无性世代一般在软体动物即中间宿主体内寄生,有性世代大多在脊椎动物即终宿主体内寄生。复殖吸虫的中间宿主一般为腹足类(gastropod)的淡水螺或双壳类(pelecypod)的蚌体,有些吸虫还需要鱼、蜻蛉、溪蟹等作为第二中间宿主。终宿主大多为人或脊椎动物。

各种复殖吸虫生活史虽有差别,但基本的发育阶段均包括卵(egg)、毛蚴(miracidium)、胞蚴(sporocyst)、雷蚴(redia)、尾蚴(cercaria)、囊蚴(metacercaria)、童虫(junior)或后尾蚴(excysted metacercaria)与成虫(adult)等。虫卵入水后孵出毛蚴或在水中被软体动物吞食后孵出毛蚴,毛蚴进入中间宿主体内后发育、增殖为胞蚴、雷蚴、尾蚴。有些吸虫有两代雷蚴期,如布氏姜片吸虫、卫氏并殖吸虫等;有些吸虫有两代胞蚴期而缺乏雷蚴期,如日本裂体吸虫。尾蚴从中间宿主体内逸出,在水体中游动,有的虫种入侵第二中间宿主体内形成囊蚴或附着在某些物体体表并发育成囊蚴,有的(如日本裂体吸虫)则直接感染终宿主。脱去囊壁或尾蚴尾部后的幼虫通常称为童虫。终宿主体内的童虫大多需要经历一段移行过程,最后到达定居部位发育为成虫。

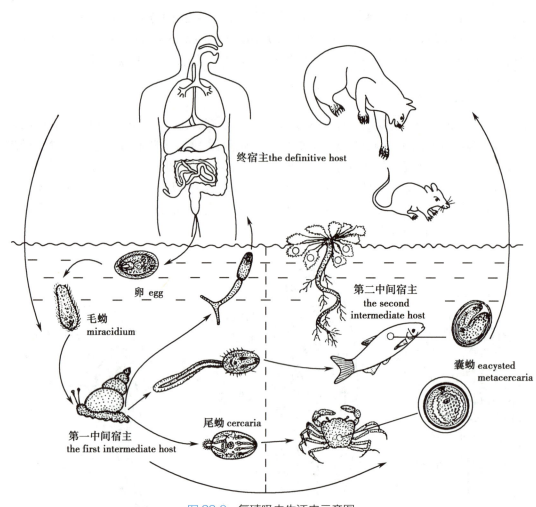

图 22-8 复殖吸虫生活史示意图

三、常见种类

我国常见的寄生于人体的复殖吸虫分类与寄生部位见表 22-1,除裂体吸虫外,其余吸虫可导致食源性吸虫病(foodborne trematodiasis)。全世界有 70 多个国家报告了食源性吸虫病例,至少有 5 600 万人感染食源性吸虫,但亚洲和拉丁美洲国家受影响最严重。

表 22-1 我国常见寄生人体的复殖吸虫分类与寄生部位

科	属	代表种	类别	寄生部位
后睾科 Opisthorchiidae	支睾属 Clonorchis	华支睾吸虫 C. sinensis		肝胆管
片形科 Fasciolidae	姜片属 Fasciolopsis	布氏姜片吸虫 F .buski	消化系统吸虫	小肠
	片形属 Fasciola	肝片形吸虫 F. hepatica		肝胆管
异形科 Heterophyidae	异形属 Heterophyes	异形异形吸虫 H. heterophyes		肠道
棘口科 Echinostomatidae	棘隙属 Echinochasmus	卷棘口吸虫 E. revolutum		小肠

续表

科	属	代表种	类别	寄生部位
裂体科 Schistosomatidae	裂体属 *Schistosoma*	日本裂体吸虫 *S.japonicum*	血液与组织吸虫	门静脉系统
并殖科 Paragonimidae	并殖属 *Paragonimus*	卫氏并殖吸虫 *P. westermani*		肺或脑
		斯氏并殖吸虫 *P. skrjabini*		皮下或肝

思考题

1. 简述复殖吸虫的形态特征和生活史特征。
2. 复殖吸虫的发育过程包括哪些幼虫阶段？

（季旻珺）

第二节　消化系统吸虫

一、华支睾吸虫

华支睾吸虫[*Clonorchis sinensis*（Cobbold,1875）Looss,1907],亦称中华分支睾吸虫或中华支睾吸虫,因成虫寄生在终宿主的肝胆管内,故俗称肝吸虫（liver fluke）,可引起华支睾吸虫病（clonorchiasis）,又称肝吸虫病（liver fluke disease）。该病主要分布在亚洲,我国有 27 个省（区、市）有流行。1874 年,华支睾吸虫在印度加尔各答市一华侨尸体的胆管内首次被检获,又因其睾丸呈分支状而得名。1975年,在湖北省江陵县出土的西汉古尸和战国古尸的粪便中查见肝吸虫虫卵,证明该虫在我国至少已流行 2 300 多年。

（一）形态

1. **成虫**　虫体背腹扁平,前端略窄,后端钝圆,似葵花籽状。体柔软,半透明,体表无棘（图 22-9）。体长 10~25mm,宽 3~5mm。前端稍窄具口吸盘,腹吸盘位于虫体腹侧前 1/5 处,口吸盘略大于腹吸盘。消化道开口于口吸盘,咽呈球形,食管短,肠管分两支,沿虫体两侧平直延伸至后端,末端为盲端。雄性生殖器官有睾丸 2 个,分支状,前后排列,位于虫体后 1/3 处;两睾丸各发出一输出管,向前延伸,约在虫体中部汇合成输精管,再向前膨大形成储精囊,接射精管开口于腹吸盘前缘的生殖腔;无阴茎袋、阴茎和前列腺。雌性生殖器官有卵巢 1 个,边缘分叶,位于睾丸之前;卵巢发出输出管,先后与受精囊、劳氏管与卵黄总管相连后通向远端的卵模,卵模周围为梅氏腺;子宫呈袋状,自卵模盘绕而上,开口于腹吸盘前缘的生殖窦。受精囊居睾丸与卵巢之间,椭圆形;劳氏管细长,弯曲,开口于虫体背面;卵黄腺呈滤泡状,分布于自腹吸盘至受精囊水平之间的虫体两侧。排泄系统的左右两支集合管在受精囊处汇合成略带弯曲呈长袋状的排泄囊,排泄孔开口于虫体末端。

2. **虫卵**　是常见蠕虫卵中最小的虫卵,黄褐色,形似芝麻,前端较窄,有小盖,卵盖周围的卵壳增厚隆起形成肩峰;后端钝圆,有一结节样小突起,称小疣。卵的大小为(27~35)μm×(12~20)μm,平均为29μm×17μm。卵内含毛蚴(见图22-9)。

3. **囊蚴**　圆形或椭圆形,大小为(121~150)μm×(85~140)μm。囊壁分两层,囊内有1条幼虫。幼虫具口吸盘、腹吸盘、肠管和含黑色钙质颗粒排泄囊(见图22-9)。

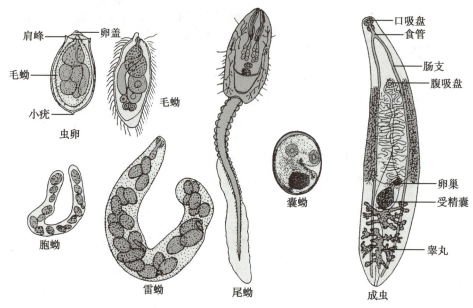

图22-9　华支睾吸虫各期虫体形态

(二) 生活史

华支睾吸虫完成生活史经历虫卵、毛蚴、胞蚴、雷蚴、尾蚴、囊蚴、童虫和成虫共8个发育时期,需要3个宿主(图22-10)。第一中间宿主为淡水螺类,目前已发现至少10种,常见的螺有赤豆螺(*Bithynia fuchsianus*)、纹沼螺(*Parafossarulus striatulus*)与长角涵螺(*Alocinma longicornis*);第二中间宿主为淡水鱼、虾,目前发现可作为第二中间宿主的淡水鱼有145种;终宿主为人及其他肉食类哺乳动物,国内已报道可自然感染的动物有33种,如猫、犬等。

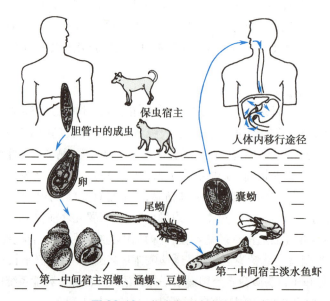

图22-10　华支睾吸虫生活史

成虫寄生于终宿主肝胆管内,产出的虫卵随宿主胆汁进入肠道,随粪便排出体外。虫卵若有机会入水,被第一中间宿主淡水螺吞食,在螺消化道内孵出毛蚴。毛蚴穿过淡水螺肠壁,发育形成胞蚴。胞蚴移行并经过无性增殖形成许多雷蚴。雷蚴经过无性增殖形成大量尾蚴。成熟尾蚴逸出螺体,在水中遇到第二中间宿主淡水鱼、虾,则侵入其肌肉等组织发育为囊蚴。终宿主因生食或半生食含有活囊蚴的淡水鱼、虾而感染。囊蚴在其消化道内消化液的作用下脱囊形成童虫。童虫可以通过多种途径达到终宿主肝胆管内发育为成虫。目前已知童虫可以逆胆汁流动方向移行,经胆总管至肝内中、小胆管寄生;也可以穿过肠壁经腹腔和肝进入肝胆管内。人感染囊蚴20~40d后,其粪便中开始排出虫卵。每条成虫每天产卵2 000~3 000个。人感染虫体数量最多者可达21 000多条。成虫在人体内可以存活20~30年。

(三) 致病性

华支睾吸虫成虫主要寄生于终宿主的次级肝胆管内,虫体的机械性运动及其分泌物、代谢产物的毒性或化学性刺激是致病的主要因素,其主要危害是损害患者的肝脏。

成虫的机械性运动可引起胆管上皮损伤、脱落、增生,胆管壁周围炎性细胞浸润、纤维增生,导致管壁增厚、管腔变狭;加之大量虫体寄生可引起胆管的机械性梗阻,影响胆汁的正常流动而致胆汁淤积。此时,往往容易合并细菌感染,从而引起胆管炎、胆囊炎、阻塞性黄疸、胆管肝炎甚至继发肝脓肿。

成虫的寄生除破坏胆管上皮细胞的正常结构外,亦能改变胆管内的微环境,导致胆管上皮细胞发生杯状细胞化生,糖蛋白分泌增多,胆汁变黏稠,易有结晶析出;同时,胆汁中的细菌性 β- 葡萄糖醛酸苷酶活性升高,可将胆汁中的可溶性葡萄糖醛酸胆红素水解为游离胆红素,后者与钙离子结合成难溶于水的胆红素钙。这些物质与死亡的虫体碎片、虫卵、脱落的胆管上皮细胞等形成胆管结石。因此,华支睾吸虫感染常并发胆石症,胆石的核心往往可看到虫卵。

华支睾吸虫感染可刺激机体免疫系统产生特异性 IgG,继而激活粒细胞释放大量的活性氧离子(O^{2-}),一方面作用于胆管中的虫体,另一方面亦使邻近肝细胞发生脂质过氧化反应,损伤肝细胞,致使肝细胞清除活性氧自由基的能力下降,导致外周血中脂质过氧化物(LPO)不断增多,进一步损及肝功能。

华支睾吸虫感染还可引起胆管上皮细胞增生而致胆管癌,主要为腺癌。2009年2月在法国里昂国际肿瘤中心(IARC)召开的世界卫生组织有关生物致癌因素审定工作会议上提出"华支睾吸虫致人类胆管癌证据充分"。

华支睾吸虫感染后引起肝硬化与感染量、感染次数和感染持续时间的长短等有关。少量感染,约3/4患者的肝无明显改变;重度感染者,其肝的改变比较明显。感染初期肝内小胆管扩张,胆管周围嗜酸性粒细胞浸润,纤维组织增生。随着病程发展,纤维组织逐渐向肝小叶内延伸,形成假小叶,肝细胞变性坏死,肝小叶中央出现脂肪变性和萎缩而致肝硬化。

此外,华支睾吸虫感染还可引起营养不良、代谢紊乱以及脑垂体的功能受损,是患儿生长发育障碍的主要原因。

二、布氏姜片吸虫

布氏姜片吸虫 [*Fasciolopsis buski* (Lankester, 1857) Odhner, 1902] 是寄生于人、猪小肠内的一种大型吸虫,俗称肠吸虫(intestinal fluke);因成虫外形酷似生姜片而得名姜片虫。布氏姜片吸虫可引起姜片虫病(fasciolopsiasis)。根据其形态,民间还有多种俗称,例如"老姜片""猫舌头虫"和"挞沙鱼"。祖国医书中称为"肉虫"和"赤虫"。该虫是人类最早认识的寄生虫之一,1 300多年前隋代巢元方撰写的《诸病源候论》便有该虫形态和该虫病临床症状的描述:赤虫状如生肉,片如鸡肝。1843年Buski在伦敦航海医院一具印度水手尸体的十二指肠内发现本虫,1857年Lankaster对本虫形态作了描述。

(一) 形态

1. **成虫**　硕大肥厚而不透明,肉红色。背腹扁平,长椭圆形,似姜片。体表有体棘。体长20~75mm,

宽 8~20mm,厚 0.5~3mm。虫体前端略尖,后端钝圆。口吸盘位于虫体前端腹面。腹吸盘相距口吸盘甚近,漏斗状,肌肉发达,较口吸盘大 4~5 倍。咽和食管短。肠支弯曲,呈波浪状。子宫、卵巢和睾丸前后排列。子宫盘曲。卵巢具分支,位于虫体中部稍偏前。睾丸 1 对,位于虫体的后半部,前后排列,高度分支呈珊瑚状。卵黄腺分布于虫体的两侧。雌、雄生殖孔均位于腹吸盘前缘的生殖腔(图 22-11)。

2. **虫卵**　常见蠕虫卵中最大的虫卵。椭圆形,淡褐色,(130~140)μm ×(80~85)μm,卵壳薄,两端钝圆,前端较后端稍尖,有不明显的卵盖。卵壳内有 1 个卵细胞和 20~40 个卵黄细胞(见图 22-11)。

(二) 生活史

布氏姜片吸虫完成生活史需要 2 个宿主和水生植物媒介,经历虫卵、毛蚴、胞蚴、母雷蚴、子雷蚴、尾蚴、囊蚴、后尾蚴和成虫共 9 个阶段。中间宿主为扁卷螺。扁卷螺在我国常见的种类有:尖口圆扁螺(Hippeutis cantori)、半球多脉扁螺(Polypylis hemisphaerula)、大脐圆扁螺(Hippeutis umbilicalis)、凸旋螺(Gyraulus convexiusculus)等;常见水生植物媒介有菱角、荸荠、茭白、浮萍等;终宿主为人和猪等。

寄生于终宿主小肠的成虫,同体或异体受精之后产卵。虫卵随宿主粪便排出体外。虫卵进入水中才可以发育。虫卵入水,在适宜的环境(温度 26~32℃)下经过 3~7 周卵中卵细胞发育为毛蚴。毛蚴发育成熟孵出,在水中游动,遇到扁卷螺,侵入其体内,发育经历胞蚴、母雷蚴、子雷蚴和尾蚴阶段。尾蚴发育成熟,逸出螺体,附着在水生植物媒

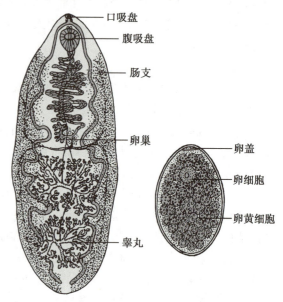

图 22-11　布氏姜片吸虫成虫与虫卵

介上发育为囊蚴。囊蚴因终宿主生食含有囊蚴的水生植物媒介而进入其体内,在消化液和胆汁的作用下囊内后尾蚴脱囊而出。后尾蚴吸附在小肠黏膜上,经过 1~3 个月发育为成虫(图 22-12)。每条成虫每天可产卵 15 000~25 000 个。该虫寄生的数量通常为数条至数十条,严重感染时可多达数千条。成虫寿命为 4~4.5 年。

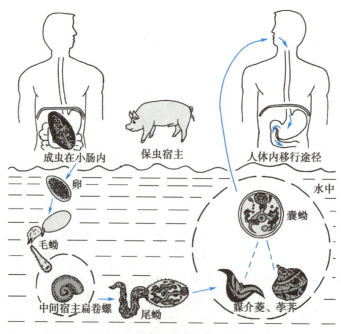

图 22-12　布氏姜片吸虫生活史

(三) 致病性

虫体较大,吸盘发达,吸附力强,造成的肠局部机械性损伤较其他肠道吸虫明显,被吸附的肠黏膜可发生炎症、点状出血、水肿、坏死、脱落以至溃疡;寄生数量多时虫体覆盖肠壁,可妨碍吸收与消化。病变部位可见中性粒细胞、淋巴细胞和嗜酸性粒细胞浸润,肠黏膜分泌增加。此外,虫体的代谢、分泌产物被吸收后可引起宿主的超敏反应。

思考题:

1. 生食或半生食一些食物,如生鱼、生蟹、烤虾、烤蟹与烤蛙肉以及凉拌水生蔬菜等,可能会感染哪些复殖吸虫? 其感染阶段是什么、寄生部位主要在哪里?
2. 简述华支睾吸虫的致病。

(吕志跃)

第三节 血液和组织吸虫

一、日本裂体吸虫

裂体吸虫(schistosome)属吸虫纲,复殖目,裂体科,裂体属。成虫寄生于人和多种哺乳动物的静脉血管内,亦称血吸虫,所致疾病称血吸虫病(schistosomiasis)。血吸虫病广泛流行于亚洲、非洲和拉丁美洲的 78 个国家和地区,目前流行较严重的仍有 52 个国家,估计全球受威胁人口达 6 亿,感染者近 2.5 亿。寄生人体的血吸虫主要有 6 种,即埃及血吸虫(*Schistosoma haematobium*)、曼氏血吸虫(*S. mansoni*)、日本血吸虫(*S. japonicum*)、间插血吸虫(*S. intercalatum*)、湄公血吸虫(*S. mekongi*)与马来血吸虫(*S. malayensis*),其主要流行地区与病变部位见表 22-2;其中以前 3 种引起的血吸虫病流行范围最广、危害最大,其成虫与虫卵形态见图 22-13。我国仅有日本血吸虫病流行,20 世纪 70 年代出土的湖南长沙马王堆西汉女尸(公元前 168 年)及湖北江陵西汉男尸(公元前 163 年)体内均发现有典型的日本血吸虫卵,足以证明流行年代之久远。近年来,随着经济全球化进程加快,我国已有埃及血吸虫、曼氏血吸虫等输入病例的报道,需要引起重视。

表 22-2 6 种人体血吸虫的主要流行地区与病变部位

虫种	主要流行地区	病变部位
埃及血吸虫 *Schistosoma haematobium*	非洲和中东的 54 个国家	膀胱及生殖系统
曼氏血吸虫 *Schistosoma mansoni*	非洲、中东和拉丁美洲的 53 个国家	肠壁、肝脏
日本血吸虫 *Schistosoma japonicum*	远东的 6 个国家和地区,以中国和菲律宾最为严重	肠壁、肝脏

续表

虫种	主要流行地区	病变部位
间插血吸虫 Schistosoma intercalatum	中部非洲的 10 个国家,通常与曼氏和埃及血吸虫同时存在	肠壁、肝脏
湄公血吸虫 Schistosoma mekongi	湄公河流域包括老挝、柬埔寨和泰国	肠壁、肝脏,所致疾病程度较轻
马来血吸虫 Schistosoma malayensis	马来西亚	肠壁、肝脏,所致疾病程度较轻

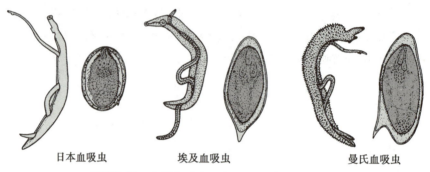

日本血吸虫　　　　埃及血吸虫　　　　曼氏血吸虫

图 22-13　人类 3 种主要血吸虫成虫与虫卵形态

(一) 形态

1. **成虫**　外观似线虫,圆柱状。雌雄异体,雌虫常居于雄虫的抱雌沟内,呈合抱状。体表具细皮棘。虫体前端有一口吸盘,腹面近前端有一腹吸盘,突出如杯状(图 22-14)。消化系统包括口、食管和肠。肠管在腹吸盘前背侧分为两支,向后延伸至虫体中部后重新汇合,终止于盲端。成虫吸食血液,雌虫摄取红细胞的数量远大于雄虫,其肠管因充满被消化或半消化的血红蛋白而呈黑色。肠内容物可经口排至宿主血液中。排泄系统由焰细胞、毛细管、集合管、排泄管及排泄孔组成。神经系统则由中枢神经节与神经干以及延伸至口、腹吸盘和肌层的许多神经分支组成。

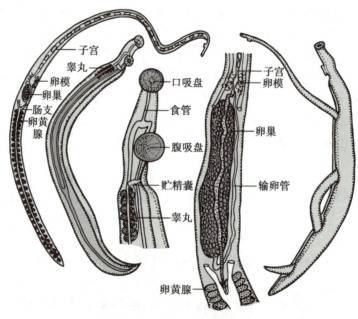

图 22-14　日本血吸虫成虫形态

（1）雄虫：乳白色,较粗短,长 12~20mm,宽 0.5~0.55mm；口、腹吸盘均较发达。腹吸盘后的虫体扁平,两侧向腹面蜷曲,形成抱雌沟(gynecophoral canal),故外观呈圆筒状。生殖系统主要由睾丸、储精囊、生殖孔等组成,无阴茎。睾丸椭圆形,位于腹吸盘背侧,一般为 7 个,呈串珠状排列(图 22-14)；生殖孔开口于腹吸盘下方。

（2）雌虫：前细后粗圆,形似线虫；长 20~25mm,宽 0.1~0.3mm。生殖系统由卵巢、卵黄腺、卵模、梅氏腺、子宫等构成。卵巢位于虫体中部,长椭圆形；输卵管始发于卵巢后端,绕过卵巢向前(图 22-14),虫体后段充满卵黄腺,发出的卵黄管与输卵管汇合,通向前方被梅氏腺所围绕的卵模。子宫与卵模相连,并开口于腹吸盘下方,内含虫卵 50~300 个。

2. **虫卵**　日本血吸虫虫卵椭圆形,淡黄色,大小(74~106)μm×(55~80)μm,平均为 89μm×67μm。卵壳薄而均匀,无卵盖,卵壳侧面有一小棘,称为侧刺(图 22-15),表面常附有许多组织残留物,使侧刺不易观察到。成熟虫卵内为一葫芦状毛蚴,被一薄层胚膜包绕；毛蚴与胚膜之间的间隙中可见大小不等、呈圆形或长圆形的油滴状头腺分泌物。电镜下可见卵壳表面布满微棘,壳层间有不定形弯曲的微管道。前者可使卵易附着于血管壁与稳定于组织中；后者有利于毛蚴分泌物、水分、气体等与外界的交换。在宿主粪便中所见的虫卵一般为成熟虫卵。

3. **尾蚴**　日本血吸虫尾蚴属叉尾型尾蚴,由体部和尾部组成,尾部又分尾干和尾叉。大小为(280~360)μm×(60~95)μm,体 部(100~150)μm×(40~66)μm,尾 干(140~160)μm×(20~30)μm,尾叉长 50~70μm。周身被有小棘并具有许多单根纤毛的乳突状感觉器。体部前端特化为头器(head organ),头器中央有一大的单细胞腺体即头腺；口孔位于虫体前端正腹面,腹吸盘位于体后部 1/3 处,由发达的肌肉构成,具有较强的吸附能力。体中后部有 5 对单细胞钻腺(penetration gland),左右对称排列,其中 2 对位于腹吸盘前,称前钻腺,嗜酸性,内含粗颗粒；3 对位于腹吸盘后,称后钻腺,嗜碱性,内含细颗粒。前后 5 对钻腺分别由 5 对腺管向体前端分左右两束伸入头器,并开口于头器顶端(图 22-15)。

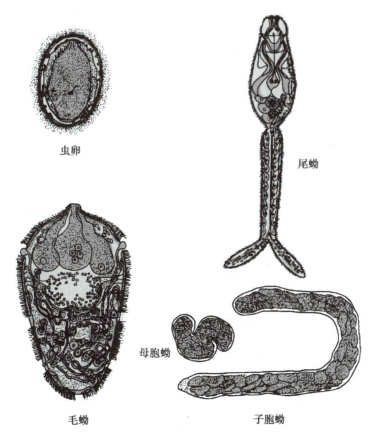

图 22-15　日本血吸虫虫卵及各期幼虫形态

(二) 生活史

日本血吸虫的生活史比较复杂,有虫卵、毛蚴、母胞蚴、子胞蚴、尾蚴、童虫和成虫七个发育阶段。湖北钉螺是其唯一的中间宿主,人与 40 多种哺乳动物可作其终宿主。血吸虫需在终宿主体内完成有性生殖世代,并在中间宿主钉螺体内完成无性世代(图 22-16)。日本血吸虫在人体内的平均寿命约为 4.5 年。具体过程详述如下。

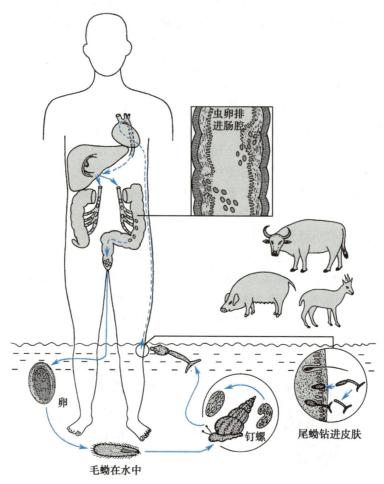

图 22-16　日本血吸虫生活史

1. 成虫寄生、产卵　成虫主要寄生于终宿主人和多种哺乳动物的门脉 - 肠系膜静脉系统,借吸盘吸附于血管壁,以血液为营养。合抱的雌雄虫体常逆血流移行至肠黏膜下层小静脉的末梢产卵。雌虫产卵呈阵发性地成串产出,每条雌虫每日可产卵 300~3 000 个。所产虫卵大部分沉积于肠壁的小血管壁,小部分随血流进入肝脏;在宿主肝、肠组织血管中沉积的虫卵往往呈串珠状排列。

2. 虫卵的发育、排出　沉积在肝、肠等组织中的虫卵,约经 11d,卵内细胞经过初产期、空泡期、胚胎期发育至成熟期毛蚴。成熟虫卵内的毛蚴分泌物可透过卵壳,引起虫卵沉积周围组织和血管壁发生炎症、坏死,在血流的压力、肠蠕动和腹内压增加的情况下,肠壁坏死组织溃破,肠壁组织内的虫卵可随破溃的组织落入肠腔,随宿主粪便排出体外。沉积在局部组织中无法排出的虫卵,卵内毛蚴成熟后再经 10~11d,就会逐渐死亡、钙化,故沉积在组织中虫卵的寿命为 21~22d。

3. 毛蚴的孵化　成熟虫卵在粪便、血液、尿液中不能孵化,只有进入水中在低渗透压的作用下,水分经卵壳微管道进入卵内,卵壳膨胀、破裂,毛蚴才能孵出;1.2% 的盐水可抑制毛蚴的孵化。其次,需要适宜的温度毛蚴才能从卵内孵出,一般 5~30℃均能孵出,以 24~28℃最为适宜;温度愈低,孵出毛蚴所需时间愈长,存活时间也愈长。光线的照射可以加速毛蚴的孵出,黑暗条件下,毛蚴孵化受到抑制。

毛蚴孵化还受水 pH 的影响,一般在 7.0~8.5 时均有利于毛蚴孵化,最适 pH 为 7.5~7.8。毛蚴具向光性,多分布于水体表层作直线游动,遇障碍转折或回转再做直线游动。毛蚴在水中可存活 1~3d。

4. 幼虫在钉螺体内的发育繁殖　日本血吸虫毛蚴寿命一般很短,为 15~94h。毛蚴孵出后,若遇到唯一的中间宿主湖北钉螺,利用顶突附着于钉螺的软体组织,腺体分泌组织蛋白酶等物质,同时借助体部强烈伸缩活动钻入钉螺体内,整个过程一般在 3~15min 内完成。进入钉螺体内,经过母胞蚴、子胞蚴,最后发育为大量尾蚴。成熟的尾蚴从子胞蚴体前端破裂处进入螺体组织,在头腺分泌物的作用下从钉螺体内逸出。一只被毛蚴感染的钉螺可陆续释放出数以万计的尾蚴。尾蚴形成的时间与温度有关,少则 44d,最长达 159d。

5. 尾蚴逸出与侵入终宿主　尾蚴从螺体内逸出的首要条件是水,含有成熟尾蚴的钉螺在水中、湿泥土或有露水的植物上均可逸出尾蚴。影响尾蚴逸出的因素较多,最主要的是水温。水温在 15~35℃ 范围内,尾蚴均可逸出;最适温度为 26~28℃;5℃时,尾蚴逸出受到抑制。光线有促进尾蚴逸出的作用;水的 pH 要求 6.6~7.8。尾蚴逸出后,主要分布在水面,一般存活 1~3d,冬天可达 7d 左右。尾蚴不耐高温,55℃以上 0.5~1min 即死亡。

活动于水面的血吸虫尾蚴接触到人或哺乳动物的皮肤后,即以吸盘吸附,并借体部伸缩、尾部摆动的机械作用和两组钻腺分泌物的酶促作用协同完成钻穿宿主皮肤的过程,一般在数秒钟至数分钟内即可完成。尾蚴一旦侵入终宿主的皮肤、脱去尾部,即为血吸虫童虫(schistosomula)。近年的研究发现,部分尾蚴侵入宿主皮肤后,尾部并非立即脱去,存在有延迟脱尾现象。

6. 童虫的移行和发育　童虫在终宿主皮下组织中停留数小时后,侵入小血管或淋巴管,进入静脉系统,随血液循环,经右心至肺,感染 72h 至高峰;再由左心进入体循环,到达肠系膜上下动脉,经毛细血管到肝内门静脉分支内,最后逆血流移行至肠系膜静脉及直肠静脉所属血管内寄生、交配和产卵。日本血吸虫自尾蚴侵入到成虫成熟产卵约需 24d,曼氏血吸虫需要 35d,埃及血吸虫需要 60d。

在终宿主体内,两性童虫必须合抱、相互作用才能发育成熟,即雌虫在抱雌沟与雄虫紧密接触是两性虫体性器官发育成熟的重要条件。一方面雄虫可分泌诸如激素、生长因子或类脂等物质,通过合抱从体壁传递给雌虫,促进雌虫性器官的发育;另一方面,雄虫与雌虫之间的物质交换及营养性联系也可促进双方的发育成熟。一般认为,不论在何种终宿主内,单性感染的虫体均难以发育至性成熟,尤其是单性雌虫感染。近年的研究发现,宿主产生的某些因子,如免疫因子,可调节血吸虫的生长发育及性器官的成熟,T/B 细胞均可影响血吸虫的生长发育。

(三) 致病性与免疫

1. 致病性　血吸虫感染过程中,尾蚴入侵、童虫移行、成虫寄生、虫卵在组织中沉积以及它们的分泌物、代谢产物和死亡后的分解物均能诱发宿主一系列免疫病理反应,对宿主造成损害。虫卵是血吸虫病最主要的致病因子,虫卵肉芽肿是血吸虫病的最基本病变。从免疫病理角度来说,血吸虫病实际上是一种免疫性疾病。

(1)尾蚴所致损害:血吸虫尾蚴侵入宿主皮肤后数小时后,宿主受侵部位可出现粟粒至黄豆大小的丘疹或荨麻疹,伴有瘙痒,数小时至 2、3d 内消失,此即尾蚴性皮炎。病理变化为真皮内毛细血管扩张充血,伴有出血、水肿和嗜酸性粒细胞、中性粒细胞以及单核细胞的浸润,这种炎症反应兼有速发(Ⅰ型)与迟发(Ⅳ型)两型超敏反应。初次接触尾蚴的人这种皮疹反应不明显;再次接触到尾蚴后反应加重,严重者可伴有全身的多形红斑与水肿。

(2)童虫所致损害:童虫在宿主体内移行可引起所经脏器的病变,以肺部出现一过性浸润性血管炎性病变最为明显,肺组织点状出血及白细胞浸润。患者可表现为咳嗽、咯血、发热、嗜酸性粒细胞增多、全身不适等;重度感染可发生出血性肺炎。这主要是由童虫的机械性损害及其代谢产物或崩解产物引起的超敏反应所致。

(3)成虫所致损害:成虫肠道及生殖器官的分泌排泄物和代谢产物作为循环抗原(circulating antigen,CAg)被不断释放入血流,与相应的抗体形成免疫复合物沉积于组织器官中,引起Ⅲ型超敏反应。主要病变出现在肾小球,表现为肾小球间质增宽,间质细胞增生,毛细血管增厚,基底膜增厚,引起肾小球肾炎。患者可出现蛋白尿、水肿及肾功能减退。成虫在门静脉和肠系膜静脉内寄居及其代谢产物还可引起轻微静脉内膜炎,死亡的虫体可引起栓塞性静脉炎及静脉周围炎。

(4)虫卵所致损害:雌虫刚产出的虫卵为未成熟卵,周围的宿主组织对其无反应或仅有轻微反应;经过约 11d 的发育,卵内细胞发育为成熟毛蚴,毛蚴可不断分泌并释放出可溶性虫卵抗原(soluble egg antigen,SEA)。SEA 是一些酶、蛋白质和糖类,可透过卵壳微管道缓慢释放至周围组织中,经抗原递呈细胞如巨噬细胞等呈递给辅助性 T 细胞(Th),致敏的 Th 细胞再次受到同种抗原刺激后产生多种淋巴因子,如:白介素 -2(IL-2)、γ- 干扰素(IFN-γ)、嗜酸性粒细胞刺激素(ESP)、中性粒细胞趋化因子(NCF)、巨噬细胞移动抑制因子(MIF)、成纤维细胞刺激因子(FSF)等,吸引嗜酸性粒细胞、中性粒细胞、巨噬细胞、淋巴细胞、浆细胞以及成纤维细胞等聚集到虫卵周围,形成以虫卵为中心的肉芽肿(Ⅳ型超敏反应)。

宿主体内可以看到两种虫卵肉芽肿:急性虫卵肉芽肿和慢性虫卵肉芽肿。急性虫卵肉芽肿又称为急性虫卵结节。肉眼呈灰黄色,直径 0.5~4mm,镜下结节中心为成熟的虫卵,卵壳薄,有折光性,卵内毛蚴呈梨状。在苏木素伊红染色的肝切片标本中,在虫卵周围有红色放射状物质。成熟虫卵周围可见红染的放射状火焰样物质,即抗原抗体复合物,称何博礼现象(Hoeppli phenomenon)。虫卵周围聚集大量变性坏死的嗜酸性粒细胞,状似脓肿,故急性虫卵肉芽肿又称为嗜酸性脓肿。急性虫卵结节经 10 余天后,卵内毛蚴死亡,虫卵崩解破裂,钙盐沉积。虫卵周围的嗜酸性粒细胞逐步被巨噬细胞代替,巨噬细胞衍变成上皮样细胞和少量多核巨细胞,结节周围肉芽组织长入,内有较多淋巴细胞浸润。此时称为慢性肉芽肿。形态上与结核肉芽肿相似,故称为假结核结节。慢性结节可进一步被肉芽组织和瘢痕替代,中央的卵壳碎片和钙化的死卵可长期留存。

虫卵肉芽肿及其纤维化在组织血管内形成,堵塞血管,破坏血管结构,损害血管周围组织,这样的病变常见于沉积虫卵较多的肝和结肠。在结肠,纤维化的发生导致结肠壁增厚,致使虫卵很难落入肠腔,这正是晚期血吸虫病患者粪检难以检获到虫卵的原因。在肝,虫卵肉芽肿及其纤维化发生于肝门脉分支终端、窦前静脉,故肝的结构和功能一般不受影响。重度感染的患者,在肝门脉周围出现广泛的纤维组织增生,切面上可见线状白色纤维束,称干线型纤维化(pipestem fibrosis),这就是晚期血吸虫病的特征性病变。由于窦前静脉广泛阻塞,导致门脉高压,患者出现肝脾肿大,腹壁、食管及胃底静脉曲张,上消化道出血与腹水等症状,称为肝脾性血吸虫病。

血吸虫虫卵肉芽肿的形成,对宿主有利有弊。一方面,虫卵肉芽肿破坏宿主的正常组织,虫卵肉芽肿纤维化后形成相互连接的瘢痕,导致干线型肝纤维化及肠壁纤维化等一系列病变;另一方面,通过肉芽肿形成包围和破坏虫卵,隔离和清除虫卵释放的 SEA,减少其进入血液循环,从而减轻抗原抗体复合物引起的全身损害。

2. 血吸虫的感染免疫

(1)固有免疫:人类对于寄生人体的六种血吸虫的固有免疫力较弱,但对禽类及动物的血吸虫具有较强的固有免疫力,如一些鸟类的血吸虫尾蚴,虽然可侵入人体引起尾蚴性皮炎,但往往不能在人体内发育为成虫,这种固有免疫是人类在长期演化过程中形成的,但并不牢固。少数人群还偶可感染非人体的哺乳动物血吸虫,如:牛血吸虫(*S. bovis*)及麦氏血吸虫(*S. mattheei*)。

(2)获得性免疫

1)抗原:日本血吸虫的分泌物、排泄物和代谢产物均为抗原物质,可引起宿主的细胞和体液免疫应答。血吸虫抗原成分十分复杂,既具有不同地理株、不同发育期的特异性,也存在共同抗原。依化学成分可分为蛋白质、多肽、糖蛋白、糖脂和多糖,其中多糖、糖蛋白或糖脂往往是血吸虫的共同抗原;就来源而言,可分为来自虫体及其表膜的体抗原和来自各种腺体分泌物、消化道排泄物等的代谢抗原;按不同的研究目的,比如在血吸虫感染宿主血内可检出主要的循环抗原,有肠相关抗原(gut associated antigens,GAA)、表膜相关抗原(membrane associated antigens,MAA)和 SEA。SEA 是诱导宿主产生肉芽肿(Ⅳ型超敏反应)的主要因子;GAA来源于成虫肠道衬细胞,随虫体吐出物排到宿主血中,诱导产生相应的抗体,并与之结合,以抗原抗体复合物形式在组织(血管、关节等)内沉积,可引起Ⅲ型超敏反应,损伤组织;SEA和GAA也是用于免疫诊断的主要抗原;MAA则是诱导宿主产生保护性免疫的主要抗原。

2)伴随免疫(concomitant immunity):由初次感染的成虫引起、针对再感染的一种免疫力,即宿主初次感染血吸虫后,在成虫存活的情况下对再感染童虫产生的一定抵抗力。这种免疫力不影响体内已存在的成虫,故成虫能长期存活和产卵。一旦体内活成虫被药物杀灭或清除,这种抗再感染的抵抗力将随之消失。这种原发感染继续存在,而对再感染具有一定免疫力的现象称为伴随免疫。这种免疫力由已感染的成虫引起,可通过血清转移,说明效应机制中有抗体等成分发挥作用。这种免疫力开始产生于成虫产卵时,免疫高峰在感染后的第4周至第6周,攻击的靶对象主要是皮肤型及肺型童虫。

3)免疫效应机制:人体杀伤进入其体内的血吸虫童虫的一个重要免疫效应机制是抗体依赖细胞介导的细胞毒作用(antibody dependent cell-mediated cytotoxicity,ADCC)。研究结果提示:参与免疫效应的成分有抗体(IgG和IgE)、补体和细胞(巨噬细胞、嗜酸性粒细胞、中性粒细胞、血小板),其中IgE与嗜酸性粒细胞组成的ADCC在抗再感染过程中起主要作用。杀伤童虫是通过抗体桥联将效应细胞如嗜酸性粒细胞、巨噬细胞、中性粒细胞等黏附于日本血吸虫童虫表面,抗体以Fab片段与童虫结合,以Fc端与效应细胞膜上的Fc受体结合,使效应细胞脱颗粒,释放主要碱性蛋白、过氧化物酶、磷酸酯酶B等细胞毒性物质于童虫表面,导致童虫表膜裂损,使表皮与肌层分离,童虫表膜通透性改变,表膜泡化,最后死亡。

4)免疫逃避(immune evasion):血吸虫成虫能在免疫力正常的宿主体内长期生存,表明血吸虫具有逃避宿主致死性免疫攻击的能力,此种能力是血吸虫与宿主长期共进化过程中形成的,是寄生虫对宿主的一种适应。血吸虫逃避宿主免疫攻击的机制目前尚不完全清楚,可能包括诱导封闭抗体、抗原伪装和抗原模拟、表面受体和表膜改变、干扰补体作用、直接裂解抗体、虫源性分子的免疫调节作用等。

二、并殖吸虫

并殖吸虫(*Paragonimus*)属吸虫纲、复殖目、并殖科,是并殖吸虫病(paragonimiasis)的病原体,全球至今已报道的并殖吸虫有50余种。在我国,也报道有35种(包括同物异名),其中对人体具有致病性的有10余种。根据其主要病变部位与引起的症状,主要可分为两种类型,即以卫氏并殖吸虫为代表引起的肺型并殖吸虫病和以斯氏并殖吸虫为代表引起的皮下型并殖吸虫病。

卫氏并殖吸虫

1877年,Westerman在荷兰首都一动物园的印度虎肺脏内首次查见成虫;人体寄生的首例报告为1879年Ringer在我国台湾的一名葡萄牙籍水手的尸体肺内检出成虫;次年,Manson在我国福建厦门一名患者痰内发现肺吸虫卵。1899年,Braun为纪念Westerman将其命名为卫氏并殖吸虫[*Paragonimus westermani*(Kerbert,1878)Braun,1899]。由于早期发现的成虫均寄居于宿主的肺内,故其俗名为肺吸虫。后来发现该虫可寄生、损害宿主全身多个脏器和组织,故目前已普遍采用并殖吸虫的名称。

(一)形态

1. **成虫**　虫体肥厚,背侧略隆起,腹面扁平,形似半粒花生米或半粒黄豆。活体时呈红褐色,半透明;固定后为椭圆形,长7.5~12mm,宽4~6mm,厚3.5~5.0mm,长宽之比约2:1。全身除口吸盘、腹吸盘、生殖孔、排泄孔及其附近的体壁外,均密布细小的体棘,单生型为主,呈尖刀状。口、腹吸盘大小相近,口吸盘位于前端腹面,腹吸盘居体中横线稍前。消化器官的口位于口吸盘中央,有短小的前咽和球状的咽,食管短,其后分为两支单管型肠支,以盲端告终。卵巢 5~6 叶,每叶可再分支,位于腹吸盘稍后,与子宫左右并列于虫体的中部;卵黄腺分布于虫体两侧;睾丸 2 个,呈手指状,分 4~6 支,左右并列于虫体后部约 1/3 处;两性生殖孔开口于腹吸盘下方。排泄囊前端达肠分支处,后端开口于虫体末端腹面的排泄孔(图 22-17)。

2. **虫卵** 金黄色或深黄色,椭圆形,两侧常不对称,最宽处多近卵盖一端,大小为(80~118)μm×(48~60)μm。卵盖较宽,由边缘向中央拱起,盖在卵一端或略倾斜,有时可见到脱盖的卵。卵壳厚薄不均匀,无卵盖端增厚。卵内含 1 个常居正中央的卵细胞和 10 余个卵黄细胞,卵细胞常被卵黄细胞所遮而不易清晰见到(图 22-17)。

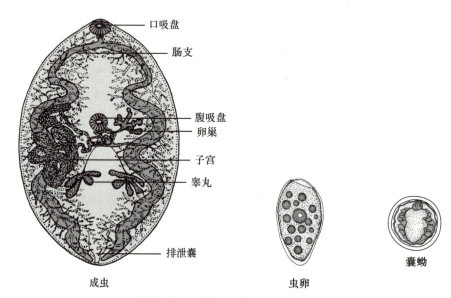

图 22-17 卫氏并殖吸虫成虫和虫卵

(二) 生活史

并殖科吸虫的生活史全过程包括卵、毛蚴、胞蚴、母雷蚴、子雷蚴、尾蚴、囊蚴、后尾蚴、童虫、成虫等阶段。终宿主为人和多种肉食哺乳动物,如犬、猫等。第一中间宿主为蜷科(Thiaridae)和黑贝科(Pleuroceridae)的淡水螺类,第二中间宿主为溪蟹或蝲蛄。

成虫主要寄生于终宿主的肺脏,所形成的虫囊往往与支气管相通,虫卵经气管随痰或咽入消化道后随粪便排出体外。排出体外的虫卵若有机会入水,在适宜条件下约经 3 周发育成毛蚴并孵出于水中,如遇第一中间宿主淡水螺类,则侵入其体内,并经胞蚴、母雷蚴、子雷蚴的发育和无性增殖最后形成许多具小尾球的尾蚴。成熟的尾蚴从螺体逸出后,侵入第二中间宿主溪蟹或蝲蛄体内,或随螺体一起被其吞食,在其肌肉、内脏或腮上形成大小 300~400μm、具 2 层囊壁的球形囊蚴。

终宿主食入含有囊蚴的溪蟹或蝲蛄而感染,在消化液的作用下,囊壁变薄,囊内幼虫运动加剧,在小肠脱囊而出为童虫。童虫靠前端腺体分泌液及强有力的运动,穿过肠壁进入腹腔,徘徊于各器官之间或邻近组织、腹壁、皮下,尤其是肝脏。经过 1~3 周窜扰后,穿过膈肌进入胸腔,在心包、肺甚至脑等处移行窜扰,最后发育为成虫定居于肺中并形成虫囊。囊内一般含 2 条虫体,有时也可见 3 条或更多。有些童虫可终身穿行于各组织、器官间直至死亡。自囊蚴感染至其在肺发育成熟、定居、产卵,需 2~3 个月(图 22-18)。成虫寿命一般 5~6 年,长者达 20 年。

(三) 致病性

卫氏并殖吸虫病主要是由童虫和成虫在人体组织与器官内移行、窜扰、寄居造成的机械性损害,及其虫体的分泌物、排泄物与代谢物等化学性物质引起的免疫病理反应。根据病变过程可分为急性期及慢性期。

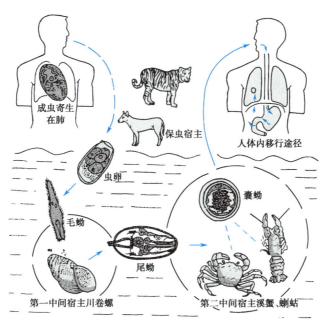

图 22-18　卫氏并殖吸虫生活史

1. **急性期**　主要由童虫移行、窜扰引起。囊蚴脱囊后,童虫穿过肠壁引起肠壁出血,在腹腔、腹壁反复窜扰,特别是从肝表面移行或从肝组织穿过,引起肝局部的出血、坏死。

2. **慢性期**　主要为虫体进入肺后引起的病变,根据其病理过程,大致可分为 3 期:

(1) 脓肿期:主要因虫体移行,引起组织的破坏与出血。肉眼可见病变处呈窟穴状或隧道状,内有血液,有时可见虫体。随后出现炎性渗出,内含中性粒细胞及嗜酸性粒细胞等。接着,病灶四周产生肉芽组织而形成薄膜状脓肿壁,并逐渐形成脓肿。X 线显示边缘模糊,界限不清的浸润阴影。伴有胸腔积液时,肋膈角变钝。

(2) 囊肿期:由于炎性渗出,大量细胞浸润、聚集,最后细胞死亡、崩解液化,脓肿内容物逐渐变成赤褐色黏稠性液体。镜下可见坏死组织、夏科雷登结晶和大量虫卵。囊壁因大量肉芽组织增生而肥厚,肉眼观虫囊呈边界清楚的球状或不规则的紫色葡萄状。X 线显示边界清楚的结节状阴影,有时可见液平面。虫体可离开虫囊移至他处形成新虫囊,这些虫囊间互相沟通。X 线可显示多房性囊样阴影。

(3) 纤维瘢痕期:虫体死亡或转移至他处,囊肿内容物通过支气管排出或吸收,逐渐被肉芽组织所填充而纤维化,最后病灶形成瘢痕。X 线显示硬结性或条索状阴影。

以上三期病变常可同时见于同一器官内。成虫通常寄生于肺,但其童虫有时亦可寄生于皮下、肝、脑、脊髓、眼眶等组织和器官,引起多种组织和多个脏器的损伤。不论在急性期或慢性期,虫体代谢产物、虫体或虫卵死亡后产物对人体产生超敏反应,均可引起非特异性症状。

<h2 align="center">斯氏并殖吸虫</h2>

斯氏并殖吸虫(*Paragonimus skrjabini*),也称斯氏肺吸虫,曾被称为斯氏狸殖吸虫[*Pagumogonimus skrjabini* (Chen,1959) Chen,1963],首先由陈心陶于 1935 年在果子狸的肺中发现,至今在国外未见报道。人是其非适宜宿主,童虫在人体内不能发育为成虫,可不断移行引起幼虫移行症,以皮肤型居多。

(一) 形态

1. **成虫**　虫体狭长,呈梭形,最宽处约在体前 1/3 处,大小为(11.0~18.5)mm × (3.5~6.0)mm,长宽比例为 2.4∶1~3.2∶1。口吸盘位于体前端,腹吸盘位于体前约 1/3 处,略大于口吸盘。睾丸 2 个,呈分支状,左右并列于虫体中后部(图 22-19)。卵巢位于腹吸盘的后侧方,其大小及分支数目与虫体成熟程度有关,虫龄越大,卵巢相对越大、分支越细越多。

2.**虫卵** 与卫氏并殖吸虫卵相似,但稍小,大小(71~81)μm×(45~48)μm,光镜下难以区分。

(二)生活史

与卫氏并殖吸虫生活史相似。第一中间宿主为泥泞拟钉螺(*Tricula humida*)、微小拟钉螺(*T. minutoides*)、中国小豆螺(*Bythinella chinensis*)、建国小豆螺(*B. jianguoi*)、建瓯拟小豆螺(*Pseudobythinella jianouensis*)和中国秋吉螺(*Akiyoshia chinensis*)等微小螺类,其大多栖息于溪流较小、流速较缓的山沟中,附着于枯枝、落叶的下面以及石块周围、苔藓之中。第二中间宿主有锯齿华溪蟹(*Sinopotamon denticulatum*)、雅安华溪蟹(*S. yaanensis*)、河南华溪蟹(*S. honanese*)、福建马来溪蟹(*Malayopotamom fukienense*)角肢南海溪蟹(*Nanhaipotamon angulatum*)、鼻肢石蟹(*Isolapotamon nasicum*)和僧帽石蟹(*I. physalisum*)等。蛙、鸟、鸭、鼠等多种动物可作为转续宿主。终宿主为果子狸、猫、犬、豹猫等哺乳动物;人是其非正常宿主。

(三)致病性

本虫是人兽共患、以兽为主的致病虫种,因为人是非正常宿主,故童虫在人体全身移行窜扰,引起幼虫移行症,造成局部或全身性病变,主要临床表现为游走性皮下包块或结节,常见于胸背部、腹部,亦可出现于头颈、四肢、腹股沟、阴囊等处。包块多紧靠皮下,边界不清,无明显红肿,摘除切开包块可见隧道样虫穴,有时能查见童虫,镜检可见嗜酸性粒细胞肉芽肿,坏死渗出物及夏科雷登结晶等。其余部位与卫氏并殖吸虫引起的症状和体征相似,复杂多变,临床上极易误诊,两者鲜区分,通称并殖吸虫病。

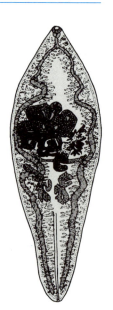

图 22-19 斯氏并殖吸虫成虫

思考题

1. 寄生于人体的血吸虫有哪几种? 哪几种血吸虫流行广、危害大?
2. 日本血吸虫成虫寄生于门脉 - 肠系膜静脉系统,为什么其所产虫卵可随粪便排出体外?
3. 日本血吸虫最主要的致病因子是什么? 简述其致病的发生、发展过程。
4. 卫氏并殖吸虫与斯氏并殖吸虫在形态结构和生活史有哪些异同?

(季旻珺)

第二十三章
绦　　虫

第一节　概　　述

绦虫隶属于扁形动物门绦虫纲,均营寄生生活。寄生于人体的绦虫分属于多节绦虫亚纲的圆叶目和假叶目,共有 30 余种。

一、形态特征

(一)成虫

1. 外形　成虫白色或乳白色,带状,背腹扁平,左右对称,体分节。虫体一般分头节、颈部和链体三部分。头节细小,呈球形、方形或梭形,其上有吸盘、吸槽或吸沟、小钩等固着器官。颈部不分节,具生发功能,向后生成新节片形成链体。链体位于颈部之后,靠近颈部节片其内生殖器官尚未发育成熟称未成熟节片或幼节;向后至中部节片逐渐增大,其内生殖器官逐渐发育成熟,称为成熟节片或成节;链体后部节片中子宫充满虫卵,称为妊娠节片或孕节。虫体末端的孕节可脱落,新节片从颈部长出,从而使虫体保持一定长度(图 23-1)。

2. 体壁结构　绦虫的体壁结构与吸虫的相似,体表也可分为两层,即皮层(亦可称体被,tegument)和皮下层。皮层是具有高度代谢活性的组织,电镜下可见其外表面具有无数微小的指状或棘状胞质突起,称微毛(microthriche)。微毛下是较厚的具有大量空泡的胞质区或称基质区,胞质区下界有明显的基膜(basal membrane)与皮下层截然分开,在接近基膜的胞质区内线粒体密集,整个皮层均无胞核(图 23-2)。

皮下层主要由表层肌(superficial muscle)组成,有环肌、纵肌及少量斜肌,均为平滑肌,此肌层下的实质组织中有大量的电子致密细胞,称核周体(perikaryon),核周体通过若干连接小管穿过表层肌和基膜与皮层相连。核周体具有大的双层膜的胞核和复杂的内质网,以及线粒体、蛋白类晶体和脂或糖原小滴等,所以皮层实际上是一种合胞体结构,它靠核周体的分泌而更新。

表层肌中的纵肌较发达,它作为体壁内层包绕着虫体实质和各器官,并贯穿整个链体;但在节片成熟后,节片间的肌纤维会逐渐退化,因而孕节能自链体脱落。

虫体内部由实质组织充满,缺体腔和消化道;生殖、排泄和神经系统均包埋在实质组织中。在实质组织中还散布着许多钙和镁的碳酸盐微粒,外面被以胞膜而呈椭圆形,称为石灰小体(calcareous body)或钙颗粒(calcareous corpuscle)。可能有缓冲酸碱度的作用,或作为离子和二氧化碳的补给库。

3. 生殖系统　雌雄同体,每个成熟节片内均有雌雄生殖器官各一套。雄性生殖系统有数个至数百个睾丸,每个睾丸发出一输出管汇合成输精管,输精管延伸入阴茎囊,在阴茎囊内或外输精管可膨大成储精囊。输精管继续延伸为射精管,末端为阴茎。雌性生殖系统包括卵巢、卵黄腺、子宫和阴道等。卵巢一个,多分成左右两叶。子宫为囊状或管状,位于节片中部(图 23-3)。

4. 消化系统　绦虫无消化系统,依靠皮层吸收营养物质。

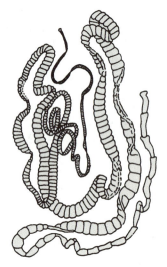

图 23-1 绦虫成虫模式图

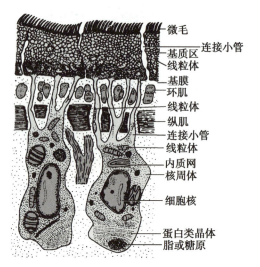

图 23-2 绦虫体壁超微结构模式图

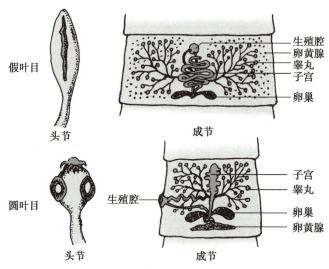

图 23-3 假叶目和圆叶目绦虫比较模式图

5. **神经系统** 头节中有一个神经节和由它发出的 6 根纵行的神经干,贯穿于整个链体。在头节和每个节片中还有横向的连接支。感觉末梢分布于皮层,与触觉器官和化学感受器相连。

6. **排泄系统** 由焰细胞(flame cell)、毛细管、集合管和 4 根纵行的排泄管组成,排泄管贯穿于链体。

(二) 中绦期(续绦期)

绦虫幼虫在中间宿主体内的发育阶段称为中绦期(metacestode)或续绦期,各种绦虫的中绦期形态结构各不相同(图 23-4)。

1. **囊尾蚴(cysticercus)** 链状带绦虫或肥胖带绦虫的幼虫,俗称囊虫(bladder worm),为充满囊液的半透明椭圆形囊状体,囊壁上有一内翻的头节悬于囊液中。

2. **棘球蚴(hydatid cyst)** 细粒棘球绦虫的幼虫,又称包虫(hydatid)。为球形囊状体,囊内充满囊液,内含大量原头蚴(protoscolex)和许多附着在囊壁上或脱落悬浮于囊液中的生发囊(brood capsule)。

3. **泡球蚴(alveolar hydatid cyst)** 多房棘球绦虫的幼虫,又称多房棘球蚴。由无数小囊泡组成,囊内充满胶状物,原头蚴较少。

4. **似囊尾蚴(cysticercoid)** 膜壳绦虫的幼虫,囊腔较小,有 1 个较大的内缩头节,后部为带小钩的尾状结构。

5. **多头蚴**（coenurus）　多头绦虫的幼虫,椭圆形囊状体,囊壁为透明的膜,膜内生发层（germinal layer）长出许多头节,囊内充满液体。

6. **原尾蚴**（procercoid）　假叶目绦虫在第一中间宿主体内发育的幼虫,为一实体,无头节分化,在一端有一小突（小尾）,上有 6 个小钩。

7. **裂头蚴**（plerocercoid or sparganum）　原尾蚴被假叶目绦虫的第二中间宿主吞食后发育而成。裂头蚴已失去小尾及小钩,并开始形成附着器,分化出头节。

（三）虫卵

假叶目绦虫卵,呈椭圆形,卵壳较薄,一端有小盖,卵内含 1 个卵细胞和若干个卵黄细胞。圆叶目绦虫卵多呈圆球形,卵壳很薄,内有一较厚的胚膜,卵内是已经发育具有 3 对小钩的幼虫,称六钩蚴（oncosphere）。

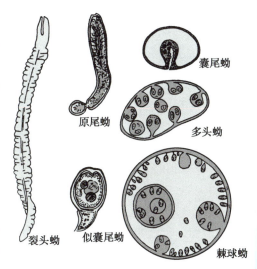

图 23-4　绦虫中绦期模式图

二、生活史

绦虫的成虫寄生于脊椎动物的消化道中,虫卵自子宫孔或随孕节的脱落而排出体外。假叶目绦虫的生活史需要有水的环境和 2 个中间宿主。圆叶目绦虫生活史需要 1 个中间宿主,个别种类不需要中间宿主。虫卵或孕节进入中间宿主发育为幼虫,如囊尾蚴、似囊尾蚴、棘球蚴、泡球蚴、裂头蚴等。中绦期幼虫被终宿主吞食后,在小肠内受胆汁的激活翻出头节,逐渐发育为成虫。

三、主要种类

人体绦虫的分类地位及与疾病关系见表 23-1。

表 23-1　人体绦虫的分类地位及与疾病关系

目	科	属	种	感染期	感染途径	寄生时期	寄生部位
假叶目	裂头科	迭宫属	曼氏迭宫绦虫	裂头蚴	经口、皮肤、黏膜	裂头蚴	眼、皮下、颌面、脑
		裂头属	阔节裂头绦虫	裂头蚴	经口	成虫	小肠
圆叶目	带科	带属	链状带绦虫	囊尾蚴	经口	成虫	小肠
				虫卵	经口	囊尾蚴	皮下、肌肉、脑、眼
			肥胖带绦虫	囊尾蚴	经口	成虫	小肠
			亚洲带绦虫	囊尾蚴	经口	成虫	小肠
		棘球属	细粒棘球绦虫	虫卵	经口	棘球蚴	肝、肺、脑等
			多房棘球绦虫	虫卵	经口	泡球蚴	肝、肺、脑等
	膜壳科	膜壳属	微小膜壳绦虫	似囊尾蚴	经口	成虫	小肠
			缩小膜壳绦虫	似囊尾蚴	经口	成虫	小肠

寄生人体的绦虫根据其寄生部位划分为消化道绦虫和组织绦虫两类,前者包括曼氏迭宫绦虫、阔节裂头绦虫、链状带绦虫、肥胖带绦虫、亚洲带绦虫、微小膜壳绦虫、缩小膜壳绦虫等,后者包括细粒棘球绦虫、多房棘球绦虫等。以下重点介绍比较常见的链状带绦虫、肥胖带绦虫、亚洲带绦虫、微小膜壳绦虫、细粒棘球绦虫及多房棘球绦虫,其他绦虫见数字资源。

思考题

1. 绦虫幼虫在人体内寄生造成的危害常较成虫寄生危害大的原因是什么？
2. 圆叶目绦虫与假叶目绦虫生活史有何异同？

（刘红丽）

第二节　消化系统绦虫

一、链状带绦虫

链状带绦虫（*Taenia solium* Linnaeus, 1758）又称猪带绦虫、猪肉绦虫或有钩绦虫，其成虫寄生于人体小肠内，引起猪带绦虫病（Taeniasis suis）；幼虫猪囊尾蚴寄生在人体或猪的皮下、肌肉、眼及脑等处，引起囊尾蚴病（cysticercosis）。

（一）形态

1. **成虫**　成虫带状，体分节，白色或乳白色，体长 2~4m，前端较细，向后渐变宽。头节圆球形，直径 0.6~1mm，有四个吸盘，顶端有顶突，其上有两圈小钩。颈部纤细，具生发功能。链体由 700~1 000 个节片组成，靠近颈部的幼节扁长方形；成节近方形，每节中均有雌雄性生殖器官各一套，睾丸约有 150~200 个，卵巢在节片后 1/3 的中央，分 3 叶；孕节竖长方形，雌雄性生殖器官大部分已退化或萎缩，但子宫发达，充满虫卵的子宫向两侧分支，每侧 7~13 支，各分支不整齐并可继续分支而呈树枝状（图 23-5）。

2. **虫卵**　虫卵圆球形，棕黄色。卵壳很薄，自孕节散出后多已脱落，虫卵成为不完整虫卵，直径 31~43μm。卵壳内为较厚胚膜，棕黄色，其上具有放射状条纹，内含具有 3 对小钩的六钩蚴，见图 23-5。

3. **幼虫**　幼虫称为猪囊尾蚴（cysticercus cellulosae）或猪囊虫（bladder worm），卵圆形，约 5mm × 10mm，乳白色半透明，囊内充满囊液，有一向内翻卷收缩的头节，其形态结构与成虫头节相似。

（二）生活史

猪带绦虫生活史需要 2 个宿主。人是猪带绦虫的唯一终宿主，也可作为中间宿主；猪和野猪为主要的中间宿主。

成虫寄生于人体小肠上段，以头节上吸盘和小钩固着于肠壁。虫体后段的孕节多以单节或 5~6 节一起从链体脱落，随粪便排出体外，孕节因受挤压可使虫卵散出。虫卵或孕节被猪等中间宿主吞

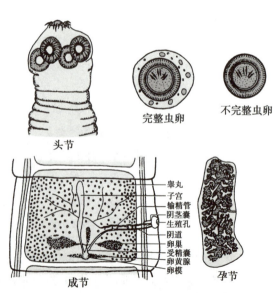

完整虫卵　　不完整虫卵

头节

睾丸
子宫
输精管
阴茎囊
生殖孔
阴道
卵巢
受精囊
卵黄腺
卵模

成节　　　　　　孕节

图 23-5　链状带绦虫形态模式图

食,虫卵在其小肠内经消化液的作用,胚膜破裂后六钩蚴逸出,并借其分泌物和小钩的作用,钻入肠壁血管或淋巴管,经血液循环到达中间宿主身体的各部位,约经 10 周发育为猪囊尾蚴。囊尾蚴在猪体内的主要寄生部位为运动频繁的肌肉,以股内侧肌最多,依次为深腰肌、肩胛肌、咬肌、腹内斜肌、膈肌、心肌、舌肌等,还可寄生于脑、眼等处。囊尾蚴在猪体内可存活数年,甚至 10 余年。含囊尾蚴的猪肉称为"米猪肉"或"豆猪肉"。人因吃生的或未煮熟的含囊尾蚴的猪肉而感染,囊尾蚴在小肠受胆汁刺激头节外翻,附着于肠壁上,经 2~3 个月发育为成虫并排出孕节和虫卵。成虫在人体内的寿命为10~25 年(图 23-6)。

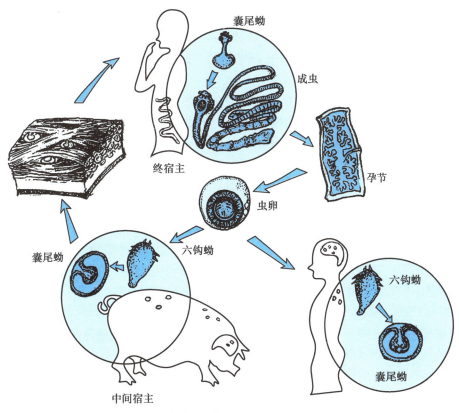

图 23-6　链状带绦虫生活史

虫卵也可感染人,发育成囊尾蚴,引起囊虫病。但不能继续发育为成虫。人感染虫卵的方式有 3 种:①自体内感染,即患者体内已经有成虫寄生,当反胃、呕吐时,肠道的逆蠕动将脱落的孕节、虫卵返入胃中,在消化液作用下,孵出六钩蚴,并钻入肠壁进入血流,至各组织内发育为囊尾蚴;②自体外感染,患者误食自己排出的虫卵而引起囊尾蚴病;③异体(外来)感染,从外界环境中(饮水、蔬菜、食物等)误食他人排出的虫卵引起。

(三) 致病性

1. **成虫致病**　成虫寄生于人体小肠内引起猪带绦虫病。成虫致病主要是由于吸盘、顶突、小钩和体壁微毛等的机械性刺激和虫体毒素和代谢产物作用于肠黏膜,造成肠上皮细胞损伤所致。患者可有腹部不适、腹痛、腹泻、消化不良、体重减轻等症状。偶尔可导致肠梗阻、肠穿孔和腹膜炎。粪便中发现节片是患者就诊的最常见原因。

2. **猪囊尾蚴致病**　囊尾蚴寄生在人体各组织内引起囊尾蚴病,其危害远大于成虫。囊尾蚴致病是由于虫体的机械性压迫、堵塞(占位性病变)及虫体毒素作用所致。囊尾蚴致病程度取决于其寄生部位、数量、存活状态和人体局部组织反应。寄生人体的猪囊尾蚴可由 1 个至数千个不等,常见寄生部位有肌肉、皮下组织、眼和脑,其次为心、舌、肝、肺、腹膜和骨等。寄生于不同部位的囊尾蚴,其大小和形态也有所不同。在疏松的结缔组织和脑室中的囊尾蚴多呈圆形,大小为5~8mm;在肌肉中略伸长;在脑底部的约2mm,且可具分支或葡萄样突起,称为葡萄状囊尾蚴(cysticercus racemosus)。

人体囊尾蚴病依其寄生部位主要可分为以下几类:

(1)皮下及肌肉囊尾蚴病(subcutaneous and muscular cysticercosis):占26.29%。囊尾蚴寄生于皮下、黏膜下和肌肉中形成圆形或椭圆形结节,以头部及躯干较多见,四肢较少。结节数目可由1个至数千个不等,大小为0.5~1.5cm,硬度近似软骨,无压痛,无炎症反应及色素沉着,与皮下组织无粘连,多分批出现,并可逐渐自行消失。

(2)脑囊尾蚴病(cerebral cysticercosis):占65.32%,脑囊尾蚴病对人危害最严重。由于囊尾蚴在脑内的寄生部位、数量和发育程度不同,以及不同宿主对寄生虫的反应不同,脑囊尾蚴病的临床症状极为复杂,有的可全无症状,而有的可引起猝死,但大多数病程缓慢,发病时间以1个月至1年为最多,最长可达30年,常易误诊。癫痫发作、颅内压增高和精神症状是脑囊尾蚴病的三大主要症状,以癫痫发作最为多见。

囊尾蚴寄生在大脑皮质运动区,常在一过性意识丧失后,癫痫发作。

囊尾蚴寄生在脑实质、蛛网膜下隙和脑室,均可引起颅内压增高。引起颅内压增高的原因有:①脑实质内囊尾蚴使脑容积增加;②脑室内囊尾蚴使脑脊液循环梗阻;③颅底囊尾蚴引起的蛛网膜粘连,妨碍脑脊液循环;④脑膜脑炎致脑脊液分泌量增加;⑤脑内超敏反应引起脑水肿。

囊尾蚴还可寄生在中枢神经系统导致精神障碍。此外,约10%患者的临床表现类似急性或亚急性脑膜炎。

(3)眼囊尾蚴病(ocular cysticercosis):囊尾蚴可寄生于眼的任何部位,但以眼球深部玻璃体及视网膜下最常见,常单眼发病。症状轻微者表现为视力障碍,常观察到虫体蠕动,重者可失明。眼内囊尾蚴的寿命1~2年,囊尾蚴活时患者尚能忍受,但其死亡后可产生强烈刺激,导致玻璃体混浊、视网膜脱离及视神经萎缩,还可并发白内障、青光眼等,最终导致眼球萎缩而失明。

(4)其他部位的囊尾蚴病:口腔囊尾蚴病,占0.59%,囊尾蚴可寄生于口腔的舌部、颊部黏膜和唇黏膜等。心脏囊尾蚴病占0.43%。脊髓囊尾蚴病,临床上较少见,占0.14%,囊尾蚴在椎管内压迫脊髓而引起类似前角灰白质或侧索硬化的症状。

猪带绦虫病和猪囊尾蚴病,可单独发病,也可同时存在。据报道,16%~25%猪带绦虫感染者有囊尾蚴病,55.6%囊尾蚴病患者伴有猪带绦虫病。国外报道,在450例囊尾蚴病中,有21.6%同时伴有猪带绦虫病史。

二、肥胖带绦虫

肥胖带绦虫(*Taenia saginata* Goeze,1782)又称牛带绦虫、牛肉绦虫或无钩绦虫,其成虫寄生于人体的小肠,引起牛带绦虫病。幼虫寄生于牛的皮下、肌肉、眼及脑等处。人对牛带绦虫卵具有天然免疫力,虫卵在人体不能发育,因此不能引起囊尾蚴病,该虫对人体危害要比猪带绦虫小得多。牛带绦虫与猪带绦虫形态与生活史相似。

牛带绦虫成虫与猪带绦虫相似(图23-7),具有以下主要区别(表23-2)。两种绦虫的虫卵形态相似,不易鉴别,统称带绦虫卵。

人是牛带绦虫唯一终宿主,不能作为中间宿主。成虫寄生在人小肠上段,头节通常固着在十二指肠或空肠上段。孕节可单节或数节一起脱落,随粪便排出。通常每天排出6~12节,最多40节。脱落的孕节活动力较强,常可从肛门自动逸出,被挤压出的虫卵可黏附于肛门周围的皮肤。孕节在地面蠕动时,虫卵从子宫前端排出或孕节破裂虫卵散出污染环境。成熟虫卵如被中间宿主牛吞食,卵内六钩蚴在其小肠内孵出,钻入肠壁,随血液循环至周身各处,在运动频繁的股、肩、心、舌和颈部等肌肉内,经60~75d发育为牛囊尾蚴(cysticercus bovis)(图23-8)。羊、长颈鹿、羚羊、野猪等也可作为中间宿主。牛体内囊尾蚴寿命可达 3 年。人若食入生的或未煮熟的含囊尾蚴的牛肉,囊尾蚴在小肠内受胆汁的刺激,头节翻出并吸附于肠黏膜上,长出节片,经 8~12 周发育为成虫。成虫寿命 20~30 年,甚至长达 60 年以上。牛带绦虫寄生人体可引起牛带绦虫病,与猪带绦虫病临床表现相似。

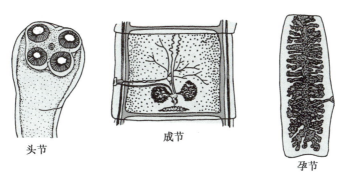

头节   成节   孕节

图 23-7　肥胖带绦虫模式图

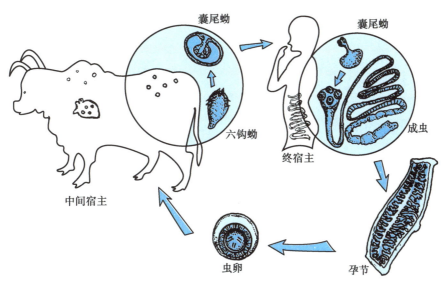

图 23-8　肥胖带绦虫生活史

牛带绦虫寄生人体消化道引起的牛带绦虫病与猪带绦虫病类似。因牛带绦虫的孕节可主动从肛门逸出,患者会自觉有肛门及会阴部瘙痒感。大量虫体寄生时可导致肠梗阻等并发症。

三、亚洲带绦虫

亚洲带绦虫(*Taenia asiatica* Eom & Rims,1993)主要分布在东亚和东南亚,成虫寄生于人体小肠,引起亚洲带绦虫病。

成虫形态与肥胖带绦虫相似(表 23-2),乳白色,长带状,体长 4~8m。头节近方形,有 4 个吸盘及发育不良的顶突,无小钩。颈部膨大。链体由 260~1 016 个节片组成。成节睾丸约 1 000 个,卵巢分两叶。孕节子宫主干侧支 11~32 支,孕节后缘常有突出物。

虫卵与猪带绦虫或牛带绦虫的虫卵相似。

幼虫(囊尾蚴)较肥胖带绦虫囊尾蚴小,头节凹陷,有顶突和两圈发育不良的小钩,类似猪带绦虫囊尾蚴。

表 23-2　亚洲带绦虫、肥胖带绦虫、链状带绦虫区别

区别点	亚洲带绦虫	肥胖带绦虫	链状带绦虫
成虫体长	4~8m	4~8m	2m
节片数	260~1016	1 000~2 000	700~1 000
头节	直径 1.4~1.7mm,有或无顶突,无小钩	略方,直径 1.5~2.0mm,无顶突和小钩	球形,直径约 1mm,有顶突和 25~50 个小钩
成节	睾丸 600~1 000 个,卵巢分左右两叶	睾丸 300~400 个,卵巢分左右两叶	睾丸 100~200 个,卵巢分左右两叶和中央小叶
孕节	每侧子宫分支数 11~32 支	每侧子宫分支数 15~30 支	每侧子宫分支数 7~13 支
囊尾蚴	头节有顶突和发育不良的小钩	头节无顶突和小钩	头节有顶突和两圈小钩

生活史与牛带绦虫相似。人是亚洲带绦虫的唯一终宿主,中间宿主主要有家猪、野猪、牛、羊及一些野生动物。成虫寄生于人的小肠内,孕节或虫卵随宿主粪便排出体外被中间宿主吞食后,在中间宿主小肠上段孵出六钩蚴,六钩蚴钻入肠壁随血液循环到达周身各处,在内脏发育为囊尾蚴。囊尾蚴有亲内脏性,主要寄生在中间宿主肝脏及肺脏等内脏器官。人生食或半生食含有囊尾蚴的内脏而被感染,囊尾蚴在人体小肠内约 4 个月发育为成虫。

亚洲带绦虫对人体的致病与牛带绦虫相似,患者可有肛门瘙痒、肛门部位虫体蠕动感、恶心、呕吐、腹痛、腹泻、食欲缺乏或亢进、体重下降等症状。

四、微小膜壳绦虫

微小膜壳绦虫[*Hymenolepis nana*(V. Siebold,1852)Blanchard,1891],又称短膜壳绦虫,主要寄生于鼠类小肠,也可寄生于人体小肠,引起微小膜壳绦虫病(*Hymenolepiasis nana*)。

(一) 形态

1. **成虫**　体型小,体长为 5~80mm,宽为 0.5~1mm。头节呈球形,直径为 0.13~0.4mm,有 4 个吸盘和一个可伸缩的顶突,顶突上有一圈小沟。颈部细长。链体由 100~200 个节片组成,所有节片均宽大于长,其生殖孔均位于节片同侧。成节有 3 个圆球形睾丸横列在节片中部,卵巢分叶状,位于节片中央。孕节子宫呈袋状,其内充满虫卵(图 23-9)。

2. **虫卵**　圆形或椭圆形,(48~60)μm×(36~48)μm,无色透明。卵壳薄,内有较厚的胚膜,胚膜两端略隆起,发出 4~8 根丝状物(或称极丝)延伸在卵壳与胚膜之间,卵内含一个六钩蚴(见图 23-9)。

(二) 生活史

微小膜壳绦虫的发育可以在同一宿主体内直接发育完成,也可经中间宿主完成(图 23-10)。

1. **直接感染与发育**　成虫寄生在鼠或人的小肠内,脱落的孕节或虫卵随宿主粪便排出体外,若被同一宿主或其他终宿主吞食,虫卵在其小肠内孵出六钩蚴。六钩蚴钻入肠绒毛发育为似囊尾蚴,似囊尾蚴经 6~7d 的发育后回到肠腔,以头节上的吸盘和小沟吸附在肠壁上发育为成虫。从感染虫卵到发育为成虫并开始产卵需 2~4 周。成虫的寿命 4~6 周。

若孕节在宿主肠道中滞留时间较长,在肠内消化液作用下释放出虫卵,卵内六钩蚴孵出。六钩蚴钻入肠绒毛发育为似囊尾蚴,经 6~7d 后回到肠腔,发育为成虫,造成自体内感染。

2. **经中间宿主发育**　犬蚤、印鼠客蚤、猫蚤及致痒蚤等多种蚤类的幼虫和面粉甲虫及拟谷盗等可作为微小膜壳绦虫的中间宿主。当虫卵被中间宿主吞食后,虫卵内六钩蚴在其血腔内发育为似囊尾蚴。终宿主若吞食含有似囊尾蚴的中间宿主可被感染。

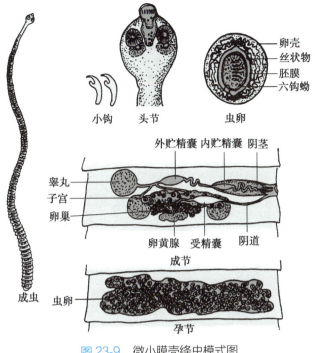

图 23-9　微小膜壳绦虫模式图

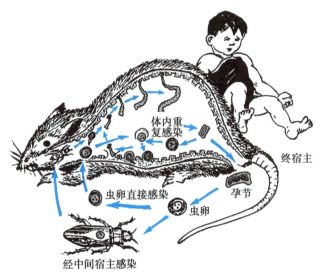

图 23-10　微小膜壳绦虫生活史

(三) 致病性

微小膜壳绦虫的致病作用主要是由于成虫头节上吸盘、小钩和体表的微毛对宿主肠壁的机械性损伤和虫体分泌物的毒性作用所致。在虫体附着部位,肠黏膜出现充血、水肿甚至坏死,有的可形成溃疡。人体感染虫体数量少时,患者一般无明显症状;严重感染者可出现恶心呕吐、食欲缺乏、腹痛、腹泻以及头痛、头晕、烦躁、失眠和惊厥等胃肠道和神经系统症状。部分患者可出现皮肤瘙痒及荨麻疹等过敏症状。

思考题

1. 简述肥胖带绦虫和链状带绦虫形态和生活史的区别。
2. 简述猪囊尾蚴病的感染方式。

（刘红丽）

第三节　寄生于组织内的绦虫

一、细粒棘球绦虫

细粒棘球绦虫［*Acephalocystis granulosus*（Batsch，1786）Rudolphi，1805］又称包生绦虫，成虫寄生于犬科食肉动物的小肠中，幼虫（棘球蚴或称包虫）寄生于人和多种食草类动物的内脏组织中，引起棘球蚴病（echinococcosis）或称包虫病（hydatid disease，hydatidosis），是一种严重的人兽共患病。棘球蚴病分布地域广泛，严重危害人类健康和畜牧业生产，现已成为全球性重要的公共卫生问题。

（一）形态

1. **成虫**　是绦虫中最小的虫种之一，体长 2~7mm。除头节与颈部外，虫体链体只有幼节、成节和孕节各一节，偶或多一节，所有节片长大于宽。头节呈梨形，具有顶突和 4 个吸盘，顶突富含肌肉组织，伸缩力很强，其上有两圈大小相间的小钩共 28~48 个，呈放射状排列。顶突顶端有一群梭形细胞组成的顶突腺（rostellar gland），其分泌物具有较强的抗原性。成节结构与带绦虫相似，睾丸 45~65 个，均匀地散布在生殖孔水平线前后方。孕节最大，子宫具有不规则的分支和侧囊，内含 200~800 个虫卵（图 23-11）。

2. **虫卵**　与带绦虫卵相似，光镜下不易区别。

3. **幼虫**　即棘球蚴（echinococcus）或包虫（hydatid），呈球形的囊状体。其大小与寄生部位、时间长短及宿主的种类有关，直径从不足一厘米到数十厘米不等。棘球蚴为单房性囊，由囊壁及囊内含物（囊液、原头蚴、生发囊、子囊等）组成，囊壁外有宿主的纤维组织包绕（图 23-12）。

囊壁分两层，外层为角皮层（laminated layer），厚 1~4mm，乳白色，半透明，似粉皮状，较脆弱、易破裂。光镜下角皮层呈无细胞结构的多层纹理状，无细胞结构。内层为生发层（germinal layer）或称胚层，厚 20~25μm，具有细胞核。生发层紧贴在角皮层内，电镜下可见生发层上有无数微毛延伸至角皮层内。

生发层（胚层）向囊内长出许多原头蚴。原头蚴（protoscolex）呈椭圆形或圆形，大小为 170μm×122μm，为向内翻卷收缩的头节，其顶突内陷，具 4 个吸盘和数十个小钩；原头蚴的头节与成虫头节的区别在

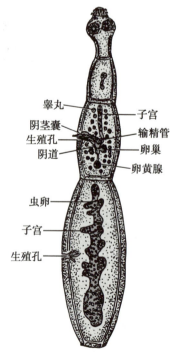

睾丸　　　　　子宫
阴茎囊　　　　输精管
生殖孔　　　　卵巢
阴道　　　　　卵黄腺

虫卵

子宫

生殖孔

图 23-11　细粒棘球绦虫成虫模式图

于体积较小、缺少顶突腺(图 23-13)。

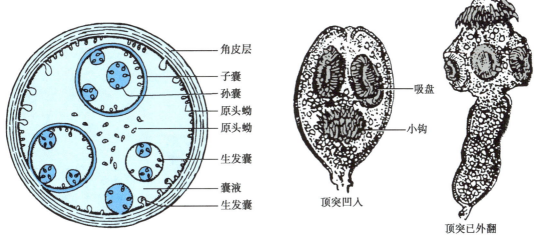

| 图 23-12　细粒棘球绦虫棘球蚴模式图 | 图 23-13　细粒棘球绦虫原头蚴模式图 |

生发囊(brood capsule)也称育囊,是仅有一生发层的小囊,直径约 1mm,由生发层的有核细胞发育而来。据观察最初由生发层向囊内芽生成群的细胞,这些细胞空腔化后,形成小囊并长出小蒂与胚层连接。在小囊壁上生成数量不等的原头蚴,多者可达 30~40 个。

子囊(daughter cyst)由棘球蚴囊的生发层直接长出,也可由原头蚴、生发囊继续发育形成。子囊壁的结构与棘球蚴囊相似其囊壁具有角皮层和生发层,囊内也可生长原头蚴、生发囊或与子囊结构相似的孙囊(granddaughter cyst)。

有的棘球蚴囊内无原头蚴、生发囊等,称为不育囊(infertile cyst)。

囊腔内充满囊液或称棘球蚴液,囊液无色透明或略带黄色,相对密度 1.01~1.02,pH 6.7~7.8,内含多种蛋白、肌醇、卵磷脂、尿素及少量糖、无机盐和酶等,具有抗原性。原头蚴、生发囊和子囊可从胚层上脱落,悬浮在囊液中,称为棘球蚴砂(hydatid sand)或囊砂。

(二) 生活史

细粒棘球绦虫的终宿主是犬、狼或豺等食肉类动物;中间宿主是羊、牛、骆驼等食草类动物和人。

成虫寄生于终宿主小肠上段,借顶突上小钩及吸盘固着于肠绒毛基部隐窝内,脱落的孕节或虫卵随终宿主粪便排出体外,污染水源、牧草、畜舍、蔬菜及土壤等周围环境。虫卵或孕节若被中间宿主吞食,虫卵内六钩蚴在肠内孵出,经肠壁血管进入血液循环到达肝、肺等各组织器官发育成棘球蚴,经3~5 个月,发育成直径为 1~3cm 的棘球蚴,并逐渐增大,平均每年增大 1~5cm,最大可长到 30~40cm。棘球蚴在人体内可存活 40 年,甚至更久。

含有棘球蚴的羊、牛脏器被终宿主吞食后,在胆汁激活下,顶突翻出,附着于小肠壁,逐渐发育为成虫。棘球蚴内每个原头蚴可发育为一条成虫,由于棘球蚴中含有大量的原头蚴,故犬、狼的肠内寄生的成虫可达数千至上万条。从原头蚴感染到发育成熟排出虫卵或节片约需 8 周,成虫寿命 5~6 个月(图 23-14)。

(三) 致病性

由细粒棘球绦虫幼虫引起的通常为单个的囊性病变,又称为囊型棘球蚴病或囊型包虫病。囊型棘球蚴病对人体的危害以机械损害为主,严重程度取决于棘球蚴的体积、数量、寄生时间和部位及宿主的免疫力。

棘球蚴在人体的最多见的寄生部位是肝,其次是肺、腹腔、脾、肾、骨、脑等,肌肉、心、眼、甲状腺及淋巴结等其他组织器官也可被寄生。六钩蚴侵入宿主组织后,其周围出现炎症反应和细胞浸润,在虫体外逐渐形成 1 个纤维性外囊。虫体在囊内发育缓慢,潜伏期长,往往在感染后 5~20 年才出现症状。感染早期多数无症状,随着棘球蚴长大,逐渐压迫周围组织器官,引起组织细胞萎缩、坏死,棘球蚴液渗出还可产生毒性作用与超敏反应等,原发的棘球蚴感染多为单个,继发感染常为多发,可同时累及几个器官。棘球蚴病临床表现极其复杂,常见症状有:局部压迫和刺激症状;毒性和过敏反应;因运动、外力打击或挤压等原因导致棘球蚴破裂囊内含物进入体腔和组织可引起继发性感染及继发性棘球蚴病。

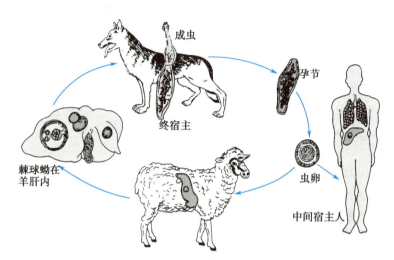

图 23-14　细粒棘球绦虫生活史示意图

二、多房棘球绦虫

多房棘球绦虫[*Echinococcus multilocularis*(Leuckart,1863)Vogel,1955]形态与生活史和细粒棘球绦虫相似,成虫主要寄生于狐,幼虫(泡球蚴)寄生于啮齿类或食虫类动物,亦可寄生于人体,引起泡球蚴病(alveolar hydatid disease),亦称泡型包虫病(alveolar hydatidosis),或多房性包虫病(multilocular hydatid disease)。

(一)形态

成虫较细粒棘球绦虫小,体长 1.2~3.7mm,常具有 4~5 个节片。其头节、顶突、小钩和吸盘都相应较小,顶突上有 13~34 个小钩。成节内睾丸数较少,有 26~36 个。孕节子宫囊状,无侧囊,内含 187~404 个虫卵。

虫卵与细粒棘球绦虫卵相似,光镜下不易区别。

幼虫即泡球蚴(alveolar hydatid cyst)又称多房棘球蚴,为淡黄色或白色的囊泡状团块,由许多体积很小的小囊泡组成,囊泡圆形或椭圆形,内含透明囊液和多个原头蚴,或含胶状物而无原头蚴。囊泡外壁角质层很薄且常不完整,泡球蚴与宿主组织间无被膜分离。泡球蚴以外生性出芽生殖不断产生新囊泡,可长入周围组织,部分可向内芽生形成隔膜分离出新囊泡。被寄生的器官在 1~2 年内即可被泡球蚴囊泡占满。呈葡萄状的囊泡群也可向器官表面蔓延至体腔内,类似恶性肿瘤,因此,其危害要比囊型包虫病大得多,不及时治疗则预后差。因为人是多房棘球绦虫的非适宜宿主,当人体感染时,囊泡内只含有胶状物而少见原头蚴。

(二)生活史

多房棘球绦虫的终宿主为狐,其次是犬、狼、獾和猫等。中间宿主为啮齿类动物如田鼠、麝鼠、旅鼠、仓鼠、大沙鼠、棉鼠、黄鼠、鼢鼠、小家鼠等,以及牦牛、绵羊和人等。当体内带有泡球蚴的鼠类或动物脏器被终宿主吞食后,原头蚴在小肠内发育为成虫,脱落的孕节和虫卵随宿主粪便排出体外。中间宿主因误食孕节或虫卵而感染(图 23-15)。泡球蚴原发部位为肝,具有外向性生长的特点,类似恶性肿瘤,呈弥漫性浸润生长,不断破坏肝组织,也可经过直接侵袭或淋巴、血流转移到肺、脑等器官,因此,其危害要比囊型包虫病大得多,不及时治疗预后极差。

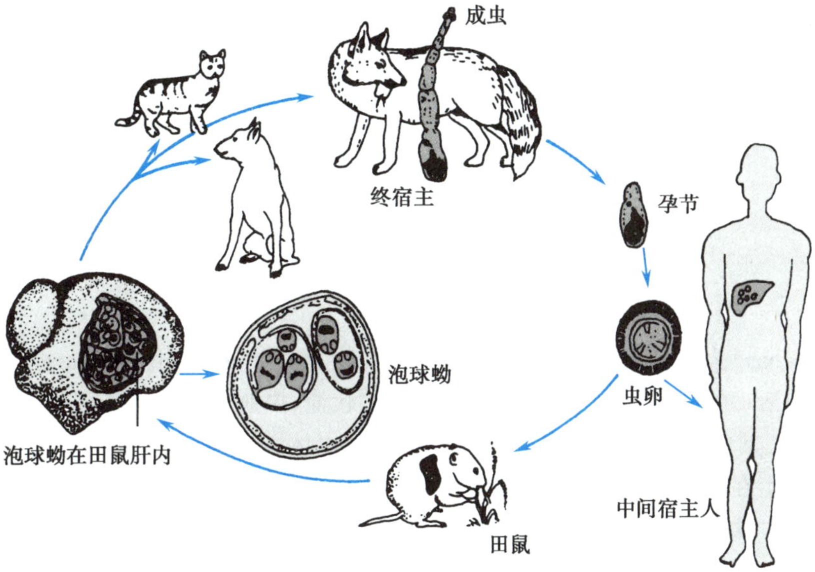

图 23-15 多房棘球绦虫生活史

(三) 致病性

人体泡球蚴病危害严重,患者多为青壮年,其原发病灶 100% 在肝脏。泡球蚴在肝实质内常呈弥漫性浸润生长,如恶性肿瘤般逐渐波及整个肝脏。泡球蚴在肝实质内向外芽生蔓延形成许多小囊,破坏并取代肝组织,其中心部位常常发生缺血性坏死、崩解液化形成空腔或钙化。周围的肝组织因受到压迫发生萎缩、变性及坏死,泡球蚴产生的毒素加重肝损坏。泡球蚴也可经过血液循环转移到肺、脑等其他器官引起继发性损害。泡球蚴生长缓慢,感染后潜伏期较长。临床表现主要是肝区疼痛、压迫感、坠胀感、黄疸或门静脉高压等,晚期患者多出现恶病质,可因肝性脑病、消化道大出血而死亡。

思考题

1. 人是如何感染棘球蚴病的? 棘球蚴病对人体有哪些危害?
2. 简述棘球蚴的结构特点。

(刘红丽)

第二十四章

原　　虫

第一节　概　　述

原虫(protozoan)为单细胞真核动物,隶属原生动物亚界(Subkingdom Protozoa),个体微小,但能独立完成生命活动的全部功能,如摄食、运动、呼吸、代谢、排泄和生殖等。原虫种类众多,迄今已发现65 000余种,其中大多数原虫营自生生活,分布在水体、土壤或腐败物中。医学原虫(medical protozoa)是指寄生在人体管腔、体液、组织或细胞内的原虫,有40余种。医学原虫感染人体的危害性依赖于虫种或虫株的毒力、感染量和人体的免疫力,感染者的临床表现从无症状到威胁生命。医学原虫的感染仍然是世界性的公共卫生问题,尤其是在有些热带和亚热带国家和地区,严重威胁着人民健康。

(一) 形态

原虫外形因种而异,多为球形或卵圆形,部分呈梭形或不规则形状,体积微小,直径为2~200μm。原虫的结构与单个动物细胞一样,由细胞膜、细胞质和细胞核组成。

1. **胞膜**　包裹虫体,也称表膜(pellicle)或质膜(plasma membrane),电镜下可见为一层或一层以上的单位膜结构。表膜外层膜蛋白和脂质双分子层常与多糖分子结合形成细胞被(cell coat)或糖萼(glycocalyx),内层由紧贴的微管和微丝支撑,可使虫体维持一定的形状。原虫表膜具有配体、受体、酶类和抗原等成分,是其与宿主和外环境直接接触的部位,参与原虫营养、排泄、运动、感觉和侵袭等多种生物学功能,可引发宿主产生免疫效应及逃避宿主免疫,在保持虫体的自身稳定和与宿主的相互作用中具有重要的意义。

2. **胞质**　主要由基质、细胞器和内含物组成。

基质均匀透明,内含有肌动蛋白和微管蛋白组成的微丝和微管,用以支持原虫的形态并与运动有关。多数原虫的基质有内、外质之分。外质(ectoplasm)透明,呈凝胶状,具有运动、摄食、感觉、呼吸、排泄和保护等功能;内质(endoplasm)为溶胶状,含胞核、细胞器和内含物,是原虫新陈代谢的主要场所。有些原虫的基质均匀一致,无内、外质之分。

原虫细胞器的类型繁多,按其功能可分为:

(1) 膜质细胞器:包括线粒体、内质网、高尔基复合体、溶酶体和动基体(kinetoplast)等,主要参与能量合成代谢。原虫动基体属于一种含DNA的特殊细胞器,功能近似线粒体,含有与之相应的酶,故被认为是一种特殊类型的线粒体。

(2) 运动细胞器:包括伪足(pseudopodium)、鞭毛(flagellum)、和纤毛(cilium)等,与原虫的运动有关,也是原虫分类的重要依据,具有相应运动细胞器的原虫分别称为阿米巴(amoeba)、鞭毛虫(flagellate)和纤毛虫(ciliate)。鞭毛虫和纤毛虫大多还具有其他特殊的可协助虫体运动的细胞器如波动膜(undulating membrane)、吸盘(sucking disk)等。

(3) 营养细胞器:包括胞口(cytostome)、胞咽(cytopharynx)和胞肛(cytopyge)等,主要参与原虫的摄食、排泄等。

除上述主要细胞器外，原虫胞质内有时可见多种内含物，如食物泡（food vacuole）、糖原泡（glycogen vacuole）和拟染色体（chromatoid body）等营养储存小体以及疟色素（malarial pigment）等虫体代谢产物。特征性的内含物可作为虫种鉴别的标志。

3. **胞核**　胞核由核膜、核质、核仁和染色质组成，是原虫生长、发育和繁殖的重要结构。核膜为双层单位膜，具微孔沟通核内外。核仁富含 RNA，染色质含蛋白质、DNA 和少量 RNA。寄生的原虫多数为泡状核（vesicular nucleus），染色质少而呈颗粒状，分布于核质和核膜内缘，有 1 个粒状的核仁。少数纤毛虫为实质核（compact nucleus），核大而不规则，染色质丰富，散在分布于核质中，常具 1 个以上核仁。

(二) 生活史

医学原虫的生活史包括原虫生长、发育和繁殖等的不同阶段以及虫体从一个宿主传播到另一个宿主的整个过程，一般含有形态结构和生理功能不同的几个阶段或期。通常把在生活史中能进行活动、摄食和增殖阶段的原虫称为滋养体（trophozoite），滋养体是主要的致病阶段。当原虫生活史中出现不利条件时，滋养体团缩，水分被吸收，并分泌成囊物质，形成包囊（cyst）。包囊不能运动和摄食而呈静止状态，通常对外界有较强的抵抗力，是重要的传播阶段。在顶复门原虫中，还有裂殖子（merozoite）、配子体（gametocyte）、配子（gamete）和卵囊（oocyst）等生活史阶段。

根据医学原虫的传播方式，其生活史分为三种类型。

1. **人际传播型**（person to person transfer）　此类原虫生活史简单，完成生活史只需一种宿主，经接触方式或中间媒介的携带而传播。有的原虫整个生活史中只有滋养体一个发育阶段，一般以直接或间接接触方式传播，如阴道毛滴虫；有的原虫生活史中有滋养体和包囊两个阶段，滋养体为原虫的生长、发育、繁殖和致病阶段，包囊为原虫的传播阶段，如溶组织内阿米巴和蓝氏贾第鞭毛虫。

2. **循环传播型**（circulation transfer）　此类原虫在完成生活史过程中需两种或两种以上脊椎动物作为终宿主和中间宿主，并在两者之间进行传播。如刚地弓形虫在终宿主（猫或猫科动物）和中间宿主（人或多种动物）之间进行传播。

3. **虫媒传播型**（vector transfer）　此类原虫完成生活史需在吸血昆虫体内以有性或无性生殖方式发育为感染阶段，再通过媒介昆虫叮咬、吸血传播给人或其他动物，如疟原虫、利什曼原虫和锥虫。

(三) 生理

医学原虫的生理过程包括运动、摄食、代谢和生殖。

1. **运动**　原虫的运动主要由运动细胞器完成。运动方式主要取决于其所具有的运动细胞器的类型，包括伪足运动（如溶组织内阿米巴滋养体）、鞭毛运动（如阴道毛滴虫、蓝氏贾第鞭毛虫滋养体）和纤毛运动（如结肠小袋纤毛虫滋养体）。无运动细胞器的原虫则以扭动或滑行的方式进行运动，如疟原虫在蚊体内的动合子无运动细胞器，但可通过扭动、螺旋等运动方式侵入蚊肠上皮。

2. **摄食**　寄生原虫生活在富含营养的宿主内环境中，一般可通过表膜的渗透和扩散吸收周围环境的小分子营养物质，也可借助细胞器摄取较大分子的营养物质。摄食的主要方式有：

(1) 膜渗透（membrane permeation）：小分子营养物质以被动扩散和主动转运形式通过细胞膜至细胞内。

(2) 胞饮（pinocytosis）：指液体物质吸附在细胞表膜时，表膜内陷，液体物质进入，然后表膜内折，逐渐包围液体，形成许多小囊泡，并向细胞内部移动。胞饮在吸收水分的同时，可把水分中的物质一起吸收进来，如盐类和大分子物质。如溶组织内阿米巴滋养体以伪足获取营养。

(3) 吞噬（phagocytosis）：指细胞吞噬较大的固体颗粒物质。吞噬现象是原虫获取营养物质的主要方式。吞噬的过程可通过胞口（cytostome）将固体食物摄入，缺乏胞口的原虫，则通过表膜内陷将固体食物摄入胞内。溶酶体与摄入的食物形成的食物泡结合，然后经各种水解酶的作用将营养物质消化、分解和吸收。如疟原虫和纤毛虫的滋养体。

3. 代谢　原虫一般是利用葡萄糖获取能量。无氧糖代谢是原虫能量代谢的主要途径。大多数原虫营兼性厌氧代谢,尤其是肠道内寄生原虫,血液内寄生原虫可利用适量氧而行有氧代谢。原虫所需的蛋白质、氨基酸主要从宿主摄取,原虫可利用自身具有的各种酶类将其摄入的蛋白质分解为游离的氨基酸。原虫的多种生物合成途径中需要辅助因子,如四氢叶酸(THFA)和对氨基苯甲酸(PABA)等。有些原虫自身不能合成某些物质需从宿主获取,阻断原虫自身的合成酶可抑制虫体的增殖。

4. 生殖　原虫的生殖方式主要有无性生殖和有性生殖两种。

(1) 无性生殖(asexual reproduction):包括二分裂(binary fission)、多分裂(multiple fission)和出芽生殖(budding reproduction)。二分裂是细胞核先分裂为二,然后胞质分裂,最后形成两个独立的虫体。多分裂是细胞核先进行多次分裂,达到一定数量后,细胞质再分裂,使一个虫体一次增殖为多个子代。如疟原虫红细胞内期和红细胞外期的裂体生殖(schizogony)。出芽生殖是母体先经过不均等的细胞分裂,产生一个或多个芽体,再分化发育成新的个体。出芽生殖可分为“内出芽”(endogenous budding)和“外出芽”(exogenous budding)两种方式,如弓形虫滋养体以内出芽方式进行增殖,疟原虫在蚊体内则以外出芽方式形成子孢子(sporozoite)。

(2) 有性生殖(sexual reproduction):原虫的有性生殖包括接合生殖(conjugaon)和配子生殖(gametogony)。接合生殖是较低等的有性生殖方式,两个虫体在胞口处互相连接,结合处胞膜消失,经过各自体内的核分裂并互相交换遗传物质后,两者又分离,继续进行二分裂形成新个体,如结肠小袋纤毛虫。配子生殖是原虫在发育过程中分化产生雌雄配子,两者融合在一起(受精)形成合子(zygote)的过程,如疟原虫在蚊体内的配子生殖。

有些原虫的生活史具有世代交替现象,即无性生殖和有性生殖两种方式交替进行,如疟原虫在人体内行无性生殖,而在蚊体内行有性生殖。

(四) 致病

原虫侵入宿主,可引起宿主组织、细胞的损伤,引起机体的病理改变,其致病作用与虫种、株系、寄生部位、宿主的抵抗力及与其他病原生物的协同作用有关。医学原虫的致病具有以下特点。

1. 增殖作用　侵入人体的医学原虫进行大量的增殖,当原虫数量达到一定程度时才表现出明显的病理损伤和相应的临床症状。首先是破坏宿主细胞,如疟原虫在红细胞内期进行裂体增殖,当增殖的虫体达到一定的数量时,造成红细胞周期性破裂,并出现相应的临床症状。其次是播散作用,当虫体增殖到相当数量时,即可向邻近或远方的组织和器官播散,从而引起宿主局部乃至全身的病理损伤。如寄生于结肠的溶组织内阿米巴滋养体,可从结肠壁的溃疡病灶侵入血管,随血流到达肝、脑等器官并引起相应脏器的病变。

2. 毒性作用　医学原虫的分泌物(包括多种酶类)、排泄物和死亡虫体的裂解物对宿主均有毒性作用,可造成宿主细胞、组织和器官的损伤。如溶组织内阿米巴滋养体可分泌多种蛋白酶造成宿主细胞的溶解破坏,导致肠壁溃疡。

3. 机会性致病　免疫功能正常的个体感染某些原虫后无明显的临床症状,呈隐性感染状态。但当机体抵抗力下降或免疫功能不全时(如艾滋病患者、长期接受免疫抑制剂治疗或晚期肿瘤患者),这些原虫的繁殖能力和致病力增强,使患者出现明显的临床症状和体征,甚至危及生命。这类原虫称为机会性致病原虫(opportunistic protozoa)。常见的机会性致病原虫有弓形虫、隐孢子虫和蓝氏贾第鞭毛虫等。

(五) 分类

原虫在生物学分类上属于原生生物界(Kingdom Protista),原生动物亚界(Subkingdom Protozoa)下的 6 个门,其中 3 个门,即肉足鞭毛门(Phylum Sarcomastigophora)、顶复门(Phylum Apicomplexa)和纤毛门(Phylum Ciliophora),包含了引起人体疾病的常见原虫。一般则可根据运动细胞器的类型和生殖方式将医学原虫分为阿米巴、鞭毛虫、孢子虫和纤毛虫,也可根据寄生部位分为寄生于人体腔道内的原虫以及寄生于血液和组织内的原虫两大类。

思考题

1. 医学原虫的生活史有哪几种类型？各举例说明。
2. 医学原虫的致病特点有哪些？试举例说明。

（梁韶晖）

第二节　寄生于腔道内的原虫

一、溶组织内阿米巴

溶组织内阿米巴（*Entamoeba histolytica* Schaudinn，1903）隶属于叶足纲，阿米巴目，内阿米巴科，内阿米巴属。溶组织内阿米巴主要寄生于人体结肠内，引起阿米巴痢疾（amebic dysentery），并可侵犯肝、肺、脑等其他器官，引起肠外阿米巴病。它与非致病性的迪斯帕内阿米巴（*Entamoeba dispar* Brumpt，1925）虽形态相似，但在同工酶、限制性片段长度多态性（RFLP）和抗原性等方面存在差异。

（一）形态

溶组织内阿米巴可分滋养体和包囊两个不同生活史期，4核包囊为感染期。

1. 滋养体　滋养体形态多变且不规则，大小为 12~60μm。滋养体外质透明，内质颗粒状，分界明显。透明的外质形成伪足，呈宽指状，滋养体借助伪足进行活跃的定向运动；从有症状患者组织中分离的滋养体的内质中常含有被吞噬的红细胞，有时也可见白细胞和细菌。滋养体具一个球形的泡状核，直径 4~7μm。纤薄的核膜边缘有单层均匀分布、大小一致的核周染色质粒（chromatin granules）。核仁小，直径约为 0.5μm，位于核的中央，周围围以纤细无色的丝状结构（图 24-1）。

2. **包囊**　包囊呈圆球形，直径为 10~20μm，内含 1~4 个细胞核，拥有 4 个核者为成熟包囊。铁苏木素染色后包囊呈蓝褐色，核膜与核仁清晰，核结构与滋养体相似；胞质中可见拟染色体（chromatoid body）和糖原泡（glycogen vacuole）。拟染色体呈蓝黑色、短棒状、两端钝圆，为一特殊的营养储存结构；糖原泡大而圆，无色透明，呈空泡状。碘液染色后包囊呈棕黄色，核膜与核仁均为浅棕色，边界清晰；胞质中拟染色体不着色，呈透明的短棒状结构；糖原泡呈黄棕色，边缘较模糊。包囊胞质中的拟染色体和糖原泡随包囊的成熟而逐渐消失（图 24-2）。

（二）生活史

溶组织内阿米巴生活史包括包囊和滋养体两个阶段，其基本过程为包囊 - 肠腔内滋养体 - 包囊，感染阶段为成熟的四核包囊，致病阶段为滋养体。

人是溶组织内阿米巴的适宜宿主，虽然某些动物如猫、狗和鼠等可作为偶然宿主，但动物与人之

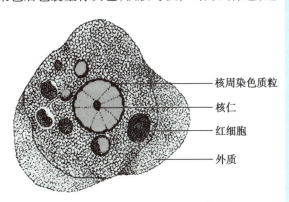

图 24-1　溶组织内阿米巴滋养体

核周染色质粒
核仁
红细胞
外质

间相互传播的可能性极小,因此动物保虫宿主对传播的意义不大,主要表现为人际传播型。

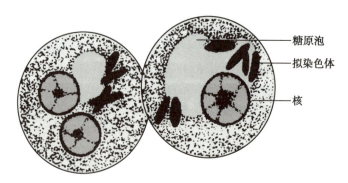

图 24-2　溶组织内阿米巴包囊

　　当人误食或误饮被四核包囊污染的食物和水后,包囊通过胃和小肠,在回肠末端或结肠的中性或碱性环境及消化酶的作用下,囊壁变薄,囊内虫体脱囊而出。该虫体经三次胞质分裂和一次核分裂最终形成 8 个滋养体。这些滋养体以细菌或肠内容物为食,并进行二分裂增殖。滋养体在肠腔内随着肠内容物下行的过程中,随着肠内容物的脱水和环境变化等因素的刺激,滋养体排出未消化的食物,体形逐渐缩小、变圆,停止活动变成近似球形的包囊前期,随后分泌成囊物质形成包囊,再经过两次核分裂形成四核包囊并随粪便排出体外。包囊在外界潮湿环境中可存活并保持感染性数日至 1 个月,但在干燥环境中易死亡。

　　在一定条件下,滋养体可侵入肠黏膜,破坏肠壁组织,吞噬红细胞,引起肠壁溃疡,产生原发病灶;侵入肠组织的滋养体也可进入肠壁血管,随血流播散到其他组织或器官,如肝、肺、脑等,引起肠外阿米巴病。随坏死组织脱落进入肠腔的滋养体,可随粪便排出体外,滋养体在外界自然环境中只能短时间存活,即使被人吞食也会在通过上消化道时被消化液杀灭(图 24-3)。

(三) 致病性

　　溶组织内阿米巴的致病性与虫株致病力、寄生环境和宿主免疫状态等多种因素相关。溶组织内阿米巴滋养体具有侵入宿主组织或器官、表达致病因子和逃避宿主免疫攻击的能力。溶组织内阿米巴滋养体表达的致病因子可破坏细胞外间质,接触依赖性地溶解宿主组织和抵抗补体的溶解作用,其中破坏细胞外间质和溶解宿主组织是滋养体侵入的主要方式。在这一过程中,滋养体分泌的半乳糖 / 乙酰氨基半乳糖可抑制性凝集素(Gal/GalNAc inhibitable lectin)、半胱氨酸蛋白酶(cysteine proteinases)、阿米巴穿孔素(ameba porforin)和脂磷酸聚糖分子(lipophosphoglycan molecules)等是重要的致病因子。这些致病因子的表达水平与溶组织内阿米巴的致病相关。滋养体首先利用凝集素吸附于宿主肠上皮细胞,然后通过分泌穿孔素和半胱氨酸蛋白酶破坏黏膜上皮屏障和穿破细胞,最终破坏肠上皮细胞而引起溃疡。滋养体也可通过多种方式逃避宿主的免疫反应。如半胱氨酸蛋白酶可降解补体 C3 为 C3a,从而减轻补体介导的抗炎反应,也可降解血清型和分泌型 IgA。

　　溶组织内阿米巴滋养体多侵犯盲肠或阑尾,可累及乙状结肠、升结肠、回肠。典型病理特征是口小底大的"烧瓶样"溃疡,溃疡间的黏膜正常或稍有充血水肿,除重症外的原发病灶仅局限于黏膜层。镜下可见组织坏死伴淋巴细胞和浆细胞浸润。急性病例滋养体可突破黏膜肌层,引起液化坏死灶,形成的溃疡可深及肌层,并可与邻近的溃疡融合,引起大片黏膜脱落。阿米巴瘤(ameboma)是结肠黏膜对阿米巴刺激的增生反应,主要是组织肉芽肿伴慢性炎症和纤维化。溶组织内阿米巴侵犯肠外器官引起的病变呈无菌性、液化性坏死,周围以淋巴细胞浸润为主,极少伴有中性粒细胞,滋养体多在脓肿的边缘。肝脓肿最常见,早期病变以滋养体侵入肝内小血管引起栓塞开始,继而出现急性炎症反应,随后病灶扩大,中央液化,淋巴细胞浸润,最终导致肝纤维化。其他组织亦可出现脓肿,例如肺、腹腔、心包、脑、生殖器官、皮肤等。

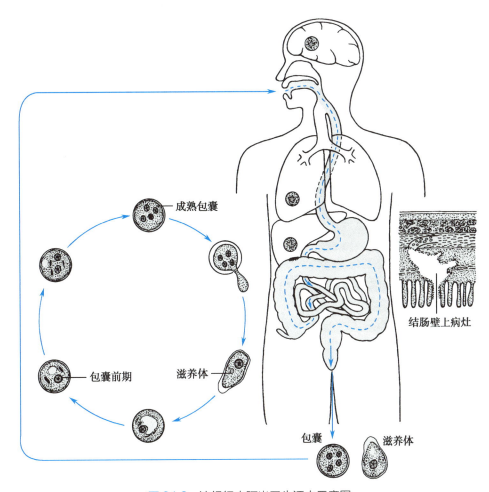

图 24-3　溶组织内阿米巴生活史示意图

二、其他消化道阿米巴

除了溶组织内阿米巴外,其他寄生于人体消化道的阿米巴均为肠腔共栖型原虫。它们一般不侵入人体组织且不引起临床症状,但在重度感染、宿主免疫力下降或合并细菌感染而致肠功能紊乱时,可能会出现非特异性的症状,病原学检查时需要注意与溶组织内阿米巴的鉴别。

1. **迪斯帕内阿米巴**　迪斯帕内阿米巴(*Entamoeba dispar* Brumpt,1925)是与溶组织内阿米巴形态相同、生活史相似的另一虫种。全世界约有 5 亿人感染阿米巴原虫,其中很大一部分为迪斯帕内阿米巴感染,感染后一般无临床症状。迪斯帕内阿米巴与溶组织内阿米巴可通过同工酶分析、ELISA 和 PCR 进行鉴别,其中以检测编码 29/30kDa 多胱氨酸抗原的基因最为特异。

2. **结肠内阿米巴**　结肠内阿米巴(*Entamoeba coli* Grassi,1879)是人体肠道常见的共栖原虫,其形态与溶组织内阿米巴相似,滋养体直径为 15~50μm,内外质分界不明显,伪足短小,不透明,运动迟缓。核仁大,略偏位,核周染色质粒大小不一、排列不齐。胞质呈颗粒状,含空泡和食物泡,多内含细菌但不含红细胞。包囊直径为 10~35μm。核 1~8 个,与滋养体的核相似,成熟包囊具 8 个核,未成熟包囊胞质内含糖原泡和两端尖细不整、碎片状的拟染色体,糖原泡多位于核周围(图 24-4)。生活史和流行情况与溶组织内阿米巴相似,成熟包囊经口感染宿主,除人外,鼠、猪、犬等动物肠内也有发现。结肠内阿米巴不侵犯宿主组织,感染者亦无临床症状,常与溶组织内阿米巴共同存在。

3. **哈门内阿米巴**　哈门内阿米巴(*Entamoeba hartmani* Von Prowazek,1912)生活史和形态与溶组

织内阿米巴相似。滋养体直径 4~12μm,胞质内不含吞噬的红细胞,核膜较厚,核周染色质粒少、较粗、排列不规则、着色较深;包囊直径 4~10μm,未成熟包囊 1~2 核,糖原泡明显,拟染体数目不等,呈细杆状或米粒形;成熟包囊内有核 4 个(图 24-4)。目前可应用血清学或 DNA 扩增分析与溶组织内阿米巴鉴别。哈门内阿米巴生活史亦与溶组织内阿米巴相似,感染与食用或饮入了被粪便污染的食物或水源有关。流行病学调查中,常以包囊小于 10μm 为界线而与溶组织内阿米巴相区别。但值得注意的是溶组织内阿米巴包囊在治疗后或营养不良的患者体内也可能会变小。滋养体不吞噬红细胞,仅在猫、狗体内引起阿米巴性结肠炎。

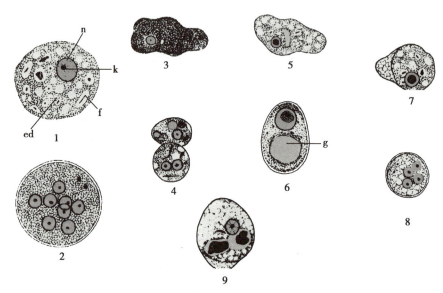

图 24-4　消化道内非致病性阿米巴模式图

1. 结肠内阿米巴滋养体;k. 核仁;n. 核周染色质粒;ed. 内质;f. 食物泡;2. 结肠内阿米巴包囊;3. 哈门内阿米巴滋养体;4. 哈门内阿米巴包囊;5. 布氏嗜碘阿米巴滋养体;6. 布氏嗜碘阿米巴包囊;g. 糖原泡;7. 微小内蜒阿米巴滋养体;8. 微小内蜒阿米巴包囊;9. 齿龈内阿米巴滋养体。

4. 布氏嗜碘阿米巴　布氏嗜碘阿米巴(*Iodamoeba butschlii* Von Prowazek,1912)的滋养体直径为 8~20μm,外质与颗粒状内质不易区别,伪足运动缓慢;胞质内含粗大的颗粒和空泡。细胞核较大,有一大而明显、位于中心的核仁,与核膜间绕有一层几乎无色的颗粒,无核周染色质粒。包囊呈不规则长圆形,直径 5~20μm,成熟包囊仅有一个核,核仁近于核膜一端,有 1 个大而圆、边缘清晰的糖原泡,常把核推向一侧。碘液染色糖原泡呈棕色团块,铁苏木素染色为泡状空隙(图 24-4)。布氏嗜碘阿米巴无致病性,特殊的糖原泡和核结构是鉴定该虫的主要依据。

5. 微小内蜒阿米巴　微小内蜒阿米巴(*Endolimax nana* Wenyon et O'Connor,1917)的滋养体直径 6~12μm,外质薄,伪足透明、短而钝,运动缓慢;内质细颗粒状,食物泡含有细菌、真菌和植物细胞等,不含红细胞;细胞核结构特殊,核仁粗大且不规则,占核直径的 1/3~1/2,常偏位,核膜薄,核膜与核仁之间有清晰的空隙和相连的核丝,通常无核周染色质粒。包囊卵圆形,直径 5~10μm,未成熟包囊中常有大糖原泡,偶见小而弯曲的拟染色体;成熟包囊 4 个核,核仁大而居中(图 24-4)。微小内蜒阿米巴体积比哈门氏内阿米巴小,且含粗大核仁;胞核与布氏嗜碘阿米巴相似,但包囊较小。微小内蜒阿米巴是一种寄生于人、猿、猴、猪等动物肠腔的小型阿米巴原虫。

6. 齿龈内阿米巴　齿龈内阿米巴(*Entamoeba gingivalis* Gros,1849)生活史中仅有滋养体期,直径为 10~20μm,形态类似溶组织内阿米巴,内、外质分明,外质透明,内质为颗粒状,活动迅速,食物泡中含有细菌、白细胞,偶见红细胞;核仁明显,居中或略偏位,有核周染色质粒。食物泡中含有白细胞为其重要的鉴别特征(图 24-4)。齿龈内阿米巴因无包囊期,以直接接触感染为主或由飞沫传播。齿龈内阿米巴是人和犬、猫等多种哺乳动物的口腔共栖型阿米巴。

三、蓝氏贾第鞭毛虫

蓝氏贾第鞭毛虫(*Giardia lamblia* Stile,1915,亦称 *G. intestinalis* 或 *G. duodenalis*,简称贾第虫),隶属动鞭纲,双滴虫目,六鞭毛科。蓝氏贾第鞭毛虫是一种呈全球性分布的肠道寄生原虫,主要寄生于人和某些哺乳动物的小肠,引起以腹泻和消化不良为主要症状的蓝氏贾第鞭毛虫病(giardiasis,简称贾第虫病)。寄居于十二指肠内的滋养体偶可侵犯胆道系统造成炎性病变。1681 年,荷兰学者 van Leeuwenhoek 首先在他自己腹泻的粪便内发现本虫。贾第虫易在旅游者中流行引起腹泻,也称"旅游者腹泻"。由于艾滋病患者可合并贾第虫感染,因而近年来引起了人们的更大重视。

(一) 形态

1. **滋养体**　滋养体呈纵切为半的倒梨形,前端宽钝,后端尖细,两侧对称,腹面扁平,背部隆起,长 9~21μm,宽 5~15μm,厚 2~4μm。滋养体前半部的腹面有一大的向内凹陷的吸盘(sucker),1 对细胞核位于虫体前端 1/2 靠近吸盘的部位,核内有核仁结构,无核周染色质粒。虫体有前、后侧、腹侧和尾鞭毛 4 对,均由位于两核间靠前端的基体(basal body)发出(图 24-5)。1 对前鞭毛向前伸出体外,其余 3 对发出后在两核间分别向虫体两侧、腹侧和尾部伸出体外,活虫体借助鞭毛摆动作活泼的翻滚运动。1 对呈爪锤状的中体(median body)位于虫体 1/2 处。

2. **包囊**　包囊椭圆形,长 8~14μm,宽 7~10μm,囊壁较厚,与虫体有明显的间隙。未成熟包囊内含 2 个细胞核,成熟包囊内含 4 个细胞核(图 24-5)。胞质内可见中体和鞭毛的早期结构。

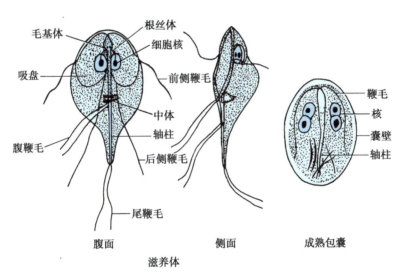

图 24-5　蓝氏贾第鞭毛虫模式图

(二) 生活史

蓝氏贾第鞭毛虫生活史简单,包括滋养体和包囊两个阶段。滋养体为营养繁殖和致病阶段,成熟的四核包囊为感染阶段。人或动物摄入被四核包囊污染的饮水或食物而被感染,四核包囊在十二指肠脱囊形成 2 个滋养体,滋养体主要寄生于十二指肠或小肠上段。滋养体借助吸盘吸附于小肠黏膜表面,以二分裂方式进行繁殖。在外界环境不利时,滋养体分泌成囊物质形成包囊并随粪便排出体外。包囊在外界环境中抵抗力较强,潮湿、凉爽环境中可存活数天至 1 个月之久。

(三) 致病性

1. **虫株致病力**　人体吞入包囊后能否感染和发病与虫株致病力密切相关。Nash 等(1987)报告,不同虫株具有截然不同的致病力。有研究表明 GS 株具有较强的致病力；而 ISR 株的致病力较弱。此外，用 GS 虫株的两个表达不同表面抗原的克隆株感染志愿者，接受表达 72kDa 表面抗原克隆株的 4 名志愿者均被感染，而接受表达 200kDa 表面抗原克隆株的 13 名志愿者仅 1 名受染。

2. **丙种球蛋白缺乏**　先天或后天丙种球蛋白缺乏者不仅对贾第虫易感，而且可出现慢性腹泻和吸收不良等症状。IgA 缺乏被认为是导致贾第虫病的重要因素。人群中约有 10% 的人缺乏 IgA，这些人群对贾第虫易感。研究表明，贾第虫滋养体能够分泌降解 IgA 的蛋白酶，虫体以此酶降解宿主的 IgA，因而得以在小肠内寄生、繁殖。

3. **二糖酶缺乏**　这是导致宿主腹泻的原因之一。在贾第虫患者和模型动物体内，二糖酶均有不同程度缺乏。动物实验显示，在二糖酶水平降低时，滋养体可直接损伤小鼠的肠黏膜细胞，提示此酶水平降低是小肠黏膜病变加重的直接原因，也是造成腹泻的重要因素。

4. **其他**　大量虫体对小肠黏膜表面的覆盖，吸盘对肠黏膜的机械性损伤，原虫分泌物和代谢产物对肠绒毛的化学性刺激，以及虫体与宿主竞争基础营养等因素均可影响肠黏膜的吸收功能，导致维生素 B_{12}、乳糖、脂肪和蛋白质吸收障碍。

四、阴道毛滴虫

阴道毛滴虫（*Trichomonas vaginalis*，Donne 1837）隶属于动鞭纲，毛滴虫目，毛滴虫科。阴道毛滴虫是一种寄生在人体阴道和泌尿生殖道的鞭毛虫，可引起滴虫性阴道炎、尿道炎或前列腺炎，是以性传播为主的一种传染病。

（一）形态

阴道毛滴虫的生活史仅有滋养体期而无包囊。活的滋养体无色透明，有折光性，体态多变，活动力强。固定染色后呈梨形，体长 7~23μm，宽 10~15μm。虫体前端有 1 个泡状核，核上缘有 5 颗排列成环状的毛基体，由此发出 5 根鞭毛，4 根鞭毛向前称为前鞭毛，1 根鞭毛向后称为后鞭毛。1 根纤细透明的轴柱纵贯虫体并自后端伸出体外。体外侧前 1/2 处有一波动膜，其外缘与向后延伸的后鞭毛相连（图 24-6）。虫体借助鞭毛摆动前进，以波动膜的波动作旋转式运动。胞质内有深染的颗粒，为该虫特有的氢化酶体（hydrogenosome）。

（二）生活史

阴道毛滴虫生活史简单。滋养体主要寄生于女性阴道，尤以后穹窿多见，偶可侵入尿道。男性感染者一般寄生于尿道、前列腺，也可侵及睾丸、附睾及包皮下组织。虫体以纵二分裂法繁殖。滋养体既是繁殖阶段，也是感染和致病阶段。阴道毛滴虫通过直接或间接接触方式在人群中传播。

（三）致病性

阴道毛滴虫的致病力随虫株毒力及宿主生理状态而变化。健康妇女阴道的内环境因乳酸杆菌的作用而呈酸性（pH 3.8~4.4），虫体及细菌生长繁殖可被抑制，这称为阴道的自净作用。滴虫寄生阴道时会消耗糖原，从而妨碍了

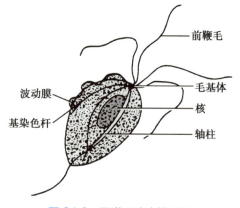

图 24-6　阴道毛滴虫模式图

阴道内乳酸杆菌的酵解作用，降低了乳酸浓度，使阴道的 pH 变为中性或碱性，滴虫得以大量繁殖，并促进继发性的细菌感染，加重炎症反应。大多数虫株的致病力较低，多数女性虽有阴道毛滴虫感染，但无临床症状或症状不明显；一些虫株则可引起明显的阴道炎，阴道壁可见黏膜充血、水肿，上皮细胞变性脱落，白细胞浸润等病变。男性感染者可引起尿痛、夜尿、前列腺炎和附睾炎等症状。

思考题

1. 碘液染色法检测到某患者粪便中存在四核包囊,且大小形态与溶组织内阿米巴包囊相似,可否确认为该患者为溶组织内阿米巴感染?
2. 为什么蓝氏贾第鞭毛虫感染易在旅游者人群中发生?
3. 阴道毛滴虫病的传染源有哪些?

(梁韶晖)

第三节　寄生于血液和组织内的原虫

一、杜氏利什曼原虫

利什曼原虫隶属于动鞭纲,动基体目,锥体亚目,锥虫科,利什曼属。其生活史包括前鞭毛体(promastigote)和无鞭毛体(amastigote)两个阶段。前鞭毛体寄生于节肢动物白蛉的消化道内,无鞭毛体寄生于人或脊椎动物的单核巨噬细胞内,白蛉为传播媒介。寄生人体的利什曼原虫主要引起三种类型的利什曼病(leishmaniasis):①内脏利什曼病(visceral leishmaniasis,VL),主要由杜氏利什曼原虫感染引起。1901年Leishman在一名印度士兵尸体脾脏内发现一种"小体",1903年Donavan也在另一名印度发热患者尸体内发现同样的"小体"。这些患者除了发热之外,皮肤常有暗的色素沉着,故称(kala-azar),即黑热病。直至1930年Ross才将该病的病原体命名为杜氏利什曼原虫。②黏膜皮肤利什曼病(mucocutaneous leishmaniasis,MCL),主要由巴西利什曼原虫感染引起。③皮肤利什曼病(cutaneous leishmaniasis,CL),主要由热带利什曼原虫和墨西哥利什曼原虫感染引起。我国主要的致病虫种是杜氏利什曼原虫。

(一)形态

无鞭毛体又称利杜体(Leishman-Donovan body,LD body),寄生于人或其他哺乳动物的单核巨噬细胞内。虫体卵圆形,大小为$(2.9\sim5.7)\mu m \times (1.8\sim4.0)\mu m$。经瑞氏染液染色后,细胞质呈淡蓝或淡红色;细胞核一个,略呈圆形,相对较大,呈红色或淡紫色;动基体(kinetoplast)常位于核旁,着色较深,呈细小杆状。动基体是一种特殊类型的线粒体。在更高放大倍数时,可见虫体前端从颗粒状的基体(basal body)发出一根丝体(rhizoplast)。基体及根丝体在普通显微镜下难以区分(图24-7)。

前鞭毛体寄生于白蛉消化道内。成熟的虫体呈梭形或长梭形,前端有一根鞭毛伸出体外,是虫

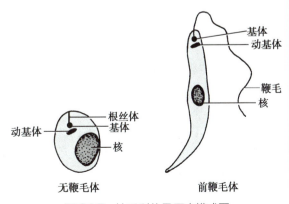

图24-7　杜氏利什曼原虫模式图

体的运动细胞器。虫体大小为(14.3~20)μm×(1.5~1.8)μm,核位于虫体中部,动基体位于虫体前端。基体位于动基体之前,一根鞭毛由此发出。前鞭毛体运动活泼,鞭毛不停地摆动,常以虫体前端聚集成团,排列成菊花状。体外培养的虫体有时也可见到粗短形前鞭毛体和梭形前鞭毛体,这与虫体的发育程度有关。

(二) 生活史

杜氏利什曼原虫生活史需要两种宿主(图24-8),即媒介白蛉,以及人或其他哺乳动物,犬是其重要保虫宿主。前鞭毛体寄生于白蛉胃内,是杜氏利什曼原虫的感染阶段。无鞭毛体寄生于人或其他哺乳动物的单核巨噬细胞内,是杜氏利什曼原虫的致病阶段。

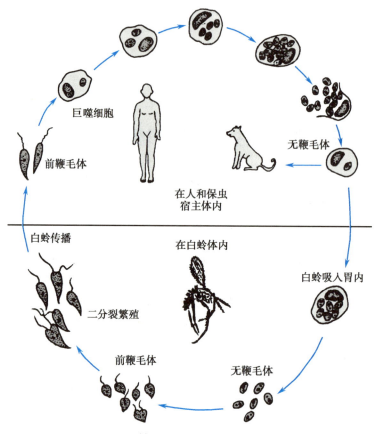

图24-8 杜氏利什曼原虫生活史示意图

1. 在白蛉体内发育 当雌性白蛉叮刺患者或受感染的动物宿主时,血液或皮肤内含无鞭毛体的单核巨噬细胞被吸入胃内,约经24h,无鞭毛体发育为早期前鞭毛体,此时虫体呈卵圆形,鞭毛也开始伸出体外。48h后依次发育为粗短形前鞭毛体和梭形前鞭毛体,体形从卵圆形逐渐变为较宽的梭形或长度超过宽度3倍的梭形,此时鞭毛亦由短变长。在感染后第3~4d出现大量成熟前鞭毛体,活动力明显增强,并以纵二分裂法繁殖。虫体在数量增加的同时,逐渐向白蛉前胃、食管和咽部移动。大约1周后具感染力的成熟前鞭毛体大量聚集在白蛉口腔及喙。当白蛉再次叮刺健康人时,前鞭毛体随白蛉唾液进入人体。

2. 在人体内发育 当受染雌性白蛉叮刺人体吸血时,前鞭毛体随白蛉唾液进入人体皮下组织。部分前鞭毛体被多形核白细胞吞噬消灭,另一部分则被吞噬进入巨噬细胞寄生。前鞭毛体进入巨噬细胞后可形成纳虫空泡,鞭毛的体外部分逐渐消失,虫体变圆,向无鞭毛体转化。无鞭毛体在巨噬细胞内不但可以存活,而且能进行分裂增殖,最终导致巨噬细胞破裂。巨噬细胞破裂释放出的游离无鞭毛体再次侵入其他巨噬细胞,重复上述增殖过程。

体外实验研究表明,杜氏利什曼原虫首先黏附于巨噬细胞,然后再进入该细胞内。黏附的途径可分为两种:一种是配体 - 受体结合途径,另一种是前鞭毛体吸附的抗体或补体成分与巨噬细胞表面的 Fc 或 C3b 受体结合途径。黏附后杜氏利什曼原虫随巨噬细胞的吞噬活动进入巨噬细胞。前鞭毛体的活动力只是增加接触机会,并不能促进其主动侵入巨噬细胞的能力。

(三)致病性

脾肿大是黑热病最主要的体征。无鞭毛体在巨噬细胞内繁殖,最终导致巨噬细胞大量破坏和增生。巨噬细胞大量增生主要发生在脾、肝、淋巴结、骨髓等器官,此外,浆细胞也大量增生。巨噬细胞大量增生是脾、肝、淋巴结肿大的主要原因,其中以脾肿大最常见,发生率达 95% 以上,后期脾脏可因网状纤维结缔组织的增生而变硬。

贫血是黑热病的另一重要体征。由于脾肿大和脾功能亢进,包括红细胞、白细胞和血小板在内的全血细胞在脾脏被大量破坏,造成全血细胞性贫血。此外,免疫性溶血也是贫血产生的重要原因。由于白细胞减少,易并发各种感染,常可导致患者死亡。血小板减少可有出血倾向。

由于肝脏受损,白蛋白合成减少;加之患者出现肾小球淀粉样变和免疫复合物沉积而导致的肾功能损伤,尿液排出的白蛋白增加,也导致血浆白蛋白减少。另一方面,浆细胞大量增生导致球蛋白增加,故患者常出现白蛋白 / 球蛋白比倒置。

二、刚地弓形虫

刚地弓形虫(*Toxoplasma gondii* Nicolle & Manceaux,1908)隶属于孢子纲,真球虫目,弓形虫科。该虫呈世界性分布,猫科动物为其终宿主,人和多种动物都能感染,引起人兽共患的弓形虫病。在宿主免疫功能低下时,可导致严重后果,是一种重要的机会性致病原虫(opportunistic protozoa)。

(一)形态

弓形虫生活史的全过程共有 5 种不同形态的阶段:滋养体、包囊、裂殖体、配子体和卵囊(图 24-9)。

1. 滋养体 指在中间宿主细胞内营无性增殖的虫体,包括速殖子(tachyzoite)和缓殖子(bradyzoite)。游离的速殖子呈香蕉形或半月形,一端较尖,一端较钝圆,一边扁平,另一边较膨隆。速殖子长 4~7μm,最宽处 2~4μm。经吉姆萨染液染色后,胞质呈蓝色,胞核位于虫体中央,呈紫红色。细胞内寄生的虫体以内二芽殖法不断繁殖,一般含数个至 20 多个虫体,这种由宿主细胞膜包绕的虫体集合体称假包囊(pseudocyst),内含的虫体称速殖子。

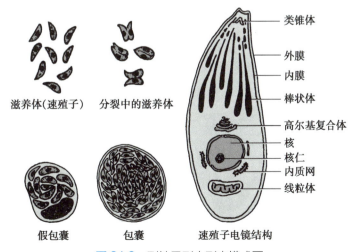

图 24-9 刚地弓形虫形态模式图

2. 包囊 圆形或椭圆形,直径 5~100μm,具有一层富有弹性的坚韧囊壁。囊内含数个至数百个滋养体,囊内的滋养体称缓殖子,可不断增殖。缓殖子形态与速殖子相似,但虫体较小,核稍偏后。包囊可长期在组织内存活。

3. **卵囊**   卵囊(oocyst)圆形或椭圆形,大小为 10~12μm。具两层光滑透明的囊壁。成熟卵囊内含 2 个孢子囊,分别含有 4 个新月形的子孢子。

4. **裂殖体**   在猫科动物小肠绒毛上皮细胞内发育增殖,成熟的裂殖体为长椭圆形,内含 4~29 个裂殖子,一般为 10~15 个,呈扇形排列,裂殖子呈新月状,前尖后钝,较滋养体小。

5. 某些游离的裂殖子侵入其他肠上皮细胞后,依次发育为配子母细胞和配子体。配子体有雌雄之分,雌配子体较大,胞质染成深蓝色,核较大,呈深红色;雄配子体量较少,成熟后形成 12~32 个雄配子,其两端尖细,长约 3μm。雌雄配子受精,发育为合子(zygote),而后发育为卵囊。

(二) 生活史

弓形虫生活史相当复杂,全过程需要两类宿主,分别进行无性生殖和有性生殖。在猫科动物体内完成有性生殖,同时也可进行无性生殖,因此猫或猫科动物是弓形虫的终宿主兼中间宿主。在人或其他动物体内只能完成无性生殖,为中间宿主。有性生殖只在猫科动物小肠上皮细胞内进行,称肠内期发育;无性生殖可在肠外其他组织、细胞内进行,称肠外期发育。弓形虫对中间宿主的选择极不严格,除哺乳动物外,鸟类、爬行类和人都是中间宿主。弓形虫对组织的选择也无特殊亲嗜性,可寄生在除红细胞外的几乎所有有核细胞中(图 24-10)。

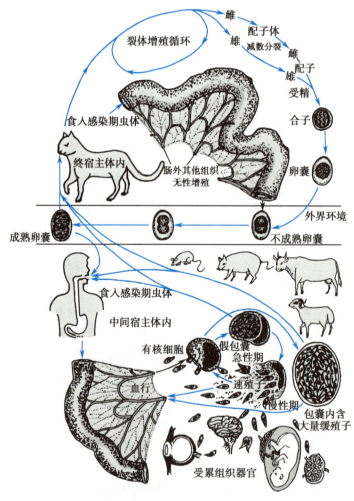

图 24-10   刚地弓形虫生活史示意图

1. **终宿主体内的发育**   猫或猫科动物食入动物内脏或肉类组织时,将弓形虫包囊或假包囊吞入消化道而感染。此外,食入被成熟卵囊污染的食物或饮水也可导致感染。包囊内的缓殖子、假包囊内的速殖子或卵囊内的子孢子在小肠腔逸出,主要在回肠部侵入小肠上皮细胞发育增殖,经 3~7d,上皮细胞内的虫体发育为裂殖体,成熟裂殖体破裂后释出裂殖子,再侵入新的肠上皮细胞形成第二、三代裂殖体,经数代裂体增殖后,部分裂殖子发育为雌、雄配子体,继续发育为雌、雄配子,雌、雄配子受精形成合子,最后发育为卵囊。卵囊破上皮细胞进入肠腔,经粪便排出体外。在适宜的温、湿度条件下,经 2~4d 即发育为具有感染性的成熟卵囊。猫吞食不同发育阶段虫体后排出卵囊的时间有所不同。受感染猫每天排出卵囊高达 1 000 万个,可持续 10~20d。成熟卵囊是重要的感染阶段。

2. 中间宿主体内的发育　当猫粪中的成熟卵囊或动物肉类中的包囊、假包囊被中间宿主如人、牛、羊、猪等吞食后,子孢子、缓殖子或速殖子在肠腔内逸出,随即侵入肠壁,经血或淋巴进入单核巨噬细胞内寄生,并播散至全身器官组织,如脑、淋巴结、肝、心、肺、肌肉等,进入细胞内发育增殖,形成假包囊。当速殖子增殖到一定数量时,细胞被胀破,速殖子释出后再侵入新的组织细胞,如此反复增殖。速殖子侵入宿主细胞是一个主动过程,包括黏附、穿入和内在化三个阶段,其机制相当复杂。在免疫功能正常的个体,部分速殖子侵入细胞后,特别是侵入脑、眼、骨骼肌的速殖子增殖速度减慢,转化为缓殖子,并分泌成囊物质,最终形成包囊。包囊在宿主体内可存活数月、数年或更长的时间。当各种原因导致机体免疫功能低下时,组织内寄生的包囊破裂,释出缓殖子,进入血流或其他新的组织细胞,继续发育增殖形成假包囊。假包囊和包囊是中间宿主之间,或中间宿主与终宿主之间互相传播的主要感染阶段。

(三) 致病性

弓形虫的致病作用与虫株毒力和宿主的免疫状态有关。根据虫株的侵袭力、增殖速度、是否形成包囊以及对宿主的致死率等,刚地弓形虫可分为强毒株和弱毒株。RH 株是目前国际上公认的强毒株。绝大多数哺乳动物、人及家畜等都是弓形虫的易感中间宿主。

速殖子是引起弓形虫急性感染的主要致病阶段,其在细胞内寄生并迅速增殖,导致细胞破坏,速殖子释出后再侵犯邻近的正常细胞,如此反复,因而引起组织的炎症反应等一系列病变。缓殖子是引起弓形虫慢性感染的主要致病阶段。包囊的体积因缓殖子不断增殖而逐渐增大,若挤压器官可致功能障碍。增大的包囊可因多种因素而破裂,释出的缓殖子多数被宿主免疫系统破坏,某些缓殖子可侵入新的细胞并再次形成包囊。游离的缓殖子可诱导宿主产生迟发型超敏反应,形成肉芽肿病变、纤维钙化灶等,多见于脑、眼部等部位。宿主感染弓形虫后,通常可产生有效的保护性免疫,机体一般无明显症状,仅在各种原因导致机体免疫功能低下时才引起弓形虫病。

三、疟原虫

疟原虫隶属于孢子纲,真球虫目,疟原虫科,疟原虫属。是引起疟疾(malaria)的病原体。疟原虫种类多,宿主特异性强,在两栖类、爬行类、鸟类以及哺乳动物体内寄生的疟原虫,其生物学特性存在明显差异。目前认为,寄生人体的疟原虫主要有 5 种,即间日疟原虫(*Plasmodium vivax* Grassi and Feletti,1890)、恶性疟原虫(*P. falciparum* Welch,1897)、三日疟原虫(*P. malariae* Laveran,1881)、卵形疟原虫(*P. ovale* Stephens,1922)和诺氏疟原虫(*P. knowlesi* Sinton et Mulligen,1932)。诺氏疟原虫原先认为主要是感染猴的疟原虫,近年来在东南亚也陆续出现感染人的病例报道,因此被列为能够感染人的第 5 种疟原虫。

疟疾是一种古老的疾病。我国早在殷商时代就有关于疟疾的记载,至秦汉时代,《黄帝内经·素问》始有《疟论》和《刺疟论》两篇疟疾专论,形成了较为系统的疟疾医学理论。意大利学者称疟疾为 "malaria","mala" 是不良,"aira" 指空气;这与我国古代医家称疟疾为 "瘴气" 之意相近。但直到1880 年,法国学者 Laveran 才在疟疾患者的血液中发现了疟原虫,这一发现是医学史上重要的里程碑之一,他也因此获得了 1907 年诺贝尔生理学或医学奖。疟疾的传播途径也同样困惑了人们许多年。

直到 1897 年,英国军医 Ross 才发现疟原虫是通过媒介按蚊叮咬吸血在人群中传播的,他也因此获得了 1902 年诺贝尔生理学或医学奖。2015 年,中国科学家屠呦呦荣获诺贝尔生理学或医学奖,以表彰她在青蒿素的发现以及疟疾治疗方面所做出的杰出贡献。青蒿素的发现在人类防疟史上具有里程碑意义,在全球氯喹普遍耐药的今天,以青蒿素类药物为基础的联合疗法已经成为 WHO 推荐的疟疾标准治疗方案,挽救了数百万人的生命。

目前,疟疾仍是全球危害最严重的传染病之一,与结核病、艾滋病并称世界三大传染病。虽然 WHO 于 2021 年宣布中国为无疟国家,但随着"一带一路"倡议的实施,输入性疟疾已经成为我国疟疾防治面临的新问题。彻底消除疟疾也是未来相当长一段时期内全世界科学家共同面临的严峻挑战。

(一) 形态

疟原虫的基本结构包括胞膜、胞质、胞核,环状体之后各期可见虫体消化分解宿主血红蛋白后的代谢产物——疟色素(malarial pigment)。血涂片经吉姆萨或瑞特染液染色后,胞质染成天蓝或深蓝色,胞核呈紫红色,疟色素为棕褐色或黑褐色,五种寄生于人体的疟原虫的基本结构相同,但各发育阶段的形态又有所不同,有助于虫种鉴别。除了疟原虫本身的形态特征变化之外,被寄生红细胞的形态也可发生一定变化,对鉴别疟原虫种类也有一定帮助(图 24-11)。

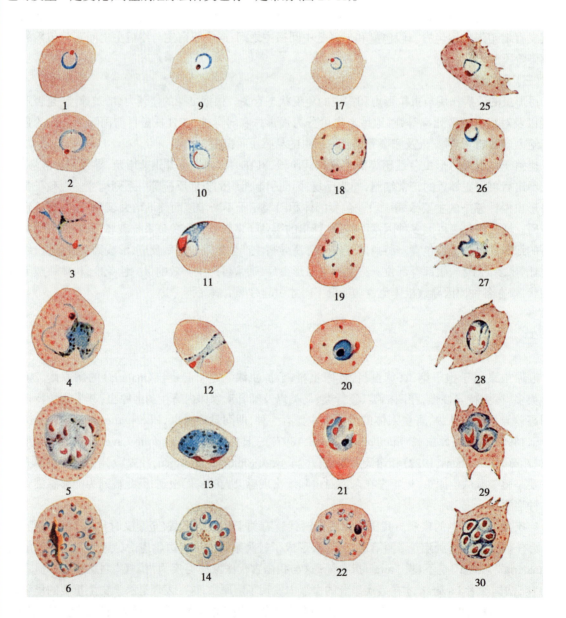

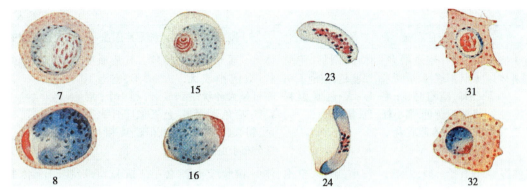

图 24-11 四种疟原虫的红细胞内各期形态

1~8 间日疟原虫;9~16 三日疟原虫;17~24 恶性疟原虫;25~32 卵形疟原虫;1、9、17、18、19、25 示环状体;2、3、4、10、11、12、20、26、27 示大滋养体;5、13、21、28、29 示未成熟裂殖体;6、14、22、30 示成熟裂殖体;7、15、23、31 示雄配子体;8、16、24、32 示雌配子体。

1. **疟原虫在红细胞内发育各期的形态** 疟原虫在红细胞内生长、发育、繁殖,形态变化较大,包括三个主要发育期。

(1)滋养体(trophozoite):为疟原虫在红细胞内摄食、生长和发育的阶段。按发育程度不同,滋养体有早期、晚期之分。早期滋养体胞核小,胞质少,中间有空泡,在镜下胞质多呈纤细环状,故又称环状体(ring form)。之后虫体不断长大,胞核增大,胞质增多,有时伸出伪足,形状不规则,胞质中开始出现疟色素,此时的虫体称为晚期滋养体。被间日疟原虫和卵形疟原虫寄生的红细胞可以胀大,颜色变浅,常有明显的红色薛氏点(Schuffner dots);被恶性疟原虫寄生的红细胞一般不胀大,可见粗大紫褐色茂氏点(Maurer dots);被三日疟原虫寄生的红细胞偶可见细小淡紫色齐氏点(Ziemann dots)。

(2)裂殖体(schizont):晚期滋养体发育成熟,核一旦开始分裂即称为裂殖体。核先反复分裂,最后胞质随之分裂,每一个核都被一部分胞质包裹,称为裂殖子(merozoite)。早期的裂殖体称为未成熟裂殖体,晚期含有一定数量裂殖子的裂殖体称为成熟裂殖体,此时疟色素已集中成团。

(3)配子体(gametocyte):疟原虫经过数次裂体增殖后,部分裂殖子侵入红细胞向配子体发育。核增大但不再分裂,胞质增多,几乎占满整个红细胞。配子体有雌、雄(大、小)之分:雌(大)配子体较大,胞质致密,疟色素多而粗大,核小而致密染色深,常偏于虫体一侧;雄(小)配子体较小,胞质稀薄,疟色素少而细小,核大而疏松染色淡,常位于虫体中央。

2. 薄血膜中五种疟原虫形态特征比较见表 24-1。

表 24-1 薄血膜中四种疟原虫主要形态比较

	间日疟原虫	恶性疟原虫	三日疟原虫	卵形疟原虫	诺氏疟原虫
被寄生红细胞的变化	除早期滋养体外其余各期均胀大、色淡;大滋养体期开始出现较多鲜红色、细小的薛氏小点	正常或略小;可有数颗粗大稍紫红色的茂氏点	正常或略小;偶见少量、淡红色、微细的齐氏小点	正常或略胀大、色淡;多数卵圆形,边缘呈伞矢状;常见较多红色粗大的薛氏小点,且早期滋养体期已出现	似三日疟原虫
早期滋养体(环状体)	胞质薄、淡蓝色;环较大,约占红细胞直径的 1/3;核 1 个,偶有两个;无疟色素	环状体较小,约为红细胞直径 1/5;大环状体与间日疟原虫相似;核 1~2 个;红细胞内可含 2 个以上原虫,原虫常位于红细胞边缘	胞质深蓝色,环较粗壮,约为红细胞直径的 1/3;核 1 个;红细胞内很少含有 2 个原虫	似三日疟原虫	似恶性疟原虫,但环稍大,稍粗,为红细胞直径的 1/6~1/5

续表

	间日疟原虫	恶性疟原虫	三日疟原虫	卵形疟原虫	诺氏疟原虫
晚期滋养体（大滋养体）	核1个；胞质增多、形状不规则、呈阿米巴样，空泡明显；疟色素棕黄色，细小杆状，分散在胞质内	体小，圆形；胞质深蓝色，空泡不明显；疟色素黑褐色，集中	体小，圆形或带状，空泡小或无，亦可呈大环状；核1个；疟色素深褐色、粗大、颗粒状，常分布于虫体边缘	体较三日疟原虫大，圆形，空泡不显著；核1个；疟色素似间日疟原虫，但较少，粗大	似三日疟原虫
未成熟裂殖体	核开始分裂，为二个以上；胞质随着核的分裂渐呈圆形或不规则；空泡消失；疟色素开始集中	较小，圆形，空泡消失或虫体仍似大滋养体，但核开始分裂；疟色素黑褐色，集中	体小，圆形，空泡消失；核开始分裂；疟色素深褐色，分布不匀	体小，圆形或卵圆形，空泡消失；核开始分裂；疟色素棕黄色，分布不匀	似三日疟原虫
成熟裂殖体	虫体充满胀大的红细胞，裂殖子12~24个，常为16~18个，排列不规则；疟色素黄褐色，常聚集在一侧	虫体小于红细胞，裂殖子8~26个，常为8~18个；排列不规则；疟色素黑色，集中成团	裂殖子6~12个，常为8个，排成菊花状；疟色素深褐色、常集中在中央	裂殖子6~14个，通常8个，排列不规则；疟色素棕黄色集中在中央或一侧	似三日疟原虫，但裂殖子可多至16个
雌配子体	虫体圆形或卵圆形，占满胀大的红细胞，胞质蓝色；核小、致密、深红色，偏向一侧；疟色素分散	新月形，两端较尖，胞质蓝色；核结实，深红色，位于中央；疟色素黑褐色，于核周围	如正常红细胞大，圆形；胞质深蓝色；核较小致密，深红色，偏于分布一侧；疟色素多而分散	虫体似三日疟原虫，疟色素似间日疟原虫	似间日疟原虫，疟色素呈黑色颗粒状
雄配子体	虫体圆形，胞质蓝而略带红色；核大、疏松，位于中央；疟色素分散	腊肠形，两端钝圆，胞质蓝而略带红色；核疏松，淡红色，位于中央；疟色素分布核周	略小于正常红细胞，圆形；胞质浅蓝色；核较大，疏松，淡红色，位于中央；疟色素分散	虫体似三日疟原虫，疟色素似间日疟原虫	似间日疟原虫，色素呈黑色颗粒状淡红色

(二) 生活史

寄生人体的五种疟原虫生活史基本相同，需要人和媒介按蚊两种宿主。疟原虫子孢子感染人体后，先完成肝细胞内裂体增殖（schizogony），再侵入红细胞内继续发育。疟原虫在红细胞内除了进行裂体增殖外，部分裂殖子还可形成配子体。在媒介按蚊体内，依次完成有性的配子生殖（gametogony）和无性的孢子生殖（sporogony）（图24-12）。

1. **人体内的发育** 包括肝细胞内和红细胞内两个发育阶段。

(1) 红细胞外期（exo-erythrocytic cycle）：简称红外期。当唾腺中带有成熟子孢子（sporozoite）（图24-13）的雌性按蚊刺吸人血时，子孢子随其唾液进入人体，约30min后随血流侵入肝细胞，摄取肝细胞内营养，开始裂体增殖并形成红外期裂殖体。成熟红外期裂殖体内含数以万计的裂殖子，肝细胞胀破后裂殖子释出，一部分裂殖子被巨噬细胞吞噬消灭，剩余的裂殖子侵入红细胞，开始红细胞内期的发育。间日疟原虫完成红外期发育的时间约为8d，恶性疟原虫为6d，三日疟原虫为11~12d，卵形疟原虫为9d。

目前认为间日疟原虫和卵形疟原虫具有两种不同的子孢子类型，即速发型子孢子（tachysporozoites，TS）和迟发型子孢子（bradysporozoites，BS）。速发型子孢子侵入肝细胞后，继续完成红外期的发育。而迟发型子孢子依虫株不同，必须经过一段或长或短（数月至年余）的休眠期后，才能继续完成红外期的发育。休眠期子孢子也称为休眠子（hypnozoite），与疟疾复发关系密切。恶性疟原虫、三日疟原虫和诺氏疟原虫尚未发现休眠子。

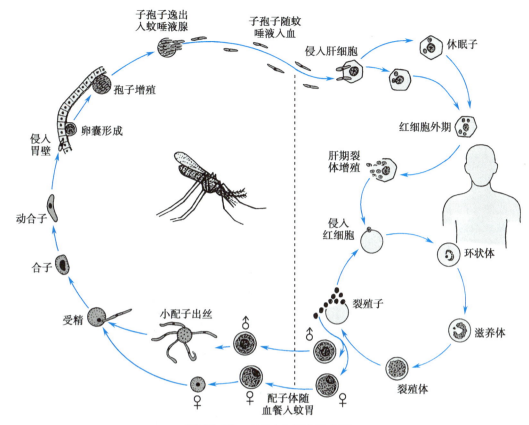

图 24-12　疟原虫生活史示意图

（2）红细胞内期（erythrocytic cycle）：简称红内期。红外期裂殖子从肝细胞释出后随血流很快侵入红细胞，裂殖子入侵红细胞的过程包括以下步骤：①裂殖子特定部位识别并黏附于红细胞膜表面相应受体；②红细胞变形，红细胞膜在与裂殖子黏附处向内凹陷形成纳虫空泡；③裂殖子完全侵入红细胞后纳虫空泡封闭。在裂殖子入侵过程中，虫体表被（surface coat）脱落于红细胞中。

裂殖子侵入红细胞后，先形成环状体，从宿主细胞摄取营养，虫体不断长大，依次经历晚期滋养体、未成熟裂殖体，最终发育为含有一定数目裂殖子的成熟裂殖体。成熟裂殖体胀破红细胞，裂殖子释出，部分裂殖子被巨噬细胞吞噬消灭，剩余裂殖子再次侵入其他正常红细胞寄生，重复上述红细胞内的裂体增殖过程。不同种疟原虫完成一代红内期裂体增殖所需的时间不同，间日疟原虫和卵形疟原虫约为48h，恶性疟原虫为36~48h，三日疟原虫为72h。需要特别指出的是，恶性疟原虫环状体在外周血液循环中经过十几个小时发育后，逐渐隐匿于

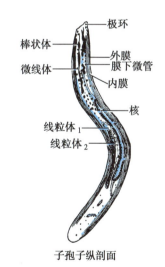

图 24-13　疟原虫子孢子模式图

内脏微血管、血窦或其他血流缓慢处，继续发育为晚期滋养体，直至成熟裂殖体，待成熟裂殖体胀破红细胞时，释出的裂殖子再次进入外周血液循环中。因此，恶性疟原虫的晚期滋养体及裂殖体阶段在患者外周血中不易查见。

疟原虫经历数代红内期裂体增殖后，部分裂殖子侵入红细胞后不再进行裂体增殖，而是向雌、雄配子体发育。恶性疟原虫配子体主要在肝、脾、骨髓等器官的血窦或微血管里发育，成熟后始出现于外周血中，通常在无性体出现7~11d后才能在外周血中查见。配子体若无法进入媒介按蚊体内进一步发育，则在30~60d后衰老变性而被清除。

不同种的疟原虫所寄生红细胞的发育期有所不同。恶性疟原虫可寄生于各个发育期的红细胞，

间日疟原虫和卵形疟原虫主要寄生于网织红细胞,而三日疟原虫多寄生于较衰老的红细胞。

2. 疟原虫在按蚊体内的发育　当雌性按蚊刺吸患者或带虫者血液时,红内期各期原虫均可进入蚊胃,但只有配子体能在蚊胃中继续发育,其余各期原虫均被消化。在蚊胃中,雄配子体的核分裂为4~8块,胞质也向外伸出4~8条细丝,随后每一块胞核进入一条细丝中,最终细丝脱离母体,在蚊胃中形成4~8个雄配子(male gamete)。雄配子在蚊胃中游动,若遇到雌配子(female gamete)则钻入其体内受精形成合子(zygote)。合子变长,发育为能够运动的动合子(ookinete)。动合子穿过蚊胃壁上皮细胞,在蚊胃基底膜下形成圆球形卵囊(oocyst),卵囊逐渐长大,囊内胞核与胞质反复分裂,开始孢子增殖过程。从成孢子细胞(sporoblast)表面可以芽生出数以万计的子孢子(sporozoite)(图24-14),这种现象也称为出芽生殖。由卵囊壁钻出或随卵囊破裂释出的子孢子经血、淋巴集中于按蚊唾腺,最终发育为成熟子孢子。当受染按蚊再次吸血时,子孢子可随其唾液进入人体,重新开始在人体内的发育。在最适条件下,疟原虫在媒介按蚊体内发育至成熟子孢子所需的时间不同。间日疟原虫为9~10d,恶性疟原虫为10~12d,三日疟原虫为25~28d,卵形疟原虫为16d。

疟原虫在按蚊体内的发育受多种因素影响。包括配子体的感染性(成熟程度)、活性、密度以及雌雄配子体的比例,蚊体内的生化条件以及蚊体对疟原虫的免疫反应性,还有环境温、湿度变化对疟原虫蚊期发育的影响等。

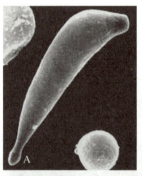
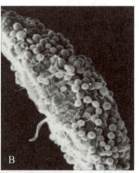
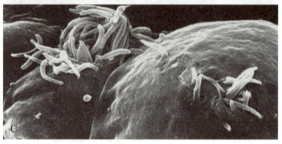

图 24-14　疟原虫动合子、卵囊与子孢子扫描电镜图
A. 动合子;B. 卵囊;C. 子孢子。

(三) 致病性与免疫

1. 致病性　疟原虫的主要致病阶段是红细胞内的裂体增殖期。致病力强弱与侵入人体的虫种、数量和宿主免疫状态有关。

疟疾的一次典型发作表现为寒战、高热和出汗退热三个连续的阶段。疟疾发作(paroxysm)是红内期疟原虫周期性裂体增殖所致,当经历数代红内期裂体增殖后,血中疟原虫密度达到发热阈值(threshold),患者遂开始发作,民间俗称"打摆子"。间日疟原虫的发热阈值一般为10~500个原虫/μl血液,而恶性疟原虫为500~1 300个原虫/μl血液。红内期成熟裂殖体胀破红细胞后,大量的裂殖子、原虫代谢产物、变性的血红蛋白及红细胞碎片进入血流,其中一部分被巨噬细胞或中性粒细胞吞噬,进而刺激这些细胞产生内源性致热原,它们和疟原虫代谢产物共同作用于宿主下丘脑体温调节中枢,遂引起发热。随着裂殖子再次进入红细胞,以及上述刺激物被吞噬细胞降解,内源性致热原逐渐消失,患者此时往往大汗淋漓,体温逐渐恢复正常,进入疟疾发作间歇期。由于红内期疟原虫周期性裂体增殖是疟疾发作的病理基础,因此疟疾发作也具有典型的周期性,而且这一周期与红内期疟原虫裂体增殖周期基本一致。典型的间日疟和卵形疟隔日发作1次;三日疟隔2日发作1次;恶性疟每36~48h发作1次。

疟疾初发停止后,患者并无再感染,仅由于体内残存的少量红内期疟原虫在一定条件下重新大量繁殖而引起的疟疾再次发作,称为疟疾再燃(recrudescence)。疟疾再燃的原因可能与宿主免疫力下降或疟原虫发生抗原变异有关。疟疾复发(relapse)是指疟疾初发患者红内期疟原虫已被完全消灭,患者并无再感染,但经过数月或年余,再次出现疟疾发作。疟疾复发是由于肝细胞内迟发型子孢子(即休眠子)复苏,开始裂体增殖并发育为肝细胞期成熟裂殖体,最终胀破肝细胞,释出的肝期裂殖子再次侵入红细胞所引起的疟疾发作。目前,仅发现间日疟原虫和卵形疟原虫存在迟发型子孢子。因此,间日疟原虫和卵形疟原虫感染既有复发,又有再燃;而其他三种感染人的疟原虫仅有再燃。

疟疾发作数次后即可出现贫血,尤以恶性疟为甚。疟疾患者贫血的原因除了疟原虫裂殖体直接胀破红细胞外,还与以下多种因素有关:①脾脏巨噬细胞大量增生导致脾肿大、脾功能亢进,正常红细胞被脾脏破坏增加。②免疫溶血。疟原虫寄生红细胞可能使红细胞原先隐蔽的抗原暴露,诱发机体产生自身抗体,导致红细胞破坏。此外,抗原抗体复合物也可以黏附在红细胞膜上,进而激活补体,造成红细胞破坏。③骨髓造血功能受到抑制。

疟疾初发患者的脾脏多在发作 3~4d 后开始肿大,长期或反复发作的患者,脾肿大十分显著,甚至可以越过脐平线或腹中线。脾肿大的主要原因是脾脏单核巨噬细胞增生所致的脾淤血。早期经积极抗疟治疗,脾脏尚可恢复正常大小;而慢性反复发作患者,由于脾脏包膜增厚和组织纤维化,质地变硬,即便根治疟疾,脾脏也很难恢复正常。

2. **免疫**　某些人群对某种疟原虫具有先天抵抗力,这与遗传、种族等关系较为密切。如 90% 以上的西非黑人为 Duffy 血型抗原阴性,裂殖子入侵红细胞需要 Duffy 血型抗原作为受体,Duffy 血型阴性者红细胞上无此受体,因而间日疟原虫不能入侵此类人群的红细胞。此外,某些遗传病,如镰状细胞贫血患者对恶性疟原虫具有先天免疫力。从进化的角度思考,这些遗传病虽然给患者造成了一定的损害,但也正因为罹患了这些遗传病,患者(主要指嵌合型)才没有在幼年时就被更为严重的恶性疟疾夺去生命。

(1)固有免疫(innate immunity):在疟原虫感染早期,机体的适应性免疫应答尚未充分活化,固有免疫不但成为防御疟原虫入侵的第一道防线,而且对宿主后续适应性免疫的活化及其类型具有重要影响。巨噬细胞吞噬疟原虫,以及 NK 细胞杀伤红外期疟原虫感染的肝细胞在疟原虫感染早期发挥重要作用。

(2)适应性免疫(adaptive immunity):人感染某种疟原虫后,即便不予治疗,随着疟疾发作次数增多,患者的临床症状也会明显减轻甚至消失,这说明宿主已经产生了一定的免疫力,但如果血中原虫被药物等彻底清除,机体的免疫力也就随之丧失,这种免疫现象称为带虫免疫(premunition),属于寄生虫免疫中最常见的非消除性免疫(non-sterilizing immunity)类型。随着流行区人群疟原虫感染的机会不断增加,大龄儿童和成年人即便不能建立对疟原虫的消除性免疫(sterilizing immunity),但通常也可以避免因罹患凶险型疟疾而死亡。

疟原虫感染免疫相当复杂,不但有种、株特异性,而且还有生活史不同发育阶段的特异性。与一般病原体感染相似,疟原虫感染免疫也是通过细胞免疫和体液免疫协同发挥效应,但当疟原虫感染诱发的免疫应答过于强烈时也会造成相应的免疫病理损伤,这对疟疾的病程、转归和预后具有重要影响。

体液免疫在疟疾保护性免疫中具有非常重要的作用,特别是在红内期。宿主感染疟原虫后,血清中 IgM 和 IgG 水平明显升高,一般认为这主要是红内期疟原虫抗原诱导宿主免疫应答产生的,但在红外期宿主产生的抗子孢子抗体也可以阻断子孢子入侵肝细胞。抗体介导的免疫保护机制目前仍不甚清楚。目前的研究表明,抗体依赖细胞介导的细胞毒作用(ADCC)可能是主要的作用机制之一;此外,抗体还可以增强吞噬细胞对裂殖子或疟原虫感染红细胞的调理吞噬作用;或者通过阻断裂殖子入侵红细胞,抑制疟原虫感染的红细胞黏附血管内皮细胞等途径发挥其保护作用。

细胞免疫在疟疾保护性免疫中的作用,近年来受到越来越多的关注,特别是在红外期。大量研究表明,可分泌 IFN-γ 的 CD8$^+$ CTL 细胞在杀伤疟原虫寄生的肝细胞过程中发挥着非常关键的作用。此外,疟原虫抗原还可以通过活化 CD4$^+$ T 细胞(主要是 Th1 细胞),进而分泌更多的 IFN-γ 等细胞因子,活化增强巨噬细胞对胞内寄生疟原虫的吞噬杀伤作用。

(3)疟疾疫苗:人感染疟原虫后,虽可获得一定的免疫力,但疟原虫在有免疫力的宿主体内仍能继续生存和繁殖,宿主产生的免疫保护作用往往是不稳固的,这种免疫现象称之为免疫逃避(immune evasion)。疟原虫的免疫逃避机制目前仍不清楚,可能与疟原虫的抗原变异、诱发宿主免疫抑制以及寄生红细胞的屏蔽作用等因素有关,这些因素给疟疾疫苗研发造成了很大困难。

疟疾疫苗按疟原虫的生活史可分为三种类型:①红外期疫苗,又称抗感染疫苗,疫苗的主要靶点是疟原虫子孢子。早在 20 世纪 60 年代,人们就发现放射线致弱的子孢子经按蚊叮咬途径可以在人体诱导很好的免疫保护效果。最近,科研人员仿照上述原理进行的疫苗研发已经取得了一定的突破。②红内期疫苗,又称抗病疫苗,疫苗的主要靶点是红内期裂殖子。③配子体疫苗,又称传播阻断疫苗。即通过阻断疟原虫在蚊体内的生殖过程,从而达到阻断疟疾传播的目的。

　　鉴于疟原虫生活史及其抗原的复杂性,疟疾疫苗研究仍面临极大的困难和挑战。首个在非洲地区进入三期临床试验的疟疾疫苗 RTS,S/AS01 的应用研究受到来自欧洲药品管理局以及 WHO 多个专家组的支持。该疫苗主要以恶性疟原虫子孢子表面的环子孢子蛋白(circumsporozoite protein,CSP)为靶点,属亚单位重组疫苗。虽然现有数据表明,该疫苗可以使普通疟疾发病率降低 39%,重症疟疾发病率降低 31.5%,但与预期尚有较大差距。截至目前,还没有一种安全、高效的疫苗实际广泛应用于疟疾预防,但从全球范围来看,疫苗研发在疟疾防治中的重要性是毋庸置疑的。

思考题

　　1. 根据生活史,简述预防先天性弓形虫病的原则或措施。

　　2. 基于生活史,分析黑热病病原学检查方法。

　　3. 分析疟疾引起贫血的原因。

　　4. 疟疾再燃与复发有何异、同点?

（赵　亚）

第二十五章
医学节肢动物

第一节 概 述

节肢动物(arthropod)属无脊椎动物的节肢动物门(arthropoda),是动物界中种类最多的一门,占动物种类的2/3以上;分布广,数量多,与人的关系密切。其主要特征为:①躯体与附肢均分节,左右对称;②体表具由几丁质和醌单宁蛋白组成的坚硬外骨骼(exoskeleton);③开放式的循环系统与血腔(haemocoele)相通,内含无色或有色的血淋巴(haemolymph);④发育史大多经历蜕皮(molt)和变态(metamorphosis)两个过程。凡直接或间接危害人畜健康的节肢动物都称为医学节肢动物(medical arthropoda),分属5个纲,即昆虫纲(Insecta),如蚊、蝇、蚤、虱等;蛛形纲(Arachnida),如蜱、螨、蜘蛛、蝎子等;甲壳纲(Crustacea),如淡水虾、淡水蟹、蝲蛄等;唇足纲(Chilopoda),如蜈蚣等;倍足纲(Diplopoda),如马陆等。其中以昆虫纲和蛛形纲与人类疾病的关系最为密切,两者形态上的主要区别列于表25-1。

表 25-1 昆虫纲与蛛形纲的主要形态区别

区别点	昆虫纲	蛛形纲
体型	分头、胸、腹三部	分头胸和腹二部或头胸腹融合
触角	1 对	无
翅	1~2 对,有的退化	无
足	3 对	成虫 4 对,幼虫 3 对

一、医学节肢动物的发育与生态

1. **发育** 节肢动物由卵到成虫的发育过程中,其形态结构、生理功能、生活习性和行为的一系列变化,称为变态。变态分为完全变态和不完全变态两种类型。

(1)完全变态(complete metamorphosis):生活史经历卵、幼虫、蛹及成虫4个发育阶段,其特点是经历1个蛹期,每个阶段的形态及生活习性明显不同,如蚊、蝇等。

(2)不完全变态(incomplete metamorphosis):生活史经历卵、若虫、成虫或者卵、幼虫、若虫、成虫几个基本发育阶段,不需要经历蛹期。其中若虫的形态和习性等与成虫相似,只是形体较小,生殖器官尚未发育成熟,如虱、蜱等。

节肢动物的幼体(幼虫、若虫)破壳而出的过程称孵化(eclosion);幼体发育为蛹的过程称化蛹(pupation);蛹脱壳而成为成虫的过程,称为羽化(emergence)。幼体发育过程中需要蜕皮数次,两次蜕皮之间的虫态称龄(instar),每蜕皮1次进入1个新龄期(stadium)。如蚊幼虫分4个龄期,从卵孵出后为1龄幼虫,蜕皮1次后为2龄幼虫,以此类推。

2. 生态 是指节肢动物与外界环境各种因素的相互关系。调查自然界的温度、湿度、地理、地质及节肢动物的食性,掌握节肢动物的发生、发展规律,对确定节肢动物与疾病的关系和制订医学节肢动物的防制措施具有重要的意义。

二、医学节肢动物对人类的危害

医学节肢动物对人类的危害是多方面的,大致可以分为直接危害和间接危害两大类。

1. 直接危害

(1)吸血和骚扰:蚊、白蛉、蚤、臭虫、蜱等叮刺吸血,造成骚扰,影响人们的工作和休息。

(2)螫刺和毒害:某些节肢动物具有毒腺、毒毛或毒液,螫刺时将其注入或接触人体引起损害。如蜱吸血时将毒液注入人体,引起蜱瘫痪;某些毒蛾和具有毒毛的幼虫,接触到人体皮肤可引起皮炎。

(3)超敏反应:节肢动物的涎液、分泌物、排泄物及皮壳等均可成为致敏原,引起宿主过敏反应。如尘螨,可引起尘螨性哮喘、过敏性鼻炎。

(4)寄生:某些节肢动物可寄生于人畜的体内或体表引起病变。如蝇类的幼虫可寄生于人体,引起蝇蛆病;疥螨寄生皮内引起疥疮等。

2. 间接危害 指医学节肢动物携带病原体,在人和动物之间传播,按其传播过程中病原体与节肢动物的关系可分为机械性传播和生物性传播。

(1)机械性传播(mechanical transmission):病原体在节肢动物的体表或体内,通过污染食物等方式机械性地从一个宿主被传播至另一个宿主,形态和数量上均不发生变化,并保持感染力。节肢动物对病原体仅起运载、传递作用。如蝇传播痢疾杆菌和痢疾阿米巴包囊等。

(2)生物性传播(biological transmission):病原体需在适宜节肢动物体内进行生长、发育和/或繁殖,才具有感染性,并通过各种途径再传播给新的宿主。依据病原体在节肢动物体内的发育和/或繁殖情况,可分为四类,①发育式:病原体在节肢动物体内有形态变化,但无数量增加,例如丝虫幼虫在蚊体内的发育;②繁殖式:病原体在节肢动物体内未见形态改变,只见数量增多,例如鼠疫杆菌在蚤体内的繁殖;③发育繁殖式:病原体在节肢动物体内不但有一系列形态变化,而且在数量上也大有增加,例如疟原虫在蚊体内的发育和繁殖;④经卵传递式:病原体在节肢动物体内增殖后侵入其卵巢,再经卵传至下一代,使其下一代也具有感染力,例如恙螨幼虫传播恙虫病。

这种由医学节肢动物传播病原体而引起的疾病称为虫媒病(arbo-disease),在传染病中具有重要地位。传播虫媒病的医学节肢动物称为传播媒介(transmitting vector)、媒介、媒介节肢动物(entomophilous arthropod)或虫媒(insect vector)。

三、媒介节肢动物的判定

1. 生物学证据 ①与人关系密切,通过吸人血或污染食物等造成人体感染;②种群数量较大,为当地优势种或常见种;③寿命较长,足以保证病原体完成发育和增殖。

2. 流行病学证据 节肢动物的地理分布和季节消长应与某种虫媒病的流行地区及流行季节相一致或基本一致。

3. 实验室证据 在实验室条件下,可用人工感染的方法证明该病原体能够在某种节肢动物体内发育或繁殖,并能感染易感实验动物。

4. 自然感染证据 在流行区和流行季节采集可疑的节肢动物,可在实验室检查、分离到自然感染的病原体,某些病原体须查到感染期。

符合上述证据,即可初步判定某种节肢动物为某疾病在某一地区的传播媒介。由于各地的地理环境、气温的差异,同一虫媒病在同一个国家出现的时间可能不同。在一个地区某种虫媒病的媒介可有一种或多种,应区分主要和次要媒介。

四、医学节肢动物的防制

对医学节肢动物的防制必须贯彻综合防制的原则,即从医学节肢动物与生态环境和社会条件的整体观点考虑,标本兼治,治本为主,采用合理的环境治理、物理防制、化学防制、生物防制等有效手段,把医学节肢动物的种群数量控制在不足以传播疾病的水平。

1. **环境治理**　包括环境改造、环境处理和改善人群居住条件,同时保护益虫及天敌的生存环境,使医学节肢动物难以生存和繁殖。如清除垃圾、杂草,疏通沟渠,填平坑洼,翻盆倒罐,管理好粪便,搞好环境卫生,减少或避免人、媒介、病原体三者的接触机会。环境治理是对医学节肢动物防制的根本措施。

2. **物理防制**　利用机械、热、光、声、电等以捕杀、隔离或驱避节肢动物。如装纱窗纱门、食物加盖纱罩、挂蚊帐、高温灭虱、光诱器诱捕节肢动物等。

3. **化学防制**　指用天然或合成的化学药物来毒杀或驱避节肢动物。其优点是使用方便、见效快、适于大规模应用,缺点是长期使用易使节肢动物产生抗药性,同时污染环境。在虫媒病流行时,合理使用化学防制方法仍是首先考虑的应急措施。常用的化学药物主要包括有机氯类、有机磷类、氨基甲酸酯类、拟除虫菊酯、昆虫生长调节剂和驱避剂等。

4. **生物防制**　利用捕食性生物和致病性生物防制节肢动物。前者如鱼类捕食蚊幼虫,蜘蛛捕食蚊、蝇等;后者如苏云金杆菌、罗索线虫等,均可使蚊幼虫致病而死亡。

5. **遗传防制**　通过改变节肢动物的遗传物质以削弱其繁殖力或生存竞争力,从而达到控制或消灭种群的目的。遗传防制尚处于实验阶段。

6. **法规防制**　利用法律、条例或法规,防止媒介节肢动物随交通工具进出国境,并对媒介节肢动物进行法令性监督和强制性防制。

思考题

1. 简述医学节肢动物对人体的危害。
2. 昆虫纲的形态特点有哪些?

(李士根)

第二节　昆虫纲节肢动物

昆虫纲是节肢动物中种类最多、种群数量最大的一个纲,能传播多种疾病,与医学关系密切。常见的医学昆虫有蚊、蝇、白蛉、蚤、虱等。

昆虫纲的成虫体躯左右对称,分头、胸、腹三部分,有触角 1 对,翅 2 对,足 3 对,体壁由几丁质的外骨骼构成。

1. **头部**　取食与感觉中心。有触角和触须各 1 对,为嗅觉和触觉感受器。复眼 1 对。口器 1 个,由上唇、下唇、上颚、下颚及舌组成。上颚具有小齿,为咀嚼或穿刺的利器;舌有唾液管的开口;下颚及下唇各具分节的附肢,分别称为下颚须和下唇须。依据昆虫取食方式的不同,医学昆虫的口器可分为咀嚼式、刺吸式和舐吸式三种类型。

2. **胸部**　由前胸、中胸、后胸三节组成,以中胸最为发达。每节胸部的腹面两侧各生足一对,由基、转、股、胫、跗五节组成。跗节又分 1~5 节,末端有爪,有的爪上有爪间垫、爪间刺。中胸和后胸上各有一对翅。视虫种不同其翅脉、脉序也不同,为昆虫分类的重要依据。有的昆虫后胸翅退化为平衡棒,有的则完全无翅。

3. **腹部**　分节,通常由 11 节组成,由于前 1~2 节趋于退化,末端几节变为外生殖器,故可见的节数较少。

一、蚊

蚊(mosquito)的种类很多,已知世界上蚊种有 3 500 多种及亚种,在我国已发现近 400 种,与疾病有关的蚊类主要归属于按蚊属、库蚊属和伊蚊属。

(一) 形态

1. **成虫**　呈灰褐色、棕褐色或黑色,体长 1.6~12.6mm,分头、胸、腹三部分(图 25-1)。

(1)头部:近似球形,有复眼、触角、触须各 1 对,在头的前下方有一向前伸出的刺吸式口器,也称喙,由上内唇、舌各 1 个及上下颚各 1 对共同组成针状结构,包藏在鞘状的下唇内(图 25-2)。上颚末端较宽呈手术刀状,用于切开皮肤;下颚末端较窄呈镰刀状,专司刺入皮肤;上内唇和舌及上颚组成食管;舌的中央有唾液管。当雌蚊吸血时,针状结构刺入皮肤,唇瓣在皮肤外夹住所有刺吸器官,而下唇则向后弯曲保留在皮肤外,具有保护与支持刺吸器的作用。雄蚊上、下颚退化,舌与上唇融合,因此不能叮刺吸血,只以植物液汁为食。触须由 5 节组成,一般仅见 3 或 4 节。触须的长短和鳞饰因蚊的性别和蚊种而有所不同。

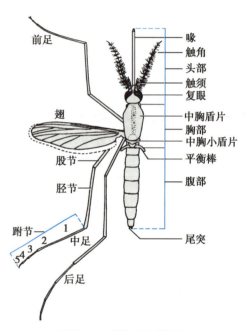

图 25-1　雌蚊成虫模式图

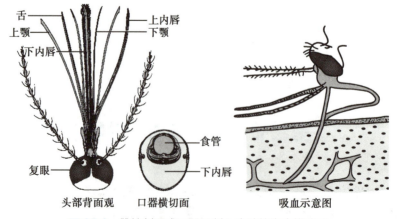

图 25-2　雌蚊刺吸式口器及刺入皮肤的姿态模式图

(2)胸部:由前、中、后胸组成,每胸节腹侧面各有足 1 对,中胸高度发达,占胸部背面的绝大部分。

中胸有翅 1 对，翅窄而长。翅脉上的鳞片可因颜色不同而形成翅斑或麻点。翅斑的有无及翅斑的数量、大小和位置是鉴定蚊种的特征之一。后胸有平衡棒 1 对，为飞行时的平衡器官。蚊足细长，常有鳞片形成的黑白斑和环纹，为蚊分类的重要特征。

(3) 腹部：由 11 节组成，第 1 节与后胸相连，多已退化甚至消失，第 9~11 节演化为外生殖器，故仅见 8 节。雌蚊后有尾须 1 对，雄蚊则有钳状的抱器。

2. 卵　蚊卵小，长约 1mm，其形态因种属而异。按蚊卵呈舟形，两侧有浮囊，在水面上常呈网状分布。库蚊卵呈圆锥形，无浮囊，相互竖立黏成卵块，浮于水面。伊蚊卵呈长椭圆形，无浮囊，单个分散沉于水底。蚊卵必须在水中才能孵化，夏季 2~3 天孵出幼虫。

3. 幼虫　俗称"孑孓"，共分 4 个龄期。虫体分头、胸、腹三部分。头部有复眼、单眼、触角各 1 对，口器为咀嚼式。胸部略呈方形、不分节。腹分 9 节，按蚊在第 8 节背面有 1 对气门，并在 7 节以前各节背面有掌状毛 1 对；库蚊和伊蚊在第 8 节背面生有呼吸管，库蚊呼吸管细长、有管毛数对，伊蚊呼吸管粗短、管毛仅 1 对。第 8 节背面的气孔器和气门或细长的呼吸管是幼虫期蚊分类的重要依据。第 9 节为肛节。

4. 蛹　蛹形似逗点，不再进食，浮于水面，分头胸部和腹部，头胸部背面有呼吸管 1 对。

(二) 生活史

蚊为全变态昆虫。雌蚊交配后，吸血产卵于水中，在夏天(28℃)经 2~3d 可孵出幼虫。幼虫以水中微小生物为食，经 5~8d，蜕皮 4 次化为蛹，再经 1~2d 羽化为成蚊。整个生活史需 9~15d，一年可繁殖 7~8 代。

(三) 生态

1. 孳生习性　各种水体一般均可孳生蚊幼虫，但依虫种不同，各有不同的要求。如按蚊多产卵于清水中，如沼泽、稻田及灌溉沟渠等处；库蚊多产卵于污水坑、污水沟、洼沟积水；伊蚊则产卵于雨后积水的小容器中，如树洞、石穴、竹洞、缸等处。

2. 栖息场所　雌蚊吸饱血后需寻找温度、湿度适宜，阴暗、不通风的场所栖息。如淡色库蚊室内吸血室内栖息，中华按蚊室内吸血室外栖息，白纹伊蚊吸血后多在野外草丛、树洞等处栖息。

3. 食性　雄蚊以植物汁液为食物，雌蚊主要以人、畜的血液为食物。雌蚊交配后即开始吸血，并与温度、湿度有一定的关系，最适宜温度是 26~35℃，湿度在 70%~80%。除伊蚊白天吸血外，其他蚊类多在夜晚吸血。

雌蚊必须吸血卵巢才能发育、产卵、繁殖后代。雌蚊一生要多次吸血。两次吸血的间隔时间与卵巢周期发育一致。每次吸血至产卵的周期称生殖营养周期，通常为 2d。雌蚊在吸血过程中可获得病原体，从而成为传播媒介。

4. 季节消长　蚊的季节消长与温度、湿度及雨量等密切相关。在我国由于气候相差悬殊，各地蚊种季节消长亦不相同。环境因素和蚊的生活习性也对蚊种的季节消长有影响。中华按蚊，在长江中下游一带，每年 3 月开始出现，成蚊密度在 5 月份开始上升，7 月达高峰，9 月以后下降。我国大多数地区在 6~9 月是成蚊密度高峰季节。虫媒病的流行季节与媒介蚊虫的季节消长有关。

5. 越冬　越冬是蚊对气候季节性变化的生理适应现象。气温低于 10℃时，蚊虫卵巢发育停滞，营养物质转化为脂肪，进入越冬，多在树洞、山洞、地窖等处。大多数蚊种以成蚊越冬，如中华按蚊，而微小按蚊以幼虫越冬，伊蚊则以卵越冬。

(四) 常见蚊种的种类

常见蚊的种类有按蚊属、库蚊属和伊蚊属。三属蚊各发育阶段的形态鉴别见图 25-3。

1. 按蚊　灰褐色，触须与喙等长，翅上有黑白斑，雌蚊触须有白环，足上白环不定。

2. 库蚊　棕褐色，雌蚊触须短于喙之半，雄蚊则比喙长，翅上多无白斑，足多无白环。

3. 伊蚊　黑色，雌蚊触须短于喙之半，雄蚊则与喙等长，翅无白斑，足有白环。

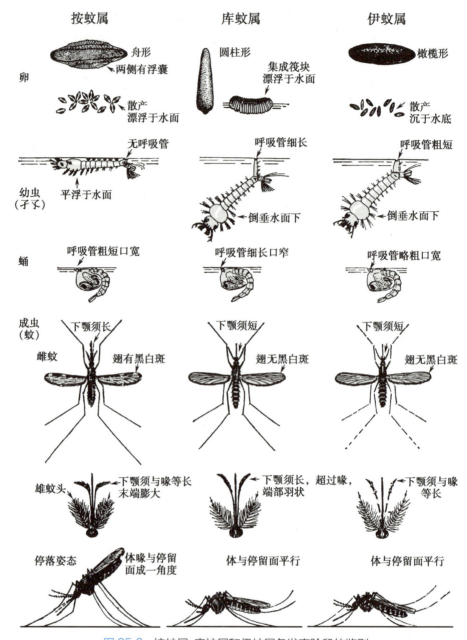

图 25-3　按蚊属、库蚊属和伊蚊属各发育阶段的鉴别

(五) 与疾病的关系

蚊对人的危害有直接危害和间接危害,即吸血骚扰和传播疾病。

1. **直接危害**　蚊类通过叮刺吸血骚扰人类。其唾液中含有多种抗原性物质,引起人体过敏反应,局部皮肤出现红、肿、痒、痛,常可继发感染,造成更大危害。

2. **间接危害**　是蚊类最严重的危害,常常传播多种疾病:

(1)疟疾:人疟疾均以按蚊为传播媒介。现已知全世界可传播疟疾的按蚊有 60 余种,其中 20 余种分布于我国。如中华按蚊、嗜人按蚊,微小按蚊,大劣按蚊。

(2)丝虫病:班氏丝虫病的传播媒介为淡色库蚊、致倦库蚊。马来丝虫的传播媒介为中华按蚊和嗜人按蚊。

(3)流行性乙型脑炎:为流行性乙型脑炎病毒引起的一种急性传染病。病毒可在蚊体内越冬,能经卵传至下一代。传播媒介有三带喙库蚊、致倦库蚊、淡色库蚊、东乡伊蚊等。

(4)登革热:由登革热病毒引起的以骨及关节剧烈疼痛为特征的一种急性传染病。流行于广东、广西及海南。主要传播媒介为埃及伊蚊及白纹伊蚊。

(六) 防制原则

1. **环境治理**　这是灭蚊最主要的环节。通过环境改造和环境处理改变孳生环境,减少人蚊接触机会。如清除小型积水,堵塞树洞,填平洼坑、疏通沟渠等措施,以达到减少蚊幼虫孳生地的目的。

2. **化学防制**　使用杀虫剂杀灭蚊虫,常用药物有敌敌畏、杀螟松、肟硫磷、二氯苯醚菊及溴氰菊酯等。

3. **物理防制**　利用光、电、热、声等方法,捕杀或驱赶蚊虫,如安装纱窗、纱门防蚊叮咬。

4. **生物防制**　稻田、池塘、水沟等处养殖鱼类可捕食蚊幼虫。如利用柳条鱼、鲤鱼、鲫鱼等控制水中的蚊幼虫。

5. **法规防制**　制定法律、法规或条例,以防止媒介蚊虫入境与扩散。

二、蝇

蝇(fly)是一类重要的医学昆虫,目前已知有 34 000 多种,国内报告有 4 200 多种。在我国,常见的蝇类,主要有舍蝇、丝光绿蝇、大头金蝇、麻蝇、巨尾阿丽蝇等。

(一) 形态

1. **成虫**　成蝇体长一般 4~14mm,呈暗灰、黑、黄褐、暗褐等色,全身被有鬃毛,部分种类有金属光泽,分头、胸、腹三部分。

(1)头部:成虫头呈半球形,复眼 1 对,一般雌蝇两复眼距离较宽,而雄蝇距离较窄。顶部有单眼 3 个,成三角形排列。触角 1 对,分三节,蝇多为舐吸式口器,末端有 1 对唇瓣(图 25-4)。吸血蝇类的口器为刺吸式,中喙细长而坚硬,唇瓣退化,喙齿发达。

(2)胸部:前、后胸均退化,中胸特别发达。中胸背板上的鬃毛、斑纹,可作为分类依据。在后胸侧板的上方有平衡棒 1 对。翅有 6 条纵脉,第四纵脉的弯曲度可作为分类特征。足 3 对,多毛,末端有爪及发达的爪垫各 1 对(见图 25-4)。爪垫上密布细毛,并能分泌黏液,可携带病原体。

(3)腹部:共分 10 节,外观仅见前 5 节,后 5 节演化为外生殖器藏于腹中。雄蝇外生殖器是分类的重要依据。

2. **卵**　乳白色,香蕉形,长约 1mm,常堆积成块。约经 1d 孵化出幼虫。

3. **幼虫**　俗称蛆,乳白色,圆柱状,前尖后钝,长 1~13mm。分头、胸、腹三部。头尖小,胸分 3 节,腹部背面可见 8 节,第 8 节后侧有后气门 1 对。后气门由气门环、气门裂与气门钮组成,其形状是分类的重要依据。

4. **蛹**　棕褐色至黑色,圆筒形,长 5~8mm,不食不动。

(二) 生活史

蝇为全变态昆虫(图 25-5),成蝇羽化后 2~3d 即可交配,一般一生交配 1 次,再经 2~3d 后雌蝇产卵。每次产卵可达几百粒左右。卵在夏季 1d 即可孵出幼虫。在适宜环境中,幼虫经 4~12d 化蛹。蛹期约 3~17d,即羽化为成蝇。夏天是蝇类大量繁殖的季节,在适宜条件下,蝇完成生活史需 8~30d。雌蝇一生可产卵 3~8 次,成蝇寿命为 1~2 个月。

(三) 生态

1. **孳生地**　蝇类的孳生习性,不同蝇种有所不同,多孳生于人粪、畜禽粪、腐败动物质、腐败植物质、垃圾等处。

2. **食性**　分为三种类型:

(1)不食蝇类:其口器退化,不能取食,全靠幼虫期所摄取的食物为营养。这类蝇的幼虫可致人、畜蝇蛆病,如狂蝇、皮下蝇和胃蝇等营寄生活的蝇类。

(2)吸血蝇类:其口器为刺吸式。雌、雄性成蝇均吸血,多吸家畜血液,如牛、马等,也吸人血,如螫蝇属和舌蝇属的蝇类。

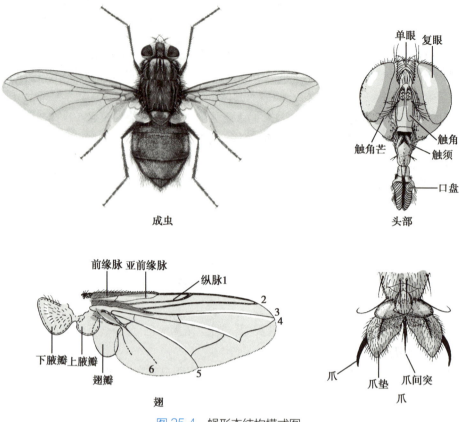

图 25-4   蝇形态结构模式图

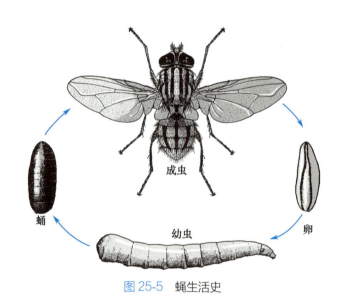

图 25-5   蝇生活史

（3）非吸血蝇类：其口器为舐吸式。多数种类为杂食性，舐吸各种腐败动、植物有机质、各种排泄物、分泌物；还喜舐吸人类的食物，且取食时有边吃、边吐、边爬、边排粪的习性，可机械性传播病原体。

3. **栖息活动与扩散**　蝇类栖息活动场所因种而异，并受温度、光照的影响，如家蝇白天活动，30~35℃时最为活跃。蝇类飞翔能力强，一般主要以孳生地为中心的 1~2km 半径范围以内活动觅食。

4. **越冬**　大部分蝇类以蛹越冬，如金蝇、丽蝇、麻蝇；少数蝇类以幼虫和成虫越冬，家蝇的幼虫、蛹或幼虫均可越冬。越冬的幼虫多在孳生物底层，蛹在孳生地附近土壤中，而成虫则在暖室、地窖、屋角等温暖、隐蔽处越冬。

(四) 国内常见蝇种

1. **舍蝇** 长 5~8mm,灰黑色,胸背有 4 条黑色纵纹,腹部橙黄色。幼虫主要孳生于畜粪和垃圾中,成虫常出入住室。

2. **丝光绿蝇** 长 5~10mm,呈绿色金属光泽,颊部银白色,胸背鬃毛发达。幼虫孳生于动物尸体或腐败动物质中,成蝇活动于腐烂动物质及垃圾处,也可飞入住室。

3. **大头金蝇** 长 8~11mm,躯体肥大,呈蓝绿色光泽,头比胸宽,复眼深红色,颊部橙黄色。幼虫主要孳生于人、畜粪便中,成虫活动于腐烂的植物质及粪便周围。

4. **巨尾阿丽蝇** 长 5~12mm,胸部灰黑色,体大多毛,腹部背面有深蓝色金属光泽。幼虫主要孳生于人粪尿中,成蝇活动于室外。

5. **麻蝇** 长 6~12mm,灰色,胸背有 3 条黑色纵纹,腹部背面有黑白相间的方块斑。幼虫孳生于稀粪中,也可于酱缸或腌菜缸中,成虫可见于室内外。

(五) 与疾病的关系

蝇不仅骚扰人们的工作与休息,而且能传播疾病,幼虫还可寄生引起蝇蛆病。

1. **机械性传播** 蝇类体内外均可携带病原体,与其有边吃、边吐、边泄的习性和杂食性、频繁取食等特点有关,易使病原体传播,是蝇类传病的主要方式。

(1) 消化道疾病:如痢疾、伤寒、霍乱、肠炎以及蠕虫病等,以家蝇、大头金蝇为主要媒介。

(2) 呼吸道疾病:如肺结核,通过携带患者痰和粪便中的结核分枝杆菌而传播,家蝇是重要媒介。

(3) 眼病:如沙眼、眼结膜炎,因家蝇、绿蝇舐吸患者眼的分泌物所致。

2. **生物性传播** 有些蝇类可作为眼结膜吸吮线虫的中间宿主。在非洲,舌蝇可以传播锥虫病(睡眠病)。

3. **蝇蛆病** 某些蝇种幼虫寄生于人体组织和器官中,引起蝇蛆病。

(1) 眼蝇蛆病:主要为羊狂蝇雌蝇将一龄幼虫产入眼内所引起。多见于牧区。

(2) 皮肤蝇蛆病:主要是纹皮蝇和牛皮蝇的 1 龄幼虫偶尔寄生于人体所致。多见于牧区。

(3) 胃肠道蝇蛆病:多因蝇卵或幼虫随污染的食物或饮水进入胃肠道而引起。

(4) 创伤蝇蛆病:由于创伤出血、伤口化脓发出气味诱使蝇产卵或幼虫寄生而致病,常见于野外和战场上的伤口处。

此外,蝇蛆还可寄生在口腔、耳、鼻以及尿道等处。

(六) 防制原则

1. **环境防制** 搞好环境卫生,及时清除粪便、垃圾以控制蝇类孳生的环境。

2. **物理防制** 采用笼诱、黏蝇纸、各种强光灯、电诱蝇器诱杀成蝇。对幼虫(蛆)及蛹可进行淹、闷杀、捞以及利用粪便的堆肥发酵产生的热及有害气体来杀死蛆及蛹。安装纱窗、纱门,食物加盖纱罩等防蝇。

3. **化学防制** 在蝇活动、栖息场所进行滞留喷洒药物,常用药物有美曲膦酯、马拉硫磷、菊脂类等。

4. **生物防制** 应用蝇类天敌和致病生物灭蝇,如利用白僵菌、苏云金杆菌 H-9 等杀灭蝇幼虫。

三、白蛉

白蛉(sandfly)是一种小型吸血昆虫,全世界已知有 700 余种,我国已报告 40 余种。

1. **形态** 白蛉成虫体呈灰黄色,体长 1.5~4mm,全身有细毛,分头、胸、腹 3 部,头部有复眼 1 对,黑而大。触角 1 对,细长。触须 1 对。口器为刺吸式,与口腔、咽相连,口腔形似烧瓶,后部有口甲及色板,咽内有咽甲,形状及结构可为分类的依据。胸部背面隆起,形似驼背,停息时两翅上举和身体形成 45° 角,3 对足细长而多毛,翅狭长。腹部由 10 节组成,第 1 节背面有竖立毛,2~6 节背面的毛有平卧、竖立和平卧竖立交杂等三种类型,可作为分类的依据。第 8~10 节为雌、雄性外生殖器。

2. **生活史** 白蛉为完全变态昆虫,生活史有卵、幼虫、蛹和成虫 4 个阶段(图 25-6)。成虫栖息于室内墙缝、畜舍、窑洞等阴暗、避风的地方。交配后,雄蛉很快死亡,雌蛉吸血后卵巢发育,成熟后即产卵于室内泥土或墙缝、洞穴中。雌蛉一生仅交配一次,但可多次产卵,条件适宜时,卵经 7~12d 即能孵出幼虫。幼虫经 3 次蜕皮,发育成熟入土化蛹,整个幼虫期 25~30d。再经 6~10d 羽化为成蛉。不久即可交配、吸血、产卵,整个生活史需 6~8 周,雌成虫寿命 2~3 周。

3. **生态和习性**　雌性白蛉吸血,主要吸取人和恒温动物的血液;雄性白蛉以植物汁液为食。白蛉飞翔能力差,一般跳跃式向上短距离地飞翔;活动时间多为黎明和黄昏。白蛉出现的季节很短,黄淮地区从 5 月开始,6 月为高峰,至 9 月绝迹。

4. **与疾病的关系**　人被白蛉叮咬后可出现痒疹,伴剧痒和超敏反应。此外,主要是通过吸血传播黑热病。我国黑热病的主要传播媒介是中华白蛉、中华白蛉长管亚种、吴氏白蛉和亚历山大白蛉。

5. **防制原则**　白蛉具有产卵量小,季节短,飞翔能力弱,活动范围小,对杀虫剂较敏感等特点,故防制以采用药物杀灭成蛉为主,结合环境治理和做好个人防护的综合防制措施可收到明显效果。

四、蚤

蚤(flea)为小型吸血昆虫,无翅,善于跳跃,可寄生于哺乳动物和鸟类的体表,全球已知有 2 500 多种,我国有 650 多种,是传播鼠疫等人兽共患病的媒介。

1. **形态**　蚤类成虫体形侧扁,长 2~4mm,深褐色,体表多鬃毛。体分头、胸、腹三部。头部呈三角形,两侧有眼、触角和触须各 1 对,刺吸式口器。胸部无翅,有足 3 对,后足发达。腹部由 11 节组成,从第 8 节起发育为生殖器。雌蚤腹部末端钝圆,可见受精囊。

2. **生活史**　蚤属完全变态,有卵、幼虫、蛹和成虫 4 期(图 25-7)。雌虫所产的卵呈椭圆形,长 0.4~2.0mm,暗黄色,表面光滑,经 3~7d 孵出幼虫。幼虫白色,蛆状,头部有咀嚼式口器和触角 1 对,以宿主脱落的皮屑、成虫的血粪为食,在阴暗潮湿的条件下 2~3 周发育,蜕皮 2 次,结茧为蛹。蛹不活动,长椭圆形,约一周后发育为成虫。自卵发育为成虫需 3~8 周,蚤的寿命短者 2~3 个月,长者可达 1~2 年。成虫在吸血后交配,经 1~2d 后产卵。雌蚤一天可产卵数百粒,有的可达数千粒。

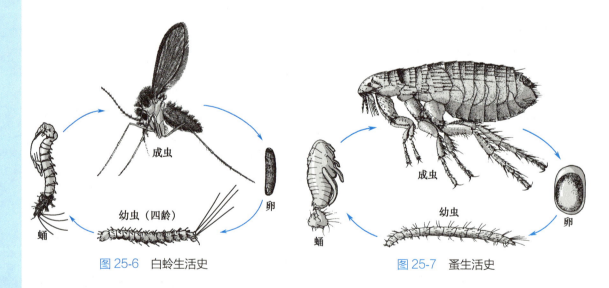

图 25-6　白蛉生活史　　　　　图 25-7　蚤生活史

3. **生态**　雌蚤常在宿主皮毛上和窝巢中产卵,宿主身上的卵最终散落在窝巢或运动场所,如鼠洞、禽舍、墙缝、土坑等,成为蚤幼虫的孳生地。阴暗潮湿的环境有利于幼虫和蛹的发育。两性蚤均吸血,每次 2~10min,常边吸血边排便。蚤善跳跃,活动范围广。除个别种类对宿主的选择较专一外,大部分种类比较广泛,可寄生于鼠、猫、犬、羊、蝙蝠和人的体表;有些种类经常变换宿主,当宿主死后变冷,即离去另觅宿主。该习性在蚤传播疾病上具重要意义。

4. **与疾病的关系**　蚤对人体的危害除叮刺吸血、骚扰外,主要传播的疾病有:①鼠疫,病原体为鼠疫杆菌。其自然宿主在我国为旱獭和黄鼠。当蚤吸食病鼠血后,鼠疫杆菌在其前胃中繁殖,形成菌栓,将胃堵塞,再吸新宿主血时,可将胃内细菌随血液倒流入宿主伤口而感染。我国传播鼠疫的重要媒介为印鼠客蚤和致痒蚤。②鼠型斑疹伤寒,病原体为莫氏立克次体。当蚤吸血感染后,立克次体进入蚤胃内上皮细胞大量繁殖,并可随蚤粪排出,污染皮肤或黏膜的伤口而使人感染。在我国褐家鼠和黄胸鼠是主要保虫宿主,印鼠客蚤是重要的传播媒介,缓慢细蚤是鼠间流行的重要媒介。③绦虫病,蚤可作为犬复孔绦虫、缩小膜壳绦虫和微小膜壳绦虫的中间宿主。人因误食含似囊尾蚴的蚤而感染。

5. **防制原则**　防治首先应着重处理蚤的孳生地,并须与灭鼠相结合,对孳生地可用烧燎或药物喷洒。同时注意猫、犬等家畜的管理,定期用药液给犬、猫洗澡。加强个人防护,捕杀或毒杀室内外的鼠类。

五、虱

虱(louse)为哺乳动物和鸟类的体外永久性寄生虫。寄生于人体的虱有两种,即人虱(*Pediculus humanus*)和耻阴虱(*Phthirus pubis*)。

(一)形态
人虱有人头虱和人体虱两个亚种,两者形态相似。成虫呈灰白色,背腹扁平,体狭长。雌虱体长2.5~4.2mm,雄虱稍小。头呈菱形,有刺吸式口器。触角一对,分5节。胸部3节已融合。足3对,粗壮,末端的爪与其胫节末端内侧的指状突起相对而形成抓握器,能紧抓宿主的毛发或衣服纤维。腹部分节,雌虫腹后端呈"W"形,雄虫腹后端钝圆。耻阴虱体形短宽似蟹状,灰白色,长1.5~2.0mm。胸腹相连难分,中足有爪,腹部第3~5节融为1节,上有3对气门,第5~8节侧缘有腹侧突起4对,上有刚毛。

(二)生活史
虱为不完全变态昆虫,有卵、若虫及成虫三期(图25-8)。卵白色,椭圆形,一端有盖,可黏着于毛发或衣物的纤维上,经1周可孵出若虫。若虫形似成虫,生殖器官未发育成熟,经3次蜕皮后发育为成虫。雌虫交配后1~3d即可产卵。人体虱平均寿命为20d,人头虱平均为30d。

(三)生态
虱雌、雄成虫及若虫均吸血,每天吸血数次,有边吸血、边排粪的习性。虱怕冷,亦怕热,最适宜活动的温度为人体正常的体温(30℃左右),当人体体温升高或下降,则迅速爬离原宿主,另觅新宿主寄生,这些习性与传播疾病有关。人头虱多寄生于耳后发根上;人体虱多寄居于内衣、裤的皱缝中;耻阴虱寄生于阴毛、肛周毛处,也可寄生在眼睫毛上。耻阴虱主要通过性接触传播,近年来将其列为性传播疾病。

(四)与疾病的关系
虱叮咬后引起局部皮肤瘙痒和丘疹,搔破后可继发感染。人虱传播的疾病有:①流行性斑疹伤寒,为普氏立克次体引起的急性传染病。当虱叮咬患者吸血时,将病原体吸入其体内,在肠上皮细胞内繁殖后,上皮细胞破裂,可随虱粪排出体外。带有病原体的虱粪或被压碎的虱体可污染抓破的皮肤或通过黏膜造成感染。②战壕热,为五日立克次体引起的传染病,又称五日热。病原体在虱肠细胞外繁殖,并不侵犯肠上皮细胞。其传播方式与流行性斑疹伤寒相似。③虱媒回归热,为回归热螺旋体引起的急性传染病。当虱叮咬吸患者血时,将病原体吸入胃内,穿过胃壁进入血腔并繁殖,当虱体被压碎或挤碎,体腔血淋巴中的大量病原体被释放,螺旋体可经皮肤或抓破的伤口以及黏膜等处侵入人体造成感染。

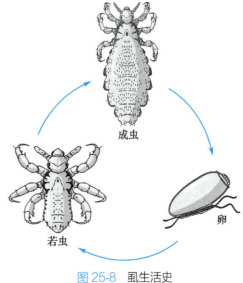

图25-8　虱生活史

（五）防制原则

防虱主要应做好个人卫生。常洗头、洗澡、换洗衣服。感染人体虱的衣物，换下后可用蒸气或煮沸消毒灭虱或用 60℃ 以上温度烫洗 30min。人头虱可用 20% 百部酒精浸剂，涂于头发上，连用数次，效果较好，或用除虫菊粉涂于头发上也可。耻阴虱可将阴毛剃除后多次清洗阴部，或用药物杀灭。

六、臭虫

吸食人血的臭虫（bedbug）主要有温带臭虫和热带臭虫。成虫背腹扁平，椭圆形，红褐色，长 4~6mm，有细毛。复眼 1 对，刺吸式口器，足 4 对，末端有爪 1 对。成虫发育为不完全变态（图 25-9），有卵、若虫和成虫 3 期。虫卵长圆形，黄白色，常黏附于室内墙壁、木制家具的缝隙、草垫、床席等处，在室温下经 6~10d 孵出若虫，再经约 5 周时间发育为成虫。雌虫吸血后经数天开始产卵，2~8 粒。成虫生活史需 6~8 周，寿命通常 9~18 个月。臭虫既可吸人血，也可吸啮齿类、禽类和家畜的血。白天隐匿，夜晚吸血，每次吸血成虫 10~15min，若虫为 6~9min。臭虫较耐饥饿，可长达数月不吸血。臭虫每分钟可爬行 1~2m，其活动随温度增高而加剧。臭虫夜间吸血，除骚扰、影响睡眠外，还可引起宿主皮肤红肿、痛痒，与过敏性哮喘关系密切。消除臭虫的栖息场所和喷洒倍硫磷等药物是杀灭和控制臭虫的有效方法。

七、蜚蠊

蜚蠊（cockroach）俗称蟑螂。我国有 250 多种。蜚蠊为杂食性昆虫，以人和动物的食物、排泄物、分泌物以及垃圾等为食，还可啃食布匹、纸张、书籍、纤维板等，喜欢边食、边吐、边排便，可传播多种疾病。多数栖息于野外，少数喜栖于室内杂乱、潮湿、阴暗、隐蔽并靠近水和食物的地方。成虫背腹扁平，体表油光发亮，大小因种类相差较大，室内常见者为 10~35mm，复眼 1 对，口器为咀嚼式，触须 5 节，翅 2 对，前翅革质，后翅膜质，足 3 对。其发育经过卵、若虫和成虫 3 期（图 25-10）。雌虫排出卵荚，常黏附于隐蔽场所或物体上，每个卵荚含卵 16~48 粒，经 1~3 个月孵化为若虫，经 7~13 次蜕皮羽化为成虫。成虫交配后约 10d 开始产卵荚。蜚蠊可携带数十种病原体，从其体内分离出细菌、病毒、真菌、寄生虫卵和原虫包囊等，可传播多种疾病。及时清除垃圾，堵塞缝隙可消除其孳生和发育，还可用诱捕器或化学药物杀灭成虫。

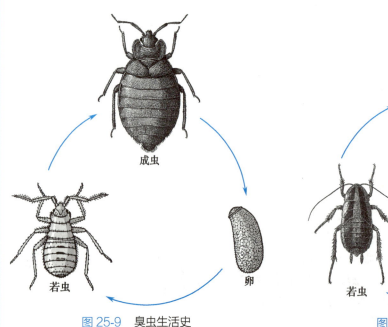

图 25-9 臭虫生活史

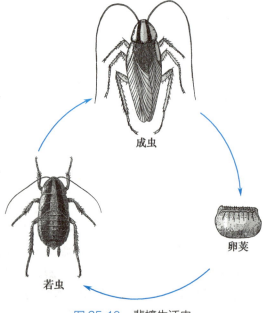

图 25-10 蜚蠊生活史

思考题

1. 蚊、蝇的哪些结构及生态习性与传播疾病有关？
2. 试述蚊、蝇与疾病的关系。
3. 简述白蛉、蚤、虱与疾病的关系。

（刘登宇）

第三节　蛛形纲节肢动物

蛛形纲的成虫有足 4 对，无翅、触角及复眼，有单眼或退化。虫体分头胸部和腹部，或头胸腹愈合为一体。本纲中有医学意义的是蜱螨亚纲、蝎亚纲和蜘蛛亚纲，其中以蜱螨亚纲与人类疾病关系密切。

蜱螨类为小型节肢动物，呈圆形、卵圆形或长形，由颚体（或称假头）与躯体两部分组成。颚体位于躯体前方或前端腹面，由颚基及颚基前面两侧的 1 对须肢和须肢内侧背面的 1 对螯肢及腹面的口下板组成。躯体呈囊袋状，表皮有的较柔软，有的形成不同程度骨化的背板。蜱、螨在生活史中有卵、幼虫、若虫和成虫等期。幼虫有足 3 对，若虫与成虫则有 4 对。蜱是许多脊椎动物体表的暂时性寄生虫，螨多营自生生活，栖息在植物上、垃圾中、地表面和土壤里，仅有少数营寄生生活。

一、蜱

蜱（ticks）分硬蜱和软蜱。已知世界上有蜱 850 多种。我国有硬蜱 100 多种，软蜱 10 多种。

(一) 形态

1. 硬蜱　颚体位于躯体前端。颚基前方有螯肢一对，螯肢顶端各有 2 个向外的倒钩，能刺破皮肤，颚基前端腹面有一个口下板，与螯肢合拢时形成口腔，口下板腹面有许多倒齿，用以牢固地钩在宿主的皮肤上。须肢 1 对，位于螯肢的两侧，分为 4 节（图 25-11）。

躯体长圆形，暗褐色，背面有盾板，雄虫盾板大，覆盖整个躯体背部，雌虫盾板小，只覆盖背面前部。眼 1 对，位于盾板侧面，有或无。躯体腹面前部中央有生殖孔，在生殖孔的前方和两侧有一对向后伸展的生殖沟。肛门位于躯体腹面后部，常有肛沟（图 25-12）。主要种类有全沟硬蜱、草原革蜱、亚东璃眼蜱、嗜群血蜱等。

2. 软蜱　软蜱的基本形态和构造与硬蜱相似，但颚体较小，位于躯体前部腹面。躯体背面无盾板（图 25-13）。从外形上看，不易区别雌雄。

(二) 生活史与生态

发育过程分卵、幼虫、若虫和成虫 4 个时期（图 25-14）。硬蜱成虫在宿主身上吸血交配，吸饱血后离开宿主落地，于缝隙中产卵。硬蜱一生只产一次卵，几百至上万个不等。卵呈球形，直径 0.5~1.0mm，淡黄色至褐色，常聚集成堆。在适宜条件下卵经 2~4 周孵出幼虫。幼虫遇到宿主即寄生吸血，经 1~4 周发育、蜕皮变为若虫。若虫再吸血后经 1~4 周蜕皮变为成虫。在自然条件下，完成一个世代发育需 2 个月至 3 年不等。硬蜱各发育时期仅吸血 1 次，多在白天吸血，吸血时间较长，饱食后体重可增加数倍至数十倍。雌虫较雄虫吸血量更大。硬蜱寿命一般为数月至数年不等。

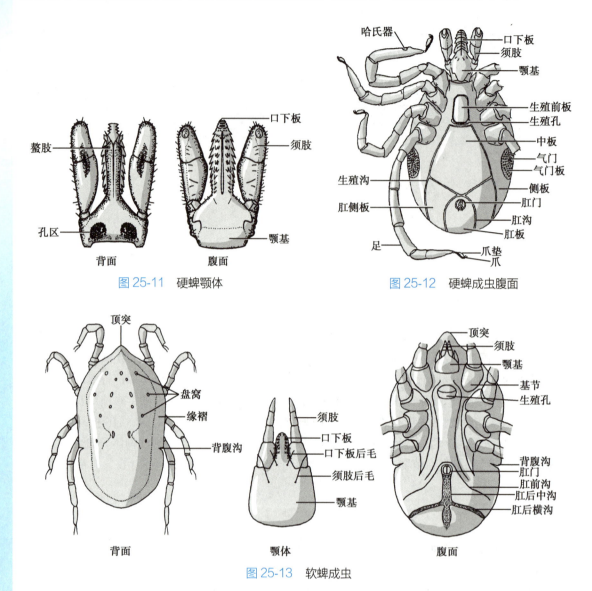

图 25-11　硬蜱颚体

图 25-12　硬蜱成虫腹面

图 25-13　软蜱成虫

软蜱成虫一生中多次吸血,多次交配产卵,每次产卵 50~200 个,总数可达千个。若虫正常为 3~4 期,有的可达 5~8 期。多数软蜱完成一代生活史需半年至 2 年。软蜱的吸血习性颇似臭虫,白天隐藏于墙缝、畜舍、鸟巢中,夜间吸血,吸血时间短。饱食后雄虫体重增加 2~3 倍,而幼虫、若虫及雌虫体重增加 6~12 倍。成虫耐饥力极强,一般可活五六年至数十年。

蜱在完成生活史过程中,有的从幼虫至成虫的发育均在一个宿主身上完成,称单宿主蜱;有的幼虫和若虫在同一个宿主身上寄生,而成虫则在另一个宿主身上寄生,称二宿主蜱;有的幼虫、若虫和成虫分别在 3 个不同宿主身上寄生,称三宿主蜱;有的幼虫、各期若虫、成虫以及雌虫每次产卵前都需寻找宿主吸血,饱血后离去,称多宿主蜱,通常见于软蜱。

硬蜱活动有明显的季节性,如我国东北林区的全沟硬蜱出现在 4 月中、下旬,5 月达密度高峰,6 月以后很少见。软蜱因多在宿主洞巢内,故终年都可活动。

(三) 与疾病的关系

1. **直接危害**　蜱叮刺吸血的初期多无痛感,不易及时发现。若伤及敏感部位,因组织损害和局部炎症,常有剧痛。以硬蜱为主的某些雌蜱在吸血过程中,其涎液所含蜱瘫毒素注入宿主体内,可引起上行性肌肉麻痹,导致呼吸衰竭而死亡,称蜱瘫痪。

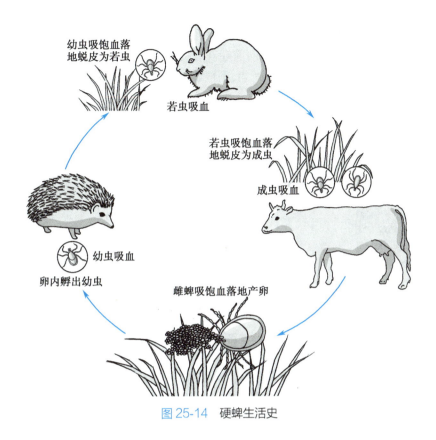

图 25-14 硬蜱生活史

2. 传播疾病

(1)森林脑炎：森林脑炎是由森林脑炎病毒引起的一种自然疫源性疾病。我国东北和新疆林区为流行区，多见于春夏季节。传染源为野生脊椎动物，传播媒介有全沟硬蜱、森林革蜱。病毒不仅侵入蜱涎腺，还可侵入卵巢，并经卵传至下一代。

(2)克里木-刚果出血热：又称蜱媒出血热，是一种由克里木-刚果出血热病毒引起的，以发热出血及休克为特征的急性传染病，死亡率高。家畜是主要的传染源。亚东璃眼蜱为主要传播媒介。病原体在蜱体内可贮存数月，并可经卵传至下一代。

(3)蜱媒回归热：在我国新疆发现此病，病原体为回归热螺旋体。鼠类及患者是主要传染源，乳突钝缘蜱为其主要传播媒介。蜱吸血时螺旋体随涎液注入人体，或基节腺分泌液污染伤口侵入人体。病原体可经卵传至下数代。

(4)Q热：由Q热立克次体引起的一种人兽共患自然疫源性传染病。牛羊是主要传染源，经呼吸道或蜱的叮刺吸血及蜱的粪便污染伤口而感染。蜱是重要的传播媒介，可经卵传递。

（四）防制原则

清理牲畜圈舍，保持通风干燥。铲除杂草及灌木丛。在牧区用轮换草场放牧的办法，使牧场上蜱成虫因饥饿而死亡。在林区清除林间道旁杂草，以减少来往人畜受蜱的侵袭。在多蜱地带喷洒化学杀虫剂。当进入蜱类孳生地时，应扎紧外衣领口、袖口、裤脚口等，或穿用二氯苯醚菊酯浸泡的衣服。在野外工作中，要及时自检或互检，在回住地后更应彻底检查穿戴用品上有无蜱和蜱粪附着。

二、疥螨

疥螨（scab mites）可专性寄生于人或动物表皮内，是一类永久性寄生螨，为疥疮的病原体。寄生人体的疥螨为人疥螨。

(一) 形态

成虫虫体(图 25-15)类圆形,乳白色或黄白色,背面隆起,腹面平坦。颚体小,由须肢和螯肢组成。虫体无眼,无气门。躯体腹面光滑少毛,背面前端有盾板,伴有许多横波纹,并有许多成排的齿状皮棘,在体后部还有几对锥状皮刺。足4对,短粗,圆锥状。雌虫体长 0.3~0.5mm,第 1、2 对足末端有带柄的吸垫,第 3、4 对足末端为长鬃。雄虫体长 0.2~0.3mm,除第 3 对足末端为长鬃外,其余各对足的末端均为带柄的吸垫。

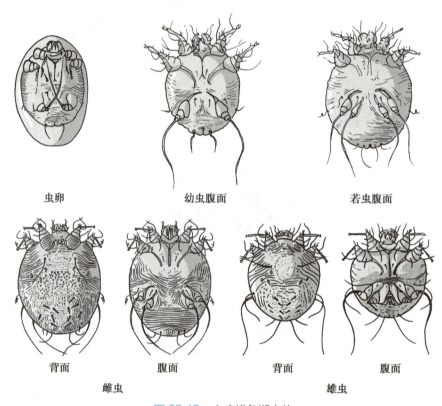

| 虫卵 | 幼虫腹面 | 若虫腹面 |

| 背面 | 腹面 | 背面 | 腹面 |
| 雌虫 | | 雄虫 | |

图 25-15   人疥螨各期虫体

(二) 生活史

发育过程分卵、幼虫、两期若虫和成虫5个时期。雌性后期若虫和雄虫在宿主皮肤表面交配,之后雄虫大多死亡。受精雌若虫开掘隧道,进入皮内,蜕皮为雌成虫(图 25-16)。雌虫在隧道内产卵,一生可产卵 40~50 个,雌虫寿命 6~8 周。卵呈椭圆形,淡黄色,壳薄,约 $80\mu m \times 180\mu m$。经 3~7d 卵孵出幼虫,幼虫蜕皮经 2 期若虫发育为成虫。雄性若虫仅有 1 期。由卵发育至成虫需 8~22d。

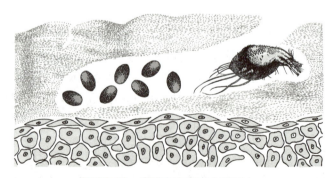

图 25-16   疥螨寄生在皮内隧道中

（三）致病与诊断

疥螨多寄生于人体皮肤薄嫩处，如指缝、肘窝、腋窝、腹股沟、阴部、乳房等处，以角质组织和淋巴液为食，并挖掘一条与皮肤平行的蜿蜒隧道。隧道长2~16mm。隧道入口处常有小丘疹或小水疱，盲端有雌螨。因螨体机械刺激及其排泄物和分泌物的作用，引起宿主过敏反应，奇痒。因患者搔痒使丘疹破溃，继发感染而出现脓疱。临床表现主要为剧烈瘙痒，白天较轻，夜晚加剧，严重时导致患者失眠，常因剧痒而搔抓继发细菌感染。

临床上常依患者的症状和体征而做出初步诊断，但确诊需查获病原体。检查方法可用消毒针尖挑破隧道的尽端，取出疥螨；或用消毒的矿物油滴于皮肤患处，再用刀片轻刮局部，将刮取物镜检，此法检出率较高；或直接用解剖镜观察皮损部位，发现有隧道和其盲端的疥螨轮廓，用手术刀尖端挑出疥螨。

（四）治疗与预防

硫磺是治疗疥疮的有效药物，成人用10%~20%的硫磺软膏，每晚睡前涂擦一次，连续用药3~4d。也可用10%苯甲酸苄酯。无论使用何种药物，均须在擦药前洗热水澡，再涂擦药物。预防疥疮要注意个人卫生，避免与患者接触。患者使用过的衣服、被褥、枕巾、毛巾等物品均须用沸水烫洗消毒。

三、革螨

自然界中革螨（gamasid mites）种类较多，多营自生生活，与医学有关的种类寄生于脊椎动物或无脊椎动物，主要属厉螨科、巨刺螨科和皮刺螨科。

成虫卵圆形，黄色或褐色，体长0.2~0.5mm。虫体前端颚体由颚基、螯肢和须肢组成（图25-17）。口下板1对，呈三角形。躯体背面的背板整块或分2块，并披有刚毛。雌虫腹面有多块骨化的板，雄虫通常愈合为1块全腹板。足4对，分节。足跗节末端具1对爪和1个叶状爪垫。

革螨发育有卵、幼虫、第1若虫、第2若虫和成虫5期（图25-18）。椭圆形的卵一般在产出1~2d孵出幼虫。幼虫无气门，口器不发达，不摄食，在24h内蜕皮为第1

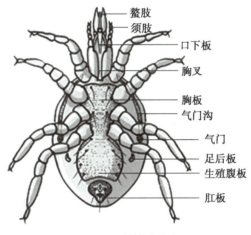

螯肢
须肢
口下板
胸叉
胸板
气门沟
气门
足后板
生殖腹板
肛板

图25-17 革螨成虫腹面

若虫，再经2~6d蜕皮为第2若虫，其与成虫相似，经2~5d蜕皮为成虫。生活史一般需1~2周。

自生生活的革螨栖息于枯枝烂叶下、草丛、土壤、巢穴和仓库。寄生生活的革螨宿主有小型哺乳动物、鸟类和爬行类等，以啮齿动物常见，也可侵袭人。革螨主要寄生于宿主的巢穴、体表或腔道中，可刺吸宿主血液和体液，引起革螨性皮炎，表现为局部出现红色丘疹，奇痒，重者出现大片皮疹。革螨通过吸血传播汉坦病毒引起肾综合征出血热，在我国大多数地区曾有本病的发生。消除孳生场所、药物杀螨和个人防护是防制革螨的主要原则。

四、恙螨

恙螨（chigger mites）又称恙虫或沙螨，种类有3 000多种和亚种，我国主要种类有地理纤恙螨和小盾纤恙螨。恙螨仅幼虫营寄生生活，其他各期营自生生活。恙螨幼虫体小，长0.2~0.5mm，椭圆形，体呈红、橙、淡黄或乳白色，这与虫体饱食程度和生活环境有关。幼虫形态如图25-19。

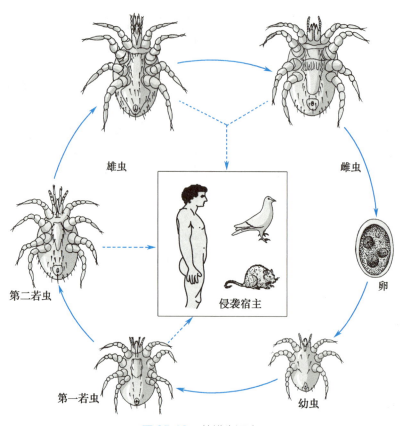

雄虫

雌虫

第二若虫

卵

侵袭宿主

第一若虫

幼虫

图 25-18 革螨生活史

恙螨在生活史中有卵、前幼虫、幼虫、若蛹、若虫、成蛹和成虫等 7 期(图 25-20)。卵呈球形,淡黄色,直径 0.2mm,经 4~7d 发育为前幼虫,经 7~12d 蜕去薄膜发育为幼虫,遇宿主侵袭寄生,刺吸组织液,经 2~3d 饱食落地,3~7d 后形成若蛹。若蛹经 7~16d 蜕皮为若虫,再经 15~30d 停止活动,变为成蛹。成蛹经 7~15d 从蛹膜脱出,变为成虫。生活史需 3 个月至 1 年。

恙螨幼虫寄生宿主广泛,包括哺乳类、鸟类、爬行类、两栖类及无脊椎动物,对宿主的选择性不强,常见于鼠类、鸟类的耳窝、肛门等皮薄湿润处。恙螨多孳生于潮湿、遮阴的丛林或河沟岸边草丛等场所,也可见于农作物区、瓦砾堆、墙角等处。恙螨幼虫活动范围不大,一般不超过 1~2m,垂直距离 10~20cm,多呈点状分布,常群集于草树叶、石头或地面物体的顶尖端,有利于攀附宿主。其传播主要靠宿主携带或随洪水漂流而扩散。

恙螨幼虫除叮咬人体,出现奇痒的丘疹、皮炎外,主要是传播恙虫病,其病原体为恙虫立克次体,传播媒介为地里纤恙螨和小盾纤恙螨等。病原体通过恙螨幼虫的刺叮进入其体内,并经卵传递至下一代幼虫,再通过刺叮传播给新宿主。在我国,黑线姬鼠、黄毛鼠、黄胸鼠等是其主要的储存宿主。

灭鼠是预防和消灭恙虫病的重要环节。清除杂草、砖砾、垃圾堆等。在人们经常活动的场所喷洒美曲膦酯、氯氰菊酯等。注意不在杂草丛中坐卧休息,衣裤口要扎紧,在皮肤裸露部位涂擦邻苯二甲酸二甲脂、苯甲酸苄酯等,勤洗澡、勤换衣。

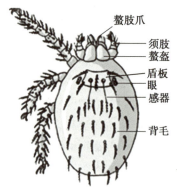

鳌肢爪
须肢
鳌盔
盾板
眼
感器
背毛

图 25-19 恙螨幼虫

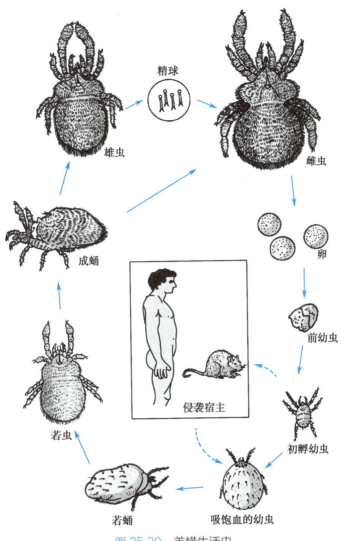

图 25-20 恙螨生活史

五、蠕形螨

蠕形螨（demodicid mites）虫体细长，蠕虫状，故名蠕形螨，为永久性皮肤寄生螨。寄生于人体的蠕形螨有毛囊蠕形螨和皮脂蠕形螨。

毛囊蠕形螨和皮脂蠕形螨形态相似，成虫乳白色，半透明，长 0.1~0.4mm，雌虫略大于雄虫。颚体宽短呈梯形，躯体分足体和末体两部分，足体腹面具 4 对粗壮的短足。雄虫生殖孔位于背面相当于第 2 对足之间；雌虫生殖孔位于腹面第 4 对足基节间稍后。末体细长如指状，体表有环形皮纹。毛囊蠕形螨较细长，末体占虫体全长的 2/3~3/4，末端较钝圆；皮脂蠕形螨略短，末体约占体长的 1/2，末端略尖，呈锥状（图 25-21）。

两种蠕形螨生活史相似，有卵、幼虫、前若虫、若虫和成虫 5 期。毛囊蠕形螨虫卵正面观呈蘑菇状或蝌蚪状；皮脂蠕形螨

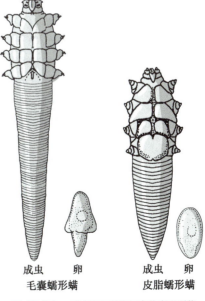

成虫　卵　　　　成虫　卵
毛囊蠕形螨　　　皮脂蠕形螨

图 25-21 毛囊蠕形螨和皮脂蠕形螨

虫卵呈椭圆形。卵经 2~3d 孵出幼虫,经 1~2d 蜕皮为前若虫,幼虫和前若虫有足 3 对,前若虫再经 3d 蜕皮为若虫。若虫生殖器官发育不成熟,不食不动,经 2~3d 发育为成虫,经 4~5d 发育成熟,于毛囊口处交配。蠕形螨完成一个世代发育约需 3 周。雌螨产卵于毛囊或皮脂腺内。

蠕形螨各期均需寄生于皮肤内,寄生部位有额、鼻、颊、外耳道、头皮、胸部等处,其中以皮脂较丰富的面部感染率最高。毛囊蠕形螨寄生于毛囊深部,一个毛囊内可有多条螨寄生。皮脂蠕形螨多单条寄生皮脂腺或毛囊内(图 25-22)。蠕形螨以上皮细胞、腺细胞和皮脂为食,亦可取食皮脂、角质蛋白和细胞代谢产物等。

蠕形螨的机械性刺激及其排泄物的化学作用,使局部出现炎症。由于螨在毛囊内不断繁殖和破坏组织,引起毛囊和皮脂腺的扩张、增生,毛干脱落;虫体进出活动,易使化脓菌侵入而继发皮炎、痤疮和疖肿。酒渣鼻、毛囊炎、痤疮、脂溢性皮炎和睑缘炎等皮肤病患者的蠕形螨感染率及感染度均显著高于健康人群。

人体蠕形螨为世界性分布,我国许多地区皆有感染。直接接触为主要传播途径。白天蠕形螨可出现在面部皮肤表面,为接触传播提供机会。蠕形螨对外界不良环境有一定的抵抗力,可通过脸盆、毛巾、衣被等间接方式传播。

检查蠕形螨时,可用痤疮压迫器,也可用双拇指挤压鼻尖、鼻沟、鼻翼处皮肤,把挤出物涂在玻片上,加一滴甘油或 50% 甘油酒精,加盖片轻压使皮脂摊开,然后镜检。也可用透明胶带临睡前贴在鼻唇沟等处,次晨取下镜检。治疗可用 10% 硫磺软膏、20% 苯甲酸苄酯乳剂、2% 灭滴灵霜等外用药剂。注意个人卫生,避免与患者直接接触,不用他人的毛巾、脸盆和衣被等物以防感染。

六、粉螨

粉螨(flour mite)成虫卵圆形,体壁薄,乳白色,半透明,大小多为 0.12~0.50mm,分颚体和躯体两部分,躯体可划分为足体和末体。颚体活动自如,躯体前端背面有一块盾板和一背沟。体表有刚毛,腹面有足 4 对(图 25-23)。生殖孔位于躯体腹面。

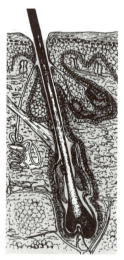

图 25-22   蠕形螨寄生在毛囊、皮脂腺中

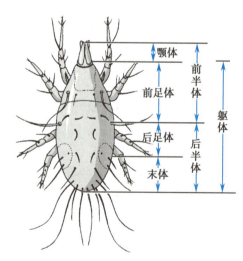

图 25-23   粉螨及其体段划分

粉螨有卵、幼虫、第一若虫、第三若虫、成虫 5 期,有时可有第二若虫。卵孵化出幼虫,具足 3 对,经过一段活动时期便进入约 24h 的静息期,然后蜕皮为第一若虫,再经 24h 静息期蜕皮为第三若虫,足 4 对,约经 24h 静息期蜕皮为成虫。

粉螨怕光、畏热,喜孳生于阴暗、温暖、潮湿、有机物丰富的环境中,如谷物、干果、药材、皮毛、棉花,以及人居室等。其适应性强,食性广,既可自由生活,又能在动物和人体表寄生。常引起螨性皮炎、螨性过敏、肺螨症、肠螨症和尿路螨症。粉螨呈世界性分布,其感染率与职业有密切关系,在粮库、粮站、面粉厂、药材库、中药店、中药厂、烟厂、毛纺厂等职业人群中感染率较高。

防制原则主要是防螨、灭螨,保持仓库和居室通风、干燥。可使用倍硫磷、虫螨磷等杀螨剂。人体粉螨皮炎可使用止痒剂或抗过敏药。人体内螨病可使用氯喹、甲硝唑等药物,同时注意避免误食粉螨污染的食品。

七、尘螨

尘螨(dust mites)常见种类有屋尘螨、粉尘螨和小角尘螨。成虫白色至淡黄色,椭圆形,体长0.17~0.50mm。体表具有肋状皮纹和少量刚毛。颚体位于前端,螯肢钳状。躯体前端的背面有狭长盾板。雄虫后背部有后盾板。外生殖器位于腹面正中,雌虫为产卵孔,雄虫为阳茎。足4对,跗节末端具爪和钟罩形爪垫(图25-24)。

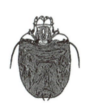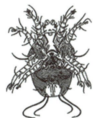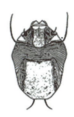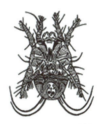

屋尘螨背面(♀)　　屋尘螨腹面(♀)　　屋尘螨背面(♂)　　屋尘螨腹面(♂)

图25-24　屋尘螨成虫

尘螨有卵、幼虫、第一若虫、第三若虫和成虫5期,无第二若虫。乳白色的卵经约8d发育为有3对足的幼虫。幼虫、第一若虫和第三若虫各经5~12d的静息期和2~3d的蜕皮期。若虫有足4对,蜕变为成虫后1~3d即可交配。雌虫每天产卵1~2枚,产卵期为1个月左右。尘螨广泛孳生于人居室、面粉厂、棉纺厂、仓库等温暖潮湿的场所,大多营自生生活,以动物皮屑、面粉、真菌孢子、花粉等粉末性物质为食。尘螨为负趋光性,主要通过携带而散布,分布广泛。

尘螨主要引起螨性哮喘、过敏性鼻炎、特应性湿疹和慢性荨麻疹。治疗以少量多次注射尘螨抗原的脱敏疗法和用抗过敏药物对症治疗。防制主要是控制尘螨孳生,减少室内尘螨密度,降低过敏原量,注意环境和个人卫生,保持通风、干燥、少尘。

思考题

1. 蛛形纲的形态特征有哪些?
2. 比较硬蜱与软蜱生活史及生活习性的异同。
3. 试述蜱与疾病的关系。
4. 简述疥螨的寄生部位、致病作用及诊断方法。
5. 毛囊蠕形螨与皮脂蠕形螨的形态特征和生活习性有何主要不同?

(李士根)

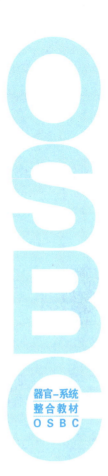

器官–系统
整合教材
O S B C

第三篇
感染性疾病

第二十六章
病毒感染性疾病

第一节 病毒性肝炎

病毒性肝炎（viral hepatitis）是由多种肝炎病毒感染引起的，以肝脏炎症损伤和肝功能异常为主要病理和临床表现的一组全身性传染病。目前按病原学明确分类的有甲、乙、丙、丁和戊五型病毒性肝炎。各型病毒性肝炎临床表现相似，以疲乏、食欲减退、厌油、肝功能异常为主，部分病例出现黄疸。临床上，甲型和戊型主要表现为急性感染，经粪-口途径传播；乙型、丙型和丁型多呈慢性感染，主要经血液和体液等胃肠外途径传播，部分病例可进展为肝硬化（liver cirrhosis）或肝细胞癌（hepatocellular carcinoma，HCC）。

一、病原学

见第二篇第十七章。

二、流行病学

病毒性肝炎在世界范围内均有流行，我国是病毒性肝炎的高发区。

（一）甲型肝炎

1. **传染源** 甲型肝炎无病毒携带状态，传染源为急性期患者和隐性感染者，后者数量远较前者多。粪便排毒期在起病前2周至血清丙氨酸转氨酶（alanine aminotransferase，ALT）高峰期后1周，少数患者可延长至发病后30d。当血清抗-HAV出现时，粪便排毒基本停止。

2. **传播途径** 主要通过粪-口途径传播。HAV通常由粪便排出体外，经污染食物、水源、海产品及食具等传播而引起暴发或散发性流行。1950年瑞典及1978年我国均因食用泥蚶引起甲型肝炎流行，1988年因食用甲肝病毒污染的毛蚶引起大暴发。

3. **易感人群** 抗-HAV阴性者。6个月以下的婴儿有来自母亲的抗-HAV而不易感，6个月龄后，血中抗-HAV逐渐消失而成为易感者。在我国，大多在幼儿、儿童、青少年时期获得感染，以隐性感染为主，成人抗-HAV IgG的检出率达80%。甲型肝炎的流行率与居住条件、卫生习惯及受教育程度有密切关系，农村高于城市，发展中国家高于发达国家。感染后可产生持久免疫。

（二）乙型肝炎

1. **传染源** 主要是急、慢性乙型肝炎患者和病毒携带者。急性患者在潜伏期末及急性期有传染性。慢性患者和病毒携带者作为传染源的意义最大，是我国乙型肝炎病毒传播最重要的传染源，其传染性与体液中HBV DNA含量成正比。

2. **传播途径** 含HBV体液或血液可通过多种途径进入机体而传播乙肝病毒。主要传播途径有下列几种：

(1)母婴传播:是我国乙型肝炎病毒传播的最重要途径,占 30%~50%。由带有 HBV 的母亲传给胎儿和婴幼儿,包括宫内、围生期垂直传播和出生后的水平传播。母亲的 HBV DNA 水平与新生儿感染 HBV 风险密切相关:HBeAg 阳性、HBV DNA 高水平母亲的新生儿更易发生母婴传播。HBV 不能透过胎盘,HBsAg 阳性母亲所生新生儿宫内感染一般不到 5%,可能与妊娠期胎盘轻微剥离有关。经精子或卵子传播的可能性未被证实。围生期传播是母婴传播的主要方式,婴儿因破损的皮肤或黏膜接触母血、羊水或阴道分泌物而感染。分娩后传播主要由于母婴间密切接触。虽然母乳中可检测到 HBV,但母乳喂养与人工喂养相比并不增加婴儿 HBV 感染的机会。

(2)血液、体液传播:血液中 HBV 含量很高,微量的污染血进入人体即可造成感染,经皮肤黏膜传播主要发生于使用未经严格消毒的医疗器械、注射器、侵入性诊疗操作和手术,以及静脉注射毒品等。其他如修足、文身、扎耳环孔、医务人员工作中的意外暴露、共用剃须刀和牙刷等也可传播。随着一次性注射用品的普及,医源性传播有下降趋势。由于对献血员实施严格的 HBsAg 筛查,经输血或血液制品引起的 HBV 感染已较少发生,但不能筛除 HBsAg 阴性的 HBV 携带者。

(3)日常生活接触传播:HBV 可以通过日常生活密切接触传播给家庭成员。主要通过隐蔽的胃肠道外传播途径而患者不自知。如在日常生活中共用剃须刀、牙刷等引起 HBV 的传播;或易感者有渗液的皮肤病灶接触带有 HBV 的体液等,是家庭内水平传播的重要途径。HBV 不经呼吸道和消化道传播。因此,日常学习、工作或生活接触,如在同一办公室工作(包括共用计算机等)、握手、拥抱、住同一宿舍、同一餐厅用餐和共用厕所等无血液暴露的接触,不会传染 HBV。流行病学和实验研究未发现 HBV 能经吸血昆虫(蚊和臭虫等)传播。

(4)性接触传播:HBV 可以经性接触传播。与 HBV 阳性者性接触,特别是有多个性伴侣者,其感染 HBV 的危险性增高。婚前应检查 HBsAg,如一方为 HBsAg 阳性,另一方为 HBV 易感者,在婚前应对易感者行乙肝疫苗的预防接种。

3. **易感人群**　抗 -HBs 阴性者。婴幼儿是获得 HBV 感染的高危时期。高危人群包括 HBsAg 阳性母亲的新生儿、HBsAg 阳性者的家属、反复输血及血制品者(如血友病患者)、血液透析患者、多个性伴侣者、静脉药瘾者、接触血液的医务工作者等。感染后或疫苗接种后出现抗 -HBs 者有免疫力。

4. **流行特征**　全球约有 2.57 亿慢性 HBV 感染者,非洲地区和西太平洋地区占 68%。东南亚和西太平洋地区一般人群的 HBsAg 流行率分别为 2%(3 900 万例)和 6.2%(1.15 亿例)。据估计,目前我国一般人群 HBsAg 流行率为 5%~6%,慢性 HBV 感染者约 7 000 万例,其中慢性乙型肝炎患者 2 000 万 ~3 000 万例。本病婴幼儿感染多见;发病男性高于女性,男女比例约为 1.4∶1;以散发为主;有家庭聚集现象。

(三) 丙型肝炎

1. **传染源**　急性和慢性 HCV 感染者,慢性 HCV 感染者是主要传染源,特别是无症状感染者具有重要的流行病学意义。急性患者在起病前 12d 即具传染性,并可长期持续或终生携带病毒。

2. **传播途径**　类似乙型肝炎,由于体液中 HCV 含量较少,且为 RNA 病毒,对外界的抵抗力较低,其传播较乙型肝炎局限。

(1)输血、血制品及不洁注射:输血及血制品曾是最主要的传播途径,输血后肝炎 70% 以上是丙型肝炎。随着筛查方法的改善,此传播方式已得到明显控制,但个别抗 -HCV 阴性的 HCV 携带供血员尚不能完全筛除,输血仍有传播丙型肝炎的可能,特别是反复接受输血或血制品者。不洁注射是指共用注射器静脉注射毒品,或使用非一次性注射器和针头进行注射、针刺。近年在我国河南、贵州、辽宁、安徽和广东有多起通过不洁注射导致的丙型肝炎流行事件。

(2)其他血液、体液传播:器官移植、骨髓移植、血液透析可能传播。未经严格消毒的牙科器械、内镜、侵袭性操作等。共用剃须刀、共用牙刷、文身和穿耳环孔等也是 HCV 潜在的经血传播方式。静脉药瘾者共用注射器和不安全注射是目前新发感染最主要的传播方式。

(3)性接触传播:与 HCV 感染者性接触和有多个性伴侣者,感染 HCV 的危险性较高。同时伴有其他性传播疾病者,特别是感染人类免疫缺陷病毒(HIV)者,感染 HCV 的危险性更高。

(4)母婴传播:抗 -HCV 阳性母亲将 HCV 传播给新生儿的危险性约 2%,若母亲在分娩时 HCV RNA 阳性,则传播的危险性可高达 4%~7%;合并 HIV 感染时,传播的危险性增至 20%。HCV 高载量可能增加传播的危险性。

3. 易感人群　人类对 HCV 普遍易感。抗 -HCV 并非保护性抗体,感染后对不同株可能无保护性免疫。

4. 流行特征　丙型肝炎呈全球性流行,HCV 感染是欧美及日本等国家终末期肝病的最主要原因。我国血清流行病学调查资料显示,我国一般人群抗 -HCV 阳性率为 0.60%。以长江为界,北方(0.53%)高于南方(0.29%)。抗 -HCV 阳性率随年龄增长而逐渐上升,1~4 岁组为 0.09%,50~59 岁组上升至 0.77%。男女间无明显差异。HCV-lb 和 2a 基因型在我国较为常见,其中以 lb 型为主,其次为 2 型和 3 型,基因 3b 亚型流行率超过基因 3a 型。基因 4 型和 5 型非常少见。6 型相对较少,主要见于南部和部分西部地区。

(四)丁型肝炎

1. 传染源　急、慢性丁型肝炎患者及 HDV/HBV 携带者。

2. 传播途径

(1)经血或血制品传播:这是 HDV 主要传播途径;HBsAg 阳性的献血员中,3%~12% 可检出抗 -HDV。即使输入 HBsAg 阴性血,也不能完全排除发生 HBV/HDV 联合感染的可能性。在血液制品中,反复应用混合血浆制品如Ⅷ因子等,则发生 HDV 感染的危险性更大。

(2)破损皮肤黏膜传播:主要通过轻微损伤接触了患者的血液、唾液等体液而造成感染。丁肝有时呈家庭聚集现象可能与此种传播有关。

(3)性传播:性乱者和男性同性恋者较易感染 HDV。

(4)围生期传播:只有发生 HBV 围生期传播时,才有可能发生 HDV 的围生期传播。

3. 易感人群　人类对 HDV 普遍易感。正常人和无 HBV 感染者为 HDV、HBV 同时感染的易感者;慢性乙型肝炎患者和慢性 HBsAg 携带者为 HDV/HBV 重叠感染的易感人群。抗 -HDV 不是保护性抗体。我国 HDV 人群流行率(抗 -HDV 阳性)约 1%。

(五)戊型肝炎

1. 传染源　基因Ⅰ型和Ⅱ型 HEV 株为人源性病原体,传染源为戊型肝炎患者和隐性感染者。基因Ⅲ型和Ⅳ型 HEV 是动物源性病原体,不但感染动物,还可感染人。Ⅲ型和Ⅳ型戊型肝炎的主要传染源为猪和患者,多引起急性散发性戊肝。鹿、牛、鸡、羊及啮齿类动物也可能是戊肝病毒的自然宿主。黑猩猩、短尾猴、恒河猴等非人灵长类可感染戊型肝炎病毒,但作为传染源的意义不大。

2. 传播途径

(1)粪 - 口传播:由饮水被粪便污染所致。

(2)食物传播:由摄入感染 HEV 的动物肉制品传染。

(3)动物源性传播:由动物传染人类,系暴露于感染 HEV 动物的传染性体液所致。

(4)污染的血液制品传播。

(5)垂直(母婴)传播。

其中以水传播最为常见,是引起大规模流行的主要形式;动物源性传播在戊肝高地方性流行区较为常见,食源性传播是散发型戊型肝炎的主要形式。

3. 易感人群　人群普遍易感,儿童感染后多表现为亚临床型,成人多为临床型。一般亚临床感染随年龄增长而下降,临床型则随年龄增长而上升。

4. 流行特征　戊型肝炎呈世界性流行。估计全球每年发生 2 000 万例 HEV 感染,其中临床病例 300 万例以上,HEV 相关死亡 5.5 万余例。在发展中国家,常发生戊肝水型流行并导致大量临床型戊肝及死亡病例;在发达国家,戊肝多为散发,但发病呈上升趋势。我国 HEV 人群流行率(抗 -HEV

阳性)约 17%。基因 Ⅳ 型 HEV 感染为主。40~60 岁是高发年龄。孕妇感染 HEV 肝衰竭的发生率和病死率高于其他人群。戊型肝炎病后仅产生一定的免疫力,抗 -HEV 持续时间较短,多数患者发病后 5~6 个月即消失,少数可持续阳性 4 年以上。

三、发病机制与病理

(一) 发病机制

1. **甲型肝炎**　HAV 经口进入人体内后,由肠道进入血流,引起短暂的病毒血症,约 1 周后进入肝细胞内复制,两周后由胆汁排出体外。HAV 引起肝细胞损伤的机制尚未完全明了,目前认为甲型肝炎的发病机制倾向于宿主免疫损伤为主。发病早期,可能是由于 HAV 在肝细胞内大量增殖及 CD8$^+$ 细胞毒性 T 细胞杀伤作用共同导致肝细胞损害,同时,内源性 INF-γ 诱导受感染肝细胞膜表达 Ⅰ 类 MHC 抗原,促进杀伤性 T 细胞的细胞毒性作用。病程后期,可能主要是免疫病理损害,即内源性 INF-γ 诱导 Ⅰ 类 MHC 抗原表达,促使杀伤性 T 细胞特异性靶向受 HAV 感染的肝细胞,导致肝细胞坏死,同时清除 HAV。

2. **乙型肝炎**

(1)HBV 感染自然史:HBV 感染的自然病程是复杂和多变的,同时受到很多因素的影响,包括感染的年龄、病毒因素(HBV 基因型、病毒变异和病毒复制的水平)、宿主因素(性别、年龄和免疫状态)和其他外源性因素,如同时感染其他嗜肝病毒和嗜酒等。

慢性 HBV 感染的自然病程一般可分为四个阶段,第一阶段为免疫耐受期:其特点是 HBV 复制活跃,血清 HBsAg 和 HBeAg 阳性,HBV DNA>2 × 10^{7}IU/ml,血清丙氨酸转氨酶(ALT)正常,肝组织无明显炎症坏死和纤维化。第二阶段为免疫清除期:表现为 HBV DNA>2 × 10^{4}IU/ml,ALT 持续或反复升高和肝组织有明显炎症坏死和 / 或纤维化等表现,肝纤维化可快速进展,部分可发展为肝硬化或肝衰竭。第三阶段为免疫控制期:这一阶段表现为 HBeAg 阴性,抗 -HBe 阳性,HBV DNA<2 × 10^{3}IU/ml,ALT 正常,肝组织无或仅有轻微炎症,可有不同程度的纤维化。第四阶段为再活动期:低(非)复制期可以持续终生,但也有部分患者可能随后出现自发的或免疫抑制等导致 HBV DNA 复制,出现伴或不伴 HBeAg 血清转换,HBV DNA 载量升高和 ALT 持续或反复异常。并非所有 HBV 感染者都经过以上四个阶段,青少年或成年期感染 HBV,多无免疫耐受期而直接进入免疫清除期。

(2)发病机制:HBV 感染后导致乙型肝炎的致病机制迄今尚未完全阐明。HBV 侵入人体后,未被单核吞噬细胞系统清除的病毒到达肝脏或肝外组织,如胰腺、胆管、脾、肾、淋巴结、骨髓等。HBV 通过肝细胞膜上受体[目前尚未确定,候选受体很多,其中肝脏胆汁酸转运体——牛磺胆酸钠共转运多肽(NTCP)为可能受体之一]进入肝细胞后即开始其复制过程。目前认为乙型肝炎患者肝脏损伤可能不是病毒在肝内复制的直接结果,而是机体对 HBV 表达产物的免疫应答所致。免疫应答既可清除病毒,亦可导致肝细胞损伤。人感染 HBV 后,可引起天然免疫、细胞免疫和体液免疫应答,并激发自身免疫反应及免疫调节功能紊乱,这些免疫系统的异常应答对乙型肝炎的临床表现及转归有重要意义。

急性乙型肝炎:急性乙型肝炎常有明显肝损害,大多呈自限性。目前认为细胞毒性 T 细胞(cytotoxic T cells,CTL)介导的非溶细胞性免疫机制对清除病毒有重要意义,主要通过 INF-γ 及肿瘤坏死因子,降解胞内病毒。此外,急性肝炎血清中出现的 HBsAb 抗体对清除循环中病毒也有重要作用。

慢性乙型肝炎:乙型肝炎慢性化的发生机制是目前研究关注的热点和难点。HBV 特异性 T 淋巴细胞缺乏或功能耗竭被认为是导致 HBV 感染慢性化的重要因素。慢性乙型肝炎的高病毒载量状态会引起 HBV 特异性 CD4$^+$ 和 CD8$^+$T 淋巴细胞应答反应显著减弱,呈窄谱、微弱、寡克隆应答,同时抑制分子表达增加,如 PD-1(programmed death-1)、CD244、CTLA-4,导致 HBV 特异性 T 淋巴细胞发生凋亡和功能耗竭,无法有效清除病毒。此外,HBV DNA 和蛋白对天然免疫系统如 Toll 样受体和干扰素通路的抑制,cccDNA 在肝细胞内持续稳定的存在也是造成慢性感染的重要原因。

肝外损伤：可能主要由免疫复合物引起。急性乙型肝炎早期偶尔出现的血清病样表现很可能是循环免疫复合物沉积在血管壁和关节腔滑膜并激活补体所致，此时血清补体滴度通常显著下降；慢性乙型肝炎时循环免疫复合物可沉积在血管壁，导致膜性肾小球肾炎伴发肾病综合征，在肾小球基底膜上可检出 HBsAg、免疫球蛋白和补体 C3；免疫复合物也可导致结节性多动脉炎，这些免疫复合物多是抗原过剩的免疫复合物。

重型肝炎（肝衰竭）：由于机体免疫反应过强，短期内 T 细胞毒反应迅速破坏大量感染 HBV 的肝细胞；或短期内形成大量抗原抗体复合物并激活补体系统，致局部发生超敏反应，在肿瘤坏死因子（tumor necrosis factor，TNF）、白介素 -1（interleukin-1，IL-1）、IL-6 等参与下形成的炎症风暴，使肝细胞遭受强烈免疫损伤打击（第一重打击），导致大片肝细胞坏死，发生重型肝炎。继之由炎症所致肝细胞肿胀，血管改变导致肝细胞缺血、缺氧、形成二次打击，大量肝细胞变性、坏死，导致肝脏解毒功能下降，肠道菌异位，形成腹腔、胆道系统及肺部等感染，内毒素释放，引起第三重打击。免疫损伤、缺血 / 缺氧及内毒素损伤等 "三重打击" 是导致 HBV 所致肝衰竭的主要机制。

HBV 感染与 HCC 关系密切。其发生机制现在认为首先由于 HBV 在肝细胞内与人体染色体整合，这是癌变的启动因素。整合后的肝细胞易于受到一系列的刺激而发生转化。HBV 的 X 蛋白和截断的前 S2/S 多肽作为增强子可反式激活各种细胞促进因子，后者与各种生长因子的共同作用下，促进已整合的肝细胞转化。此外，某些原癌基因如 N-ras 基因可被激活，某些抑癌基因如 P53 基因可能产生突变，均可促进癌变的发生。大部分肝癌发生在 HBV 感染晚期，尤以肝硬化基础上发生多见，且与家系遗传背景有一定关系。

3. 丙型肝炎

（1）HCV 感染自然史：由于大多数 HCV 感染者在急性期及慢性感染早期症状隐匿，所以，确切的 HCV 感染后自然史很难评估。急性 HCV 感染一般临床表现较轻，也可能出现较重的临床表现，但很少出现重型肝炎，且往往几周后随着 ALT 的降低症状更加隐匿。丙型肝炎的慢性化率为 60%~85%。一旦慢性丙型肝炎发生后，HCV RNA 滴度开始稳定，自发痊愈的病例很少见。除非进行有效的抗病毒治疗，否则 HCV RNA 很少发生自发清除。女性 HCV 感染者慢性化率低，特别是年轻女性。在感染 17~20 年后，只有 2%~4% 发展为肝硬化。HCV 相关肝细胞癌发生率在感染 30 年后平均为 1%~3%，主要见于肝硬化和进展性肝纤维化患者，一旦发展成为肝硬化，肝癌的年发生率为 1%~7%。

（2）发病机制：HCV 进入体内后，首先引起病毒血症，病毒血症间断地出现于整个病程。第 1 周即可从血液或肝组织中用 PCR 法检出 HCV RNA。第 2 周开始，可检出抗 -HCV。少部分病例感染 3 个月后才检测到抗 -HCV。目前认为 HCV 致肝细胞损伤有下列因素的参与：① HCV 直接杀伤作用：HCV 在肝细胞内复制干扰细胞内大分子的合成，增加溶酶体膜的通透性引起细胞病变；另外，HCV 部分蛋白对肝细胞有毒性作用。②宿主免疫因素：肝组织内存在 HCV 特异性 CTL，可攻击 HCV 感染的肝细胞。另外，$CD4^+T$ 细胞被致敏后分泌的细胞因子，在协助清除 HCV 的同时，也导致了免疫损伤。③自身免疫：HCV 感染者特别是白种人常伴有自身免疫改变，如胆管病理损伤与自身免疫性肝炎相似；常合并自身免疫性疾病，血清中可检出多种自身抗体，如抗核抗体、抗平滑肌抗体、抗单链 DNA 抗体、抗线粒体抗体等，均提示自身免疫机制的参与。④细胞凋亡：正常人肝组织无 Fas 分子的表达，HCV 感染肝细胞内有较大量 Fas 表达，同时，HCV 可激活 CTL 表达 FasL，二者结合导致肝细胞凋亡。

HCV 感染后慢性化的可能机制主要有：① HCV 的高度变异性：HCV 在复制过程中由于依赖 RNA 的 RNA 聚合酶缺乏校正功能；同时由于机体免疫压力，使 HCV 不断发生变异，同一个体内常出现准种毒株群，来逃避机体的免疫监视，导致慢性化；② HCV 对肝外细胞的泛嗜性：存在于外周血单核细胞中的 HCV，可能成为反复感染肝细胞的来源；③ HCV 在血液中载量相对低，免疫原性弱，机体对其免疫应答水平低下，甚至产生免疫耐受，造成病毒持续感染。

HCV 与 HCC 的关系也很密切。HCV 与 HBV 不同，它不经过与宿主肝细胞基因组整合的过程。从 HCV 感染到 HCC 的发生通常要经过慢性肝炎和肝硬化的阶段。现在认为，慢性炎症导致肝细胞不断的破坏和再生是 HCC 发生的重要因素。

4. **丁型肝炎**　同乙型肝炎一样,丁型肝炎的发病机制尚未完全阐明,可能既有 HDV 的直接致病作用,又有宿主免疫反应的介导因素参与。研究认为 HDV 的复制对肝细胞有直接的致病作用,体外实验表明,高水平表达的 HDAg 对培养肝癌细胞有直接的细胞毒作用,且 HDV 与 HBV 重叠感染时,常见肝细胞损害加重,并向慢性化发展。免疫应答可能是 HDV 导致肝细胞损害的主要原因。

5. **戊型肝炎**　关于戊型肝炎的发病机制目前尚不清楚,可能与甲型肝炎相似,细胞免疫是引起肝细胞损伤的主要原因,可能主要为 HEV 诱发的细胞免疫反应介导的肝细胞溶解。HEV 经消化道侵入人体后,在肝脏复制,从潜伏期后半段开始,HEV 开始在胆汁中出现,随粪便排出体外,并持续至起病后 1 周左右。同时病毒进入血流导致病毒血症。

(二)病理生理

1. **黄疸(jaundice)**　以肝细胞性黄疸为主。主要由于肝细胞膜通透性增加及胆红素的摄取、结合、排泄等功能障碍引起;部分病例有不同程度的肝内胆汁淤积。

2. **肝性脑病(hepatic encephalopathy)**　是由严重肝病引起的、以代谢紊乱为基础的中枢神经系统功能失调的综合病征,其主要临床表现是意识障碍、行为失常和昏迷。诱因包括大量利尿引起低钾和低钠血症、消化道大出血、高蛋白饮食、合并感染、使用镇静剂、大量放腹水等。肝性脑病的发生机制尚未清楚阐明,目前较为认同的有以下几种:

(1)血氨及其他毒性物质的潴积:目前认为是肝性脑病产生的主要原因。大量肝细胞坏死时,肝脏解毒功能降低;肝硬化时门 - 腔静脉短路,均可引起血氨及其他有毒物质,如短链脂肪酸、硫醇、某些有毒氨基酸(如色氨酸、甲硫氨酸、苯丙氨酸等)的潴积,导致肝性脑病。

(2)支链氨基酸 / 芳香氨基酸比例失调:肝衰竭时芳香氨基酸(苯丙氨酸、酪氨酸等)显著升高,而支链氨基酸(缬氨酸、亮氨酸、异亮氨酸等)正常或轻度减少;肝硬化时则芳香氨基酸升高和支链氨基酸减少。

(3)假性神经递质假说:肝功能衰竭时,某些胺类物质(如奥克巴胺)不能被清除,通过血脑屏障取代正常的神经递质,导致肝性脑病。

3. **出血**　肝衰竭肝细胞坏死时凝血因子合成减少,肝硬化时脾功能亢进致血小板减少,DIC 导致凝血因子和血小板消耗,少数并发血小板减少性紫癜或再生障碍性贫血等因素等都可引起出血。

4. **急性肾功能不全**　又称肝肾综合征(hepato-renal syndrome)或功能性肾衰竭。肝衰竭或肝硬化时,由于内毒素血症、肾血管收缩、肾缺血、前列腺素 E2 减少、有效血容量下降等因素导致肾小球滤过率和肾血流量降低,引起急性肾功能不全。

5. **肝肺综合征**　肝衰竭和肝硬化患者可出现肺功能损害,临床上表现胸闷、气促、呼吸困难、胸痛、发绀、头昏等症状,严重者可致晕厥与昏迷。肝肺综合征是基础肝病、肺血管扩张和动脉血液氧合障碍的三联综合征,产生的根本原因是肺内毛细血管扩张,出现动 - 静脉分流,严重影响气体交换功能所致。肝功能衰竭导致门脉循环受阻、门 - 腔静脉分流,使肠道细菌进入肺循环释放内毒素也可能是原因之一。

6. **腹水**　肝衰竭和肝硬化时,由于肝脏灭活能力不足导致醛固酮过多和抗利尿激素增高、心房钠尿肽减少导致钠潴留,是早期腹水产生的重要原因。门脉高压、低蛋白血症和肝淋巴液生成增多是后期腹水产生的主要原因。

(三)病理变化

1. **基本病变**　病毒性肝炎以肝损害为主,肝外器官可有一定损害。各型肝炎的基本病理改变表现为肝细胞变性、坏死,同时伴有不同程度的炎症细胞浸润,间质增生和肝细胞再生。肝细胞变性通常表现为气球样变和嗜酸性变。病变早期以气球样变(ballooning degeneration)为主,表现为肝细胞肿胀,胞核浓缩,胞质颜色变浅、透亮,状如气球。一些肝细胞体积缩小,胞核固缩甚至消失,由于核酸含量减少,胞质嗜酸性染色增强,成伊红色圆形小体,称嗜酸性小体(eosinophilic body),也称凋亡小体。

汇管区炎症细胞浸润是判断炎症活动度的一个重要指标,浸润细胞主要为淋巴细胞,以 CD8+ 或 CD4+ 的 T 细胞为主,其他尚有单核细胞、浆细胞和组织细胞。炎症细胞聚集常引起汇管区扩大,并可破坏界板引起界面肝炎(interface hepatitis),又称碎屑样坏死(piecemeal necrosis,PN)。汇管区炎症及其界面肝炎是慢性乙型肝炎病变活动及进展的特征性病变。小叶内肝细胞变性、坏死,包括融合性坏死和桥接坏死(bridging necrosis,BN)等,随病变加重而日趋显著。肝细胞炎症坏死、汇管区及界面肝炎可导致肝内胶原过度沉积,肝纤维化及纤维间隔形成。如进一步加重,可引起肝小叶结构紊乱,形成假小叶并进展为肝硬化。

2. 各临床型肝炎的病理特点

(1)急性肝炎(acute hepatitis):肝脏多肿大,表面光滑。肝细胞气球样变和嗜酸性变,形成点、灶状坏死,汇管区炎症细胞浸润,坏死区肝细胞增生,网状支架和胆小管结构正常。黄疸性病变较非黄疸性重,有明显的肝细胞内胆汁淤积。甲型和戊型肝炎,在汇管区可见较多的浆细胞;急性乙型肝炎汇管区炎症不明显;丙型肝炎有滤泡样淋巴细胞聚集和较明显的脂肪变性。

(2)慢性肝炎(chronic hepatitis):慢性肝炎的肝组织基本病理学特点是肝纤维化的形成和积累,同时急性肝炎的各种基本病变仍然存在。病理诊断主要按炎症活动度和纤维化程度进行分级(G)和分期(S)。慢性肝炎病理诊断与临床分型的关系:轻度慢性肝炎时,G1~G2,S0~S2 期;中度慢性肝炎时,G3,S1~S3;重度慢性肝炎时,G4,S2~S4(表 26-1)。

表 26-1　慢性肝炎的病理分级、分期标准

炎症活动度(G)			纤维化程度(S)	
级	汇管区及周围	小叶	期	纤维化程度
0	无炎症	无炎症	0	无
1	汇管区炎症	变性及少数点、灶状坏死灶	1	汇管区纤维化扩大,局限窦周及小叶内纤维化
2	轻度 PN	变性,点、灶状坏死或嗜酸性小体	2	汇管区周围纤维化,纤维间隔形成,小叶结构保留
3	中度 PN	变性、融合坏死或见 BN	3	纤维间隔伴小叶结构紊乱,无肝硬化
4	重度 PN	BN 范围广,多小叶坏死	4	早期肝硬化

(3)肝衰竭(liver failure):又称重型肝炎。①急性肝衰竭(acute liver failure,ALF):发病初肝脏无明显缩小,约 1 周后肝细胞大块坏死或亚大块坏死或桥接坏死,坏死肝细胞占 2/3 以上,周围有中性粒细胞浸润,无纤维组织增生,亦无明显的肝细胞再生。肉眼观肝体积明显缩小,由于坏死区充满大量红细胞而呈红色,残余肝组织淤胆而呈黄绿色,故称之为红色或黄色肝萎缩。②亚急性肝衰竭(subacute liver failure,SALF):肝细胞呈亚大块坏死,坏死面积小于 1/2。肝小叶周边可见肝细胞再生,形成再生结节,周围被增生胶原纤维包绕,伴小胆管增生,淤胆明显。肉眼肝脏表面见大小不等的小结节。③慢性肝衰竭(chronic liver failure,CLF):在慢性肝炎或肝硬化病变基础上出现亚大块或大块坏死,大部分病例可见桥接及碎屑状坏死。

(4)肝炎肝硬化:①活动性肝硬化:肝硬化伴明显炎症、坏死,假小叶边界不清;②静止性肝硬化:肝硬化结节内炎症轻,假小叶边界清楚。

(5)淤胆型肝炎(cholestatic hepatitis):除有轻度急性肝炎变化外,还有毛细胆管内胆栓形成,肝细胞内胆色素淤积,出现小点状色素颗粒。严重者肝细胞呈腺管状排列,吞噬细胞肿胀并吞噬胆色素。汇管区扩大和小胆管扩张,中性粒细胞浸润。

(6)慢性无症状携带者(chronic asymptomatic carrier,AsC):大部分病变轻微,少部分可有慢性肝炎甚至肝硬化的病理改变。一些病例由于病变分布不均匀,取材部位对无症状携带者的病理诊断有一定影响。

四、临床表现

不同类型病毒性肝炎潜伏期不同,甲型肝炎 2~6 周,平均 4 周;乙型肝炎 1~6 个月,平均 3 个月;丙型肝炎 2 周 ~6 个月,平均 40d;丁型肝炎 4~20 周;戊型肝炎 2~9 周,平均 6 周。临床上,甲型、戊型肝炎表现为急性肝炎,乙型、丙型及丁型肝炎可转为慢性肝炎;各型肝炎均可能发生肝衰竭。

(一) 急性肝炎

1. **急性黄疸性肝炎**　临床经过的阶段性较为明显,可分为三期。①黄疸前期:甲、戊型肝炎起病较急,乙、丙、丁型肝炎起病相对较缓,仅少数有发热。此期主要症状有全身乏力、食欲减退、恶心、呕吐、厌油、腹胀、肝区痛、尿色加深等,肝功能改变主要为 ALT 升高,本期持续 5~7d。②黄疸期:可总结为"热退黄疸现,自觉症状减"。症状明显好转,发热消退;但尿色加深,巩膜和皮肤出现黄疸,1~3 周内黄疸达高峰。部分患者可有皮肤瘙痒等胆汁淤积表现。肝大,质软,边缘锐利,有压痛及叩痛。部分病例有轻度脾大。肝功能检查 ALT 和胆红素升高,尿胆红素阳性,本期持续 2~6 周。③恢复期:症状逐渐消失,黄疸消退,肝、脾回缩,肝功能逐渐恢复正常,本期持续 1~2 个月。总病程 2~4 个月。

2. **急性无黄疸性肝炎**　除无黄疸外,其他临床表现与黄疸性相似。临床上无黄疸性发病率远高于黄疸性。无黄疸性通常起病较缓慢,症状较轻或没有任何临床症状,易被忽视,病程多在 3 个月内。

急性丙型肝炎的临床表现一般较轻,多无明显症状,少数病例有低热,血清 ALT 轻中度升高。无黄疸性占 2/3 以上,即使是急性黄疸性病例,黄疸亦属轻度。

急性丁型肝炎可与 HBV 感染同时发生(同时感染,coinfection)或继发于慢性 HBV 感染者(重叠感染,superinfection),其临床表现部分取决于与 HBV 感染的模式。同时感染者临床表现与急性乙型肝炎相似,大多数表现为黄疸性,有时可见双峰型 ALT 升高,分别表示 HBV 和 HDV 感染,预后良好,极少数可发展为肝衰竭。重叠感染者病情常较重,ALT 升高可达数月之久,部分可进展为急性肝衰竭,此种类型大多会向慢性化发展。

戊型肝炎与甲型肝炎相似,但黄疸前期较长,平均 10d,症状较重,自觉症状至黄疸出现后 4~5d 才开始缓解,病程较长。HBV 慢性感染者重叠戊型肝炎时病情较重,病死率增高。一般认为戊型肝炎无慢性化过程也无慢性携带状态,但临床观察、流行病学调查和肝组织检查均发现,3%~10% 的急性戊型肝炎患者可有病程超过 6 个月的迁延现象。

(二) 慢性肝炎

甲、戊型肝炎一般不转为慢性,在青少年和成年急性乙型肝炎约 10% 转为慢性,丙型超过 60%,丁型约 70% 转为慢性。急性肝炎病程超过半年,或原有慢性病原携带史因免疫应答而出现肝炎症状、体征及肝功能异常者;或者发病日期不明确或虽无肝炎病史,但根据肝组织病理学或根据症状、体征、化验及 B 超检查综合分析符合慢性肝炎表现者,均可以诊断为慢性肝炎。慢性肝炎患者具有一些典型的体征,如:①肝脾肿大:慢性肝炎患者因反复肝脏炎症导致肝纤维化,出现肝脏肿大,质硬,还可能出现结节。脾肿大是另一重要体征,随着病程迁延,脾脏肿大的发生率上升。②肝病面容:患者面色晦暗,皮肤缺乏光泽。由于肝脏对性激素灭活能力减退,血液中雌激素增多,对血液中酪氨酸酶的抑制作用减低,使酪氨酸变成黑色素增多,所以慢性活动性肝炎患者常有颜面部的色素沉着。③蜘蛛痣:主要分布于前胸、手臂、面颈部、背部等,是肝病的特征性表现,主要由雌激素增多引起毛细血管扩张引起。④肝掌:毛细血管扩张可引起部分慢性肝炎患者大小鱼际呈红色,为肝掌体征。此外,还可出现男性乳房肿大,性功能减退,女性出现月经不规则及不育等。

慢性肝炎可以依据病情轻重分为轻、中、重三度。①轻度:病情较轻,可反复出现乏力、头晕、食欲有所减退、厌油、尿黄、肝区不适、睡眠欠佳、肝稍大有轻触痛,可有轻度脾大。大部分病例无症状,体征缺如。肝功能指标仅 1 或 2 项轻度异常。②中度:症状、体征、实验室检查居于轻度和重度之间。③重度:有明显或持续的肝炎症状,如乏力、食欲不振、腹胀、尿黄、便溏等,伴肝病面容、肝掌、蜘蛛痣、脾大,ALT 和 / 或 AST 反复或持续升高,白蛋白降低、丙种球蛋白明显升高。

1. **慢性乙型肝炎**(chronic hepatitis B,CHB)　HBV 感染的临床谱包括从症状不明显的肝炎到急性有症状的肝炎,甚至急性重型肝炎,从非活动性 HBsAg 携带状态到慢性肝炎、肝硬化等各种状况,15%~40% 的慢性 HBV 感染者会发展为肝硬化和晚期肝病。

感染时的年龄是影响慢性化的最主要因素。在围生(产)期和婴幼儿时期感染 HBV 者中,分别有90% 和 25%~30% 将发展成慢性感染。根据宿主免疫状态,慢性 HBV 感染自然史可分为 4 个阶段:免疫耐受期、免疫清除期、非活动期或低(非)复制期、再活化期(图 26-1)。各个不同时期的临床特点如下:

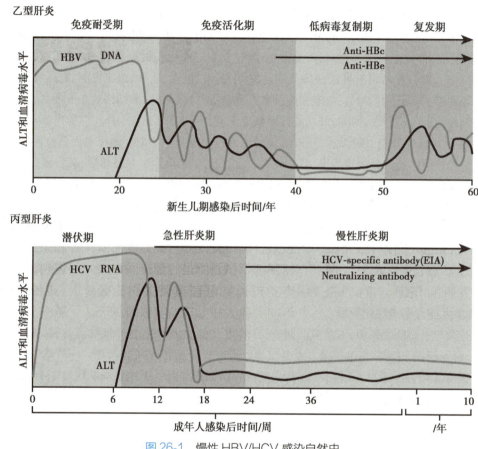

图 26-1　慢性 HBV/HCV 感染自然史

(1)免疫耐受期(immune tolerant phase):血清 HBsAg 和 HBeAg 阳性、HBV DNA 复制活跃、血清ALT 正常、肝组织学无或轻微炎症、无肝纤维化或进展缓慢。围生期和婴幼儿时期感染者的免疫耐受期会持续多年,病情无明显进展,自发 HBsAg 清除率低。

(2)免疫清除期(immune clearance phase):HBeAg 阳性、HBV DNA 水平降低、ALT 水平反复波动、肝组织学有炎症坏死、纤维化进展程度较快。大部分 HBV 感染者都会由免疫耐受期进展为免疫清除期,这一时期自发 HBsAg 清除率增加,不能清除的患者表现为 HBeAg 阳性慢性乙型肝炎。

(3)非活动期(inactive phase)或低(非)复制期:HBeAg 消失、出现抗 -HBe、HBV DNA 水平很低或检测不到、ALT 正常、肝脏炎症减轻。此期患者发展为肝硬化和肝癌的风险较低。非活动期 HBV 感染者中,HBsAg 清除者临床预后一般较 HBsAg 持续阳性者好,肝脏炎症和纤维化不断改善,发展为HCC 的概率也很低。

(4)再活动期(immune reactive phase):部分处于非活动期的患者可能出现 1 次或数次的肝炎发作,多数表现为 HBeAg 阴性、抗 -HBe 阳性(是由于前 C 区与 / 或 BCP 变异所导致 HBeAg 表达水平低下或不表达),但仍有 HBV DNA 活动性复制、ALT 持续或反复异常,成为 HBeAg 阴性慢性乙型肝炎,这些患者可进展为肝纤维化、肝硬化、失代偿性肝硬化和 HCC；也有部分患者可出现自发性 HBsAg 消失（伴或不伴抗 -HBs）和 HBV DNA 降低或检测不到，因而预后通常良好。

2. **慢性丙型肝炎（chronic hepatitis C）** HCV 感染后自然清除率低，大多数急性丙型肝炎患者在发病 6 个月后，HCV RNA 持续阳性伴 ALT 异常者，称为慢性丙型肝炎。慢性丙型肝炎患者常表现为 ALT 反复波动，ALT 多低于 2 倍正常值上限，也有部分患者 ALT 持续性轻度升高。同时还存在少数患者肝功能一直正常但组织学改变明显，甚至可发现肝硬化。

慢性丙型肝炎急性发作期临床症状与慢性乙肝相似，以乏力、食欲减退、上腹部不适、尿色加深等为主要表现，伴右季肋部疼痛等，少数伴有发热。一般慢性丙型肝炎总体症状较轻，也可以无任何症状。后期也可出现肝脾肿大以及色素沉着、肝掌、蜘蛛痣等内分泌功能紊乱的症状。此外，HCV 还可以引起肝外器官损伤，其中迟发性皮肤卟啉病、冷球蛋白血症、糖尿病、非霍奇金淋巴瘤与 HCV 感染关系密切。

（三）重型肝炎（肝衰竭）

是指由于大范围的肝细胞坏死，导致严重的肝功能破坏所致的凶险的临床综合征，是一切肝脏疾病重症化的共同表现。病因及诱因复杂，包括重叠感染（如乙型肝炎重叠其他肝炎病毒感染）、机体免疫状况、妊娠、HBV 前 C 区突变、过度疲劳、精神刺激、饮酒、应用损肝药物、合并细菌感染、有其他合并症（如甲状腺功能亢进、糖尿病）等。临床表现为从肝病开始的多脏器损害综合征：极度乏力，严重消化道症状，神经、精神症状（嗜睡、性格改变、烦躁不安、昏迷等），有明显出血现象，凝血酶原时间显著延长（常用国际标准化比值 INR>1.5）及凝血酶原活动度（PTA）<40%。黄疸进行性加深，胆红素每天上升 ≥17.1μmol/L 或大于正常值 10 倍；可出现中毒性鼓肠，肝臭，肝肾综合征等。可见扑翼样震颤及病理反射，肝浊音界进行性缩小。胆酶分离，血氨升高等。

根据病理组织学特征和病情发展速度，可分为以下几种亚型：

1. **急性重型肝炎（急性肝衰竭，acute liver failure，ALF）** 又称暴发型肝炎（fulminant hepatitis），其特征是起病急骤，常以发病 2 周内出现以 Ⅱ 度以上肝性脑病为特征的肝衰竭综合征。发病多有诱因，本型病死率高，病程不超过三周。

2. **亚急性重型肝炎（亚急性肝衰竭，subacute liver failure，SALF）** 又称亚急性肝坏死。起病较急，发病 15 天 ~26 周内出现肝衰竭综合征。首先出现 Ⅱ 度以上肝性脑病者，称脑病型；首先出现腹水及其相关症状（包括胸腔积液等）者，称为腹水型。晚期可有难治性并发症，如脑水肿、消化道大出血、严重感染、电解质紊乱及酸碱平衡失调。白细胞升高，血红蛋白下降，低血糖，低胆固醇，低胆碱酯酶。一旦出现肝肾综合征，预后极差。本型病程较长，常超过 3 周至数月，容易转化为慢性肝炎或肝硬化。

3. **慢加急性（亚急性）重型肝炎（acute-on-chronic liver failure，ACLF）** 又称为慢加急性（亚急性）肝衰竭，是在慢性肝病的基础上，出现急性肝功能失代偿。

4. **慢性重型肝炎（慢性肝衰竭，chronic liver failure，CLF）** 是在肝硬化基础上，肝功能进行性减退导致的以腹水或门脉高压、凝血功能障碍和肝性脑病等为主要表现的慢性肝功能失代偿。

时相分期：为便于临床病情判断和预后估计，各种类型重型肝炎（肝衰竭）依据发病整个过程时期不同大致区分早期、中期、晚期。

早期：①极度乏力，并有明显厌食、呕吐和腹胀等严重消化道症状；② ALT 和 / 或 AST 大幅升高，黄疸进行性加深（血清总胆红素 ≥171μmol/L 或每天上升 ≥17.1μmol/L）；③有出血倾向，凝血酶原活动度 30%<PTA ≤40%，（1.5<INR ≤1.9）；④未出现肝性脑病或明显腹水。

中期：肝衰竭早期表现基础上，病情进一步发展，ALT 和 / 或 AST 快速下降，总胆红素持续上升（胆 - 酶分离现象），并出现以下两条之一者：①出现 Ⅱ 度以下肝性脑病和 / 或明显腹水；②出血倾向明显（出血点或瘀斑），且 20%<PTA ≤30%，（或 1.9<INR ≤2.6）。

晚期：在肝衰竭中期表现基础上，病情进一步加重，出现以下三条之一者：①有难治性并发症，如肝肾综合征、上消化道大出血、严重感染和难以纠正的电解质紊乱等；②出现 Ⅲ 度以上肝性脑病；③有严重出血倾向,PTA≤20%,(或 INR≥2.6)。此期已趋向多器官功能衰竭。

(四) 淤胆型肝炎

淤胆型肝炎是一种特定类型的病毒性肝炎,同时有病毒性肝炎及肝内淤胆的表现。急性淤胆型肝炎起病类似急性黄疸性肝炎,大多数患者可恢复。在慢性肝炎或肝硬化基础上发生上述表现者,为慢性淤胆型肝炎。肝内淤胆表现为梗阻性黄疸,可有皮肤瘙痒和脂肪性腹泻。肝功能检查血清总胆红素明显升高,以直接胆红素为主,γ- 谷氨酰转肽酶(gamma glutamyltranspeptidase,γ-GT 或 GGT),碱性磷酸酶(alkaline phosphatase,ALP 或 AKP),总胆汁酸(total bile acid,TBA),胆固醇(cholesterol,CHOL)等升高。有黄疸深,消化道症状较轻,ALT、AST 升高不明显,PT 无明显延长等特点。

(五) 肝炎肝硬化

由于病毒持续复制、肝炎反复活动而发展为肝硬化。根据实验室检查及临床表现分为代偿性肝硬化和失代偿性肝硬化。①代偿性肝硬化:一般指早期肝硬化,属 Child-Pugh A 级。可有轻度乏力、腹胀、肝脾轻度肿大、轻度黄疸,肝掌、蜘蛛痣等肝炎临床表现,亦可隐匿起病。影像学、生化学或血液检查有肝细胞合成功能障碍或门静脉高压症(如脾功能亢进及食管胃底静脉曲张)证据,或组织学符合肝硬化诊断,可有门脉高压症,但无腹水、肝性脑病或食管胃底静脉曲张破裂出血等严重并发症。②失代偿性肝硬化:通常指中晚期肝硬化,属 Child-Pugh B、C 级。有明显肝功能异常及门脉高压征象,表现为乏力、消瘦、面色晦暗、纳差、腹胀、胃肠功能紊乱、出血倾向及贫血,蜘蛛痣、肝掌、皮肤色素沉着、男性乳房发育等内分泌异常,双下肢水肿、尿少、腹水,脾功能亢进、门脉侧支循环建立、食管胃底或腹壁静脉曲张等。容易出现感染、上消化道出血、肝性脑病、肝肾综合征等并发症。

(六) 并发症

甲型与戊型肝炎仅引起急性肝炎,少数可发展为肝衰竭。慢性肝炎时可出现多个器官损害。肝内并发症多发生于 HBV 和 / 或 HCV 感染,主要有肝硬化,肝细胞癌,脂肪肝。肝外并发症或合并症包括胆道炎症,胰腺炎,糖尿病,甲状腺功能亢进,再生障碍性贫血,溶血性贫血,心肌炎,肾小球肾炎,肾小管性酸中毒等。

各型病毒性肝炎所致肝衰竭时则可发生严重并发症,主要有:

1. **感染** 肝衰竭时易发生难于控制的感染,以胆道、腹膜、肺多见,革兰氏阴性杆菌为主,细菌主要来源于肠道,且肠道中微生态失衡与内源性感染的出现密切相关,应用广谱抗生素后,也可出现真菌感染。

2. **上消化道出血** 病因主要有:①凝血因子和血小板减少;②胃黏膜广泛糜烂和溃疡;③门静脉高压。上消化道出血可诱发肝性脑病、腹水、感染、肝肾综合征等。

3. **肝性脑病** 肝功能不全所引起的神经精神综合征,可发生于肝衰竭和肝硬化。常见诱因有上消化道出血、高蛋白饮食、感染、大量排钾利尿、大量放腹水、使用镇静剂等,其发生可能是多因素综合作用的结果。

4. **肝肾综合征** 往往是严重肝病的终末期表现。约半数病例有出血、放腹水、大量利尿、严重感染等诱因。主要表现为少尿或无尿、氮质血症、电解质平衡失调。

(七) 特殊人群的肝炎

1. **儿童病毒性肝炎** 儿童急性肝炎多为黄疸性,以甲型肝炎为主。一般起病较急,黄疸前期较短,消化道症状和呼吸道症状较明显,早期易误诊为上呼吸道感染或消化道疾病。肝脾肿大较显著。黄疸消退较快,病程较短。婴儿肝炎病情常较重,可发展为急性肝衰竭。儿童慢性肝炎以乙型和丙型多见,病情大多较轻。因儿童免疫系统发育不成熟,感染 HBV 后易形成免疫耐受状态,多无症状而成为无症状 HBV 携带者。

2. **老年病毒性肝炎** 老年急性病毒性肝炎以戊型肝炎较多见,黄疸性为主。老年慢性肝炎较急性者为多,特点是黄疸发生率高,程度较深,持续时间较长,易发生淤胆;合并症较多;肝衰竭发生率高,预后较差。

3. **妊娠期合并肝炎**　病情常较重,尤其以妊娠后期为严重,产后大出血多见,较易发展为肝衰竭,病死率较高。妊娠合并戊型肝炎时病死率可高达 30% 以上。

五、实验室及辅助检查

(一) 血常规

急性肝炎初期白细胞总数正常或略高,黄疸期白细胞总数正常或稍低,淋巴细胞相对增多,偶可见异型淋巴细胞。肝衰竭时白细胞可升高,红细胞及血红蛋白可下降。肝炎肝硬化伴脾功能亢进者可有血小板、红细胞、白细胞减少的现象。

(二) 尿常规

尿胆红素和尿胆原的检测有助于黄疸的鉴别诊断。肝细胞性黄疸时两者均阳性,溶血性黄疸以尿胆原为主,梗阻性黄疸以尿胆红素为主。深度黄疸或发热患者,尿中除胆红素阳性外,还可出现少量蛋白质、红细胞、白细胞或管型。

(三) 肝功能检查

1. 血清酶测定

(1) 丙氨酸转氨酶(ALT,旧称为谷丙转氨酶 GPT):ALT 在肝细胞损伤时释放入血,是目前临床上反映肝细胞损伤的最常用指标。ALT 对肝病诊断的特异性比天冬氨酸转氨酶(AST)高。急性肝炎时 ALT 明显升高,AST/ALT 常小于 1,黄疸出现后 ALT 开始下降。慢性肝炎和肝硬化时 ALT 轻、中度升高或反复升高,AST/ALT 常大于 1。肝衰竭患者可出现 ALT 快速下降,胆红素不断升高的"胆酶分离"现象,提示肝细胞大量坏死。

(2) 天冬氨酸转氨酶(AST,旧称为谷草转氨酶 GOT):此酶在心肌含量最高,依次为心、肝、骨骼肌、肾和胰腺。在肝脏,AST 80% 存在于肝细胞线粒体中,仅 20% 在胞质。肝病时血清 AST 升高,提示线粒体损伤,病情易持久且较严重,通常与肝病严重程度呈正相关。急性肝炎时如果 AST 持续高水平,有转为慢性肝炎的可能。

(3) γ- 谷氨酰转肽酶(γ-GT):肝炎和肝癌患者可显著升高,在胆管炎症、阻塞的情况下更明显。

(4) 碱性磷酸酶(ALP 或 AKP):正常人血清中 ALP 主要来源于肝和骨组织,ALP 测定主要用于肝病和骨病的临床诊断。当肝内或肝外胆汁排泄受阻时,ALP 生成增加而排泄减少,导致血清 ALP 活性升高。儿童生长发育期可明显增加。

2. 血清蛋白　主要由白蛋白(A)和 α₁、α₂、β 及 γ 球蛋白组成。前 4 种主要由肝细胞合成,γ 球蛋白主要由浆细胞合成。白蛋白半衰期较长,约 21d。急性肝炎时,血清蛋白的质和量可在正常范围内。慢性肝炎中度以上、肝硬化、(亚急性及慢性)肝衰竭时白蛋白下降,γ 球蛋白升高,白/球(A/G)比例下降甚至倒置。

3. 胆红素　急性或慢性黄疸性肝炎时血清胆红素升高,活动性肝硬化时亦可升高且消退缓慢,重型肝炎(肝衰竭)常超过 171μmol/L。胆红素升高是反映肝细胞损伤严重程度的重要指标。直接胆红素在总胆红素中的比例尚可反映淤胆的程度。

4. PT(凝血酶原时间)、PTA(凝血酶原活动度)、INR(国际标准化比率)　PT 延长或 PTA 下降与肝损害严重程度密切相关。PTA ≤ 40% 是诊断重型肝炎(肝衰竭)的重要依据,亦是判断肝衰竭预后的最敏感的实验室指标。INR(international normalized ratio)是根据 PT 与 ISI(国际敏感度指数)的比值计算得出。健康成年人 INR 大约为 1.0,INR 值越大表示凝血功能越差。

5. 血氨　肝衰竭时清除氨的能力减退或丧失,导致血氨升高,常见于重型肝炎(肝衰竭)、肝性脑病患者。

6. 血糖　超过 40% 的重型肝炎(肝衰竭)患者有血糖降低。临床上应注意低血糖昏迷与肝性脑病的鉴别。

7. 血浆胆固醇　60%~80% 的血浆胆固醇来自肝脏。肝细胞严重损伤时,胆固醇在肝内合成减少,故血浆胆固醇明显下降,胆固醇愈低,预后愈差。

8. 补体　当肝细胞严重损害时,补体合成减少。临床检测 CH_{50} 和 C3 补体对预后有评估作用。

9. 胆汁酸　血清中胆汁酸含量很低,当肝炎活动时胆汁酸升高。由于肝脏对胆红素和胆汁酸的运转系统不同,检测胆汁酸有助于鉴别胆汁淤积和高胆红素血症。

10. 吲哚菁绿(ICG)清除试验　以上肝功能测定为静态检测,ICG 清除试验属动态检测,它是在一定时间内通过分析肝功能特定指示物(ICG)在受试者体内的动态变化的检测。可评估受试者肝脏摄取、代谢、合成、生物转化和排泌等生理功能的有效状态(又称有效肝功能或肝储备功能),主要影响因素为功能性肝细胞量和肝血液的有效灌输量(effective hepatic blood flow,EHBF),对肝硬化肝衰竭、肝叶切除和肝移植前后预后评估有重要价值。

(四) 病原学检查

1. 甲型肝炎

(1)抗 -HAV IgM:是早期诊断甲型肝炎最简便而可靠的血清学标志。在发病后数天即可阳性,3~6 个月转阴。临床上多采用酶联免疫吸附试验(ELISA)检测。

(2)抗 -HAV IgG:出现稍晚,于 2~3 个月达到高峰,持续多年或终身。属于保护性抗体,是具有免疫力的标志。单份抗 -HAV IgG 阳性表示曾受 HAV 感染。如果急性期及恢复期双份血清抗 -HAV IgG 滴度有 4 倍以上增长,是诊断甲型肝炎的重要依据。

其他检测方法如免疫电镜观察和鉴定 HAV 颗粒,体外细胞培养分离病毒,核酸杂交法或逆转录聚合酶链反应(RT-PCR)检测 HAV RNA 等,仅用于实验研究。

2. 乙型肝炎

(1)HBV 血清学标志:包括 HBsAg、抗 -HBs、HBeAg、抗 -HBe、抗 -HBc 和抗 -HBc IgM,目前常采用酶免疫法(EIA)、放射免疫法(RIA)、微粒子酶免分析法(MEIA)或化学发光法等检测。HBsAg 阳性表示 HBV 感染;抗 -HBs 为保护性抗体,其阳性表示对 HBV 有免疫力,见于乙型肝炎康复及接种乙型肝炎疫苗者;HBsAg 转阴而抗 -HBs 转阳,称为 HBsAg 血清学转换;HBeAg 阳性可作为 HBV 复制和传染性高的指标;抗 -HBe 阳性表示 HBV 复制水平低(但有前 C 区突变者例外);HBeAg 转阴而抗 -HBe 转阳,称为 HBeAg 血清学转换;抗 -HBc IgM 阳性提示 HBV 复制,多见于乙型肝炎急性期;抗 -HBc 总抗体主要是抗 -HBc IgG,只要感染过 HBV,无论病毒是否被清除,此抗体均为阳性。

(2)HBV DNA:是病毒复制和传染性的直接标志。血液中 HBV DNA 主要存在于 Dane 颗粒内,检测前须裂解病毒颗粒。目前常用 PCR 和分子杂交检测。分子杂交敏感性较低,目前临床已不用于常规检测。PCR 技术灵敏,定性方法对临床诊断有帮助。实时荧光定量 PCR 技术对于准确判断病毒复制程度,传染性强弱,抗病毒药物疗效等有重要意义。HBV DNA 检测还包括前 C 区变异、基因分型及基因耐药变异位点等检测。基因耐药变异位点检测对核苷类似物抗病毒治疗有重要意义。

(3)组织中 HBV 标志物的检测:可用免疫组织化学方法检测肝组织中 HBsAg、HBcAg 的存在及分布,原位杂交或原位 PCR 方法可检测组织中 HBV DNA 的存在及分布。肝组织中 cccDNA 检测对血清中 HBV 标志物阴性患者的诊断,以及对抗 HBV 疗效及预后评估有较大意义。

3. 丙型肝炎

(1)抗 -HCV IgM 和抗 -HCV IgG:HCV 抗体不是保护性抗体,是 HCV 感染的标志。抗 -HCV IgM 在发病后即可检测到,一般持续 1~3 个月,因此抗 -HCV IgM 阳性提示现症 HCV 感染。抗 -HCV IgM 的检测受较多因素的影响,如球蛋白、类风湿因子等,稳定性不如抗 -HCV IgG。抗 -HCV IgG 阳性提示现症感染或既往感染。

(2)HCV RNA:HCV 在血液中含量很少,常采用巢式 PCR 以提高检出率。HCV RNA 阳性是病毒感染和复制的直接标志。HCV RNA 精准定量检测有助于了解病毒复制程度、抗病毒治疗的方案选择及疗效评估。

(3)HCV 基因分型:HCV RNA 基因分型方法较多,国内外在抗病毒疗效考核研究中,应用 Simmonds 等 1~6 型分型法最为广泛。HCV RNA 基因分型结果有助于选择抗病毒治疗方案。

4. 丁型肝炎

(1)HDAg、抗 HD IgM 及抗 HD IgG:HDAg 是 HDV 颗粒内部成分,阳性是诊断急性 HDV 感染的直接证据。在慢性 HDV 感染中,由于有高滴度的抗 HD,HDAg 多为阴性。抗 HD IgM 阳性是现症感染的标志,当感染处于 HDAg 和抗 HD IgG 之间的窗口期时,可仅有抗 HD IgM 阳性。抗 HD IgG 不是保护性抗体,高滴度抗 HD IgG 提示感染的持续存在,低滴度提示感染静止或终止。

(2)HDV RNA:血清或肝组织中 HDV RNA 是诊断 HDV 感染最直接的依据。可采用分子杂交和 RT-PCR 方法检测。

5. 戊型肝炎

(1)抗 -HEV IgM 和抗 -HEV IgG:抗 -HEV IgM 在发病初期产生,是近期 HEV 感染的标志,大多数在 3 个月内阴转。抗 -HEV IgG 在急性期滴度较高,恢复期则明显下降。如果抗 -HEV IgG 滴度较高,或由阴性转为阳性,或由低滴度升为高滴度,或由高滴度降至低滴度甚至阴转,均可诊断为 HEV 感染。抗 -HEV IgG 持续时间报道不一,较多认为于发病后 6~12 个月阴转,亦有报道持续几年甚至十多年。少数戊型肝炎患者始终不产生抗 -HEV IgM 和抗 -HEV IgG,两者均阴性时不能完全排除戊型肝炎。

(2)HEV RNA:采用 RT-PCR 法在粪便和血液标本中检测到 HEV RNA,可明确诊断。

(五) 甲胎蛋白

甲胎蛋白(alpha-fetoprotein,AFP)含量的检测是筛选和早期诊断 HCC 的常规方法。肝炎活动和肝细胞修复时 AFP 有不同程度的升高,应动态观察。急性肝衰竭 AFP 升高时,提示有肝细胞再生,对判断预后有帮助。

(六) 肝组织病理检查

采用穿刺方法取肝组织活检,对明确诊断、衡量炎症活动度、纤维化程度及评估疗效具有重要价值(见病理解剖部分)。还可在肝组织中原位检测病毒抗原或核酸,以助确定诊断。

(七) 影像学检查

可对肝脏、胆囊、脾脏进行超声显像、电子计算机断层扫描(CT)和磁共振成像(MRI)等检查。影像学检查的主要目的是监测慢性病毒性肝炎的临床进展、了解有无肝硬化、发现和鉴别占位性病变性质,尤其是筛查和诊断 HCC。肝脏弹性测定(liver stiffness measurement)的优势在于无创伤性、操作简便、可重复性好,能够比较准确地识别出轻度肝纤维化和重度肝纤维化(早期肝硬化)。但其测定成功率受肥胖、肋间隙大小等因素影响,其测定值受肝脏脂肪变、炎症坏死及胆汁淤积的影响,且不易准确区分相邻的两级肝纤维化。

六、诊断

病毒性肝炎的诊断主要依靠临床表现和实验室检查,流行病学资料具有参考意义。

(一) 流行病学资料

甲型肝炎:病前居住或者到过甲肝流行区,进食未煮熟海产如毛蚶、蛤蜊及可能饮用被 HAV 污染的水。乙型肝炎:输血或血制品、静脉药瘾者或使用非一次性注射器注射史,家庭成员有 HBV 感染者,特别是母亲是 HBsAg 阳性等有助于乙型肝炎的诊断。丙型肝炎:有输血或血制品、静脉吸毒、血液透析、多个性伴侣,使用非一次性注射器注射史及文身等。丁型肝炎:同乙型肝炎,我国以西南部感染率较高。戊型肝炎:基本同甲型肝炎,暴发以水传播为多见。多见于成年人。

(二) 临床诊断

1. 急性肝炎　起病较急,常有畏寒、发热、乏力、纳差、恶心、呕吐等急性感染症状。肝大、质偏软,

ALT 显著升高,既往无肝炎病史或病毒携带史。黄疸性肝炎血清胆红素>17.1μmol/L,尿胆红素阳性。黄疸性肝炎可有黄疸前期、黄疸期、恢复期三期,病程不超过 6 个月。

2. **慢性肝炎**   病程超过半年或发病日期不明确而有慢性肝炎症状、体征、实验室检查改变者。常有乏力、厌油、肝区不适等症状,可有肝病面容、肝掌、蜘蛛痣、胸前毛细血管扩张,肝大质偏硬,脾大等体征。根据病情轻重,实验室指标改变等综合评定轻、中、重三度。

3. **重型肝炎(肝衰竭)**   主要有肝衰竭综合征表现。急性黄疸性肝炎病情迅速恶化,2 周内出现Ⅱ度以上肝性脑病或其他肝衰竭表现者,为急性肝衰竭;15d 至 26 周出现上述表现者为亚急性肝衰竭;在慢性肝病基础上出现的急性肝功能失代偿为慢加急性(亚急性)肝衰竭。在慢性肝炎或肝硬化基础上出现的渐进性肝功能衰竭为慢性肝衰竭。

4. **淤胆型肝炎**   起病类似急性黄疸性肝炎,黄疸持续时间长,症状轻,有肝内淤胆的表现。

5. **肝炎肝硬化**   多有慢性肝炎病史。有乏力、腹胀、尿少、肝掌、蜘蛛痣、脾大、腹水、双下肢水肿、胃底食管下段静脉曲张、白蛋白下降、A/G 倒置等肝功能受损和门脉高压表现。

(三) 病原学诊断

1. **甲型肝炎**   有急性肝炎临床表现,并具备下列任何一项均可确诊为甲型肝炎:抗 -HAV IgM 阳性;抗 -HAV IgG 急性期阴性,恢复期阳性;粪便中检出 HAV 颗粒或抗原或 HAV RNA。

2. **乙型肝炎**   急性乙型肝炎应有高滴度的抗 -HBc IgM 阳性,同时可伴有 HBsAg 阳性或伴有病毒复制指标阳性,而且必须除外其他类型肝炎病毒的急性感染。急性乙型肝炎现已少见。

慢性 HBV 感染可分为:

(1)慢性乙型肝炎:①HBeAg 阳性慢性乙型肝炎:血清 HBsAg、HBV DNA 和 HBeAg 阳性,抗 -HBe 阴性,血清 ALT 持续或反复升高,或肝组织学检查有肝炎病变。②HBeAg 阴性慢性乙型肝炎:血清 HBsAg 和 HBV DNA 阳性,HBeAg 持续阴性,抗 -HBe 阳性或阴性,血清 ALT 持续或反复异常,或肝组织学检查有肝炎病变。

(2)HBV 携带者:①慢性 HBV 携带者(免疫耐受状态):血清 HBsAg 和 HBV DNA 阳性,HBeAg 阳性,1 年内连续随访 3 次以上,血清 ALT 和 AST 均在正常范围,肝组织学检查一般无明显异常。②非活动性 HBsAg 携带者:血清 HBsAg 阳性、HBeAg 阴性、抗 -HBe 阳性或阴性,HBV DNA 检测不到(PCR 法)或低于最低检测限,1 年内连续随访 3 次以上,ALT 均在正常范围。肝组织学检查显示:Knodell 肝炎活动指数(HAI)<4 或其他的半定量计分系统病变轻微。

(3)隐匿性慢性乙型肝炎(occult hepatitis B):血清 HBsAg 阴性,但血清和 / 或肝组织中 HBV DNA 阳性,并有慢性肝炎的临床表现。患者可伴有血清抗 -HBs、抗 -HBe 和 / 或)抗 -HBc 阳性。另约 20% 隐匿性慢性乙型肝炎患者除 HBV DNA 阳性外,其余 HBV 血清学标志均为阴性。

3. **丙型肝炎**   具备急性肝炎临床表现,抗 -HCV IgM 阳性,同时 HCV RNA 阳性,可诊断为急性丙型肝炎。如果抗 -HCV IgG 和 HCV RNA 阳性,可诊断为慢性丙型肝炎。

4. **丁型肝炎**   有现症 HBV 感染,同时血清 HDAg 或抗 HD IgM 或高滴度抗 HD IgG 或 HDV RNA 阳性,或肝内 HDAg 或 HDV RNA 阳性。可诊断为丁型肝炎。低滴度抗 HD IgG 有可能为过去感染。不具备临床表现,仅血清 HBsAg 和 HDV 血清标记物阳性时,可诊断为无症状 HDV 携带者。

5. **戊型肝炎**   急性肝炎患者抗 -HEV IgG 高滴度,或由阴性转为阳性,或由低滴度到高滴度,或由高滴度到低滴度甚至阴转,或血 HEV RNA 阳性,或粪便 HEV RNA 阳性或检出 HEV 颗粒,均可诊断为戊型肝炎。抗 -HEV IgM 阳性可作为诊断参考,但须排除假阳性。

七、鉴别诊断

(一) 其他原因引起的黄疸

1. **溶血性黄疸**   常有药物或感染等诱因,表现为贫血、腰痛、发热、血红蛋白尿、网织红细胞升高,黄疸大多较轻,主要为间接胆红素升高。治疗后(如应用肾上腺皮质激素)黄疸消退快。

2. 肝外梗阻性黄疸 常见病因有胆囊炎、胆石症、胰头癌、壶腹周围癌、肝癌、胆管癌和阿米巴脓肿等。有原发病症状、体征,肝功能损害轻,以直接胆红素为主。肝内外胆管扩张。

(二)其他原因引起的肝炎

1. 其他病毒所致的肝炎 巨细胞病毒、EB 病毒等感染均可引起肝脏炎症损害。可根据原发病的临床特点和病原学、血清学检查结果进行鉴别。

2. 感染中毒性肝炎 如肾综合征出血热、恙虫病、伤寒、钩端螺旋体病、阿米巴肝病、急性血吸虫病、华支睾吸虫病等。主要根据原发病的临床特点和实验室检查加以鉴别。

3. 药物性肝损害 有使用导致肝损害药物的历史,停药后肝功能可逐渐恢复。如为中毒性药物,肝损害与药物剂量及使用时间相关;如为变态反应性药物,可伴有发热、皮疹、关节疼痛等表现。

4. 酒精性肝病 有长期大量饮酒的历史,可根据个人史和血清学检查综合判断。

5. 自身免疫性肝炎 主要有原发性胆汁性肝硬化(PBC)和自身免疫性肝病。鉴别诊断主要依靠自身抗体的检测和组织病理学检查。

6. 非酒精性脂肪肝及妊娠急性脂肪肝 非酒精性脂肪肝大多继发于肝炎后或身体肥胖者,血中三酰甘油多增高,B 超有较特异的表现。妊娠急性脂肪肝多发生于妊娠期末 3 个月,是产科急症,以急性腹痛起病,恶心、呕吐,伴有黄疸,肝正常或缩小,约半数伴高血压、蛋白尿等先兆子痫的症状,肝功能检查异常,肝脏 B 超可表现为回声增强。通常根据临床和常规检查可鉴别。

7. 肝豆状核变性(Wilson 病) 先天性铜代谢障碍性疾病。血清铜及铜蓝蛋白降低,眼角膜边沿可发现 K-F 环(Kayser-Fleischer ring)。

八、治疗

病毒性肝炎的治疗须根据不同病原、不同临床类型及组织学损害区别对待。

(一)急性肝炎

各类肝炎病毒感染引起的急性肝炎一般为自限性,多可完全康复。以一般治疗及对症支持治疗为主,急性期应进行隔离,症状明显及有黄疸者应卧床休息,恢复期可逐渐增加活动量,但要避免过劳。饮食宜清淡易消化,适当补充维生素,热量不足者应静脉补充葡萄糖。避免饮酒和应用损害肝脏药物,辅以药物对症及恢复肝功能,药物不宜过多,以免加重肝脏负担。

急性肝炎一般不采用抗病毒治疗,但丙型肝炎例外,急性丙型肝炎易转为慢性,只要检查 HCV RNA 阳性,尽快开始抗病毒治疗可治愈。

(二)慢性肝炎

根据患者具体情况采用综合性治疗方案,包括合理的休息和营养,心理疏导,改善和恢复肝功能,调节机体免疫,抗病毒,抗纤维化等治疗。其中抗病毒治疗是关键,只要有适应证,且条件允许,就应进行规范的抗病毒治疗。

1. 一般治疗

(1)适当休息:症状明显或病情严重者应强调休息,卧床可增加肝脏血流量,有助恢复。病情轻者以活动后不觉疲乏为度。

(2)合理饮食:适当的高蛋白、高热量、高维生素的易消化食物有利肝脏修复,不必过分强调高营养,以防发生脂肪肝,避免饮酒。

(3)心理疏导:使患者有正确的疾病观,对肝炎治疗应有耐心和信心。切勿乱投医,以免延误治疗。

2. 抗病毒治疗 慢性病毒性肝炎主要是由于病毒的直接或间接损伤,引起肝细胞代谢异常或者凋亡、免疫活化或者失能、肝组织结构破坏。当前,慢性病毒性肝炎最重要的是抗病毒治疗,抗炎保肝药物只能用于辅助治疗。

(1)慢性乙型肝炎抗病毒治疗

1)治疗目标、治疗应答与治疗终点:CHB 抗病毒治疗的总体目标是最大限度地长期抑制或消除 HBV,减轻肝细胞炎症、坏死及肝纤维化,延缓和阻止疾病进展,减少和防止肝脏失代偿、肝硬化、HCC 及其并发症的发生,从而改善生活质量并延长生存时间。对部分适合患者尽可能追求临床治愈。

根据病毒学和生化学指标,治疗应答可分为:①病毒学应答(virological response)指血清 HBV DNA 检测不到或低于检测下限,或较基线下降 ≥ 2log$_{10}$;②血清学应答(serological response)指血清 HBeAg 转阴或 HBeAg 血清学转换或 HBsAg 转阴或 HBsAg 血清学转换;③生化学应答(biochemical response)指血清 ALT 和 AST 恢复正常;④组织学应答(histological response)指肝脏组织学炎症坏死或纤维化程度改善达到某一规定值。

治疗终点可以分为:①理想的治疗终点:在 HBeAg 阳性和 HBeAg 阴性患者中,理想的终点是治疗结束后持续的 HBsAg 消失,有或无血清学转换,出现抗 -HBs,这与 CHB 活动的完全及最终缓解和长期预后改善有关。②满意的治疗终点:HBeAg 阴性患者(基线时为 HBeAg 阳性患者但有持久的抗 -HBe 血清学转换或者基线时为 HBeAg 阴性患者),治疗结束后保持持续的病毒学和生化学应答。③获益的治疗终点:无 HBeAg 血清学转换的 HBeAg 阳性患者和 HBeAg 阴性患者,长期抗病毒治疗维持病毒学缓解(通过敏感的 PCR 方法检测不到 HBV DNA),患者仍然可以获益,使疾病进展缓慢。④临床治愈(功能性治愈):停止治疗后仍保持 HBsAg 阴性(伴或不伴抗 -HBs 出现)、HBV DNA 检测不到、肝脏生物化学指标正常。但因患者肝细胞核内 cccDNA 未被清除,因此存在 HBV 再激活和发生肝细胞癌的风险。

2)药物选择:当前,用于慢性乙型肝炎的治疗药物主要包括干扰素 -α(interferon-α,IFN-α)及核苷(酸)类似物(nucleoside/nucleotide analogues)两大类:干扰素 -α 又可分为普通干扰素及聚乙二醇干扰素(Peg-IFN-α,又称长效干扰素);目前中国指南推荐使用的核苷(酸)类似物是脱氧鸟苷类似物(恩替卡韦)以及无环核苷磷酸盐化合物(替诺福韦酯和丙酚替诺福韦)。在美国及欧洲指南将口服恩替卡韦和替诺福韦酯 / 丙酚替诺福韦及注射长效干扰素(Peg-IFN-α)列为抗 HBV 一线药物。两类药物的特点、疗程及疗效比较见表 26-2。

表 26-2   干扰素与核苷(酸)类似物治疗慢性乙型肝炎优缺点比较

药物	干扰素	核苷(酸)类似物
作用机制	兼具抗病毒与免疫调节作用	直接抗病毒作用
给药途径	皮下注射	口服给药
疗程	有限疗程,通常为 48 周	疗程不固定,需要长期服药
抗病毒疗效	对 HBsAg 抑制较为明显	对 DNA 抑制较为明显
血清学转换率	HBeAg 约为 30%,HBsAg 约为 5%,相对较高	HBeAg<30%,HBsAg<5%,相对较低
耐药	无耐药发生	耐药发生率较高
耐受性	耐受性差,副反应较常见	耐受性好,副反应较少

a. 干扰素 -α 治疗:研究认为,干扰素 -α 可通过两种机制对 HBV 产生抗病毒效应。首先,干扰素 -α 通过诱导多种抗病毒蛋白的表达介导直接的抗病毒作用,抑制肝细胞病毒复制及转录。其次,干扰素 -α 通过增强 T 淋巴细胞和自然杀伤淋巴细胞的活性,对感染 HBV 的肝细胞产生细胞免疫应答。其主要优点是通过有限的治疗疗程获得持久应答及不耐药,治疗结束时部分患者有机会得到持久病毒学应答以及 HBsAg 消失。考虑到 CHB 抗病毒治疗的长期性和为避免长期治疗中耐药的发生风险,推荐 Peg-IFN-α 作为优先选择的药物之一。

适应证:对于 HBeAg 阳性或 HBeAg 阴性的 CHB 患者,治疗的适应证主要考虑三个方面:血清 HBV DNA 水平、血清转氨酶水平和组织学分级与分期。患者的 HBV DNA 水平超过 1×10^{4}copies/ml

血清和 / 或血清 ALT 水平超过正常上限(ULN),肝活检显示中度至重度活动性炎症、坏死和 / 或纤维化时,应考虑治疗。治疗适应证还应考虑患者年龄、健康状况以及抗病毒药物的可获得性。乙型肝炎相关的失代偿期肝硬化患者,自身免疫性疾病以及未控制的严重抑郁或精神病患者是应用干扰素的禁忌证。

应答预测:由于患者感染途径、性别、年龄、遗传背景、病程长短、肝脏病变程度、治疗药物敏感度、药物不良反应及耐受力、病毒基因型等诸多因素不同,患者的免疫清除功能也不相同,按同样方案治疗后是否出现应答和出现应答的时间也不尽一致。预测发生 HBeAg 血清学转换的治疗前因素是低病毒载量(HBV DNA<10^5cps/ml)、高血清 ALT 水平(>3 × ULN)、肝活检示炎症活动较明显等。HBsAg 定量在治疗中的下降程度对于预测获得持续病毒学应答和 HBsAg 消失也有一定的价值。

药物及剂量和疗程:①普通干扰素:HBeAg 阳性和阴性的 CHB 患者,普通 IFN 的成人推荐剂量为 5MIU(可根据患者耐受情况适当调整剂量),儿童 6MIU/m² 体表面积(每周 3 次,最大 5MIU),隔日 1 次,皮下注射,一般疗程为 48 周。②聚乙二醇化干扰素(Peg-IFN):目前的 Peg-IFNα-2a 成人推荐治疗剂量 180mg,每周 1 次,皮下注射,疗程 48 周;Peg-IFNα-2b 成人推荐治疗剂量为 1.5ug/kg,每周 1 次,皮下注射,疗程 48 周。剂量应根据患者耐受性等因素决定。

治疗监测:接受干扰素 -α 治疗的患者,应每月监测全血细胞计数和血清 ALT 水平。12 周和 24 周时,评估血清 HBV DNA 水平以验证初始应答。

不良反应及处理:IFN-α 治疗导致的不良反应,包括流感样症状、骨髓抑制、抑郁等精神神经症状、自身免疫、甲状腺功能减退等,其中大部分为轻度或自限性,极少数为严重不良反应,应引起重视,给予对症处理或者停药。

b. 核苷(酸)类似物治疗:适应证与应答预测:核苷(酸)类似物直接靶向 HBV 的 DNA 聚合酶,可以直接抑制病毒复制,长期服用有较好的耐受性。HBeAg 阳性 /HBeAg 阴性的 CHB 患者及肝硬化(包括代偿期及失代偿期)患者均可应用核苷(酸)类似物进行初始治疗。与 IFN-α 类似,对于 HBeAg 阳性的 CHB 患者,HBeAg 血清学转换是最常用的疗效评价指标。较高的基线 ALT 水平(>3 × ULN)和较低的基线 HBV DNA(<10^5cps/ml)是应用核苷(酸)类似物治疗时 HBeAg 血清学转换的预测因素。

药物选择及疗程:目前有六种核苷(酸)类似物被批准用于治疗慢性乙型肝炎:拉米夫定(Lamivudine,LAM)、阿德福韦酯(Adefovir dipivoxil,ADV)、恩替卡韦(Entecavir,ETV)、替比夫定(Telbivudine,LdT)、替诺福韦酯(Tenofovir,TDF)和丙酚替诺福韦(Tenofovir alafenamide fumarate,TAF)。患者应首选强效低耐药药物(ETV、TDF、TAF)治疗。不建议 LAM 和 ADV 用于 HBV 感染者的抗病毒治疗。替比夫定总体耐药率仍偏高,但在阻断母婴传播中具有良好的效果和安全性。

恩替卡韦:是环戊酰鸟苷类似物。成人每天口服 0.5mg(空腹服用)能有效抑制 HBV DNA 复制;对发生酪氨酸 - 甲硫氨酸 - 天门冬氨酸 - 天门冬氨酸(YMDD)变异者将剂量提高至每日 1mg。对初治患者治疗 1 年时的耐药发生率为 0.5 年耐药率 1.2%。但对已发生 YMDD 变异患者治疗 1 年时的耐药发生率为 5.8%。

替诺福韦酯:是一种核苷酸类似物,结构与阿德福韦酯相似。每日 300mg,耐药率低,与 ETV、LAM 及 LdT 等无交叉耐药,可用于 CHB 患者的初始治疗,亦可作为这些药物治疗失败后的挽救治疗。TDF 的肾毒性比 ADV 小,妊娠安全性上与 Ldt 同属 B 类药物。

丙酚替诺福韦:属于核苷酸类似物,是替诺福韦新型前体药物,作用机制与 TDF 类似,均具有强效抑制病毒,低耐药的特点,TAF 血浆稳定性更高,具有靶向肝脏的特性。可用于治疗成人和青少年慢性乙型肝炎,每日 25mg,随餐服用。较 TDF 而言,TAF 骨、肾安全性更佳及 ALT 复常率更高。

治疗前检查:①生化学指标包括 ALT、AST、胆红素、白蛋白等;②病毒学标志包括 HBeAg、抗 -HBe 和 HBV DNA 的基线状态或水平;③根据病情需要,检测血常规、血小板、磷酸肌酸激酶、血清肌酐等;④有条件时,治疗前后各行 1 次肝穿刺检查。

治疗疗程:HBeAg 阳性 CHB 患者可进行核苷(酸)类似物的有限疗程治疗,但不能预测治疗的具体疗程,取决于 HBeAg 血清学转换的时间。一旦获得 HBeAg 血清学转换,核苷(酸)类似物治疗应继续进行巩固治疗 6~12 个月,可使 50% 以上患者获得持久应答(治疗结束后抗 -HBe 持续阳性)。停止治疗后不能获得持久病毒学和血清学应答的患者,以及肝硬化或肝功能失代偿患者,均应长期甚至终身治疗。长期治疗应该选用抗病毒作用强、耐药率相对较低的药物,如恩替卡韦、替诺福韦酯或丙酚替诺福韦。

治疗中的监测和随访:治疗期间应至少每 3 个月检测 1 次 ALT、HBeAg 和 /、或 HBV DNA;如用阿德福韦酯,还应监测患者肾功能(血肌酐、尿素氮);如应用替比夫定,尚须监测肌酸激酶(CK)。核苷(酸)类似物长期治疗过程中出现的病毒学突破常表现为 HBV DNA 从最低水平升高>$1Log_{10}$cps/ml,可伴有以 ALT 水平升高,主要原因是患者依从性差或针对核苷(酸)类似物的 HBV 耐药变异。如果出现病毒学突破,或者治疗 1 年时仍可检测到 HBV DNA 或 HBV DNA 下降<$2log_{10}$ 者,应加用或改用其他抗病毒药治疗。

抗病毒药物优化治疗的关键在于:在适当的时机选择合适的抗病毒药物,并在治疗过程中监测应答情况,对疗效欠佳的患者及时调整治疗方案,如长效干扰素或无交叉耐药的两种核苷(酸)类似物的联用,延长疗程等,以提高远期疗效,降低耐药的发生。

3)特殊人群乙型肝炎的治疗

a. 儿童:对于进展期肝病或肝硬化患儿,应及时进行抗病毒治疗,但需考虑长期治疗的安全性及耐药性问题。1 岁及以上儿童可考虑 IFN-α 治疗,2 岁及以上可选用恩替卡韦或 TDF 治疗,5 岁及以上儿童可选用 Peg-IFNα-2a,12 岁及以上可选用 TAF 治疗。

b. 妊娠女性:血清 HBV DNA 高水平是母婴传播的高危因素,妊娠中后期如果 HBV DNA 定量>2×10^5IU/ml,可与患者充分沟通,在其知情同意的基础上,于妊娠第 24~28 周开始抗病毒治疗,应用 TDF、TAF 或替比夫定。应用 TDF 不是母乳喂养的禁忌。

c. 免疫抑制剂治疗或化疗患者:慢性 HBV 感染者接受肿瘤化学治疗或免疫抑制剂治疗有可能导致 HBV 再激活,重者可导致肝衰竭甚至死亡。预防性抗病毒治疗可以明显降低乙型肝炎再激活发生率。可选用强效低耐药的 ETV、TDF 或 TAF 治疗。HBsAg 阳性者,即使 HBV DNA 阴性和 ALT 正常,应尽早在开始使用免疫抑制剂及化学治疗药物之前(通常为 1 周)或最迟与之同时应用核苷(酸)类似物抗病毒治疗。化疗和免疫抑制剂治疗停止后,根据患者病情决定停药时间。HBsAg 阴性、抗 -HBc 阳性者,若使用 B 细胞单克隆抗体或进行造血干细胞移植,HBV 再激活风险高,应预防性使用抗病毒药物治疗。

(2)慢性丙型肝炎抗病毒治疗:抗病毒治疗是慢性丙型肝炎最重要的治疗手段。早期主要采用干扰素联合利巴韦林的治疗方案,但疗效有限,并且副作用大。目前,慢性丙型肝炎抗病毒治疗取得了突破性进展,直接抗病毒药物(directly acting antivirals,DAAs)将治愈率提高至 95% 以上,不仅使整个疗程大大缩短、副作用减少,同时可显著改善患者预后并降低丙肝病毒传播扩散的风险,使丙肝成为第一种能完全治愈的慢性病毒感染性疾病。

1)治疗目标及治疗终点:治疗目标是清除 HCV,获得治愈,清除或减轻 HCV 相关肝损害和肝外表现,逆转肝纤维化,阻止进展为肝硬化、失代偿期肝硬化、肝衰竭或 HCC,改善患者的长期生存率,提高患者的生活质量,预防 HCV 传播。治疗终点是治疗结束后 12 周及 24 周时获得持续病毒学应答(sustained virological response,SVR),敏感检测方法无法检出 HCV RNA(<15IU/ml),相当于临床治愈。对于肝硬化患者,清除 HCV 可降低肝硬化患者失代偿率,即使不能杜绝也可降低 HCC 风险。对此类患者应继续监测 HCC。

2)治疗前评估:丙型肝炎患者进行抗病毒治疗前,需评估肝脏疾病的严重程度、肾脏功能、应用敏感方法进行 HCV RNA 定量检测、HCV 基因型及亚型、HBsAg、合并疾病以及合并用药情况。

3)治疗药物选择及疗程:近些年欧美等国批准了许多直接抗病毒药物,这些药物与原先的干扰素和利巴韦林不同,它们通过直接抑制 HCV 的蛋白酶、RNA 聚合酶或病毒的其他位点而发挥很强的抑制病毒复制的作用,使持续病毒学应答率从 40%~70% 提高到 90% 以上。主要的 DAA 药物见表 26-3。

表 26-3　目前直接抗病毒药物(DAAs)的分类和用法

分类	药品	使用剂量
NS3/4A 蛋白酶抑制剂	达卡他韦(Daclatasvir)	1 片,1 次 /d
NS5B 聚合酶核苷类似物抑制剂	索磷布韦(Sofosbuvir)	1 片,1 次 /d
NS5B 聚合酶核苷类似物抑制剂 /NS5A 抑制剂	索磷布韦 / 维帕他韦(Sofosbuvir/Velpatasvir)	1 片,1 次 /d
NS3/4A 蛋白酶抑制剂 /NS5A 抑制剂	格卡瑞韦 / 哌仑他韦(Glecaprevir/Pibrentasvir)	3 片,1 次 /d
NS5B 聚合酶核苷类似物抑制剂 /NS5A 抑制剂 / NS3/4A 蛋白酶抑制剂	索磷布韦 / 维帕他韦 / 伏西瑞韦 (Sofosbuvir/Velpatasvir/Voxilaprevir)	1 片,1 次 /d
NS3/4A 蛋白酶抑制剂	阿舒瑞韦(Asunaprevir)	1 片,2 次 /d
NS3/4A 蛋白酶抑制剂 /NS5A 抑制剂 /CYP3A4 强力抑制剂	帕立瑞韦 / 利托那韦 / 奥比他韦 (Paritaprevir/Ritonavir/Ombitasvir)	2 片,1 次 /d
NS3/4A 蛋白酶抑制剂 /NS5A 抑制剂	艾尔巴韦 / 格拉瑞韦(Elbasvir/Grazoprevir)	1 片,1 次 /d
NS5A 抑制剂 /NS5B 聚合酶核苷类似物抑制剂	来迪派韦 / 索磷布韦(Ledipasvir/Sofosbuvir)	1 片,1 次 /d
NS5B 聚合酶非核苷类似物抑制剂	达塞布韦(Dasabuvir)	1 片,2 次 /d

常用的泛基因型方案:主要有索磷布韦 / 维帕他韦和格卡瑞韦 / 哌仑他韦。

索磷布韦 / 维帕他韦每片复合片剂含索磷布韦 400mg 及维帕他韦 100mg,治疗基因 1~6 型初治或者 PRS 经治患者,无肝硬化或代偿期肝硬化疗程 12 周,针对基因 3 型代偿期肝硬化或者 3b 型患者可以考虑增加 RBV,失代偿期肝硬化患者联合 RBV 疗程 12 周。

格卡瑞韦 / 哌仑他韦每片复合片剂含格卡瑞韦 100mg/ 哌仑他韦 40mg,治疗基因 1~6 型,初治无肝硬化患者,以及非基因 3 型代偿期肝硬化患者,疗程 8 周;初治基因 3 型代偿期肝硬化患者疗程 12 周。PRS 经治患者,非基因 3 型无肝硬化患者 8 周,代偿期肝硬化患者 12 周。基因 3 型 PRS 经治患者疗程 16 周。本方案禁用于肝功能失代偿或既往曾有肝功能失代偿史的患者。

索磷布韦 / 维帕他韦 / 伏西瑞韦每片复合片剂含索磷布韦 400mg/ 维帕他韦 100mg/ 伏西瑞韦 100mg,主要用于 DAAs 治疗失败的基因 1~6 型患者的挽救治疗,12 周疗程。

常用的基因特异型方案:主要有艾尔巴韦 / 格拉瑞韦和来迪派韦 / 索磷布韦。

艾尔巴韦 / 格拉瑞韦每片复合片剂含艾尔巴韦 50mg 和格拉瑞韦 100mg,治疗基因 1 型和基因 4 型初治以及部分缓解的经治患者,疗程 12 周。但是针对基因 1a 型,在既往抗病毒治疗过程中就失败的患者,需要联合 RBV,并且疗程延长至 16 周。

来迪派韦 / 索磷布韦每片复合片剂含索磷布韦 400mg 和来迪派韦 90mg,治疗基因 1、2、4、5、6 型初治以及 PR 经治患者。无肝硬化患者疗程 12 周,初治的无肝硬化患者也可以 8 周疗程。代偿期或失代偿期肝硬化患者,应联合 RBV 疗程 12 周;或不联合 RBV,但疗程延长至 24 周。

采用 DAA 方案时要关注药物之间的相互作用,所有含索磷布韦方案禁止与胺碘酮一起使用。

3. **护肝抗炎治疗**　肝脏炎症坏死及其所致的肝纤维化是疾病进展的主要病理学基础,因而如能有效抑制肝组织炎症,有可能减少肝细胞破坏和延缓肝纤维化的发展。对于 ALT 明显升高者或肝组织学明显炎症坏死者,在抗病毒治疗的基础上可适当选用抗炎和保肝药物。不宜同时应用多种抗炎保肝药物,以免加重肝脏负担及因药物间相互作用而引起不良效应。甘草酸制剂、水飞蓟素类等制剂活性成分比较明确,有不同程度的抗炎、抗氧化、保护肝细胞膜及细胞器等作用,临床应用这些制剂可改善肝脏生化学指标。联苯双酯和双环醇等也可降低血清氨基转移酶特别是 ALT 水平。

(三) 重症肝炎 (肝衰竭)

治疗原则:依据病情发展的不同时相予以支持、对症、抗病毒等内科综合治疗为基础,早期免疫控制,中、后期以预防并发症及免疫调节为主,辅以人工肝支持系统疗法,争取适当时机进行肝移植治疗。

1. 支持和对症治疗 卧床休息,监护生命体征,密切观察病情,防止医院感染。由于重症肝炎患者食欲极差,肝脏合成能力低下,热量摄入不足,应补充足够的能量,以减少脂肪和蛋白质的分解。宜减少饮食中的蛋白质,以减少肠内氨的来源,给予以碳水化合物为主的清淡易消化食物,补液量1 500~2 000ml/d,保持水、维持电解质及酸碱平衡。静脉输注白蛋白,维持正氮平衡、血容量和胶体渗透压,减少脑水肿和腹水的发生。补充足量维生素 B、维生素 C 及维生素 K。适量输注新鲜血浆、免疫球蛋白。禁用对肝、肾有损害的药物。

2. 抗病毒治疗 HBV 相关急性、亚急性、慢加急性和慢性肝衰竭患者,应尽早使用 ETV、TDF 或 TAF 抗病毒治疗,不得使用干扰素。抗病毒治疗对降低病死率及长期预后有重要意义。

3. 免疫调节 重症肝炎 (肝衰竭) 发生、发展过程,机体免疫因子变化明显。病程早期多以免疫亢进为主,后期以免疫抑制为主。故早期适当使用激素,后期使用免疫增强药是有益的。激素使用要慎重,必须严格掌握适应证,对发病时间较早,ALT 水平较高,无肝硬化及其他激素禁忌证患者,可短程使用。

4. 护肝治疗 应用抗炎护肝药物、肝细胞膜保护剂,解毒保肝药物以及利胆药物。分别通过抑制炎症反应、解毒、免疫调节、清除活性氧、调节能量代谢、改善肝细胞膜稳定性、完整性及流动性等途径,达到减轻肝脏组织损害,促进肝细胞修复和再生,减轻肝内胆汁淤积,改善肝功能的目的。

5. 并发症的防治

(1) 肝性脑病:①减少肠道来源的氨和其他有毒因子:包括低蛋白饮食;保持大便通畅,可口服乳果糖;口服诺氟沙星等措施抑制肠道细菌等以减少氨的产生和吸收;也可采用乳果糖或弱酸溶液保留灌肠,及时清除肠内含氨物质,使肠内 pH 保持在 5~6 的偏酸环境,减少氨的形成和吸收,达到降低血氨的目的;在合理应用抗生素的基础上,及时应用微生态制剂,调节肠道微环境,改善肠道菌群失调,减轻内毒素血症。②降低血氨:静脉用乙酰谷酰胺、谷氨酸钠、精氨酸、门冬氨酸钾镁有一定的降血氨作用。③纠正假性神经递质:可用左旋多巴,左旋多巴在大脑转变为多巴胺后可取代奥克巴胺等假性神经递质,静脉滴注 0.2~0.6g/d;维持支链 / 芳香氨基酸平衡可用氨基酸制剂。④防治脑水肿:出现脑水肿表现者可用 20% 甘露醇和呋塞米 (速尿) 快速滴注,并注意水电解质平衡。治疗肝性脑病的同时,应积极消除其诱因。

(2) 上消化道出血:预防出血可使用组胺 H_2 受体拮抗剂或质子泵抑制剂;补充维生素 K、C;输注凝血酶原复合物、新鲜血液或血浆、浓缩血小板、纤维蛋白原等;降低门静脉压力可使用特利加压素等。出血时可口服凝血酶或去甲肾上腺素或云南白药,应用垂体后叶素、蛇毒凝血酶、生长抑素类似物、安络血等。必要时在内镜下直接止血 (血管套扎,电凝止血,注射硬化剂等)。肝硬化门静脉高压引起出血还可用介入及手术治疗。出血抢救时应消除患者紧张情绪,并给氧。

(3) 继发感染:肝衰竭患者极易合并感染,加重病情,须加强护理,严格消毒隔离。感染多发生于胆道、腹腔、呼吸道、泌尿道等。一旦出现,根据细菌培养结果及临床经验选择抗生素。有真菌感染时,可选用抗真菌药物。

(4) 肝肾综合征:主要在于防止诱发因素,避免强烈利尿,谨慎处理腹水,避免损肾药物,避免引起血容量降低的各种因素。肝肾综合征的治疗须针对引发因素,早期可试行扩容治疗,纠正低血容量;使用肾血管活性药物或提高周围血管舒张压的药物如加压素等可能有效;人工肝系统或透析可延长生存时间,条件允许时尽早行肝移植,对于既往无肾脏基础疾病者,肝移植后肾功能多能恢复正常。

6. 人工肝支持系统 非生物型人工肝支持系统,包括血浆置换 (plasma exchange,PE) / 选择性血浆置换 (fractional PE,EPE) / 血浆 (血液) 灌流 (plasma-or-hemoperfusion,PP/HP) / 特异性胆红素吸附、

血液滤过(hemofiltration,HF)、血液透析(hemodialysis,HD)及综合以上发展的李氏非生物型人工肝(Li-NBAL),主要作用是清除患者血中毒性物质及补充生物活性物质,治疗后可使血胆红素明显下降,凝血酶原活动度升高。非生物型人工肝支持系统对早期重型肝炎有较好疗效,对于晚期重型肝炎亦有助于争取时间让肝细胞再生或为肝移植做准备。生物型人工肝研究进展缓慢。

适应证:①各种原因引起的肝衰竭早、中期,PTA 在 20%~40% 之间和血小板 >50×10⁹/L 为宜;晚期肝衰竭患者也可进行治疗,但并发症多见,应慎重;未达到肝衰竭诊断标准,但有肝衰竭倾向者,也可考虑早期干预;②晚期肝衰竭肝移植术前等待供体、肝移植术后排异反应、移植肝无功能期。

相对禁忌证:①严重活动性出血或弥散性血管内凝血;②对治疗过程中所用血制品或药品如血浆、肝素和鱼精蛋白等高度过敏;③循环功能衰竭;④心脑梗死非稳定期;⑤妊娠晚期。

并发症:过敏反应、低血压、继发感染、出血、失衡综合征、溶血、空气栓塞、水电解质及酸碱平衡紊乱等。随着人工肝技术的发展,并发症发生率逐渐下降,一旦出现,可根据具体情况给予相应处理。

7. 肝脏移植　肝脏移植技术日益成熟,移植后的近期及远期存活率显著提高。目前已被认为是治疗各种原因所致终末期肝病的唯一有效途径。由于抗病毒药物的进展,乙型及丙型肝炎病毒感染不再是移植的禁忌证。肝移植适应证:①各种原因所致的肝衰竭,经积极内科治疗疗效欠佳;②失代偿性肝硬化。肝移植绝对禁忌证:①难以控制的全身性感染;②肝外有难以根治的恶性肿瘤;③难以戒除的酗酒或吸毒;④合并严重的心、脑、肺等重要脏器器质性病变;⑤难以控制的精神疾病。相对禁忌证:①年龄大于 65 岁;②肝脏恶性肿瘤伴门静脉主干癌栓或转移;③合并糖尿病、心肌病等预后不佳的疾病;④胆道感染所致的败血症等严重感染;⑤获得性人类免疫缺陷病毒感染;⑥明显门静脉血栓形成等解剖结构异常。由于肝移植价格昂贵,供肝来源困难,术后并发症复杂,在一定程度上限制了其广泛应用。

8. 肝细胞及干细胞移植　重症肝炎(肝衰竭)能否存活,主要取决于肝细胞再生,外源性补充肝细胞或干细胞可以帮助机体补充或促进新生肝细胞产生。但有效性和安全性有待进一步证实。

(四) 淤胆型肝炎

早期治疗同急性黄疸性肝炎,黄疸持续不退时,在有效抗病毒治疗前提下,可加用泼尼松40~60mg/d 口服或静脉滴注地塞米松 10~20mg/d,2 周后如血清胆红素显著下降,则逐步减量。

(五) 肝炎肝硬化

参照慢性肝炎和肝衰竭的治疗,有脾功能亢进或门静脉高压明显时可选用手术或介入治疗。积极抗病毒治疗。

(六) 慢性乙型肝炎病毒携带者

可照常工作,但应定期检查,随访观察,可做肝穿刺活检评估肝脏炎症和纤维化,有助于进一步诊断和早期治疗。

九、预后

(一) 急性肝炎

多数患者在 3 个月内临床康复。甲型肝炎预后良好,病死率约为 0.01%;急性乙型肝炎 60%~90%可完全康复,10%~40% 转为慢性或病毒携带;急性丙型肝炎易转为慢性;急性丁型肝炎约 70% 转为慢性;戊型肝炎病死率为 1%~5%,妊娠晚期合并戊型肝炎病死率较高。

(二) 慢性肝炎

轻度慢性肝炎患者一般预后良好;重度慢性肝炎预后较差,约 80% 五年内发展成肝硬化,少部分可转为 HCC。中度慢性肝炎预后居于轻度和重度之间。

未经抗病毒治疗的慢性乙型肝炎患者的肝硬化年发生率为 2%~10%,肝硬化失代偿的年发生率3%~5%,失代偿期肝硬化 5 年生存率为 14%~35%。肝硬化患者肝细胞癌年发生率为 3%~6%。肝硬化、合并糖尿病、直系亲属中有肝癌者、血清 HBsAg 高水平、接触黄曲霉毒素等均与肝癌高发相关。

急性 HCV 感染一般临床表现较轻,很少出现较重的临床表现,罕见出现肝衰竭,且往往几周后随着 ALT 的降低症状更加隐匿。慢性丙型肝炎发生后,自发痊愈的病例较少见。HCV 感染进展多缓慢,感染后 20 年,肝硬化发生率为 5%~15%。HCV 相关肝细胞癌发生率在感染 30 年后平均为 1%~3%,主要见于肝硬化和进展性肝纤维化患者,一旦发展成为肝硬化,肝癌的年发生率为 2%~4%。

(三) 重型肝炎(肝衰竭)

预后不良,病死率 50%~70%。年龄较小、治疗及时、无并发症者病死率较低。急性肝衰竭存活者,远期预后较好,多不发展为慢性肝炎和肝硬化;亚急性肝衰竭存活者多数转为慢性肝炎或肝炎肝硬化;慢性肝衰竭病死率最高,可达 80% 以上。

(四) 淤胆型肝炎

急性者预后较好,一般都能康复。慢性者预后较差,容易发展成胆汁性肝硬化。

(五) 肝炎肝硬化

代偿性肝硬化可较长时间生存。失代偿性肝硬化 5 年生存率低于 20%。

十、预防

(一) 控制传染源

肝炎患者和病毒携带者是本病的传染源。急性患者应隔离治疗至病毒消失。慢性患者和携带者可根据病毒复制指标评估传染性大小。符合抗病毒治疗情况的尽可能予抗病毒治疗。凡现症感染者不能从事食品加工,饮食服务,托幼保育等工作。对献血员进行严格筛选,不合格者不得献血。

对 HBV 感染育龄期及妊娠母亲的管理:①有生育要求的 CHB 患者,若有治疗适应证,应尽量在孕前应用 IFN-α 或 NAs 治疗,在 IFN-α 治疗期间应采取可靠的避孕措施;②妊娠中、后期如果母亲 HBV DNA 载量>2×10^5IU/ml,在与患者充分沟通,知情同意基础上,于妊娠 24~28 周开始予 TDF、LdT;③男性育龄期患者应用 IFN-α 治疗应在停药后 6 个月方可生育,目前尚无证据表明 NAs 治疗对精子的不良影响。

(二) 切断传播途径

1. 甲型和戊型肝炎　搞好环境卫生和个人卫生,加强粪便、水源管理,做好食品卫生、食具消毒等工作,防止 "病从口入"。

2. 乙、丙、丁型肝炎　使用一次性注射用具;各种医疗器械及用具(如采血针、针灸针、手术器械、划痕针、探针、各种内镜及口腔科钻头等)应严格实行一用一消毒的措施,尤其应加强对带血污染物的消毒处理。对慢性病毒携带者,除不能献血及从事直接接触食品和保育员工作外,可照常工作和学习,但要加强随访。加强血制品管理,每一个献血员和每一种血液成分都要经过最敏感方法检测 HBsAg 和抗 -HCV,有条件时应同时检测 HBV DNA 和 HCV RNA。采取主动和被动免疫阻断母婴传播。

(三) 保护易感人群

1. 甲型肝炎　甲肝疫苗用于预防易感人群感染 HAV。目前,在国内使用的甲肝疫苗有甲肝纯化灭活疫苗和减毒活疫苗两种类型。灭活疫苗的成分是灭活后纯化的全病毒颗粒,而减毒活疫苗的成分以减毒的活病毒为主。减毒活疫苗保护期限可达 5 年以上,目前常用的是冻干减毒活疫苗。灭活疫苗抗体滴度高,保护期可持续 20 年以上,由于病毒被充分灭活,不存在毒力恢复的危险,安全性有充分保障,国外均使用灭活疫苗。接种对象为抗 -HAV IgG 阴性者。在接种程序上,减毒活疫苗接种一针,灭活疫苗接种两针(0,6 个月)。于上臂三角肌处皮下注射,一次 1.0ml。甲肝减毒活疫苗应在冷藏条件下运输,2~8℃保存有效期为 5 个月。对近期有与甲型肝炎患者密切接触的易感者,可用人丙种球蛋白进行被动免疫预防注射,时间越早越好,免疫期 2~3 个月。

2. 乙型肝炎　乙型肝炎疫苗:接种乙型肝炎疫苗是我国预防和控制乙型肝炎流行的最关键措施。

易感者均可接种,新生儿应进行普种,与 HBV 感染者密切接触者、医务工作者、同性恋者、药瘾者等高危人群及从事托幼保育、食品加工、饮食服务等职业人群亦是主要的接种对象。现普遍采用 0、1、6 个月的接种程序,每次注射 10~20μg(基因工程疫苗),高危人群可适量加大剂量,抗 -HBs 阳转率可达 90% 以上。接种后随着时间的推移,部分人抗 -HBs 水平会逐渐下降,宜加强注射一次。HBV 慢性感染母亲的新生儿出生后 12h 内尽早注射乙型肝炎免疫球蛋白(HBIG)100~200IU,同时接种乙肝疫苗 10μg,出生后 1 个月重复注射一次,6 个月时再注射乙肝疫苗,保护率可达 95% 以上。

乙型肝炎免疫球蛋白(HBIG):属于被动免疫。用人血液制备。主要用于 HBV 感染母亲的新生儿及暴露于 HBV 的易感者,应及早注射,保护期约 3 个月。

3. **戊型肝炎**　2012 年我国在全球率先批准上市戊型肝炎疫苗,这个重组疫苗是由基因工程大肠埃希菌中表达的 HEV 结构蛋白,经纯化、颗粒组装并加铝佐剂混合后制成,由我国厦门大学研制,是世界上首个用于预防戊型肝炎的疫苗。适用于 16 岁及以上易感人群。推荐用于戊型肝炎病毒感染的重点高风险人群,如畜牧养殖者、餐饮业人员、学生或部队官兵、育龄期妇女、疫区旅行者等。接种 30μg 病毒抗原,可刺激机体产生抗戊型肝炎病毒的免疫力。

目前对丙型肝炎、丁型肝炎尚缺乏特异性免疫预防措施。

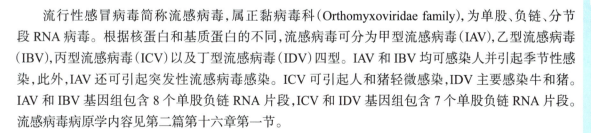

思考题

1. 简述乙型病毒性肝炎抗原抗体和核酸检测的临床意义。
2. 简述慢性肝炎典型的肝组织病理学改变及临床表现。
3. 简述慢性乙型肝炎和慢性丙型肝炎抗病毒治疗目标及治疗方法。
4. 简述肝衰竭的诊断要点及治疗。
5. 简述乙肝病毒母婴传播的阻断策略。

(高志良)

第二节　流行性感冒病毒感染

流行性感冒病毒简称流感病毒,属正黏病毒科(Orthomyxoviridae family),为单股、负链、分节段 RNA 病毒。根据核蛋白和基质蛋白的不同,流感病毒可分为甲型流感病毒(IAV),乙型流感病毒(IBV),丙型流感病毒(ICV)以及丁型流感病毒(IDV)四型。IAV 和 IBV 均可感染人并引起季节性感染,此外,IAV 还可引起突发性流感病毒感染。ICV 可引起人和猪轻微感染,IDV 主要感染牛和猪。IAV 和 IBV 基因组包含 8 个单股负链 RNA 片段,ICV 和 IDV 基因组包含 7 个单股负链 RNA 片段。流感病毒病原学内容见第二篇第十六章第一节。

一、流行性感冒

流行性感冒是由人流感病毒引起的一种急性呼吸道病毒感染,可以在人际间传播并可感染各个年龄段人群。在全球范围内,流行性感冒可导致每年300万到500万的感染病例,流行性感冒病毒暴发造成人员无法正常工作和学习,导致严重的经济损失。

流行性感冒病毒暴发迅速,可造成不同程度的流行,在温带地区,流行性感冒主要发生于冬季,夏季较为少见;在热带地区,全年均可发生流行性感冒。病毒主要通过飞沫传播,在感染者咳嗽或者打喷嚏时,含有流感病毒的飞沫从患者呼吸道喷出并散布到空气中,周围人群通过呼吸途径吸入含有病毒的气溶胶而发生感染。此外,流行性感冒病毒还可通过接触感染者的排泄物或和感染者握手等方式而发生感染。因此,在流行性感冒病毒暴发期间,应注意个人卫生并经常洗手以防感染。流行性感冒病毒主要引起急性呼吸道疾病,潜伏期一般为2d左右,大多数患者为自限性,但老年人,幼童,孕妇以及自身有基础疾病者在感染后有可能进展为重症感染,甚至因呼吸衰竭或多脏器衰竭而导致死亡。

流感症状和体征:

(1)单纯型流感:临床感染最为常见,主要表现为突然起病发热,体温可超过40℃,伴有干咳、鼻塞、流涕、头痛、全身乏力、无食欲以及全身肌肉关节酸痛等症状。发病后3~4d体温逐渐消退,全身症状好转,但仍有咳嗽症状,需要1~2周时间恢复体力。轻度症状者只需2~3d即可恢复。

(2)肺炎型流感:患者感染初期临床症状和单纯型流感相似,发病1~5d后病情迅速加重,表现为高热持续不退、咳嗽、咳痰、剧烈胸痛、呼吸困难、发绀及咯血等临床症状。重症患者病情发展迅速,在5~10d发生呼吸系统、循环系统、肝脏和肾脏等单个或多个器官功能衰竭。多发于婴幼儿,老年人,有基础疾病者,免疫力低下者以及妊娠期妇女。

(3)胃肠型流感:患者除表现为发热以外,显著特点为腹泻,恶心和呕吐等临床症状,易于和急性胃肠炎相混,多见于儿童感染。

(4)中毒型流感:在临床上比较少见,表现为高热、休克和弥散性血管内凝血(DIC)等严重症状,临床病死率较高。

大部分流行性感冒病毒感染患者可根据临床表现进行诊断,进一步确诊需要通过实验室方法进行检测:采集患者咽喉部,鼻咽分泌物或气管吸出物作为检测标本,通过病毒分离、抗原检测和RT-PCR检测病毒核酸等方法进一步确认是否为流行性感冒病毒。

对于流行性感冒轻症感染患者,在出现流行性感冒症状后,应居家隔离,减少或避免同他人接触以防病毒传播。在治疗上,以对症治疗为主。对于重症感染患者,应尽快使用奥司他韦等神经氨酸酶抑制剂药物进行治疗,发病48h内进行抗病毒治疗可减少并发症、降低死亡率、缩短病程;发病超过48h的重症患者依然可从抗病毒治疗中获益;抗病毒治疗一般持续5d左右,但应以患者临床病情改善为标准。非重症且无重症流感高危因素的患者,发病48h内在评价风险和收益后,也可考虑抗病毒治疗

预防流行性感冒病毒感染最有效措施是接种流感疫苗进行预防。所以,建议每年接种流感疫苗。如感染流行性感冒病毒,应根据感染患者的发病情况,考虑使用抗病毒药物进行针对性治疗,从而缓解流感病毒感染症状,减少病毒并发性疾病,降低死亡率。个人预防方面:避免与流行性感冒病毒感染患者接触以及避免接触患者的分泌物等;保持社交距离,人群密集场所佩戴口罩,勤洗手,居住环境勤通风;咳嗽或打喷嚏时应用纸巾遮住口鼻;如果出现身体不适,发热以及其他流感症状时,应尽早自我隔离,避免流感病毒等进一步传播。

二、甲型 H1N1 流感

2009年新型甲型H1N1流感病毒(A/H1N1 influenza)在全球暴发,由于人类对新暴发流感病毒缺乏天然免疫力且病毒可导致急性呼吸道疾病,发病迅速,在当时引起人类恐慌。研究表明:甲型H1N1流感病毒是一种新型猪源性甲型流感病毒,为人兽共患传染病,最早在猪群中流行,由于猪作为流感病毒的"储存器",导致人源性流感病毒、禽源性流感病毒以及猪源性流感病毒同时混合存在,使不同

来源的流感病毒进行基因重组,最终导致新型甲型 H1N1 流感病毒产生。甲型 H1N1 流感病毒虽然和传统猪流感病毒具有一定的同源性,但可以突破种群屏障,从发病猪传染到人,并造成病毒在人际间的传播,流行病学接触史也相应表明病毒感染患者大多数和病猪有接触。自 2009 年 3 月以来,甲型 H1N1 流感病毒率先在墨西哥和美国暴发大规模人群流行,随后病毒传播到全球范围内,随着世界卫生组织(WHO)将甲型 H1N1 流感病毒大流行级别警告级别提高为 6 级,表明甲型 H1N1 流感病毒在全球范围内进入大流行阶段,截至 2010 年 8 月 1 日,WHO 报道有 18 449 例甲型 H1N1 流感病毒感染病例。

(一)病原学

甲型 H1N1 流感属于正黏病毒科,为一种 RNA 病毒,易发生基因重组和变异,甲型 H1N1 流感病毒和猪流感病毒具有同源性,但甲型 H1N1 流感病毒可以突破种群屏障传播到人类并能在人际进行传播。常用消毒剂(如,乙醇、聚维酮碘和碘酊)以及在 56℃ 高温下 30min 或紫外线照射下可灭活该病毒。

(二)流行病学

1. **传染源**　甲型 H1N1 流感感染患者为主要传染源,无感染症状者也具有一定的传染性。

2. **传播途径**　甲型 H1N1 流感确诊患者咳嗽或打喷嚏产生的飞沫可经呼吸道传播而感染人群,或者接触确诊患者呼吸道分泌物、体液、口腔和鼻腔分泌物,或者接触到被病毒污染的物品等造成感染。

3. **易感人群**　人群对甲型 H1N1 流感病毒普遍易感。其中,具有下列情况的感染者较易发展为重症患者:①妊娠期妇女;②有基础疾病人群:慢行呼吸道系统疾病,心血管系统疾病(高血压除外),肾病,肝病,血液系统疾病,神经系统 / 神经肌肉疾病,代谢及内分泌系统疾病,免疫功能抑制(包括应用免疫抑制剂或人类免疫缺陷病毒感染等导致免疫系统功能低下),19 岁以下长期服用阿司匹林者;③体质量指数大于 30 的肥胖者;④年龄小于 5 岁的儿童(年龄小于 2 岁更易发生严重并发症);⑤年龄在 65 岁或以上年龄的老年人。

(三)发病机制

流感病毒在感染初期通过血凝素(HA)蛋白和宿主细胞表面唾液酸受体结合,使流感病毒粒子通过细胞内吞作用进入到细胞内;然后,在内吞小体酸性环境下,M2 蛋白介导 M1 蛋白从流感病毒核糖核蛋白复合体 vRNP 上脱落下来,促进 vRNP 从内吞小体中释放出来并进入到细胞核进行转录复制;在宿主细胞核中,流感病毒以 vRNPs 中的 RNA 为模板合成 mRNA 和 cRNA:cRNA 作为模板合成子代流感病毒 RNA;新合成的流感病毒 mRNA 从细胞核转运到细胞质合成病毒蛋白;病毒蛋白 PA、PB1、PB2、NP 和病毒 RNA 组成 vRNP 复合体;同时,M1 蛋白,NEP 蛋白和 vRNP 结合以促进 vRNP 从细胞核释放到细胞质中;最后,vRNP 和经内质网 / 高尔基体运输到细胞膜上的 M2、HA、NA 蛋白组合新的病毒粒子并从细胞膜上以"出芽"的方式释放。所以,流感病毒成功感染呼吸道细胞后,随后进行大量转录复制出新一代病毒粒子,这些病毒颗粒进而扩散并感染其他细胞。

(四)临床症状和体征

甲型 H1N1 流感病毒感染潜伏期为一般为 1~7d,但多数患者为 1~3d。

多数轻症患者病情温和,主要临床症状和普通季节性流感相似,主要表现为发热、咳嗽、咽部疼痛、肌肉酸痛、身体不适等症状,此外,有的患者出现呕吐,腹泻等消化道症状。体征主要表现为患者咽部充血和扁桃体发炎肿大。新生婴幼儿感染甲型 H1N1 临床症状不典型,主要表现为呼吸急促、呼吸暂停、低热、发绀和脱水等。一般健康儿童感染表现为轻型流感症状,主要症状为:发热、咳嗽、鼻塞流涕喘息急促,部分儿童感染病例出现中枢神经系统损害。妊娠期妇女感染甲型 H1N1 流感病毒可能导致流产、早产、胎儿死亡等不良妊娠结果,妊娠中晚期妇女感染后主要表现为呼吸急促,易进展为肺炎,呼吸衰竭等。从全球公布的确诊病例和死亡病例来看,多数患者病情温和,但有少数甲型 H1N1 感染患者病情进展迅速,发病严重,表现为呼吸衰竭、肺炎、多器官功能性损伤,部分感染严重者甚至发生死亡。

(五) 实验室及辅助检查

1. 外周血象检查 患者外周血中白细胞和中性粒细胞总数一般正常或者降低,淋巴细胞总数相对增加;重症患者外周血中白细胞总数和淋巴细胞总数下降。

2. 生化检查 生化指标中血清肌酸激酶(CK)、乳酸脱氢酶(LDH)、天冬氨酸转氨酶(AST)、丙氨酸转氨酶升高(ALT),C反应蛋白(CRP)升高,肌红蛋白可升高。部分患者出现肾功能异常,甚至出现高碳酸血症。

3. 病原学检查 ①提取感染患者呼吸道分泌物样本(鼻咽部分泌物,痰液或肺泡灌洗液)中的病毒核酸,以实时荧光PCR(real-time PCR)方法检测甲型H1N1流感病毒核酸,结果为阳性;②病毒分离:从患者呼吸道分泌物样本中分离出甲型H1N1流感病毒;③血清抗体检测:患者血清中甲型H1N1流感病毒特异性抗体滴度为4倍或者4倍以上。

4. 胸部影像学检查 一般感染症状的甲型H1N1流感病例X胸片影像学特征不明显。甲型H1N1流感病毒感染重症患者X胸片和CT基本影像为:肺内斑片状,多叶段渗出性病灶;双肺呈现大片毛玻璃状或者弥漫的渗出性病变,少数病例伴有胸腔积液。

(六) 诊断

甲型H1N1流感病毒诊断主要依据患者临床表现,流行病学接触史和病原学检测。

1. 疑似病例 患者发病前在7d内密切接触甲型H1N1流感确诊患者或者确诊患者分泌物、唾液或体液等,并出现发热、咳嗽、肌肉酸痛或全身不适等流感感染临床症状,进一步检测为甲型流感病毒阳性,但尚未进行病毒亚型检测。

2. 确诊病例 出现临床上流感临床症状,进一步通过甲型H1N1流感病毒核酸检测阳性或者通过病毒分离到甲型H1N1流感病毒。

3. 重症与危重病例 符合下述条件者为重症患者:①持续高热3d以上;②剧烈咳嗽并伴有胸痛;③呼吸困难,呼吸频率加快;④精神状态萎靡,惊厥,反应迟缓;⑤出现重症肺炎;⑥原有基础疾病加剧。符合下述条件为危重病例:①出现呼吸窘迫综合征;②休克;③多脏器损伤以及功能不全等。

(七) 治疗

1. 一般性治疗 注意多休息,多喝水,增加营养类饮食,密切观察体温、病情变化,对于高热者可通过冰敷、75%医用酒精擦浴等物理方法降温或使用解热镇痛药。

2. 抗病毒治疗 对于感染甲型H1N1流感等高危人群应在48h内给予神经氨酸酶抑制剂进行抗病毒药物治疗,对于临床无症状或者感染症状较轻者无需使用神经氨酸酶抑制剂。

①奥司他韦:根据感染者年龄的和病情应用不同药物剂量进行治疗。1岁及以上年龄的儿童患者应根据体重给药:体重不足15kg者,给予30mg,每日2次;体重15~23kg者,给予45mg,每日2次;体重23~40kg者,给予60mg,每日2次;体重大于40kg者,给予75mg,每日2次。成人剂量为75mg,每日2次,疗程为5d,重症病例剂量可加倍,疗程可延长一倍以上。②扎那米韦:成人及7岁以上青少年用法:每日2次,间隔12h;每次10mg(分两次吸入),疗程为5d。

3. 辅助治疗方案 患者出现低氧血症或者呼吸衰竭:给予氧疗或机械通气;出现休克:给予抗休克治疗;出现继发性感染:出现继发性细菌或真菌感染时,应及时给予抗细菌或抗真菌感染治疗;出现重症与危重症:考虑使用甲型H1N1感染患者恢复者的血清进行治疗。

(八) 预防

平时注意锻炼身体,增强自身免疫力;保证充足的睡眠;注意饮食均衡,多摄入具有营养的物质;流行病传播流行期间,起居注意通风,做好消毒措施;做好个人防护,避免直接和确诊患者接触,避免接触患者唾液、体液等分泌液,勤洗手;避免到拥挤的公共场所或流感患者家中,外出应佩戴口罩;咳嗽或者打喷嚏时,应遮住口鼻;如感觉身体不适或出现流感症状时,应及时就医诊断治疗;如确诊为甲型H1N1流感病毒感染,应避免接触他人并根据流感感染病症及时治疗。

三、人感染高致病性禽流感

高致病性禽流感病毒不仅对动物(特别是禽类产业)产生严重的威胁,也由于其可能造成大流行暴发的潜力,对人类生命财产安全也造成重大威胁。自 20 世纪 90 年代以来,高致病性禽流感病毒(HPAIVs)暴发感染时有发生。比如,1997 年高致病性 H5N1 禽流感病毒在我国南方及东半球多个国家和地区持续传播并导致数十个流感病毒进化分支亚型,在疫情暴发地区也有人感染流感病毒后导致重症肺炎的病例报道。从 2014 年至 2015 年,HPAIV H5 亚型逐步进化成多株分支,包括:H5N1、H5N2、H5N5、H5N6、H5N8。从 2014 年 4 月第一例由 HPAIV H5N6 亚型感染致人死亡的病例被报道以来,到 2016 年 6 月,在我国共有 14 例 H5N6 感染人的病例报道。

"细胞因子风暴"是人感染高致病性禽流感诱发重症肺炎的一个重要临床因素,在一些流感病毒感染的重症病例中,可以检测到过度表达的炎症因子(如肿瘤坏死因子、白介素、干扰素以及趋化因子),这些炎症因子过度表达和宿主组织损伤以及流感病毒感染的不良预后具有直接相关性,比如在高致病性 H5N1 禽流感病毒感染病例中,重症感染患者均出现较为典型的"细胞因子风暴"现象,高致病性 H5N1 禽流感病毒感染引起的"细胞因子风暴"和患者病情恢复以及预后有密切的关系,比如,H5N1 禽流感病毒感染时,细胞因子 IL-8,MIF,IL-6,IP-10 和 MCP-1 的表达水平显著增高。

"细胞因子风暴"的产生是机体免疫系统参与病毒清除和相关炎症因子 / 炎症细胞免疫调节失控的复杂过程。流感病毒感染后,一方面,在患者肺部产生过度的促炎症反应,细胞因子过度表达参与机体抗病毒作用,最终清除流感病毒;另一方面,细胞因子过度表达可以杀伤正常细胞,同时,机体对过度炎症反应的调控作用不足,造成机体严重的病理损伤作用。最终导致"细胞因子风暴"的产生,细胞因子风暴可导致患者出现呼吸衰竭、重症肺炎、多脏器功能损伤甚至死亡。

流感病毒进入肺部时,可感染肺泡上皮细胞以及肺泡巨噬细胞,随后,机体加速血液流动,进而促进血液中的血浆和白细胞到达血管外的损伤部位,从而促进局部体温升高、造成机体疼痛感等急性炎症反应来应对流感病毒对机体的损伤作用。急性炎症反应最为明显的特征是促炎症因子和趋化因子的激活以及激活的炎症因子 / 趋化因子招募炎症细胞到达损伤部分。一些炎症细胞,如单核细胞,巨噬细胞在流感病毒感染时首先到达肺泡上皮细胞参与病毒清除作用,随后分泌一些细胞因子和细胞趋化因子促进其他免疫细胞到肺泡上皮细胞参与病毒清除。一些趋化因子可以促进单核细胞和 T 淋巴细胞到达炎症反应部位,比如 IL-8 和 MCP-1 可以促进单核细胞和中性粒细胞向肺部炎症部位迁移。随着大量的免疫细胞浸润和组织损伤,进一步刺激炎症反应调控基因、抗病毒基因以及相关凋亡基因表达增加。在多数情况下,机体的组织再生作用可以修复这种炎症反应造成的机体功能损伤。但在"细胞因子风暴"造成的机体功能损伤中,出现了更加严重的弥漫性肺泡损伤、肺部纤维性病变、毛细血管损伤以及持续性器官功能障碍等,此外,"细胞因子风暴"还会导致炎症因子 / 趋化因子从肺部损伤部位进入机体血液循环系统并导致多功能器官持续性损伤。

四、人感染 H7N9 禽流感

(一)病原学

H7N9 禽流感病毒感染人于 2013 年 3 月在上海和安徽被报道,随后在我国浙江、江苏、北京、河南、福建、江西等地均有人感染病例报道。至 2017 年 4 月 9 日,H7N9 禽流感病毒感染共有 5 波流行暴发,导致 1 344 例病毒感染,其中有 511 例死亡病例报道,死亡率达到近 38%。H7N9 禽流感病毒感染的临床症状主要表现为感染患者出现严重的肺炎、淋巴细胞和白细胞大量减少,严重者出现死亡。H7 亚型流感病毒主要存在于野鸟中,除荷兰一例 H7N7 禽流感病毒感染致死报道外,其余 H7 亚型,如 H7N2、H7N3 感染均以轻微上呼吸道感染,肺部炎症为主。2013 年暴发的 H7N9 禽流感病毒不同于以往报道的 H7 亚型禽流感,是一种新型重组的禽流感病毒,也是国际上首次出现 H7N9 禽流感亚型感染人并致死的报道。

H7N9 禽流感病毒属于甲型流感病毒,基因组包含 8 个分节段的负链 RNA,相关研究表明:H7N9禽流感病毒基因组中血凝素(HA)来自我国长江三角地区家鸭的 H7N3 亚型禽流感病毒,而这种病毒则有可能由东亚迁徙中的候鸟传入鸭群中;神经氨酸酶(NA)来自迁徙野鸟携带的 H7N9 禽流感病毒,而鸭群有可能作为一种重要的中间宿主将迁徙候鸟携带的病毒传给家禽;剩余 6 条基因节段则来自我国本土的鸡群所携带的 H9N2 亚型禽流感病毒,这 6 条基因片段并非单一来源,江苏,浙江和上海等区域的家禽运输增加了家禽携带 H9N2 亚型禽流感病毒的基因重组及多态性。

(二)流行病学

1. **传染源**　携带有 H7N9 禽流感病毒的禽类及其排泄物。

2. **传播途径**　H7N9 禽流感病毒可经呼吸道传播;直接接触感染 H7N9 禽流感病毒的禽类排泄物或分泌物也可感染,或者通过直接接触 H7N9 禽流感病毒及病毒污染的水源而感染病毒。目前,尚未有通过人传染人获得感染的确切证据。

3. **易感人群**　主要为从事禽类养殖、销售以及禽类宰杀从业者,此外发病前 10d 内接触过携带有H7N9 禽流感病毒的活禽或者到过活禽市场的人群,其中中老年人较为易感。

(三)发病机制

人源性流感病毒和禽源性流感病毒分别识别不同的细胞受体,一般禽流感病毒主要通过 α-2,3- 唾液酸受体感染宿主,人流感病毒主要通过 α-2,6- 唾液酸受体感染宿主。在人的上呼吸道、气管和支气管组织主要分布有 α-2,6- 唾液酸受体,细支气管和肺组织主要分布 α-2,3- 唾液酸受体,比如,在人群中流行的季节性流感病毒主要通过和 α-2,6- 唾液酸受体结合感染宿主,而 H5N1 禽流感病毒只能和 α-2,3- 唾液酸受体结合,所以 H5N1 禽流感病毒只有进入人类肺部才能和 α-2,3- 唾液酸受体结合导致感染,所以,相对于季节性流感病毒,H5N1 感染人类具有一定的局限性。H7N9 禽流感病毒HA 发生位点突变(HA Q226L/I,G186V)后,增强了 HA 结合唾液酸受体的作用,有研究表明,H7N9禽流感病毒 HA 突变后,导致 H7N9 禽流感病毒具有"双受体结合"的能力,即 H7N9 禽流感病毒 HA蛋白可同时和 α-2,3- 唾液酸受体以及 α-2,6- 唾液酸受体结合,导致病毒可持续性复制感染。同时,在 H7N9 禽流感病毒感染后,病毒 PB2 蛋白发生 E627K、D701N 位点突变,进一步增强了 H7N9 禽流感病毒对感染宿主的适应能力。因此,H7N9 禽流感病毒跨越种属屏障,从禽类直接感染到人类主要通过不同流感病毒株之间的基因重组作用和重组后的 H7N9 禽流感病毒在氨基酸水平上不断发生的宿主适应性变异,从而使 H7N9 禽流感病毒最终获得跨种传播能力。

H7N9 禽流感病毒感染导致的"细胞因子风暴"是导致患者临床重症肺炎的一个重要因素。H7N9 禽流感病毒感染人类 II 型肺泡上皮后导致肺功能损伤。临床上 H7N9 禽流感病毒感染患者血清中 IP-10,IL-6,MCP-1,IL-8 等细胞炎症因子表达水平显著高于未感染健康人,人感染 H7N9 禽流感病毒后导致急性呼吸道感染,肺组织在抵抗 H7N9 禽流感病毒时导致免疫系统紊乱而产生"细胞因子风暴",患者病情进展迅速,随后发展为重症肺炎并伴有呼吸窘迫综合征(ARDS)以及多器官功能障碍综合征(MODS),严重者出现死亡。

(四)临床症状和体征

H7N9 禽流感病毒感染潜伏期一般为 7d 以内,部分可长达 10d 左右。轻症患者仅表现为发热和上呼吸道感染症状。重症患者则出现流感样症状,如咳嗽、发热、咳痰,并伴有头疼、呕吐腹泻、肌肉酸痛或全身不适等症状。发展为重症肺炎患者表现为呼吸困难,体温持续在 39℃ 左右并伴有咯血痰,随后快速进展为急性呼吸窘迫综合征、脓毒血症、休克、急性肾损伤、意识障碍及多器官功能障碍综合征。

(五)实验室及辅助检查

1. **血常规检查**　病毒感染早期表现为白细胞总数不高或者降低,重症患者表现为白细胞、淋巴细胞以及血小板降低。

2. **生化检查**　表现为 C 反应蛋白（CRP）、乳酸脱氢酶（LDH）、肌酸激酶（CK）、天冬氨酸转氨酶（AST）、丙氨酸转氨酶（ALT）和肌红蛋白（myoglobin）升高。

3. **病原学检测**　采集呼吸道标本,包括:鼻咽分泌物、咽喉拭子、口腔漱液、支气管肺泡灌洗液以及气管呼出物等检测 H7N9 禽流感病毒核酸。

4. **H7N9 禽流感病毒分离**　患者呼吸道标本或痰液接种 MDCK 细胞或者 SPF 鸡胚分离 H7N9 禽流感病毒。

5. **肺部影像学检查**　出现肺炎的患者肺内为片状阴影,重症患者双肺多发磨玻璃影及肺实变影像并伴有少量胸腔积液。

(六) 诊断

根据流行病学史,发病 10d 内,到过活禽市场或者接触过禽类、禽类排泄物及受到禽类污染的水源,或者和 H7N9 禽流感病毒感染患者具有密切接触史。

1. **疑似病例**　符合上述临床表现或有流行病学接触史,以及根据临床血常规、生化指标等特征,但尚未有 H7N9 禽流感病毒病原检测结果。

2. **确诊病例**　符合上述临床表现或有流行病学接触史,并且呼吸道分泌物样本中检测到 H7N9 禽流感病毒核酸阳性。

3. **重症病例**　主要诊断标准为:出现肺炎并有呼吸功能衰竭或多器官功能衰竭,需要通过气管插管进行机械通气治疗;患者脓毒症休克复苏后仍需要血管活性药物治疗。次要诊断标准:①患者呼吸困难,呼吸频率 ≥ 30 次 /min;②低氧血症,氧合指数 ≤ 250mmHg;③ X 线胸片显示为多肺叶浸润;④患者出现意识障碍;⑤血尿素氮 ≥ 7.14mmol/L;⑥收缩压<90mmHg。感染 H7N9 禽流感病毒患者如果符合下列任一条件时,则有可能进展为重症感染,应当引起重视:①年龄为 65 岁或 65 岁以上;②有基础疾病(如心脏或肺脏基础疾病、高血压、糖尿病、肥胖症、免疫抑制性疾病或妊娠期妇女等)或特殊临床症状;③发病后体温连续 3d 或以上持续高于 39℃;④ C 反应蛋白(CRP)、乳酸脱氢酶(LDH)、肌酸激酶(CK)一直增高;⑤淋巴细胞持续减少;⑥胸部影像学提示肺炎进展快速。

(七) 治疗

1. **隔离治疗**　对疑似病例或确诊病例应进行隔离以控制传染源。

2. **对症治疗**　对确诊病例使用止咳去痰药、解热药等,并尽早使用神经氨酸酶抑制剂。由于 H7N9 禽流感病毒对金刚烷胺(amantadine)和金刚乙胺(rimantadine)具有耐药性,所以临床上不建议使用上述药物治疗 H7N9 禽流感病毒感染患者。

治疗 H7N9 禽流感病毒使用神经氨酸酶抑制剂:①奥司他韦(Oseltamivir):成人用药剂量为 75mg/ 次,每日 2 次,疗程为 5~7d,对于 H7N9 禽流感感染重症患者,临床用药剂量和治疗疗程可适当增加。对于 1 岁及以上年龄段的儿童感染患者用药剂量和治疗疗程应根据儿童体重进行调整;②帕拉米韦(Peramivir):帕拉米韦氯化钠注射液可治疗临床上 H7N9 禽流感重症患者或无法通过口服途径给药患者,成人用量为 300~600mg/ 次,每日 1 次,静脉注射,常规疗程为 5~7d,具体治疗方案可根据临床实际情况进行调整;③扎那米韦(Zanamivir):适用于 7 岁以上人群,但不建议用于治疗 H7N9 禽流感重症患者或有临床并发症患者。用量为 10mg/ 次,每日 2 次(两次用药需间隔 12h)。

3. **支持治疗**　维持机体内环境稳定,采用"四抗二平衡"策略治疗 H7N9 禽流感病毒,通过抗病毒、抗休克、抗低氧血症、防止多器官功能衰竭、抗感染以及维持水电解质、酸碱平衡,维持微生态平衡。同时,防止继发性感染,一旦出现继发性真菌或细菌感染迹象或存在继发性感染的高危因素,应合理选择相应的抗菌药物进行治疗。

4. **重症病例治疗**　对于重症患者应进行综合措施进行治疗:应用抗病毒、抗休克、抗继发性细菌或真菌感染、纠正低氧血症、防止机体多器官功能衰竭和维持机体水电解质平衡等治疗策略。

（八）预防

H7N9 禽流感病毒主要经呼吸道传播，应根据呼吸道传播方式和密切接触途径进行防控，

避免到人多拥挤，空气不流通的场所聚集，外出时佩戴口罩；避免到活禽市场，不要接触发病或者死亡的禽类，避免接触发热、感染患者；注意个人卫生，要勤洗手；注意餐具的消毒处理，生熟食要分开保存。

思考题

1. 什么是高致病性禽流感？能感染人类的常见禽流感病毒有哪些亚型？

2. 人流感与人禽流感的传染源与传播途径有哪些？

3. 单纯型流感的临床特征是什么？

4. 针对流感病毒感染的常用抗病毒药物有哪些？

（陈　智）

第三节　严重急性呼吸综合征

严重急性呼吸综合征（severe acute respiratory syndrome，SARS）是由 SARS 冠状病毒（SARS *Coronavirus*，SARS-CoV）引起的一种以肺炎为主要临床表现，并可累及多个脏器系统的具有明显传染性的急性呼吸道传染病，主要通过短距离飞沫、接触患者呼吸道分泌物及密切接触传播，临床上以发热、头痛、肌肉酸痛、乏力、干咳少痰、腹泻等为主要表现，严重者可出现呼吸窘迫，因其临床表现与其他非典型肺炎相似，并且传染性极强，故又名传染性非典型肺炎（infectious atypical pneumonia）。

一、病原学

见第二篇第十六章第一节。

二、流行病学

（一）传染源

具有临床症状的 SARS 患者是明确的传染源，急性期患者体内病毒含量高，症状明显，易通过打喷嚏、咳嗽等行为经呼吸道分泌物排出病毒，少数患者腹泻，排泄物亦含有病毒。部分重型患者由于呼吸道分泌物多、频繁咳嗽或需要气管插管、呼吸机辅助通气等，传染性强，个别患者可造成数十人甚至上百人同时感染，被称为"超级传播者"（super-spreader）。

潜伏期患者传染性低或无传染性；是否存在没有症状但不断排毒的隐性感染者并不确定；恢复期患者是否具有传染性目前尚有争论；本病未发现慢性患者。

某些野生动物如果子狸、狸猫、蝙蝠等体内分离出与 SARS-CoV 基因序列高度同源的冠状病毒，提示这些野生动物可能作为 SARS-CoV 的存储宿主及传染源，但仍有待证实。

(二) 传播途径

1. 呼吸道传播　短距离的飞沫传播是本病的主要传播途径。急性期患者咽拭子、痰标本中可以检测出 SARS-CoV。病毒存在于患者的呼吸道黏液或纤毛上皮脱落细胞里，可伴随患者咳嗽、打喷嚏或大声讲话等行为，使得飞沫直接被易感者吸入而发生感染。飞沫在空气中停留时间短，移动距离约 2m，故仅造成近距离传播。气溶胶传播是呼吸道传播的另一种重要方式，易感者吸入悬浮在空气中含有 SARS-CoV 的气溶胶而感染。

2. 消化道传播　SARS 患者粪便中可检测出病毒 RNA，通过消化道传播可能是另一个传播途径。

3. 接触传播　可通过直接接触患者的呼吸道分泌物、消化道排泄物或其他体液，或者间接接触被污染的物品而感染。

4. 其他　患者粪便中的病毒污染的建筑物的污水排放系统和排气系统造成环境污染，可能导致局部流行。虽然患者有短暂的病毒血症，但 SARS 通过血液传播尚未得到证实，仍有争议。

(三) 人群易感性

人群普遍易感，以青壮年居多，儿童和老人少见，患者家庭成员和医务人员属高危人群。由于 SARS-CoV 属于一种新型的病毒，几乎所有的人对其无免疫力，都有可能受到 SARS-CoV 的感染，但发病与否以及发病程度与感染的病毒数量、病毒变种和致病性，以及感染的机体自身免疫等因素均相关。患病后可获得一定程度的免疫力，尚无再次发病的报告。

(四) 流行特征

在我国该病于 2002 年 11 月首先在广东被发现，2003 年 2~3 月达到高峰，随后蔓延至山西、北京、内蒙古、天津及河北等地。越南、加拿大、新加坡等国家也迅速出现了疫情。多数疫区都有明确的接触史，具有完整的传播链。全球约 32 个国家和地区出现疫情，累计 8 422 例，死亡 916 例。

该次流行发生于冬末春初，有明显的家庭和医院聚集发病现象。社区发病以散发为主，偶见点状暴发流行。主要流行于人口密集的大都市，农村地区甚少发病。

三、发病机制与病理

(一) 发病机制

1. 急性肺损伤　发病早期可出现病毒血症，SARS-CoV 对肺组织和淋巴细胞具有直接的侵犯作用，病毒的直接致病作用可能是包括急性肺损伤、机体免疫功能低下在内的多系统损害的致病机制之一。另外，SARS-CoV 侵入机体以后通过引发过度免疫反应，引起大量炎症因子释放，IL-1ß、IL-6、TNF-α、IL-8 等可以促进细胞凋亡，巨噬细胞趋化因子的释放、细胞死亡都可以吸引大量炎症细胞浸润，从而又进一步增加了炎症因子的释放，并且炎症细胞浸润还可以释放大量蛋白酶，从而增加细胞和组织损伤，形成恶性循环。

2. 应激相关障碍在 SARS 发病机制中的作用　SARS 由于传染性极强，早期病死率较高，导致全球恐慌，造成部分人群心理障碍，出现以神经 - 内分泌系统反应为主、多个系统参与的一系列非特异性全身反应，即 SARS 应激反应（stress response to SARS）。如果这种应激反应过于强烈或持续时间过长，超过机体的代偿限度，将导致机体内环境平衡失调，可能导致一系列并发症的发生，甚至加速患者的死亡。

(二) 病理变化

1. 肺部的病理改变　肺部的病理改变最为突出，SARS-CoV 患者双肺明显肿胀，光镜下表现为双侧弥漫性肺泡损伤。早期较为特征性的改变是肺水肿和透明膜形成。肺泡上皮细胞内可查见病毒包涵体样结构。透射电镜下肺泡上皮明显肿胀,内质网扩张,线粒体及内质网明显空泡变性。粗面内质网及滑面内质网均大量增生并扩张,部分扩张的滑面内质网内可见群集的、大小较一致的病毒样颗粒,表面有小刺状突起。病程3周后可见肺间质纤维化,造成肺泡纤维闭塞。显微镜下还可见小血管内微血栓和肺出血、散在的小叶性肺炎、肺泡上皮脱落、增生等病理改变。

2. 淋巴结   胸、腹腔淋巴结呈现不同程度的出血坏死及固有淋巴细胞数量的减少,尤以肺门、支气管旁淋巴结为甚,腹腔淋巴结相对较轻。除组织细胞反应性增生外,胸腹腔淋巴结内有较明显的单核细胞样免疫母细胞反应性增生,呈传染性单核细胞增多症样淋巴结改变。

3. 全身中毒性改变   脑、肝、肾、肾上腺、心肌等组织均可出现中毒性改变。

四、临床表现

潜伏期1~16d,一般3~5d。典型SARS患者的病程可分为4期。

(一) 初期(又称前驱期)

病程的第1~7d。此期为病毒复制阶段,多急性起病,主要表现为病毒血症症状,其特点是:

1. 发热   以发热为首发症状,99.3%~100%的患者有发热,体温一般>38℃,其中大于39.5℃者约占1/3,发热持续3~18d不等,多为3~7d。呈稽留热、弛张热或不规则热型,可伴有畏寒或寒战、头痛、关节肌肉酸痛、乏力等症状。少数人可无发热,尤其是近期手术史或有基础疾病的患者。

2. 伴随症状   如周身乏力、肌肉、关节酸痛和头痛等全身中毒症状。部分患者可有腹泻,多为水样便。食欲不振较常见。

3. 呼吸道症状和体征   常无明显咳嗽、咳痰及上呼吸道卡他症状,肺部听诊常无明显异常,部分患者可闻少许湿性啰音,或有肺实变体征。

(二) 进展期

病程的第4~9d。此期为肺部炎性渗出、间质水肿阶段。其特点是:

1. 持续发热   体温多在39℃以上,乏力、食欲不振、肌肉酸痛和心悸等症状加重。

2. 呼吸道症状和体征加重   逐渐出现下呼吸道炎症表现,咳嗽较明显,以干咳为主,有少量白色黏痰,偶有血丝痰。可伴有胸闷、气短、呼吸困难等表现,少数人有胸痛。患者症状进行性加重,肺部听诊常无明显异常。

(三) 极期

病程的第10~15d。是病情最严重的阶段,肺部病变呈大片状或弥漫分布影像,以实变为主,甚至全肺出现实变,其特点是:

1. 持续高热或体温再度上升,严重者激素也不能使体温恢复正常。

2. 中毒症状加重,有乏力、肌肉和关节酸痛、明显食欲不振和心悸等表现。

3. 呼吸系统症状最为突出,频繁出现咳嗽、气短、呼吸困难,轻度活动便出现气喘、心悸、胸闷,咳嗽时可伴有少量黏痰或血丝痰,肺部可闻及湿性啰音,低氧血症较常见。少数患者(10%~15%)出现急性呼吸窘迫综合征(acute respiratory distress syndrome,ARDS)而危及生命。患者还可以出现心律失常、继发感染、休克和多脏器功能不全等表现。

(四) 恢复期

病程的第16~21d。可因病情轻重及有无并发症而长短各异,一般需要2~3周,重症或有并发症者恢复时间长。表现为体温逐渐下降,若无并发细菌感染等并发症,一般可于数天内恢复正常,中毒症状和呼吸道症状和体征也随之减轻至消失。肺部炎症改变的吸收和恢复较为缓慢,体温正常后仍需2周左右才能完全吸收恢复正常。

轻型患者临床症状轻,病程短。重型患者病情重,进展快,易出现ARDS。儿童患者的病情较成人轻。孕妇患者,在妊娠的早期易导致流产,妊娠晚期孕妇的病死率增加。老年患者症状常不典型,例如不伴发热或同时合并细菌性肺炎等。

五、实验室检查

(一) 血常规

病程初期到中期白细胞计数正常或下降,淋巴细胞计数绝对值常减少,部分病例血小板减少。合并细菌感染时白细胞总数可升高,中性粒细胞百分比常升高。若淋巴细胞绝对值和百分比进行性下降,常常提示病情危重。恢复期大多数患者白细胞水平逐渐恢复正常,淋巴细胞绝对值和百分比缓慢回升。

(二) T 淋巴细胞亚群

CD3$^+$、CD4$^+$、CD8$^+$ 细胞计数减少,以 CD4$^+$ 亚群减低为著。CD4$^+$/CD8$^+$ 正常或降低。

(三) 血液生化检查

1. **肝脏功能** 血清丙氨酸转氨酶(ALT)和天冬氨酸转氨酶(AST)多有升高,肝功其他指标如总胆红素、胆碱酯酶、γ- 谷氨酰转肽酶、血清总胆汁酸等均可出现轻度异常。

2. **肾功能** 少数患者可出现血清尿素氮和肌酐轻至中度异常,特别是有糖尿病和高血压等基础疾病的患者。

3. **心肌酶谱** 乳酸脱氢酶(LDH)及其同工酶可有不同程度的升高,严重肺损伤可导致其快速升高,是预后不良的重要预测因素。

(四) 血气分析

血气分析可发现动脉血氧饱和度及血氧分压降低。病程早期表现为Ⅰ型呼吸衰竭;病程中期病情进一步发展,由Ⅰ型呼衰向Ⅱ型呼衰过渡;病程晚期或重症者,肺脏病变严重,表现为Ⅱ型呼吸衰竭。

(五) 病原学检测

1. **血清学检查** 常用酶联免疫吸附法(ELISA)和免疫荧光法(IFA)检测血清中 SARS-CoV 抗体。这两种方法对 IgG 抗体检测的敏感性与特异性均超过 90%,IFA 法的特异性高于 ELISA 法。IgG 抗体在起病后第 1 周检出率低或检测不到,第 2 周末检出率 80% 以上,第 3 周末 95% 以上,且效价持续升高,在病后第 6 个月仍保持高滴度。IgM 抗体发病 1 周出现,在急性期和恢复早期达到高峰,3 个月后消失。另外,也可采用单克隆抗体技术检测样本中的 SARS-CoV 特异性抗原,可用于早期诊断,特异性与敏感性也超过 90%。

2. **分子生物学检测** 以反转录聚合酶链反应(RT-PCR)检测患者呼吸道分泌物、血液、粪便等标本中的 SARS-CoV 的 RNA。

3. **细胞培养分离病毒** 将患者呼吸道分泌物、血液等标本接种到 Vero 细胞中进行培养,分离到病毒后用 RT-PCR 或免疫荧光法进行鉴定。

(六) 影像学检查

1. **SARS 的早期影像学表现** 胸部影像学检查(胸片或 CT)在早期(病程 1~3d)表现主要为小片状磨玻璃密度影像,少数为较大的片状影,多数病变位于肺脏的外带或胸膜下。对于胸片无明显病变而临床怀疑本病的患者,1~2d 内要复查胸部 X 线检查。

2. **SARS 影像学表现的动态变化** 动态变化是本病影像检查的一项重要内容,这也是与一般的肺炎及其他非典型肺炎的不同处之一。肺部影像学改变在病程 7~10d 病变进展最为明显,可见病变范围增大,可超过一个肺段范围,表现为大片状或弥漫影像,具体可表现为单纯磨玻璃密度影、磨玻璃密度影为主并有肺实变影或以肺实变影为主的影像,胸腔积液、空泡形成以及肺门淋巴结增大等表现则较少见;两肺广泛弥漫病变反映病理上的早期 ARDS 的可能,患者动脉血氧分压下降,部分患者甚至需要机械通气辅助治疗。病程 10~14d 内约 30% 的患者病变范围明显减少,表现为由弥漫或多发病变转变为较为局限病变,病灶由大变小;在病程 14d 以后约 40% 的患者病变范围明显减少。

肺部阴影吸收、消散较慢,阴影改变程度范围可与临床症状、体征不相平行。

六、并发症

包括继发感染与败血症、急性呼吸窘迫综合征、多脏器功能不全、骨质疏松与骨和股骨头缺血性坏死、系统性炎症反应综合征、肝功能损伤、心律失常、肾损害、SARS 相关精神障碍、造血系统病变(贫血、血小板减少、出血倾向等)。

七、诊断

(一) 诊断原则

SARS 的诊断需要依据病例的流行病学史、临床表现和实验室检测综合进行判断,确诊病例需要病原学或血清学检测依据。为早期、及时发现疑似 SARS 病例,医务人员应详细询问患者的流行病学史。

(二) 诊断标准

根据我国原卫生部制定的《传染性非典型肺炎诊断标准(WS286—2008)》,SARS 的诊断标准如下:

1. **SARS 疑似病例**   符合以下任何一项可诊断为 SARS 疑似病例:

(1)具备流行病学史和 SARS 的相应临床表现,但尚没有典型肺部 X 线影像学表现者。

(2)具备 SARS 的相应临床表现,有或没有肺部 X 线影像学表现,同时患者的任何一种标本经任何一家具备 RT-PCR 检测和生物安全资质的实验室检测 SARS-CoV 的 RNA 阳性。

(3)具备 SARS 的相应临床表现,有或没有肺部 X 线影像学表现者,同时任何一份血清 SARS-CoV 特异性抗体检测阳性。

2. **SARS 临床诊断病例**   具备流行病学史和 SARS 的相应临床表现,尤其是肺部 X 线影像学表现,并能排除其他疾病诊断者。

3. **SARS 确诊病例**   具备 SARS 相应的临床表现,且符合以下任何一项者为 SARS 确诊病例:

(1)至少两种不同类型的临床标本(例如血液和鼻咽分泌物或粪便)SARS-CoV 的 RNA 检测阳性。

(2)连续收集 2d 或以上的同一类型的临床标本送检,SARS-CoV 的 RNA 检测阳性。

(3)在每一个特定检测中对原始临床标本使用两种不同的方法,或从原始标本重新提取 RNA,RT-PCR 检测 SARS-CoV 的 RNA 阳性。

(4)以 ELISA 检测血清或血浆标本中 SARS-CoV 核衣壳(N)蛋白抗原阳性,重复一次试验,结果仍为阳性。

(5)平行检测急性期和恢复期血清,SARS-CoV 特异性抗体阳转。

(6)平行检测急性期和恢复期血清,SARS-CoV 特异性抗体滴度升高 ≥ 4 倍。

八、鉴别诊断

要注意排除上呼吸道感染、流行性感冒、细菌性肺炎、其他病毒性肺炎、支原体肺炎、衣原体肺炎、军团菌肺炎、真菌性肺炎、肺结核、获得性免疫缺陷综合征合并肺部感染、非感染性肺间质性疾病、肺嗜酸性粒细胞浸润症、肺血管炎等临床表现类似的呼吸系统疾患。

九、治疗

该病目前尚缺乏特异性治疗手段,以综合对症支持治疗为主,强调在疾病的整个治疗中,针对疾病发生的病理生理异常加以纠正,进行对症治疗,以促进疾病的恢复;在疾病早期可采用适当的抗病毒治疗。治疗总原则为,早期发现,早期隔离,早期治疗。所有的患者应集中隔离治疗,疑似病例与临床诊断病例分开收治。重型患者治疗中要注意防治急性呼吸窘迫综合征和多器官功能障碍综合征(multiple organ disfunction syndrome,MODS)。做好护理工作和心理治疗在治疗中具有很重要的作用。

(一) 监测病情变化

多数患者在发病后 14d 内都可能属于进展期,必须密切观察病情变化,监测症状、体温、呼吸频率、血氧饱和度(SpO_2)或动脉血气分析、血象、胸片(早期复查间隔时间不超过 2~3d)、心、肝、肾功能等。

(二) 一般与对症治疗

1. **休息**　轻症患者要减少活动量,适当休息。重症患者应卧床休息。避免用力和剧烈咳嗽。

2. **注意营养支持**　由于 SARS 患者食欲减退并处于高代谢状态,故应及时补充水分及营养。尤其是重症患者应尽早通过鼻饲或静脉给予强有力的营养支持。

3. **对症治疗**　发热超过 38.5℃的患者给予物理降温和 / 或解热镇痛药物,儿童忌用阿司匹林,以防引起 Reye 综合征;干咳较重者给予止咳药物治疗;咳痰者给予祛痰药;有喘息症状者适当给予支气管扩张剂。有心、肝、肾等器官功能损害,应该做相应处理。

4. **心理治疗**　SARS 患者常会感到紧张不安,这种心理状态可能影响病情,因此要常与患者进行交流,消除其紧张情绪,帮助其树立战胜疾病的信心。

5. **氧疗**　呼吸衰竭是 SARS 患者的主要死亡原因,因此呼吸支持技术的应用在 SARS 的治疗中尤为重要。如果患者临床有气促表现,血气分析提示 $PaO_2<70mmHg$,$SpO_2<93\%$,就应该给予鼻导管或面罩氧疗。

6. **肾上腺皮质激素**　应用激素的目的在于抑制异常的免疫病理反应,减轻全身炎症反应状态,早期、适量使用肾上腺皮质激素可以缓解 SARS 患者的临床症状,减轻肺的渗出、损伤,减轻病变进展程度,加快肺部病变的吸收,防止和减轻后期的肺纤维化;但激素也有很多副作用,故应谨慎选择应用激素的时机、剂量和应用时间。

(1)激素应用指征:

①中毒症状严重:全身重度不适,高热 39℃以上持续 3d 不退。

②48h 内肺部阴影面积扩大超过 50%。

③有急性肺损伤或出现 ARDS 者。

有上述三项指标之一者可以选用。在 SARS 的治疗中,激素的应用没有绝对禁忌证,儿童慎用糖皮质激素;其他的相对禁忌证包括中度以上的糖尿病、重度高血压、活动性胃 / 十二指肠溃疡、精神病、癫痫以及处于妊娠期的患者等。

(2)制剂选择:建议采用半衰期短的激素,首选甲泼尼龙。

(3)应用剂量:甲泼尼龙 40~320mg/d,每日分两次使用,最初由静脉给药,逐渐减量(一般 3~5d 减量 1/3),1~2 周后可改为口服泼尼松或泼尼松龙。个案剂量要根据患者年龄、临床症状轻重、肺部病变范围大小、进展的速度、血气分析结果的严重程度、可能的预后判断等因素因人而异,因病情而异。一般情况下,80~160mg 的剂量可使大部分患者病情得到缓解。激素不宜持续应用过久,一般不超过 4 周。使用过程中注意激素的不良反应,可同时给予抑酸剂与胃黏膜保护剂,应警惕继发感染。

7. **预防和治疗继发细菌感染**　主要用于治疗和控制继发细菌或真菌感染。根据临床情况,可选用喹诺酮类等适当的抗感染药物。

8. 抗病毒药物　没有明确哪一种抗病毒药物对 SARS 有效,临床上在病程的早期试用过一些抗病毒药物可能有效果,包括利巴韦林、阿昔洛韦、更昔洛韦、磷酸奥司他韦(达菲)、膦甲酸钠、干扰素。亦可使用蛋白酶抑制剂类药物洛匹那韦(lopinavir)及利托那韦(vitonavir)等。

9. 免疫学治疗　免疫增强剂包括胸腺素(肽)、IL-2、转移因子等,可以提高患者的免疫力。针对重症患者、孕妇、高危患者,一些医院还曾采用把康复期 SARS 患者含有大量特异抗体的血浆输送给 SARS 患者的恢复期血浆疗法,以特异中和 SARS 患者血液中的 SARS-CoV,取得一定效果。

10. 血液净化治疗　SARS 患者实施血液净化治疗的目的主要包括三个方面:①原有基础疾病的维持治疗,如 SARS 患者原有慢性肾功能衰竭一直在进行血液透析,合并 SARS 后需要继续维持透析;② SARS 原发疾病的辅助治疗,如进展期患者炎性介质和细胞因子净化清除治疗等;③一些并发症的临时抢救治疗,如药物中毒、心脏衰竭、严重电解质酸碱平衡紊乱等。所用到的血液净化技术有血液透析、血液滤过、血液透析滤过等,为减少交叉感染以床旁应用为宜。

11. 中药　本病属于中医学瘟疫、热病的范畴,治则为:按照温病,卫、气、营、血和三焦辨证论治。治疗特点以早中期祛邪为关键,中后期注重扶正。

(三) 重症病例的处理

对确诊的重症 SARS 患者有条件应立即转入 ICU 救治,并按传染病进行隔离。必须严密动态观察,加强监护,及时给予呼吸支持,合理使用糖皮质激素,加强营养支持和器官功能保护,注意水电解质和酸碱平衡,预防和治疗继发感染,及时处理合并症。

1. 加强对患者的动态监护　包括对生命体征、出入液量、心电图及血糖的监测。

2. 呼吸支持

(1) 无创正压机械通气(NPPV):应用指征为:①患者呼吸频率>30 次 /min;②在吸氧 5L/min 的条件下 SpO_2<93%。禁忌证:①有危及生命的情况,需要紧急气管插管;②意识障碍;③呕吐、上消化道出血;④气道分泌物多和排痰障碍;⑤不能配合 NPPV 治疗;⑥血流动力学不稳定和有多器官功能损害。

模式常选用持续气道正压通气(CPAP),压力水平一般为 4~10cmH$_2$O,吸入氧流量一般为 5~8L/min,维持血氧饱和度>93%;或压力支持通气 + 呼气末正压(PSV+PEEP),PEEP 水平一般为 4~10cmH$_2$O,吸气压力水平一般为 10~20cmH$_2$O。NPPV 应持续应用(包括睡眠时间),暂停时间不宜超过 30min,直到病情缓解。

(2) 有创机械通气:有创机械通气不是治疗 SARS 首选的通气方法。但当患者不耐受 NPPV 或经无创机械通气后动脉血氧饱和度改善仍不满意,或者患者有无创机械通气禁忌证时,必须考虑实施有创机械通气。具体插管通气的指征为:①经无创通气治疗病情无改善,表现为 SpO_2<93%,面罩氧浓度 5L/min,肺部病灶仍增加;②不能耐受无创通气,明显气促;③中毒症状明显,病情急剧恶化。

SARS 因为有着非常强的传染性,在进行气管插管与气管切开时术者与患者距离很近,医务人员更要加强头面部的防护,一般可以戴防毒头盔或面具。术前对患者进行很好的镇静也可以减少术中呼吸道分泌物的大量咳出。

3. 若患者出现休克或 MODS,予以相应支持治疗。在 MODS 中,肺、肾衰竭、消化道出血和 DIC 发生率较高。脏器损害愈多,病死率愈高,两个或两个以上脏器衰竭的病死率约为 69%。早期防止中断恶性循环是提高治愈率的重要环节。

十、预防

(一) 控制传染源

1. 疫情报告　2003 年 4 月我国将 SARS 列入法定传染病管理范畴,2004 年 12 月新传染病防治法将其列为乙类传染病,但其预防、控制措施采取甲类传染病的方法执行。发现或怀疑本病时应尽快向卫生防疫机构报告,做到早发现、早报告、早隔离、早治疗。

2. 隔离治疗患者 对临床诊断病例和疑似诊断病例应在指定的医院按呼吸道传染病分别进行隔离观察和治疗。同时具备下列三个条件方可考虑出院：①体温正常7d以上；②呼吸系统症状明显改善；③X线胸片有明显吸收。

3. 隔离观察密切接触者 密切接触者应该立即主动隔离或到医院及当地专门设置的隔离区进行隔离，实施医学观察。医学观察期限为14d。居家隔离观察者应注意通风，避免与家人密切接触。

（二）切断传播途径

1. 社区综合性预防 开展冬春季呼吸道传染病预防的科普宣传，使群众了解SARS的特征与预防方法，流行期间，应尽量少去空气流通不畅、人口密集的公共场所，减少群众性集会，保持公共场所通风换气、空气流通；注意空气、水源、下水道系统的处理消毒。有关部门应重视和加强对流行地区返乡民工和外来经商务工人员的监测和防治，做好登记和管理，加强疫情监测和报告。

2. 保持良好的个人卫生习惯 不随地吐痰，流行季节避免去人多或相对密闭的地方。有咳嗽、咳痰、咽痛、发热等症状及时就医，注意科学吸收和正确使用口罩，避免与人近距离接触。

3. 严格隔离患者 医院应设立发热门诊，建立本病的专门通道。收治SARS的病区应设有无交叉的清洁区、半污染区和污染区；病房、办公室等均应通风良好。疑似患者与临床诊断患者应分开病房收治。住院患者应戴口罩，不得随意离开病房。患者不设陪护，不得探视。病区中病房、办公室等各种建筑空间、地面及物体表面、患者用过的物品、诊疗用品以及患者的排泄物、分泌物均须严格按照要求分别进行充分有效的消毒。加强医务人员SARS防治知识的培训，医院要执行严格的消毒隔离制度。医护人员及其他工作人员进入病区时，要切实做好个人防护工作，需戴12层面纱口罩或N95口罩，戴帽子和防护眼罩以及手套、鞋套，穿好防护服和隔离衣。接触过患者或被污染的物品后，应及时洗手、消毒。

4. 实验室条件要求 必须在具备生物安全防护条件的实验室，才能开展SARS患者人体标本或病毒株的检测或研究工作，以防病毒泄漏。同时实验室研究人员必须采取足够的个人防护措施。

（三）保护易感人群

经常参加体育锻炼，提高免疫能力。几乎所有人群都是易感者，目前尚无特效的预防药物。保持乐观稳定的心态，均衡饮食，注意保暖，避免疲劳，在空旷场所进行适当体育锻炼，这些良好的生活习惯有助于提高人体对传染性非典型肺炎的抵抗力。

> **思考题**
>
> 1. SARS 的临床表现有哪些？
> 2. SARS 的诊断标准有哪些？
> 3. SARS 治疗时激素的应用指征是什么？

（毛小荣）

第四节　新型冠状病毒病

新型冠状病毒病简称新冠病毒病，是由严重急性呼吸综合征冠状病毒2（severe acute respiratory syndrome coronavirus 2，SARS-CoV-2）引起的一种以肺炎为主要临床表现，并可累及多个脏器系统的具有明显传染性的急性呼吸道传染病,主要通过飞沫传播及密切接触传播,临床上以发热、干咳少痰、头痛、乏力、腹泻、肌肉酸痛等为主要表现,多数患者预后良好,少数患者病情危重,严重者可出现呼吸窘迫,多器官功能衰竭,进展迅速,甚至死亡。

一、病原学

见第二篇第十六章第一节。

二、流行病学

(一) 传染源

具有临床症状的新冠病毒病患者是明确的传染源,急性期患者体内病毒含量高,症状明显,易通过打喷嚏、咳嗽等行为经呼吸道分泌物排出病毒,部分患者腹泻,排泄物亦含有病毒,但是否存在传染性尚待证实。

潜伏期患者具有传染性,发病后 5d 传染性最强;无症状感染者也可能成为传染源;恢复期患者是否具有传染性目前尚有争论;本病未发现慢性病毒携带者。

(二) 传播途径

1. 呼吸道传播   短距离飞沫传播是本病的主要传播途径。急性期患者咽拭子、痰标本中可以检测出新冠病毒。气溶胶传播是呼吸道传播的另一种重要方式,易感者吸入悬浮在空气中含有新冠病毒的气溶胶而感染。

2. 接触传播   可以通过直接接触患者的呼吸道分泌物、消化道排泄物或其他体液,或者间接接触被污染的物品而感染。

3. 其他   患者粪便、尿液中的病毒污染建筑物的污水排放系统和排气系统,造成环境污染,可能导致局部流行。

(三) 人群易感性

人群普遍易感。患病后或者接种疫苗后可获得一定程度的免疫力,但持续时间尚不明确。

三、病理改变

(一) 肺脏

肺脏呈不同程度的实变。实变区主要呈现弥漫性肺泡损伤和渗出性肺泡炎。不同区域肺病变复杂多样,新旧交错。肺泡腔内见浆液、纤维蛋白性渗出物及透明膜形成;渗出细胞主要为单核和巨噬细胞,可见多核巨细胞。Ⅱ型肺泡上皮细胞增生,部分细胞脱落。Ⅱ型肺泡上皮细胞和巨噬细胞内偶见包涵体。肺泡隔可见充血、水肿,单核和淋巴细胞浸润。少数肺泡过度充气、肺泡隔断裂或囊腔形成。肺内各级支气管黏膜部分上皮脱落,腔内可见渗出物和黏液。小支气管和细支气管易见黏液栓形成。可见肺血管炎、血栓形成(混合血栓、透明血栓)和血栓栓塞。肺组织易见灶性出血,可见出血性梗死、细菌和/或真菌感染。病程较长的病例,可见肺泡腔渗出物机化(肉质变)和肺间质纤维化。电镜下支气管黏膜上皮和Ⅱ型肺泡上皮细胞胞质内可见冠状病毒颗粒。免疫组化染色显示部分支气管黏膜上皮、肺泡上皮细胞和巨噬细胞呈新冠病毒抗原免疫染色和核酸检测阳性。

(二) 脾脏、肺门淋巴结和骨髓

脾脏缩小。白髓萎缩,淋巴细胞数量减少、部分细胞坏死;红髓充血、灶性出血,脾脏内巨噬细胞增生并可见吞噬现象;可见脾脏贫血性梗死。淋巴结淋巴细胞数量较少,可见坏死。免疫组化染色显示脾脏和淋巴结内 CD4$^+$T 和 CD8$^+$T 细胞均减少。淋巴结组织可呈新冠病毒核酸检测阳性,巨噬细新冠病毒抗原免疫染色阳性。骨髓造血细胞或增生或数量减少,粒红比例增高;偶见噬血现象。

(三)心脏和血管

部分心肌细胞可见变性、坏死,间质充血、水肿,可见少数单核细胞、淋巴细胞和/或中性粒细胞浸润。偶见新冠病毒核酸检测阳性。全身主要部位小血管可见内皮细胞脱落、内膜或全层炎症;可见血管内混合血栓形成、血栓栓塞及相应部位的梗死。主要脏器微血管可见透明血栓形成。

(四)肝脏和胆囊

肝细胞变性、灶性坏死伴中性粒细胞浸润;肝血窦充血,汇管区见淋巴细胞和单核细胞浸润,微血栓形成。胆囊高度充盈。肝脏和胆囊可见新冠病毒核酸检测阳性。

(五)肾脏

肾小球毛细血管充血,偶见节段性纤维素样坏死;球囊腔内见蛋白性渗出物。近端小管上皮变性,部分坏死、脱落,远端小管易见管型。肾间质充血,可见微血栓形成。肾组织偶见新冠病毒核酸检测阳性。

(六)其他器官

脑组织充血、水肿,部分神经元变性、缺血性改变和脱失,偶见噬神经细胞现象;可见血管周围间隙单核细胞和淋巴细胞浸润。肾上腺见灶性坏死。食管、胃和肠黏膜上皮不同程度变性、坏死、脱落,固有层和黏膜下单核细胞、淋巴细胞浸润。肾上腺可见皮质细胞变性,灶性出血和坏死。睾丸见不同程度的生精细胞数量减少,Sertoli 细胞和 Leydig 细胞变性。鼻咽和胃肠黏膜及睾丸和唾液腺等器官可检测到新冠病毒。

四、临床特点

(一)临床表现

1. **潜伏期**　新冠病毒病潜伏期一般为 1~14d,多为 3~7d。

2. **临床表现**　以发热、干咳、乏力为主要表现。少数患者伴有鼻塞、流涕、咽痛、肌痛和腹泻等症状。轻型患者仅表现为低热、轻微乏力等,无肺炎表现。重型、危重型患者病程中可为中低热,甚至无明显发热,多在发病一周后出现呼吸困难和/或低氧血症,严重者可快速进展为急性呼吸窘迫综合征、脓毒症休克、难以纠正的代谢性酸中毒和出、凝血功能障碍及多器官功能衰竭等。儿童病例症状相对较轻,部分儿童及新生儿病例症状可不典型,表现为呕吐、腹泻等消化道症状或仅表现为精神弱、呼吸急促。极少数儿童可有多系统炎症综合征(MIS-C),出现类似川崎病或不典型川崎病表现、中毒性休克综合征或巨噬细胞活化综合征等,多发生于恢复期。主要表现为发热伴皮疹、非化脓性结膜炎、黏膜炎症、低血压或休克、凝血障碍、急性消化道症状等。一旦发生,病情可在短期内急剧恶化。患有新冠病毒病的孕产妇临床过程与同龄患者相近。

(二)实验室检查

1. **一般检查**　发病早期外周血白细胞总数正常或减少,可见淋巴细胞计数减少,部分患者可出现肝酶、乳酸脱氢酶、肌酶、肌红蛋白、肌钙蛋白和铁蛋白增高。多数患者 C 反应蛋白(CRP)和红细胞沉降率升高,降钙素原正常。重型、危重型患者可见 D-二聚体升高,外周血淋巴细胞进行性减少,炎症因子升高。

2. **病原学及血清学检查**

(1)病原学检查:采用逆转录聚合酶链反应(RT-PCR)和/或高通量测序技术,在鼻咽拭子、痰和其他下呼吸道分泌物、血液、粪便、尿液等标本中可检测出新冠病毒核酸。检测下呼吸道标本(痰或气道抽取物)更加准确。

核酸检测会受到病程、标本采集、检测过程、检测试剂等因素的影响,为提高检测阳性率,应规范采集标本,标本采集后尽快送检。

(2) 血清学检查：新冠病毒特异性 IgM 抗体、IgG 抗体阳性，发病 1 周内阳性率均较低。由于试剂本身阳性判断值原因，或者体内存在干扰物质(类风湿因子、嗜异性抗体、补体、溶菌酶等)，或者标本原因(标本溶血、标本被细菌污染、标本贮存时间过长、标本凝固不全等)，抗体检测可能会出现假阳性。一般不单独以血清学检测作为诊断依据，需结合流行病学史、临床表现和基础疾病等情况进行综合判断。

(三) 影像学检查

早期呈现多发小斑片影及间质改变，以肺外带明显。进而发展为双肺多发磨玻璃影、浸润影，严重者可出现肺实变，胸腔积液少见。心功能不全患者可见心影增大和肺水肿。

五、诊断

(一) 诊断原则

新冠病毒病的诊断需要依据病例的流行病学史、临床表现和实验室检测综合进行判断，确诊病例需要病原学或血清学检测依据。为早期、及时发现疑似新冠病毒病病例，医务人员应详细询问患者的流行病学史。

(二) 诊断标准

1. **疑似病例**　结合下述流行病学史和临床表现综合分析，有流行病学史中的任何 1 条，且符合临床表现中任意 2 条。无明确流行病学史的，符合临床表现中任意 2 条，同时新冠病毒特异性 IgM 抗体阳性；或符合临床表现中的 3 条。

(1) 流行病学史：①发病前 14d 内有病例报告社区的旅行史或居住史；②发病前 14d 内与新冠病毒病患者或无症状感染者有接触史；③发病前 14d 内曾接触过来自有病例报告社区的发热或有呼吸道症状的患者；④聚集性发病(2 周内在小范围如家庭、办公室、学校班级等场所，出现 2 例及以上发热和 / 或呼吸道症状的病例)。

(2) 临床表现：①发热和 / 或呼吸道症状等新冠病毒病相关临床表现；②具有新冠病毒病的肺部影像学特征；③发病早期白细胞总数正常或降低，淋巴细胞计数正常或减少。

2. **确诊病例**　疑似病例同时具备以下病原学或血清学证据之一者：①实时荧光 RT-PCR 检测新冠病毒核酸阳性；②病毒基因测序，与已知的新冠病毒高度同源；③新冠病毒特异性 IgM 抗体和 IgG 抗体阳性；④新冠病毒特异性 IgG 抗体由阴性转为阳性或恢复期 IgG 抗体滴度较急性期呈 4 倍及以上升高。

(三) 临床分型

1. **轻型**　临床症状轻微，影像学未见肺炎表现。

2. **普通型**　具有发热、呼吸道症状等，影像学可见肺炎表现。

3. **重型**　成人符合下列任何一条：①出现气促，呼吸频率(RR) $\geq$ 30 次 /min；②静息状态下，吸空气时指氧饱和度 $\leq$ 93%；③动脉血氧分压(PaO_2) / 吸氧浓度(FiO_2) $\leq$ 300mmHg(1mmHg=0.133kPa)；高海拔(海拔超过 1 000 米)地区应根据以下公式对 PaO_2/FiO_2 进行校正：$PaO_2/FiO_2 \times$ [760/ 大气压(mmHg)]；④临床症状进行性加重，肺部影像学显示 24~48h 内病灶明显进展>50% 者。

儿童符合下列任何一条：①持续高热超过 3d；②出现气促(<2 月龄，RR $\geq$ 60 次 /min；2~12 月龄，RR $\geq$ 50 次 /min；1~5 岁，RR $\geq$ 40 次 /min；>5 岁，RR $\geq$ 30 次 /min)，除外发热和哭闹的影响；③静息状态下，吸空气时指氧饱和度 $\leq$ 93%；④辅助呼吸(鼻翼扇动、三凹征)；⑤出现嗜睡、惊厥；⑥拒食或喂养困难，有脱水征。

4. **危重型**　符合以下情况之一者：①出现呼吸衰竭，且需要机械通气；②出现休克；③合并其他器官功能衰竭，需进重症医学科监护治疗。

六、鉴别诊断

本病主要与流感病毒、腺病毒、呼吸道合胞病毒等其他已知病毒性肺炎及肺炎支原体感染鉴别，尤其是对疑似病例，要尽可能采取包括快速抗原检测和多重 PCR 核酸检测等方法，对常见呼吸道病原体进行检测。有时还要与非感染性疾病，如血管炎、皮肌炎和机化性肺炎等鉴别。轻型患者需与其他病毒引起的上呼吸道感染相鉴别。儿童患者出现皮疹、黏膜损害时，需与川崎病鉴别。

七、治疗

（一）根据病情确定治疗场所

1. **疑似及确诊病例**　应在具备有效隔离条件和防护条件的定点医院隔离治疗，疑似病例应单人单间隔离治疗，确诊病例可多人收治在同一病室。

2. **危重型病例**　应当尽早收入重症医学科治疗。

（二）一般治疗

1. 卧床休息，加强支持治疗，保证充分能量摄入；注意水、电解质平衡，维持内环境稳定；密切监测生命体征、指氧饱和度等。

2. 根据病情监测血常规、尿常规、CRP、生化指标（肝酶、心肌酶、肾功能等）、凝血功能、动脉血气分析、胸部影像学等。有条件者可行细胞因子检测。

3. 及时给予有效氧疗措施，包括鼻导管、面罩给氧和经鼻高流量氧疗。有条件可采用氢氧混合吸入气（H_2/O_2：66.6%/33.3%）治疗。

4. 抗菌药物治疗：避免盲目或不恰当使用抗菌药物，尤其是联合使用广谱抗菌药物。

（三）抗病毒治疗

在抗病毒药物应急性临床试用过程中，相继开展了多项临床试验，虽然仍未发现经严格"随机、双盲、安慰剂对照研究"证明有效的抗病毒药物，但某些药物经临床观察研究显示可能具有一定的治疗作用。目前较为一致的意见认为，具有潜在抗病毒作用的药物应在病程早期使用，建议重点应用于有重症高危因素及有重症倾向的患者。不推荐单独使用洛匹那韦/利托那韦和利巴韦林，不推荐使用羟氯喹或联合使用阿奇霉素。以下药物可继续试用，在临床应用中进一步评价疗效。

1. **α干扰素**　成人每次 500 万单位，加入灭菌注射用水 2ml，每日 2 次，雾化吸入，疗程不超过 10d。

2. **利巴韦林**　建议与干扰素（剂量同上）或洛匹那韦/利托那韦（每粒 200mg/50mg，成人每次 2 粒，每日 2 次）联合应用，成人 500mg/次，每日 2 至 3 次静脉输注，疗程不超过 10d。

3. **磷酸氯喹**　用于 18~65 岁成人。体重大于 50kg 者，每次 500mg，每日 2 次，疗程 7d；体重小于 50kg 者，第 1、2 天每次 500mg，每日 2 次，第 3~7 天每次 500mg，每日 1 次。

4. **阿比多尔**　成人 200mg，每日 3 次，疗程不超过 10d。

要注意上述药物的不良反应、禁忌证以及与其他药物的相互作用等问题。不建议同时应用 3 种以上抗病毒药物，出现不可耐受的毒副作用时应停止使用相关药物。对孕产妇患者的治疗应考虑妊娠周数，尽可能选择对胎儿影响较小的药物，以及考虑是否终止妊娠后再进行治疗，并知情告知。

（四）免疫治疗

1. **康复者恢复期血浆**　适用于病情进展较快、重型和危重型患者。用法用量参考《新冠肺炎康复者恢复期血浆临床治疗方案》。

2. **静注 COVID-19 人免疫球蛋白**　可应急用于病情进展较快的普通型和重型患者。推荐剂量为普通型 20ml、重型 40ml，静脉输注，根据患者病情改善情况，可隔日再次输注，总次数不超过 5 次。

3. **托珠单抗**　对于双肺广泛病变者及重型患者，且实验室检测 IL-6 水平升高者，可试用。具体用法：首次剂量 4~8mg/kg，推荐剂量 40 0mg，0.9% 生理盐水稀释至 100ml，输注时间大于 1h；首次用药疗效不佳者,可在首剂应用12h后追加应用一次(剂量同前),累计给药次数最多为2次,单次最大剂量不超过800mg。注意过敏反应,有结核等活动性感染者禁用。

(五)重型、危重型病例的治疗

治疗方案应遵循抗病毒、抗休克、抗低氧血症、抗继发感染、维持水电解质酸碱平衡、维持微生态平衡为核心的"四抗二平衡"策略进行制订。"四抗二平衡"为重点的综合治疗策略是浙江大学在H7N9禽流感救治过程中积累总结的经验,在新冠病毒病的临床救治中依然适用。

1. **抗病毒**   抗病毒治疗越早越好,可以减少重型、危重型病例的发生,具体用法见前述。

2. **抗休克**   可维持全身器官的有效灌注,抗低氧血症和多器官功能衰竭维持生命体征。新冠病毒病从重型向危重型发展时,患者可出现严重低氧血症、细胞因子风暴、继发重型感染,进而发生休克,出现组织灌注障碍,甚至多器官功能衰竭,治疗上以纠正诱发因素和液体复苏为主。

(1)人工肝血液净化系统:可迅速清除炎症介质,消除细胞因子风暴,可阻断休克和低氧血症、呼吸窘迫的发生。

适应证:①血炎症因子(如IL-6等)浓度大于或等于正常上限5倍,或每日上升速度大于1倍及以上;②肺部影像学快速进展,CT或X线提示肺受累百分比每天进展10%或以上;③基础疾病需要人工肝治疗患者。符合①+②的患者,或符合③的患者。

相对禁忌证:在危重型患者抢救中,无绝对禁忌证,但出现以下情况须谨慎使用:①严重活动性出血或弥散性血管内凝血者;②对治疗过程中所用血制品或药品如血浆、肝素和鱼精蛋白等严重过敏者;③急性脑血管意外或严重颅脑损伤者;④慢性心功能不全,心功能分级为Ⅲ级及以上者;⑤尚未纠正的低血压、休克;⑥严重的心律失常。

建议进行血浆置换联合血浆吸附或双重血浆分子吸附、灌流及滤过,血浆置换量建议2 000ml以上。具体操作方案请参考《人工肝血液净化系统应用于重型、危重型新冠病毒肺炎治疗的专家共识》。浙江大学医学院附属第一医院接受李氏人工肝治疗的危重型患者,在重症医学科的住院时间明显缩短;血清细胞因子IL-2、IL-4、IL-6、TNF-α水平显著下降,呼吸改善,氧饱和度提升。

(2)糖皮质激素:对于重型、危重型新冠病毒病,早期、适量、短程糖皮质激素治疗,既有利于控制细胞因子炎症风暴,阻止病情进展,缩短病程,又可避免长期大量使用糖皮质激素导致的不良反应和并发症。

适应证:①符合重型、危重型诊断者可早期使用;②高热(体温超过39℃)持续不退;③影像学提示受累肺叶面积大(30%以上肺叶受累),有毛玻璃样渗出病灶者效果较好;④肺部影像学表现进展迅速且受累面积明显增多(48h复查肺部CT提示进展超过50%);⑤IL-6≥5倍正常值上限。

使用方法:根据炎症损伤程度,甲泼尼龙琥珀酸钠(甲强龙)每天0.75~1.5mg/kg,分1~2次/d静脉注射。治疗期间每隔2~3d复查血常规、CRP、细胞因子、生化指标、血糖、肺部CT等评估病情及疗效。如病情改善,体温正常,则每3~5d激素减半,减至20mg/d后序贯甲泼尼龙(美卓乐)口服,根据病情确定疗程。

治疗期间注意事项:①治疗前完善结核菌感染T细胞斑点(T-SPOT)试验、乙型肝炎病毒和丙型肝炎病毒标志物等检测,避免在激素治疗过程中激活潜在感染;②根据情况应用质子泵抑制剂、钙剂预防并发症;③监测血糖,一旦出现血糖升高,皮下注射胰岛素控制血糖;④监测血钾,纠正低钾血症;⑤监测肝功能,及时进行护肝治疗;⑥出现多汗、自汗者,可试用中药;⑦出现兴奋、睡眠障碍者,临时给予镇静催眠药。

(3)氧疗:首选控制性氧疗如可调式通气面罩(文丘里面罩)、经鼻高流量氧疗等。血氧饱和度(SpO₂)大于93%时,若无明显呼吸窘迫症状,不需要氧疗;否则给予氧疗。静息状态下SpO₂低于93%,氧合指数小于30 0mmHg(1mmHg=0.133kPa),呼吸频率大于25次/min,或影像学表现进展明显时,给予经鼻高流量氧疗。使用前进行充分患者教育,初始设置为流量30L/min,温度34℃,氧浓度根据SpO₂调节,逐步增加流量至患者能耐受的最高流量。呼吸窘迫症状不明显、血流动力学稳定,或合并 II 型呼吸衰竭时,SpO_2 目标值可放宽至 88%~92%;部分患者低强度日常活动时氧饱和度波动较大,可适当提高 SpO_2 目标值。氧合指数小于 200mmHg 时,转入重症医学科治疗。经鼻高流量氧疗期间,若患者呼吸窘迫症状有改善,则可持续应用,不急于升级呼吸支持手段;若出现血流动力学不稳定,呼吸疲劳,氧合指数持续不改善,意识恶化,呼吸频率持续大于 40 次 /min,明显酸中毒,大量气道分泌物时,须及时气管插管行有创通气。

(4) 机械通气:无创正压通气应短期使用(不超过 2h),密切监测,以防延误气管插管,不推荐对经鼻高流量氧疗治疗失败的患者常规使用无创正压通气。

采用保守氧疗策略,SpO_2 目标值为 88%~92%;可根据实际 SpO_2 波动情况调整。

严格执行集束化呼吸机相关性肺炎预防管理策略:①选择合适型号的气管插管;②使用带声门下吸引的气管插管(每 2h 一次,每次 20ml 空针筒抽吸);③确保气管插管的位置、深浅合适(影像评估),妥善固定、避免牵拉;④维持气囊压力 30~35cmH₂O(1cmH₂O=0.098kPa),每 4h 监测一次;⑤涉及体位变动时(转运,尤其平卧位)进行气囊压力监测、冷凝水处理(双人配合倾倒,倒入预置含氯消毒液的加盖容器中)、气囊上分泌物处理;⑥及时清理患者口鼻分泌物。

使用封闭式吸痰装置(包括痰液标本留置)。

采取肺保护性通气策略:小潮气量通气(4~8ml/kg 理想体质量)、呼吸频率 18~25 次 /min;适当镇静镇痛,必要时给予肌松药。

根据急性呼吸窘迫综合征的严重程度进行调节呼气末正压通气(轻度 5~7cmH₂O,中度 8~12cmH₂O,重度 12cmH₂O 以上);或通过患者对呼气末正压通气的反应(氧合、顺应性是否改善)进行滴定式调节。

不推荐常规进行肺复张。如需实施肺复张,先进行可复张性评估。

氧合指数小于 100mmHg 时实施俯卧位通气。

超声胃残余量评估、留置鼻肠管空肠内营养、留置胃管进行持续减压;转运前停止肠内营养,50ml 空针筒抽吸;无禁忌时采用 30° 以上半坐位。

采取相对保守的液体管理策略。

氧合指数大于 150mmHg 时,及时减、停镇静剂并撤机拔管。

严格采取医院感染防控措施。

(5) 体外膜肺氧合:体外膜肺氧合(ECMO)启动时机为:在最优的机械通气条件下($FiO_2 \geq 80\%$,潮气量为 6ml/kg 理想体重,$PEEP \geq 5cmH_2O$,且无禁忌证),且保护性通气和俯卧位通气效果不佳,并符合以下之一,应尽早考虑评估实施 ECMO:① $PaO_2/FiO_2 < 50mmHg$ 超过 3h;② $PaO_2/FiO_2 < 80mmHg$ 超过 6h;③动脉血 pH<7.25 且 $PaCO_2 > 60mmHg$ 超过 6h,且呼吸频率>35 次 /min;④呼吸频率>35 次 /min 时,动脉血 pH<7.2 且平台压>30cmH₂O;⑤合并心源性休克或者心脏骤停。

ECMO 模式选择:仅需呼吸支持时,选择最为常用的静脉 - 静脉方式 ECMO(VV-ECMO);需呼吸和循环同时支持时,选用静脉 - 动脉方式 ECMO(VA-ECMO);VA-ECMO 出现头臂部缺氧时,采用 VAV-ECMO 模式。实施 ECMO 后,严格实施肺保护性肺通气策略。推荐初始设置为,潮气量<4~6ml/kg 理想体重,平台压 ≤25cmH₂O,驱动压<15cmH₂O,PEEP 5~15cmH₂O,呼吸频率 4~10 次 /min,$FiO_2 < 50\%$。对于氧合功能难以维持,双肺重力依赖区实变明显,或需积极气道分泌物引流的患者,可联合俯卧位通气。

儿童心肺代偿能力较成人弱,对缺氧更为敏感,需要应用比成人更积极的氧疗和通气支持策略,指征应适当放宽;不推荐常规应用肺复张。

3. 抗继发感染合理使用抗菌药物 轻型及普通型患者,不建议预防性使用抗菌药物;重型患者需要结合具体情况,谨慎决定是否预防性使用抗菌药物,对于病变范围广、气道分泌物多、原有慢性气道疾病伴下呼吸道病原体定植史、使用糖皮质激素(按泼尼松计)≥ 20mg × 7d 等患者,可考虑酌情使用抗菌药物,可选药物包括喹诺酮类、第二或第三代头孢菌素、β- 内酰胺酶抑制剂复方制剂等;危重型患者,尤其是接受有创机械通气的患者,可考虑预防性使用抗菌药物,根据患者个体高危因素选择抗菌药物,包括碳青霉烯类、β-内酰胺酶抑制剂复方制剂、利奈唑胺、万古霉素等。

治疗期间须密切监测患者症状、体征、血常规、CRP、降钙素原等指标,出现病情变化须临床综合判断,在不能排除继发感染时,须第一时间留取合格标本进行涂片、培养,同时进行核酸、抗原抗体检测以便尽早明确感染病原体。出现下述情况可经验性使用抗菌药物:①咳痰增多、痰液颜色变深,尤其是出现黄脓痰;②体温升高,且不能用原发疾病加重解释;③白细胞、中性粒细胞数显著增多;④降钙素原≥0.5ng/ml;⑤病毒感染无法解释的氧合指数恶化或循环障碍及其他提示细菌感染的病情改变。

病毒感染造成细胞免疫功能下降、糖皮质激素和/或广谱抗菌药物使用等因素,导致部分新冠病毒病患者有继发真菌感染的风险,须对危重患者行呼吸道分泌物微生物监测,包括涂片、培养;对可疑患者及时检测血或支气管肺泡灌洗液 D-葡聚糖(G 试验)、半乳甘露聚糖(GM 试验)。

对于广谱抗菌药物使用 7d 及以上、胃肠外营养、接受有创检查或治疗、两个或以上部位来源的标本培养假丝酵母阳性、G 实验明显升高的患者,须警惕侵袭性假丝酵母病可能,可考虑给予氟康唑或棘白菌素类药物抗真菌治疗。

对于糖皮质激素使用 7d 及以上、粒细胞减少或缺乏、慢性阻塞性肺疾病且既往气道标本培养曲霉阳性、GM 明显升高的患者,须警惕侵袭性肺曲霉病,可考虑给予伏立康唑、泊沙康唑或棘白菌素类治疗。

4. **维持水电解质酸碱平衡**　部分新冠病毒病患者有腹泻症状,使用洛匹那韦/利托那韦也可出现腹泻,需要警惕水电解质混乱,特别是低钾血症、低钠血症,危重患者需监测 24h 进出量,监测血电解质,及时发现及时纠正;低氧血症易继发代谢性酸中毒,组织灌注不良,导致乳酸水平升高,需要及时纠正,阻断疾病进展,必要时使用连续性肾脏替代治疗或人工肝治疗。

5. **维持微生态平衡**　新冠病毒病患者由于病毒直接侵犯肠道黏膜、抗感染药物等治疗影响,部分患者可合并腹痛、腹泻等消化道症状。研究发现,新冠病毒病患者存在肠道微生态失衡,乳酸杆菌、双歧杆菌等有益菌明显减少。肠道微生态失衡可能会导致肠道细菌异位,引起继发感染,必要时应用肠道微生态调节剂以维持微生态平衡,抑制肠黏膜萎缩,使粪便中水分减少,改善粪便性状和次数,减轻腹泻等症状。H7N9 禽流感重型肺炎中的救治经验提示,经微生态制剂治疗的患者,继发感染的风险大大降低。有条件的单位可进行肠道菌群分析,根据菌群分析结果,尽早发现肠道菌群紊乱,及早调整抗菌药物、给予益生菌制剂,减少肠道菌群移位和肠源性感染的发生。

营养支持也是维持肠道微生态平衡的重要手段。在有效评估营养风险、胃肠道功能以及误吸风险的基础上,及时实施营养支持。首选经口进食。气管插管者且存在误吸高风险者,建议留置空肠营养管,给予肠内营养,滋养肠道上皮,改善肠黏膜屏障及肠道免疫功能,维持肠道微生态。能量供应为25~30kcal/kg(105~126kJ/kg),目标蛋白量为每天 1.2~2.0g/kg。肠道功能尚可的患者,可以选择热氮含量较高的整蛋白制剂;危重型患者建议选择预消化的短肽制剂;对于顽固性高血糖患者考虑选择适合控制血糖的营养制剂;对于容量控制要求较高的患者(如心力衰竭患者等)可考虑使用高能制剂。

(六)中医治疗

本病属于中医"疫"病范畴,病因为感受"疫戾"之气。各地可根据病情、当地气候特点以及不同体质等情况,进行辨证论治。

(七)早期康复

重视患者早期康复介入,针对新冠病毒病患者呼吸功能、躯体功能以及心理障碍,积极开展康复训练和干预,尽最大可能恢复体能、体质和免疫能力。

八、预防

(一)监测与控制传染源

疑似及确诊病例应在具备有效隔离条件和防护条件的定点医院隔离治疗,疑似病例应单人单间隔离治疗,确诊病例可多人收治在同一病室。密切监控患者家庭成员的健康状况,一旦出现发热或急性呼吸道感染等症状,应当及时向当地疾病预防控制部门报告。

(二) 切断传播途径

流行期加强公共场所与室内的通风消毒工作,对患者可能使用或污染的物品及时消毒处理,接触病例污染物品后必须洗手。

(三) 保护易感人群

注意养成良好的个人卫生习惯,勤洗手,尤其在咳嗽或打喷嚏后要洗手。尽量避免触摸眼睛、鼻或口。流行期尽量避免外出尤其是人群密集的场所,必须外出时尽可能戴口罩并尽快返回,同时保持社交距离。目前新冠病毒病疫苗已进入临床,可以在高危人群中先行接种,为应对人群大规模流行,可考虑易感者普遍接种,以建立人群免疫屏障。

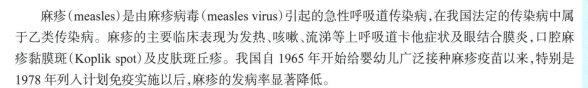

思考题

1. 试述新冠病毒病的临床表现。
2. 新冠病毒病的诊断标准有哪些?
3. 试述新冠病毒病的治疗。

(李兰娟)

第五节　麻　疹

麻疹(measles)是由麻疹病毒(measles virus)引起的急性呼吸道传染病,在我国法定的传染病中属于乙类传染病。麻疹的主要临床表现为发热、咳嗽、流涕等上呼吸道卡他症状及眼结合膜炎,口腔麻疹黏膜斑(Koplik spot)及皮肤斑丘疹。我国自 1965 年开始给婴幼儿广泛接种麻疹疫苗以来,特别是1978 年列入计划免疫实施以后,麻疹的发病率显著降低。

一、病原学

见第二篇第十六章第一节。

二、流行病学

(一) 传染源

人是麻疹病毒的唯一宿主,因此麻疹患者是唯一的传染源。急性期的患者是最重要的传染源,发病前 2d 至出疹后 5d 内均具有传染性。病毒主要存在于患者的口、鼻、咽、眼结合膜分泌物中。无症状病毒携带者和隐性感染者较少见,作为传染源意义不大。

(二) 传播途径

经过呼吸道飞沫传播是主要的传播途径,也可以通过密切接触传播。患者咳嗽、打喷嚏时,病毒随排出的飞沫经口、咽、鼻部或眼结合膜侵入易感者。

（三）人群易感性

人群对麻疹病毒普遍易感。如果对麻疹病毒没有免疫力的人群接触病毒后，90%以上均可发病，病后可获得持久免疫力，6个月以内婴儿可从母体获得抗体很少患病，高发人群为6个月至5岁小儿。如果婴幼儿时未接种过麻疹疫苗或未再复种，体内抗体的水平降低也可以成为易感者。

（四）流行特征

麻疹是一种世界范围流行的传染病，也是导致儿童死亡最主要的传染病之一。2018年一年全球就报告了35万例的麻疹病例，其中14万例为死亡病例。自60年代麻疹疫苗问世以来，婴幼儿普种麻疹疫苗的国家发病率大大降低。我国自1965年起婴幼儿广泛接种麻疹疫苗，到1978年麻疹疫苗接种列入计划免疫项目，麻疹流行得到了有效控制。近年来由于少数儿童没有接种麻疹疫苗或没有强化麻疹疫苗再接种，时有麻疹的局部地区小流行发生。麻疹一年四季均可发病，但以冬春季节为高峰。

三、发病机制与病理

麻疹病毒经空气飞沫到达上呼吸道或眼结合膜，在局部上皮细胞内复制，病毒迅速大量复制后入血，并侵入局部淋巴组织。病毒感染后第2~3d引起第一次病毒血症，随后病毒进入全身单核巨噬细胞系统并进行大量增殖。感染后第5~7d病毒再次入血，形成第二次病毒血症，然后随血流播散至全身各组织器官。病毒主要侵犯口咽部、眼结合膜、皮肤、胃肠道等。病毒复制导致组织损伤，引起一系列临床表现。随着机体特异性免疫应答清除病毒，疾病进入恢复期。感染麻疹病毒后，机体可产生补体结合抗体、血凝抑制抗体及中和抗体。前者为IgM型抗体，表示近期感染。后二者为IgG型抗体，表示对麻疹病毒具有免疫力。

麻疹的病理特征是感染部位数个细胞融合形成多核巨细胞，可见于皮肤、眼结合膜、呼吸道和胃肠道黏膜、全身淋巴组织、肝、脾等处。皮疹为病毒直接或免疫损伤使皮肤浅表血管内皮细胞肿胀、增生、渗出，真皮淋巴细胞浸润、充血肿胀所致。由于崩解的红细胞和血浆渗出，皮疹消退后遗留色素沉着，表皮细胞坏死及退行性变形成疹后皮肤脱屑。口腔麻疹黏膜斑的病理改变与皮疹相似，是口腔黏膜内血管内皮细胞肿胀、坏死及淋巴细胞浸润所致。病理改变以呼吸道病变最重，肠道黏膜病变相对较轻。并发脑炎时脑组织可出现充血、水肿、点状出血或脱髓鞘病变。

四、临床表现

潜伏期为6~21d，平均为10d，接种过麻疹疫苗者可延长至3~4周。

（一）典型麻疹

典型麻疹临床过程可分为三期：

1. **前驱期**　从发热到皮疹出现为前驱期，一般持续3~4d。此期主要为上呼吸道和眼结合膜炎症所致的卡他症状，表现为急性起病，发热、咳嗽、流涕、流泪，眼结合膜充血、畏光等。婴幼儿可出现胃肠道症状如呕吐、腹泻。发病2~3d后，约90%以上患者口腔可出现麻疹黏膜斑（Koplik spot，科氏斑）。科氏斑是麻疹前驱期的特征性体征，具有诊断意义。典型的科氏斑位于双侧第二磨牙对面的颊黏膜上，为0.5~1mm针尖大小的白色点状突起，周围有红晕。初起时仅数个，1~2d内迅速增多融合，扩散至整个颊黏膜，形成表浅的糜烂，似鹅口疮，2~3d后很快消失。前驱期一些患者颈、胸、腹部可出现一过性风疹样皮疹，数小时即退去，称麻疹前驱疹。

2. **出疹期**　从病程的第3~4d开始，持续1周左右。此期患者体温持续升高至39~40℃，在开始出现皮疹的同时，感染中毒症状明显加重。皮疹首先见于耳后、发际，然后扩展到前额、面、颈部，自上而下至胸、腹、背及四肢,2~3d遍及全身,最后达手掌与足底。皮疹初为淡红色斑丘疹,大小不等,直径2~5mm,压之褪色,疹间皮肤正常。之后皮疹可融合成片,颜色转暗,部分病例可有出血性皮疹,压之不褪色。出疹同时可有嗜睡或烦躁不安,甚至谵妄、抽搐等症状。还可伴有表浅淋巴结及肝、脾肿大。并发肺炎时肺部可闻及干、湿啰音,甚至出现心功能衰竭。成人麻疹感染中毒症状常常比较重,皮疹不典型,但并发症较少见,预后较好。

3. **恢复期**　皮疹达高峰并持续1~2d后,体温开始下降,全身症状明显减轻,皮疹随之按出疹顺序依次消退,皮疹退时有糠麸样细小皮肤脱屑,也可留有浅褐色色素沉积。

无并发症的患者病程一般为10~14d。麻疹患者呼吸道病变最显著,可表现为鼻炎、咽炎、支气管炎及肺炎,还可并发脑炎和心肌炎。此外,麻疹病毒感染过程中机体免疫功能明显降低,可使原有的变态反应性疾病如湿疹、哮喘、肾病综合征得到暂时缓解,但患者易继发细菌感染,结核病灶可复发或恶化。

(二) 非典型麻疹

由于患者的年龄和机体免疫状态不同、感染病毒数量及毒力不同和是否接种过麻疹疫苗及疫苗种类不同等因素,临床上可出现非典型麻疹,主要有以下几种类型:

1. **轻型麻疹**　多见于对麻疹具有部分免疫力的人群,如6个月以内婴儿、近期接受过被动免疫者或曾接种过麻疹疫苗者。临床表现为低热且持续时间短,呼吸道卡他症状轻,皮疹稀疏色淡,无口腔麻疹黏膜斑或不典型。一般无并发症,病程在1周左右,但病后所获免疫力与典型麻疹患者相同。

2. **重型麻疹**　多见于全身状况差和免疫力低下人群,容易合并继发细菌感染,且病死率高,包括:

(1)中毒性麻疹:表现为全身感染中毒症状重,突然高热,可达40℃以上,伴有气促和发绀,心率加快,甚至谵妄、抽搐、昏迷。皮疹出现得早,也较严重,可融合成片,遍及全身。

(2)休克性麻疹:除具有感染中毒症状外,很快出现循环衰竭或心功能衰竭,表现为面色苍白、发绀、四肢厥冷、心音弱、心率快、血压下降等。而皮疹暗淡稀少或皮疹出现后又突然隐退。

(3)出血性麻疹:皮疹为出血性,形成紫斑,压之不褪色,同时可有内脏出血。

(4)疱疹性麻疹:皮疹呈疱疹样,融合成大疱,同时体温高且感染中毒症状重。

3. **异型麻疹**　多发生在接种麻疹灭活疫苗后4~6年。表现为突起高热,头痛、肌痛或腹痛,而上呼吸道卡他症状不明显,无麻疹黏膜斑,病后2~3d出现皮疹,从四肢远端开始,逐渐扩散到躯干。皮疹为多形性,常伴四肢水肿,肝、脾均可肿大。异型麻疹病情较重,但多为自限性。其最重要的诊断依据是恢复期检测麻疹血凝抑制抗体呈现高滴度,但病毒分离阴性。一般认为异型麻疹无传染性。

五、实验室检查

(一) 血常规

白细胞总数正常或减少,淋巴细胞比例相对增多。如果白细胞数增加,尤其是中性粒细胞增加,提示继发细菌感染。若淋巴细胞严重减少,常提示预后不好。

(二) 血清学检查

酶联免疫吸附试验(ELISA)或化学发光法测定血清麻疹特异性IgM和IgG抗体,其中IgM抗体在病后5~20d最高,阳性即可确定诊断,IgG抗体恢复期较早期增高4倍以上即为阳性,也可以诊断麻疹。

(三) 病原学检查

1. **病毒分离**　取早期患者眼、鼻、咽分泌物或血、尿标本接种于原代人胚肾细胞,分离麻疹病毒,但不作为常规检查。

2. 病毒抗原检测　取早期患者鼻咽分泌物、血细胞及尿沉渣细胞,用免疫荧光或免疫酶法查麻疹病毒抗原,如阳性,可早期诊断。

3. 核酸检测　采用逆转录聚合酶链反应(RT-PCR)从临床标本中扩增麻疹病毒 RNA,是一种敏感和特异的诊断方法,对免疫力低下而不能产生特异抗体的麻疹患者,尤为有价值。

六、并发症

1. 喉炎　以 2~3 岁以下小儿多见,继发于细菌感染导致喉部组织水肿,分泌物增多,极易引起喉梗阻。表现为声音嘶哑、犬吠样咳嗽、呼吸困难、发绀等,严重时须及早做气管切开。

2. 肺炎　为麻疹最常见的并发症,多见于 5 岁以下患儿,占麻疹患儿死亡的 90% 以上。麻疹病毒本身引起的肺炎多不严重,而继发感染引起的肺炎则较为严重,病原体可为细菌或其他病毒,也可是多种细菌混合感染。表现为病情突然加重,咳嗽、咳脓痰,患儿可出现鼻翼扇动、口唇发绀,肺部有明显的啰音,肺 CT 可见大片或多段炎症。

3. 心肌炎　2 岁以下婴幼儿易致心肌病变,表现为气促、烦躁、面色苍白、发绀,听诊心音低钝、心率快。合并心肌炎的患儿皮疹不能出全或突然隐退,心电图示 T 波和 ST 段改变。

4. 脑炎　麻疹脑炎的发病率为 0.01%~0.5%,可发生于出疹后 2~6d,亦可发生于出疹后 3 周左右。主要为麻疹病毒直接侵犯脑组织所致。临床表现与其他病毒性脑炎类似,病死率约 15%,多数可恢复正常,部分患者留有智力低下、癫痫、瘫痪等后遗症。

5. 亚急性硬化性全脑炎　亚急性硬化性全脑炎是麻疹的一种远期并发症,为慢性或亚急性进行性脑炎,发病率仅为(1~4)/100 万。其机制主要与病毒基因变异有关,病毒变异后机体不能产生对基质蛋白的抗体,导致病毒在脑细胞中长期潜伏。病理变化为脑组织退行性变。本病常在原发麻疹后 2~17 年(平均 7 年)发病,患者逐渐出现智力障碍、性格改变、运动不协调、语言和视听障碍、癫痫发作等症状,最后因昏迷、强直性瘫痪而死亡。

七、诊断

典型麻疹根据临床表现即可以做出诊断。临床诊断中麻疹流行病学史非常重要,包括是否接种过麻疹疫苗、是否有麻疹患者的接触史等。同时出现典型麻疹的临床表现,如急起发热、上呼吸道卡他症状、结膜充血、畏光、口腔麻疹黏膜斑及典型的皮疹等即可诊断。非典型患者主要依赖于实验室检查确定诊断。

八、鉴别诊断(表 26-4)

1. 风疹　前驱期短,全身症状和呼吸道症状较轻,无口腔麻疹黏膜斑,发热 1~2d 出疹,皮疹分布以面、颈、躯干为主。1~2d 皮疹消退,疹后无色素沉着和脱屑,常伴耳后、颈部淋巴结肿大。

2. 幼儿急疹　突起高热,持续 3~5d,上呼吸道症状轻,热骤降后出现皮疹,皮疹散在分布,呈玫瑰色,多位于躯干,1~3d 皮疹退尽,热退后出皮疹为其特点。

3. 猩红热　前驱期发热,咽痛明显,1~2d 后全身出现针尖大小红色丘疹,疹间皮肤充血,压之退色,面部无皮疹,口周呈苍白圈,皮疹持续 4~5d 随热降而退,出现大片脱皮。外周血白细胞总数及中性粒细胞增高显著。

4. 药物疹　近期服药史,皮疹多有瘙痒,低热或不发热,无黏膜斑及卡他症状,停药后皮疹渐消退。末梢血嗜酸性粒细胞可增多。

表 26-4 麻疹与其他出疹性疾病的鉴别

	结膜炎	咽痛	麻疹黏膜斑	出疹时间	皮疹特征
麻疹	+	+	+	发热 3~4d	红色斑丘疹由耳后开始
风疹	±	±	−	发热 1~2d	淡红色斑丘疹,由面部开始
幼儿急疹	−			热骤降后出疹	散在,玫瑰色,多位于躯干
猩红热	±	+	−	发热 1~2d	全身出现针尖大小红色丘疹疹间皮肤充血
药物疹				用药后出疹	多形性、停药后疹退

九、预后

无并发症的单纯麻疹预后良好,重型麻疹病死率较高。

十、治疗

麻疹为自限性疾病,目前对麻疹病毒尚无特效抗病毒药物。麻疹的治疗主要为对症治疗,加强护理,预防和治疗并发症。

(一) 一般治疗

患者应单病室按照呼吸道传染病隔离至体温正常或至少出疹后 5d;卧床休息,保持室内空气新鲜,温度适宜;眼、鼻、口腔保持清洁,多饮水。

(二) 对症治疗

高热可酌用小剂量解热药物或物理降温;咳嗽可用祛痰镇咳药;剧烈咳嗽和烦躁不安者可用少量镇静药;体弱病重患儿可早期注射丙种球蛋白;必要时可以吸氧,保证水电解质及酸碱平衡等。

(三) 并发症治疗

1. **喉炎** 蒸汽雾化吸入稀释痰液,使用抗菌药物,对喉部水肿者可试用肾上腺皮质激素。梗阻严重时及早行气管切开。

2. **肺炎** 治疗同一般肺炎,合并细菌感染较为常见,主要为抗菌治疗。

3. **心肌炎** 出现心力衰竭者应及早静脉注射强心药物,同时应用利尿药,重症者可用肾上腺皮质激素。

4. **脑炎** 处理同一般病毒性脑炎。SSPE 目前无特殊治疗。

十一、预防

预防麻疹的关键措施是婴幼儿广泛接种麻疹疫苗。

(一) 管理传染源

对麻疹患者应做到早诊断、早报告、早隔离、早治疗,患者隔离至出疹后 5d,伴呼吸道并发症者应延长到出疹后 10d。易感的接触者检疫期为 3 周,并使用被动免疫制剂。流行期间,儿童机构应加强检查,及时发现患者。

(二) 切断传播途径

流行期间避免去公共场所或人多拥挤处,出入应戴口罩;无并发症的患儿在家中隔离,以减少传播和继发医院感染。

(三) 保护易感人群

1. **主动免疫**   主要对象为婴幼儿,但未患过麻疹的儿童和成人均可接种麻疹减毒活疫苗。目前发达国家初种麻疹疫苗的年龄大多定在 15 个月,而发展中国家由于仍常有麻疹流行,初种年龄为 8 个月。第 1 次皮下注射 0.2ml,儿童和成人剂量相同。易感者在接触患者 2d 内若接种疫苗,仍有可能预防发病或减轻病情。接种后 12d 出现 IgM 抗体,阳性率可达 95%~98%,2~6 个月后渐降;IgG 抗体仍维持一定水平,4~6 年后部分儿童已完全测不出抗体,故需复种。接种疫苗的禁忌为妊娠、过敏体质、免疫功能低下者(如肿瘤、白血病、使用免疫抑制剂及放射治疗者等);活动性结核应治疗后再考虑接种;发热及一般急、慢性疾病者应暂缓接种;凡 6 周内接受过被动免疫制剂者,应推迟 3 个月接种。

2. **被动免疫**   体弱、妊娠女性及年幼的易感者接触麻疹患者后,应立即采用被动免疫。在接触患者 5d 内注射人血丙种球蛋白 3ml,可预防发病。若 5d 后注射,则只能减轻症状,免疫有效期 3~8 周。

思考题

1. 麻疹的主要预防措施是什么?哪些人应该接种麻疹疫苗?
2. 麻疹黏膜斑及麻疹的皮疹特点是什么?

(窦晓光)

第六节   水痘和带状疱疹

水痘(varicella,chickenpox)和带状疱疹(herpes zoster)是由同一种病毒即水痘 - 带状疱疹病毒(varicella-zoster virus,VZV)感染所引起的、临床表现不同的两种疾病。水痘为原发性感染,多见于儿童,临床特征是全身同时出现丘疹、水疱及结痂。带状疱疹则是潜伏于感觉神经节的水痘 - 带状疱疹病毒再激活后发生的皮肤感染,以沿身体一侧周围神经出现呈带状分布的、成簇出现的疱疹为特征,多见于成人。

水痘 - 带状疱疹病毒病原学见第二篇第十八章第二节。

一、水痘

(一) 流行病学

1. **传染源**   水痘患者是唯一的传染源。病毒存在于上呼吸道黏膜和疱疹液中,发病前 1~2d 至皮疹完全结痂为止均有传染性。易感儿童接触带状疱疹患者后,也可发生水痘。

2. **传播途径**   主要通过呼吸道飞沫和直接接触传播,亦可通过接触被污染的用具间接感染。

3. **人群易感性**   本病传染性强,人群对水痘普遍易感。易感儿童接触水痘患者后 90% 可以发病,6 个月以下婴儿较少见。孕妇患水痘时,胎儿和新生儿也可被感染而发病。病后可获得持久免疫,再患水痘极少见,但可反复发生带状疱疹。本病一年四季均可发生,以冬春季为高峰。

(二)发病机制和病理

病毒经上呼吸道侵入人体后,先在呼吸道黏膜细胞中增殖,2~3d 后进入血液,形成病毒血症,然后在单核巨噬细胞系统内增殖后再次入血,形成第二次病毒血症,并向全身扩散,引起各器官病变。主要累及皮肤,偶尔也可以累及其他脏器。皮疹分批出现与病毒间歇性入血有关,其出现的时间与病毒血症发生相一致。皮疹出现 1~4d 后,机体出现特异性细胞免疫并产生特异性抗体,病毒血症消失,症状随之缓解。

水痘的皮肤病变主要在表皮棘细胞层,细胞肿胀伴气球样变性,组织液渗入形成疱疹,内含大量病毒。水痘疱疹以单房为主,周边和基底部可见胞核分裂的多核巨细胞,内含嗜酸性包涵体。水疱疱液开始时透明,当上皮细胞脱落加之炎性细胞浸润,使疱内液体变浊并减少,最后下层的上皮细胞再生,形成结痂,结痂脱落后一般不留痕迹。小儿初次感染水痘 - 带状疱疹病毒时,临床表现为水痘,痊愈后可获得持久免疫力。但部分病毒经感觉神经纤维传入,潜伏于脊髓背侧神经根和三叉神经节的神经细胞内,形成慢性潜在性感染,成年后可反复发生带状疱疹。免疫功能缺陷者则可出现播散性水痘,病变累及胃肠道、肺、肝、脾、胰、肾上腺和肠道等,受累器官可有局灶性坏死、炎性细胞浸润,病变部位可见含嗜酸性包涵体的多核巨细胞。并发脑炎者,脑组织可有水肿、充血和点状出血等。

(三)临床表现

潜伏期为 10~21d,平均 14~16d 为多见。典型水痘可分为两期:

1. **前驱期** 婴幼儿常无症状或症状轻微,可有低热、烦躁易激惹或拒乳,症状出现的同时即可见皮疹。年长儿童和成人可有畏寒、低热、头痛、乏力、咽痛、咳嗽、恶心、食欲减退等症状,持续 1~2d 后才出现皮疹。

2. **出疹期** 皮疹首先见于躯干部,以后延及面部及四肢。初为红色斑疹,数小时后变为丘疹并发展成疱疹。疱疹为单房性,椭圆形,直径 3~5mm,周围有红晕,疱疹壁薄易破,疱液先为透明,很快变混浊,疱疹处常伴瘙痒。1~2d 后疱疹从中心开始干枯、结痂,红晕消失。1 周左右痂皮脱落愈合,一般不留瘢痕。如有继发感染,则成脓疱,结痂和脱痂时间延长。水痘皮疹为向心性分布,主要位于躯干,其次为头面部,四肢相对较少。部分患者可在口腔、咽喉、眼结膜和外阴等黏膜处发生疱疹,破裂后形成溃疡。水痘皮疹多分批出现,故病程中在同一部位同时可见斑丘疹、水疱和结痂,后期出现的斑丘疹未发展成疱疹即隐退。水痘多呈自限性,10d 左右可自愈。儿童患者症状和皮疹均较轻,成人患者症状较重,易并发水痘肺炎。免疫功能低下者,易出现播散性水痘,皮疹融合形成大疱。妊娠期感染水痘,可致胎儿畸形、早产或死胎。产前数天内患水痘的孕妇可将病毒传给胎儿,可发生新生儿水痘,病情常较危重。

除了上述典型水痘外,可有疹内出血的出血性水痘,病情极严重。此型全身症状重,皮肤、黏膜有淤点、淤斑和内脏出血等,系因血小板减少或弥散性血管内出血(DIC)所致。还可有因继发细菌感染所致的坏疽型水痘,皮肤大片坏死,可因脓毒症而死亡。

(四)实验室检查

1. **血常规** 血白细胞总数正常或稍增高,淋巴细胞分数升高。

2. **血清学检查** 常用酶联免疫吸附法或补体结合试验检测特异性抗体。补体结合抗体于出疹后1~4d 出现,2~6 周达高峰,6~12 个月后逐渐下降。血清抗体检查可与单纯疱疹病毒发生交叉反应而成假阳性。

3. **病原学检查**

(1)病毒分离:取病程 3~4d 疱疹液种于人胚成纤维细胞,分离出病毒后可作进一步鉴定。

(2)抗原检查:对病变皮肤刮取物,用免疫荧光法检查病毒抗原。其方法敏感、快速,并容易与单纯疱疹病毒感染相鉴别。

(3)核酸检测：用聚合酶链反应（PCR）检测患者呼吸道上皮细胞和外周血白细胞中的病毒 DNA，系敏感、快速的早期诊断方法。

（五）并发症

1. 皮疹继发细菌感染　如皮肤化脓性感染、丹毒和蜂窝织炎等。

2. 肺炎　原发性水痘肺炎多见于成人患者或免疫功能缺陷者。轻者可无临床表现，仅肺部影像学检查显示肺部有弥漫性结节性浸润；重者出现咳嗽、咯血、胸痛、呼吸困难和发绀等症状；严重者可于 24~48h 内死于急性呼吸衰竭。继发性肺炎为继发细菌感染所致，多见于小儿。

3. 脑炎　发生率小于 1%，多发生于出疹后 1 周左右。临床表现和脑脊液改变与一般病毒性脑炎相似，预后较好，病死率为 5% 左右，重者可遗留神经系统后遗症。

4. 肝炎　多表现为转氨酶轻度升高，少数可出现肝脏脂肪性变，伴发肝性脑病即出现 Reye 氏综合征。

（六）诊断

典型水痘根据临床皮疹特点诊断多无困难，非典型患者须依赖于实验室检查确定。

（七）鉴别诊断

1. 手足口病　由多种病毒引起，其中以 EV71 病毒感染病情较重。多见于年长儿，3 岁以内婴幼儿病情较重。皮疹主要见于手、足和口腔，皮疹特点多为红色丘疹，部分丘疹顶部呈疱疹状。

2. 脓疱疹　为儿童常见的细菌感染性疾病。常发于鼻唇周围或四肢暴露部位，初为疱疹，继成脓疱，最后结痂，皮疹无分批出现特点，无全身症状。

3. 丘疹样荨麻疹　为皮肤过敏性疾病，婴幼儿多见，四肢和躯干部皮肤分批出现红色丘疹，顶端有小疱，周围无红晕，不结痂，不累及头部和口腔。

（八）预后

水痘预后一般良好，结痂脱落后不留瘢痕。重症或并发脑炎者，预后较差，甚至可导致死亡。

（九）治疗

1. 一般治疗和对症治疗　患者应隔离至全部疱疹结痂为止。发热期卧床休息，给予易消化食物和注意补充水分。加强护理，保持皮肤清洁，避免搔抓疱疹处以免导致继发感染。皮肤瘙痒者可用炉甘石洗剂涂擦，疱疹破裂后可涂龙胆紫或抗生素软膏。

2. 抗病毒治疗　早期应用阿昔洛韦（acyclovir）有一定疗效，是治疗水痘-带状疱疹病毒感染的首选抗病毒药物。每天 600~800mg，分次口服，疗程 10d。如皮疹出现 24h 内进行治疗，则能控制皮疹发展，加速病情恢复。此外，阿糖腺苷和干扰素也可试用。

3. 防治并发症　继发细菌感染时应用抗菌药物，合并脑炎出现脑水肿者应采取脱水治疗。水痘不宜使用糖皮质激素。

（十）预防

患者应予呼吸道隔离至全部疱疹结痂，其污染物和用具可用煮沸或日晒等方法进行消毒。对于免疫功能低下或正在使用免疫抑制剂治疗的患者或孕妇，如有患者接触史，可肌内注射丙种球蛋白 0.4~0.6ml/kg，或注射带状疱疹免疫球蛋白 0.1m1/kg，以预防或减轻病情。

二、带状疱疹

带状疱疹是潜伏在人体感觉神经节的水痘-带状疱疹病毒再激活后所引起的以皮肤损害为主的疾病，免疫功能低下时易发生带状疱疹。临床特征为沿身体单侧体表神经分布的相应皮肤区域出现呈带状的成簇水疱，伴有局部剧烈疼痛。

（一）流行病学

1. 传染源　水痘和带状疱疹患者是本病传染源。

2. 传播途径　病毒可通过呼吸道飞沫或直接接触传播,但一般认为带状疱疹主要不是通过外源性感染,而是婴幼儿期患水痘后病毒潜伏性感染的再激活所致。

3. 易感人群　人群普遍易感,带状疱疹痊愈后仍可复发。

(二) 发病机制和病理

初次感染水痘 - 带状疱疹病毒后,多表现为水痘,水痘痊愈后部分患者病毒沿神经纤维进入感觉神经节,呈潜伏性感染。当免疫功能下降时,如恶性肿瘤、使用免疫抑制剂、其他病毒感染或患艾滋病等时,潜伏的病毒被激活而复制,使受侵犯的神经节发生炎症,引起相应节段的皮肤出现疱疹,同时受累神经分布区域产生疼痛。

主要病变部位在末梢神经和皮肤,病理变化主要是受累神经节炎症。局部可见单个核细胞浸润,神经细胞变性,核内可发现包涵体,皮疹病变与水痘相同。

(三) 临床表现

起病初期,可出现低热和全身不适。随后出现沿着神经节段分布的局部皮肤灼痒、疼痛或感觉异常等。1~3d 后沿着周围神经分布区域出现成簇的红色斑丘疹,很快发展为水疱。疱疹从米粒大至绿豆大不等,分批出现,沿神经支配的皮肤呈带状排列,故名"带状疱疹",伴有显著的神经痛是该病突出特征。带状疱疹 3d 左右转为疱疱,1 周内干涸,10~12d 结痂,2~3 周脱痂,疼痛消失,不留瘢痕。免疫功能严重受损者,病程可延长。带状疱疹可发生于任何感觉神经分布区,但以脊神经胸段最常见,皮疹部位常见于胸部,约占 50%,其次为腰部和面部。带状疱疹皮疹多为一侧性,很少超过躯体中线,罕有多神经或双侧受累发生。

水痘 - 带状疱疹病毒也可侵犯三叉神经眼支,发生眼带状疱疹,病后常发展成角膜炎与虹膜睫状体炎,若发生角膜溃疡可致失明。病毒侵犯脑神经,可出现面瘫、听力丧失、眩晕、咽喉麻痹等。50 岁以上带状疱疹患者易发生疱疹后神经痛,可持续数月。

本病轻者可以不出现皮疹,仅有节段性神经疼痛。重型常见于免疫功能缺损者或恶性肿瘤患者。还可发生播散性带状疱疹,表现为除皮肤损害外,伴有高热和毒血症,甚至发生带状疱疹肺炎和脑膜脑炎,病死率高。

(四) 实验室检查

同水痘,当出现带状疱疹脑炎、脑膜炎、脊髓炎时,脑脊液细胞数及蛋白有轻度增加,糖和氯化物正常。

(五) 诊断

典型患者根据单侧、呈带状排列的疱疹和伴有神经痛,诊断多无困难。非典型病例有赖于实验检查。

(六) 鉴别诊断

该病有时须与单纯疱疹鉴别,后者常反复发生,分布无规律,疼痛不明显。

(七) 治疗

该病系自限性疾病,治疗原则为止痛、抗病毒和预防继发感染等。

1. 抗病毒治疗　抗病毒治疗的适应证包括:患者年龄大于 50 岁;病变部位在头颈部;躯干或四肢严重的疱疹;有免疫缺陷患者;出现严重的特异性皮炎或严重的湿疹等。可选用阿昔洛韦,400~800mg 口服,每 4h1 次,疗程 7~10d。阿糖腺苷每天 15mg/kg,静脉滴注,疗程 10d。

2. 对症治疗　疱疹局部可用阿昔洛韦乳剂涂抹,可缩短病程。神经疼痛剧烈者,给镇痛药。保持皮损处清洁,防止继发细菌感染。

(八) 预防

主要是预防水痘,目前尚无有效办法直接预防带状疱疹。

思考题

1. 水痘的皮疹特征是什么？
2. 水痘和带状疱疹的主要区别是什么？

（窦晓光）

第七节　流行性腮腺炎

流行性腮腺炎（mumps）是由流行性腮腺炎病毒（mumps virus）所引起的急性呼吸道传染病。本病以腮腺非化脓性炎症、腮腺区肿痛为临床特征，多发生于儿童和青少年。腮腺炎病毒除侵犯腮腺外，尚能侵犯神经系统及各种腺体组织，引起脑膜炎、脑膜脑炎、睾丸炎、卵巢炎和胰腺炎等。

一、病原学

见第二篇第十六章第一节。

二、流行病学

（一）传染源

早期患者及隐性感染者均为传染源。患者腮腺肿大前 7 日至肿大后 9 日约 2 周时间内，可从唾液中分离出病毒，此时患者具高度传染性。有脑膜炎表现者能从脑脊液中分离出病毒，无腮腺肿大的其他器官感染者亦能从唾液和尿中排出病毒。

（二）传播途径

主要通过飞沫传播。

（三）易感人群

人群普遍易感，但由于 1 岁以内婴儿体内尚有经胎盘获得的抗腮腺炎病毒特异性抗体，同时成人中约 80% 曾患显性或隐性感染而在体内存在一定的抗体，故约 90% 病例为 1 岁 ~15 岁的少年儿童，但近年来成人病例有增多的趋势。

（四）流行特征

本病呈全球性分布，全年均可发病，但以冬、春季为主。2004—2018 年我国共报告流行性腮腺炎 4 272 368 例，年平均报告发病率为 21.44/10 万。患者主要是学龄儿童，尤其是 6 周岁发病率最高，无免疫力的成人亦可发病。有接触史或未接种疫苗者，临床表现较重且出现并发症的概率高。感染后一般可获较持久的免疫力。

三、发病机制与病理

腮腺炎病毒从呼吸道侵入人体后，在局部黏膜上皮细胞和局部淋巴结中复制，然后进入血流，播散至腮腺和中枢神经系统,引起腮腺炎和脑膜炎。病毒在进一步繁殖复制后,再次侵入血流,形成第二次病毒血症,并侵犯第一次病毒血症时未受累的器官,如颌下腺、舌下腺、睾丸、胰腺等,引起相应的临床表现。因此流行性腮腺炎实际上是一种全身性、系统性、多器官受累的疾病,临床表现形式多种多样。

流行性腮腺炎病理特征是腮腺非化脓性炎症。腺体肿胀发红,可见渗出物、出血性病灶和白细胞浸润。腮腺导管有卡他性炎症,其壁细胞肿胀,导管周围及腺体壁有淋巴细胞浸润。腺体间质及周围组织水肿等病变可导致腮腺导管的阻塞、扩张和淀粉酶潴留。淀粉酶排出受阻,则经淋巴管进入血液循环,使血和尿中淀粉酶增高。睾丸、胰腺等受累时亦可出现相应腺体淋巴细胞浸润及睾丸炎、胰腺炎等病变。但本病毒主要累及成熟睾丸,幼年患者则很少出现睾丸炎。

腮腺炎病毒所致脑膜脑炎的病理变化包括脑膜充血水肿,血管周围显示淋巴细胞浸润,脑组织水肿、软化。镜检可见脑白质髓鞘脱失与小胶质细胞的吞噬现象,但神经细胞的变性和坏死少见。发病机制目前考虑是腮腺炎病毒的融合蛋白所致。动物实验表明应用此蛋白的单克隆抗体能预防脑炎和脑细胞坏死的发生。

四、临床表现

潜伏期 14~25d,平均 18d。部分病例有发热、头痛、无力、食欲不振等前驱症状,但大部分患者无前驱症状。发病 1~2d 后出现颧骨弓或耳部疼痛,然后唾液腺肿大,体温上升可达 40℃。腮腺最常受累,通常一侧腮腺肿大后 2~4d 又累及对侧。双侧腮腺肿大者约占 75%。腮腺肿大是以耳垂为中心,向前、后、下发展,使下颌骨边缘不清。由于覆盖于腮腺上的皮下软组织水肿使局部皮肤发亮,肿痛明显,有轻度触痛及感觉过敏;表面灼热,但多不发红;因唾液腺管的阻塞,当进食酸性食物促使唾液分泌时疼痛加剧。腮腺肿大 2~3d 达高峰,持续 4~5d 后逐渐消退。腮腺管口早期常有红肿。虽然腮腺肿胀最具特异性,但颌下腺或舌下腺既可以同时受累,亦可单独受累。颌下腺肿大时颈前下颌处明显肿胀,可触及椭圆形腺体。舌下腺肿大时,可见舌下及颈前下颌肿胀,并出现吞咽困难。

有症状的脑膜炎发生在 15% 的病例,患者出现头痛、嗜睡和脑膜刺激征。一般发生在腮腺炎发病后 4~5d,有的患者脑膜炎先于腮腺炎。一般症状在 1 周内消失。脑脊液白细胞计数在 25×10^6/L 左右,主要是淋巴细胞增高。少数患者脑脊液中糖降低。预后一般良好。脑膜脑炎或脑炎患者,常有高热、谵妄、抽搐、昏迷,重症者可致死亡。可遗留耳聋、视力障碍等后遗症。

睾丸炎常见于腮腺肿大开始消退时又出现发热的患者,睾丸明显肿胀和疼痛,可并发附睾炎,鞘膜积液和阴囊水肿。睾丸炎多为单侧,约 1/3 的病例为双侧受累。急性症状持续 3~5d,10d 内逐渐好转。部分患者睾丸炎后发生不同程度的睾丸萎缩,这是腮腺炎病毒引起睾丸细胞坏死所致,但很少引起不育症。

卵巢炎发生于 5% 的成年妇女,可出现下腹疼痛。右侧卵巢炎患者可酷似阑尾炎。有时可触及肿大的卵巢。一般不影响生育能力。

胰腺炎常于腮腺肿大数日后发生,可有恶心、呕吐和中上腹疼痛和压痛。由于单纯腮腺炎即可引起血、尿淀粉酶增高,因此需作脂肪酶检查,若升高则有助于胰腺炎的诊断。腮腺炎合并胰腺炎的发病率低于 10%。

其他如心肌炎、乳腺炎和甲状腺炎等亦可在腮腺炎发生前后发生。

五、实验室和器械检查

(一)常规检查

白细胞计数、中性粒细胞比例和尿常规一般正常,有睾丸炎者白细胞可以增高。有肾损害时尿中可出现蛋白和管型。

(二) 血清和尿液中淀粉酶测定

90% 患者血清和尿淀粉酶增高。淀粉酶增高的程度往往与腮腺肿胀程度成正比。无腮腺肿大的脑膜炎患者,血和尿中淀粉酶也可升高。血脂肪酶增高,有助于胰腺炎的诊断。

(三) 脑脊液检查

有腮腺炎而无脑膜炎症状和体征的患者,约半数脑脊液中白细胞计数轻度升高,且能从脑脊液中分离出腮腺炎病毒。

(四) 血清学检查

1. **抗体检查**   ELISA 法检测血清中 NP 的 IgM 抗体可作出近期感染的诊断,有报告认为用患者唾液检查阳性率亦很高。

2. **抗原检查**   近年来有应用特异性抗体或单克隆抗体来检测腮腺炎病毒抗原,可作早期诊断。应用 PCR 技术检测腮腺炎病毒 RNA,可明显提高可疑患者的诊断率。

(五) 病毒分离

应用早期患者的唾液、尿或脑膜炎患者的脑脊液,接种于原代猴肾、Vero 细胞或 Hela 细胞可分离出腮腺炎病毒,3~6d 内组织培养细胞可出现病变形成多核巨细胞。

(六) 局部超声

超声作为一种直接、安全、无创的检查方法,在腮腺炎的诊断方面可作为无创检查的首选方法,尤其在鉴别诊断上可提供一定依据。流行性腮腺炎患者的声像图特征为急性期腮腺增大,其内见多发性低回声区,边界欠清,大小不一,低回声随病情好转而减少或消失,多伴有周围及颈部淋巴结肿大。彩色多普勒则显示受侵腺体内血流信号丰富。

六、并发症

尽管主要病变在腮腺,但流行性腮腺炎实际上是一种全身性感染,可累及中枢神经系统或其他腺体、器官出现相应的症状和体征。某些并发症可因无腮腺的肿大而误诊,只能以血清学检测确诊。常见并发症包括神经系统并发症、生殖系统并发症以及胰腺炎、肾炎等。

七、诊断

根据流行病学情况(如发病前 2~3 周有接触史),临床上有发热和以耳垂为中心的腮腺肿大,辅以局部 B 超以及血、尿淀粉酶检查,诊断一般不困难。但对于没有腮腺肿大而以脑膜脑炎、脑膜炎和睾丸炎为主要临床表现的腮腺炎病毒感染,确诊则需依靠血清学检查和病毒分离。

八、鉴别诊断

1. **化脓性腮腺炎**   主要是一侧性腮腺肿大,局部红、肿、热、痛明显,肿块局限,晚期有波动感,挤压腮腺时有脓液自该侧腮腺管口流出。临床上无睾丸炎或卵巢炎等腮腺外表现。外周血中白细胞总数和中性粒细胞计数常明显增高。腮腺分泌物涂片及培养可发现化脓菌。抗生素治疗有效。

2. **其他病毒性腮腺炎**   甲型流感病毒、副流感病毒、肠道病毒中的柯萨奇 A 组病毒及淋巴细胞脉络丛脑膜炎病毒等均可以引起腮腺炎,需根据血清学检查和病毒分离进行鉴别。

3. **其他原因的腮腺肿大**   许多慢性病如糖尿病、慢性肝病、结节病、营养不良和腮腺导管阻塞等均可引起腮腺肿大,一般不伴急性感染症状,局部也无明显疼痛和压痛。

九、治疗

(一) 一般治疗

高热、疼痛明显时应卧床休息,给予清淡、流质饮食,适当多饮水,避免进食酸性食物、饮料。注意口腔卫生,餐后可用生理盐水漱口。

(二) 抗病毒治疗

发病早期可试用利巴韦林 1g/d,儿童 15mg/kg 静脉滴注,疗程 5~7d。亦有报告应用干扰素治疗成人腮腺炎合并睾丸炎患者,能使腮腺炎和睾丸炎症状较快消失。

(三) 对症治疗

头痛和腮腺胀痛可应用镇痛药。睾丸胀痛可用棉花垫和丁字带托起。

(四) 肾上腺皮质激素的应用

对重症或并发脑膜脑炎、心肌炎患者,可应用地塞米松每日 5~10mg,静脉滴注,5~7d。

(五) 颅内高压处理

若出现剧烈头痛、呕吐疑为颅内高压的患者,可应用 20% 甘露醇 1~2g/kg 静脉推注,每 4~6h 一次,直到症状好转。

(六) 预防睾丸炎

男性成人患者,为预防睾丸炎的发生,早期可应用己烯雌酚 1mg/ 次,3 次 /d 口服。

十、预后

腮腺炎大多预后良好,病死率为 0.5%~2.3%。主要死于重症腮腺炎病毒性脑炎。

十一、预防

患者应按呼吸道传染病隔离。由于症状开始前数天患者已开始排出病毒,因此预防的重点是应用疫苗对易感者进行主动免疫。

目前国内外应用腮腺炎减毒活疫苗,进行皮下接种,亦可采用喷鼻或气雾方法。90% 以上可产生抗体。潜伏期患者接种可以减轻发病症状。由于有可能有致畸作用,故孕妇禁用。严重系统性免疫损害者为相对禁忌,但应用腮腺炎疫苗免疫无症状的人免疫缺陷病毒(HIV)感染的儿童,是被认可的。国际上推荐应用麻疹腮腺炎风疹(MMR)疫苗。既往研究显示,接种 1 剂含腮腺炎成分疫苗对人群的保护效果有限,而接种第 2 剂次 MMR 后抗体阳性率升至 98.00%,保护效果高达 83%,故建议在 4~6 岁学龄前儿童开展第 2 剂次含腮腺炎成分疫苗加强免疫。

思考题

1. 试述流行性腮腺炎发病机制与临床表现、实验室检查之间的联系。
2. 试述非典型流行性腮腺炎的诊断要点。
3. 试述流行性腮腺炎的治疗措施。

(任 红)

第八节　肾综合征出血热

肾综合征出血热(hemorrhagic fever with renal syndrome,HFRS)又称流行性出血热(epidemic hemorrhagic fever,EHF),是由汉坦病毒属病毒(Hantavirus)引起的以啮齿类动物为主要传染源的自然疫源性疾病。

一、病原学

见第二篇第十八章第二节。

二、流行病学

在自然界,很多陆栖脊椎动物能自然感染或携带汉坦病毒。啮齿类动物是汉坦病毒的主要宿主动物,如黑线姬鼠、大林姬鼠、褐家鼠和大白鼠。

(一) 传染源
啮齿动物等含病毒的动物尿、粪、呕吐物及血液、组织液。

(二) 传播途径
可通过直接接触、呼吸道吸入、消化道摄入传播,罕有人际传播和母婴垂直传播。

(三) 人群易感性
人群普遍易感,发病以男性青壮年为主。隐性感染率一般为 1.30%~5.18%,二次发病者罕见。

(四) 流行特征
世界性分布,主要流行于亚欧大陆。我国为疫情最严重的国家,其次为俄罗斯和某些欧洲国家及朝鲜半岛。目前全国 34 个省(自治区、直辖市、特区)中除青海省和西藏自治区外,其余 32 个省(自治区、直辖市、特区)均有 HFRS 的疫源地或疫区存在,其中陕西、黑龙江、吉林、辽宁、山东、河北、湖南等省近年的年发病数占全国发病总数的 80% 以上。本病多呈高度散发,共同生活的家庭成员很少同时发病。

三、发病机制与病理

汉坦病毒经各种途径侵入人体后,可在一些特定的细胞如血管内皮细胞、单核吞噬细胞中大量增殖,基本病理改变为全身小血管和毛细血管的广泛损害,血管内皮细胞呈节段性肿胀变性、疏松甚至管壁发生纤维蛋白样坏死和破裂崩解,造成管腔高度扩张、充血淤血,管腔内可见血栓形成,管壁脆性增加,通透性增高,引起血浆大量渗出和出血及各组织器官的充血、出血、变性甚至坏死。上述病变在肾脏、腺垂体、肾上腺皮质、右心房内膜下和皮肤黏膜等处尤为显著。可有严重的渗出和水肿,各脏器和体腔都可见不同程度的水肿和积液,以后腹膜、肺及其他组织疏松部最严重;少尿期可并发肺水肿和脑水肿。

四、临床表现

本病潜伏期一般为7~14d。典型表现为发热、出血和肾脏损害三类主要症状及发热、低血压休克、少尿、多尿和恢复期五期经过。非典型和轻症患者临床表现差异较大，可无低血压休克、出血或肾脏损害，五期经过可不明显。重症患者五期中前二、三期可以重叠。少数暴发型患者发热期明显缩短，并迅即出现休克和急性肾衰竭。

(一) 发热期

起病急骤，无明显前驱期，主要表现为感染中毒症状、毛细血管和小血管中毒症状及肾脏损伤。

1. 感染中毒症状　典型病例有畏寒、寒战、高热，体温在38~40℃之间，热型多为弛张热、稽留热或不规则热，一般持续4~7d。通常热度越高病情越重，发生低血压休克和少尿的机会越多。部分患者伴头痛、腰痛、眼眶痛(三痛)及全身四肢关节酸痛。头痛以两颞部和前额部为主，重者或为全头痛，性质以胀痛为主。腰痛轻者仅感两侧肾区胀痛及肾区叩击痛，重者剧痛不敢平卧和翻身，局部拒按。如在低血压休克期或少尿期突发剧烈腰痛应警惕有否并发肾破裂。眼眶痛以眼眶胀痛为主，眼球活动时尤甚。

大多数患者有明显的消化道症状，表现为食欲减退，重者有恶心、呕吐、呃逆等消化道症状。部分患者有腹痛、腹泻，腹痛剧烈者可出现腹肌紧张、腹部压痛和反跳痛，易误诊为外科急腹症。少数患者尚可出现兴奋、谵妄、烦躁不安和嗜睡等神经精神症状，极少数重危患者可出现抽搐、昏迷及脑膜刺激征。

2. 充血和出血　于第2~3病日，半数患者眼球结膜及颜面部、颈部和上胸部皮肤出现显著的充血潮红(三红)，似酒醉貌。黏膜出血多见于软腭、悬雍垂及咽后壁，表现为网状、点状或为出血斑，但扁桃体不肿大。眼球结合膜也可见点状或斑片状出血。皮肤出血好发于双侧腋下及前胸和肩背部，多为出血点或搔抓样、条索样出血斑点，针刺部位也可见到瘀斑。患者早期束臂试验可呈阳性。重症患者有鼻衄、咯血、呕血、便血及血尿等。

3. 渗出与水肿　水肿多见于眼球结合膜，为本病早期特有的表现。轻者眼球转动或用手挤压上、下眼睑时可见球结膜出现涟漪状波纹或皱褶，中度水肿球结膜呈水泡状，明显突出于角膜平面，重度水肿是指隆起的球结合膜呈胶冻样或鲜荔枝肉样，突出于睑裂平面。中重度球结膜水肿常伴有眼睑和颜面部水肿，甚至出现渗出性腹水、渗出性胸腔积液和心包积液。球结合膜水肿不仅具有重要的诊断意义，而且提示毛细血管和小血管损伤严重，血浆明显渗出，发生低血压休克的可能性较大。

4. 肾脏损伤　肾脏损害在本期第2~4病日即可出现，表现为蛋白尿、血尿和少尿倾向。早期蛋白尿为"+~++"，重症患者可达"+++~++++"，甚至尿中排出膜状物，镜检可出现透明管型、颗粒管型或蜡样管型。

(二) 低血压休克期

发热4~6病日后，体温徐退或骤退，但其他症状反而加重，部分患者出现低血压或休克，持续时间数小时至数日不等。低血压休克主要表现为：①血压下降与心率、脉搏增快。根据血压和脉搏压水平分为低血压倾向、低血压和休克。心率增快，脉搏细速或扪不清，浅表静脉塌陷，伴呼吸浅快。②面色与口唇苍白或发绀，肢端发凉，皮肤发花。③意识障碍。初为烦躁不安，继之可出现谵妄、嗜睡、昏睡、昏迷。④少尿或无尿。⑤中心静脉压(CVP)降低<0.8kPa(6mmHg)。

此期患者的渗出体征特别突出，出血倾向也十分明显，常合并DIC和纤维蛋白溶解亢进。低血压休克期多不超过24h，短则十几分钟，长则72h以上。休克出现越早，持续时间越长，病情越重。部分患者经积极的抢救治疗仍呈低血压休克，出现"难治性休克"，预后极差，是本病死亡的主要原因之一。

(三) 少尿期

少尿期为本病的极期，与低血压休克期常无明显界限，两期也可重叠发生或完全缺失。轻、中型患者常无低血压休克期而直接由发热期进入少尿期。本期一般出现于第 5~8 病日,持续时间 3~5d,长者可达 2 周以上。主要表现为:

1. **少尿或无尿和氮质血症**　少尿或无尿为本病急性肾衰竭最突出的表现。按照 1997 年原卫生部颁布的"全国流行性出血热防治方案",24h 尿量在 500~1 000ml 为少尿倾向,少于 500ml 为少尿,少于 50ml 为无尿。近年倾向于按照肾脏病学界的定义,以 24h 尿量少于 400ml 为少尿,少于 100ml 为无尿。

急性肾衰竭常伴发不同程度的尿毒症、酸中毒、水中毒和水电解质平衡失调。临床可见厌食、恶心、呕吐、腹胀、口干舌燥,常出现顽固性呃逆,查体可见面部和下肢水肿,部分患者可伴肺水肿、胸水和腹水。

2. **肾性脑病**　为代谢性脑病,表现为头昏、头痛、嗜睡、烦躁、谵妄以至抽搐、昏迷。重者可出现锥体束征、踝阵挛和扑翼样震颤等体征。

3. **出血倾向和贫血**　皮肤、黏膜出血在本期往往加重,常伴有呕血、咯血、便血和血尿。少尿期持续超过 1 周的患者多有轻重不等的贫血。

4. **高血容量综合征**　高血容量综合征在本病患者出现率较高,可能与发热末期和低血压休克期外渗于组织间隙和浆膜腔内的液体大量回吸收于血管内有关,休克期扩容液体过多的患者更易出现高血容量。临床可见此类患者面容胀满、体表静脉充盈怒张、脉洪大、血压增高、脉搏压增大、心音亢进及血液稀释,严重者易合并心力衰竭、肺水肿及脑水肿。

5. **电解质和酸碱平衡紊乱**　本病少尿期急性肾衰竭时较少合并代谢性酸中毒。酸中毒刺激呼吸中枢可使呼吸深大,重者呈 Kussmaul 呼吸,以排出较多的二氧化碳。酸中毒可使心肌收缩力下降,加重高血钾,诱发 DIC。低血钠和高血钾在本期也较为常见,但前者多为稀释性低钠,高血钾多不超过 6.5mmol/L,二者可有相应的临床、生化和心电图表现,应注意监测。

6. **并发症**　低血压休克期处置不当(如扩容液体过多)或少尿无尿持续超过 1 周易合并各种严重的并发症如大出血、严重感染、心力衰竭、肺水肿和脑水肿、急性呼吸窘迫综合征(ARDS)等。

(四) 多尿期

少尿期后尿量逐渐增多进入多尿期。24h 尿量多于 400ml(500ml)至 2 000ml,这一增尿阶段也称为少尿期移行阶段。每日尿量超过 3 000ml 为多尿,但尿量增至每日 2 000ml 即开始进入多尿期。少数患者 24h 尿量可达 5 000~10 000ml。本期多出现于第 9~14 病日,大多持续 1~2 周,少数可长达数月之久。轻症患者可无低血压休克和少尿期而直接进入多尿期,也有极少数患者特别是家鼠型患者可无多尿期。

少尿期的各种临床表现在多尿早期仍可延续,特别是营养失衡、电解质紊乱、严重感染和出血等。大量排尿如不及时补充水和电解质极易发生脱水、低血钾和低血钠,甚至发生二次休克(失水性休克)而引致继发性肾衰竭,重者可危及生命。

(五) 恢复期

多数患者病后第 3~4 周开始恢复。一般以尿量减至每日 2 000ml 左右且血尿素氮(BUN)和肌酐(Cr)降至正常为进入恢复期的标志。此期肾脏的尿浓缩稀释功能渐好转,精神、食欲和体力亦逐渐恢复。少数重症患者恢复时间较长,需 1~3 个月或更久,个别患者可演化为慢性肾衰竭。

本病按病情轻重可分为 4 型:①轻型:体温 39℃ 以下,中毒症状轻,有皮肤黏膜出血点,尿蛋白"+~++",无少尿和休克;②中型:体温 39~40℃,中毒症状较重,球结膜水肿明显,皮肤黏膜有明显瘀斑,有低血压和少尿,尿蛋白"++~+++";③重型:体温 40℃ 以上,有中毒症状和外渗症状或出现神经症状,可有皮肤瘀斑和腔道出血,有明显休克,少尿达 5 日或无尿 2 日以内;④危重型:在重型基础上出现难治性休克、重要脏器出血、严重肾损害(少尿 5d 以上,无尿 2d 以上)或其他严重并发症如心力衰竭、肺水肿、继发严重感染、脑水肿或脑出血甚至多器官功能障碍综合征(MODS)等。

五、实验室检查

(一) 常规检查

血、尿常规在本病的早期诊断中具有非常重要的价值。

1. **血常规**　白细胞总数自第 2~4 病日开始升高，低血压休克期及少尿期达高峰，多在 $(15~30) \times 10^9/L$，少数重症患者达 $(50~100) \times 10^9/L$；中性粒细胞同时增多，核左移，重型尚可见晚、中、早幼粒细胞，呈现类白血病反应。异型淋巴细胞早在第 1~2 病日即可出现，且逐日增多，至 4~5 日达高峰；一般为 5%~14%，15% 以上者多属危重患者。红细胞和血红蛋白自发热期末开始上升，低血压休克期达高峰 (血红蛋白多在 150g/L 以上)，至少尿期下降，其动态变化可用于判断血液浓缩和稀释的情况，指导治疗。血小板计数第 2 病日即开始减少，在低血压和少尿期降至最低水平 $(10~60) \times 10^9/L$，并有异型和巨型血小板出现，个别危重型患者血小板计数 $\leqslant 5.0 \times 10^9/L$。少尿后期血小板数量即开始恢复，往往有短期增生亢进现象，可高达 $500 \times 10^9/L$ 以上。

2. **尿常规**　肾脏损伤是本病的早期特征，在第 2~3 病日即开始出现蛋白尿，并迅速进展，可在 1 日内由 "+" 突增至 "+++~++++"，往往至多尿后期和恢复期方转为阴性。部分患者可见尿中红细胞或出现肉眼血尿，肾损比较严重的患者可查见尿透明管型、颗粒管型和膜状物。

(二) 血液生化检查

1. **尿素氮和肌酐**　血尿素氮和肌酐于发热末期或低血压休克初期即可升高，少尿期和多尿早期达高峰，以后逐渐下降，升高程度和速度与病情成正比。

2. **酸碱测定**　发热期和低血压早期以呼吸性碱中毒为主；休克和少尿期以代谢性酸中毒为主，有时可伴呼碱；多尿期以代谢性碱中毒为主，低钾性碱中毒尤为常见。

3. **电解质**　发热期和低血压休克期血钾往往偏低，少尿期可上升为高血钾，多尿期又复降低。血钠和氯化物在全病程均降低，以休克和少尿期最显著。

4. **肝功能**　少数危重型或家鼠型疫区患者肝功化验可出现明显异常，主要表现 ALT、AST 升高，个别患者总胆红素也增高，重型和危重型患者多有血清白蛋白以及凝血酶原活动度明显降低，临床类似重型肝炎。

(三) 凝血功能检查

出现 DIC 时可见血小板计数减少 (一般低于 $50 \times 10^9/L$)，纤维蛋白原降低和凝血酶原时间延长，血浆鱼精蛋白副凝固试验 (3P 试验) 阳性，进一步检查凝血酶凝固时间、纤维蛋白降解产物及 D- 二聚体等可判定继发性纤溶是否存在。

(四) 免疫学检查

细胞免疫方面，外周血淋巴细胞亚群检测可见 $CD4^+/CD8^+$ 细胞比值下降或倒置。体液免疫方面，血清 IgM、IgG、IgA 及 IgE 普遍增高，总补体和补体 C3 和 C4 下降，可检出特异性循环免疫复合物。

(五) 特异性检查

本病特异性 IgM 和 IgG 抗体出现较早，多于 3~5 病日即可检出，持续时间长 (IgM 抗体可保持 2 个月以上)，为检测抗体特别是单份血清 IgM 抗体进行早期诊断提供了条件。单纯检测特异性 IgG 抗体须双份血清 (第 1 份血样最好采自起病第 1 周内，第 2 份血样应间隔 1 周以上采集)，阳性且效价递增 4 倍以上方有诊断价值。采用反转录聚合酶链反应技术 (RT-PCR) 可从早期 (10~15 病日前) 患者外周血的血清、血浆、白细胞或血凝块研磨物中检出汉坦病毒 RNA。

六、诊断与鉴别诊断

(一) 诊断

1. **流行病学史**　流行季节，在发病前 2 个月内，有疫区野外作业史及留宿史，或与鼠类等宿主物或其排泄物的直接或间接接触史,或食用过未经充分加热过的鼠类污染的食物史。相当多的患者没有明确的鼠类直接或间接接触史。

2. **临床表现**　主要依据三类症状体征和五期经过,即以短期发热和"三痛"为主的感染中毒症状,以充血(三红)、渗出和出血为主的体征及肾脏损害的表现。典型患者应具备发热、低血压(休克)、少尿、多尿和恢复期五期经过,非典型患者注意有无多尿期(尿量>3 000ml/d)。对于轻症或非典型病例的诊断常需借助于实验室检查。

3. **实验室检查**　如早期血液常规化验出现"三高一低"(即外周血白细胞增高,异型淋巴细胞比率增高,血红蛋白增高和血小板计数减低),且尿蛋白"++"以上,结合临床可以拟诊本病。确定诊断有赖于检出血清抗汉坦病毒 IgM 阳性或双份血抗汉坦病毒 IgG 阳性且效价递增 4 倍以上。发病 15d 内应用 RT-PCR 检出血清致病性汉坦病毒 RNA 阳性具有重要诊断价值,确定诊断应参考血清学检测结果并结合临床加以综合判断。

(二) 鉴别诊断

典型患者诊断并不困难,进入少尿期或多尿期后可问及明显的病程分期,且易于检出特异性血清抗体。发热期主要应与其他发热性疾病如上呼吸道感染、流行性感冒、流行性脑脊髓膜炎和败血症等进行鉴别。低血压休克期应与急性中毒性细菌性痢疾、休克型肺炎等进行鉴别。出血倾向严重者应与急性白血病、过敏性和血小板减少性紫癜等进行鉴别。肾损伤为主的出血热应与肾脏疾病如原发性急性肾小球肾炎、急性肾盂肾炎及肾病等相鉴别。少数有剧烈腹痛伴明显腹膜刺激症者应排除外科急腹症。

七、治疗

本病目前尚无特效疗法,主要针对各期的病理生理变化,进行综合性预防性治疗。抓好"三早一就"(早发现、早休息、早治疗和就近在有条件的地方治疗),把好三关(休克、少尿及出血关),对减轻病情、缩短病程和改善预后具有重要意义。

(一) 发热期治疗

1. **一般治疗**　早期卧床休息,避免搬运,给予营养丰富、易于消化的饮食。高热者可予物理降温,慎用发汗退热药物。静脉补入适量平衡盐和葡萄糖等液体,每日按 1 000~1 500ml 给予,发热期末每日静脉液体入量可增至 1 500~2 000ml,平衡盐液(如复方醋酸钠液)或生理盐水的用量可增至总量的 1/3 甚至 1/2,并及时根据体温、血压、尿量及血液浓缩情况予以调整。渗出体征明显者,应及时加用胶体液如低分子右旋糖酐、羟乙基淀粉(706 代血浆)、新鲜或冻干血浆等,以预防低血压休克的发生。

2. **抗渗出治疗**　可选用钙剂、甘露醇和肾上腺糖皮质激素等。

3. **抗出血治疗**　可给予维生素 C、酚磺乙胺(止血敏)、卡巴克络(安络血)及肾上腺糖皮质激素等。

4. **抗病毒治疗**　本病早期(3~5 病日前)及时给予抗病毒治疗,具有减轻病情、缩短病程的显著作用。抗病毒治疗可选用利巴韦林(ribavirin)、α 干扰素和抗汉坦病毒单克隆抗体。利巴韦林具有广谱抗病毒作用。宜早期应用,按每日 15~30mg/kg,分两次加入 10% 葡萄糖液 250ml 中静脉滴注,成人可以利巴韦林 400~600mg 溶于 10% 葡萄糖液 250ml 内静脉滴注,每日 2 次,疗程 3~7d。本品对红细胞生成有抑制作用,停药后可缓解恢复;可致胎儿畸形,故孕妇忌用;大剂量应用可致心肌损害,对呼吸道疾病患者可致呼吸困难、胸痛等。

若选用 α 干扰素宜 500 万单位肌内注射,每日 1 次,疗程 3~5d。

5. **免疫调控治疗**　根据Ⅲ型和Ⅰ型变态反应可能参与 HFRS 发病机制的研究,可试用环磷酰胺及 HFRS 特异性转移因子和特异性免疫核糖核酸等药物治疗,同时认为联合抗过敏疗法对于本病患者具有明显的疗效。

(二) 低血压休克期治疗

本病休克的发生率为 5%~20%,常见于野鼠型 HFRS 疫区。

1. 基础治疗　①严禁转运和搬动,宜就地抢救;②严密监测血压、心率、呼吸、神志和出血情况,注意患者保暖,记 24h 出入量;③保持患者呼吸道畅通,常规吸氧;④建立和保持静脉通路畅通,根据抢救需要及时建立多路静脉通道;⑤寒冷季节输入的液体应加温到 25℃左右;⑥保持病室清洁卫生,积极预防和治疗其他病原体的感染。

2. 扩充血容量(液体复苏治疗)

(1) 液体种类首选复方醋酸钠液、生理盐水或糖盐水等晶体液,胶体液可选用低分子右旋糖酐、羟乙基淀粉、血浆和白蛋白注射液等。

(2) 补液量依据临床经验,一般低血压倾向、低血压和休克时每日输入液量分别为 3 000ml、4 000ml 和 5 000ml 左右。按公式计算,每日补液总量 = 出量(尿量 + 排泄量)+2.4 × 体温升高度数(℃) × 体重(kg)+1 000(ml)。也可依据血红蛋白量进行计算,即血红蛋白每上升 10g/L,相当于丢失血浆 300ml,需补液 1 000~1 200ml。

(3) 补液原则与速度可以参照"先快后慢、先晶后胶、晶三胶一、胶不过千"的原则施行。为了保证液体能及时快速输入,可建立 2 个以上静脉通道或用 9 号以上针头穿刺大的浅部或深部静脉,以便快速或加压输注。发生休克时首批 500ml 液体应在 30min 内滴(注)入,并在其后的 60~90min 内快速输入 1 000ml,以后根据血压、脉搏压、血红蛋白量、末梢循环、组织灌注及尿量的动态变化,决定滴速和用量。一般先输入晶体液,后给予胶体液。晶体液与胶体液的比例为 3 : 1~5 : 1 左右,渗出严重的患者可以加大胶体液特别是血浆的比例。注意低分子右旋糖酐 24h 用量不宜超过 1 000ml,否则易加重血液的低凝状态,导致大出血。有条件时大部分胶体液应补入血浆或新鲜全血,将有助于提高血浆胶体渗透压,稳定血压,使休克逆转。

扩容目标:①收缩压达 12.0~13.3kPa(90~100mmHg);②脉压 4.0kPa(30mmHg)以上;③心率 100 次 /min 左右;④尿量 25ml/h 以上;⑤微循环障碍缓解;⑥红细胞、血红蛋白和血细胞比容接近正常。有监护条件的 HFRS 危重型低血压休克的患者,可监测中心静脉压(CVP),使之达到 8~12mmHg;对于进行机械通气或存在心室顺应性改变的患者推荐维持在 12~15mmHg;平均动脉压 (MAP)维持 ≥65mmHg;尿量 ≥ 0.5ml/(kg·h);中心静脉血氧饱和度(或上腔静脉 $ScvO_2$)≥ 70%,或混合静脉血氧饱和度(SvO_2)≥ 65%。

3. 纠正酸中毒　低血压休克多伴有代谢性酸中毒,可选用 5% 碳酸氢钠静脉滴注,用量可根据血气结果或经验确定,24h 不宜超过 800ml。

4. 强心药物的应用　对老幼患者和心肺功能不全的患者,或大量快速输液可能出现心力衰竭肺水肿的患者,可酌用毛花苷丙(西地兰)0.4mg(儿童 0.02~0.03mg/kg)或毒毛旋花苷 K0.125~0.25mg (儿童 0.005~0.01mg/kg),加入葡萄糖液中静脉缓慢推注,必要时 12h 后重复 1 次全量或半量注射。

5. 血管活性药物的应用　经快速补液、纠酸、强心等处理血压回升仍不满意者,可酌情选用多巴胺 100~200mg/L、间羟胺(阿拉明)100~200mg/L 及去甲基肾上腺素、多巴酚丁胺等静脉滴注。对于低排(心功不全心输出量低)高阻(外周血管阻力高)的患者,也可谨慎选用山莨菪碱、东莨菪碱或异丙基肾上腺素等扩张外周血管的药物。

6. 肾上腺糖皮质激素　可酌用氢化可的松 200~300mg/d 稀释后静脉滴注或地塞米松 10~15mg/d 静推,也可应用甲泼尼龙治疗。

7. DIC 或继发性纤溶的治疗　按 1mg/kg 体重予肝素稀释后静脉滴注,必要时可重复 1 次。应用时最好同时监测试管法凝血时间,肝素用量以凝血时间不超过 25~30min 为宜,肝素过量时可用等量硫酸鱼精蛋白对抗。继发性纤溶可予氨甲苯酸(止血芳酸)、6- 氨基己酸或氨甲环酸(止血环酸)治疗,氨甲苯酸予以 0.2~0.4g/ 次稀释后静脉滴注,2~4 次 /d,氨基己酸 4.0~6.0g/ 次,静脉滴注,1~3 次 /d。

（三）少尿期治疗

稳定机体内环境、促尿利尿和防治严重并发症是本期的治疗原则。

1. **稳定机体内环境**　主要是维持水、电解质和酸碱平衡，应严格限制液体入量，每日补液量为前一日尿量和吐泻量加 500~800ml，近年随着血透治疗的普及，少尿期的补液量可适度放宽。静脉补入液体应以高渗糖为主，并限制含钾药剂的应用。HFRS 患者少尿期低钠血症多为稀释性低钠，一般无需补钠治疗。本病少尿期较少出现严重高钾血症。重度酸血症可酌用碳酸氢钠，但应注意 1ml 5% 碳酸氢钠中的钠量相当于 3.8ml 生理盐水，少尿或无尿患者不宜过多使用。注意维持热量及氮质平衡。

2. **促进利尿**　一般应在血压稳定 12~24h 后开始。首选 20% 甘露醇 125ml 静推或快速静脉滴注，若无效即选用呋塞米（速尿）20~40mg/ 次加入液体中滴注 / 推注，若仍未排尿可加大剂量至 100~200mg/ 次，每日 2~5 次。其他髓袢利尿药；如布美他尼（丁脲胺）、托拉塞米（特苏尼）也可应用。

对于高血容量综合征除加强利尿治疗外，应争取早期血液透析超滤脱水或行导泻治疗，若无上述条件或因消化道出血不宜导泻者，可考虑放血疗法，通常 1 次可从外周或深部静脉穿刺放血 200~400ml。

3. **导泻**　无血透或其他透析条件时可采用导泻治疗。给予 20% 甘露醇口服，100~150ml/ 次，2~4 次每天；50% 硫酸镁、番泻叶等也可选用。对于导泻治疗中排便次数较多的患者应注意并发水电解质紊乱。

4. **血液净化治疗**　可酌情选用血液透析（hemodialysis）或连续性肾脏替代疗法（continuous renal replacement therapy，CRRT）。

5. **并发症的治疗**　控制继发感染应强调早期预防、早期诊断和早期治疗。早期预防包括加强病室的清洁及消毒，限制陪护和探视，注意饮食卫生，严格无菌操作，合理使用广谱抗生素和激素等。基础治疗措施包括严密观察体温、呼吸及血常规，适时抽送局部标本或血培养，加强营养和支持治疗，定时输注新鲜血浆及白蛋白。抗生素的选择应以肾毒性较低的药物为主，此类药物包括大多数青霉素类、头孢菌素（尤其是第三代及第四代头孢菌素）及喹诺酮类药物，应避免使用氨基糖苷类等肾毒性药物，以免诱发或加重肾脏损害。具体药物的选用应按照抗生素使用的一般原则进行。肺部并发症如原发性肺水肿、肺部感染、尿毒症肺等的治疗及心脏并发症的治疗可参考相关指南。

（四）多尿期治疗

移行期及多尿早期的治疗原则同少尿期，对于尿量迅速增加的患者，应防止发生严重脱水、低血容量性休克、低血钾、低血钠及非酮症性高渗性昏迷，适时补足液体及电解质，逐渐增加蛋白及高热量饮食。

（五）恢复期治疗

主要应加强营养，补充高蛋白、高热量和高维生素饮食，逐渐增加活动量。同时测定尿常规、血常规及肾脏功能，了解肾脏损伤及贫血等的恢复情况。

八、预防

应采取"环境治理、灭鼠防鼠、预防接种、个人防护"的综合性防治对策，以灭鼠防鼠和预防接种为主，对高发病区、高发人群及其他疫区的高危人群应大力推行疫苗接种。

（一）加强疫情监测

搞好对疫区人、鼠间疫情动态、流行因素及发展趋势、主要传播途径和感染场所、疫区类型变化和主要疫源地变动趋势的监测。对新发生患者进行个案流行病调查，对诊断进行血清学核实，对防治措施效果进行研究评价。

（二）消灭传染源

鼠类是本病的主要传染源，减少和消灭鼠类是预防肾综合征出血热行之有效的措施。应协助防疫部门查清当地疫区和宿主动物的种类、鼠类密度和带毒率。高发疫区及有条件的地区应组织专业灭鼠队灭鼠。

(三) 切断传播途径

由于本病高度散发，大范围灭鼠不仅投入大，而且难以实现将鼠密度控制到 1% 的指标。为此防鼠仍然是当前预防本病传播的重要措施。可采用防鼠、灭螨防螨为主的综合措施。

1. **防鼠** 疫区流行季节应避免野外宿营，短期野外驻训应搭"介"字形工棚，高铺不靠墙，铺下不放食物。挖防鼠沟，做好食品的卫生消毒。应注意不用手接触鼠类及其排泄物。结合爱国卫生运动，搞好环境卫生，清除居民区内外垃圾及柴草堆，消灭鼠类栖息、孳生及活动场所。

2. **灭螨防螨** 灭螨可与灭鼠同时进行，主要采用杀虫剂，杀灭人员经常活动地区及鼠洞内的螨类，可用 1%~2% 敌敌畏、40% 乐果与 5% 马拉硫磷乳剂配成 1% 液喷洒地面，防螨应注意：①不坐卧于野外草地或稻、麦、草堆上；②进行林区、灌木区作业训练应注意暴露皮肤的防护，防止叮咬，有条件时可涂防护剂；③亦可用 5‰ 有机磷喷洒衣服开口处，可维持半日有效。

(四) 保护易感人群

主要措施为接种汉坦病毒疫苗。目前国内上市的疫苗均为灭活全病毒疫苗，包括沙鼠/地鼠肾原代细胞疫苗（Ⅰ型、Ⅱ型和双价）、Vero 细胞纯化疫苗及乳小鼠脑纯化疫苗（Ⅰ型）。我国研制生产的上述各种疫苗均采用初免 3 针，1 年后加强 1 次的免疫方案，在不同疫区连续 5 年观察证明安全有效，防病效果均在 93% 以上，迄今已在全国对 2 000 万人群使用。近年已报告采用 2 针接种即可取得良好的免疫防护效果。

思考题

1. 简述肾综合征出血热的致病机制、主要病理变化及临床表现。
2. 肾综合征出血热早期诊断依据是什么？
3. 简述肾综合征出血热的治疗原则、各期主要的治疗措施及预防方法。

（陈 良）

第九节 登 革 热

登革热（dengue fever,DEN）是由登革病毒（dengue virus）引起，经伊蚊叮咬传播所致的急性传染病。其临床特征为突发高热、皮疹、头痛、全身肌肉、骨关节痛，淋巴结肿大，出血倾向及白细胞减少。重症患者可出现明显全身小血管损害、血浆外渗，导致出血、循环衰竭、多器官损害表现。

一、病原学

见第二篇第十八章第一节。

二、流行病学

(一) 传染源

患者、隐性感染者和带病毒动物是主要传染源。在潜伏期末 6~18h 至起病 3d 内具有传染性。在流行期间,90% 以上的感染者是轻型患者及隐性感染者,是本病最为重要的传染源。

(二) 传播途径

通过蚊虫叮咬而传播。伊蚊是本病的主要传播媒介,此类伊蚊多在早上和晚上吸血,且在居家周围孳生,故儿童及老人感染较多。不同地区作为主要传播媒介的伊蚊种类有所不同,在东南亚,以及我国海南省,埃及伊蚊是主要传播媒介,而太平洋岛屿,以及我国广东、广西,主要传播媒介则为白纹伊蚊。伊蚊既是传播媒介,又是登革病毒的贮存宿主,病毒可在伊蚊体内存活长达 174d,并可经蚊卵将病毒传给后代。其他种类伊蚊,致乏库蚊和三带缘库蚊等也可能传播本病,但传播效率较低。

输血及器官移植可以传播登革热,母婴传播也有报道。

(三) 人群易感性

普遍易感,但感染后仅有部分人发病。感染后免疫分为同型免疫及异型交叉免疫。同型免疫较为持久,并可持续多年,对其他血清型的交叉免疫通常比较短暂,只维持 1 年左右,故可重复感染登革病毒。若再次感染异型或多个不同血清型病毒,则可能因为体内的免疫反应,出现严重的临床表现。

(四) 流行特征

1. **地区性分布**　登革热呈世界性分布,多在热带和亚热带地区,尤其以东南亚、太平洋岛屿和加勒比海地区多见,目前已超过 100 个多个国家和地区有本病流行。我国主要流行区包括海南、台湾、广东、广西、云南、浙江等省、自治区。

2. **季节分布**　主要发生于夏秋雨季,国内多为 3~11 月,与伊蚊孳生多少有关。

3. **年龄分布**　新流行区以 20~40 岁青壮年发病较多,地方性流行区以儿童发病较多。

4. **流行方式**　有突发性、集中发病、家庭聚集性(一家 2 例可占半数)、隐性感染者多的特点。多由市镇向农村蔓延。由于现代交通工具的便利与人员的频繁流动,登革热的远距离(如城市间、国家间)传播已逐渐增多,导致一些地区有输入性病例旅游者感染。

本病的流行有周期性。仅有少数 1~2 血清型流行的地区其流行间隔期较长,一次流行后易感人群减少,待易感人群累积到一定程度,才会有另一次较大流行。但 4~5 个血清型同时存在的流行区,可隔年流行一次。

三、发病机制与病理

登革病毒通过伊蚊叮咬进入人体,在单核吞噬细胞系统增殖至一定数量后,进入血液循环(第一次病毒血症),然后再定位于单核吞噬细胞系统和淋巴组织中,并在其中复制至一定程度,再释出于血流形成第二次病毒血症,受感染的白细胞释出白介素、干扰素等多种通道蛋白,通过刺激 JAK-STAT 通道,刺激固有免疫系统反应,引发大量抗病毒蛋白的合成,导致发热、流感样症状、疼痛等感染中毒症状。第二次病毒血症后,登革病毒引发特异性免疫反应,刺激机体产生特异性抗体并激活各类能攻击受感染细胞的 T 细胞。特异性抗体与登革病毒形成免疫复合物,激活补体系统,与活化 T 细胞一起,导致大量细胞因子如干扰素、组胺、IL-2 等释放,引起全身小血管内皮细胞损害,血管通透性增加,血浆外渗,引起皮疹、出血等。各种炎性介质或细胞因子及病毒本身可同时抑制骨髓中的白细胞和血小板系统导致白细胞、血小板减少,后者进一步加重出血。

重症病例的发病机制尚未完全明了。临床观察到不同病毒株的第二次感染较易引发明显出血、休克等严重症状。最为广泛接受的假说是促进性抗体机制学说,该假说认为,机体感染登革病毒后,可通过主动免疫产生各种特异性抗体,这些抗体对同型病毒有较强的中和作用,但不能有效地中和异型病毒。相反,当抗体与不同型的病毒结合,这些抗体可促进登革病毒与单核吞噬细胞表面 Fc 受体结合,使病毒更有效地进入这些细胞中,故称为促进性抗体。进入细胞中病毒大量增殖,使单核吞噬细胞被激活,同时激活 T 细胞、补体系统。释放出多种可溶性的细胞因子如可裂解补体 C3 的蛋白酶、凝血活酶和血管通透因子等,导致血管通透性增加,血浆蛋白外渗,血液浓缩,引起有效血容量不足和休克。血中凝血活酶增多,因血管内皮受损激活内源性凝血系统引起弥散性血管内凝血,加重休克,并与血小板减少共同导致各系统的出血。此外,重症登革热的发生还可能与病毒型别如 DENV-2、感染者年龄、机体反应性有关。是否有不同的毒株存在尚未能明确。

登革热主要病理改变为:肝、肾、心和脑的退行性变;心内膜、心包、胸膜、腹膜、胃肠黏膜、肌肉、皮肤、肺及肾上腺不同程度地出血;皮疹内的小血管内皮细胞肿胀,血管周围水肿及单核细胞浸润。

重症登革热最显著的特征是血管通透性增加及凝血功能障碍。其主要病理改变为全身微小血管内皮损伤,血管通透性增加,血浆外渗,血液浓缩,血管周围水肿、出血及淋巴细胞浸润。多数组织器官弥漫性出血,肝细胞变性、灶性坏死,汇管区有炎性细胞浸润。脑部受损者可见脑实质灶性出血,脑水肿及软化、蛛网膜下隙灶性坏死出血。心包、胸腔、腹腔等浆膜腔渗出。

四、临床表现

潜伏期 3~15d,一般为 4~8d。

登革热是一种全身性疾病,临床表现复杂多样。典型的登革热病程分为发热期、极期和恢复期三个期。根据病情严重程度,登革热分为普通登革热和重症登革热两种临床类型。多数患者表现为普通登革热,可仅有发热期和恢复期,仅少数患者发展为重症登革热。

(一) 普通登革热

1. 发热期

(1) 发热及早期感染中毒症状:发热是最为常见的首发症状,75%~100% 病例有发热。通常起病急骤,1d 内体温可迅速上升至 40℃。发热持续 2~7d,部分病例在病程第 3~5d 体温降至正常,1d 后再次上升,称为双峰热或马鞍热型。

伴发的感染中毒症状包括头痛、眼球后痛、背痛,全身骨、关节、肌肉痛,极度乏力、食欲减退、恶心、呕吐等。骨、关节及肌肉痛的程度与病情轻重有关,可影响患者的生活质量,并可持续至热退后。

早期体征可见结合膜充血、颜面潮红、浅表淋巴结肿大及相对缓脉。

(2) 皮疹:于病程 3~6d 出现,持续 3~4d。50%~80% 病例出现皮疹。皮疹的特点为多形性,多有痒感。可表现为麻疹样斑丘疹、猩红热样红斑疹、"红色海洋包绕着白色的小岛(正常皮肤)"样皮疹或各种出血性皮疹如瘀点、瘀斑,尤其是四肢的针尖样出血点等。其中麻疹样斑丘疹最为多见。同一患者可见不同形态皮疹。皮疹数量较多,分布较广,可出现在躯干、四肢、或头面部,但手掌、脚底通常缺如且大部分不脱屑,无色素沉着。上述皮疹的后三个特点有利于与麻疹区分。

(3) 出血:25%~50% 病例有不同程度、不同部位的出血,如牙龈出血、鼻出血及束臂试验阳性、皮下出血,内脏和浆膜腔出血等。出血多发生在病程的 5~8d。

(4) 其他:约 1/4 病例有肝大,黄疸不多见。

2. 极期　极期通常出现在病程的第 3~8d。高热持续不缓解或退热后病情加重,可因毛细血管通透性增加导致明显的血浆渗漏,可出现腹部剧痛、持续呕吐、球结膜水肿、四肢渗漏征、胸腹腔积液等,症状严重者可引起休克,出现如低体温、心动过速、四肢湿冷、脉搏细弱、脉压缩小或测不到血压等表现。随着休克加重和持续,发生代谢性酸中毒、多器官功能障碍和弥散性血管内凝血等。少数患者没有明显的血浆渗漏表现,但仍可出现严重出血(如皮下血肿、消化道出血、阴道出血、颅内出血、咯血、肉眼血尿等)。

3. **恢复期**   极期后的 2~3d,患者病情好转,胃肠道症状减轻,白细胞及血小板计数回升,进入恢复期。部分患者可见针尖样出血点,可有皮肤瘙痒。

(二) 重症登革热

通常起病时类似普通登革热,3~5d 后,尤其是在热退前后的 24h 左右,病情突然加重。可有严重血浆渗出表现,如皮肤变冷、出汗、脉速、昏睡或烦躁等休克的临床表现。液体聚集,可有胸、腹腔积液,呼吸窘迫综合征;严重出血,消化道等多个器官较大量出血及皮肤瘀斑,瘀斑常见于四肢、躯干或其他部位。严重器官损害包括急性肝损害,中枢神经损害出现意识障碍,心脏及其他器官损害。束臂试验阳性及肝大较普通登革热易见。严重者血压进行性下降,若治疗不当或不及时,即进入休克,可于 4~24h 内迅速死亡。

高危人群包括:①二次感染患者;②伴有糖尿病、高血压、冠心病、肝硬化、消化性溃疡、哮喘、慢性阻塞性肺疾病、慢性肾功能不全等基础疾病者;③老人、婴幼儿及孕妇;④肥胖或严重营养不良者。

重症预警指征包括:①退热后病情恶化或持续高热 1 周不退;②严重腹部疼痛;③持续呕吐;④四肢湿冷;⑤重要器官损害:如昏睡、易怒或烦躁不安;明显出血倾向;肝肿大 >2cm;少尿等;⑥血小板 $\leq 50 \times 10^9/L$;⑦ HCT>20%;⑧白蛋白 $\leq 30g/L$。

五、并发症

并发症发生率不高。以急性血管内溶血为最常见,发生率约 1%,多发生于葡萄糖 -6- 磷酸脱氢酶(glucose-6-phosphate dehydrogenase,G-6-PD)缺乏的患者。

其他并发症包括重要实质器官损害如急性病毒性心肌炎、尿毒症、中毒性肝炎、肝衰竭,眼部并发症,以及精神神经系统损害如精神异常、急性脊髓炎、吉兰 - 巴雷综合征等。

六、实验室检查

(一) 常规检查

血常规见白细胞显著减少,发病次日即可开始下降,可低至 $2 \times 10^9/L$,中性粒细胞比例减少,淋巴细胞相对增多,少数患者可见异型淋巴细胞;1/4~3/4 病例可有血小板减少。部分病例尿常规可见少到中量的蛋白尿及血尿。肝功能血清转氨酶轻度升高。并发脑膜炎的病例,脑脊液检查主要表现为浆液性脑脊液改变:压力轻至中度升高,白细胞和蛋白质正常或轻度增加,糖和氯化物正常。

(二) 血清学检查

抗原检测具早期诊断价值。酶联免疫吸附试验(enzyme linked immunosorbent assay,ELISA 法)检测发病 1~9d 内血清中登革病毒的 NS1 抗原,具有方法简单、结果敏感性好及特异性高特点。

登革病毒 IgM 和 IgG 抗体是目前诊断的重要手段。血清特异性 IgM 抗体在起病 3~5d 后阳性率超过 50%;血清特异性 IgG 抗体在发病一周以后阳性提示初次感染,IgG 抗体在起病一周内阳性提示二次感染。有症状者 IgM 抗体阳性,可确定诊断。IgG 抗体检查需要通过双份血清抗体 4 倍以上增长来判断。

(三) 病毒核酸检测

检测急性期血中的病毒核酸,比病毒分离更敏感、快速,特异性高达 92% 以上,有助于早期快速诊断登革病毒感染及血清型鉴定。但技术要求较高,仍较难广泛应用于临床。

(四) 病毒分离

将急性期患者血清接种于白纹伊蚊胸肌内分离病毒最为敏感,但需时较长且有传播疾病的危险。近年来多采用简化的白纹伊蚊细胞株纯系 C6/36 进行病毒分离,可使分离时间缩短,阳性率 20%~50%。

七、诊断与鉴别诊断

(一) 诊断

根据流行地区、流行季节、短期内出现大量发热患者等流行病学资料；临床表现为急性起病、高热、皮疹、全身骨关节及肌肉疼痛、出血、淋巴结肿大等；实验室检查见白细胞及血小板减少可临床诊断本病。病原学、血清学检测有助于明确诊断。

重症登革热的诊断，有下列情况之一者可以诊断为重症型：①严重出血包括皮下血肿、呕血、黑便、阴道流血、肉眼血尿、颅内出血等；②严重血浆渗出引起休克、ARDS 等严重渗出表现者；③重要脏器严重损伤：严重肝损伤（ALT 和 / 或 AST 大于 1 000IU/L）、急性肺损伤、急性心功能衰竭、急性肾功能衰竭、脑病（脑炎、脑膜脑炎）、失明等。

(二) 鉴别诊断

以发热伴出血为主，应与以下感染性疾病如肾综合征出血热、钩端螺旋体病、基孔肯雅热、发热伴血小板减少综合征等鉴别；以发热伴皮疹为主，应与麻疹、荨麻疹、猩红热、流行性脑脊髓膜炎、斑疹伤寒、恙虫病及药物疹等鉴别。

八、预后

普通登革热通常是一种自限性疾病，预后良好，病死率仅为 3/10 000。但重症患者病死率可高达 1%~5%。影响预后的因素包括患者既往感染登革病毒史、年龄、基础疾病、并发症等。主要死因是休克或出血、中枢性呼吸衰竭。

九、治疗

目前无特效抗病毒药物治疗。

(一) 普通登革热

多为自限性，故以对症治疗为主。

1. 一般治疗　急性期应卧床休息，流质或半流质清淡饮食，防蚊隔离至完全退热。注意口腔和皮肤清洁，保持大便通畅。

因登革热早期不易与重症鉴别，普通登革热早期应密切监测血压等生命体征、神志、尿量、血细胞比容，血小板数等至退热后 24~48h，以便及早发现出血及休克或器官损害表现。

2. 对症治疗

(1) 退热治疗：以物理降温为主。慎用止痛退热药物，以防在 G-6-PD 缺乏患者中诱发急性血管内溶血。严重毒血症患者，可短程、小剂量使用肾上腺皮质激素，如泼尼松口服，5mg，每天 3 次。对乙酰氨基酚可用作降温及减轻不适感，但应避免非甾体抗炎药如布洛芬及阿司匹林以免加重出血。

(2) 补液：尽可能以口服补液为主。有大量出汗致脱水者，应及时口服补液。切勿过量静脉补液，以免增加脑水肿发生的机会。

(3) 镇静止痛：可给予地西泮、罗通定等对症处理。

(4) 防治出血：可用卡巴克洛、酚磺乙胺、维生素 C 及 K 等止血药物。大出血病例，应给予输注红细胞、血浆或血小板等。

3. 抗病毒治疗　目前仍无特异性抗病毒药物。有报道认为，可试用利巴韦林抗病毒治疗，但应早期使用。

(二) 重症登革热的治疗

动态监测：神志、呼吸、心率、血压、血氧饱和度、尿量、红细胞比容、血小板及电解质等。

治疗原则：在循环支持治疗及出血治疗的同时，应当重视其他器官功能状态的监测及治疗；预防各种并发症。

1. 抗休克治疗　重症患者病情进展迅速，出现休克时尽早液体复苏。严重渗出者静脉给予等渗晶体液、血浆或白蛋白扩容，监测血细胞比容调整方案，及时纠正酸碱失衡，合理使用血管活性药物；严重出血引起的休克，应及时输注红细胞或全血等。有条件可进行血流动力学监测并指导治疗。

补液原则：维持良好的组织器官灌注，可给予平衡盐等晶体液，渗出严重者应及时给予血浆或白蛋白等胶体液。如无出血病例不宜输入血细胞，以免加重血液浓缩。根据患者血细胞比容、血小板、电解质情况随时调整补液的种类和数量，在尿量达约 0.5ml/(kg·h) 的前提下，应尽量减少静脉补液量。

2. 出血的治疗　尽量避免侵入性的医疗措施，如肌内注射，插胃管、尿管等。

(1) 出血部位明确者，如严重鼻衄给予局部止血。胃肠道出血者给予制酸药；应用常规的止血药物。

(2) 严重出血者，根据病情及时输注红细胞。

(3) 严重出血伴血小板显著减少应输注血小板。

3. 器官损害对症治疗　出现脑膜脑炎时应快速静脉滴注 20% 甘露醇脱水，150~250ml/ 次，每 4~6h 一次。对呼吸中枢受抑制者应及时使用人工呼吸机。

4. 激素　严重毒血症状病例，可用短期(3~5d)静脉滴注肾上腺皮质激素，以减轻高热等毒血症状和改善休克、脑水肿或呼吸窘迫综合征。

5. 防治 DIC　有 DIC 征象时忌用肝素，根据病情需要补充血小板及凝血因子。

十、预防

1. 控制传染源　地方性流行区或可能流行地区要做好登革热疫情监测预报工作，加强国境卫生检疫，做到早发现，早诊断，及时隔离治疗。

2. 切断传播途径　防蚊灭蚊是预防本病最重要的措施。流行区应加强宣传，改善卫生环境，消灭伊蚊孳生地。广泛开展喷洒杀蚊剂消灭蚊虫。

3. 保护易感者　做好个人防蚊措施。疫苗的研制有一定的困难，与病原体病毒特性的复杂性及需要同时对四种类型病毒产生免疫反应有关。目前已有几种疫苗进入临床试验阶段，但尚未能推广应用。

思考题

1. 请根据重症登革热出血的机制提出相应的处理措施。
2. 如何进行登革热的实验室诊断？
3. 重症登革热的诊断依据，与普通登革热有何不同？

（关玉娟）

第十节　发热伴血小板减少综合征

发热伴血小板减少综合征(severe fever with thrombocytopenia syndrome,SFTS)由我国新发现的发热伴血小板减少综合征病毒(图 26-2)(一种新布尼亚病毒,简称 SFTS 病毒)引起,是一种主要经蜱传播的自然疫源性疾病,在我国河南、湖北、山东等 17 个省份报告了本地病例。临床表现主要为发热、血小板减少、白细胞减少、消化道症状及多脏器功能损伤等,病情严重者可出现抽搐、昏迷、休克、全身弥散性血管内凝血等,甚至导致死亡,目前报告病死率达 10%,并可引起人 - 人传播。

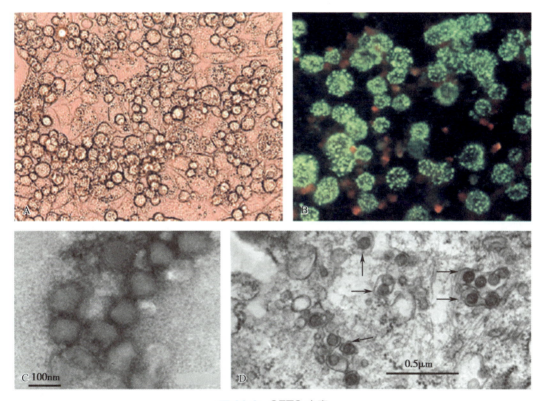

图 26-2　SFTS 病毒

一、病原学

见第二篇第十八章第一节。

二、流行病学

(一) 传染源

在 SFTS 流行地区,羊、牛、狗和鸡等动物的 SFTS 病毒感染率较高,但感染后不发病,引起的病毒血症滴度较低,且维持时间短,可能为扩散宿主。患者可做传染源。研究发现,患者的血液和血性分泌物具有传染性,有出血表现的患者可以作为传染源造成感染。哺乳动物是否为储存宿主尚不清楚。SFTS 病毒的主要传播媒介为长角血蜱(*H. longicornis*)。

(二)传播途径

本病主要通过蜱叮咬传播。目前,已从病例发现地区的长角血蜱中分离到该病毒,人被携带病毒的蜱叮咬而感染,部分病例发病前有明确的蜱叮咬史。此外,本病可以发生人 - 人传播,人直接接触患者血液、分泌液或排泄物可引起感染。初步流行病学研究显示,长角血蜱体内 SFTS 抗体阳性率 2.1%-5.4%,微小牛蜱也可检出 SFTS 抗体,提示长角血蜱是该病毒传播的主要媒介。在不同流行区域羊、牛、狗、鸡和猪等家畜中 SFTS 抗体阳性率差别较大,分别为羊 67%~95%,牛 57%~80%,狗 6%~55%,鸡 1%~36%,猪 5%。

(三)人群易感性

人群普遍易感。在丘陵、山地、森林等地区生活、生产的居民和劳动者以及赴该类地区户外活动的旅游者感染风险较高。血清监测提示在河南、山东等丘陵地区人群检测 SFTSV 抗体阳性率为 1.0%~3.8%,提示该病存在轻型病例或隐性感染可能。

(四)流行特征

目前病例报告主要分布在山区和丘陵地带的农村,呈高度散发。本病多发于春、夏季,不同地区可能略有差异。疾病的流行季节为 3~11 月,发病高峰的出现时间与当年的气象条件及蜱密度有关,一般出现在 5~7 月。

目前河南、山东、湖北、安徽、浙江、江苏、辽宁、湖南、江西、北京、云南、广西、福建、广东、四川、重庆、贵州 17 个省市自治区发现本病。其中河南、山东、湖北、安徽、辽宁、浙江和江苏等省发病较多。日本、韩国也相继报告了 SFTS 病例,美国报告了类似病例。

2011—2012 年,中国共有 2 047 例 SFTSV 感染(其中有 129 例死亡,病死率 6.3%),感染主要分布在中国东部和中部的 206 个县。河南、湖北和山东的病例数最多,分别占总数的 48%、22% 和 16%。

三、发病机制与病理

该病发病机制尚不清楚。在鼠动物模型中脾、肝、肾可检测到病毒 RNA 和组织病理的改变,然而只在脾脏中发现病毒复制,提示脾脏可能是 SFTSV 重要的靶器官;脾内巨噬细胞和血小板的数量有很大程度的增高,在脾脏的红髓中发现 SFTSV 与巨噬细胞胞质内的血小板共定位;体外细胞检测发现鼠的血小板容易与 SFTSV 黏附,进而被初始的巨噬细胞吞噬,这与动物体内检测相吻合,提示外周血血小板的减少,可能是由于黏附血小板的 SFTSV 被巨噬细胞吞噬所致。另有研究发现在感染 SFTSV 的昆明鼠肝脏内发现大片坏死,而在其他器官中未发现明显的病理损伤。

"细胞因子风暴"被认为是很多病毒感染致病性与致死性的重要因素。对 49 例患者的研究(其中 8 例死亡病例)发现,患者血清中白介素 -6(IL-6)、白介素 -10(IL-10)、γ- 干扰素(IFN-γ)、粒细胞 - 巨噬细胞集落刺激因子(GM-CSF)、纤维蛋白原(fibrinogen)、铁调素(hepcidin)和磷脂酶 A2(phospholipase A2)明显高于健康人,且死亡病例明显高于生存者。生存者血清白介素 -8(IL-8)、单核细胞趋化蛋白 -1(MCP-1)和巨噬细胞炎症蛋白 -1β(MIP-1β)和健康人比较降低或无明显差别,但在死亡者中明显升高。死亡病例病毒载量、血清转氨酶水平明显高于存活者。

细胞因子的表达模式与急性期 SFTS 患者病毒载量相关,病毒载量与细胞因子 IL-1RA,IL-6,IL-10,MCP-1,G-CSF,IL-8,MIP-1α,MIP-1β 和 IP-10 呈正相关,与血小板源性生长因子 BB(PDGF-BB)和调节活化正常 T 细胞表达和分泌的细胞因子(RANTES)呈负相关。在 SFTS 患者中,低水平的 RANTES 和 PDGF-BB 可能反映外周血中血小板浓度的降低,血小板是这两种细胞因子存储的重要靶位。低水平的 RANTES 与病毒感染的严重程度具有一定关系,细胞因子 IL1-RA,IL-6,IL-10,MCP-1,G-CSF 和 IP-10 在 SFTS 患者中表达比健康人群高,死亡患者组高于存活患者;PDGF-BB 和 RANTES

在死亡和非死亡患者均减少；IL-1β、IL-8、MIP-1α、和 MIP-1β 可以作为预测 SFTS 生存预后的生物分子标志。

日本学者对 SFTS 死亡患者行尸检病理研究，发现右腋前线的肿大淋巴结，右侧腋前线和颈部淋巴结炎症坏死，以小淋巴细胞的缺失和组织细胞的增生为主。镜下发现核碎裂、非粒细胞、坏死的鬼影细胞，通过淋巴窦道从淋巴结的皮质区浸润到淋巴结的脂肪组织区域，存在微小坏死物、上皮样组织和肉芽肿散在分布。其他内脏器官未发现明显病变；SFTSV 病毒的核心蛋白在出芽裂殖的细胞质中以及人的腋前线淋巴结的皮质区表达，病毒抗原在右颈部淋巴结有表达，但纵隔淋巴结无表达；在右腋窝和颈部淋巴结的切片中 SFTSV RNA 在每个细胞中的病毒载量较高，而骨髓、肝、脾中每个细胞中病毒载量的细胞较低。

四、临床表现

本病潜伏期一般为 5~15d。根据疾病进展可以分为发热期、极期和恢复期。

(一) 发热期

急性起病，主要临床表现为发热，体温多在 38℃ 左右，重者持续高热，可达 40℃ 以上，部分病例热程可长达 10d 以上，伴乏力、全身酸痛、头痛及纳差，以及恶心、呕吐和腹泻等消化道症状。

体格检查常有颈部及腹股沟等浅表淋巴结肿大伴压痛，上腹部压痛等。可有相对缓脉。部分患者伴有肝脾肿大。

(二) 极期

此时仍可有发热期的各种表现，少数病例病情危重，出现意识障碍、皮肤瘀斑、消化道出血、肺出血等，可因休克、呼吸衰竭、弥散性血管内凝血（DIC）等多脏器功能衰竭死亡。

(三) 恢复期

该病为自限性疾病，病程两周左右，大部分患者预后良好。伴有慢性基础性疾病的患者以及出现神经系统症状、出血倾向明显、病毒载量持续增高、LDH、AST、ALT 及 CK 等血清酶活性持续增高者预后较差。

五、实验室检查

(一) 血常规

80% 以上外周血白细胞计数减少，多为 $(1.0~3.0) \times 10^9$/L，重症可降至 1.0×10^9/L 以下，中性粒细胞比例、淋巴细胞比例多正常；90% 以上血小板降低，多为 $(30~60) \times 10^9$/L，重症者可低于 30×10^9/L。

(二) 尿常规

半数以上病例出现蛋白尿（+~+++），少数病例出现尿隐血或血尿。肌酐尿素氮增高等。

(三) 生化检查

可表现为不同程度的 LDH、CK 及 AST、ALT 等升高，尤以 AST、CK-MB 升高为主，常有低钠血症，个别病例 BUN 升高。

(四) 病原学检查

1. **核酸检测** 采用 RT-PCR 和 Real-time PCR 病毒核酸诊断方法进行检测和诊断，患者血清中特异性核酸检测阳性，可确诊新型布尼亚病毒感染。核酸定量检测可以动态监测病情变化，持续高病毒载量常常是重症病例的特点。

2. **病毒分离** 患者急性期血清标本经处理后，可采用 Vero、Vero E6 等细胞或其他敏感细胞，分离到病毒可确诊。SFTS 病毒分离应在生物安全三级实验室进行。SFTS 病毒可感染多种细胞系，包括 Vero、Vero E6、L929 和 DH82，但是其仅在 DH82 和 Vero E6 细胞内引起细胞病变。

（五）血清学检查

新型布尼亚病毒抗体检测。①血清特异性 IgM 抗体：一般在感染后 4 个月就检测不出。②血清特异性 IgG 抗体：采用 ELISA、免疫荧光（IFA）抗体测定、中和试验等方法检测，新型布尼亚病毒 IgG 抗体阳转或恢复期滴度较急性期 4 倍以上增高者，可确认为新近感染。特异性 IgG 在感染 5 年后仍可检测到。③血清特异性总抗体：可采用双抗原夹心 ELISA 法检测，血清特异性总抗体阳性表明曾受到病毒感染。

六、诊断与鉴别诊断

（一）诊断

依据流行病学史（流行季节在丘陵、林区、山地等地工作、生活或旅游史等或发病前 2 周内有被蜱叮咬史）、临床表现和实验室检测结果进行诊断。

具有上述流行病学史、发热等临床表现且外周血血小板和白细胞降低者可以临床诊断。

确诊需要具备下列之一者：①病例标本新型布尼亚病毒核酸检测阳性；②病例标本检测新型布尼亚病毒 IgM 阳性或 IgG 抗体阳转或恢复期滴度较急性期 4 倍以上增高者；③病例标本分离到新型布尼亚病毒。

（二）鉴别诊断

需与人粒细胞无形体病等立克次体病、肾综合征出血热、登革热、败血症、伤寒、血小板减少性紫癜和钩端螺旋体病等疾病相鉴别。

七、治疗

本病尚无特异性治疗手段，主要为对症支持治疗。

患者应当卧床休息，流食或半流食，多饮水。密切监测生命体征及尿量等。

不能进食或病情较重的患者，应当及时补充热量，保证水、电解质和酸碱平衡，尤其注意对低钠血症患者补充。高热者物理降温，必要时使用药物退热。有明显出血或血小板明显降低（如低于 $30 \times 10^9/L$）者，可输血浆、血小板。中性粒细胞严重低下患者（低于 $1 \times 10^9/L$），建议使用粒细胞集落刺激因子。

继发细菌、真菌感染者，应当选敏感抗生素治疗。同时注意基础疾病的治疗。

利巴韦林在体外试验中可抑制病毒复制，但初步临床研究未获得显著疗效，仍有待于随机对照多中心研究评价其有效性和安全性。

目前尚无证据证明糖皮质激素的治疗效果，应当慎重使用。

八、预防

1. 传染源可能是家畜或野生动物，患者血液或血性分泌物具有传染性，因此，一般患者不需隔离，但有出血表现者尽量安排单间隔离。患者的血液、分泌物、排泄物及被其污染的环境和物品，采取高温、高压、含氯消毒剂等方式进行消毒处理。

2. 户外活动时注意个人防护，防治蜱虫叮咬。医务及陪护人员在接触患者血液、体液、分泌物、排泄物等时应戴乳胶手套。从事气管插管或其他可能接触患者血液或血性分泌物的操作时，应穿隔离衣并戴护目镜（防护面罩）和外科口罩。

(王贵强)

第十一节 手 足 口 病

手足口病(hand-foot-mouth disease,HFMD)是由肠道病毒(enterovirus,EV)感染引起的急性传染病,5 岁以下儿童多发,表现为手、足、臀、口腔等部位皮肤黏膜的斑丘疹、疱疹、溃疡,伴或不伴发热。多数患者症状轻,1 周左右自愈,部分 EV-A71 感染者可出现脑炎、脑脊髓炎、肺水肿、心肌炎、循环障碍等严重并发症导致死亡。主要经密切接触、呼吸道和消化道传播,夏秋季多见,我国于 2008 年 5 月 2 日起,将其列为丙类传染病管理。

一、病原学

见第二篇第十六章第二节。

二、流行病学

(一) 传染源

患者、隐性感染者是本病的传染源。流行期间,患者为主要传染源,一般以发病后 1 周传染性最强,病毒主要存在于血液、粪便、疱疹液和鼻咽分泌物中,粪便中病毒排毒时间为 4~8 周;散发期间,隐性感染者为主要传染源。

(二) 传播途径

1. **密切接触传播** 通过接触被病毒污染的手、毛巾、手绢、牙杯、玩具、食具、奶具、医疗器具以及床上用品、内衣等引起感染。

2. **呼吸道飞沫传播** 患者咽喉分泌物、唾液中的病毒经呼吸道飞沫传播。

3. **粪 - 口途径传播** 饮用或食入被病毒污染的水和食物亦可感染。

(三) 易感人群

普遍易感,隐性感染与显性感染之比约为 100:1,受感染后可获得一定免疫力;成人多通过隐性感染获得抗体;患者主要为儿童,5 岁以下儿童为主,3 岁以下发病率最高。感染后可诱生具有型和亚组特异性的中和抗体及肠道局部抗体,各型之间鲜有交叉免疫保护,也可发生再次感染(3%)。

(四) 流行特征

世界各地广泛分布,无明显地区性。季节分布:热带和亚热带地区四季均可发病,温带地区冬季发病较少见,夏秋季多见。流行期间,常可发生家庭聚集发病和托幼机构集体感染,有时可在短时间内造成较大范围流行,EV-A71 短期内易造成暴发流行;大规模流行多发生于暴发后,周期为 2~4 年。

三、发病机制与病理

肠道病毒从呼吸道或消化道侵入,主要与咽部和肠道上皮细胞表面相应的病毒受体结合,其中 EV-A71 和 CV-A16 的主要病毒受体为人类清道夫受体 B2(human scavenger receptor class B2,SCARB2)和 P 选择素糖蛋白配体 -1(P-selectin glycoprotein ligand-1,PSGL-1)等。病毒和受体结合后经细胞内吞作用进入细胞,病毒基因组在细胞质内脱衣壳、转录、组装成病毒颗粒,肠道病毒主要在扁桃体、咽部和肠道的淋巴结大量复制后释放入血液,引起第一次病毒血症;随后,病毒经血液循环侵入带有病毒受体的靶组织,如网状内皮组织、深层淋巴结、肝、脾、骨髓等处大量繁殖,并再次进入血液循环导致第二次病毒血症,病毒可随血流播散至全身各器官,如皮肤黏膜、神经系统、呼吸系统、心脏、肝、脾、胰、肾上腺等处,引起相应组织和器官发生一系列炎症反应,导致相应的临床表现。

一般情况下柯萨奇病毒 A 组不引起细胞病变,故症状多较轻;而柯萨奇 B 组、肠道病毒 71 型、埃可病毒引起细胞病变,可表现为严重病例。EV-A71 具有高度的嗜神经性,侵入中枢神经系统后常导致大脑、中脑、小脑和脑干损伤,引起无菌性脑膜炎、脑脊髓膜炎、急性弛缓性麻痹以及感染后神经系统综合征。少数病例因神经系统受累导致血管舒缩功能紊乱及 IL-10、IL-13、IFN-γ 等炎性介质大量释放引起心肺衰竭。神经源性肺水肿和循环衰竭是重症手足口病患儿的主要死因,病理生理过程复杂,是中枢神经系统受损后神经、体液和生物活性因子等多因素综合作用的结果。

皮疹或疱疹是手足口病特征性组织学病变。病毒在皮肤基底层中增殖,表皮细胞的溶细胞性感染导致皮肤黏膜的水疱性、腐蚀性和溃疡性损伤,光镜下表现为表皮内水疱,水疱内有中性粒细胞和嗜酸性粒细胞碎片;水疱周围上皮有细胞间和细胞内水肿;水疱下真皮有多种白细胞的混合型浸润。电镜下可见上皮细胞内有嗜酸性包涵体。

脑膜脑炎、心肌炎和肺水肿是手足口病的严重并发症。少数危重患者有脑组织水肿或脑疝形成。死亡病例尸检和组织病理检查发现:淋巴细胞变性坏死,以胃肠道和肠系膜淋巴结病变为主;神经组织病理变化主要表现为脑干和脊髓上段有不同程度的炎性反应、嗜神经现象、神经细胞凋亡坏死、单核细胞及小胶质细胞结节状增生、血管套形成、脑水肿、小脑扁桃体疝;肺部主要表现为肺水肿、肺淤血、肺出血伴少量的炎细胞浸润;还可出现心肌断裂和水肿,坏死性肠炎,肾脏、肾上腺、脾脏和肝脏严重的变性坏死等。

四、临床表现

潜伏期多为 2~10d,平均 3~5d。

(一)普通病例

急性起病,发热,口腔黏膜出现散在疱疹,手、足和臀部出现斑丘疹、疱疹,疱疹周围可有炎性红晕,疱内液体较少。可伴有流涕、咳嗽、食欲不振等症状。部分病例仅表现为疱疹性咽峡炎或皮疹。多在一周内痊愈,预后良好。部分病例皮疹表现不典型,如:单一部位或仅表现为斑丘疹。

(二)重症病例

少数病例(尤其是小于 3 岁者)病情进展迅速,在发病 1~5d 出现脑膜炎、脑炎(以脑干脑炎最为凶险)、脑脊髓炎、肺水肿、循环障碍等,极少数病例病情危重,可致死亡,存活病例可留有后遗症。

1. **神经系统**　精神差、嗜睡、易惊、头痛、呕吐、谵妄甚至昏迷;肢体抖动、肌阵挛、共济失调、眼球震颤、眼球运动障碍;无力或急性弛缓性瘫痪;惊厥。查体可见脑膜刺激征,腱反射减弱或消失,巴氏征等病理征阳性。

2. 呼吸系统 呼吸浅促、呼吸困难或节律改变,口唇发绀,咳嗽,咳白色、粉红色或血性泡沫样痰;肺部可闻及湿啰音或痰鸣音。

3. 循环系统 面色苍灰、皮肤花纹、四肢发凉,指(趾)发绀;出冷汗;毛细血管再充盈时间延长。心率增快或减慢,脉搏浅速或减弱甚至消失;血压升高或下降。

五、实验室检查

(一) 血常规及 C 反应蛋白(C-reactive protein,CRP)

轻症病例一般无明显改变,或白细胞计数轻度增高,以淋巴细胞增多为主。重症病例白细胞计数可明显升高($>15 \times 10^9/L$)或显著降低($<2 \times 10^9/L$),恢复期逐渐降至正常。CRP 可升高。

(二) 血生化检查

部分病例丙氨酸转氨酶(alanine aminotransferase,ALT)、天冬氨酸转氨酶(aspartate amino transferase,AST)、肌酸激酶同工酶(creatine kinase isoenzyme,CK-MB)轻度升高,恢复期逐渐降至正常,若此时仍升高可能与免疫损伤有关。并发多器官功能损害者还可出现血氨、血肌酐和尿素氮等升高。病情危重者可有肌钙蛋白(cardiac troponin I,cTnI)、血糖、乳酸升高。

(三) 血气分析

呼吸系统受累时或重症病例可有动脉血氧分压降低、血氧饱和度下降,二氧化碳分压升高,酸中毒等。

(四) 脑脊液检查

中枢神经系统受累时,脑脊液符合病毒性脑膜炎和/或脑炎改变,表现为外观清亮,压力增高,白细胞计数增多,以单核细胞为主(早期以多核细胞升高为主),蛋白正常或轻度增多,糖和氯化物正常。

(五) 病原学及血清学

临床样本(咽拭子、粪便或肛拭子、血液等标本)肠道病毒特异性核酸阳性或分离到肠道病毒。急性期血清相关病毒 IgM 抗体阳性。恢复期血清 CV-A16、EV-A71 或其他可引起手足口病的肠道病毒中和抗体比急性期有 4 倍及以上升高。

(六) 影像学

1. 胸部影像学 轻症患儿肺部无明显异常,重症患儿早期常无明显异常或仅有双肺纹理增粗模糊。重症及危重症患儿并发神经源性肺水肿时,两肺野透亮度减低,磨玻璃样改变,局限或广泛分布的斑片状、大片状阴影,进展迅速。极少数病例并发气胸、纵隔气肿,个别病例迅速发展为白肺,预后极差。恢复期患儿间质纤维化,CT 表现为网格状阴影。

2. 磁共振 神经系统受累者可有异常改变,以脑干、脊髓灰质损害为主,合并脑干脑炎者可表现为脑桥、延髓及中脑的斑点状或斑片状长 T_1 长 T_2 信号。并发急性弛缓性瘫痪者可显示受累节段脊髓前角区的斑点状对称或不对称的长 T_1 长 T_2 信号。

(七) 脑电图

可表现为弥漫性慢波,少数可出现棘(尖)慢波。

(八) 心电图

少数病例可见窦性心动过速或过缓,Q-T 间期延长,ST-T 改变。

(九) 超声心动图

重症患儿可出现心肌收缩和/或舒张功能减低,节段性室壁运动异常,射血分数降低等。

六、并发症与后遗症

根据累及脏器不同而异。神经系统并发症以脑干脑炎最严重,脑干脑炎又分为三级:I 级表现为肌震颤、无力或两者皆有；Ⅱ级表现为肌震颤及脑神经受累,导致 20% 的儿童留下后遗症；Ⅲ级迅速出现心肺功能衰竭,80% 的儿童死亡,存活者都留下严重后遗症。

七、诊断与鉴别诊断

(一) 临床诊断

1. **流行病学资料**　好发于 5~7 月；常见于学龄前儿童,婴幼儿多见；常在婴幼儿聚集场所发生,发病前有直接或间接接触史。

2. **临床表现**　手、足、口、臀部斑丘疹或疱疹,口痛、厌食、低热或不发热。同一患者皮肤黏膜病损不一定全部出现,可仅出现皮疹或疱疹性咽峡炎。病程短,多在 1 周内痊愈。极少数重症病例皮疹不典型,临床诊断困难,需结合病原学或血清学检查做出诊断。无皮疹病例,临床不宜诊断为手足口病。

如有手足口病或疱疹性咽峡炎表现加上下列并发症一项以上者为重症病例。

(1) 脑炎:意识障碍,严重病例可表现为频繁抽搐、昏迷、脑水肿及脑疝,脑干脑炎者可因呼吸、心搏骤停,迅速死亡。

(2) 无菌性脑膜炎:头痛、脑膜刺激征,脑脊液有核细胞 $>10 \times 10^6/L$,脑脊液细菌培养阴性。

(3) 迟缓性瘫痪:急性发作,一个或多个肢体的一群或多群骨骼肌麻痹或瘫痪。

(4) 肺水肿或肺出血:有呼吸困难、呼吸节律不稳、心动过速、粉红色泡沫痰,胸部 X 线摄片可见进行性肺实变、肺充血。

(5) 心肌炎:心律失常、心肌收缩力下降、心脏增大、心肌损伤指标增高。

(二) 确诊病例

临床诊断病例基础上具有下列之一者即可确诊。

1. 肠道病毒(CV-A16、EV-A71 等)特异性核酸检测阳性。

2. 分离出肠道病毒,并鉴定为 CV-A16、EV-A71 或其他可引起手足口病的肠道病毒。

3. 急性期血清相关病毒特异性 IgM 抗体阳性。

4. 恢复期血清相关肠道病毒的中和抗体比急性期有 4 倍及以上升高。

(三) 临床分类

1. **普通病例**　手、足、口、臀部皮疹,伴或不伴发热。

2. **重症病例**

(1) 重型:出现神经系统受累表现。如:精神差、嗜睡、易惊、谵妄；头痛、呕吐；肢体抖动,肌阵挛、共济失调、眼球震颤、眼球运动障碍；无力或急性弛缓性瘫痪；惊厥。体征可见脑膜刺激征,腱反射减弱或消失。

(2) 危重型:出现下列情况之一者:①频繁抽搐、昏迷、脑疝；②呼吸困难、发绀、血性泡沫痰、肺部啰音等；③休克等循环功能不全表现。

(四) 临床分期

根据发病机制和临床表现,将 EV-A71 感染分为 5 期。

第 1 期(出疹期),即普通病例,病程多在 1 周,绝大多数病例在此期痊愈；第 2 期(神经系统受累期),即重症病例的重型,可持续数天,至此大多数病例仍可治愈；第 3 期(心肺功能衰竭前期),多发生在病程 5d 内,表现为心率和呼吸增快、出冷汗、四肢末梢发凉、皮肤发花、血压升高。此期属于重症病例的危重型,及时识别并正确治疗,是降低病死率的关键。第 4 期(心肺功能衰竭期),可在第三期的基础上迅速进入该期,表现为心动过速(个别患儿心动过缓)、血压降低或休克、呼吸急促、口唇发绀、咳粉红色泡沫痰或血性液体,亦有病例以严重脑功能衰竭为主要表现,临床可见抽搐、严重意识障碍等。此期属于手足口病重症危重型,病死率较高。第 5 期(恢复期),体温逐渐恢复正常,对血管活性药物的依赖逐渐减少,神经系统受累症状和心肺功能逐渐恢复,少数可遗留神经系统后遗症。部分手足口病例（多见于 CV-A6、CV-A10 感染者）在病后 2~4 周有脱甲的症状，新甲于 1~2 个月长出。

大多数患儿预后良好，一般在 1 周内痊愈，无后遗症。少数患儿发病后迅速累及神经系统，表现为脑干脑炎、脑脊髓炎、脑脊髓膜炎等，发展为循环衰竭、神经源性肺水肿的患儿病死率高。

（五）重症病例的早期识别

重症病例诊疗关键在于及时准确地识别第 2 期和第 3 期，阻止发展为第 4 期。年龄<3 岁、低体重儿、非母乳喂养、病程 3d 以内和 EV-A71 感染的患儿，出现下列情况提示可能发展为重症病例危重型，应密切观察此类患儿病情变化，早期识别，进行必要的辅助检查，有针对性地做好救治工作。

1. **持续高热** 体温大于 39℃，常规退热效果不佳。

2. **神经系统表现** 出现精神萎靡、头痛、眼球震颤或上翻、呕吐、易惊、肢体抖动、吸吮无力、站立或坐立不稳等。

3. **呼吸异常** 呼吸增快、减慢或节律不整，安静状态下呼吸频率超过 30~40 次 /min。

4. **循环功能障碍** 心率增快（>160 次 /min）、出冷汗、四肢末梢发凉、皮肤发花、血压升高、毛细血管再充盈时间延长（>2s）。

5. **外周血白细胞计数升高** 外周血白细胞数 ≥ 15×10^9/L，除外其他感染因素。

6. **血糖升高** 出现应激性高血糖，血糖>8.3mmol/L。

7. **血乳酸升高** 出现循环功能障碍时，通常血乳酸 ≥ 2.0mmol/L，其升高程度可作为判断预后的参考指标。

（六）鉴别诊断

1. **其他儿童出疹性疾病** 手足口病普通病例需要与丘疹性荨麻疹、水痘、不典型麻疹、幼儿急疹、风疹、带状疱疹以及川崎病等鉴别。口周出现皮疹时需与单纯疱疹鉴别，CV-A6 或 CV-A10 所致大疱性皮疹需与水痘鉴别。可根据流行病学特点、皮疹形态、部位、出疹时间、有无淋巴结肿大以及伴随症状等进行鉴别，以皮疹形态及部位最为重要。最终可依据病原学和血清学检测进行鉴别。

2. **其他病毒所致脑炎或脑膜炎** 由单纯疱疹病毒、巨细胞病毒、EB 病毒、呼吸道病毒等其他病毒引起的脑炎或脑膜炎，临床表现与手足口病合并中枢神经系统损害的重症病例表现相似，对皮疹不典型者，应结合流行病学史尽快留取标本进行肠道病毒，尤其是 EV-A71 的病毒学检查，结合病原学或血清学检查结果做出诊断。

3. **脊髓灰质炎** 重症病例合并急性弛缓性瘫痪（acute flaccid paralysis，AFP）时需与脊髓灰质炎鉴别。后者主要表现为双峰热，病程第 2 周退热前或退热过程中出现弛缓性瘫痪，病情多在热退后到达顶点，无皮疹。

4. **肺炎** 重症病例可发生神经源性肺水肿，应与肺炎鉴别。肺炎主要表现为发热、咳嗽、呼吸急促等呼吸道症状，一般无皮疹，无粉红色或血性泡沫痰；病情加重或减轻均呈逐渐演变的过程，胸片可见肺实变病灶、肺不张及胸腔积液等。

5. **暴发性心肌炎** 以循环障碍为主要表现的重症手足口病病例需与暴发性心肌炎鉴别。暴发性心肌炎无皮疹，有严重心律失常、心源性休克、阿 - 斯综合征发作表现；心肌酶谱多有明显升高；胸片或心脏彩超提示心脏扩大，心功能异常恢复较慢。最终可依据病原学和血清学检测进行鉴别。

八、预后

绝大多数手足口病患者仅表现为手足口部位皮疹及发热，无严重器官系统功能损害，预后良好，一般在 1 周内痊愈，无后遗症。少数患者表现为重症手足口病，发病后迅速累及神经系统，表现为脑干脑炎、脑脊髓炎、脑脊髓膜炎等,尤其是脑干脑炎患者可能发展为循环衰竭、神经源性肺水肿,甚至危及生命,导致死亡。

九、治疗

(一)一般治疗

1. 注意隔离,避免交叉感染　应隔离至体温正常、皮疹消退,一般需 2 周。患儿所用物品应彻底消毒,一般用含氯消毒液浸泡及煮沸消毒。不宜蒸煮及浸泡的物品可置于阳光下暴晒。患儿粪便需经含氯消毒剂消毒 2h 后倾倒。

2. 休息及饮食　注意休息,多饮温开水。饮食宜清淡、易消化、富含维生素。口腔有糜烂时进流质食物,禁食刺激性食物。

3. 口咽部疱疹治疗　每次餐后应用温水漱口,口腔有糜烂时可涂金霉素、鱼肝油。选西瓜霜、冰硼散、珠黄散等任一种吹敷口腔患处,每天 2~3 次。

4. 手足皮肤疱疹治疗　患儿衣服、被褥保持清洁干燥。剪短患儿指甲,必要时包裹双手,防止抓破皮疹,破溃感染。选冰硼散、金黄散、青黛散等任一种用蒸馏水稀释溶化后用消毒棉签蘸涂患处,每天 3~4 次。疱疹破裂者,局部涂擦 1% 甲紫或抗生素软膏。

(二)对症治疗

1. 积极控制高热。低热或中度发热,可让患儿多饮水,如体温超过 38.5℃,采用物理降温(温水擦浴、头部冷敷等)或应用退热药物治疗。常用药物有:布洛芬口服,5~10mg/(kg·次);对乙酰氨基酚口服,10~15mg/(kg·次);两次用药的最短间隔时间为 6h。

2. 保持患儿安静。惊厥病例需要及时止惊,常用药物有:如无静脉通路可首选咪达唑仑肌内注射,0.1~0.3mg/(kg·次),体重<40kg者,最大剂量不超过 5mg/ 次,体重>40kg 者,最大剂量不超过 10mg/ 次;地西泮缓慢静脉注射,0.3~0.5mg/(kg·次),最大剂量不超过 10mg/ 次,注射速度 1~2mg/min。需严密监测生命体征,做好呼吸支持准备;也可使用水合氯醛灌肠抗惊厥;保持呼吸道通畅,必要时吸氧。

3. 有咳嗽、咳痰者给予镇咳、祛痰药。

4. 呕吐、腹泻者予补液,纠正水、电解质、酸碱平衡紊乱。

5. 注意保护心、肝、肺、脑重要脏器的功能。

(三)病原治疗

目前尚无特效抗肠道病毒药物。研究显示,干扰素 α 喷雾或雾化、利巴韦林静脉滴注早期使用可有一定疗效,若使用利巴韦林应关注其不良反应和生殖毒性。不应使用阿昔洛韦、更昔洛韦、单磷酸阿糖腺苷等药物治疗。

(四)液体疗法

重症病例可出现脑水肿、肺水肿及心功能衰竭,应控制液体入量,给予生理需要量 60~80ml/(kg·d)(脱水剂不计算在内),建议匀速给予,即 2.5~3.3ml/(kg·h),注意维持血压稳定。休克病例在应用血管活性药物同时,给予生理盐水 5~10ml/(kg·次)进行液体复苏,15~30min 内输入,此后酌情补液,避免短期内大量扩容。仍不能纠正者给予胶体液(如白蛋白或血浆)输注。有条件的医疗机构可依据中心静脉压(CVP)、动脉血压(ABP)等指导补液。

(五)重症病例

除上述治疗外,应根据重症病例脏器受累情况采用相应的对症治疗,并密切观察病情变化。

1. 神经系统受累治疗

(1)控制颅内高压:限制入量,积极给予甘露醇降颅压治疗,0.5~1.0g/(kg·次),隔 4~8h 一次,20~30min 快速静脉注射。严重颅内高压或脑疝时,可增加频次至每 2~4h 1 次。严重颅内高压或低钠血症患儿可考虑联合使用高渗盐水 (3% 氯化钠)。有心功能障碍者,可使用利尿剂,如呋塞米 1~2mg/kg 静脉注射。

(2) 酌情应用糖皮质激素治疗,参考剂量:甲基泼尼松龙 1~2mg/(kg·d);氢化可的松 3~5mg/(kg·d);地塞米松 0.2~0.5mg/(kg·d)。病情稳定后,尽早减量或停用。

(3) 酌情应用静脉丙种球蛋白,总量 2g/kg,分 2~5d 给予。

(4) 其他对症治疗:降温、镇静、止惊。

(5) 严密观察病情变化,密切监护。

2. 呼吸、循环衰竭治疗

(1) 保持呼吸道通畅,吸氧。呼吸功能障碍时,及时气管插管使用正压机械通气。根据血气、X 线胸片结果随时调整呼吸机参数。适当给予镇静、镇痛。如有肺水肿、肺出血表现,应增加 PEEP,不宜进行频繁吸痰等降低呼吸道压力的护理操作。

(2) 确保两条静脉通道通畅,监测呼吸、心率、血压和血氧饱和度。

(3) 在维持血压稳定的情况下,限制液体入量(有条件者根据中心静脉压、心功能、有创动脉压监测调整液量)。

(4) 根据血压、循环的变化可选用米力农、多巴胺、多巴酚丁胺、酚妥拉明等血管活性药物;酌情应用利尿药物。

(5) 头肩抬高 15°~30°,保持中立位;留置胃管、导尿管。

(6) 保护重要脏器功能,维持内环境的稳定。

(7) 监测血糖变化,严重高血糖时可应用胰岛素。

(8) 抑制胃酸分泌:可应用胃黏膜保护剂及抑酸剂等。

(9) 继发感染时给予抗生素治疗。

3. 其他

(1) 血液净化:有条件时可开展床旁连续性血液净化治疗,适用于第 3 期和第 4 期患儿,有助于降低 "儿茶酚胺风暴",减轻炎症反应,协助液体平衡和替代肾功能等,目前尚无具体推荐建议。

(2) 体外生命支持:包括体外膜肺(ECMO)、体外左心支持(ECLVS)、或 ECMO+ 左心减压(LV vent)等。适用于常规治疗无效的合并心肺衰竭的危重型患儿,其中 ECMO+ 左心减压适用于合并严重肺水肿和左心衰竭的重症患儿。严重脑功能衰竭的患儿不建议使用。

4. 恢复期治疗　针对患儿恢复期症状进行康复治疗和护理,促进各脏器功能尤其是神经系统功能的早日恢复。

十、预防

(一) 一般预防措施

保持良好的个人卫生习惯是预防手足口病的关键。勤洗手,不要让儿童喝生水,不吃生冷食物。儿童玩具和常接触到的物品应当定期进行清洁消毒。避免儿童与手足口病患者密切接触。

(二) 接种疫苗

EV-A71 型灭活疫苗可用于 6 月龄 ~5 岁儿童预防 EV-A71 感染所致的手足口病,基础免疫程序为 2 剂次,间隔 1 个月,鼓励在 12 月龄前完成接种。

(三) 加强医院感染控制

医疗机构应当积极做好医院感染预防和控制工作。各级各类医疗机构要加强预检分诊,应当有专门诊室(台)接诊手足口病疑似病例;接诊手足口病病例时,采取标准预防措施,严格执行手卫生,加强诊疗区域环境和物品的消毒,选择中效或高效消毒剂如含氯(溴)消毒剂等进行消毒,75% 乙醇和5% 甲酚皂溶液对肠道病毒无效。

思考题

1. 哪些人是手足口病的易感人群？手足口病的主要预防措施是什么？
2. 手足口病的典型临床表现是什么？

(马　臻)

第十二节　流行性乙型脑炎

　　流行性乙型脑炎(epidemic encephalitis B)(简称"乙脑")是由嗜神经的乙型脑炎病毒(encephalitis B virus)(简称"乙脑病毒")引起的一种中枢神经系统的急性传染病,为人兽共患疾病。由于该病最早在日本流行,故又称日本脑炎(Japanese encephalitis)。本病经蚊等吸血昆虫传播,常流行于夏季,主要分布于亚洲及太平洋地区。临床上以高热、意识模糊、抽搐、病理反射及脑膜刺激征为特征,病死率高达 20%~30%,幸存者中 30%~50% 会出现失语、意识障碍、肢体瘫痪等永久性神经或精神后遗症,仍是威胁人类(特别是儿童)健康的重要传染病之一。

一、病原学

　　见第二篇第十八章第一节。

二、流行病学

(一) 传染源

　　乙脑是人兽共患的自然疫源性疾病,人与许多动物(如猪、牛、马、羊、鸡、鸭、鹅等)都可成为本病的传染源。人被乙脑病毒感染后,可出现短暂的病毒血症,但病毒数量少、且持续时间短,故人不是本病的主要传染源。动物中的家畜、家禽和鸟类,特别是猪是主要的传染源,仔猪经过一个流行季节几乎 100% 受到感染。病毒通常在蚊 - 猪 - 蚊等动物之间循环。一般在人类乙脑流行前 1~2 个月,先在家畜中流行,故检测猪的乙脑病毒感染率可预测当年在人群中的流行趋势。

(二) 传播途径

　　乙脑主要经蚊虫叮咬及吸血传播。其传播媒介是生活在水稻田、沼泽地、水库、水沟里的雌性蚊虫。库蚊、伊蚊和按蚊的某些种都能传播本病,其中三带喙库蚊是主要的传播媒介,它是同种库蚊中传播乙脑病毒最多的蚊种。在蚊虫将乙脑病毒传给宿主之前,病毒在蚊虫体内有一段潜伏期,在此期,病毒先在其肠道内繁殖,然后移行至蚊唾液增殖,且在唾液中保持高浓度,经叮咬将病毒传给人和动物。蚊感染乙脑病毒后不发病,但可带毒越冬或可经卵传代成为乙脑病毒的长期宿主。此外,被感染的候鸟、蠛蠓、蝙蝠等也是乙脑病毒的长期储存宿主。人类是乙脑病毒的终末宿主。

(三) 人群易感性

　　人对乙脑病毒普遍易感,感染后多数呈隐性感染,且可获得较持久的免疫力。流行地区人群往往经多次隐性感染而获得持久免疫,故发病多为无免疫力的儿童,病例多集中在 10 岁以下儿童,以 2~6 岁组发病率最高,婴儿可从母体获得抗体而具有保护作用。近年来由于儿童和青少年广泛接种疫苗,成人和老年人的发病率则相对增加。

(四)流行特征

乙脑主要分布在亚洲及太平洋地区,2011 年全球上报病例 10 426 例。我国乙脑发病从 1971 年的年发病率 20.92/10 万,发病例数 20 余万病例,降至 2013 年的 0.16/10 万,发病例数千余病例。在我国,仅东北北部、青海、新疆及西藏等地未见本病报告。乙脑在热带地区全年均可发生,在亚热带和温带地区有严格的季节性,80%~90% 病例集中在 7、8、9 三个月内。本病集中发病少,呈高度散发性,有地区性、季节性、周期性及儿童多发等流行病学特征。

三、发病机制与病理

人被带有乙脑病毒的蚊虫叮咬后,病毒即进入人体,首先在单核吞噬细胞内繁殖,随后进入血流,引起病毒血症。当被感染者机体免疫力强时,只形成短暂的病毒血症,病毒很快被清除,不侵入中枢神经系统,临床上表现为隐性感染或轻型病例,并可获得终生免疫力。当机体免疫力弱,而感染的病毒数量大及毒力强时,病毒通过血 - 脑脊液屏障进入中枢神经系统,引起脑实质病变。

乙脑脑组织的损伤机制与病毒对神经组织的直接侵袭有关,其可致神经细胞坏死、胶质细胞增生及炎性细胞浸润。细胞凋亡是乙脑病毒导致神经细胞死亡的普遍机制,此外在乙脑发病时,作为一种防御反应,神经组织中大量产生一氧化氮(NO),虽具有抗病毒效应,但其所诱发的脂质过氧化是引起脑组织损伤的一个重要因素。脑损伤的另一机制则与免疫损伤有关,当体液免疫诱导出的特异性 IgM 与病毒抗原结合后,就会沉积在脑实质和血管壁上,激活补体及细胞免疫,引起免疫攻击,导致血管壁破坏,附壁血栓形成,脑组织供血障碍和坏死。研究表明,免疫反应产生的大量炎症因子如 IL-6、IL-8 等可引起脑组织损伤加重。因此免疫反应的强弱与病情的轻重及预后密切相关。

乙脑病变广泛存在于大脑及脑脊液,以中脑、丘脑的病变最为严重,大脑顶叶、额叶、海马回受侵较显著,脊髓病变最轻。肉眼观察可见软脑膜大小血管高度扩张与充血,脑的切面上可见灰质与白质中的血管高度充血、水肿,有时见粟粒或米粒大小的软化坏死灶。显微镜下可见脑内血管扩张、充血,小血管内皮细胞肿胀、坏死、脱落;神经细胞变性、肿胀与坏死;脑实质肿胀、变性、软化后可发生钙化或形成空洞;胶质细胞增生形成小胶质结节,多位于小血管旁或坏死的神经细胞附近。神经细胞病变严重者常不能修复而引起后遗症。

四、临床表现

潜伏期 4~21d,一般为 10~14d。病毒初期在单核吞噬细胞内繁殖,再释放入血,多数人感染后无症状,但血液中抗体可升高,称为隐性感染。部分人出现轻度的呼吸道症状。极少数患者,病毒通过血 - 脑脊液屏障造成中枢神经系统病变,出现高热、意识障碍、惊厥等脑炎症状。

(一)病程

典型患者的病程可分为 4 期。

1. 初期或称为初热期　病程的第 1~3d,此时为病毒血症期。起病急,1~2d 温上升至 39~40℃,伴头痛、恶心、呕吐,意识障碍,如精神倦怠、嗜睡。少数患者可出现神志淡漠和颈项强直。小儿可有呼吸道症状或腹泻,极重型患者可迅速出现高热、抽搐、昏迷而进入极期。

2. 极期　病程的第 4~10d,突出表现为全身毒血症状及脑实质受损的症状。

(1)高热:是乙脑患者必有的表现。体温常高达 39~40℃以上,轻者 3~5d,一般 7~10d,重型者可达数周。体温越高,热程越长提示病情越重。

(2) 意识障碍：大多数人在起病后 1~3d 出现不同程度的意识障碍，为乙脑早期特异性的表现，发生率可达 90%，一般持续 1 周左右，重型者可持续 1 个月以上。表现为嗜睡、谵妄、昏迷、定向障碍等，昏迷越早、越深常提示病情越重。

(3) 惊厥或抽搐：多见于第 3~5d，是乙脑严重症状之一，发生率为 40%~60%。主要因高热、脑实质炎症及脑水肿所致。表现为先出现面部、眼肌、口唇的小抽搐，随后肢体抽搐、强直性痉挛，重型者可发生全身强直性抽搐，历时数分钟至数十分钟不等，均伴有意识障碍。

(4) 呼吸衰竭：是乙脑主要的死亡原因。主要是中枢性呼吸衰竭，多见于重型患者，由于呼吸中枢损害、脑实质炎症、缺氧、脑水肿、脑疝、低钠性脑病等原因引起。表现为呼吸表浅、节律不齐、双吸气、叹息样呼吸、呼吸暂停、潮式呼吸以致呼吸停止。外周性呼吸衰竭通常由脊髓病变引起呼吸肌瘫痪或气道阻塞、肺部感染所致，表现为呼吸困难、呼吸频率改变、呼吸动力减弱、发绀，但节律始终整齐。中枢性呼吸衰竭和外周性呼吸衰竭可同时存在。脑疝患者根据发生的位置可有其特异性表现。小脑幕切迹疝（颞叶疝）表现为患侧瞳孔先缩小，随病情进展而逐渐扩大，患侧上眼睑下垂、眼球外斜，病变对侧肢体肌力减弱或麻痹，病理征阳性；由于脑干受压，可出现生命体征异常。枕骨大孔疝（小脑扁桃体疝）的生命体征紊乱出现较早，意识障碍出现较晚。患者可早期出现呼吸骤停而死亡。

高热、抽搐及呼吸衰竭是乙脑极期的三联症，常互为因果，相互影响，加重病情。多数患者在本期末体温下降，病情改善，进入恢复期；少数患者因严重并发症或脑部损害严重而死于本期。

(5) 循环衰竭：少见，表现为血压下降、脉搏细速、休克和胃肠道出血。产生原因多为心功能不全、有效循环血量减少、消化道失血、脑水肿和脑疝等。

3. 恢复期 极期过后患者体温逐渐下降，神经系统症状和体征逐渐好转，体温常在 2~5d 降至正常，一般 2 周左右完全恢复，重型患者需 1~6 个月才能逐渐恢复。有的患者有一短期"精神呆滞段"，以后言语、表情、运动及神经反射逐渐恢复正常。此阶段可表现为：持续低热、多汗、失眠、痴呆、失语、流涎、吞咽困难、瘫痪等，但经积极治疗后，常可在 6 个月内恢复，如半年后上述症状仍不能恢复，称后遗症。

4. 后遗症期 经过积极治疗后，仍有 5%~20% 的重型乙脑患者留有后遗症。主要表现为失语、肢体瘫痪、意识障碍、精神失常、痴呆和癫痫等。继续积极治疗，可有不同程度的恢复。

(二) 临床分型

根据乙型脑炎病情轻重，临床可分为 4 型。

1. 轻型 体温在 39℃以下，神志始终清楚，无抽搐，可有轻度嗜睡，头痛及呕吐症状不严重，脑膜刺激征不明显。多在 1 周内恢复，无后遗症。

2. 中型（普通型） 体温在 39~40℃，有意识障碍如昏睡或浅昏迷，偶有抽搐，头痛、呕吐、脑膜刺激征明显，病理征可阳性。病程 7~14d，多无恢复期症状。

3. 重型 体温持续在 40℃以上，昏迷，有反复或持续性抽搐，瞳孔缩小，浅反射消失，深反射先亢进后消失，病理征阳性，常有神经系统定位症状和体征，可有肢体瘫痪和呼吸衰竭。病程多在 2 周以上，恢复期常有不同程度的精神异常及瘫痪表现，部分人可有后遗症。

4. 极重型（暴发型） 本型少见。起病急骤，体温常于 1~2d 内升至 40℃以上，反复或持续性强烈抽搐，伴深度昏迷，迅速出现中枢性呼吸衰竭及脑疝，病死率高，多在极期中死亡，幸存者常留有严重后遗症。

五、实验室检查

(一) 血象

白细胞计数一般在 $(10~20) \times 10^9/L$，中心粒细胞增至 80% 以上，核左移，嗜酸性粒细胞减少，少数患者血象可正常。

(二) 脑脊液

外观无色透明或微混浊,压力增高,白细胞计数增加,多数在 $(0.05~0.5) \times 10^9/L$,少数可高达 $1 \times 10^9/L$ 以上,或始终正常;早期以中性粒细胞为主,随后则淋巴细胞增多。白细胞计数的高低与病情轻重及预后无关。蛋白轻度增高,糖正常或偏高,氯化物正常。脑脊液中免疫球蛋白测定有助于鉴别诊断。

(三) 血清学检查

1. **特异性 IgM 抗体测定**　该抗体在病后 3~4d 即可出现,脑脊液中最早在病程第 2d 即可检测到,2 周时达高峰,可作为早期诊断指标。检测的方法有酶联免疫吸附试验(ELISA)、间接免疫荧光法、2-巯基乙醇(2-ME)耐性试验等。

2. **补体结合试验**　补体结合抗体为 IgG 抗体,具有较高的特异性,多在发病后 2 周出现,5~6 周达高峰,抗体水平可维持 1 年左右,不能用于早期诊断,主要用于回顾性诊断或流行病学调查。

3. **血凝抑制试验**　血凝抑制抗体出现较早,一般在病后 4~5d 出现,2 周时达高峰,抗体水平可维持一年以上。敏感性高,方法简便快捷,但试验要求严格,可出现假阳性反应(乙脑的凝血素抗原可与同属病毒登革热病毒、黄热病病毒出现弱的交叉反应),可用于临床诊断及流行病学调查。

(四) 病原学检查

1. **病毒分离**　病初可取血清或脑脊液接种乳鼠以分离病毒,但由于乙脑病毒主要存在于脑组织中,血及脑脊液中不易分离出病毒,故阳性率较低。在病程第一周内死亡病例的脑组织中可分离到病毒。

2. **病毒抗原及核酸的检测**　在组织、血液或其他体液中通过直接免疫荧光或聚合酶链反应(PCR)可检测到乙脑病毒抗原或特异性核酸,即可作出确诊。

六、并发症

以支气管肺炎最为常见,多因昏迷患者呼吸道分泌物不易咳出或应用人工呼吸器后所致。其次为肺不张、败血症、尿路感染、压疮等,重型患者应警惕应激性胃黏膜病变所致上消化道大出血的发生。

七、诊断

根据流行病学资料、临床症状和体征以及实验室检查结果的综合分析进行诊断,但确诊则需要依靠抗体检查或病原分离。

(一) 流行病学

在乙脑流行区居住,在蚊虫叮咬季节发病或发病前 25d 内在蚊虫叮咬季节到过乙脑流行区。乙脑流行有明确的季节性和地域性,常发生于夏秋季,10 岁以下儿童多见,近年来成人发病有增加趋势。

(二) 临床特点

乙脑起病急,可有高热、头痛、呕吐、意识障碍、抽搐、病理反射及脑膜刺激征阳性等临床表现。

(三) 实验室检查

结合血象、脑脊液检查、血清学检查,尤其是特异性 IgM 抗体检测可有助于诊断。急性期抗乙脑病毒 IgM 抗体阳性者,或恢复期血清中抗乙脑病毒 IgG 抗体或中和抗体滴度比急性期上升大于 4 倍者,或检测到乙脑病毒抗原、特异性核酸者均可明确诊断。

八、鉴别诊断

1. **中毒性菌痢**　本病亦多见于夏秋季,且 10 岁以下儿童发病率高。但本病起病较乙脑更急,病初胃肠道症状出现之前即可有高热、神经系统症状（抽搐、惊厥、昏迷）和感染性休克，一般无脑膜刺激征，脑脊液多正常。大便或灌肠液可见镜下红细胞、脓细胞及巨噬细胞，培养有志贺菌属生长，可与乙脑相鉴别。

2. **化脓性脑膜炎** 症状类似乙脑，但冬春季多见。病情发展迅速，重症患者在发病1~2d内即进入昏迷，多以脑膜炎的表现为主，脑实质的病变表现不突出，脑脊液呈细菌性脑膜炎改变，涂片和培养可找到细菌，早期不典型病例，不易与乙脑鉴别，需密切观察病情和复查脑脊液。

3. **结核性脑膜炎** 无季节性，起病缓慢，病程长。常有结核病史，脑膜刺激征较明显，而脑实质病变表现较轻。脑脊液检查表现为蛋白明显增高，氯化物明显下降，糖降低，薄膜涂片和培养可检出结核分枝杆菌。胸片等影像学检查可发现结核病灶。

4. **钩端螺旋体病** 本病脑膜炎型易与乙脑混淆，但本病多有疫水接触史，多有乏力、腓肠肌痛、结膜充血、腋下或腹股沟淋巴结肿大。

5. **其他** 其他病毒性脑膜炎、脑型疟疾、脑血管意外、脊髓灰质炎等，应根据发病地区、临床表现及实验室检查予以鉴别。

九、治疗

目前尚无特效的抗病毒治疗药物，乙脑病情重，变化快，早期可试用利巴韦林、干扰素等。同时采取积极的对症支持治疗，维持水和电解质平衡，密切监测病情变化，处理好高热、抽搐，控制脑水肿和呼吸衰竭等危重症状，以降低死亡率及减少后遗症的发生。一些潜在的治疗方法，如针对该病毒的单克隆抗体，如果研发成功，可能为开发其他虫媒病毒性脑病的治疗方法提供理论基础，并可能加快未来开发其他新出现的黄病毒治疗方法。

（一）一般治疗

病室应安静，室温控制在30℃以下。密切监测患者精神、意识、体温、生命体征及瞳孔的变化。补充足够的营养和维生素，重型患者静脉输液不宜过多，以免加重脑水肿，一般成人每天补液1 500~2 000ml，儿童每天50~80ml/kg，同时给予补充钾盐，纠正酸中毒。昏迷的患者应定时翻身、拍背、吸痰以防止肺部感染及压疮的发生，抽搐的患者应设防护栏以防坠床。

（二）对症治疗

高热、抽搐、呼吸衰竭是危及患者生命的三大主要症状，并且互为因果，恶性循环。因而及时控制高热、抽搐、呼吸衰竭是抢救乙脑患者的关键。

1. **降温** 高热患者采用物理降温为主，药物降温为辅，使体温控制在38℃以下。物理降温包括冰敷额部、枕部和体表大血管部位，如腋下、颈部及腹股沟等处，30%~50%乙醇或温水擦浴，冷水灌肠等。降温不宜过快、过猛，禁用冰水擦浴，以免引起寒战和虚脱。药物降温应防止用药过量导致大量出汗而引起循环衰竭。必要时可采用亚冬眠疗法，肌内注射氯丙嗪及异丙嗪各0.5~1mg/kg，每4~6h一次，疗程一般为3~5d。同时加用物理降温，使体温降至38℃以下。氯丙嗪的缺点是导致呼吸道分泌物增多，抑制呼吸中枢及咳嗽反射，以致痰堵，故用药过程中应保持呼吸道通畅，密切监测生命体征。

2. **惊厥或抽搐处理** 根据病因采取对症措施。①高热所致者，以降温为主。②脑水肿或脑疝所致者，给予脱水治疗。一般可用20%甘露醇静脉滴注或推注（20~30min内），每次1~1.5g/kg，根据病情可每4~6h重复使用，或可加50%葡萄糖、呋塞米、肾上腺皮质激素静脉注射，注意水与电解质平衡。③因缺氧所致者，应及时吸痰，保持呼吸道通畅，必要时可做气管切开。④脑实质病变引起的抽搐，可给予镇静剂或亚冬眠疗法。镇静剂在有抽搐先兆时即予以应用，并及时停药，注意给药时间。常用的镇静剂有地西泮，成人每次10~20mg，儿童每次0.1~0.3mg/kg（每次不超过10mg），肌内注射或缓慢静脉注射，还可用水合氯醛鼻饲或灌肠，成人每次1~2g，儿童每次60~80mg/kg（每次不超过1g）。巴比妥钠可用于预防抽搐频繁的抽搐,可加用氢化可的松治疗。⑤电解质紊乱所致者,低钙引起的抽搐应及时补充钙剂,脑性低钠引起的可用 3% 的生理盐水静注。

3. **呼吸衰竭** ①保持呼吸道通畅:定时吸痰、翻身拍背,必要时可用化痰药(α-糜蛋白酶、沐舒坦等)和糖皮质激素雾化吸入,必要时可采用气管插管及气管切开建立人工气道。②氧疗:增加吸入氧浓度来纠正患者缺氧状态,一般用鼻导管或面罩给氧。③应用脱水剂:脑水肿所致者应加强脱水治疗。④中枢性呼吸衰竭时可使用呼吸兴奋剂:首选洛贝林,成人每次 3~6mg,儿童每次 0.15~0.2mg/kg,肌内注射或静脉滴注;亦可选用尼可刹米,成人每次 0.375~0.75g,儿童每次 5~10mg/kg,肌内注射或静脉滴注;其他如盐酸哌醋甲酯(利他林)、二甲弗林(回苏林)等可交替或联合使用。⑤改善微循环:使用血管扩张剂可改善脑循环、减轻脑水肿、解除血管痉挛和兴奋呼吸中枢。常用东莨菪碱,成人每次 0.3~0.5mg,儿童每次 0.02~0.03mg/kg,或山莨菪碱(654-2),成人每次 20mg,儿童每次 0.5~1mg/kg,加入葡萄糖液中静脉滴注,10~30min 重复一次,一般 1~5d;此外还可使用阿托品,酚妥拉明等。纳洛酮是特异性的吗啡受体拮抗剂,对退热、止痉、神志转清、纠正呼吸衰竭等方面有较好的作用,可早期应用。

4. **循环衰竭处理** 给予补充血容量,应用升压药、强心剂、利尿药等,同时注意电解质平衡。

5. **其他** 肾上腺皮质激素的使用目前尚未统一。有人认为激素具有抗炎、退热、降低毛细血管通透性和减少渗出,降低颅内压和防止脑水肿等作用。有人认为激素可抑制机体的免疫功能,增加继发感染机会,且疗效不显著。临床上应根据具体情况在重型患者的抢救中酌情使用。

(三) 恢复期和后遗症治疗

此期应加强护理,防止压疮和继发感染,进行适当锻炼,或结合物理疗法、中医治疗等。

十、预后

病死率在 10% 左右,轻型及普通型患者大多可恢复。重型患者病死率仍在 20% 以上,大多发生于极期。大多死于重度脑水肿、中枢性呼吸衰竭、脑疝等,幼儿及老年重型患者病死率高,存活患者可有 5%~10% 发生后遗症。随着儿童广泛接种乙脑疫苗,也发现儿童接种乙脑疫苗后发病的现象,但发病后临床症状轻微,预后相对良好。

十一、预防

乙脑的预防应采取灭蚊、防蚊及预防接种为主的综合措施。

(一) 控制传染源

及时隔离、治疗患者,直至体温正常方可解除隔离。注意搞好饲养场所环境卫生,人畜居地分开。

(二) 切断传播途径

防蚊灭蚊是预防乙脑病毒传播的重要措施。猪是乙脑传播的主要中间宿主,乡村及饲养场所要积极做好牲畜场的环境卫生,有条件的对母猪及家禽可进行疫苗接种,并注意使用蚊帐等措施防止被蚊虫叮咬。

(三) 保护易感人群

接种乙脑疫苗是保护易感人群强有力的措施。目前被推荐的乙脑疫苗是日本鼠脑提纯灭活疫苗和中国地鼠肾细胞灭活疫苗。我国使用的是后者及减毒活疫苗,保护率可达 60%~90%。接种对象主要是 10 岁以下儿童和从非流行区进入流行区的人员,一般接种 2 次,间隔 7~10d,第二年可加强注射一次,连续 3 次加强后,可获得较持久的免疫力。2008 年我国将乙脑疫苗正式纳入国家扩大免疫规划,之后我国乙脑病例整体大幅度下降,但乙脑发病人群的年龄特征出现了变化,近年来成人乙脑病例在我国北方地区出现高发趋势,甚至成为乙脑发病的主要人群。建议前往乙脑流行区居住的人员、前往乙脑流行地区较长期(如超过 1 个月)或者频繁旅行者接种乙脑疫苗。我国目前大规模生产的减毒活疫苗价格低廉,不良反应少,免疫原性良好。

思考题

1. 简述流行性乙型脑炎的致病机制、病理变化和其所对应的临床表现。
2. 简述乙脑的主要治疗措施,临床出现惊厥或抽搐时,使用镇静剂的注意事项。
3. 简述流行性乙型脑炎与流行性脑脊髓膜炎、结核性脑膜炎的病理变化和脑脊液的区别。

(饶慧瑛)

第十三节　传染性单核细胞增多症

传染性单核细胞增多症(infectious mononucleosis,IM)是主要由 EB 病毒(Epstein-Barr virus,EBV)原发感染所致的急性传染病。典型临床三联症为发热、咽峡炎和淋巴结肿大,可合并肝脾肿大,外周淋巴细胞及异型淋巴细胞增高。病程常呈自限性。多数预后良好。

一、病原学

EBV 是疱疹病毒科嗜淋巴细胞病毒属的成员,具体参见见第二篇第十八章第三节。

二、流行病学

本病世界各地均有发生,通常呈散发性,一年四季均可发病,秋末春初高发。亦可引起流行。

(一)传染源

人是 EBV 的贮存宿主,患者和 EBV 携带者为传染源。病毒在口咽部上皮细胞内增殖,唾液中含有大量病毒,排毒时间可持续数周至数月。EBV 感染后长期病毒携带者,可持续或间断排毒达数年之久。

(二)传播途径

主要经口密切接触而传播(口 - 口传播),飞沫传播并不重要。偶可通过输血传播。

(三)易感人群

本病多见于儿童和少年。西方发达国家发病高峰为青少年,我国儿童发病高峰在学龄前和学龄儿童,体内出现 EBV 抗体,但常无嗜异性抗体。15 岁以上青年中部分呈现典型发病[临床与亚临床感染之比为 1∶(2~4)],EBV 病毒抗体和嗜异性抗体均阳性。10 岁以上 EBV 抗体阳性率 86%,发病后可获得持久免疫力。

三、发病机制与病理

其发病机制尚未完全阐明。EBV 进入口腔后先在咽部淋巴组织内复制,导致渗出性咽扁桃体炎,局部淋巴管受累、淋巴结肿大,继而侵入血液循环产生病毒血症,进一步累及淋巴系统的各组织和脏器。B 细胞表面有 EBV 受体,EBV 感染 B 细胞后,在 B 细胞内将其基因上的各不同片段所编码的特异抗原表达在 B 细胞膜上,继而引起 T 细胞的强烈免疫应答,直接破坏携带 EBV 的 B 细胞。患者血中的大量异常淋巴细胞就是这种具杀伤能力的细胞毒性 T 淋巴细胞(CTL)。因此,CTL 细胞在免疫病理损伤形成中起着重要作用。它一方面杀伤携带 EBV 的 B 细胞,另一方面破坏许多组织器官,致临床发病。EBV 可引起 B 细胞多克隆活化,产生非特异性多克隆免疫球蛋白,其中有些免疫球蛋白对本病具特征性,如 Pawl-Bunnell 嗜异性抗体。

本病基本病理特征为淋巴组织的良性增生,淋巴结肿大,无化脓。淋巴细胞及单核巨噬细胞高度增生,胸腺依赖副皮质区的 T 细胞增生最为显著。肝、脾、肾、骨髓、中枢神经系统均可受累,主要为异常的多形性淋巴细胞浸润。

四、临床表现

潜伏期:儿童 9~11d,成人通常为 4~7 周。

起病急缓不一,症状呈多样性,约 40% 有全身不适、头痛、畏寒、鼻塞、食欲不振、恶心、呕吐、轻度腹泻等前驱症状。本病病程 2~3 周,少数可延至数月。发病期典型表现有:

(一) 发热

除极轻型病例外,均有发热,体温 38.5~40.0℃不等,无固定热型,部分患者伴畏寒、寒战,热程不一,数天至数周,也有长达 2~4 个月者,热渐退或骤退,多伴有出汗。病程早期可有相对缓脉。

(二) 淋巴结肿大

70% 患者有明显淋巴结肿大,在病程第 1 周内即可出现,浅表淋巴结普遍受累,直径 1~4cm,中等硬度,无粘连及明显压痛。以颈部淋巴结最为常见,腋下、腹股沟次之,纵隔、肠系膜淋巴结偶尔亦可累及。肠系膜淋巴结受累可引起腹痛等症状,常在热退后数周消退。

(三) 咽峡炎

半数以上患者有咽痛及咽峡炎症状,患者咽部、扁桃体、悬雍垂充血肿胀,少数扁桃体上有溃疡,被覆较厚的奶油色分泌物,在 24~36h 融合或消失,一般不侵及咽部黏膜。咽和鼻黏膜充血及水肿,严重的咽部水肿可引起吞咽困难及气道阻塞。

(四) 肝、脾大

大约 10% 病例肝肿大,多在肋下 2cm 以内,ALT 升高者可达 2/3,部分患者有黄疸,半数患者有轻度脾大,有疼痛及压痛,偶可发生脾破裂。

(五) 皮疹

约 10% 的病例出现皮疹,呈多形性,有斑丘疹、猩红热样皮疹、结节性红斑、荨麻疹等,偶呈出血性。多见于躯干部,常在起病后 1~2 周内出现,3~7d 消退,无色素沉着及脱屑。

(六) 其他

患者可出现神经症状,表现为急性无菌性脑膜炎、脑膜脑炎、脑干脑炎、周围神经炎等,临床上可出现相应的症状。偶见心包炎、心肌炎、肾炎或肺炎。

五、实验室检查

（一）血象

血象改变是本病的特征之一。早期白细胞总数可正常或偏低，以后逐渐升高，一般为 $(10\sim20)\times10^9/L$，亦有高达 $(30\sim50)\times10^9/L$ 者，异型淋巴细胞增多可达 10%～30%。异型淋巴细胞超过 10% 或其绝对数超 $1.0\times10^9/L$，具有诊断价值。异型淋巴细胞多在病后数天出现，通常持续 2 周。其他病毒性疾病也可出现异常淋巴细胞，但百分比一般低于 10%。

（二）血清学检查

1. **EB 病毒抗体测定**　EBV 感染的血清学反应复杂多样。原发性 EBV 感染过程中首先产生针对衣壳抗原的抗体 IgM 和 IgG（抗 CA-IgM/IgG）；随后，抗早期抗原（EA）抗体出现，IgG 抗体于发病后 3～4 周达高峰，持续 3～6 个月，是新近感染或 EBV 活跃增殖的标志。在恢复期，抗核抗原（NA）抗体产生。抗 CA-IgG 和抗 NA-IgG 可持续终身。抗 CA-IgM 阳性是原发 EB 病毒感染的诊断依据。但有的病例抗 CA-IgM 产生延迟，甚至持续缺失或长时间存在，给诊断造成一定困难。机体在受到病原体入侵时首先产生低亲和力抗体，随着感染的持续，抗体亲和力升高。因此低亲和力抗体的检出提示原发性急性感染。有研究显示 90% 以上的原发性急性 EBV 感染患者在临床症状出现 10d 内可检测到抗 CA-IgG 的低亲和力抗体，因此结合抗 CA-IgG 抗体为低亲和力抗体和抗 NA-IgG 阴性，可增加诊断的敏感性和特异性。

2. **嗜异性凝集试验**　患者血清中常含有属于 IgM 嗜异性抗体，可和绵羊或马红细胞凝集。该抗体在病程第 1～2 周出现，持续约 6 个月。检测效价高于 1:64 有诊断意义，若逐周测定效价上升 4 倍以上则意义更大。本病的嗜异凝集素可被牛红细胞吸附而不被豚鼠肾细胞吸附，而正常人及其他疾病时血中嗜异凝集素则均可被牛细胞和豚鼠肾细胞吸附，可做吸附实验以鉴别。在青少年原发性 EBV 感染中其阳性率可达 80%～90%，小于 5 岁的儿童嗜异性抗体水平不高，试验多为阴性。

（三）病毒核酸检测

Real-time PCR 检测标本中的 EBV DNA 有较高的敏感性和特异性。患者外周血中 EBV DNA 载量在 2 周内达到峰值，随后很快下降，病程三周左右后消失。EBV DNA 阳性提示机体存在活动性 EBV 感染，但不能判断是原发感染还是既往感染再激活。

六、并发症

约 30% 患者可并发咽峡部溶血性链球菌感染。急性肾炎的发生率可高达 13%，临床表现与一般肾炎相似。脾破裂发生率约 0.2%，通常多见于疾病的 10～21d 内。约 6% 的患者并发心肌炎。

七、诊断与鉴别诊断

主要依据临床表现、特异血象、EBV 抗体、EBV 核酸检测进行诊断，嗜异性凝集试验也是诊断方法之一。有局部流行时，流行病学资料有重要参考价值。

注意与巨细胞病毒（CMV）、腺病毒、甲型肝炎病毒、风疹病毒等所致的单核细胞增多相区别。其中以 CMV 所致者最常见，免疫抑制治疗患者中更需鉴别。本病也需与急性淋巴细胞性白血病相鉴别，骨髓细胞学检查有确诊价值。儿童中本病尚需与急性感染性淋巴细胞增多症鉴别，后者多见于幼儿，大多有上呼吸道症状，淋巴结肿大及脾大少见。

八、预后

本病预后大多良好。病程一般为 2~3 周,可有复发。病死率为 1% 以下,死因主要为脾破裂、脑膜炎、心肌炎等。先天性免疫缺陷者感染本病后,病情迅速恶化而死亡。

九、治疗

本病多为自限性,预后良好。

主要为抗病毒治疗及对症治疗。早期应用更昔洛韦有明确的疗效,阿昔洛韦、干扰素等抗病毒制剂亦有一定治疗作用。抗菌药物仅用于咽或扁桃体继发链球菌感染时,一般采用青霉素 G,疗程 7~10d;避免使用氨苄西林或阿莫西林等,可显著增加出现多形性皮疹的机会。重型患者,如咽喉严重病变或水肿时,有神经系统并发症及心肌炎、溶血性贫血、血小板减少性紫癜等并发症时,应用短疗程肾上腺皮质激素可明显减轻症状。小儿重症患者可联合使用抗病毒制剂及人免疫球蛋白 [200~400mg/(kg·d)],能有效改善症状,缩短病程。脾破裂若能及时确诊,迅速处理常可获救。

十、预防

本病尚无有效的预防措施。急性期应呼吸道隔离,其呼吸道分泌物宜用漂白粉、氯胺或煮沸消毒。目前研究者正在努力开发 EBV 疫苗。

思考题

1. 简述传染性单核细胞增多症的病原,流行病学及临床表现。
2. 简述 EB 病毒抗体临床意义。
3. 如何诊断及治疗传染性单核细胞增多症?

(赵英仁)

第十四节 巨细胞病毒感染

巨细胞病毒(cytomegalovirus,CMV)感染是由人巨细胞病毒(human cytomegalovirus,HCMV)引起的先天或后天获得性感染。CMV 在人群中感染非常广泛,特别是近年来器官移植和艾滋病患者增多,CMV 感染的问题越来越突出,已日益受重视。CMV 感染大多呈隐性感染,显性感染者则临床表现多样,严重者可导致全身性感染而死亡。本病的特征性病变是受染细胞体积增大呈巨细胞样,胞核和胞质内出现包涵体,故又名巨细胞包涵体病。

一、病原学

见第二篇第十八章第三节。

二、流行病学

(一) 传染源

患者及隐性感染者是本病主要的传染源,可长期或间歇自鼻咽分泌物、尿液、精液、阴道分泌物、乳汁或血液中排出病毒。HCMV 感染可常年发生,无季节性。

(二) 传播途径

1. **先天性感染** 妊娠母体感染 HCMV 后,可通过胎盘和血液将病毒传给胎儿引起先天性感染。母体感染后可产生抗体,再次生育胎儿被感染的机会减少,但不能完全阻止垂直传播的发生。

2. **后天获得性感染** 围生期新生儿经产道;婴幼儿通过母子间口对口、手对口和母乳喂养等密切接触而传播;儿童及成人通过输血、手术及器官移植等医源性传播方式而感染;儿童还可通过共享玩具而感染。

(三) 易感人群

人群普遍易感。HCMV 感染呈全球性分布,不同国家、不同经济状况及不同文化程度,感染率不同。机体的易感性取决于年龄、免疫功能、生理及营养状态等因素。年龄越小,易感性越高,症状也越重。HCMV 为细胞内感染,即使外周血中存在抗体,也不能完全清除胞内的 HCMV,因此病毒往往以潜伏感染的形式持续存在。多数人感染 HCMV 后可产生抗体,但不同毒株间不能提供交叉保护作用。

三、发病机制与病理

(一) 发病机制

HCMV 主要通过与细胞膜融合或经吞饮作用进入宿主细胞,可广泛存在于受染者全身各器官组织内。HCMV 主要侵犯上皮细胞,全身各主要脏器、腺体及神经系统均可受累。HCMV 可通过直接损伤和免疫病理机制产生致病效应。HCMV 可直接引起受染细胞发生变性呈巨细胞样变,然后崩解,导致局部坏死和炎症,脑组织坏死后可发生肉芽肿及钙化。

HCMV 主要抑制感染者的细胞免疫功能,而对体液免疫影响较小。HCMV 在单核吞噬细胞、T 细胞、B 细胞等中复制,导致其功能受损,尤其是导致单核吞噬细胞和 CD8$^+$T 细胞功能受抑。单核吞噬细胞在抗 HCMV 免疫中起着枢纽作用,不但直接吞噬、杀伤病毒,而且处理、提呈抗原,分泌细胞因子,调控和扩大免疫反应。但 HCMV 感染单核吞噬细胞后,不仅引起其吞噬功能降低,细胞内氧自由基产生减少,Fc、补体受体的表达发生改变,而且降低其抗原提呈功能及对 IL-1 和 IL-2 的反应,减少 IL-1 的产生。NK 细胞和细胞毒性 T 淋巴细胞是抗 CMV 的重要效应细胞。在 CMV 复制早期,感染性病毒体产生前,它们能裂解感染细胞,使病毒从受染的细胞中释放出来。与此同时,NK 细胞通过限制 CMV 在细胞间扩散,使其感染局限化,而清除 HCMV 感染。

(二) 病理改变

HCMV 感染的特征性病理改变为巨细胞及细胞内包涵体的形成,表现为受染细胞体积明显增大(20~40μm),细胞质内出现嗜碱性包涵体,直径 2~4μm。继之在细胞核中央出现嗜酸性包涵体,呈圆形或椭圆形,直径 10~15μm。嗜酸性包涵体周围有一透亮晕环,与核膜分开,酷似猫头鹰眼,称为"猫头鹰眼细胞"。经免疫组化染色显示核内包涵体为 HCMV-DNA 阳性。在巨细胞周围通常有浆细胞、淋巴细胞和网状细胞浸润。

四、临床表现

临床表现多样化,依感染程度不同,感染时间不同,感染对象不同而异。

(一) 先天性感染

HCMV 感染是最常见的先天性感染,可导致流产、死胎、早产。先天性 HCMV 感染的新生儿中,约 90% 出生时无明显症状;5% 于出生时或出生后不久出现典型的巨细胞包涵体病征。但泌尿系统、中枢神经系统以及肝、脾等受累的胎儿,出生后可出现呼吸道感染、肝脾肿大、神经系统受累等全身症状,有较高死亡率。幸存者会遗留不同程度的智力低下、运动发育落后、语言表达能力障碍、瘫痪、畸形等后遗症。

(二) 获得性感染

1. **婴儿 HCMV 感染** 出生时经产道或哺乳感染。大部分婴儿没有症状或症状较轻,临床有异常表现者占 15%~33%,多数有肝肿大、轻至中度的黄疸及转氨酶升高等婴儿肝炎综合征表现。偶可发生间质性肺炎。

2. **儿童 HCMV 感染** 呈自限性,临床表现一般较轻,部分病儿有发热、皮疹、颈部淋巴结肿大、肝肿大、ALT 及 AST 轻至中度的升高。血象异型淋巴细胞增高与 EBV 感染相似而嗜异性凝集试验阴性。少数病儿有肺炎、肠炎、心肌炎,偶见多发性神经炎。

3. **成人 HCMV 感染** 大多数成人为隐性感染,但也可表现为类似传染性单核细胞增多症,并伴有发热、头痛、喉痛、肌痛和肝脾肿大等症状和体征。据统计约 8% 的单核细胞增多症可能是 HCMV 引起,而且临床上无法和 EB 病毒引起的单核细胞增多症相鉴别,需借助于实验室诊断。少数患者出现转氨酶及胆红素轻中度至重度升高等肝内胆汁淤积表现。典型的细胞内包涵体是组织学诊断的标志,可与其他嗜肝病毒导致的肝脏损害相鉴别。

(三) 其他类型感染

1. **输血后单核细胞增多症** 多于输血后 1~8 周出现症状,特别是心脏手术输血后,有发热、乏力、嗜睡、脾大、贫血等表现。实验室检查见异常淋巴细胞增多。与自然途径感染 HCMV 所致的单核细胞增多症呈现同样的发病过程。

2. **器官移植后 HCMV 感染** 多于接受器官移植后 2 周~5 个月,平均 6 周发病,是导致器官移植患者术后感染的主要原因之一。器官移植后 HCMV 感染的发病率约为 32%~73%,其中肾移植后 HCMV 的感染率可高达 60%~90%。临床表现差异较大,从轻度临床症状至严重多器官损害,甚至造成死亡。约 2/3 患者有不同程度的发热,同时合并全身不适、恶心、食欲减退、肌肉酸痛和关节痛等症状。HCMV 感染的疾病严重程度与器官接受者和捐赠者的抗 HCMV 抗体滴度密切相关,一般而言,HCMV 原发感染患者病情远较继发感染患者凶险。抗 HCMV 抗体阴性患者从抗 HCMV 抗体阳性的捐赠者获得器官往往导致原发感染,而器官移植在两个抗 HCMV 抗体阳性人之间进行常导致继发感染。

3. **免疫缺陷患者 HCMV 感染** 各种免疫缺陷患者尤以艾滋病(acquired immune deficiency syndrome, AIDS)患者、长期大量应用糖皮质激素和细胞毒性免疫抑制剂患者及全身放化疗患者最常见。HCMV 感染常导致间质性肺炎、全消化道炎、视网膜炎、脑炎及各种巨细胞病毒性疾病,其病情凶险且危险性大,甚至可发展为致命性肺炎,其典型的 X 线表现为双侧间质性肺炎,但难以与呼吸窘迫综合征相鉴别。

五、实验室检查

(一) 一般检查

白细胞和淋巴细胞计数升高,可见异型淋巴细胞,少数患者血象正常。婴幼儿患者常伴贫血、血小板计数减少；累及肝脏导致 CMV 肝炎的患者出现肝功能异常。

(二) 病原学检查

1. 病毒分离　是诊断 HCMV 感染最特异的方法。采集患者尿液、唾液、血液或活检组织标本接种到人胚成纤维细胞进行体外培养,分离到该病毒即可确诊。但该方法敏感性较差,检测周期长,临床难以推广应用。

2. 病毒抗原检测　检测 HCMV PP65 抗原不仅能缩短病毒检测的窗口期,而且也能反映体内的病毒载量,对监测无症状活动性感染或新发感染,评估患者传染性和疗效等具有重要意义,被国际公认为早期诊断 HCMV 活动性感染的首选实验室诊断指标。目前,临床检测 HCMV PP65 抗原的常用方法为免疫荧光技术,其敏感性和特异性均可达 80%~85%。

3. HCMV 核酸检测　利用 RT-PCR 技术进行 HCMV 基因检测,可提供患者体内存在病毒的直接证据;其灵敏度很高,可在数小时内做出检测报告,已成为临床诊断 CMV 感染或带毒状态的重要手段。

(三) 血清特异性抗体检测

特异性 IgM 和 IgG 抗体的检测方法包括酶联免疫吸附试验、胶体金法和化学发光法等,其中化学发光法的敏感性和特异性均显著优于酶联免疫吸附试验和胶体金法。IgM 和 IgG 抗体产生存在一定的时间窗,易受机体免疫状态等因素影响,故存在假阳性及假阴性,其临床意义如表 26-5。

表 26-5　异性 IgM 和 IgG 抗体的临床意义

IgM	IgG	临床意义
+	−/+	近期感染或活动性感染
−	+	既往感染
−	−	未感染或感染窗口期

六、诊断

根据流行病学资料、临床症状和体征以及实验室检查结果的综合分析进行诊断,但确诊则需要结合特异性的实验室检查。

(一) 流行病学

注意患儿是否有早产、先天性畸形等情况。注意患者发病前是否有输血、器官移植或骨髓移植,或免疫抑制剂治疗等情况。

(二) 临床特点

新生儿出现不明原因的黄疸、肝脾肿大、严重紫癜、贫血、呼吸或消化道症状或有不明原因的眼、脑损害;儿童或成人出现不明原因的发热,淋巴细胞分类 >50%,异型淋巴细胞 >10%,以及嗜异性凝集反应阴性,均应高度怀疑本病。值得注意的是,HCMV 感染者也可表现为淋巴细胞数不高或无异型淋巴细胞,对器官移植后、输血后、恶性肿瘤患者出现难治性肺炎时应考虑 HCMV 感染的可能。

(三) 实验室检查

病原学和血清学检查结果阳性有助于确定诊断。从受检者的血、尿、唾液或组织标本中分离出 HCMV 或检测到 HCMV 核酸、PP65、病毒包涵体(需排除其他病毒感染)等即可诊断为 HCMV 感染,新生儿结合抗 HCMV-IgM 结果可诊断为宫内感染或产时感染。

七、鉴别诊断

先天性 HCMV 感染应与新生儿弓形虫、风疹、单纯疱疹病毒、梅毒螺旋体感染和新生儿败血症等鉴别。后天获得性 HCMV 感染应与 EB 病毒所致的传染性单核细胞增多症、病毒性肝炎和肺炎等鉴别。主要依靠病原学和血清学检查确诊及鉴别。

八、治疗

（一）抗病毒治疗

1. **更昔洛韦（ganciclovir，GCV）**　为 2′脱氧鸟苷酸类似物，其在 HCMV 受染细胞中，被磷酸化为三磷酸活化物，竞争性抑制三磷酸脱氧鸟苷与病毒 DNA 聚合酶结合，并直接插入病毒 DNA 链中，抑制 HCMV-DNA 的合成。用于治疗 AIDS 患者合并 HCMV 视网膜炎及预防实体器官移植者 HCMV 感染，但对巨细胞病毒性肺炎无效。GCV 5mg/(kg·12h)，静脉滴注 14~21d(预防实体器官移植者 HCMV 感染为 7~14d)，继以 5~6mg/(kg·d)，6~7d，维持治疗。GCV 的主要副作用是骨髓抑制，常表现为中性粒细胞和血小板减少、贫血等，用粒细胞集落刺激因子可以改善上述副作用。

2. **缬更昔洛韦（valganciclovir，valGCV）**　为 GCV 的前体药物，口服后迅速转化成 GCV，用于治疗 AIDS 患者合并 HCMV 视网膜炎及预防实体器官移植者 HCMV 感染。治疗成人 HCMV 视网膜炎的推荐剂量为：900mg/12h，21d，继以 900mg/d，维持治疗。对于成人肾移植患者预防 HCMV 感染，推荐剂量为 900mg/d，从移植后 10d 内开始，直到移植后 200d(肾脏以外的器官移植患者为 100d)。valGCV 的不良反应与 GCV 相似，主要为骨髓抑制。

3. **膦甲酸钠（foscarnet，FOS）**　常用于不能耐受 GCV 治疗或 GCV 治疗失败的患者，以及 AIDS 患者并发 HCMV 视网膜炎的治疗。FOS 是一种非竞争性 HCMV-DNA 聚合酶抑制剂，能抑制 HIV-1 逆转录酶的活性。FOS 60mg/(kg·8h)，共 3 周，继以 90mg/(kg·d)维持治疗，可延缓视网膜的进展。主要副作用为肾毒性、电解质紊乱以及胃肠道反应等。

4. **西多福韦（cidofovir，CDV）**　为脱氧胞苷酸类似物，不需要病毒酶激活，除了具有抗 HCMV 的作用外，对 HIV、腺病毒及单纯疱疹病毒也具有抗病毒活性。CDV 在细胞胸苷激酶的作用下转化为西多福韦二磷酸酯，能抑制 HCMV-DNA 聚合酶。推荐用法为 5mg/kg 静脉注射，每周 2 次诱导治疗；继以 5mg/kg，每周 1 次维持治疗。主要副作用为肾脏毒性，在静脉用药之前进行水化处理同时合并应用丙磺舒，可明显改善其副作用。

5. **乐特莫韦（Letermovir，LMV）**　为一种新型非核苷类似物，于 2017 年 11 月 8 日被美国食品药品监督管理局(FDA)批准上市，主要用于预防和治疗 HCMV 感染及成人异基因造血干细胞移植中 HCMV 阳性者。通过靶向端粒酶复合物 pUL56 亚基，阻止病毒 DNA 连环体裂解而形成成熟的病毒颗粒。LMV 的作用机制与以上四种药物不同，故没有交叉耐药性。推荐用法为 240mg/d 口服。不良反应轻微，最常见的是胃肠道不良反应，未观察到骨髓毒性及肾毒性。

（二）丙种球蛋白

静脉注射丙种球蛋白抗 HCMV 效果不明显，但器官移植时联合应用丙种球蛋白和 GCV，可以有效预防 HCMV 感染，其用于骨髓移植和肾移植的效果优于肝移植。高效价 HCMV 丙种球蛋白通过与病毒表面的包膜糖蛋白相互作用，以达到中和病毒颗粒以及减轻组织损害的目的。

（三）免疫治疗

转移因子(transfer factor，TF)可提高机体细胞免疫能力，增加 NK 细胞和 T 淋巴细胞杀灭病毒的能力。研究显示单克隆抗体(monoclonalantibody，MCAb)联合 GCV 治疗也可增强其抗病毒疗效。

（四）中药治疗

冬虫夏草、黄芪、大蒜素和板蓝根对 HCMV 具有一定的抑制作用。

九、预后

取决于患者的年龄和机体的免疫状况。新生儿和免疫缺陷者，容易发生重症或全身感染，预后较差。HCMV 宫内感染可导致流产或死产。

十、预防

(一) 控制传染源

对 HCMV 感染患者的分泌物及排泄物应彻底消毒。加强卫生宣传教育,养成良好的个人卫生及公共卫生习惯。

(二) 切断传播途径

严格掌握输血的适应证及献血员的筛选。器官或组织移植前进行 HCMV 血清学检查。高效价 HCMV-IgG 可以降低 HCMV 感染的发病率,在 HCMV 抗体阳性的患者接受 HCMV 抗体阳性的供体器官移植时表现尤为明显。亦有报告表明,器官移植后应用 GCV 至术后 100d,其 HCMV 感染率明显低于对照组。

(三) 保护易感人群

由于 HCMV 的传染源广泛且多为隐性感染者,传播途径复杂不易控制,因此预防的重点在于研制疫苗和保护易感人群。目前研制的疫苗主要是减毒和亚单位疫苗。Towne 减毒活疫苗是最早研制并应用于临床试验的 HCMV 疫苗,可预防血清阴性的肾移植受者发生 HCMV 感染,但不能阻止移植后的 HCMV 感染以及母婴之间的垂直感染。虽然目前已有以 gB、五聚体和 PP65 等为亚单位或其他类型的疫苗进入临床试验,但这些疫苗的保护效力有限,所以至今尚无 HCMV 疫苗上市。

> ## 思考题
>
> 1. 简述巨细胞病毒感染的病理改变。
> 2. 巨细胞病毒感染常见的传播途径有哪些?
> 3. 简述巨细胞病毒感染常用的抗病毒药物及其主要的副作用。

(苏智军)

第十五节　脊髓灰质炎

脊髓灰质炎(poliomyelitis),俗称“小儿麻痹症”,是由脊髓灰质炎病毒(poliovirus)引起的急性传染病。感染后大多无症状,有症状者临床主要表现为发热、上呼吸道症状、肢体疼痛、头痛等,随之出现肢体瘫痪,部分患者可发生弛缓性神经麻痹并留下瘫痪后遗症,多见于未接种疫苗的儿童。

一、病原学

脊髓灰质炎病毒病原学内容参见第二篇第十六章第一节。

二、流行病学

(一) 传染源

隐性感染和轻症瘫痪型患者是本病的主要传染源,其中隐性感染者即无症状病毒携带者占 90% 以上。

(二) 传播途径

主要通过粪 - 口途径传播,亦可通过空气飞沫传播,日常生活接触污染的水、食物以及日常用品等是主要传播方式。在发病前 3~5d 患者鼻咽分泌物及粪便内已可排出病毒。咽部主要在病初 1 周内排出病毒且主要通过飞沫传播而且时间短暂,粪便排出病毒不仅时间早,而且量多、且持续带毒时间长达数月之久,因此通过污染的水、食物以及日常用品可使之播散。此外,口服的减毒活疫苗在通过粪便排出体外后,在外界环境中有可能恢复毒力,从而感染其他易感者。

(三) 人群易感性

人群普遍易感,感染后获持久免疫力并具有特异性。体液免疫在本病中起重要作用,血清中最早出现特异性 IgM,2 周后出现 IgG 和 IgA,特异性 IgG 抗体可通过胎盘、分泌型 IgA 通过母乳由母体传给新生儿,这种被动免疫在出生后 6 个月逐渐消失,年长儿大多经过隐性感染获得免疫力,抗体水平再度增长,故 6 个月以上小儿发病率逐渐增高,至 5 岁后又降低,到成人时多具一定免疫力。

(四) 流行特征

本病遍及全球,多见于温带地区,但在普种疫苗地区发病率明显降低,也少有流行。我国自 20 世纪 60 年代开始服用减毒活疫苗以来,发病率迅速下降,2000 年 10 月,世界卫生组织西太平洋地区宣布成为无脊髓灰质炎区域,在实现无脊髓灰质炎目标后,随着预防接种的推广,人群免疫力迅速增长,发病率显著下降,本病仅见于未接种过疫苗者和与脊髓灰质炎减毒活疫苗糖丸接种者所接触的人当中,即所谓"疫苗相关病例"。世界卫生组织美洲区的多米尼加、海地和西太区的菲律宾又发生了由脊髓灰质炎疫苗衍生病毒引起的脊髓灰质炎流行。目前,全世界只有尼日利亚、印度、巴基斯坦和阿富汗等国是脊髓灰质炎高发国家。近几年我国也发现了脊髓灰质炎疫苗变异为病毒导致的病例。

三、发病机制与病理

脊髓灰质炎发病机制分为两个阶段:第一阶段病毒经口咽或消化道进入体内,先在鼻咽部及胃肠道内复制,然后逐渐侵犯淋巴组织,大多数人感染后,机体可产生相应保护性抗体,病毒不进入血流,不出现症状或仅有轻微不适,表现为隐性感染。若机体抵抗力较低,病毒可入血先引起较轻的病毒血症(即第一次病毒血症),若病毒未侵犯神经系统,机体免疫系统又能清除病毒,患者可不出现神经系统症状,为顿挫型;少部分患者因病毒毒力强或血中抗体不足,病毒随血流扩散至全身淋巴组织或其他组织中进一步增殖,大量复制并再度入血形成较为严重的病毒血症(即第二次病毒血症),典型病例可进入发病机制的第二阶段,病毒通过血脑屏障,侵入中枢神经系统,在脊髓前角运动神经细胞中增殖,引起细胞坏死,若运动神经元受损严重,则导致肌肉瘫痪,引起瘫痪期症状。引起瘫痪的高危因素包括过度疲劳、剧烈运动、肌内注射、扁桃体摘除术和遗传因素等。在瘫痪刚发生的几日内病毒在脊髓的复制量可达最大,但 1 周后病毒即无法检出,而遗留的局部炎性反应则可持续存在达数月之久。除神经系统病变之外,肠壁及其他淋巴组织亦可发生退行性或增生性病变,偶见局灶性心肌炎、间质性肺炎及肝、肾等其他脏器病变。

脊髓灰质炎病毒选择性侵犯某些神经细胞,主要病理变化在中枢神经系统,病变主要在脊髓前角、延髓、脑桥和中脑,以脊髓损害为主,大部分脑干及脑神经核都受损,以网状结构、前庭核及小脑盖核的病变多见,大脑皮质很少出现病变。偶见交感神经节及周围神经节病变。脊髓病变以前角运动神经元最显著。通常脊髓颈段及腰段的前角灰白质细胞损害较多,故临床上常见四肢瘫痪。

早期镜检可见神经细胞内染色体溶解,尼氏体(Nissl body)消失,出现嗜酸性包涵体,伴周围组织充血、水肿和血管周围单核细胞浸润。严重者细胞核浓缩,细胞坏死,最后为吞噬细胞所清除。瘫痪主要由神经细胞不可逆性严重病变所致。临床上是否瘫痪、瘫痪轻重及其恢复程度主要由神经细胞病变的程度和部位决定,并非所有受累神经元都坏死,且损伤是可逆性的。起病3~4周后,水肿、炎症消退,神经细胞功能可逐渐恢复。

四、临床表现

潜伏期为5~35d,一般9~12d,临床上可表现多种类型:无症状型(隐性感染)、顿挫型、无瘫痪型及瘫痪型。

(一)无症状型(隐性感染)

该型最多见,占90%~95%。感染后无症状出现,但在咽部和粪便中可分离出病毒,相隔2~4周的双份血清中可检出特异性中和抗体的4倍增长。

(二)顿挫型

该型占4%~8%,表现为上呼吸道症状:发热、咽部不适、咽部淋巴组织充血、水肿;胃肠功能紊乱:恶心、呕吐、腹泻、腹部不适等,以及流感样症状。上述症状持续1~3d后可逐渐恢复。一般无中枢神经系统受累的症状和体征。该型临床表现缺乏特异性,经病毒分离及血清中的特异性抗体变化方可诊断。

(三)无瘫痪型

无瘫痪型与顿挫型相比,主要区别为脑膜刺激征阳性,脑脊液呈病毒性脑膜炎性改变。患者可表现为头痛、背痛、呕吐和颈背部强直,凯尔尼格征、布鲁津斯基征阳性,患者通常在3~5d内热退,但脑膜刺激征可持续2周之久,在整个病程中无神经和肌肉功能的改变。本型临床表现与其他肠道病毒引起的脑膜炎难以鉴别,需经病学和血清学检查才能确诊。此外,全身症状也较顿挫型为重。

(四)瘫痪型

该型仅占1%~2%,其特征主要在无瘫痪型临床表现的基础上,再加上累及脊髓前角灰质、脑或脑神经的病变。主要可分为以下各期:①前驱期:与顿挫型相似,在儿童中以上呼吸道感染为主,在成人则以全身肌肉、骨骼酸痛及皮肤感觉过敏为主。主要表现为发热、乏力、多汗,可伴咽痛、咳嗽等呼吸道症状或食欲下降、恶心、呕吐、腹痛等不适。大多数病例包括成年病例皆缺乏前驱期而进入瘫痪前期。②瘫痪前期:本期通常持续3~4d,偶可短至36h或长至14d。可由前驱期直接进入,或在症状消失后1~6d出现体温再次上升,头痛、恶心呕吐,烦躁或嗜睡,感觉过敏、肢体强直灼痛。本期特征为发热、头痛、呕吐和肌肉疼痛、痉挛。发热贯穿在整个阶段。体检除了发现有三脚架征,即患儿坐起时因颈背强直不能屈曲,坐起时需双手后撑床上而呈"三脚架"样外,还可有Hoyne征和Lasegue征(膝关节伸直时,屈曲髋关节引起的疼痛)阳性。约半数患者有颈抵抗或Kernig征、Brudzinski征阳性并出现脑脊液改变,表明病毒已进入中枢神经系统,并引起脑膜炎。可伴交感神经功能紊乱而出现面色潮红、多汗、括约肌功能障碍等表现。后期可有腱反射减弱或消失。③瘫痪期:通常于起病后3~10d出现肢体瘫痪,多于体温开始下降时出现,瘫痪前可有肌力减弱,伴腱反射减弱或消失,并逐渐加重。无感觉障碍,瘫痪早期可伴发热和肌痛,多数患者体温下降后瘫痪就不再发展。按累及病变的部位可分为脊髓型、延髓型、脑型和混合型。④恢复期:急性期过后1~2周瘫痪肢体逐渐恢复,肌力也逐步恢复。通常瘫痪型从远端肌群开始恢复,持续数周至数月,轻型病例1~3个月内可基本恢复,重者需6~18个月或更长时间。⑤后遗症期:瘫痪1~2年后仍不恢复为后遗症。若不积极治疗,则长期瘫痪的肢体可发生肌肉萎缩,肢体畸形。部分瘫痪型病例在感染后25~35年,发生进行性神经肌肉软弱、肌肉萎缩、疼痛,受累肢体瘫痪加重,称为脊髓灰质炎后综合征(post-poliomyelitis syndrome)。

脊髓灰质炎最主要的并发症为呼吸系统并发症,多见于延髓型呼吸麻痹患者,可继发肺炎、肺不张、急性肺水肿等。部分患者尸检可发现心肌病变,多由病毒直接引起,但仅根据临床表现较难确诊。消化系统并发症为消化道出血,肠麻痹,急性胃扩张等。其他并发症还包括尿潴留所致的尿路感染。长期卧床导致的压疮及氮、钙负平衡,表现为骨质疏松、尿路结石和肾功能衰竭等。病毒亦可侵犯心肌,导致心电图 T 波、S-T 段和 P-R 间期改变,见于 10%~20% 的患者。

五、实验室检查

(一)血常规
白细胞多正常,早期及继发感染时可增高,以中性粒细胞为主。急性期 1/3~1/2 患者红细胞沉降率增快。

(二)脑脊液
顿挫型脑脊液通常正常,无瘫痪型或瘫痪型患者脑脊液改变类似于其他病毒所致的脑膜炎。前驱期脑脊液一般正常,至瘫痪前期颅压可略高,细胞数常增加,早期中性粒细胞为主,后以淋巴细胞为主,蛋白质在早期可以正常,以后逐渐增多,氯化物正常,糖正常或轻度增高。热退后细胞数迅速降至正常,蛋白可略高,呈蛋白 - 细胞分离现象。少数患者脑脊液可始终正常。

(三)病毒分离
起病 1 周内鼻咽部分泌物及粪便中可分离出病毒,也可从血液或脑脊液中分离病毒,多次送检可增加阳性率,诊断价值也更大。在发达国家或本病发病率很低的地区,应注意分离疫苗相关病毒,但野毒株和疫苗相关病毒的鉴别需要在较高水平实验室中才能进行。

(四)免疫学检查
可用中和试验、补体结合试验及酶联免疫吸附试验(ELISA)等方法检测特异抗体,其中以中和试验较常用,阳性率及特异性均较高。尽可能采集双份血清,第一份血清在起病后尽早采集,相隔 2~3 周再采集第二份血清。血清或脑脊液抗脊髓灰质炎病毒 IgM 抗体阳性或 IgG 抗体效价升高 4 倍以上者具有诊断价值。

(五)分子诊断
近年来采用病毒 cDNA 做核酸杂交及用 RT-PCR 检测病毒 RNA,均具有快速诊断的作用。

六、诊断与鉴别诊断

根据当地流行病学资料,未服用疫苗者接触患者后出现多汗、烦躁、感觉过敏、颈背疼痛、强直、腱反射消失等现象,应疑似本病。弛缓性瘫痪的出现有助于诊断。流行病学资料对诊断起重要作用,病毒分离和血清特异性抗体检测可确诊。

前驱期需和上呼吸道感染、流行性感冒、胃肠炎等鉴别。瘫痪前期患者可与各种病毒性脑炎、化脓性脑膜炎、结核性脑膜炎及流行性乙型脑炎相鉴别。瘫痪患者还应和感染性多发性神经根炎(吉兰 - 巴雷综合征)、急性脊髓炎、家族性周期性瘫痪、假性瘫痪,以及其他肠道病毒感染和骨关节病变引起的病变相鉴别。

七、治疗

本病无法治愈,无特效抗病毒治疗方法。治疗原则主要是对症治疗、缓解症状、促进恢复、预防及处理并发症、康复治疗。

(一) 前驱期及瘫痪前期

1. **一般治疗** 卧床至热退后1周,避免各种引起瘫痪发生的因素,如剧烈活动、肌内注射、手术等。保证补液量及热量的供给。

2. **对症治疗** 必要时可使用退热药物、镇静剂缓解全身肌肉痉挛和疼痛;适量的被动运动可减少肌肉萎缩、畸形发生。对发热较高、病情进展迅速者,可采用丙种球蛋白肌注,以中和血液内可能存在的病毒。肾上腺皮质激素如泼尼松(强的松)、地塞米松等有退热、减轻炎症和水肿等作用,可用于严重病例,疗程3~5d。

(二) 瘫痪期

1. **保持功能体位** 患者应躺在有床垫的硬板床上,瘫痪肢体应保持在功能位置上,以避免产生垂腕垂足等现象。卧床时保持身体成一直线,膝部略弯曲,髋部及脊柱用板或重物使之挺直,踝关节成90°。疼痛消失后应积极做主动和被动锻炼,以防止骨骼肌肉萎缩、畸形。

2. **营养补充** 予以充足的营养及充足的水分,维持电解质平衡。

3. **药物促进功能恢复** 使用神经细胞的营养药物如维生素 B_1、B_{12} 及促神经传导药物地巴唑;增进肌肉张力药物,如加兰他敏等,一般在急性期后使用。

4. **延髓型瘫痪** ①保持气道通畅:采用头低位,避免误吸,最初几日可使用静脉途径补充营养。若气管内分泌物较多,应及时吸出,防止气道梗阻。②监测血气、电解质、血压等,发现问题及时处理。③声带麻痹、呼吸肌瘫痪者,需行气管切开术,必要时使用呼吸机辅助通气。

(三) 恢复期及后遗症期

体温恢复正常,肌肉疼痛消失和瘫痪停止发展后应进行积极康复治疗。若畸形较严重,可行外科矫形治疗,此外还可通过中医按摩、针灸、推拿、康复锻炼及其他理疗措施促进瘫痪肌肉的功能恢复。

八、预防

(一) 管理传染源

早期发现患者,及时疫情报告,进行详细的流行病学调查。患者自起病日起至少隔离40d,最初1周应同时强调呼吸道和胃肠道隔离,1周后单独采用消化道隔离即可。患者粪便、便盆、食具和居住环境按要求的方法进行消毒。密切接触者应医学观察20d,对于病毒携带者应按患者的要求隔离。

(二) 切断传播途径

急性期患者粪便用20%含氯石灰乳剂,将粪便浸泡消毒1~2h或用含氯消毒剂浸泡消毒后再排放,沾有粪便的尿布、衣裤应煮沸消毒,被服应日光暴晒。加强水、粪便和食品卫生管理。

(三) 保护易感人群

1. 本病流行期间,儿童应少去人群众多场所,避免过分疲劳和受凉,推迟各种预防注射和不急需的手术等,以免促使顿挫型变成瘫痪型。

2. 主动免疫是预防本病的主要而有效的措施。自1955年采用疫苗预防脊髓灰质炎之后,发病率有非常显著地下降。

减毒活疫苗(OPV):口服,使用方便,95%以上接种者可产生长期免疫,但由于是活病毒,故不可用于免疫功能缺陷者或免疫抑制剂治疗者。我国从1960年开始自制脊髓灰质炎减毒活疫苗,一种是三型单价糖丸,另一种是混合多价糖丸,为Ⅰ、Ⅱ、Ⅲ型混合物,目前普遍采用此型疫苗。一般首次免疫从2月龄开始,2、3、4月龄各服1次,4岁时再加强免疫一次。服用疫苗后2周,体内可产生特异性抗体,1~2个月可达有效水平,三剂服用完成后产生的免疫力可维持5年,加强免疫1次可维持终身。在极少数情况下,疫苗株病毒可突变,重新具有对神经系统的毒性作用,导致受接种者或接触人群发生疫苗相关性麻痹性脊髓灰质炎(vaccine-associated paralytic poliomyelitis, VAPP),在我国发生率约1/125万,但该疫苗的优点仍远远超过其缺点,在我国实践中口服疫苗的效果仍然是满意的。

灭活疫苗(IPV)：较为安全，可用于免疫功能缺陷者及接受免疫抑制剂治疗者，可与白喉、百日咳、破伤风等疫苗混合注射、避免活病毒突变恢复毒力的可能性，不受肠道内其他病毒的干扰，接种后保护率可达 70%~90%。但价格昂贵，抗体产生缓慢，免疫维持时间短，需重复注射，肠道内无抗体产生，接种后不能防止感染和携带病毒，只能防止发病，灭活不完全可引起接种者发病。

3. 被动免疫。未服过疫苗的幼儿、孕妇、医务人员、免疫低下者、扁桃体摘除等局部手术后或先天性免疫缺陷的患者及儿童，若与患者密切接触，应及早肌内注射丙种球蛋白。推荐剂量 0.3~0.5ml/kg，每月 1 次，连用 2 次，免疫效果可维持 2 个月。

思考题

1. 简述脊髓灰质炎瘫痪型的分期和主要临床表现。
2. 简述脊髓灰质炎的实验室诊断依据。
3. 简述脊髓灰质炎的处理原则。

（谢　青）

第十六节　狂　犬　病

狂犬病(rabies)是由狂犬病毒(rabies virus)引起的一种侵犯中枢神经系统为主的急性人兽共患传染病。狂犬病毒通常由病兽通过唾液以咬伤方式传给人。临床表现有狂躁型和麻痹型，狂躁型症状为特有的恐水、怕风、恐惧不安、咽肌痉挛、进行性瘫痪等，狂躁型因有典型的恐水症状又名恐水症(hydrophobia)。治疗上至今尚无特效药，一旦发病，病死率达 100%，该病重在预防，法国学者巴斯德在 1885 年发明了狂犬病减毒活疫苗。

一、病原学

见第二篇第十九章第二节。

二、流行病学

(一) 传染源

带狂犬病毒的动物是本病的传染源，我国狂犬病的主要传染源是病犬，其次为猫、猪、牛、马等家畜。在发达国家地区由于对流浪狗的控制及对家养狗的强制免疫，蝙蝠、浣熊、臭鼬、狼、狐狸等野生动物成为主要传染源。

一般来说，因狂犬病患者唾液中所含病毒量较少，不形成人与人之间的传染，故不是传染源。一些貌似健康的犬或其他动物的唾液中也可带病毒，也能传播狂犬病。

(二) 传播途径

病毒主要通过咬伤传播，也可由带病毒犬的唾液，经各种伤口和抓伤、舔伤的黏膜和皮肤入侵，少数可在宰杀病犬、剥皮、切割等过程中被感染。蝙蝠群居洞穴中的含病毒气溶胶也可经呼吸道传播。器官移植也可传播狂犬病。

(三) 易感人群

人群普遍易感,兽医与动物饲养员尤其易感。人被病犬咬伤后发病率为 15%~20%。被病兽咬伤后是否发病与下列因素有关:①咬伤部位:头、面、颈、手指被咬伤后发病机会多;②咬伤的严重性:创口深而大者发病率高;③局部处理情况:咬伤后迅速彻底清洗者发病机会较少;④及时、全程、足量注射狂犬疫苗和免疫球蛋白者发病率低;⑤被咬伤者免疫功能低下或免疫缺陷者发病机会多。

(四) 流行特征

在 100 多个国家都有本病发生,其中 98% 在发展中国家,我国属于狂犬病流行较严重的国家之一。根据 1996—2009 年全国总病例数分析,男女比例为 2.23∶1;各年龄组均有报告,主要分布在 0~15 岁及 35~70 岁人群;职业分布以农民为主,其次为学生和散居儿童,三者总和占 88.52%;季节性特点明显,夏秋季为高发季节。近年来全国总体疫情逐年下降,2018 年人狂犬病病例报告 422 例,发病率为 0.03/10 万,死亡 410 例。

三、发病机制与病理

狂犬病毒自皮肤或黏膜破损处入侵人体后,对神经组织有强大的亲和力,致病过程可分三阶段:①组织内病毒小量增殖期:病毒先在伤口附近的肌细胞小量增殖,在局部可停留 3d 或更久,然后入侵人体近处的末梢神经。②侵入中枢神经期:病毒以较快的速度沿神经的轴突向中枢神经作向心性扩展,至脊髓的背根神经节大量繁殖,入侵脊髓并很快到达脑部。主要侵犯脑干、小脑等处的神经细胞。③向各器官扩散期:病毒从中枢神经向周围神经扩散,侵入各器官组织,尤以唾液腺、舌部味蕾、嗅神经上皮等处病毒量较多。由于迷走、舌咽及舌下脑神经核受损,致吞咽肌及呼吸肌痉挛,出现恐水、吞咽和呼吸困难等症状。交感神经受累时出现唾液分泌和出汗增多。迷走神经节、交感神经节和心脏神经节受损时,可引起患者心血管功能紊乱或者猝死。

狂犬病毒侵犯神经系统的原因:病毒侵犯的神经细胞的凋亡被抑制,被病毒感染的细胞继续存活,病毒得以不断传递到下一个神经细胞。特异性免疫 T 细胞虽可进入中枢神经系统但被破坏,使抗病毒免疫不能有效控制病毒,因此病毒不断被传递到新的神经元,并沿脊髓传到中枢神经系统。

病理变化主要为急性弥漫性脑脊髓炎,以大脑基底面海马回和脑干部位(中脑、脑桥和延髓)及小脑损害最为明显。外观有充血、水肿、微小出血等。镜下脑实质有非特异的神经细胞变性与炎性细胞浸润。具有特征性的病变是嗜酸性包涵体,称内基小体(Negri body),为狂犬病毒的集落,最常见于海马以及小脑浦肯野细胞(Purkinje cell)中。该小体位于细胞质内,呈圆形或椭圆形,直径 3~10μm,HE 染色后呈樱桃红色,具有诊断意义。

四、临床表现

潜伏期长短不一,大多在 3 个月内发病,潜伏期可长达十年以上,潜伏期长短与年龄、伤口部位、伤口深浅、入侵病毒数量和毒力等因素相关。临床表现分为狂躁型和麻痹型,前者以急性或暴发性致死性脑炎为特征,后者呈脊髓神经及周围神经受损的表现。

狂躁型典型临床经过分为 3 期。

(一) 前驱期

常有低热、倦怠、头痛、恶心、全身不适,继而恐惧不安,烦躁失眠,对声、光、风等刺激敏感而有喉头紧缩感。具有诊断意义的早期症状是在愈合的伤口及其神经支配区有痒、痛、麻及蚁走等异样感觉,发生于 50%~80% 的病例。本期持续 2~4d。

(二) 兴奋期

表现为高度兴奋、恐惧不安、恐水、恐风。体温常升高(38~40℃甚至超过40℃)。恐水为本病的特征,但不一定每例都有。典型患者虽渴极而不敢饮,见水、闻流水声、饮水,或仅提及饮水时均可引起咽喉肌严重痉挛。外界多种刺激如风、光、声也可引起咽肌痉挛。常因声带痉挛伴声嘶、说话吐词不清,严重发作时可出现全身肌肉阵发性抽搐,因呼吸肌痉挛致呼吸困难和发绀。患者常出现流涎、多汗、心率快、血压增高等交感神经功能亢进表现。因同时有吞咽困难和过度流涎而出现"泡沫嘴"。患者神志多清晰,可出现精神失常、幻视、幻听等。本期1~3d。

(三) 麻痹期

患者肌肉痉挛停止,进入全身弛缓性瘫痪,患者由安静进入昏迷状态。最后因呼吸、循环衰竭死亡。该期持续时间较短,一般6~18h。

麻痹型(静型)以脊髓或延髓受损为主的。该型患者无兴奋期和典型的恐水表现,常见高热、头痛、呕吐、腱反射消失、肢体软弱无力,共济失调和大、小便失禁,呈横断性脊髓炎或上行性麻痹等症状,最终因全身弛缓性瘫痪死亡。

本病全程一般不超过6d,一旦出现症状,病情进展迅速,几乎100%短期内死亡。

五、实验室检查

(一) 血、尿常规及脑脊液

外周血白细胞总数轻至中度增多,中性粒细胞一般占80%以上。尿常规可发现轻度蛋白尿,偶有透明管型。脑脊液压力稍增高,细胞数轻度增高,一般不超过200×10^6/L,以淋巴细胞为主,蛋白轻度增高,糖及氯化物正常。

(二) 病原学检查

1. 抗原检查可取患者的脑脊液或唾液直接涂片、角膜印片或咬伤部位皮肤组织或脑组织通过免疫荧光法检测抗原,阳性率可达98%。此外,还可使用快速狂犬病酶联免疫吸附法检测抗原。

2. 病毒分离取患者的唾液、脑脊液、皮肤或脑组织进行细胞培养或用乳小白鼠接种法分离病毒。

3. 内基小体检查动物或死者的脑组织作切片染色,镜检找内基小体,阳性率为70%~80%。

4. 核酸测定取新鲜唾液和皮肤活检组织行反转录-聚合酶链反应(RT-PCR)法测定狂犬病毒RNA。

(三) 免疫学检查

1. **抗原检查**　可取患者的脑脊液或唾液直接涂片、角膜印片或咬伤部位皮肤组织或脑组织通过免疫荧光法检测抗原,阳性率可达98%。此外,还可使用快速狂犬病酶联免疫吸附法检测抗原。

2. **抗体检查**　存活一周以上者做血清中和试验或补体结合试验检测抗体、效价上升者有诊断意义。此外,中和抗体还是评价疫苗免疫力的指标。国内多采用酶联免疫吸附试验(ELISA)检测血清中特异性抗体,该抗体仅在疾病晚期出现。WHO推荐快速荧光灶抑制试验(rapid fluorescent focus inhibition test, RFFIT)检测血清中特异性抗体,特异性和敏感性高,但测试周期长、需要仪器设备多等缺点,不适合流行病学调查。

六、并发症

可并发肺炎、气胸、纵隔气肿、心律失常、心功能衰竭、动静脉栓塞、上消化道出血、急性肾衰竭等。

七、诊断

依据有被狂犬或病兽咬伤或抓伤史。出现典型症状如恐水、怕风、咽喉痉挛,或怕光、怕声、多汗、流涎和咬伤处出现麻木、感觉异常等即可做出临床诊断。确诊有赖于查病毒抗原、病毒核酸检测阳性,或尸检后脑组织病理检查见内基小体。

八、鉴别诊断

本病需与破伤风、病毒性脑膜脑炎、脊髓灰质炎和类狂犬病癔症等鉴别。

九、预后

狂犬病是所有传染病中最凶险的病毒性疾病,一旦发病,病死率达100%。

十、治疗

狂犬病发病以后以对症支持等综合治疗为主。

(一) 隔离患者
单室严格隔离患者,防止唾液污染,尽量保持患者安静,减少光、风、声等刺激。

(二) 对症治疗
包括加强监护,镇静,解除痉挛,给氧,必要时气管切开,纠正酸中毒,补液,维持水、电解质平衡,纠正心律失常,稳定血压,出现脑水肿时给予脱水剂等。

(三) 抗病毒治疗
临床曾应用α干扰素、阿糖腺苷、大剂量人抗狂犬病免疫球蛋白治疗,均未获成功。还需进一步研究有效的抗病毒治疗药物。

十一、预防

(一) 管理传染源
以犬的管理为主。捕杀野犬,管理和免疫家犬,并实行进出口动物检疫等措施。病死动物应予焚毁或深埋处理。

(二) 伤口处理
应用20%肥皂水或0.1%苯扎溴铵(新洁尔灭)彻底冲洗伤口至少半小时,力求去除狗的涎,挤出污血。彻底冲洗后用2%碘酒或75%乙醇涂擦伤口,伤口一般不予缝合或包扎,以便排血引流。如有抗狂犬病免疫球蛋白或免疫血清,则应在伤口底部和周围行局部浸润注射。此外,尚需注意预防破伤风及细菌感染。

(三) 预防接种
1. **疫苗接种**　疫苗接种可用于暴露后预防,也可用于暴露前预防。我国为狂犬病流行地区,凡被犬咬伤者,或被其他可疑动物咬伤、抓伤者,或医务人员的皮肤破损处被狂犬病患者唾液沾污时均需作暴露后预防接种。暴露前预防主要用于高危人群,即兽医、山洞探险者,从事狂犬病究人员和动物管理人员。世界卫生组织(World Health Organization, WHO)推荐使用的疫苗有:①人二倍体细胞疫苗,价格昂贵;②原代细胞培养疫苗,包括地鼠肾细胞疫苗、狗肾细胞疫苗和鸡胚细胞疫苗等;③传代细胞系疫苗,包括Vero细胞(非洲绿猴肾传代细胞)疫苗和BHK细胞(baby hamster kidney cell,幼仓鼠肾细胞)疫苗。

我国批准的有地鼠肾细胞疫苗、鸡胚细胞疫苗和Vero细胞疫苗,暴露前预防:接种3次,每次1ml,肌内注射,于0、7、28d进行;1~3年加强注射一次。暴露后预防:接种5次,每次2ml,肌内注射,于 0、3、7、14 和 28d 完成,如严重咬伤,可全程注射 10 针,于当天至第 6 天每天一针,随后于 10、14、30、90d 各注射一针。部分 Vero 细胞疫苗可应用 2-1-1 免疫程序:于 0d 在左右上臂三角肌肌肉各注射一剂(共两剂),幼儿可在左右大腿前外侧区肌肉各注射一剂(共两剂),7d、21d 各注射本疫苗 1 剂,全程免疫共注射 4 剂,儿童用量相同。对下列情形之一的建议首剂狂犬病疫苗剂量加倍给予:①注射疫苗前 1 个月内注射过免疫球蛋白或抗血清者;②先天性或获得性免疫缺陷患者;③接受免疫抑制剂(包括抗疟疾药物)治疗的患者;④老年人及患慢性病者;⑤暴露后 48h 或更长时间后才注射狂犬病疫苗的人员。

2. **被动免疫**　被动免疫制剂的作用机制是在主动免疫诱导的保护力空白区,通过在暴露部位即刻提供所需的中和抗体,中和伤口处理时残留在伤口内部的病毒,发挥快速保护效果。被动免疫制剂应尽早使用,最好在伤口清洗完成后立刻开始。如未能及时注射,在第一剂狂犬病疫苗接种后的 7d 内均可使用。7d 后疫苗引起的主动免疫应答反应已经出现,此时再使用被动免疫制剂意义不大。常用的免疫球蛋白制品有人抗狂犬病毒免疫球蛋白(human anti-rabies immunoglobulin,HRIG)和抗狂犬病马血清(equine rabies antiserum,ERA)两种,以人抗狂犬病免疫球蛋白为佳。狂犬病被动免疫制剂应严格按照体重计算剂量,一次性足量使用。HRIG 按照每公斤体重 20IU,ERA 按照每公斤体重 40IU 计算。如所用总剂量不足以浸润注射全部伤口,可用生理盐水适当稀释。ERA 使用前应按说明书做皮肤过敏试验。

(四) 再次暴露后预防

1. **伤口处理**　任何一次暴露后均应及时进行规范的伤口处理。

2. **疫苗接种**　①对于曾经接受过疫苗全程接种者,如 3 个月内再次暴露,如致伤动物健康且已被免疫,并能进行 10d 观察且保持健康,则在确保给予正确伤口处理的前提下,可推迟加强免疫;②超过 3 个月再次暴露者,需第 0d 和第 3d 各接种 1 剂疫苗;③若使用了效力不确定的疫苗、之前未全程接种或暴露严重者,在再次暴露后则需全程进行疫苗接种。

3. **被动免疫制剂**　按暴露前或暴露后程序完成了全程狂犬病疫苗接种者,以后均无需使用被动免疫制剂。

> **思考题**
>
> 1. 简述狂犬病的发病机制、病理变化和其所对应的临床表现。
> 2. 狂犬病的预防措施有哪些?

(宁　琴)

第十七节　艾　滋　病

艾滋病,即获得性免疫缺陷综合征(acquired immunodeficiency syndrome,AIDS),由人类免疫缺陷病毒(human immunodeficiency virus,HIV)所导致。美国在 1981 年报道最早艾滋病病例,均发生于既往体健的男性同性恋人群,临床表现为罕见的耶氏肺孢子菌肺炎、卡波西肉瘤,提示其免疫功能严重受损。随后在静脉药瘾者、接受输血者和血友病患者中出现更多类似病例,提示其可通过性接触、血液途径传播。1983 年法国科学家从一位患者的淋巴结组织中率先分离出 HIV,1984 年确认 AIDS 就是由 HIV 所导致,1985 年发明了敏感的实验室诊断方法,即酶联免疫吸附试验(ELISA)检测 HIV 抗体,由此拉开了人们了解 AIDS 全球流行情况的序幕。

HIV 感染是一个连续的慢性疾病进展过程,为方便评估其临床及免疫受损情况,目前 HIV 感染的分期采用世界卫生组织(WHO)HIV 感染临床分期标准,基于感染者的临床情况分为 Ⅰ~Ⅳ期,其中临床Ⅳ期和 CD4$^+$T 计数<200/mm^3 的患者均为 AIDS 期。值得注意的是,即使患者经过治疗后临床改善及 CD4$^+$T 淋巴细胞计数增多,但其分期保持不变。

WHO 临床Ⅰ期(无症状期)的症状或疾病包括:无症状 HIV 感染;持续性全身浅表淋巴结肿大(PGL)。

WHO 临床Ⅱ期(轻度疾病期)的症状或疾病包括:无原因中度体重下降(体重下降<10%);反复性上呼吸道感染(如鼻窦炎、咽炎、中耳炎、扁桃体炎);真菌性甲炎;脂溢性皮炎;瘙痒性丘疹样皮炎;带状疱疹;口角炎;反复性口腔溃疡。

WHO 临床Ⅲ期(中度疾病期)的症状或疾病包括:无原因重度体重下降(体重下降>10%);无原因的间歇性或持续性发热>1 个月;无原因>1 个月的慢性腹泻;无原因贫血(<80g/L),中性粒细胞减少(<0.5×10^9/L)或慢性血小板减少(<50×10^9/L);口腔毛状白斑;持续性口腔假丝酵母病;肺结核;急性坏死性、溃疡性口腔炎、牙周炎、牙龈炎;严重的细菌性感染,如肺炎、菌血症、脓血症、脑膜炎、严重的盆腔炎、骨或关节感染、脓性肌炎等。

WHO 临床Ⅳ期(严重疾病期,艾滋病期)的症状或疾病包括:HIV 消耗综合征;肺外结核;反复严重的细菌性肺炎;肺孢子菌肺炎;肺外隐球菌感染(包括脑膜炎);慢性单纯疱疹感染(超过 1 个月的口腔、生殖器或肛门直肠感染,或者任何内脏器官感染);食管假丝酵母病(气管、支气管或肺部真菌感染);巨细胞病毒感染(视网膜或肝脏、脾脏和淋巴结等其他器官感染);卡波西肉瘤;中枢神经系统弓形虫病;HIV 脑病;播散性非结核分枝杆菌感染;进行性多灶性脑白质病;慢性等孢子球虫病;慢性隐球菌病;播散性真菌病(组织胞浆菌病或者球孢子菌病);非典型播散性利什曼原虫病;复发性败血症(包括非伤寒性沙门菌病);淋巴瘤(脑部淋巴瘤或者 B 细胞非霍奇金淋巴瘤);有症状的 HIV 相关性肾病或者 HIV 相关性心肌炎;侵袭性宫颈癌。

虽然机体感染 HIV 后可以经历数年无临床症状的潜伏期,但其病理和免疫改变持续存在,影响机体各个系统;而在 HIV 感染后期进展至 AIDS 时,可并发多种机会性感染、机会性肿瘤等;并且,随着抗逆转录病毒药物治疗(antiretroviral therapy,ART)的进步,HIV 感染者经过正规、有效治疗已经可以长期生存,寿命已经接近正常人群,随着其年龄的逐步老化,其因其他慢性疾病的就医需求日益增大。在发达地区<50% 的 HIV 感染者死于 AIDS 相关疾病,非 AIDS 相关疾病如心脑血管疾病、肾脏疾病及肝脏疾病的死亡率呈现不断增高趋势。2014 年,联合国艾滋病规划署(UNAIDS)提出了"2030 年终结艾滋病"的愿景,并提出"三个 90"防治目标,即:90% 的感染者通过检测知道自己的感染状况,90% 已经诊断的感染者接受抗病毒治疗;90% 接受抗病毒治疗的感染者病毒得到抑制。然而,防控工作的不完善、社会歧视和法律障碍等,都制约着全球抗艾滋病行动。

一、病原学和流行病学

AIDS 由 HIV 引起,HIV 属于逆转录病毒科慢病毒属中的人类慢病毒组。全球范围内 AIDS 多由 HIV-1 感染所导致,HIV-2 仅在非洲西部和西欧有局部流行。

(一)HIV 病原学
见第二篇第十九章第一节。

（二）HIV 流行病学

1. 传播途径　HIV 的传播途径包括：性接触、血液接触和母婴传播。研究调查未证实 HIV 可以经过日常生活接触（握手、拥抱、礼节性亲吻、同吃同饮以及共用厕所、浴室、办公室、公共交通工具、娱乐设施等）、蚊虫叮咬等传播。

（1）性接触传播：HIV 感染是一种性传播性疾病（STDs），性接触传播（包括同性、异性、双性性接触）是主要传播途径。HIV 可以在精液中感染的单核细胞及无细胞的成分中检出，尤其当精液中含有的淋巴细胞和单核细胞数目增多时，精液中的 HIV 浓度更高，例如有尿道炎、附睾炎等生殖道感染、存在其他 STDs 时。病毒也可从宫颈涂片和阴道液中检出。患有其他 STDs 尤其是伴有生殖道溃疡时，可以显著增加 HIV 的传染性和易感性。

（2）血液或血制品传播：HIV 可以通过 HIV 污染的血液、血制品、移植组织感染，静脉药瘾者（IDUs）可通过合用针头、注射器等感染 HIV。此外刺青、肌内注射也有传播 HIV 风险。

（3）母婴传播：HIV 可由感染母亲在分娩期、围生期或哺乳时传染给婴儿，最常见于围生期，在无 ART 预防时，孕妇在经历妊娠、生产、分娩过程中将 HIV 传染给婴儿的风险在发达和发展中国家分别是 15%~25%、25%~35%。采取孕妇筛查 HIV、发现 HIV 感染孕妇启动 ART 并结合剖宫产、人工喂养可以显著减少母婴 HIV 传播。目前发达国家的 HIV 母婴传播已经降至接近 0。

2. HIV 流行情况　自 AIDS 出现以来，很快在全球肆虐。过去的 40 年里，全球共有 3 900 万人死于 AIDS，2018 年全球死于 AIDS 人数多达 77 万。全球范围内艾滋病病毒携带者和艾滋病患者（HIV/AIDS）人数从 2013 年末的 3 430 万人增至 2018 年末的 3 790 万人，携带者数量仍逐年增长。

艾滋病在 1985 年传入我国。据中国疾病预防控制中心数据显示，我国 HIV/AIDS 病例从 2013 年末的 80.9 万人增至 2018 年末的 125 万人，年复合增长率高于全球水平。由于我国全面实施临床用血艾滋病病毒核酸检测以及预防艾滋病母婴传播工作的全覆盖，HIV 经输血及使用血液制品传播病例接近零报告，经母婴传播也得到有效控制。目前，性传播已经成为我国 HIV 主要传播途径，艾滋病疫情已由吸毒、暗娼等高危人群开始向一般人群扩散，疫情已覆盖全国所有省、自治区、直辖市，流行范围广，面临艾滋病发病和死亡高峰期。

二、发病机制与病理

HIV 导致疾病的标志性改变是由 CD4$^+$ 辅助 T 淋巴细胞数量减少、功能异常而继发的严重免疫缺陷。当 HIV 感染者的 CD4$^+$T 细胞水平降低至一定水平后，其患机会性感染和机会性肿瘤的风险增大。

（一）CD4$^+$T 细胞数量减少和功能异常的发病机制

HIV 直接感染和破坏、感染细胞被免疫清除、过度细胞激活引发的免疫耗竭和由免疫激活诱导的细胞死亡。

病毒和免疫相互作用引起的病理改变复杂，自感染 HIV 开始并持续存在，但在疾病的不同时期发病机制不同。以下以未经治疗的 HIV 感染者典型临床过程为例，说明 HIV 的发病机制。

1. 原发性 HIV 感染、首次病毒血症、病毒播散　机体在 HIV 原发感染后发生的改变对于其后续 HIV 疾病的发展起到决定性作用。其中尤其是早期 HIV 播散受累的淋巴器官，特别是肠道相关淋巴组织（GALT），是形成慢性持续性感染的关键因素。

HIV 进入人体后，在 24~48h 内到达局部淋巴结，约 5d 出现首次病毒血症，病毒扩散至 GALT 等淋巴器官，由于体内尚无针对 HIV 特异性的免疫反应存在，病毒在 CD4$^+$T 细胞里活跃复制，继而产生高病毒载量的病毒血症，导致急性感染，感染者临床上出现类似单核细胞增多症的表现。所以高水平的病毒血症是 HIV 急性感染期的一个突出表现，之后随着特异性免疫反应的出现，病毒水平逐渐回落，在急性感染 1 年左右达到一个相对稳态水平，亦称调定点（set-point）。HIV 感染的疾病进展和急性感染期血病毒载量的水平无关,但和病毒调定点相关。

2. HIV 感染引发的机体免疫反应　原发 HIV 感染后的高水平的病毒血症引发 HIV 感染者很强的免疫反应,从而使得体内的病毒水平回落、感染者进入到一个长达约 10 年的临床潜伏期。

HIV 诱发的机体免疫反应既有固有免疫反应,又有适应性免疫反应,包括体液免疫和细胞免疫反应。其主要体液免疫反应组成为:结合抗体、中和抗体、抗体参与的抗体依赖细胞介导的细胞毒作用(ADCC)、增强性抗体、补体。主要的细胞免疫反应为:CD4$^+$T 辅助淋巴细胞、MHC-Ⅰ类分子限制的细胞毒性 CD8$^+$T 淋巴细胞、CD8$^+$T 淋巴细胞介导的抑制作用、ADCC、自然杀伤细胞参与的反应。

3. 慢性、持续感染的形成

(1)持续病毒复制:HIV 感染有别于其他病毒感染的最显著的特征是形成慢性、持续感染状态。尽管原发感染期诱发机体产生很强的细胞及体液免疫反应,但 HIV 病毒不仅能够成功逃逸免疫反应不被清除,相反地还在免疫激活状态下保持持续复制。

(2)逃逸免疫反应:病毒逃逸免疫系统的消灭和控制导致了慢性持续性 HIV 感染的形成。这种免疫逃逸的机制最关键在于病毒在持续复制过程中由于基因突变、重组出现了多种基因突变株。其中的一些突变株由于可以逃逸 CD8$^+$ 细胞毒性 T 细胞(CTLs)作用而被选择出来;与此同时,HIV 的高复制率和高突变率也使得中和抗体无法对体内存在的全部病毒准种都发挥作用。

免疫逃逸的另外一个机制和 HIV 的 Nef 蛋白可以下调被感染细胞表面的 HLA-Ⅰ类分子表达,从而影响了 CD8$^+$ CTL 的识别和杀伤作用有关。此外,HIV 还通过包膜序列的高度变异、过度糖基化、构象上遮挡中和的作用表位来逃逸中和抗体的中和作用。

还有一个不容忽视的作用是 HIV 感染后即开始不断地对活化 CD4$^+$T 细胞的破坏,影响了免疫反应的正常作用,因为辅助性 CD4$^+$T 细胞的辅助是整合抗原特异性的细胞和体液免疫的关键细胞。

最后,在原发 HIV 感染时就形成的存在于静止细胞中的潜伏感染病毒贮存库,无法被特异性 CTLs 识别,可以成功逃避免疫清除。这种病毒贮存库是病毒无法根除的主要障碍。

4. 病毒的动力学　循环中的 HIV 颗粒的半衰期为 30~60min,产毒细胞的半衰期为 1d。未经治疗的感染者血中维持高水平病毒载量,其每日在循环中产生和清除的病毒数量惊人。在开始 ART后,病毒复制很快受到抑制,2 周时循环中的病毒减少 90%,同时 CD4$^+$T 细胞开始增加。在治疗早期 CD4$^+$T 细胞的增加较快,主要来源于体内其他部位的 CD4$^+$T 细胞释放至外周血中,和病毒量减少后免疫激活好转有关。

5. 临床潜伏期和微生物潜伏期　除长期不进展者以外,HIV 感染者外周血中 CD4$^+$T 细胞持续减少。由于 CD4$^+$T 细胞数量减少通常是在不知不觉缓慢发生的,在 CD4$^+$T 细胞的数量减少尚不严重时,多数感染者可以有一段时间无临床表现(可长达 10 年),称为临床潜伏期。但由于病毒血症是持续存在的,故不存在微生物学意义上的潜伏期。

6. HIV 疾病晚期　如不经治疗,HIV 感染者当其外周血 CD4$^+$T 细胞数量减少至危险水平(<200/mm^3)时,由于其免疫功能缺陷开始出现全身症状或各种机会性感染,所以 CDC 的 AIDS 病例定义中包括了所有 CD4$^+$T 细胞<200/mm^3 的感染者。如果不开始 ART,感染者的免疫缺陷日益严重,最终死于机会感染或恶性肿瘤。

7. 长期存活者和长期不进展者　虽然典型的 HIV 感染者,如不经治疗,从原发感染到进展至AIDS 期平均经过 10 年,但也有少数感染者的临床进展缓慢。

长期存活者指原发感染后存活>20 年者,这多见于疾病进展缓慢、进展至一定水平后稳定、接受ART 或预防性治疗有效的感染者。

长期不进展者是指 HIV 感染>10 年,未经 ART 其 CD4$^+$T 细胞计数保持正常并稳定的 HIV 感染者。通常长期不进展者体内可以检测到病毒,但其 HIV 特异性细胞和体液免疫反应强。有研究提示和 HIV 的 *Nef* 基因缺陷及在 LTR 的 *Nef* 基因和 U3 区存在重叠有关。

但近来长期不进展者有了更严格的定义,指那些 HIV 感染>20 年、未经 ART、CD4$^+$T 细胞数量正常、血浆 HIV RNA<50copies/ml 的 HIV 感染者,也称为精英不进展者(elite nonprogressor)。其机制尚不明,研究提示主要和宿主因素有关,其中等位基因 HLA B*5701、HLA B*2705 和长期不进展的相关性强,提示这些分子和机体的特异性免疫反应有关。

8. **细胞激活和 HIV 发病机制**　机体的免疫系统正常情况下处于相对静止的平衡状态,而在遇到外来抗原刺激时出现免疫激活,诱导有效的免疫反应,在外来抗原清除后重新回到稳态。但在 HIV 感染中,免疫系统处在慢性激活状态,前面提到处于激活状态的 CD4⁺T 细胞是 HIV 感染最有效的靶细胞,这样就在 HIV 慢性复制过程中为其提供了源源不断的易感细胞。因此异常的免疫激活是 HIV 感染的特征,也是 HIV 疾病重要的发病机制。

免疫系统的激活状态表现包括 B 细胞过度激活导致高 γ 球蛋白血症、单核细胞激活、CD4⁺ 和 CD8⁺T 细胞表达激活标记、激活相关的细胞凋亡增多,尤其是在病程早期的淋巴结增生、促炎症细胞因子分泌增多以及新蝶呤、β2 微球蛋白、对酸不稳定的干扰素和可溶性 IL-2 受体水平增高。

此外,外源性因素,如微生物,可增强细胞激活促进 HIV 复制,因此参与 AIDS 发病机制。体内、体外研究表明许多其他病毒共感染也可以上调 HIV 表达,如 HSV-1 型、HSV-2 型、巨细胞病毒(CMV)、人类疱疹病毒(HHV)6、EB 病毒(EBV)、乙型肝炎病毒(HBV)、腺病毒和 HTLV-Ⅰ。结核分枝杆菌、疟原虫感染也可通过增加免疫激活导致 HIV 载量增高。

持续的免疫激活引发的后果是多方面的。在病毒方面,尽管处于静止状态的 CD4⁺T 细胞可以被 HIV 感染,但在激活细胞中 HIV 逆转录、整合和病毒扩散的速度则显著提高。并且细胞激活诱导了潜伏感染细胞中 HIV 复制。在免疫方面,免疫系统长期暴露于特定抗原刺激后最终将导致免疫耗竭和病毒特异性 T 细胞凋亡。

9. 虽然 CD4⁺T 淋巴细胞和 CD4⁺ 单核/巨噬细胞系是 HIV 的主要靶细胞,实质上任何表达 CD4 分子和辅助受体分子的细胞(如循环中的树突细胞、表皮朗格罕丝细胞)均可被 HIV 感染。在 HIV 疾病晚期,骨髓中 CD34⁺ 单核细胞前体细胞可被 HIV 感染。

(二) HIV 感染的病理改变

艾滋病是累及全身多器官系统的疾病。HIV 感染引起的多系统机会性感染(包括原虫、病毒、细菌、真菌感染等)、恶性肿瘤(包括卡波西肉瘤、恶性淋巴瘤、子宫颈癌等)和免疫系统病变构成了 AIDS 复杂的临床病理变化。

1. **耶氏肺孢子菌病**　两肺弥漫性受累、实变、重量增加,含气量显著减少。肺泡上皮细胞增生为立方状上皮细胞。耶氏肺孢子菌包囊在肺泡腔内渗出液中,呈聚集分布。印片中,运用 Gram 或 Giemsa 染色时,滋养体可以清楚显示。运用 Giemsa 染色可清楚显示耶氏肺孢子菌包囊。

2. **弓形虫病**　播散性弓形虫病也可累及眼、肺、心和胃肠道。弓形虫脑病的病变可以呈局限性或弥漫性,脓肿可发生在大脑基底节和小脑皮质,并可进入蛛网膜下隙。局部脑组织发生凝固性出血性坏死,坏死区内有少量弓形虫。坏死区周围有淤血和血管内皮增生带,增生带内重度炎症浸润,并含有大量的弓形体分散的速殖子和含有缓殖子的假包囊。HE 染色即可清楚观察到 2~3μm 半月形速殖子和 50μm 包囊或假包囊。

3. **假丝酵母病**　口腔假丝酵母病患者的舌表面由于渗出物覆盖,呈弥漫白色斑块,甚至形成厚厚的黑棕色覆盖物。胃肠道的任何部位都可以受累。食管是胃肠道白假丝酵母病最常累及的部位,在食管的黏膜表面可见灰色假膜,并有不规则形的溃疡。假膜由纤维素和坏死组织构成,其内可见网状的假菌丝。组织学检查,假丝酵母呈现出由酵母样孢子或芽生孢子(直径为 3~4μm,呈圆形或卵圆形)与假菌丝(由串状的孢子构成)。

4. **分枝杆菌病**　艾滋病患者常发生分枝杆菌病,包括结核病、鸟-胞内复合体分枝杆菌(MAC)及其他分枝杆菌病。显微镜下检查,艾滋病患者的干酪样坏死显著,结核肉芽肿不典型,上皮样细胞和巨细胞较少,可见广泛坏死和多量的抗酸结核分枝杆菌。

MAC 感染多见于 AIDS 病程晚期,常引起播散性分枝杆菌病,此时 CD4⁺T 淋巴细胞数通常<100/mm³。

在脾、肝、淋巴结、心脏和肾的切面上有时可见粟粒样肉芽肿。抗酸染色显示巨噬细胞肿胀,充满大量的分枝杆菌。

5. CMV 病　AIDS 患者 CMV 感染可引起胃肠道溃疡、间质性肺炎、肾小球肾炎、视网膜炎等。显微镜下检查,可见一些大细胞,核内与胞质内有明显的、边界清的包涵体。在所有人类病毒中,CMV 包涵体是最大的,在感染细胞的胞核与胞质内均可出现。

6. 卡波西肉瘤　卡波西肉瘤是艾滋病患者最常见的恶性肿瘤,表现为血管来源的梭状细胞的过度增生,其梭形细胞具有血管内皮细胞和平滑肌细胞的共同特点,能够形成血管裂隙,其内可见红细胞。

三、临床表现

HIV 疾病是从原发感染开始后一系列、历经各个临床阶段的连续发展过程。HIV 感染的临床表现多种多样,可以是从原发感染相关的急性感染综合征、无症状临床长潜伏期到晚期疾病的表现。绝大多数感染者中,病毒活跃复制和持续进展的免疫损害贯穿 HIV 疾病的始终。除罕见的真正意义上的长期不进展者外,HIV 感染者不经 ART 治疗最终均会进展至艾滋病期。而 ART 对于延缓疾病进展、延长存活期具有非常显著的意义。

(一)急性 HIV 综合征

HIV 原发感染后的 2~4 周,伴随着病毒血症的出现,50%~70% 的感染者出现程度不同的急性临床综合征,临床上呈典型的急性病毒感染综合征或类似传染性单核细胞增多症样临床综合征。主要表现可以是全身症状、神经系统症状和皮疹。持续 1~3 周后,随着 HIV 特异性机体免疫反应的形成、血浆病毒血症水平回落而逐渐缓解。

急性 HIV 综合征伴随一系列免疫异常,淋巴细胞总数、$CD4^+$ 和 $CD8^+T$ 细胞数量减少,随后 $CD8^+T$ 细胞数量增加,$CD4^+/CD8^+T$ 细胞比率出现倒置。尽管 $CD8^+T$ 细胞可以短期内增高或正常,$CD4^+T$ 细胞数量通常减少,随后虽然回升,但常不能回到正常。10% 的原发感染者病情进展迅猛,虽然急性期症状可以消失但严重的免疫缺陷和临床恶化快速出现。

多数感染者不论是否出现急性感染综合征,均进入一段数年的临床潜伏期阶段。

(二)无症状期 - 临床潜伏期

尽管从最初感染至出现临床疾病这段临床潜伏期的长短可以不同,在不经治疗的情况下一般为 6~8 年,但期间 HIV 疾病中病毒复制和疾病进展是持续存在的。疾病的进展和慢性感染期的 HIV 病毒血症水平直接相关。感染者的 $CD4^+T$ 细胞常以平均 $50/mm^3$ 的速度持续减少,但临床无症状。直至 $CD4^+T$ 细胞减少至危险水平($<200/mm^3$),合并机会性感染和机会性肿瘤进展至临床疾病期的风险增大。

(三)临床疾病期

HIV 疾病的症状可以出现在 HIV 感染的任何阶段。通常随着 $CD4^+T$ 细胞计数逐渐减少,免疫缺陷程度加重,易患的临床疾病谱呈现不同。HIV 感染继发的危及生命严重并发症常发生在 $CD4^+T$ 细胞 $<200/mm^3$ 时。一旦 HIV 感染者的 $CD4^+T$ 细胞 $<200/mm^3$ 或出现任一提示其细胞免疫严重损害的 HIV 相关疾病(WHO 临床Ⅳ期疾病),即诊断为 AIDS。

1. HIV 相关症状　主要表现为持续 1 个月以上的发热、盗汗、腹泻;体重减轻常超过 10%。部分患者表现为神经精神症状,如记忆力减退、精神淡漠、性格改变、头痛、癫痫及痴呆等。另外还可出现 PGL,其特点为:①除腹股沟以外,≥2 个部位的淋巴结肿大;②淋巴结直径 ≥ 1cm,无压痛,无粘连;③持续时间 3 个月以上。

2. HIV 感染者各系统常见的疾病

(1)呼吸系统疾病:急性支气管炎、鼻窦炎、复发性细菌性肺炎、耶氏肺孢子菌肺炎、肺结核、不典型分枝杆菌感染（MAC 最常见）、马红球菌肺炎、其他真菌性肺炎、侵犯肺的卡波西肉瘤、淋巴瘤等。

（2）心血管系统疾病：可由 HIV 感染直接引起或 ART 治疗导致的脂肪代谢障碍引起。包括充血性心力衰竭相关的扩张性心肌病（也称为 HIV 相关心肌病）、心包积液、急性心肌梗死发生率增加。

（3）中枢神经系统疾病：隐球菌脑膜炎，结核性脑膜炎，弓形虫脑病，各种病毒性脑膜脑炎。

（4）口腔和胃肠道系统疾病：是 HIV 感染最常累及的系统，多为继发感染，也可以是卡波西肉瘤、淋巴瘤。口腔疾病包括：鹅口疮，舌毛状白斑，复发性口腔溃疡，牙龈炎。胃肠道系统疾病包括：假丝酵母性食管炎、CMV 食管炎、HSV 食管炎、胃酸缺乏症、胃肠道感染、AIDS 肠病、HSV 活动引起的肛门直肠溃疡。

（5）肝胆道疾病：HBV 共感染、HCV 共感染、肉芽肿性肝炎（可由分枝杆菌、真菌引起）等。此外，在接受 ART 的患者中可出现药物相关性肝炎、胰腺炎。

（6）肾脏和泌尿生殖道系统疾病：HIV 感染者肾脏受累的病因有 HIV 感染的直接作用（HIV 相关性肾病）、机会性感染和机会性肿瘤、药物毒性相关反应。

（7）内分泌系统及代谢性疾病：33%~75% 的接受强效联合高效抗逆转录病毒药物治疗（highly active anti-retroviraltherapy，HAART）的患者发生脂肪代谢障碍。10%~15% 的 HIV 感染者可出现因免疫重建或继发机会性感染所引起的甲状腺功能异常。

（8）风湿性疾病：由 HIV 感染所致的免疫缺陷和免疫抑制引起的免疫异常常见，从超敏反应、反应性关节炎发生率增高到弥漫性浸润性淋巴细胞增多。可出现药物过敏反应、多种自身抗体阳性，如抗心磷脂抗体、性病研究实验室（VDRL）抗体、狼疮样抗凝物、抗核抗体。

（9）免疫重建炎症综合征：在开始有效 ART 后，10%~50% 的 HIV 感染者存在的既往未经治疗或部分治疗的机会性感染的临床表现反而矛盾性加剧。尤其多见于 ART 开始前 CD4$^+$T 细胞 <50/mm³，ART 治疗后 HIV RNA 下降速度快的患者。常出现在 HAART 开始后的 2 周 ~2 年内，表现为局部淋巴结炎、长期发热、肺部浸润影、颅内压增高、眼葡萄膜炎和毒性弥漫性甲状腺肿。机制类似Ⅳ型变态反应，和 HIV RNA 下降后 HIV 感染导致的免疫抑制作用得到控制后的免疫功能的迅速改善有关。

（10）造血系统疾病：包括淋巴结炎、贫血、白细胞减少、血小板减少。可由 HIV 之间作用、继发感染和肿瘤和治疗副反应所导致。4% 的 HIV 感染者发生静脉血栓或肺栓塞。

（11）皮肤疾病：发生率为 90%。包括脂溢性皮炎、毛囊炎、机会性感染、肺外肺孢子菌病引起的坏死性血管炎、带状疱疹、HSV 感染、传染性软疣、尖锐湿疣、真菌性皮炎、甲癣、卡波西肉瘤。

（12）神经性疾病：中枢神经系统（CNS）最常见的机会感染是弓形虫病、隐球菌病、进行性多灶性白质脑病（PML）和原发性 CNS 淋巴瘤，其次为分枝杆菌感染、梅毒、CMV/HTLV-1 等感染、HIV 相关性神经认知功能障碍（HNCI）、CMV 感染引起的脊髓病和多发性神经根炎、外周神经病、肌病。

（13）眼部疾病：CMV 视网膜炎、HSV 和带状疱疹病毒引起的急性坏死性视网膜坏死综合征、耶氏肺孢子菌引起的脉络膜病变、弓形体性脉络膜视网膜炎。

（14）其他播散性感染和消耗综合征：巴尔通体感染（导致的杆菌性血管瘤病、猫抓病、战壕热）、组织胞浆菌病、马尔尼菲青霉病、内脏利什曼病。全身消耗性综合征是 AIDS 指征性疾病，指除 HIV 感染外无其他原因的、持续>30d 的间断性或持续性发热、慢性腹泻或疲劳，同时非自愿性的体重下降>10%。

（15）肿瘤：卡波西肉瘤和非霍奇金淋巴瘤是 HIV 感染者中发病最高的肿瘤性疾病。其他肿瘤在 HIV 感染者中的发病率也增高，如：霍奇金病、多发性骨髓瘤、白血病、黑色素瘤、多中心性 Castleman 病和宫颈、脑、睾丸、口腔、肺及直肠癌。

需要注意的是，艾滋病期的临床表现呈多样化，并发症也不尽相同，所发疾病与当地流行现患率密切相关。

四、诊断与鉴别诊断

（一）HIV 感染的诊断

HIV 检测是发现 HIV 感染者并为其提供预防、治疗的关键和前提。

HIV 感染的诊断依据 HIV 抗体检测阳性和 / 或直接检测发现 HIV 或其成分。其中循环中抗体的检出通常在感染后 2~12 周。

HIV 抗体检查包括筛查试验（含初筛和复测）和确认试验。

HIV 感染的标准血液筛查检测方法是 ELISA 法，也称为 EIA。尽管 EIA 检测非常敏感，但其特异性不是 100%，可受到 II 类抗原抗体、自身抗体、肝病、近期流感疫苗接种及急性病毒感染的影响，尤其是在用于低风险人群监测时。因此所有 EIA 抗体检测结果阳性或不好判断而怀疑感染 HIV 者需经过特异性更好的检测以确认，如免疫印迹法（western bloting）。

免疫印迹法是最常用的 HIV 感染确认试验。可以检测 HIV 所有 3 种基因（*gag*,*pol* 和 *env*）产物。如果免疫印迹法显示 3 种 HIV 蛋白中（p24,gp41 和 gp120/160）2 个蛋白条带阳性，可以明确 HIV 感染的诊断。

但随着自愿咨询检测工作的开展，也可采用快速抗体检测。

筛查试验呈阴性反应可出具 HIV-1（HIV-2）抗体阴性报告。筛查试验呈阳性反应，不能出具阳性报告，只能报告"HIV 抗体待复查"。经确认试验 HIV-1（HIV-2）抗体阳性者，出具 HIV-1（HIV-2）抗体阳性确认报告，并按规定做好咨询、保密和法定传染病的报告工作。

（二）HIV 感染者的实验室监测

HIV 感染者血浆 HIV RNA 病毒定量和外周血 CD4$^+$T 细胞计数对 HIV 感染者评估疾病的进展、治疗反应都至关重要。

1. CD4$^+$T 淋巴细胞计数　CD4$^+$T 淋巴细胞是 HIV 感染最主要的靶细胞，HIV 感染人体后，CD4$^+$T 淋巴细胞进行性减少。CD4$^+$T 淋巴细胞计数的临床意义是：了解机体的免疫状态和病程进展，确定疾病分期和治疗时机，判断治疗效果和 HIV 感染者的临床合并症。

目前常用的 CD4$^+$T 淋巴细胞亚群检测方法为流式细胞术，可以直接获得 CD4$^+$T 淋巴细胞数绝对值，或通过白细胞分类计数后换算为 CD4$^+$T 淋巴细胞绝对数。如无条件用流式细胞仪测定 CD4$^+$T 淋巴细胞，可用淋巴细胞绝对数作为间接参考。

2. HIV 病毒载量　HIV RNA 水平代表着病毒复制及清除的情况，和疾病进展、免疫系统激活、病毒耐药发生等密切相关。最常用的两种方法是 RT-PCR 和 bDNA。标准的检测方法可以检出血中低至 40~50copies/mm^3 的 HIV RNA，而超敏感的为研究目的设计的方法可以检出 1copies/mm^3 的 HIV RNA。

通常应在确诊 HIV 感染时及以后每 3~6 个月检测一次。多数情况下，在有效治疗开始后 6 个月内，血浆中 HIV RNA 水平应 <50copies/mm^3，判定治疗有效。

3. HIV 耐药检测　HIV 耐药可以通过检测基因型或表型这两种方法进行。值得注意的是，患者治疗失败需要检测 HIV 耐药时，应在其原方案尚未更改时进行，因为一旦停药或更改用药方案去除了药物选择的压力，HIV 的准种库很快会向野生型病毒变化，影响耐药检测的准确性。在耐药率高的地区，如果条件允许最好在启动 ART 前行耐药检测，以指导和优化 ART 方案的选择。

4. HIV 辅助受体嗜性测定　作为 CC 趋化因子受体 CCR5 的拮抗剂，马拉维若（Maraviroc）被批准上市后，有必要对 HIV 感染者进行辅助受体嗜性测定，只有患者感染了 HIV 的 R5 株才可能对马拉维若有效。

（三）机会性感染和肿瘤的诊断与鉴别诊断

1. 耶氏肺孢子菌肺炎　起病隐匿或亚急性，临床表现为干咳、气短和活动后加重，可有发热、发绀,严重者可发生呼吸窘迫;肺部阳性体征少;胸部 X 线检查可见双肺从肺门开始的弥漫性网状结节样间质浸润,或呈磨玻璃状阴影;血气分析显示低氧血症;确诊依靠病原学检查,如诱导咳痰的痰液、支气管肺泡灌洗、经支气管肺组织活检等发现肺孢子虫的包囊或滋养体。

2. **结核病**　AIDS 合并结核病的诊断需要结合临床表现、辅助检查、病理学检查以及影像学检查结果来进行综合判断。

3. **非结核分枝杆菌感染**　非结核分枝杆菌感染的临床症状与活动性结核病相似,但全身播散性病变更为常见。确诊:血培养、痰培养、支气管肺组织活检、痰支气管冲洗物培养检出非结核分枝杆菌。

4. **CMV 视网膜脉络膜炎**　临床常见的表现为快速视力下降,检眼镜检查可确诊。

5. **弓形虫脑病**　临床表现为局灶或弥漫性中枢神经系统损害。头颅 CT 呈单个或多个低密度病灶,增强扫描呈环状或结节样增强,周围一般有水肿带。确诊依赖脑活检。

6. **真菌感染**　临床上常见的是假丝酵母感染和新型隐球菌感染。诊断依靠临床表现或感染部位发现病原体。血或脑脊液隐球菌乳胶凝胶实验可辅助诊断新型隐球菌感染。

五、治疗和预防

HIV 感染确诊后的相应临床处理包括:①对感染者给予心理辅导和咨询,以保证感染者的情绪稳定、提高依从性、了解如何防止将 HIV 传播给他人;②进行一系列临床评估,确定其 HIV 感染临床分期、可能合并的机会性感染,以便给予最适合的治疗;③机会性感染的治疗和预防;④ HAART。

通常其临床评估包括:完整的病史和体格检查;血常规检查、血液生化检查、血脂、血糖、CD4$^+$T 细胞计数、血浆 HIV RNA 水平、(如有条件)HIV 耐药检测、RPR、PPD、病毒性肝炎筛查(如果甲、乙型病毒性肝炎抗体阴性建议给予相应的疫苗接种)等。

(一) 常见机会性感染的治疗与预防

1. 耶氏肺孢子菌肺炎

(1)对症、支持治疗:中重度患者(PaO$_2$<70mmHg 或肺泡 - 动脉血氧分压差>35mmHg),可同时采用泼尼松治疗,口服剂量为第 1~5d 每次 40mg,每日 2 次,第 6~10d 每次 20mg,每日 2 次,之后每次 20mg,每日 1 次至第 21d;如果静脉用甲基泼尼松龙,用量为上述泼尼松的 75%。

(2)病原治疗:首选甲氧苄胺嘧啶 / 磺胺甲噁唑(TMP/SMX),剂量为 TMP 每日 15~20mg/kg 和 SMX 每日 75~100mg/kg,但 TMP/SMX 总量一天一般不超过 12 片,分 3~4 次口服,疗程 2~3 周。

(3)预防:对于 CD4$^+$T 淋巴细胞计数<200/mm^3 的成人和青少年,包括孕妇及接受 HAART 者均应给予预防。首选 TMP/SMX,体重 ≥60kg 者,每日 2 片,体重<60kg 者,每日 1 片。

2. 结核病

(1)应用常规抗结核治疗方法,但疗程应适当延长。抗结核药物使用时应注意与抗病毒药物之间存在相互作用及配伍禁忌。

(2)如果结核分枝杆菌对一线抗结核药物敏感,则使用异烟肼 + 利福平(利福布汀)+ 乙胺丁醇 + 吡嗪酰胺进行 2 个月的强化期治疗,然后使用异烟肼 + 利福平(利福布汀)进行 4 个月的巩固期治疗。对抗结核治疗的反应延迟(即在抗结核治疗 2 个月后仍有结核病相关临床表现或者结核分枝杆菌培养仍为阳性)或 x 线片上出现空洞的结核病患者,抗结核治疗疗程应延长至 9 个月。

(3)预防:患者结核潜伏感染相关检测结果为阳性,可采用异烟肼 300mg 口服,1 次 /d,共 9 个月进行干预。

3. 非结核分枝杆菌感染

(1)首次治疗:克拉霉素 500mg/ 次,2 次 /d 或阿奇霉素 500mg/d+ 乙胺丁醇 15mg/(kg·d),分次服。重症患者可联合应用利福布汀 300~600mg/d 或阿米卡星 10mg/kg,肌内注射,1 次 /d,疗程 9~12 个月。替代治疗为利福布汀 300~600mg/d+ 阿米卡星 10mg/kg,肌内注射,1 次 /d+ 环丙沙星 750mg/ 次,2 次 /d。疗程 9~12 个月。其他分枝杆菌感染的治疗同结核病的治疗或根据具体鉴定的菌种采取相应的治疗措施。

(2)预防:CD4$^+$T 淋巴细胞<50/mm^3 的 AIDS 患者给予预防性治疗。选用克拉霉素 500mg/ 次,2 次 /d;或阿奇霉素,1 200mg/ 周。如果患者不能耐受克拉霉素和阿奇霉素。可选择利福布汀,常规剂量为 300mg,1 次 /d。如患者经 HAART 后 CD4$^+$T 淋巴细胞>100/mm^3 并持续 ≥3 个月时,可停止预防用药。一旦患者 CD4$^+$T 淋巴细胞<50/mm^3,就应再次给予预防性治疗。

(3)播散性 MAC 感染者在完成治疗(>12 个月)后。需要进行长期维持治疗(治疗方案与初始治疗方案一致)直至患者 CD4$^+$T 淋巴细胞>100/mm^3,并持续>6 个月。

4. CMV 视网膜脉络膜炎   更昔洛韦 10~15mg/(kg·d),分 2 次静脉滴注,2~3 周后改为 5mg/(kg·d),每日 1 次静脉滴注,或 20mg/(kg·d)(分 3 次口服),或膦甲酸钠 180mg/(kg·d),分 2~3 次用(静脉应用需水化),2~3 周后改为 90mg/(kg·d)静脉滴注,每日 1 次。病情危重或单一药物治疗无效时可二者联用。CMV 视网膜炎可球后注射更昔洛韦。CMV 感染不主张一级预防治疗。对于 CD4$^+$T 淋巴细胞计数<200/mm^3 的 AIDS 患者应定期检查眼底。一旦出现 CMV 感染眼底病变,应积极治疗,在疾病控制之后需终身服药以预防复发。

5. 弓形虫脑病

(1)对症治疗:采取降颅压、抗惊厥、抗癫痫等。

(2)病原治疗:首选乙胺嘧啶(负荷量 100mg,此后每日 50~75mg,每日 1 次维持)+ 磺胺嘧啶(每次 1.0~1.5g,每日 4 次),疗程一般为 3 周,重症患者和临床、影像学改善不满意者疗程可延长至 6 周以上。替代治疗可选 TMP/SMX 3 片,每日 3 次口服,联合克林霉素 600mg/ 次。静脉给药,每 6h 给药 1 次或阿奇霉素 0.5g,每日 1 次静脉给药。疗程至少 6 周。

(3)预防:无弓形虫脑病病史但 CD4$^+$T 细胞计数<100/mm^3 且弓形虫抗体 IgG 阳性的患者应常规用 TMP/SMX(每日 2 片)预防,经 HAART 治疗使 CD4$^+$T 细胞增加到>200/mm^3 并持续>3 个月时可停止预防用药。

6. 新型隐球菌性脑膜炎治疗

(1)病原治疗:分为诱导期、巩固期和维持期三个阶段,诱导期治疗经典方案为两性霉素 B 联合 5- 氟胞嘧啶。两性霉素 B 从每天 0.02~0.1mg/kg 开始,逐渐增加至 0.5~0.75mg/kg,最高剂量不超过 50mg/d。诱导治疗期至少 2 周。在脑脊液培养转阴后改为氟康唑 400mg/d 进行巩固期治疗,巩固治疗期至少 8 周。而后改为氟康唑 200mg/d 进行维持治疗,维持期至少 1 年。

(2)降颅压:必要时药物效果欠佳者可采用腰椎穿刺术帮助降低颅压,必要时可行侧脑室引流或脑脊液脑室腹腔分流术。

(二) 高效联合抗逆转录病毒治疗(HAART)

1. 治疗目标   最大限度地抑制病毒复制,保存和恢复免疫功能,降低病死率和 HIV 相关性疾病的发病率,提高患者的生活质量,减少艾滋病的传播。

2. 开始 HAART 的指征和时机   发达国家推荐对于所有 HIV 感染者在能够保证良好的依从性、且无治疗禁忌证均应开始 HAART,从而最大限度地抑制病毒复制,保存和恢复免疫功能,降低病死率和 HIV 相关性疾病的发病率,提高患者的生活质量,减少艾滋病的传播。我国对于 HIV 感染者实行国家免费治疗,根据我国中华医学会感染病学分会艾滋病学组制订的艾滋病诊疗指南和目前施行的 2018 年版的国家免费艾滋病抗病毒药物治疗手册所有 HIV 感染者,无论 CD4$^+$T 淋巴细胞水平多少,均可接受抗病毒治疗。对处于急性感染期以及 WHO 分期Ⅲ、Ⅳ期的 HIV 感染者,强烈建议优先尽快启动抗病毒治疗。在开始进行 HAART 前,如果患者存在既往慢性疾病急性发作期和严重的机会性感染,应控制病情后再开始治疗。

3. 抗逆转录病毒(ARV)药物   目前国际上有 6 类药物,共 30 余种,分为核苷类逆转录酶抑制剂（nucleoside reverse transcriptase inhibitors，NRTI）、非核苷类逆转录酶抑制剂（non-nucleoside reverse transcriptase inhibitors，NNRTI）、蛋白抑制剂（protease inhibitor，PI）、整合酶抑制剂（integrase inhibitor）、融合抑制剂（FI）和辅助受体拮抗剂。目前国内有前 4 类 ARV 药物共 18 种，详见表 26-6。

表 26-6　国内现有 18 种 ARV 药物简介

英文、中文药物名称（缩写）	用法与用量	主要毒副作用
Zidovudine 齐多夫定（AZT、ZDV）	成人：300mg/ 次，2 次 /d	①骨髓抑制 ②胃肠道不适 ③胰腺炎，乳酸酸中毒和 / 或肝脂肪变性
Lamivudine 拉米夫定（3TC、LAM）	成人：150mg/ 次，2 次 /d，或 300mg/ 次，1 次 /d	少且较轻微
Didanosine 去羟肌苷（ddI）	片剂：成人体重 ≥60kg，200mg/ 次，2 次 /d；体重 <60kg，125mg/ 次，2 次 /d 散剂：成人体重 ≥60kg，250mg/ 次，2 次 /d；体重 <60kg，167mg/ 次，2 次 /d 空腹服用	①胰腺炎 ②外周神经炎 ③胃肠道不适 ④乳酸酸中毒和 / 或肝脂肪变性
Stavudine 司坦夫定（d4T）	成人：体重 ≥60kg，40mg/ 次，2 次 /d；体重 <60kg，30mg/ 次，2 次 /d	①外周神经炎 ②胰腺炎 ③乳酸酸中毒和 / 或肝脂肪变性
Abacavir 阿巴卡韦（ABC）	成人：300mg/ 次，2 次 /d 或 600mg/ 次，1 次 /d	①高敏反应，一旦出现应终身停用本药 ②恶心、呕吐、腹泻等
Combivir（AZT+3TC）	成人：1 片 / 次，2 次 /d	见 AZT 与 3TC
Trizivir（AZT+3TC+ABC）	成人：1 片 / 次，2 次 /d	见 AZT、3TC 和 ABC
Tenofovir disoproxil 替诺福韦（TDF）	成人：300mg/ 次，1 次 /d，与食物同服	①肾脏毒性 ②轻至中度消化道不适 ③代谢紊乱，如低磷酸盐血症，脂肪分布异常 ④可能引起酸中毒和 / 或肝脂肪变性
Emtricitabine 恩曲他滨（FTC）	成人：200mg/ 次。1 次 /d，可与食物同服	① HBV 合并感染 HIV 感染者停用 FTC 时有可能出现肝炎的急性加重 ②皮肤褪色
Nevirapine 奈韦拉平（NVP）	成人：200mg/ 次，1 次 /d，共 14d，然后 200mg/ 次，2 次 /d 新生儿 / 婴幼儿：5mg/kg，2 次 /d	①皮疹，严重者应终身停用 ②肝损害
Efavirenz 依非韦伦（EFV）	成人：600mg/ 次，1 次 /d	①中枢神经系统毒性 ②皮疹 ③肝损害 ④高脂血症和高三酰甘油血症
Etravirine 依曲韦林（ETV）	成人：200mg/ 次 . 每日 2 次。饭后服用	皮疹，恶心、腹泻、呕吐、乏力、周围神经病、头痛、血压升高等

续表

英文、中文药物名称(缩写)	用法与用量	主要毒副作用
Indinavir 印第那韦（IDV）	成人：800mg/次，3次/d	①肾结石 ②加重出血倾向 ③腹泻、恶心、呕吐等 ④甲外翻、甲沟炎、脱发、溶血性贫血等 ⑤代谢紊乱
Ritonavir 利托那韦（RTV）	成人：在服药初至少用2周的时间将服用量逐渐增加至600mg/次，2次/d，通常为第1、2d口服300mg/次，2次/d，第3~5d口服400mg/次，2次/d，第6~13d口服500mg/次，2次/d	①恶心、呕吐、腹泻、头痛等 ②外周神经感觉异常 ③肝功能异常 ④血脂异常 ⑤糖耐量降低 ⑥脂肪重新分布
Lopinavir/Ritonavir 克立芝（LPV/RTV、Kaletra）	成人：3粒/次，2次/d（Kaletra每粒含量：LPV 133.3mg，RTV 33.3mg）	主要为腹泻、恶心、血脂异常，也可出现头痛和转氨酶升高
Tipranavir 替拉那韦（Aptivus、TPV）	成人：500mg/次.每日2次；同时服用利托那韦200mg，每日2次；与食物同服提高血药浓度	腹泻、恶心、呕吐、头痛、乏力、转氨酶升高，二酰甘油升高
Darunavir 地瑞拉韦（Prezista、DRV）	成人：600mg/次，每日2次。同时服用利托那韦100mg.每日2次与食物同服提高血药浓度	肝损害
Rahegravir 拉替拉韦（Isentress、RAV）	成人：400mg/次。每日2次	①常见腹泻、恶心、头痛，发热等 ②少见的有腹痛、乏力，肝肾损害等

注：服用方法中2次/d=每12h服药1次，3次/d=每8h服药1次。

（1）成人及青少年HIV/AIDS患者的HAART推荐方案：3TC（FTC）+TDF（AZT）+EFV（NVP）。若无禁忌，优先选择使用TDF或EFV。对于合并HCV感染、CD4$^+$T细胞>250/mm^{3}应避免使用含NVP的方案。

（2）儿童HIV/AIDS患者的HAART：需要参考相关指南并咨询有经验的专科医师。

（3）妊娠期HIV/AIDS患者的HAART：推荐AZT（TDF）+3TC+LPV/r（EFV）作为妊娠期患者的一线方案。对妊娠前已开始HAART者不建议停止治疗；如果原方案中无AZT，在可能的情况下应加入AZT；对未开始HAART者在妊娠的前3个月一般不推荐治疗。

（4）合并结核病的HIV/AIDS患者的HAART：对于艾滋病晚期患者，推迟HAART可能会影响患者生存，故建议对CD4$^+$T淋巴细胞计数<50/mm^{3}的患者应在抗结核治疗2周内开始HAART；对CD4$^+$T细胞计数在50~200/mm^{3}的患者在抗结核治后2~4周开始HAART。对CD4$^+$T细胞计数在200/mm^{3}以上者在抗结核治疗8周内开始HAART。

如果需要同时服用抗结核药物和ARV药物，首选药物包括AZT/3TC或d4T/3TC加1种NNRTI或ABC。如果服用NNRTI类药物，则首选EFV，因为它对肝脏的毒性作用要小于NVP。

4. HAART疗效的评估　治疗有效与否主要通过病毒学指标、免疫学指标和临床症状三个方面进行评估，其中最重要的是病毒学指标的改变。

（1）病毒学指标：治疗有效的患者血浆中病毒载量的水平4周内应下降1个lg copies/ml以上，3~6个月内应达到检测不出的水平。

（2）免疫学指标：治疗3个月后CD4$^+$T淋巴细胞计数与治疗前相比增加30%，或治疗1年后CD4$^+$T淋巴细胞计数增长100/mm^3，提示治疗有效。

(3)临床症状：治疗有效时临床症状能够缓解，机会性感染的发生率降低。

5. **换药的指征与原则**　治疗失败和出现严重药物毒副作用时需要调整 ART 方案。

治疗失败的换药原则：①根据耐药试验结果进行分析后，对出现耐药的药物进行更换；②无法进行耐药试验，在可能的条件下应更换所有的治疗药物。

ARV 药物主要的严重毒副作用：如骨髓抑制、胰腺炎、重症皮疹、高脂血症、严重的肝功能异常等。因药物毒副作用换药的原则和方案（以我国现有药物为基础），见表 26-7。

表 26-7　HAART 中因药物毒副作用换药的原则和方案

治疗药物	主要的毒副作用（换药的原因）	可更换的药物
AZT	骨髓抑制作用、严重的胃肠道反应	TDF
d4T	外周神经炎、胰腺炎	TDF
	脂肪丢失或脂肪重新分布	ABC
NVP	严重的肝损害	EFV
	重症皮疹（非致命性的）	EFV
	致命性的皮疹（高敏反应）	IDV
EFV	中枢神经系统毒性	LPV/r

（三）HIV 感染的母婴垂直传播处理

阻断 HIV 母婴垂直传播的有效措施为产科干预 +ARV 药物干预 + 人工喂养。应用此综合措施，可使母婴垂直传播率降低至<2%。自愿咨询检测是预防母婴垂直传播的先决条件，也是最重要的内容之一。

1. **产科干预**

(1)终止妊娠：根据其个人意愿而定，并应进行产前咨询。

(2)分娩方式：应选择剖宫产分娩为宜。一般择期剖宫产的时机选择在妊娠 38 周。然而对于早孕、中期已经进行抗病毒治疗、规律服用药物且无临床症状，或者孕晚期病毒载量<100copies/ml，或者已经临产的孕产妇，不建议剖宫产分娩。

2. **ARV 药物干预常用方案**　必须使用三联抗病毒治疗方案，具体方案的实施需要咨询有相关经验的专科医师。

3. **产后阻断主要指喂养方式的咨询与选择**　人工喂养可以完全杜绝 HIV 通过母乳传播给新生儿的可能，是最安全的喂养方式。

（四）职业暴露后的处理

HIV 的职业暴露是指卫生保健人员在职业工作中与 HIV 感染者的血液、组织或其他体液等接触而具有感染 HIV 的危险。

在发生职业暴露后，医疗卫生相关机构应提供对暴露者的随访和咨询，包括心理咨询。在发生职业暴露后基线、6 周、12 周和 6 个月检测 HIV，有条件时可作 4 代 P24 抗原测定。

职业暴露后的处理原则包括局部处理和预防性 ART。局部处理原则为：①用肥皂液和流动的清水清洗被污染局部；②污染眼部等黏膜时，应用大量生理盐水反复冲洗黏膜；③存在伤口时，应轻柔挤压伤处，尽可能挤出损伤处的血液，再用肥皂液和流动的清水冲洗伤口；④用 75% 乙醇或 0.5% 聚维酮碘对伤口局部进行消毒。预防性 ART 的原则是：尽可能在发生职业暴露后最短的时间内（2h 内）进行预防性用药，最好不超过 72h；推荐职业暴露 PEP 方案为 TDF+3TC（FTC）+LPV/r，若 LPV/r 获得困难，可使用 EFV 代替。

思考题

1. HIV 感染的传染途径及诊断依据有哪些?

2. HIV 感染者检测 CD4$^+$T 细胞计数及 HIV RNA 水平的临床意义是什么?

3. 根据 WHO 标准,HIV 感染分期的主要依据是什么?

4. 简述 HIV 感染的发病机制。

5. 简述 HIV 感染的治疗原则。

（阮　冰）

第二十七章

立克次体病

第一节　流行性与地方性斑疹伤寒

一、流行性斑疹伤寒

流行性斑疹伤寒(epidemic typhus)又称虱传斑疹伤寒(louse-borne typhus),是由普氏立克次体(Rickettsia prowazeki)引起,以人虱为传播媒介所致的急性传染病。临床上以急性起病、稽留高热、剧烈头痛、皮疹与中枢神经系统症状为主要特征。病程 2~3 周,40 岁以上患者病情相对较重。

(一) 病原学

见第二篇第十五章第四节。

(二) 流行病学

1. 传染源　患者是唯一的传染源。自潜伏期末至热退后数日患者的血液中均有病原体存在,病程第 1 周传染性最强,一般不超过 3 周。

个别患者病后立克次体可长期隐伏于单核巨噬细胞内,当机体免疫力降低时引起复发,称为复发性斑疹伤寒,亦称为 Brill-Zinsser 病。1975 年国外报道从东方鼯鼠以及牛、羊、猪等家畜体内分离出普氏立克次体,表明哺乳动物可能成为贮存宿主。但作为传染源尚待证实。

2. 传播途径　人虱是本病的传播媒介,以体虱为主,头虱次之,阴虱一般不传播。当虱叮咬患者时,病原体随血进入虱肠,侵入肠壁上皮细胞内增殖,约 5d 后胀破细胞,大量立克次体溢入肠腔,随虱类排出,或因虱体被压碎而散出。也可通过抓痕侵入人皮肤。干燥虱粪内的立克次体可污染空气形成气溶胶,偶可通过呼吸道或眼结膜感染人体。虱习惯生活于 29℃ 左右,当患者发热或死亡后,人虱将迁移至新宿主,致使本病在人群中以人 - 虱 - 人方式传播。

3. 人群易感性　人群普遍易感,病后可获较持久免疫力。少数患者因免疫力不足偶尔可再次感染或因体内潜伏的立克次体再度繁殖引起复发。

4. 流行特征　本病流行与人虱密切相关,故多发生在寒冷地区,冬春季发病较多,因天冷衣服少换洗,有利于虱的孳生及活动。战争、灾荒及卫生条件不良易引起流行。

(三) 发病机制与病理

本病的发生主要是病原体所致的血管病变、毒素引起的毒血症及变态反应。立克次体侵入人体后,先在小血管内皮细胞内繁殖,导致细胞肿胀、坏死,释放出立克次体,引起第一次菌血症。立克次体经血流扩散至全身组织器官的小血管内皮细胞,在其中大量繁殖并释放入血,导致第二次菌血症。立克次体崩解后释放脂多糖等毒性物质,损害血管内皮细胞,造成血管通透性增加,血浆渗出,有效循环血量下降。临床上则表现出组织器官受损的相应临床症状。病程第 2 周随着机体抗感染免疫的产生出现变态反应,使血管病变进一步加重。

基本病变是小血管炎,典型病变为增生性、血栓性、坏死性血管炎及其周围炎性细胞浸润而形成立克次体肉芽肿,称为斑疹伤寒结节。此种病变可遍及全身,尤以皮肤真皮、心肌、中枢神经系统、肺、肾、肾上腺及睾丸等明显。皮疹部位的表皮毛细血管及小血管内皮细胞肿胀，内有立克次体大量繁殖，病变可扩展至真皮及皮下组织的小血管内，并可引起坏死及血栓形成，血管周围有单核细胞浸润，一般不侵犯血管平滑肌。心肌细胞水肿，灶性或弥漫性心肌炎症，有斑疹伤寒结节，间质有淋巴细胞、浆细胞和巨噬细胞浸润。中枢神经系统以大脑皮质、延髓、基底节的损害最重，脑桥、脊髓次之，可见斑疹伤寒结节。脑膜可呈急性浆液性炎症。肺可有间质性肺炎和支气管肺炎，肺泡壁有充血、水肿及单核细胞浸润。肾主要表现为间质性肾炎，可并发肾小球肾炎。肾上腺可有出血、水肿、实质细胞退行性变性及斑疹伤寒结节。脾可因单核巨噬细胞、淋巴母细胞及浆细胞增生而呈急性肿大。肝脏汇管区有嗜碱性单核细胞浸润，肝细胞可有不同程度的脂肪变性、灶性坏死与单核细胞浸润。

（四）临床表现

潜伏期 5~23d，平均 10~14d。可分为以下临床类型：

1. 典型斑疹伤寒　常急性发病，主要临床表现为发热、皮疹及中枢神经系统症状。

（1）发热：起病多急骤，体温于 1~2d 内达 39~40℃，呈稽留热型，少数呈不规则或弛张热型，可伴寒战。高热持续 2~3 周后，于 3~4d 体温迅速降至正常。伴乏力、剧烈头痛、周身肌肉酸痛、烦躁不安、面部及眼结膜高度充血等全身毒血症症状。

（2）皮疹 90% 以上患者有皮疹，为本病的重要特征。在病程第 4~5d 出现皮疹。初见于胸背部，1~2d 内遍及全身。严重者手掌及足底均可见到，但面部无皮疹，下肢较少。皮疹大小形态不一，1~5mm，边缘不整，多数孤立，偶见融合成片。初起常为充血性斑疹或丘疹、压之褪色，继之转为暗红色或出血性斑丘疹，压之不褪色，多孤立存在。皮疹持续 1 周左右消退。轻者 1~2d 即消失，退后留有棕褐色色素沉着（图 27-1）。

（3）中枢神经系统症状：持续剧烈头痛是本病突出的症状，若不用强力止痛药常不能缓解。可伴头晕、失眠、耳鸣及听力减退。随着病情的加重，患者的神经系统症状也加剧，可出现烦躁不安、谵妄、狂躁、嗜睡及癫痫。少数患者出现四肢僵硬、颈项强直及脑膜刺激症状等。中枢神经系统表现多较明显，且出现早持续时间长。

（4）肝脾肿大：约 90% 患者出现脾大，少数患者肝大。偶见黄疸。

（5）心血管系统：脉搏常随体温升高而加速，血压偏低，严重者可休克。部分中毒重者可发生中毒性心肌炎，表现为心音低钝、心率快、心律失常、奔马律、低血压甚至循环衰竭。

（6）其他：有少数患者发生支气管炎或支气管肺炎。消化系统有食欲减退、恶心、呕吐、腹胀、便秘或腹泻。严重病例可发生多器官功能紊乱、严重肺炎和肢端坏疽。

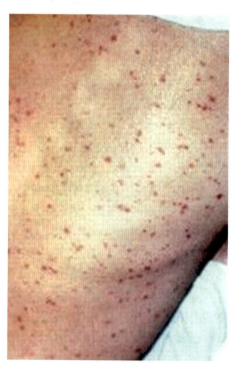

图 27-1　流行性斑疹伤寒皮疹

2. 轻型斑疹伤寒　近年来，我国发生的散发病例多为此型。其特点为：①全身中毒症状轻，虽有明显的头痛和全身疼痛，但很少出现意识障碍和其他神经系统症状；②热程短，持续 7~14d，平均 8~9d，热度较低，体温一般 39℃以下，可呈弛张热；③皮疹少，胸腹部出现少量充血性皮疹，1~2d 即消退；④神经系统症状较轻，兴奋、烦躁、谵妄、听力减退等均少见；⑤肝、脾大少见。

3. 复发性斑疹伤寒　又称 Bri-Zinsser 病，是指既往有流行性斑疹伤寒史，第一次感染或发病后，立克次体未完全清除，在人体内长期存在（可达数年至数十年），当机体免疫力下降、外科手术和应用免疫抑制剂时，可引起潜伏的普氏立克次体再度繁殖，导致无虱源性流行性斑疹伤寒。多呈轻型表现。我国很少见。表现为无季节性、散发、大龄人群组发病率高。其特点是：①病程短，7~10d；②发热不规则,病情轻;③皮疹稀少或无皮疹;④可有明显头痛,但无其他神经系统症状;⑤并发症少,病死率低;⑥外-斐试验常为阴性或低效价,如复发与首发时间间距 10 年以上者可呈阳性。但补体结合试验阳性且效价很高。

(五) 实验室及其他检查

低剂量立克次体即有高度感染性,因此可疑样品的处理、病原体分离培养和鉴定必须在生物安全三级实验室进行,并严格遵守实验室操作规程,避免实验室感染事故的发生。

1. 血、尿常规　白细胞计数多正常,中性粒细胞常升高,嗜酸性粒细胞减少或消失,血小板减少。尿蛋白常阳性。偶有红白细胞及管型。

2. 脑脊液检查　有脑膜刺激征者做腰穿可见压力、脑脊液白细胞和蛋白稍高,葡萄糖常在正常范围。

3. 血清学检查

(1) 外-斐反应(Weil-Felix reaction,变形杆菌 OX_{19} 凝集实验):多在第 1 周出现阳性,第 2~3 周达高峰,持续数周至 3 个月,血清 OX_{19} 菌株凝集效价大于 ≥1:160,或随病程增长后其血清凝集效价 4 倍或 4 倍以上升高,为斑疹伤寒现症感染抗体检测阳性。

(2) 立克次体凝集试验:以普氏立克次体颗粒抗原与患者血清做凝集反应,特异性强,阳性率高,且阳性反应出现时间早。效价 1:40 以上即为阳性。病程第 5d 阳性率达 85%,第 16~20 病日可达 100%;第 4 周后逐渐下降,消失也较早。此方法虽然与莫氏立克次体有一定交叉,但后者效价较低,故仍可与莫氏立克次体相鉴别。

(3) 补体结合试验:补体结合抗体在病程第 1 周内即可达有意义的效价(≥1:32),第 1 周阳性率为 50%~70%,第 2 周可达 90% 以上,低效价可维持 10~30 年,故可用于流行病学调查。以提纯的普氏立克次体颗粒性抗原做补体结合试验,不仅有组特异性,且有种特异性,故可用以区别流行性斑疹伤寒和地方性斑疹伤寒。

(4) 间接血凝试验:用普氏立克次体可溶性抗原致敏化后的绵羊或家兔的红细胞,与患者血清进行微量间接血凝试验。其灵敏度较外斐反应及补体结合试验高,阳性反应出现早,便于流行病学调查及早期诊断。特异性强,与其他群立克次体无交叉反应,可以与其他群立克次体感染鉴别,但不能区别流行性和地方性斑疹伤寒。

(5) 间接免疫荧光试验:采用普氏立克次体已知抗原对患者血清做间接免疫荧光试验,检查抗体,特异性强,灵敏度高,可与其他立克次体感染包括地方性斑疹伤寒相鉴别。普氏立克次体血清抗体效价 IgM ≥1:40 或 IgG ≥1:160,或两次血清标本的抗体效价提高 4 倍或 4 倍以上为斑疹伤寒现症感染抗体检测阳性。IgM 抗体的检出有早期诊断价值。

4. 核酸检测　采用 DNA 探针或 PCR 方法可从患者血液、组织(新鲜冰冻或石蜡包埋)和溃疡基底采集的拭子等标本扩增出普氏立克次体 DNA 片段为普氏立克次体核酸检测阳性。特异性好、快速、敏感,有助于早期诊断。

5. 病原体分离　有条件的实验室可采集患者血液标本直接接种豚鼠,分离普氏立克次体。一般不用于临床诊断。

(六) 并发症及后遗症

支气管肺炎、心肌炎、中耳炎及腮腺炎,可并发感染性精神病及指、趾端及鼻尖等坏疽,现已少见。

(七) 诊断

流行病学资料:流行区居民或 1 个月内去过流行区,有与带虱者接触史或被虱叮咬可能性的患者,多发生在冬、春季,患者身上或衣服上常有体虱存在;临床表现:出现发热、皮疹、中枢神经系统症状;实验室检查:外斐反应血清 OX_{19} 菌株凝集效价大于 ≥1:160 或效价呈 4 倍以上升高即可诊断。有条件也可做立克次体凝集试验、补体结合试验、间接血凝或间接免疫荧光试验检测特异性抗体。

(八) 鉴别诊断

1. 其他立克次体病　恙虫病患者除高热、头痛及皮疹外,恙螨叮咬处可有焦痂和淋巴结肿大,变形杆菌 OX_k 凝集试验阳性;Q 热除发热及头痛外无皮疹,主要表现为间质性肺炎,外斐反应阴性,贝纳立克次体的血清学试验、凝集试验及荧光抗体检测阳性;地方性斑疹伤寒临床表现酷似轻型流行性斑疹伤寒,变形杆菌 OX_{19} 凝集试验也阳性。但无虱叮咬史,可能有鼠蚤叮咬史,立克次体凝集试验、补体结合试验及豚鼠阴囊试验可鉴别。与地方性斑疹伤寒的鉴别见表 27-1。

表 27-1　流行性斑疹伤寒和地方性斑疹伤寒的鉴别

鉴别要点	流行性斑疹伤寒	地方性斑疹伤寒
病原	普氏立克次体	莫氏立克次体
传播媒介	体虱	鼠蚤
流行特征	可流行,多发生于冬春季	地方散发性,一年四季都可发生,但更多见于夏秋季
病情	多较重	轻
皮疹	斑丘疹,瘀点或瘀斑常见;多遍及全身	斑丘疹;稀少
神经系统症状	明显	轻
血小板减少	常见	不常见
外斐反应	强阳性,1:320~1:5 120	1:160~1:640
接种试验	一般不引起豚鼠睾丸肿胀;偶可引起但甚轻	可引起豚鼠睾丸严重肿胀

2. 伤寒　伤寒夏秋季节发病较多,起病较缓慢,全身中毒症状较轻,皮疹出现较晚,淡红色、数量较少、多见于胸腹。可有相对缓脉。神经系统症状出现较晚、较轻。常有较明显的腹泻或便秘,或腹泻与便秘交替出现。白细胞数多减少。伤寒杆菌凝集反应及血、尿、粪、骨髓培养可获阳性结果。

3. 回归热　体虱传播,冬春发病,有急起骤退的发热、全身痛、中毒症状及肝脾大。但发热间断数日可再次发热。皮疹少见。白细胞计数及中性分类增多。发热时患者血液和骨髓涂片暗视野检查可见回归热螺旋体。流行季节偶有二病同存的可能。凡诊断斑疹伤寒用广谱抗生素治疗无效者,应怀疑本病。

4. 钩端螺旋体病　夏秋季节发病,有疫水接触史。无皮疹,多有腹股沟和/或腋窝淋巴结肿大,腓肠肌压痛明显。可有黄疸、出血或咯血。钩端螺旋体补体结合试验或钩端螺旋体凝溶试验阳性。乳胶凝集试验检查抗原有助于早期诊断。

5. 肾综合征出血热　有明显的区域性。早期也出现发热、头痛及出血点。以发热、出血和肾损害为主要表现,典型患者有发热期、低血压休克期、少尿期、多尿期和恢复期 5 期经过。血清学检测特异性 IgM 抗体可明确诊断。

(九) 预后

预后与病情轻重、年龄、治疗早晚、有无并发症等有关。早期诊断及有效的治疗预后良好。老年人、孕妇及合并严重并发症者预后不良,及时治疗的病死率<1.5%。未经治疗的典型斑疹伤寒患者病死率为 10%~60%。

(十) 治疗

1. 一般治疗　卧床休息,供给足够的热量,维持水、电解质平衡。做好护理,防止并发症的发生。

2. 病原治疗　病原治疗是本病的主要治疗措施。多种能抑制细菌的抗生素,如多西环素、四环素常规剂量给药对本病及复发性斑疹伤寒均具特效,可用多西环素(doxycycline),成人每日 0.2~0.3g,顿服或分 2 次服用。服药后 12~24h 病情即有明显好转,热退后再用 3~4d。若合用甲氧苄啶(TMP)疗效更好,成人每日 0.2~0.4g,分两次服用。成人患者也可选择喹诺酮类药物进行治疗。

3. **对症治疗**　剧烈头痛等神经系统症状明显时,可用止痛镇静剂;中毒症状严重者可应用肾上腺皮质激素,输液补充血容量。慎用退热剂,以防大汗虚脱。

(十一) 预防

应采用灭虱为中心的综合措施,改善卫生条件、个人卫生知识的普及、灭虱是控制本病流行及预防本病的关键措施。

1. **管理传染源**　及时发现、早期隔离、正确治疗患者,对密切接触者,医学观察 21d。管理对象均应剃发,更衣和洗澡,剃下的头发烧掉,衣服消毒灭虱。不能剃发者,可用 10% 百部煎液灭虱。

2. **切断传播途径**　防虱、灭虱是关键。加强卫生宣教,勤沐浴更衣。发现患者后,同时对患者及接触者进行灭虱,并在 7~10d 重复一次。

3. **保护易感人群**　疫苗有一定效果,但不能代替灭虱。疫苗仅适用于某些特殊情况,如准备进入疫区者、部队、研究人员等。灭活疫苗能减少发病率、减轻症状、缩短病程,降低病死率。国内常用鼠肺灭活疫苗。第一年注射 3 次,以后每年加强 1 次,6 次以上可获较持久的免疫力。

二、地方性斑疹伤寒

地方性斑疹伤寒(endemic typhus)亦称鼠型斑疹伤寒(murine typhus)或蚤传斑疹伤寒(flea-borne typhus),是由莫氏立克次体(Rickettsia mooseri)引起,以鼠蚤为媒介传播的急性传染病。其临床特征与流行性斑疹伤寒相似,但症状较轻,病程较短,病死率低。

(一) 病原学

见第二篇第十五章第四节。

(二) 流行病学

1. **传染源**　家鼠为本病的主要传染源。以鼠→鼠蚤→鼠的循环形式在鼠间传播。鼠感染后不立即死亡,鼠蚤在鼠死亡后离开鼠体叮咬人而使人受感染。此外,患者及牛、羊、猪、马、骡等有可能作为传染源。如有虱寄生人体,亦可作为传播媒介,此时患者为传染源。

2. **传播途径**　主要通过鼠蚤的叮咬传播。鼠感染后,立克次体在其血内循环,此时鼠蚤吸血,莫氏立克次体随血入蚤肠繁殖。鼠蚤叮咬人时不是直接将莫氏立克次体注入人体内,而是将含有病原体的蚤粪和呕吐物排出在皮肤上,或蚤被压碎后,其体内病原体通过抓痕进入人体。蚤干粪内的病原体偶可形成气溶胶,随尘土经呼吸道、眼结膜而致感染。人食入被鼠尿、粪污染物的食物亦可受染。

3. **人群易感性**　人群普遍易感,隐性感染率高,在流行区的健康人群中 50%~80% 可测得特异性抗体。病后可获持久免疫力,并与流行性斑疹伤寒有交叉免疫力。

4. **流行特征**　本病属自然疫源性疾病。散布全球,多见于热带和亚热带,我国华北、西南、西北诸省每年 8~10 月有散发病例。

(三) 发病机制与病理

莫氏立克次体致病物质与普氏立克次体相似,但尚未发现有多糖黏液和微荚膜。人感染后所引起的地方性斑疹伤寒,其发病过程、病理改变均与流行性斑疹伤寒相似,但程度较轻。血管病变较轻,小血管中血栓形成少见。

(四) 临床表现

潜伏期 1~2 周,症状、体征及临床经过与流行性斑疹伤寒相似,但病情轻、病程短。

1. **发热**　90% 的患者存在发热症状。起病多急骤,体温逐渐上升,第 1 周末达高峰,发热为稽留热或弛张热型,体温多在39℃左右,持续9~14d,最短4d,最长25d。伴全身酸痛、头痛、结膜充血等。35%患者有干咳,23%患者胸部X线检查可见致密影。有研究发现,50%患儿仅表现夜间发热,而白天可正常活动。

2. 皮疹   50%~80%患者有皮疹。出现时间及特点与流行性斑疹伤寒相似,皮疹数量少,足底和手掌较为少见,多为充血性斑丘疹,出血性皮疹少见,持续数日皮疹消退,一般不留痕迹。

3. 中枢神经系统症状   大多表现为头痛、头晕、失眠等轻度神经系统症状,谵妄、嗜睡、颈项强直、脑膜刺激症状、癫痫、共济失调等少见。

4. 其他   消化系统有食欲减退、恶心、呕吐、腹胀、便秘或腹泻。约50%患者脾脏轻度大,肝大者较少。其他脏器很少受累,并发症少见,以支气管炎最多见。

(五)实验室及其他检查

1. 血常规   白细胞计数多正常。少数于病程早期出现血小板减少。部分病例可见血清降钙素原升高。

2. 生化检查   约90%患者ALT、AST、ALP和LDH轻度升高。

3. 血清学检查   外斐反应亦阳性,但效价较流行性斑疹伤寒低。需依赖补体结合试验及立克次体凝集试验来鉴别。间接免疫荧光试验的莫氏立克次体血清抗体效价IgM≥1:40或IgG≥1:160效价,或两次血清标本的抗体效价提高4倍或4倍以上为斑疹伤寒现症感染抗体检测阳性。

4. 核酸检测   采用DNA探针或PCR从患者血液标本扩增出莫氏立克次体DNA片段为莫氏立克次体核酸检测阳性。

5. 病原体分离   将发热期患者血液接种人雄性豚鼠腹腔内,接种后5~7d动物发热,阴囊因睾丸鞘膜炎而肿胀,鞘膜渗出液涂片可见肿胀的细胞质内有大量的病原体。

(六)诊断与鉴别诊断

本病的临床表现无特异性,且病情较轻,容易漏诊。流行病学资料对诊断有帮助。居住地区有本病发生,或发病前1个月内去过疫区者,居住区有鼠及被蚤叮咬史更有助于诊断;临床表现与流行性斑疹伤寒相似,但症状较轻,病程短。外斐反应有筛选价值,进一步诊断依赖于补体结合试验、立克次体凝集试验或间接免疫荧光试验。

本病应与流行性斑疹伤寒鉴别,参阅"流行性斑疹伤寒"。还需与伤寒、流感、恙虫病、钩端螺旋体病及肾综合征出血热等鉴别。

(七)预后

本病病情较轻,并发症少,预后良好,病死率低。

(八)治疗

同"流行性斑疹伤寒"。

(九)预防

主要是灭鼠灭蚤,早期发现、隔离患者,并及早治疗。因本病多散发,故一般不用预防注射疫苗,但从事动物实验和灭鼠工作的人员应进行预防接种。

思考题

1. 如何进行流行性斑疹伤寒的诊断?
2. 流行性斑疹伤寒和地方性斑疹伤寒的鉴别要点有哪些?

(甘建和)

第二节 恙 虫 病

恙虫病(tsutsugamushi disease)又名丛林斑疹伤寒(scrub typhus),是由恙虫病东方体(*Orientia tsutsugamushi*)引起的一种急性自然疫源型传染病。鼠类是主要的传染源。本病通过恙螨幼虫(chigger)叮咬传播。主要临床特征为急起发热、皮疹、叮咬部位焦痂(eschar)或溃疡形成、淋巴结肿大、肝脾肿大以及白细胞数减少等。

对人类致病的立克次体科有五个属,即立克次体属(*Rickettsia*)、柯克斯体属(*Coxiella*)、东方体属(*Orientia*)、埃立克体属(*Ehrlichia*)和巴通体属(*Bartonella*)。本病病原体属于立克次体科东方体属,最早命名为恙虫病立克次体(*Rickettsia tsutsugamushi*),也称东方立克次体(*Rickettsia orientalis*)。后来研究发现其生物学特征与立克次体科中立克次体属的其他成员明显不同,于 1995 年起改称为恙虫病东方体。

一、病原学

见第二篇第十五章第四节。

二、流行病学

本病主要流行于亚洲太平洋地区,尤以东南亚多见。在我国以东南沿海地区为多发,流行区包括广东、福建、广西、江西、湖南、云南、四川、贵州、西藏、安徽、陕西、江苏、浙江、山东、台湾和海南等省、自治区。

(一) 传染源

鼠类是主要传染源,我国广东省的市镇以家鼠为主,而农村以社鼠、黄毛鼠为主。此外,兔、猪、猫和鸡等家禽家畜也能感染本病。恙螨被恙虫病东方体感染后,可经卵传给后代,亦能起到传染源的作用。人患本病后,虽然血液中也有恙虫病东方体,但被恙螨幼虫叮咬的可能性极小,故患者作为传染源的意义不大。

(二) 传播途径

恙螨(mite)是本病的传播媒介,也是恙虫病东方体的原始贮存宿主。能传播本病的恙螨有数十种,在我国最主要的是地里纤恙螨和红纤恙螨。恙螨的生活周期包括卵、幼虫、蛹、稚虫和成虫5 期,其中稚虫和成虫皆为自营生活,只有幼虫是寄生性,需吸吮动物或人体的组织液。当幼虫叮咬带有病原体的鼠类时,则幼虫受感染,病原体可经过蛹、稚虫、成虫、卵,一直传到第二代幼虫。当该幼虫再叮咬鼠类时,又可将病原体传染给鼠类。本病在自然状态下可以如上所述在鼠类中不断循环,因此属于自然疫源性疾病。当人在疫区的草地上活动或坐卧时,被带有病原体的幼虫叮咬而得病。

(三) 人群易感性

普遍易感。青壮年发病率较高,与暴露机会有关,尤其是从事野外劳动、较多接触丛林杂草人群。本病可多次感染,因病后仅对同一血清型的病原体有较持久的免疫力,对异型的免疫力较弱,仅能维持数月。

(四) 流行特征

本病一般为散发,但亦可发生流行。由于鼠类及恙螨的孳生繁殖受气候及地理因素影响较大,故恙虫病的发病具有明显的季节性和地区性。但不同地区尤其是南北地区流行的季节有所不同,南方省区多发生于夏、秋季,见于每年 5~11 月,以每年 6~8 月为高峰,与此期间降雨集中引起地面恙螨扩散有关。北方省份多发于秋、冬季,发病以每年 9~12 月为多,10 月为流行高峰,与恙螨及野鼠的密度增加有关。本病多分布于热带及亚热带的河溪两岸,且多见于灌木、杂草丛生的平坦地带。其中以海岛、沿海地区较多,山区较少。

三、发病机制与病理

病原体通过恙螨幼虫叮咬侵入人体,先在叮咬局部组织细胞内繁殖,引起局部的皮肤损害,形成特征性的皮肤损害,溃疡或焦痂。继而直接或经淋巴系统进入血流,形成恙虫病东方体血症,恙虫病东方体死亡后所释放的毒素是引起全身毒血症状的主要因素。血流中的病原体到达身体各器官组织,侵入血管内皮细胞和单核吞噬细胞内生长繁殖,易导致多器官损害。

本病的基本病理变化为全身小血管炎、血管周围炎及单核吞噬细胞增生。以肺、脑、心、肾最为显著。被恙螨叮咬的局部皮肤先有充血、水肿,形成小丘疹,继成小水疱,水疱中央坏死、出血,形成圆形或椭圆的黑色痂皮,称为焦痂。痂皮脱落可呈溃疡。焦痂或溃疡附近的淋巴结显著肿大,也可因单核吞噬细胞的增生出现全身淋巴结肿大。血管内皮细胞水肿及血管壁坏死、破裂。血管周围可见炎性细胞如单核细胞、淋巴细胞、浆细胞浸润。内脏普遍充血,肝脾因充血及单核吞噬细胞增生而肿大。症状较重者,因血浆外渗出现浆膜腔积液,如胸腔、腹腔、心包黄绿色渗出液。晚期患者可出现多器官损害,亦可能出现局灶性或弥漫性心肌炎、出血性肺炎、间质性肾炎及淋巴细胞性脑膜炎等。

四、临床表现

潜伏期为 4~20d,通常为 10~14d。不同地区,流行毒株不同,其病情轻重也有所不同。相对而言,南方夏季型恙虫病临床表现重,而北方秋冬型表现较轻。

本病一般无前驱症状,多急起发热,体温迅速上升,1~2d 内达 39~41℃,热型多为弛张热型,亦可呈持续热型或不规则热型,持续 1~3 周,个别病例可超过 1 个月。伴发症状可有寒战、剧烈头痛、全身酸痛、疲乏、嗜睡、食欲下降、恶心、呕吐、畏光、咳嗽等,体征可有颜面及颈胸部潮红、结膜充血、焦痂或溃疡、淋巴结肿大、皮疹、肝脾肿大等。病程进入第 2 周后,如无特效治疗,病情常加重,可出现多器官损害表现,神经系统症状可表现为神情淡漠、重听、烦躁、谵妄,甚至抽搐或昏迷,脑膜刺激征;循环系统主要表现为心肌炎,出现心率快、心音弱、心律失常等;呼吸系统以肺炎最常见,出现咳嗽、气促、胸痛、肺部湿啰音等。少数患者可有广泛的出血现象,危重病例呈严重的多器官衰竭,出现心、肝、肾功能衰竭及循环衰竭,还可发生弥散性血管内凝血。第 3 周后进入恢复期,患者体温渐降至正常,症状减轻至消失,并逐渐康复。过去认为本病为自限性疾病,近年发现如未及时得到有效的病原治疗,部分患者可持续发热,也可病重死亡。

恙虫病具有一些重要的体征,对于诊断有重要价值,分述如下:

(一) 焦痂与溃疡

可见于 70%~100% 的患者。是本病的特征性体征,对临床诊断最具意义。焦痂与溃疡的形成与受感染的恙螨幼虫叮咬后局部皮肤病变有关。局部首先出现红色丘疹,继而水疱,然后发生坏死和出血,结成黑色痂皮即焦痂。焦痂呈圆形或椭圆形,大小不等,直径可为 2~15mm,多为 4~10mm。其边缘突起,如堤围状,周围有红晕,如无继发感染,则其底部很干净,无渗液,常不痛不痒。痂皮脱落后即成溃疡,其基底部为光洁的淡红色肉芽创面,起初常有血清样渗出液,而后逐渐减少,形成一个光洁的凹陷面,偶有继发性化脓现象。多数患者仅有 1 个焦痂或溃疡,偶见 2~3 个及以上。焦痂可见于体表任何部位,但多见于腋窝、外生殖器、腹股沟、会阴、肛周和腰背等处,与恙螨幼虫喜好叮咬人体湿润、气味较浓以及被压迫的部位有关。患者发病时通常已有焦痂,因不易被发现,体查时应细致,以免遗漏。

(二)淋巴结肿大

焦痂附近的局部淋巴结常明显肿大(可借此寻找焦痂),大者如核桃,小者如蚕豆,可移动,常伴疼痛和压痛,无化脓倾向,多见于腹股沟、腋下、耳后等处,消退较慢,在疾病的恢复期仍可扪及。全身浅表淋巴结也常轻度肿大。

(三)皮疹

皮疹多在病程的第 4~6d 出现,少数病例可于发病时即出现,或迟至第 14d 才出现。发生率各地报道不一(自 30%~100% 不等),可能与就诊时病程不同时期及病情轻重程度不同有关。皮疹多为暗红色充血性斑丘疹,少数皮疹呈出血性,大小不一,直径为 2~5mm,压之不褪色,多无瘙痒,散在分布于躯干和四肢,较少出现在面部,手掌和脚底部更少,极少数可融合呈麻疹样皮疹。皮疹持续 3~7d 后消退,不脱屑,可遗留少许色素沉着。部分患者可于病程第 7~10d 出现充血性或出血性黏膜疹,分布在口腔颊部黏膜或软、硬腭上。

(四)肝脾肿大

肝肿大占 10%~30%,脾肿大占 30%~50%,质软,表面平滑,可有轻微触痛。

五、并发症

常见中毒性肝炎、支气管肺炎、心肌炎、脑膜脑炎,消化道出血和急性肾功能衰竭等。

六、实验室检查

(一)血象

周围血白细胞数多减少或正常,重型患者或有并发症时可增多,分类常有中性粒细胞核左移、淋巴细胞数相对增多。

(二)血清学检查

目前临床最为常用的诊断方法。

1. **变形杆菌 OX_K 凝集试验(外 - 斐反应 Weil-Felix reaction)**　患者血清中的特异性抗体能与变形杆菌 OX_K 抗原起凝集反应,为诊断提供依据。最早可于第 4 病日出现阳性,到病程第 1 周末约 30% 阳性,第 2 周末约为 75%,第 3 周可达 90% 左右,效价自 1∶160~1∶1 280 不等。第 4 周阳性率开始下降,至第 8~9 周多转为阴性。效价在 1∶160 或以上有诊断意义。在病程中,若隔周进行检查,如效价升高 4 倍以上,则诊断意义更大。但本试验特异性较低,其他疾病如钩端螺旋体病也可出现交叉反应性阳性。

2. **补体结合试验**　阳性率较高,特异性较强。补体结合抗体在体内的持续时间较长,可达 5 年左右。最好选用当地流行株作抗原或采用多价抗原,这样可提高检测的阳性率。

3. **免疫荧光试验**　间接免疫荧光抗体(indirect fluorescent antibody,IFA)试验可以检测 IgM 及 IgG 及其滴度,并可在 2h 内出结果。特异性抗体在病程的第 1 周末开始出现阳性,第 2~3 周末达高峰,2 个月后效价逐渐下降,但可持续数年。有病后 10 年仍呈阳性的报道。但该方法需要荧光显微镜设备及一定的技术条件。新近开展的间接过氧化物酶方法(indirect immune peroxidase,IIP)仅需光学显微镜,可替代间接免疫荧光试验。

4. **斑点免疫测定（dot immunoassay）** 用各种血清型的恙虫病东方体或其蛋白作为抗原，吸附在硝酸纤维膜上，检测患者血清中各血清型的特异性 IgM 或 IgG 抗体，其中特异性 IgM 抗体的检测有早期诊断价值。该法敏感性高，特异性强，可区分各种血清型。

5. **酶联免疫吸附试验（ELISA）与酶免疫测定（EIA）** 以基因重组技术表达的恙虫病东方体 56kDa 蛋白质作为抗原，可用于各种血清型恙虫病东方体的特异性 IgM 或 IgG 抗体检测，敏感度和特异性与斑点免疫测定相仿，亦可用于血清分型，但操作更简便。

现有的血清学方法虽广泛应用，但有其局限性：早期抗体阳性率较低，双份血清抗体 4 倍升高虽具有诊断价值，但多有助于回顾性诊断，不利于早期的诊断以指导治疗。急性期单份血清的诊断值没有经过严格验证，如与健康人比较或排除既往感染。IFA 结果解释得没有共识。多数血清检测只用三个血清抗原类型，但病原体具有更多的血清类型，导致阳性率的不同。

（三）病原学检查

1. **病原体分离** 可采用动物实验、鸡胚卵黄囊接种或 HeLa 细胞培养等方法分离恙虫病东方体。细胞分离需要，需时长达 7~60d，需要一定的实验室设备，故多限于研究应用。

临床上常用小鼠作病原体分离，取患者全血 0.5ml 接种小鼠腹腔，小鼠多在接种后第 7~30d 发病。取腹水涂片，腹膜、肠系膜、肝、脾或肾印片，干后用吉姆萨染色镜检，可在单核细胞质内，靠近核旁发现紫蓝色、团状分布的恙虫病东方体。若用特异性抗体作直接免疫荧光试验，在荧光显微镜下可见细胞内有黄绿色的荧光。

2. **分子生物学检查** 采用聚合酶链反应（PCR）、环介导等温扩增法（loop-mediated isothermal amplification，LAMP）可检测细胞、血液等标本中的恙虫病东方体基因（16S，56kDa，47kDa，groEL 等），具有敏感度高、特异性强的特点，对于本病诊断及血清型的鉴定有一定价值。但价钱较贵，敏感度依赖样本类型及病程，并可能存在一定的污染率。

七、诊断

（一）流行病学资料

发病前 3 周内有流行区旅居史，在流行季节有户外工作、露天野营或在林地草丛上坐、卧史等。

（二）临床表现

急性起病、高热、颜面潮红、焦痂或溃疡、皮疹、浅表淋巴结肿大、肝脾肿大。焦痂或溃疡最具特征性，具有临床诊断价值。凡是本病误诊，多数因对本病警惕性不够有关，因此，对疑似患者应仔细寻找焦痂或溃疡，它多位于肿大、压痛的淋巴结附近，较为隐蔽的地方。

（三）实验室检查

急性期血清学检查，抗体滴度达到诊断水平可临床诊断。双份血清 4 倍升高或基因检测，病原体动物接种发现恙虫病东方体可以明确诊断。

八、鉴别诊断

（一）钩端螺旋体病

恙虫病流行区亦常有钩端螺旋体病存在。两者均多见于夏秋季节，均有发热、眼结膜充血、淋巴结肿大、多器官损害等，故应注意鉴别。钩端螺旋体病常有腓肠肌痛，而无皮疹、焦痂或溃疡。必要时可作血清学与病原学检查。

（二）斑疹伤寒

均可有寒战、发热、皮疹、淋巴结肿大。斑疹伤寒神经系统症状较突出，头痛剧烈。无焦痂或溃疡。多见于寒冷地区及冬春季节，有虱寄生或叮咬史。血清变形杆菌凝集反应 OX$_{19}$ 株为阳性，而对

OX_K 株则为阴性。

（三）伤寒

起病较缓,寒战较少见。有持续高热、腹胀、便秘等有消化道症状、神情淡漠。体检可见相对缓脉、玫瑰疹,无焦痂或溃疡。周围血象嗜酸性粒细胞减少,肥达试验阳性,血培养可获伤寒杆菌。

（四）其他以发热为主要临床表现的疾病

如流行性感冒、疟疾、急性上呼吸道感染、恶性组织细胞病、淋巴瘤、败血症、或发热伴皮疹的疾病如登革热和肾综合征出血热等均应注意鉴别。

九、预后

及早诊断及有效的病原治疗对本病的良好预后影响很大。病死率各地报道不一,未用抗生素病死率为 9%~60%,自应用有效抗生素治疗后已降低至 1%~5%。病死率除与恙虫病东方体的株间毒力强弱差异,患者特性如老年人、孕妇有关外,还与病程的长短,治疗是否及时,有无并发症有关。进入病程的第 3 周后,病情进入极期,极易出现多器官衰竭,因心、肾、肺功能衰竭、肺或消化道大出血而死亡。

十、治疗

（一）一般治疗

宜卧床休息,进食流质或半流质易于消化的食物,补充 B 族维生素和维生素 C。加强护理,注意口腔卫生,定时翻身。重症患者应加强观察,防治各种并发症和合并症。高热可用冰敷、乙醇拭浴等物理降温,酌情使用解热药物,但慎用大量发汗的解热药。烦躁不安时可适量应用镇静药物。重症患者可给予糖皮质激素,以减轻毒血症状。

（二）病原治疗

目前病原治疗首选多西环素(doxycycline),每日 0.2g,服 5~7d。氯霉素、四环素和红霉素对本病亦有良好疗效,用药后大多在 1~3d 内退热。氯霉素剂量,成人 2g/d,儿童 25~40mg/(kg·d),4 次分服,口服困难者可静脉滴注给药。热退后剂量减半,再用 7~10d,以防复发。四环素的剂量与氯霉素相同,但四环素对儿童的不良反应较多,宜慎用。红霉素的成人剂量为 1g/d。

此外,罗红霉素(roxithromycin)、阿奇霉素(azithromycin)等对本病亦有良效。妊娠妇女可选用罗红霉素。青霉素类、头孢菌素类和氨基糖苷类抗生素对本病无治疗作用。也有报道对喹诺酮类天然耐药。

十一、预防

（一）控制传染源

主要是灭鼠。应采取综合措施,用各种捕鼠器与药物灭鼠相结合。常用的灭鼠药物有磷化锌、安妥和敌鼠等。患者不必隔离,接触者不做检疫。

（二）切断传播途径

关键是避免恙螨幼虫叮咬。应改善环境卫生,除杂草,消除恙螨孳生地,或在丛林草地喷洒杀虫剂消灭恙螨。加强宣传教育,不要在草地上坐卧,在野外工作活动时,必须扎紧衣袖口和裤脚口,并可涂上防虫剂,如邻苯二甲酸二苯酯或苯甲酸苄酯等。

（三）保护易感人群　目前尚无有效的恙虫病疫苗可供临床使用。

思考题

1. 如何进行恙虫病诊断？
2. 恙虫病如何与败血症鉴别？

（甘建和）

第三节　人无形体病

人粒细胞无形体病（human granulocytic anaplasmosis，HGA）也称无形体病，是由嗜吞噬细胞无形体（anaplasma phagocytophilum，AP），曾被命名为"人粒细胞埃立克体，human granulocytic ehrlichiae"，浸染人末梢血中性粒细胞引起的一种急性、发热性、全身性疾病，以头痛、肌痛、全血细胞减少和血清转氨酶升高为主要表现，是经蜱传播的人兽共患自然疫源性疾病。该病呈世界性分布。本病在我国是新发传染病。2006年，我国在安徽省发现人粒细胞无形体病病例，之后在天津、山东、河南、山西、湖北等地发现部分人群的血清中有特异性抗体。该病的临床症状是非特异性的，虽然通常表现为轻症，但如果误诊、误治或在免疫抑制的患者，可能会导致严重甚至致命的结果。

一、病原学

见第二篇第十五章第四节。

二、流行病学

（一）传染源

嗜吞噬细胞无形体的储存宿主有白足鼠（Peromyscus leucopus）、野鼠类。动物宿主持续感染是病原体维持自然循环的基本条件。目前国外已发现，啮齿类、食虫类、兔形类、翼手类及部分小型食肉类动物，犬科、牛科、猪科、鹿科、马科、猫科等哺乳动物以及鸟类均可作为嗜吞噬细胞无形体的宿主。在中国，也存在宿主动物感染AP的报道，例如，浙江的黑线姬鼠（Apodemus agrarius）、社鼠（Rattus niviventer）和黄毛鼠（Rattus rattoides），吉林的黑线姬鼠和大林姬鼠（Apodemus speciosus Thomas），云南的安氏白腹鼠（Niviventer anderso）、灰腹鼠（Niviventer eha）、大足鼠（Rattus nitidus）、大耳姬鼠（Apodemus latronum Thomas）、齐氏姬鼠（Apodemus chevrieri）、中华姬鼠（Apodemus draco）、滇绒鼠（Eothenomys eleusis Thomas）、西南绒鼠（Eothenomys custos）、克钦绒鼠（Eothenomys cachinus）、斯氏花松鼠（Tamiops macclellandi）、多齿鼩鼱（Uropsilus gracilis），新疆的绵羊、沙鼠（Gerbillinae），云南、安徽、福建等地的牛、羊、犬。可在这些动物体内的组织或血液中检测到16S rRNA基因，可能是中国嗜吞噬细胞无形体的重要储存宿主。

（二）传播途径

无形体病主要通过蜱叮咬传播。蜱叮咬携带病原体的宿主动物后，再叮咬人时，病原体可随之进入人体引起发病。此外，直接接触危重患者或带菌动物的血液等体液也会导致并病传播。

（三）易感人群

人对该病普遍易感，各年龄组均可发病。其中，以感染成年人为主，也有新生儿在围生期被感染的案例。至于病后或隐性感染后可否获得免疫力，目前还不完全清楚。高危人群主要为接触蜱等传播媒介的人群，如疫源地（主要为森林、丘陵地区）的居民、劳动者及旅游者等。与人粒细胞无形体病危重患者密切接触、直接接触患者血液或呼吸道分泌物等的人员，如不注意防护，也有感染的可能。

（四）地理分布和发病季节特点

目前，已报道有人粒细胞无形体病的国家有美国、斯洛文尼亚、法国、英国、德国、澳大利亚、意大利及韩国等。有报道该病与莱姆病的地区分布相似。该病全年均有发生，发病高峰为 5~10 月，活跃的月份具有明显的季节性，与蜱和人们夏季活动频繁相关。我国于 2006 年 11 月在安徽省首次发现该病患者，此后，相继于湖北，安徽，山东，黑龙江，内蒙古，海南，新疆，天津，北京，云南，河北，河南，福建，广东等报道多例感染患者。疫源地主要为森林、丘陵地区。在一些地区发现部分人群的血清中有特异性抗体，其中少数地区人群血清抗体阳性率达到 6%~20%，提示有较高的感染率。

三、发病机制

嗜吞噬细胞无形体通过蜱叮咬进入体内，经微血管或淋巴道进入血流和脏器。无形体结构上无菌毛和荚膜，缺乏脂多糖和肽聚糖，因此推测无形体进入粒细胞主要通过受体介导的内吞途径。目前认为本病的发病机制主要包括：

（一）嗜吞噬无形体直接损伤宿主细胞

嗜吞噬细胞无形体进入血流后，主要寄生于嗜中性粒细胞内，其特定的细胞嗜性可能与其表面存在的选择素 P（P-selectin）配体有关。嗜吞噬细胞无形体在吞噬细胞内生长和过量繁殖可直接引起细胞的裂解。此外还发现粒细胞系和单核细胞系的初始骨髓祖细胞对嗜吞噬细胞无形体感染敏感，这可能是 HGA 患者白细胞计数下降的一个重要原因。

（二）嗜吞噬细胞无形体抑制嗜中性粒细胞的呼吸爆发

嗜中性粒细胞是机体防御系统的重要组成成分。嗜中性粒细胞吞噬入侵的病原菌后发生呼吸爆发，产生大量的能够有效杀伤病原菌的超氧离子（O_2^-）。但是，嗜吞噬细胞无形体在嗜中性粒细胞内不但未受到损伤，而且大量繁殖，证明嗜吞噬细胞无形体能够抑制嗜中性粒细胞的呼吸爆发。

（三）HGA 的病理损伤与机体免疫因素有关

嗜吞噬细胞无形体侵入组织的吞噬细胞后引起机体的免疫应答，免疫应答使淋巴细胞和吞噬细胞在感染部位浸润并释放大量的细胞因子，可造成或加重感染后局部组织的炎性损伤。研究发现 γ 干扰素在感染早期可促进体内嗜吞噬细胞无形体清除，后期却使组织损伤加重。

（四）病理学检查

研究证实，嗜吞噬细胞无形体的主要靶细胞为成熟的粒细胞，免疫组化检查发现血液、脾脏、肺、肝脏等器官的嗜中性粒细胞中存在嗜吞噬细胞无形体，感染器官组织有较明显的病理改变，死者脾脏可见单核吞噬细胞浸润、浆细胞数量增加，并可见噬红细胞和白细胞现象以及细胞凋亡。淋巴结组织也有严重的嗜中性粒细胞浸润、巨噬细胞聚集及副皮质增生。HGA 患者的骨髓检查发现淋巴细胞浸润和浆细胞数量增加，泡沫样组织细胞增多和噬红细胞现象。肝脏组织病理学检查发现有淋巴细胞浸润，并有淋巴细胞、巨噬细胞、嗜中性粒细胞等细胞的聚集；肝脏的 Kuppfer 细胞数量增加且发现有肝细胞的凋亡等。肺的病理改变主要为肺间质的淋巴细胞浸润、肺组织水肿、肺泡内出血等。

四、临床表现

潜伏期一般为 5~21d。临床表现是非特异性的,急性起病,主要症状包括发热(多为持续性高热,可高达 40℃以上)、畏寒、头痛、肌痛,以及恶心、呕吐、厌食、腹泻等。部分患者伴有咳嗽、咽痛。体格检查可见表情淡漠,相对缓脉,少数患者可有浅表淋巴结肿大及皮疹。在大多数情况下,人粒细胞无形体病表现为轻度、自限性疾病,大多数患者甚至无需抗生素治疗,在 30d 内所有的临床症状和体征消失。在老年患者、免疫抑制剂治疗患者,慢性炎症性疾病或潜在的恶性疾病患者,可伴有心、肝、肾等多脏器功能损害,并出现相应的临床表现。

重症患者可有间质性肺炎、肺水肿、急性呼吸窘迫综合征以及继发细菌、病毒及真菌等感染。少数患者可因严重的血小板减少及凝血功能异常,出现皮肤、肺、消化道等出血,如不及时救治,可因呼吸衰竭、急性肾衰及多脏器功能衰竭以及弥散性血管内凝血(DIC)死亡。由粒细胞无形体导致的慢性感染在人类中尚无报道。

五、实验室检查

(一) 一般检查

1. **外周血常规**   白细胞和血小板计数减低,是本病的重要特征,严重者呈进行性减少,可作为早期诊断的重要线索。异型淋巴细胞增多。

2. **尿常规**   可见蛋白尿、血尿、管型尿。

3. **其他检查**   合并脏器损害的患者,可出现肝、肾功能异常(主要是肝酶增高,少数患者总胆红素增高,白蛋白降低),心肌酶谱升高;部分患者出现血淀粉酶、尿淀粉酶和血糖升高,凝血酶原时间延长,纤维蛋白原降解产物升高。可有血电解质紊乱,如低钠、低氯、低钙等。

(二) 特异性检查

1. **外周血直接涂片镜检**   取患者的外周血直接涂片,做 Wright's、Diff-Quik 或 Giemsa 染色,可发现中性粒细胞胞质中有圆形桑葚状包涵体(Morula),此为早期 HGA 诊断的重要依据,阳性率在 25%~75%。

2. **血清抗体检测**   可采用嗜吞噬细胞无形体感染的 HL-60 细胞制备的抗原片,用间接免疫荧光法(IFA)检测患者血清中的抗嗜吞噬细胞无形体特异性抗体滴度。此抗体多在病后第 2 周方呈阳性,因此无早期诊断价值。

3. **无形体核酸的检测**   采用套式 PCR 扩增患者血标本中的嗜吞噬细胞无形体的 16S rRNA 基因片段,多数 HGA 患者的急性期血标本检测为阳性。

4. **病原体分离**   将患者的抗凝血或从血中分离的白细胞接种于含有 HL-60 细胞的悬液,大约 1 周后,经细胞涂片染色,可见细胞内有小包涵体,2 周后几乎 100% 细胞被嗜吞噬细胞无形体感染。

六、诊断和鉴别诊断

HGA 的临床诊断须依据流行病学史、临床表现及实验室检查综合分析。

(一) 流行病学史

发病前 3 周内有被蜱叮咬史,或曾在有蜱活动的丘陵、山区(林区)工作或生活,或直接接触过危重患者的血液等体液。

(二) 临床表现

急性起病,主要症状为发热(多为持续性高热,可高达 40℃以上)、寒战、全身不适、乏力、头痛、肌肉酸痛,以及恶心、呕吐、厌食、腹泻等。个别重症病例可出现皮肤瘀斑、出血,伴多脏器损伤、DIC 等。

（三）实验室检测

前述的血常规、生化检查,血清及病原学检测结果有助于诊断。

（四）诊断标准

1. **疑似病例**　具有上述流行病学史,结合临床表现和血常规及生化检查综合分析。部分病例可能无法获得明确的流行病学史。

2. **临床诊断病例**　在疑似病例诊断的基础上,同时查见外周血中性粒细胞内的桑葚状包涵体和间接免疫荧光抗体(IFA)检测急性期和恢复期血清抗体阳性。

3. **确诊病例**　在疑似病例或临床诊断病例的基础上,同时具备以下三项中的任意一项:

(1)恢复期血清抗体滴度较急性期抗体有 4 倍及以上升高。

(2)全血或血细胞标本 PCR 检测嗜吞噬细胞无形体特异性核酸阳性。

(3)细胞培养分离到嗜吞噬细胞无形体。

（五）鉴别诊断

1. **其他蜱传疾病、立克次体病**　HGA 需与人单核细胞埃立克体病(HME)、斑疹伤寒、恙虫病、斑点热以及莱姆病等其他的蜱媒病原体所致的疾病相鉴别,其他的蜱媒病原体感染一般无血小板减少。它们之间的鉴别须依赖病原学和血清学检查。

2. **发热、血白细胞、血小板减低的疾病**　伤寒、血液系统疾病,如血小板减少性紫癜、粒细胞减少、骨髓异常增生综合征等,可通过血培养、骨髓培养基相应病原体检测进行鉴别。还需与免疫系统疾病相鉴别,如皮肌炎、系统性红斑狼疮、风湿热,可通过自身抗体等免疫学指标进行鉴别。

3. **发热、出血及酶学升高的疾病**　肾综合征出血热、登革热等,可通过临床经过及实验室检查鉴别。

4. **新型布尼亚病毒感染引起的发热伴血小板减少综合征**　该病毒为新发现的布尼亚病毒科白蛉病毒属,部分病例发病前有明确的蜱叮咬史,病原学检测有助于鉴别。

5. **其他**　如支原体感染、钩端螺旋体、鼠咬热、药物反应等。

七、治疗

及早使用抗生素,避免出现并发症。对于血清粒细胞无形体抗体阳性但无症状的个体不建议进行病原治疗。人粒细胞无形体病患者使用糖皮质激素后可能加重病情并增强疾病的传染性。对中毒症状明显的重症患者,在使用有效抗生素进行治疗的情况下,可适当使用糖皮质激素。

（一）病原治疗

1. **四环素类抗生素**

(1)多西环素:为首选药物。成人口服:每次 100mg,1 日 2 次,必要时首剂可加倍。8 岁以上儿童常用量:首剂4mg/kg;之后,每次 2mg/kg,1 日 2 次。一般病例口服即可,重症患者可考虑静脉给药。

(2)四环素:成人常用量为每次 0.25~0.5g,口服,每 6h 1 次;8 岁以上儿童常用量为 25~50mg/(kg·d),分 4 次服用。静脉滴注:成人一日 1~1.5g,分 2~3 次给药;8 岁以上儿童为一日 10~20mg/(kg·d),分 2 次给药,每日剂量不超过 1g。住院患者主张静脉给药。四环素毒副作用较多,孕妇和儿童慎用。

多西环素或四环素疗程一般为 10d。一般用至退热后至少 3d,或白细胞及血小板计数回升,各种酶学指标基本正常,症状完全改善。早期使用多西环素或四环素等药物的患者,一般可在 24~48h 内退热。

2. **利福平**　对多西环素过敏、妊娠、小于 8 岁的儿童轻症人粒细胞无形体病患者,不宜使用四环素类抗生素,可选用利福平。成人每次 300mg,每天 2 次,儿童 10mg/kg,每日 2 次(最大剂量为每次 300mg)。疗程 7~10d。

3. **喹诺酮类**　如左氧氟沙星等。

磺胺类药有促进病原体繁殖作用,应禁用。

(二) 一般治疗

患者应卧床休息,进食高热量及含适量维生素的流食或半流食,多饮水,注意口腔卫生,保持皮肤清洁。

对病情较重患者,应补充足够的液体和电解质,以保持水、电解质和酸碱平衡;体弱或营养不良、低蛋白血症者可给予胃肠营养、新鲜血浆、白蛋白、丙种球蛋白等治疗,以改善全身功能状态、提高机体抵抗力。

(三) 对症支持治疗

对高热者可物理降温,必要时使用药物退热。对有明显出血者,可输血小板和新鲜血浆。

对合并 DIC 者,可早期使用肝素。对粒细胞严重低下患者,可用粒细胞集落刺激因子。对少尿患者,应碱化尿液,同时注意监测血压和血容量变化。对足量补液后仍少尿者,可用利尿剂。如出现急性肾功能衰竭时,可进行相应处理。心功能不全者,应绝对卧床休息,可用强心药、利尿剂控制心衰。

由于本病患者使用糖皮质激素后可能会加重病情并增强疾病的传染性,故应慎用。对中毒症状明显的重症患者,在使用有效抗生素进行治疗的情况下,可适当使用糖皮质激素。

(四) 隔离及防护

对于一般病例,按照虫媒传染病进行常规防护。在治疗或护理危重患者尤其是有出血表现的患者时,医务人员及陪护人员应加强个人防护。做好患者血液、分泌物、排泄物及其污染环境和物品的消毒处理。

八、预防和控制

(一) 做好公众预防的指导和健康教育

避免蜱叮咬是降低感染风险和预防疾病发生的主要措施,特别是高危人群应尽可能减少或避免蜱的暴露。有蜱叮咬史或野外活动史者,一旦出现疑似症状或体征,应及早就医。

在疫区,如需进入草地、树林等蜱类栖息的环境中,应注意做好个人防护,穿着紧口、浅色、光滑的长袖衣服,可防止蜱的附着或叮咬,且容易发现附着的蜱。也可在暴露的皮肤和衣服上喷涂避蚊胺(DEET)等驱避剂进行防护。在蜱栖息地活动时或活动后,应仔细检查身体上有无蜱附着。蜱常附着在人体的头皮、腰部、腋窝、腹股沟及脚踝下方等部位。如发现蜱附着在身体上,应立即用镊子等工具将蜱除去。因蜱体上或皮肤破损处的液体可能含有传染性病原体,不要直接用手将蜱摘除或用手指将蜱捏碎。蜱可寄生在家畜或宠物的体表。如发现动物体表有蜱寄生时,应减少与动物的接触,避免被蜱叮咬。

(二) 开展医疗卫生专业人员培训

应开展对医务人员和疾控人员的培训工作,提高医务人员发现、识别人粒细胞无形体病的能力,规范其治疗行为,以降低病死率。应提高疾控人员的流行病学调查和疫情处置能力,控制疫情的蔓延和流行。

(三) 提高实验室诊断能力

随着临床病例报告的逐渐增多,应在疫区所在的省和地市两级疾病预防控制中心、三级以上医院和传染病专科医院逐步建立实验室检测方法,以期早期发现和确诊本病,控制疾病的传播和扩散。

(四) 媒介与宿主动物的控制

出现暴发疫情时,应采取灭杀蜱、鼠和环境清理等措施,降低环境中蜱和鼠的密度。

(五) 患者的管理

对患者的血液、分泌物、排泄物及被其污染的环境和物品,应进行消毒处理。一般不需要对患者实施隔离。

思考题

1. 人粒细胞无形体病的病原体是什么？其主要生物学特性有哪些。
2. 本病的诊断依据是什么？
3. 本病的治疗原则和主要的治疗措施及预防方法是什么？

（丁向春）

第二十八章
细菌感染性疾病

第一节　伤寒与副伤寒

一、伤寒

伤寒(typhoid fever)是由伤寒沙门菌(*Salmonella typhi*)引起的一种急性肠道传染病。临床特征为持续发热、表情淡漠、相对缓脉、玫瑰皮疹、肝脾肿大和白细胞减少等。重症患者可出现肠出血、肠穿孔等严重并发症。

(一)病原学

见第二篇第十一章第三节。

(二)流行病学

1. 传染源　带菌者或患者为伤寒的唯一传染源。带菌者有以下几种情形:①伤寒患者在潜伏期已经从粪便排菌,称潜伏期带菌者;②恢复期仍然排菌但在3个月内停止者,称暂时带菌者;③恢复期排菌超过3个月者,称慢性带菌者。原先有胆石症或慢性胆囊炎等胆道系统疾病的女性或老年患者容易变为慢性带菌者,少数患者可终身排出细菌,是伤寒不断传播甚至流行的主要传染源。典型伤寒患者在病程2~4周排菌量最大,每克粪便含菌量可达数十亿个,传染性强。而轻型患者由于难以被及时诊断、隔离,向外界环境排菌的可能性大,具有重要的流行病学意义。

2. 传播途径　伤寒沙门菌通过粪-口途径感染人体。水源被污染是本病最重要的传播途径,常可引起暴发流行。食物(尤其是海产品)被污染是传播伤寒的主要途径,有时可引起食物型的暴发流行。日常生活密切接触是伤寒散发流行的传播途径;苍蝇和蟑螂等媒介可机械性携带伤寒沙门菌引起散发流行。

3. 人群易感性　未患过伤寒和未接种过伤寒菌苗的个体,均属易感。伤寒发病后可获得较稳固的免疫力,第二次发病少见。伤寒和副伤寒之间没有交叉免疫。

4. 流行特征　伤寒可发生于任何季节,但以夏秋季多见。发病以学龄期儿童和青年多见。在发达国家和地区,由于建立完善的卫生供水系统和污水处理设施,从20世纪60年代起,疾病模式的主要变化是发病率明显下降和呈旅游相关疾病特征性表现。由于伤寒沙门菌没有动物储存宿主,随着慢性带菌率不断下降,在发达国家最终将被控制。但是,伤寒在中、低收入国家仍是一个严重公共卫生问题。在我国,2015年起伤寒发病率≤0.65/10万,贵州、云南、浙江、广西等省是主要流行区。

(三)发病机制与病理

人体摄入伤寒沙门菌后是否发病取决于所摄入细菌的数量、致病性以及宿主的防御能力。例如,当胃酸的pH小于2时伤寒沙门菌很快被消灭。伤寒沙门菌摄入量达10^5以上才能引起发病,超过10^7或更多时将引起伤寒的典型疾病经过。而非特异性防御机制异常,如胃内胃酸减少和原先有幽门螺杆菌感染等有利于伤寒沙门菌的定位和繁殖,此时引起发病的伤寒沙门菌数量也相应降低。临床观察提示被激活的巨噬细胞对伤寒沙门菌的细胞内杀伤机制起重要作用,巨噬细胞吞噬伤寒沙门菌、红细胞、淋巴细胞及细胞碎片,称为"伤寒细胞"(typhoid cell)。伤寒细胞聚集成团,形成小结节,称为"伤寒小结"(typhoid nodule)或"伤寒肉芽肿"(typhoid granuloma),具有病理诊断意义。

伤寒的发病过程和病理变化与伤寒沙门菌在不同时间段于人体内的位置密切相关。未被胃酸杀灭的部分伤寒沙门菌将到达回肠下段,穿过黏膜上皮屏障,侵入回肠派尔集合淋巴结(Peyer patch)的单核吞噬细胞内繁殖形成初发病灶;进一步侵犯肠系膜淋巴结经胸导管进入血液循环,形成第一次菌血症。此时,临床上处于潜伏期。伤寒沙门菌被单核巨噬细胞系统吞噬、繁殖后再次进入血液循环,形成第二次菌血症。伤寒沙门菌向肝、脾、胆、骨髓、肾和皮肤等器官组织播散,肠壁淋巴结出现髓样肿胀、增生、坏死,临床上处于初期和极期(相当于病程第1~3周)。在胆道系统内大量繁殖的伤寒沙门菌随胆汁排到肠道,一部分随粪便排出体外,一部分经肠道黏膜再次侵入肠壁淋巴结,使原先致敏的淋巴组织发生更严重的炎症反应,可引起溃疡形成,临床上处于缓解期(相当于病程第3~4周)。在极期和缓解期,当坏死或溃疡的病变累及血管时,可引起肠出血(intestinal bleeding);当溃疡侵犯小肠的肌层和浆膜层时,可引起肠穿孔(enteric perforation)。随着机体免疫力的增强,伤寒沙门菌在血液和各个脏器中被清除,肠壁溃疡愈合,临床上处于恢复期。

伤寒沙门菌释放脂多糖内毒素可激活单核吞噬细胞释放白介素-1和肿瘤坏死因子等细胞因子,引起持续发热、表情淡漠、相对缓脉、休克和白细胞减少等表现。

(四) 临床表现

潜伏期长短与伤寒沙门菌的感染量以及机体的免疫状态有关,波动范围为3~60d,通常为7~14d。

1. 典型伤寒的临床表现

(1)初期:为病程的第1周。起病缓慢,最早出现的症状是发热,发热前可伴有畏寒,寒战少见;热度呈阶梯形上升,在3~7d后逐步到达高峰,可达39~40℃。还可伴有全身疲倦、乏力、头痛、干咳、食欲减退、恶心、呕吐胃内容物、腹痛、轻度腹泻或便秘等表现。右下腹可有轻压痛。部分患者此时已能扪及增大的肝脏和脾脏。

(2)极期:为病程的第2~3周。出现伤寒特征性的临床表现。

1)持续发热:体温上升到达高热以后,多呈稽留热型。如果没有进行有效的抗菌治疗,热程可持续2周以上。

2)神经系统中毒症状:由于内毒素的致热和毒性作用,患者表现为表情淡漠、呆滞、反应迟钝、耳鸣、重听或听力下降,严重患者可出现谵妄、颈项强直(虚性脑膜炎的表现)、甚至昏迷。儿童可出现抽搐。

3)相对缓脉:成年人常见,并发心肌炎时,相对缓脉不明显。

4)玫瑰疹:大约一半以上的患者,在病程7~14d可出现淡红色的小斑丘疹,称为玫瑰疹(rose spot)。直径2~4mm,压之褪色,多在10个以下,主要分布在胸、腹及肩背部,四肢罕见,一般在2~4d内变暗淡、消失,可分批出现。有时可变成压之不褪色的小出血点。

5)消化系统症状:大约半数患者可出现腹部隐痛,位于右下腹或呈弥漫性。便秘多见。仅有10%左右的患者出现腹泻,多为水样便。右下腹可有深压痛。

6)肝脾肿大:大多数患者有轻度的肝脾增大。

(3)缓解期:为病程的第4周。体温逐步下降,神经、消化系统症状减轻。应注意的是,由于本期小肠病理改变仍处于溃疡期,还有可能出现肠出血、肠穿孔等并发症。

(4)恢复期:为病程的第5周。体温正常,神经、消化系统症状消失,肝脾恢复正常。

由于积极推行预防接种以及多数患者能得到及时诊断和/或有效的抗菌治疗,目前具典型临床表现患者已不多见。

2. 其他类型 根据所感染伤寒沙门菌的数量和毒力,患者的发病年龄,机体免疫状态,是否存在基础疾病以及使用有效抗菌药物的早晚等因素,除典型伤寒之外,还有以下各种临床类型。

(1)轻型:多见于儿童,或者发病初期使用有效抗菌药物以及曾经接受过伤寒菌苗预防的患者。全身毒血症状轻,病程短,1~2周可恢复健康。由于临床特征不典型,容易出现漏诊或误诊。

(2)暴发型:急性起病,毒血症状严重,高热或体温不升,常并发中毒性脑病、心肌炎、肠麻痹、中毒性肝炎或休克等。如果能及时诊断,进行有效的病原及对症治疗,仍有治愈的可能。

(3)迁延型:常见于原先有慢性乙型肝炎、胆道结石或慢性血吸虫病等消化系统基础疾病的患者。起病初期的表现与典型伤寒相似,但发热可持续5周以上至数月之久,呈弛张热或间歇热,肝脾大明显。

(4)逍遥型:起病初期症状不明显,患者能照常生活,甚至工作,部分患者直至发生肠出血或肠穿孔才被诊断。

3. 特殊临床背景下以及病程发展阶段中伤寒的特点

(1)小儿伤寒:年龄越小临床表现越不典型。一般起病比较急,呕吐和腹泻等胃肠症状明显,热型不规则,便秘较少。多数患儿无相对缓脉,玫瑰疹较少见,肝脾大明显。外周白细胞计数可不减少。容易并发支气管炎或肺炎,肠出血和肠穿孔少见。

(2)老年伤寒:发热通常不高,多汗时容易出现虚脱。病程迁延,恢复期长。并发支气管肺炎和心力衰竭多见,病死率较高。

(3)再燃:部分患者于缓解期,体温还没有下降到正常时,又重新升高,持续5~7d后退热,称为再燃。此时血培养可再次出现阳性,可能与伤寒沙门菌菌血症尚未得到完全控制有关。有效和足量的抗菌药物治疗可减少或杜绝再燃。

(4)复发:10%~20%用氯霉素治疗的患者在退热后1~3周临床症状再度出现,称为复发。此时血培养可再获阳性结果,与病灶内的细菌未被完全清除,重新侵入血流有关。少数患者可有2次以上的复发。

(五) 实验室检查

1. 常规检查

(1)外周血象:白细胞计数一般在$(3~5) \times 10^9/L$之间,中性粒细胞减少,可能与骨髓的粒细胞系统受到细菌毒素的抑制、粒细胞的破坏增加和分布异常有关。嗜酸性粒细胞减少或消失,病情恢复后逐渐回升到正常,复发时再度减少或消失。嗜酸性粒细胞计数对诊断和评估病情均有重要的参考意义。血小板计数突然下降,应警惕出现溶血尿毒综合征或弥散性血管内凝血等严重并发症。

(2)尿常规:从病程第2周开始可有轻度蛋白尿或少量管型。

(3)粪便常规:腹泻患者大便可见少许白细胞。并发肠出血可出现隐血试验阳性或肉眼血便。

2. 细菌学检查

(1)血培养:病程第1~2周阳性率最高,可达80%~90%,第2周后逐步下降,第3周末50%左右,以后迅速降低。再燃和复发时可出现阳性。

(2)骨髓培养:在病程中出现阳性的时间和血培养相仿。由于骨髓中的单核吞噬细胞吞噬伤寒沙门菌较多,伤寒沙门菌存在的时间也较长,所以,骨髓培养的阳性率比血培养稍高,可达80%~95%。对血培养阴性或使用过抗菌药物诊断有困难的疑似患者,骨髓培养更有助于诊断。

(3)粪便培养:病程第2周起阳性率逐渐增加,第3~4周阳性最高,可达75%。

(4)尿培养:初期多为阴性,病程第3~4周的阳性率仅为25%左右。

(5)其他:十二指肠引流液培养有助于带菌者的诊断,但操作不便,一般很少使用。玫瑰疹刮取液培养在必要时亦可进行。

3. 血清学检查　肥达试验(Widal test),其原理是采用伤寒沙门菌菌体抗原(O)、鞭毛抗原(H)、副伤寒甲、乙、丙沙门菌鞭毛抗原共五种,采用凝集法分别测定患者血清中相应抗体的凝集效价。多数患者在病程第2周起出现阳性,第3周阳性率大约50%,第4~5周可上升至80%,痊愈后阳性可持续

几个月。评价结果时,应注意以下特点:

(1)伤寒流行区的正常人群中,部分个体有低效价的凝集抗体存在,故此,当 O 抗体效价在 1∶80 以上,H 抗体效价在 1∶160 以上;或者 O 抗体效价有 4 倍以上的升高,才有辅助诊断意义。

(2)伤寒和副伤寒甲、乙沙门菌之间具有部分 O 抗原相同,能刺激机体产生相同的 O 抗体,所以,O 抗体升高只能支持沙门菌感染,不能区分伤寒或副伤寒。

(3)伤寒和副伤寒甲、乙、丙 4 种沙门菌的 H 抗原不同,产生不同的抗体。在没有接种过伤寒、副伤寒菌苗或未患过伤寒、副伤寒的情况下,当某一种 H 抗体增高超过阳性效价时,提示伤寒或副伤寒中某一种感染的可能。

(4)伤寒、副伤寒菌苗预防接种之后,O 抗体仅有轻度升高,持续 3~6 个月后消失。而 H 抗体明显升高可持续数年之久;并且可因患其他疾病出现回忆反应而升高,而 O 抗体不受影响。因此,单独出现 H 抗体升高,对伤寒的诊断帮助不大。

(5)试验必须动态观察,一般 5~7d 复查 1 次,效价逐渐升高,辅助诊断意义也随着提高。

(6)伤寒、副伤寒甲、乙、丙之外的其他沙门菌属细菌也具有 O 和 H 两种抗原,与伤寒或副伤寒甲、乙、丙患者的血清可产生交叉反应。

(7)少数伤寒、副伤寒患者肥达试验效价始终不高或阴性,尤其以免疫应答能力低下的老弱或婴幼儿患者为多见。有些患者早期应用抗菌药物治疗,病原菌清除早,抗体应答低下,也可出现阴性,故此,肥达试验阴性不能排除本病。相反,如结核病、结缔组织病等疾病在发热病程中出现肥达试验阳性,也不能因此而误诊为伤寒。

(8)伤寒、副伤寒患者的 Vi 抗体效价一般不高。但是,带菌者常有高水平的 Vi 抗体,并且持久存在,对慢性带菌者的调查有一定意义,效价大于 1∶40 时有诊断参考价值。

(六)并发症

1. **肠出血**　为常见的严重并发症。多出现在病程第 2~3 周,发生率 2%~15%。成人比小儿多见,常有饮食不当、活动过多,腹泻以及排便用力过度等诱发因素。大量出血时,常表现为体温突然下降、头晕、口渴、恶心和烦躁不安等症状;体检可发现患者有面色苍白、手足冰冷、呼吸急促、脉搏细速、血压下降等休克体征。

2. **肠穿孔**　为最严重的并发症。发生率 1%~4%。常发生于病程第 2~3 周,穿孔部位多发生在回肠末段,成人比小儿多见。穿孔可发生在经过病原治疗,患者的病情明显好转的数天内。穿孔前可有腹胀、腹泻或肠出血等前兆。临床表现为右下腹突然疼痛,伴恶心、呕吐,以及四肢冰冷、呼吸急促、脉搏细速、体温和血压下降等休克表现(休克期)。经过 1~2h 后,腹痛和休克症状可暂时缓解(平静期)。但是,不久体温迅速上升,腹痛持续存在并加剧;出现腹胀,腹壁紧张,全腹压痛和反跳痛,肠鸣音减弱或消失,移动性浊音阳性等腹膜炎体征;白细胞较原先升高,腹部 X 线检查可发现膈下有游离气体(腹膜炎期)。

3. **中毒性肝炎**　常发生在病程第 1~3 周。发生率为 10%~50%。体检可发现肝脏肿大和压痛。血清丙氨酸转氨酶(ALT)轻至中度升高,仅有部分患者血清胆红素轻度升高,发生肝功能衰竭少见。

4. **中毒性心肌炎**　常出现在病程第 2~3 周。患者有严重的毒血症状,主要表现为脉搏增快、血压下降,第一心音低钝、心律失常。心肌酶谱异常。心电图检查可出现 P-R 间期延长、ST 段下降或平坦、T 波改变等异常。

5. **支气管炎及肺炎**　支气管炎常见于初期、肺炎多发生在极期。多数患者为继发性细菌感染所致,少数为伤寒沙门菌所引起。

6. **溶血性尿毒综合征**　与伤寒沙门菌的内毒素诱发肾小球微血管发生凝血、促使红细胞破裂,导致肾血流受阻有关。常发生在病程第 1~3 周。临床表现为进行性贫血、黄疸加深,接着出现少尿、无尿,严重时可发展为急性肾衰竭。

7. **其他并发症**　包括急性胆囊炎、骨髓炎、肾盂肾炎、脑膜炎和血栓性静脉炎等。孕妇可发生流产或早产。

(七) 诊断

1. 流行病学特点　当地的伤寒疫情特点,既往是否进行过伤寒菌苗预防接种,是否有过伤寒史,最近是否与伤寒或疑似患者有接触史,以及夏秋季发病等流行病学资料均有重要的诊断参考价值。

2. 临床症状及体征　持续发热1周以上,伴全身中毒症状,表情淡漠、食欲下降、腹胀;胃肠症状,腹痛、腹泻或便秘,以及相对缓脉,玫瑰皮疹和肝脾肿大等体征。如并发肠穿孔或肠出血对诊断更有帮助。

3. 实验室依据　血和骨髓培养阳性有确诊意义。外周血白细胞数减少、淋巴细胞比例相对增多,嗜酸性粒细胞减少或消失。肥达试验阳性有辅助诊断意义。

(八) 鉴别诊断

伤寒病程第1周临床症状缺乏特征性,需与其他急性发热性疾病相鉴别:

1. 病毒性上呼吸道感染　患者有高热、头痛、白细胞减少等表现与伤寒相似。可借助患者起病急,咽痛、鼻塞、咳嗽等呼吸道症状明显,没有表情淡漠、玫瑰皮疹、肝脾肿大,病程不超过1~2周等临床特点与伤寒相鉴别。

2. 细菌性痢疾　患者有发热、腹痛、腹泻等表现与伤寒相似。可借助患者腹痛以左下腹为主,伴里急后重、排脓血便,白细胞升高,大便可培养到痢疾杆菌等临床特点与伤寒相鉴别。

3. 疟疾　患者有发热、肝脾大、白细胞减少与伤寒相似。可借助患者寒战明显、体温每日波动范围较大,退热时出汗较多,红细胞和血红蛋白降低,外周血或骨髓涂片可找到疟原虫等临床特点与伤寒相鉴别。

伤寒病程1~2周以后,临床特征逐渐得以表现,需要与以下长期发热性疾病进行鉴别:

4. 革兰氏阴性杆菌败血症　患者高热、肝脾大、白细胞减少等表现与伤寒相似。可借助患者可有胆道、泌尿道或呼吸道等原发性感染灶存在,寒战明显,弛张热多见,常有皮肤瘀点、瘀斑,血培养找到相应的致病菌等临床特点与伤寒相鉴别。

5. 血行播散性结核病　患者有长期发热、白细胞降低与伤寒相似。可借助患者常有结核病史或结核患者接触史,发热不规则、伴有盗汗,结核菌素试验阳性,X线胸部照片可见粟粒性结核病灶等临床特点与伤寒相鉴别。

(九) 治疗

目前对氯霉素敏感的伤寒菌株或者耐氯霉素的菌株都有特效抗菌药物,在伤寒和副伤寒病原治疗中起到决定性的作用。

1. 一般治疗

(1)消毒和隔离:患者入院以后应按照肠道传染病常规进行消毒隔离。临床症状消失后,每隔5~7d送粪便进行伤寒沙门菌培养,连续2次阴性才可解除隔离。

(2)休息:发热期患者应卧床休息,退热后2~3d可在床上稍坐,退热后1周才由轻度活动逐渐过渡至正常活动量。

(3)护理:观察体温、脉搏、血压和大便性状等变化。注意口腔和皮肤清洁,定期更换体位,预防压疮和肺部感染。

(4)饮食:发热期应给予流质或无渣半流饮食,少量多餐。退热后饮食仍应从稀粥、软质饮食逐渐过渡,退热后2周才能恢复正常饮食。饮食的质量应包括足量的糖类、蛋白质和各种维生素,以补充发热期的消耗,促进恢复。过早进食多渣、坚硬或容易产气的食物有诱发肠出血和肠穿孔的危险。

2. 对症治疗

(1)降温措施:高热时可进行物理降温,使用冰袋冷敷和/或25%~30%乙醇四肢擦浴。发汗退热药,如阿司匹林有时可引起低血压,以慎用为宜。

(2)便秘:可使用生理盐水300~500ml低压灌肠。无效时可改用50%甘油60ml或液状石蜡100ml灌肠。禁用高压灌肠和泻剂。

（3）腹胀：饮食应减少豆奶、牛奶等容易产气的食物。腹部使用松节油涂擦，或者肛管排气。禁用新斯的明等促进肠蠕动的药物。

（4）腹泻：应选择低糖低脂肪的食物。酌情给予小檗碱（黄连素）0.3g，口服，每日3次，一般不使用鸦片制剂，以免引起肠蠕动减弱，产生腹中积气。

（5）肾上腺皮质激素：仅使用于出现谵妄、昏迷或休克等严重毒血症状的高危患者，应在有效足量的抗菌药物配合下使用，可降低死亡率。可选择地塞米松（dexamethasone），2~4mg静脉滴注，每日1次。或者氢化可的松（hydrocortisone），50~100mg静脉滴注，每日1次。疗程一般3d。使用肾上腺皮质激素有可能掩盖肠穿孔的症状和体征，在观察病情变化时应给予重视。

3. 病原治疗 自1948年以来，氯霉素治疗伤寒已有50余年的历史，曾被作为治疗伤寒的首选药物。20世纪50年代已发现耐氯霉素的伤寒菌株；有些伤寒菌株则呈现多重耐药性。尽管如此，至今世界许多地区氯霉素的应用仍然相当有效。伤寒沙门菌耐氯霉素的基因多数位于质粒，少数位于染色体，或者两者兼有。多重耐药伤寒沙门菌株的形成机制尚需做进一步研究才能阐明。

第三代喹诺酮类药物具有口服吸收良好，在血液、胆汁、肠道和尿路的浓度高，能渗透进入细胞内作用于细菌DNA旋转酶影响DNA合成发挥杀菌的药效，与其他抗菌药物无交叉耐药性，对氯霉素敏感的伤寒菌株、氯霉素耐药的伤寒菌株均有良好的抗菌活性等优点。故此，90年代后，国内外许多报道推荐第三代喹诺酮类药物为治疗伤寒的首选药物。但随着第三代喹诺酮类药物的广泛应用，已报道伤寒菌株对第三代喹诺酮类药物出现耐药，耐药机制与伤寒沙门菌DNA螺旋酶（gyrase enzyme）83和87位发生点突变有关。相反，在一些地区由于近年对氨苄西林、庆大霉素和复方磺胺甲噁唑等抗菌药物的应用减少，伤寒沙门菌对这些抗菌药物的敏感性有所恢复。

第三代头孢菌素的抗菌活性强，对伤寒沙门菌的最低抑菌浓度多 ≤ 0.25μg/ml，而且胆汁浓度高，不良反应少。尽管有报道称第三代头孢菌素治疗伤寒的退热时间比第三代喹诺酮类药物稍长，但是，在治疗氯霉素敏感的伤寒菌株、氯霉素耐药的伤寒菌株以及多重耐药的伤寒菌株中都能获得满意的疗效，治愈率达90%以上，复发率低于5%。

所以，目前，在没有伤寒药物敏感性试验的结果之前，伤寒经验治疗的首选药物推荐使用第三代喹诺酮类药物，儿童和孕妇伤寒患者宜首先应用第三代头孢菌素。治疗开始以后，必须密切观察疗效，尽快取得药物敏感性试验的结果，以便决定是否需要进行治疗方案的调整。

（1）第三代喹诺酮类药物

1）诺氟沙星（norfloxacin）：每次0.2~0.4g，口服3~4次；疗程14d。

2）左旋氧氟沙星（levofloxacin）：每次0.2~0.4g，口服2~3次；疗程14d。

3）氧氟沙星（ofloxacin）：每次0.2g，口服3次；疗程14d。对于重型或有并发症的患者，每次0.2g，静脉滴注，每日2次，症状控制后改为口服，疗程14d。

4）环丙沙星（ciprofloxacin）：每次0.5g，口服2次；疗程14d。对于重型或有并发症的患者，每次0.2g，静脉滴注，每日2次，症状控制后改为口服，疗程14d。

其他第三代喹诺酮类药物有培氟沙星（pefloxacin）、洛美沙星（lomefloxacin）和司氟沙星（sparfloxacin）等均有令人满意的临床疗效。

（2）第三代头孢菌素

1）头孢噻肟（cefotaxime）：每次2g，静脉滴注，每日2次；儿童，每次50mg/kg，静脉滴注，每日2次，疗程14d。

2）头孢哌酮（cefoperazone）：每次2g，静脉滴注，每日2次；儿童，每次50mg/kg，静脉滴注，每日2次，疗程14d。

3）头孢他啶（ceftazidime，头孢噻甲羧肟）：每次2g，静脉滴注，每日2次；儿童，每次50mg/kg，静脉滴注，每日2次，疗程14d。

4）头孢曲松（ceftriaxone）：每次1~2g，静脉滴注，每日2次；儿童，每次50mg/kg，静脉滴注，每日2

次,疗程 14d。

(3)氯霉素(chloramphenicol):用于氯霉素敏感株。每次 0.5g 口服,每日 4 次;重型患者,每次 0.75~1g,静脉滴注,每日 2 次;体温正常后,剂量减半,疗程 10~14d。新生儿、孕妇和肝功能明显异常的患者忌用;注意骨髓抑制的不良反应,外周白细胞少于 0.25×10^9/L 时停药,更换其他抗菌药物。

(4)氨苄西林(ampicillin):用于敏感菌株的治疗。每次 4~6g,静脉滴注,每日 1 次,疗程 14d。使用之前需要做皮肤过敏试验。如果出现皮疹应及时停药,更换其他抗菌药物。

(5)复方磺胺甲噁唑(sulfamethoxazole-trimethoprim,SMZ-TMP):用于敏感菌株的治疗。2 片 / 次,口服,每日 2 次,疗程 14d。

4. **带菌者的治疗** 氯霉素在胆汁的浓度较低,一般仅是血浓度的 25%~50%,大部分经肝脏与葡萄糖醛酸结合为无抗菌活性的代谢产物,不适宜用于伤寒沙门菌慢性带菌者的治疗。可选择下列治疗措施:

(1)氧氟沙星或环丙沙星:氧氟沙星,每次 0.2g,口服,每日 2 次;或者环丙沙星,每次 0.5g,口服,每日 2 次,疗程 4~6d。

(2)氨苄西林或阿莫西林(amoxycillin):氨苄西林每次 4~6g,静脉滴注,每日 1 次,使用前必须做皮肤过敏试验;或者阿莫西林,每次 0.5g,口服,每日 4 次;可联合丙磺舒(probenecid),每次 0.5g,口服,每日 4 次,疗程 4~6d。

(3)合并胆石或胆囊炎的慢性带菌者:病原治疗无效时,需作胆囊切除,以根治带菌状态。

5. **复发治疗** 病原治疗的抗菌药物与伤寒初治相同。

6. **并发症的治疗**

(1)肠出血:①绝对卧床休息,密切监测血压和大便出血量;②暂时禁食;③如果患者烦躁不安,应给地西泮(diazepam,安定),每次 10mg,肌内注射,必要时 6~8h 可重复 1 次;或者苯巴比妥(phenobarbital),每次 0.1g,肌内注射,必要时 4~6h 可重复 1 次;④补充血容量,维持水、电解质和酸碱平衡;⑤止血药,维生素 K_1(vitamin K_1)每次 10mg,静脉滴注,每日 2 次。卡巴克络(adrenosem,安络血),每次 10mg,肌内注射,每日 2 次。酚磺乙胺(dicynone,止血敏),0.5g/ 次,静脉滴注,每日 2 次;⑥按照出血情况,必要时给予输血;⑦内科止血治疗无效,应考虑手术治疗。

(2)肠穿孔:①局限性穿孔者应给予禁食,使用胃管进行胃肠减压;除了对原发病给予有效的抗菌药物治疗之外,应加强控制腹膜炎症,如联合氨基糖苷类、第三代头孢菌素或碳青霉烯类等抗菌药物。警惕感染性休克的发生;②肠穿孔并发腹膜炎的患者,应及时进行手术治疗,同时加用足量有效的抗菌药物控制腹膜炎。

(3)中毒性心肌炎:①严格卧床休息;②保护心肌药物:高渗葡萄糖、维生素 B_1、腺苷三磷酸和 1,6- 二磷酸果糖等;③必要时加用肾上腺皮质激素;④如果出现心力衰竭,应给予洋地黄和利尿剂维持至症状消失。

(4)溶血性尿毒综合征:①足量有效的抗菌药物控制伤寒沙门菌的原发感染;②肾上腺皮质激素,如地塞米松或泼尼松龙;③输血,碱化尿液;④小剂量肝素和 / 或低分子右旋糖酐进行抗凝;⑤必要时进行血液透析,促进肾功能的恢复。

(5)肺炎、中毒性肝炎、胆囊炎和 DIC:采取相应的内科治疗措施进行治疗。

(十) 预后

伤寒的病死率在抗菌药物问世之前大约为 12%,使用氯霉素治疗之后下降至 4% 左右。尽管在发展中国家已有抗菌药物供应,仍然有病死率超过 10% 的报道,伤寒住院患者的死亡率在巴基斯坦、越南大约为 2%,而巴布亚新几内亚和印度尼西亚则高达 30%~50%。相反,发达国家病死率已下降至 1% 以下。

(十一) 预防

1. **控制传染源** 患者应按肠道传染病隔离。体温正常后的第 15d 才解除隔离。如果有条件,症状消失后 5d 和 10d 各做尿、粪便培养,连续二次阴性,才能解除隔离。慢性携带者应调离饮食业,并给予治疗。接触者医学观察 15d。

2. 切断传播途径　应做好水源管理、饮食管理、粪便管理和消灭苍蝇等卫生工作。要避免饮用生水,避免进食未煮熟的肉类食品,进食水果前应洗净或削皮。

3. 保护易感人群　对易感人群进行伤寒、副伤寒甲、乙三联菌苗预防接种,皮下注射 3 次,间隔 7~10d, 各 0.5ml、1.0ml、1.0ml; 免疫期为 1 年。每年可加强 1 次,1.0ml,皮下注射。伤寒 Ty21a 活疫苗,第 1、3、5 和 7d 各口服 1 个胶囊。以上疫苗仅有部分免疫保护作用。因此,已经进行免疫预防的个体,仍然需要注意水源、食品卫生。

二、副伤寒

副伤寒(paratyphoid fever)是副伤寒甲、乙、丙沙门菌引起的一组细菌性传染病。

副伤寒的临床疾病过程和处理措施与伤寒大致相同,以下为副伤寒与伤寒不同的临床特点:

(一) 副伤寒甲、乙

副伤寒甲分布比较局限,副伤寒乙呈世界性分布。我国成人的副伤寒以副伤寒甲为主,儿童以副伤寒乙较常见。副伤寒甲、乙患者肠道病变表浅,范围较广,可波及结肠。潜伏期比较短,2~15d,一般为 8~10d。起病常有腹痛、腹泻、呕吐等急性胃肠炎症状,2~3d 后减轻,接着体温升高,出现伤寒样症状。体温波动比较大,稽留热少见,热程短,副伤寒甲大约 3 周,副伤寒乙 2 周左右。皮疹出现比较早,稍大、颜色较深,量稍多可遍布全身。副伤寒甲复发率比较高,肠出血、肠穿孔等并发症少见,病死率较低。

(二) 副伤寒丙

可表现为脓毒血症型、伤寒型或急性胃肠炎型,以脓毒血症型多见。临床表现比较复杂。起病急,寒战、体温迅速上升,热型不规则,热程 1~3 周。出现迁徙性化脓病灶时,病程延长,以肺部、骨骼及关节等部位的局限性化脓灶为常见。肠出血、肠穿孔少见。局部化脓病灶抽脓可检出丙型副伤寒沙门菌。

副伤寒甲、乙、丙的治疗与伤寒相同,当副伤寒丙出现脓肿形成时,应进行外科手术排脓,同时加强抗菌治疗。

> **思考题**
>
> 1. 简述伤寒的发病机制与临床表现、实验室检查之间的关系。
> 2. 简述伤寒的临床表现与发热疾病的诊断与鉴别诊断之间的联系。
> 3. 简述伤寒的抗生素治疗与抗感染药物应用普遍原则之间的关系。

(任　红)

第二节　细菌性食物中毒

细菌性食物中毒(bacterial food poisoning)是指进食被细菌或细菌毒素污染的食物而引起的急性感染中毒性疾病。根据临床表现的不同,分为胃肠型食物中毒和神经型食物中毒。

一、胃肠型食物中毒

胃肠型食物中毒较多见,以恶心、呕吐、腹痛、腹泻为主要特征。

(一)病原学

引起胃肠型食物中毒的细菌很多,常见的有下列 6 种:沙门菌、副溶血性弧菌、大肠埃希菌、变形杆菌、葡萄球菌、产气荚膜杆菌,具体见第二篇第十、十一、十二章。

(二)流行病学

1. **传染源**　带菌的动物如家畜、家禽及其蛋类制品、鱼类及野生动物为本病主要传染源,患者带菌时间较短,作为传染源意义不大。

2. **传播途径**　被细菌及其毒素污染的食物经口进入消化道而得病。食品本身带菌,或在加工、贮存过程中污染。苍蝇、蟑螂亦可作为沙门菌、大肠埃希菌污染食物的媒介。

3. **人群易感性**　普遍易感,病后无明显免疫力。

4. **流行因素**　本病在 5~10 月较多,7~9 月尤易发生,此与夏季气温高、细菌易于大量繁殖密切相关。常因食物采购疏忽(食物不新鲜或病死性畜肉)、保存不好(各类食品混合存放、或贮存条件差)、烹调不当(肉块过大、加热不够、或凉拌菜)、生熟刀板不分或剩余物处理不当而引起。节日会餐时,饮食卫生监督不严,尤易发生食物中毒。

(三)发病机制与病理

按发病机制可分为三型:①感染型食物中毒:细菌在食品中大量繁殖,摄取了这种带有大量活菌的食品而发病,沙门菌、副溶血性弧菌、变形杆菌、致病性大肠埃希菌等皆可引起此型;②毒素型食物中毒:由细菌在食品中繁殖时产生的毒素引起的中毒,摄入的食品中可以没有原来产毒素的活菌,如肉毒中毒、葡萄球菌肠毒素中毒;③过敏型食物中毒:由于含组胺酸脱羧酸酶细菌的作用,食品中产生大量的有毒胺(如组胺)而使人产生过敏样症状的食物中毒,引起此型中毒的食品为不新鲜或腐败的鱼。细菌多为摩根菌、无色杆菌和溶血性大肠杆菌。病原菌在污染的食物中大量繁殖,并产生肠毒素类物质或菌体裂解释放内毒素。发病与否及病情轻重与摄入食物被细菌和毒素污染的程度、进食量的多少及人体抵抗力强弱有关。致病因素有:

1. **肠毒素**　上述细菌中大多数能产生肠毒素或类似的毒素,致病作用基本相似。肠毒素通过刺激肠壁上皮细胞,激活腺苷酸活化酶,从而催化胞质中的三磷酸腺苷成为环磷酸腺苷(cAMP),它的浓度增高可促进胞质内蛋白质磷酸化,促进液体及氯离子的分泌,引起腹泻。而耐热肠毒素则使肠黏膜细胞的鸟苷酸环化酶激活,使环磷酸鸟苷浓度增高,肠隐窝细胞会增强分泌,绒毛顶部细胞降低吸收能力,从而导致腹泻。

2. **侵袭性损害**　上述菌群可通过对肠黏膜上皮细胞的侵袭性损害,导致黏膜充血、水肿、溃疡。侵袭性细菌性食物中毒潜伏期较长,多见黏液脓血便。

3. **内毒素**　沙门菌菌体裂解后可释放内毒素,具有较强的致病性,症状主要表现为发热、胃炎、呕吐、腹泻等。

4. **超敏反应**　摩根菌会使蛋白质中的组氨酸成为组织胺,导致超敏反应。但是因为细菌不侵入组织,所以其病理改变较轻,一般无炎症改变。

(四)临床表现

潜伏期短,超过 72h 的病例可基本排除食物中毒。金黄色葡萄球菌食物中毒由积蓄在食物中的肠毒素引起,潜伏期 1~6h。产气荚膜梭菌进入人体后产生不耐热肠毒素,潜伏期 8~16h。侵袭性细菌如沙门菌、副溶血弧菌、变形杆菌等引起的食物中毒,潜伏期一般为 16~48h。

临床表现以急性胃肠炎为主,如恶心、呕吐、腹痛、腹泻等。葡萄球菌食物中毒呕吐较明显,呕吐物含胆汁,有时带血和黏液,腹痛以上腹部及脐周多见,腹泻频繁,多为黄色稀便和水样便。侵袭性细菌引起的食物中毒,可有发热、腹部阵发性绞痛和黏液脓血便。副溶血弧菌食物中毒的部分病例大便呈血水样。产气荚膜梭菌 A 型菌病情较轻,少数 C 型和 F 型可引起出血性坏死性肠炎。摩根菌会导致颜面潮红,并且出现头痛、荨麻疹等过敏表现。严重腹泻时会发生脱水、酸中毒、休克。

(五) 诊断

根据集体伙食单位短期内暴发大批急性胃肠炎患者,结合季节及饮食情况(厨房卫生情况、食物质量、保管及烹调方法的缺陷)即可作出临床诊断。

有条件时,应取患者吐泻物及可疑的残存食物进行细菌培养,重症患者行血培养,首先留取发病初期及发病后 2 周的血清,将其培养分离的细菌进行血清凝集实验,双份试验效价递增者具诊断价值。近年来采用琼脂扩散沉淀试验检测污染食物中毒的肠毒素,效果良好。

动物试验:葡萄球菌与条件致病菌培养阳性者,可取纯培养滤液加热后喂食猕猴或猫,或行腹腔注射。副溶血性弧菌可用鼠或猫做试验,观察是否发病。

(六) 鉴别诊断

1. 非细菌性食物中毒　食用了有毒的植物、动物、化学物品或重金属类物质,例如有机磷农药、桐油、野毒蕈、亚硝酸盐等等。多表现为频繁呕吐,较少出现腹痛、腹泻等,且有明显的神经症状,病死率较高。

2. 霍乱及副霍乱　是一种急性腹泻疾病,发病高峰期在夏季,可在数小时内造成腹泻脱水甚至死亡。多有典型的"米泔水样"大便,大便涂片镜检及培养找到霍乱弧菌可确定诊断。

3. 急性菌痢　多表现为发热、腹泻、里急后重、可见黏液脓血便,查体左下腹部压痛阳性,粪便镜检可见红白细胞及巨噬细胞,约 50% 会培养出志贺菌生长。

4. 病毒性胃肠炎　是一组由多种病毒引起的急性肠道传染病,潜伏期 24~72h,临床特点为起病急、恶心、呕吐、腹痛、腹泻,排水样便或稀便,严重者可脱水、电解质及酸碱平衡紊乱。

(七) 治疗

1. 分类处置　暴发流行时应先将患者按轻重分类,轻者在原就诊处集中治理,重症患者送往医院治疗,并进行流行病学调查及检验检疫工作,从而助于明确病因。

2. 对症治疗　卧床休息,流食或半流食,宜清淡,多饮盐糖水。吐泻腹痛剧者暂禁食,给复方颠茄片口服或注射山莨菪碱。及时纠正水与电解质紊乱及酸中毒。血压下降者予升压药。高热者用物理降温或退热药。变形杆菌食物中毒过敏型以抗组织胺药物治疗为主,如苯海拉明等,必要时加用肾上腺皮质激素。精神紧张不安时应给镇静剂。

3. 抗菌治疗　一般不用抗菌药物,可以经对症疗法治愈。症状较重考虑为感染性食物中毒或侵袭性腹泻者,可按不同病原选用抗菌药物,如葡萄球菌食物中毒可用苯唑西林钠,沙门菌可选用喹诺酮类药物治疗。但抗菌药物不能缩短排菌期。

(八) 预防

做好饮食卫生监督,认真贯彻《食品卫生法》。

1. 管理传染源　一旦发生可疑食物中毒,立即报告当地卫生防疫部门,进行调查,制订防疫措施,控制疫情。

2. 切断传播途径　加强食品卫生管理,进行卫生宣传教育,不吃不洁、腐败、变质、未熟透食物。

二、神经型食物中毒

肉毒梭菌食物中毒(clostridium botulinum food poisoning),亦称肉毒中毒(botulism),是因进食含有肉毒梭菌外毒素的食物而引起的中毒性疾病。临床上以恶心、呕吐及中枢神经系统症状如眼肌及咽肌瘫痪为主要表现。如抢救不及时,病死率较高。

(一) 病原学

致病的病原微生物为肉毒梭菌,具体参见第二篇相应内容。

(二) 流行病学

1. **传染源**　家畜、家禽及鱼类为传染源。本菌芽胞广布于自然界,病菌由动物(主要是食草动物)肠道排出,污染土壤。由受污染的食品制作罐头,如加热不足,则其所产芽胞不被消灭,加之缺氧环境,造成肉毒杆菌大量繁殖,产生大量外毒素。

2. **传播途径**　主要通过食物传播,多见于腌肉、腊肉、猪肉及制作不良的罐头食品,也可通过食用不新鲜的鱼、猪肉等发病。即使没有严格的厌氧环境及温度,肉毒梭菌仍可繁殖,A 型、B 型菌可产生蛋白水解酶,使食物变质,但 E 型菌不产生该酶,其在 6℃ 低温繁殖并产生毒素。

战争环境中,敌方可利用肉毒毒素经气溶胶方式传播,广泛污染饮水、粮食及器物,如不及时处理,可造成集体中毒。

3. **易感性**　普遍易感,不引起人与人之间传染。

(三) 发病机制与病理

肉毒毒素是一种嗜神经毒素,主要由上消化道吸收,毒素进入小肠和结肠后,则吸收缓慢;胃酸及消化酶均不能将其破坏,故多数患者起病缓慢,病程较长。肉毒毒素吸收后主要作用于脑神经核、外周神经、肌肉接头处及自主神经末梢,阻断胆碱能神经纤维的传导,神经冲动在神经末梢突触前被阻断,从而抑制神经传导介质——乙酰胆碱的释放,使肌肉收缩运动障碍,发生迟缓性瘫痪,但肌肉仍能保持对乙酰胆碱的反应性,静脉注射乙酰胆碱能使瘫痪的肌肉恢复功能。

病理变化主要是脑神经核及脊髓前角产生退行性变,使其所支配的相应肌群发生瘫痪,脑干神经核也可受损。脑及脑膜显著充血、水肿,并有广泛的点状出血和血栓形成。显微镜下可见神经节细胞变性。

(四) 临床表现

潜伏期 12~36h,最短为 2~6h,长者可达 8~10d。中毒剂量愈大,则潜伏期愈短,病情亦愈重。

起病突然,病初可有头痛、头晕、乏力、恶心、呕吐(E 型菌恶心呕吐重、A 型菌及 B 型菌较轻);随后出现眼内外肌瘫痪,表现为视力模糊、复视、眼睑下垂、瞳孔散大、对光反射消失。口腔及咽部潮红,伴有咽痛,如咽肌瘫痪,则致呼吸困难。肌力低下主要见于颈部及肢体近端。由于颈肌无力,头向前倾或倾向一侧。腱反射可呈对称性减弱。

自主神经末梢先兴奋后抑制,故泪腺、汗腺及涎腺等先分泌增多而后减少。血压先正常而后升高。脉搏先慢后快。常有顽固性便秘、腹胀、尿潴留。病程中神志清楚,感觉正常,不发热。血、尿与脑脊液常规检查无异常改变。轻者 5~9d 内逐渐恢复,但全身乏力及眼肌瘫痪持续较久。重症患者抢救不及时多数死亡,病死率 30%~60%,死亡原因多为延髓麻痹所致呼吸衰竭、心功能不全及误吸所致肺炎等继发性感染。

婴儿偶尔吞入少量肉毒梭菌芽胞,在肠内繁殖,产生神经毒素,吸收后可因骤发呼吸麻痹而猝死称为婴儿猝死综合征(the sudden infant death syndrome,SIDS)。

(五) 诊断

1. 有进食可疑食物,特别是火腿、腊肠、罐头或瓶装食品史,同餐者集体发病。

2. 有复视、斜视、眼睑下垂、吞咽及呼吸困难等特殊的神经系统症状及体征。

3. 确诊可用动物试验检查患者血清及可疑食物中的肉毒毒素,亦可用可疑食物进行厌氧菌培养,分离病原菌。在战争环境中,须警惕敌人释放含肉毒素的气溶胶;如有可疑,可将气溶胶从附着处洗下,进行动物试验。

(六) 鉴别诊断

与脊髓灰质炎、白喉后神经麻痹、流行性乙型脑炎、急性多发性神经根炎、毒蕈及葡萄球菌肠毒素中毒等相鉴别。

（七）治疗

1. **抗毒素治疗**　多价抗毒素（A、B、E 型）对本病有特效,必须及早应用,有效用药时间为起病后 24h 内或出现瘫痪前,使用抗毒素 10 万单位静脉或肌内注射,必要时可 6h 后重复一次。在病菌型别已确定者,应注射同型抗毒素,每次 1 万 ~2 万单位。病程已过 2 日患者,抗毒素效果较差,但应继续注射,以中和血中残存毒素。

2. **对症治疗**　患者应严格卧床休息,并予适当镇静剂,以避免瘫痪加重。患者于食后 4h 内可用 5% 碳酸氢钠或 1:4 000 高锰酸钾溶液洗胃及灌肠,以破坏胃肠内尚未吸收的毒素。咽肌麻痹宜用鼻饲及输液。呼吸困难者吸氧,尽早气管切开,呼吸麻痹者用人工呼吸器。为消灭肠道内的肉毒梭菌,以防其继续产生毒素,可给予大剂量青霉素。还应根据病情给予强心剂及防治继发性细菌感染等措施。出院后 10~15d 内应避免体力劳动。

（八）预防

1. **管理传染源**　一旦发生可疑中毒,立即报告当地卫生防疫部门。

2. **切断传播途径**　严格管理与检查食品,尤应注意罐头食品、火腿、腌腊食品的制作和保存。食品罐头的两端若有膨隆现象,或内容物色香味改变者,应禁止出售和禁止食用,即使煮沸也不宜食用。谷类及豆类亦有被肉毒梭菌污染的可能,因此禁止食用发酵或腐败的食物。

3. **保护易感人群**　遇有同食者发生肉毒素中毒时,其余人员应立即给予多价精制肉毒抗毒血清预防,1 000~2 000U 皮下注射,每周 1 次,共 3 次。经常食用罐头者,可考虑注射肉毒梭菌类毒素。

> **思考题**
>
> 1. 简述细菌性食物中毒的分类。
> 2. 引起胃肠型食物中毒的病原和神经型食物中毒的病原有哪些? 简述各自的临床表现与处理方法。

（李家斌）

第三节　霍　　乱

霍乱(cholera)是由霍乱弧菌(*Vibrio cholera*)所引起的烈性肠道传染病,以剧烈的腹泻和呕吐、脱水、肌肉痉挛、周围循环衰竭为主要临床表现,诊治不及时易致死亡。本病主要经水传播,具有发病急、传播迅速、发病率高、常在数小时内可致人死亡等特点,对人类生命健康形成很大威胁。在我国,霍乱属于甲类传染病。本病广泛流行于亚洲、非洲、拉丁美洲地区,属国际检疫传染病。

一、病原学

见第二篇第十二章第一节。

二、流行病学

(一) 传染源

患者和带菌者是霍乱的传染源。严重吐泻者可排出大量细菌,极易污染周围环境,是重要的传染源。轻型和隐性感染者由于发病的隐蔽性,在疾病传播上起着更重要作用。

(二) 传播途径

霍乱是肠道传染病,患者及带菌者的粪便和排泄物污染水源和食物后可引起传播。其次,日常的生活接触和苍蝇亦起传播作用。近年来发现埃尔托生物型霍乱弧菌和 O_{139} 霍乱弧菌均能通过污染鱼、虾等水产品引起传播。

(三) 人群易感性

人群对霍乱弧菌普遍易感,本病隐性感染较多,而有临床症状的显性感染则较少。病后可获一定免疫力。能产生抗菌抗体和抗肠毒素抗体,但亦有再感染的报告。霍乱地方性流行区人群或对 O_1 群霍乱弧菌有免疫力者,却不能免受 O_{139} 的感染。

(四) 流行特征

霍乱主要在东南亚地区经常流行,历次大流行均由以上地区传播。我国发生的霍乱系从国外输入,属外来传染病。流行地区以沿海一带,如广东、广西、浙江、江苏、上海等省市为多。O_{139} 型菌株引起的霍乱无家庭聚集性,发病以成人为主(可达 74%),男病例多于女病例。在我国霍乱流行季节为夏秋季,以 7~10 月为多。

三、发病机制与病理

霍乱弧菌经口进入消化道,经胃到达小肠,在小肠碱性环境中霍乱弧菌大量繁殖,并产生霍乱肠毒素,即霍乱原(choleragen)。霍乱原到达黏膜后,B 亚单位能识别肠黏膜上皮细胞上的神经节苷脂(ganglioside)受体并与之结合,经过一系列作用,最终刺激肠黏膜隐窝细胞过度分泌水、氯化物及碳酸盐,同时抑制绒毛细胞对钠和氯离子的吸收,使水和 NaCl 等在肠腔积累,因而引起严重水样腹泻。霍乱原还可促使肠黏膜杯状细胞分泌黏液增多,使腹泻水样便中含大量黏液。因此,霍乱患者的死亡原因为循环衰竭和尿毒症,其主要病理变化为严重脱水,脏器实质性损害不重。皮肤苍白、干瘪、无弹性,皮下组织和肌肉脱水,心、肝、脾等脏器因脱水而缩小色暗无光泽。肠黏膜轻度发炎、松弛,一般无黏膜上皮脱落,亦无溃疡形成,偶见出血。小肠明显水肿,色苍白暗淡,黏膜面粗糙,活检镜下仅见轻微的非特异性炎症。肾脏无炎性改变,肾小球和肾间质毛细血管可见扩张,肾小管可有混浊变性和坏死。

四、临床表现

三种生物型弧菌所致霍乱的临床表现基本相同,古典生物型和 O_{139} 型霍乱弧菌引起的疾病,症状较严重,埃尔托生物型霍乱弧菌引起的症状轻者较多,无症状的病原携带者亦较多。本病潜伏期,短者数小时,长者 7d,一般为 1~3d;典型患者多发病急,少数患者发病前 1~2d 可有头昏、乏力或轻度腹泻等前驱症状。

(一) 病程

典型病例的病程可分为三期。

1. 吐泻期　绝大多数患者以剧烈的腹泻、呕吐开始。一般不发热,仅少数有低热。

(1)腹泻:腹泻是发病的第一个症状,不伴有里急后重感,多数不伴腹痛,少数患者因腹直肌痉挛而引起腹痛。大便初为泥浆样或水样，尚有粪质，以后迅速变为"米泔水"样大便或无色透明水样，无粪臭，微有淡甜或鱼鲜味，含有大量黏液。少数患者可排出血便，以埃尔托霍乱弧菌引起者多见。腹泻次数由每日数次至数十次不等，重者则大便失禁。腹泻量在严重患者甚至每次可达到 1 000ml。

(2)呕吐：呕吐一般发生在腹泻之后，但也有先于或与腹泻同时发生。呕吐不伴恶心，多呈喷射性和连续性。呕吐物初为胃内食物，继而为清水样，严重者为"米泔水"呕吐物。呕吐一般持续 1~2d。

2. **脱水期**　由于剧烈的呕吐与腹泻，使体内大量水分和电解质丧失，因而出现脱水，电解质紊乱和代谢性酸中毒。严重者出现循环衰竭。本期病程长短，主要决定于治疗是否及时和正确，一般为数小时至 2~3d。

(1)脱水：可分轻、中、重三度。轻度脱水，可见皮肤黏膜稍干燥，皮肤弹性略差，一般约失水 1 000ml，儿童 70~80ml/kg。中度脱水，可见皮肤弹性差，眼窝凹陷，声音轻度嘶哑，血压下降和尿量减少，丧失水分 3 000~3 500ml，儿童为 80~100ml/kg。重度脱水，则出现皮肤干皱，没有弹性，声音嘶哑，并可见眼眶下降，两颊深凹，神志淡漠或不清的"霍乱面容"。重度脱水患者约脱水 4 000ml，儿童 100~120ml/kg。

(2)循环衰竭：是严重失水所致的失水性休克。出现四肢厥冷，脉搏细速，甚至不能触及，血压下降或不能测出。继而由于脑部供血不足，脑缺氧而出现神志意识障碍，开始为烦躁不安，继而呆滞、嗜睡甚至昏迷。出现循环衰竭，若不积极抢救，可危及生命。

(3)酸中毒：临床表现为呼吸增快，严重者除出现库斯莫尔（Kussmaul）深大呼吸外，可有神志意识障碍，如嗜睡、感觉迟钝甚至昏迷。

(4)肌肉痉挛：由于呕吐、腹泻使大量的钠盐丧失，严重的低血钠引起腓肠肌和腹直肌痉挛。临床表现为痉挛部位的疼痛和肌肉呈强直状态。

(5)低血钾：频繁的腹泻使钾盐大量丧失，血钾可显著降低。临床表现为肌张力减弱，膝反射减弱或消失，腹胀，亦可出现心律失常。心电图示 QT 延长，T 波平坦或倒置和出现 U 波。

3. **恢复期或反应期**　腹泻停止，脱水纠正后多数患者症状消失，尿量增加，体力逐步恢复。但亦有少数病例由于血液循环的改善，残留于肠腔的内毒素被吸收进入血流，可引起轻重不一的发热。一般体温可达 38~39℃，持续 1~3d 后自行消退。

(二) 临床类型

根据失水程度、血压和尿量情况，可分为轻、中、重三型。

1. **轻型**　起病缓慢，腹泻每日不超出 10 次，为稀便或稀水样便，一般不伴呕吐，持续腹泻 3~5d 后恢复。无明显脱水表现。

2. **中型（典型）**　有典型的腹泻和呕吐症状，腹泻每日达 10~20 次，为水样或"米泔水"样便，量多，因而有明显失水体征。表现为血压下降，收缩压为 70~90mmHg，尿量减少，24h 尿量 500ml 以下。

3. **重型**　患者除有典型腹泻和呕吐症状外，存在严重失水，因而出现循环衰竭。表现为脉搏细速或不能触及，血压明显下降，收缩压低于 70mmHg 或不能测出，24h 尿量 50ml 以下。

除上述三种临床类型外，尚有一种罕见的暴发型或称中毒型，又称干性霍乱（cholera sicca）。本型起病急骤，尚未出现腹泻和呕吐症状，即迅速进入中毒性休克而死亡。

五、实验室检查

(一) 一般常规检查

由于失水可引起血液浓缩，红细胞计数升高，血红蛋白和血细胞比容增高。白细胞可达 10×10^9/L 以上。分类计数中性粒细胞和单核细胞增多。严重脱水患者可有血清钠、钾、氯均可见降低，尿素氮、肌酐升高，而 HCO_3^- 下降。尿常规可有少量蛋白，镜检有少许红、白细胞和管型。粪常规可见黏液和少许红、白细胞。

(二) 血清免疫学检查

霍乱弧菌的感染者,能产生抗菌抗体和抗肠毒素抗体。抗菌抗体中的抗凝集抗体,一般在发病第5d出现,病程8~11d达高峰。血清免疫学检查主要用于流行病学的追溯诊断和粪便培养阴性可疑患者的诊断。若抗凝集素抗体双份血清滴度4倍以上升高,有诊断意义。

(三) 病原学检查

1. **粪便涂片染色** 取粪便或早期培养物涂片行革兰氏染色镜检,可见革兰氏阴性稍弯曲的弧菌,无芽胞无荚膜,而O_{139}菌除可产生荚膜外,其他与O_1菌相同。

2. **悬滴检查** 将新鲜粪便做悬滴或暗视野显微镜检,可见运动活泼呈穿梭状的弧菌。

3. **制动试验** 取急性期患者的水样粪便或碱性蛋白胨水增菌培养6h左右的表层生长物,先做暗视野显微镜检,观察动力。如有穿梭样运动物时,则加入O_1群多价血清一滴。若是O_1群霍乱弧菌,由于抗原抗体作用,则凝集成块,弧菌运动即停止。如加O_1群血清后,不能制止运动,应再用O_{139}血清重做试验。

4. **增菌培养** 所有怀疑霍乱患者的粪便,除做显微镜检外,均应做增菌培养。粪便留取应在使用抗菌药物之前。增菌培养基一般用pH为8.4的碱性蛋白胨水,36~37℃培养6~8h后表面能形成菌膜。此时应进一步做分离培养,并进行动力观察和制动试验,这将有助于提高检出率和早期诊断。

5. **核酸检测** 应用霍乱毒素基因的DNA探针做菌落杂交,能迅速鉴定出产霍乱毒素的霍乱弧菌,但不能鉴别霍乱弧菌的古典生物型、埃托尔生物型和O_{139}生物型。应用PCR技术来快速诊断霍乱也得到应用。其中通过识别PCR产物中的霍乱弧菌毒素基因亚单位CTxA和毒素协同菌毛基因*Tcp*A来区别霍乱弧菌和非霍乱弧菌。然后根据*Tcp*A基因的不同DNA序列来区别古典生物型、埃托尔生物型和O_{139}生物型霍乱弧菌。4h以内可出结果,能检测出碱性蛋白胨水中10条以下的弧菌。具有快速、特异、敏感的优点。

6. **ELISA** 用针对O_{139}霍乱弧菌"O"抗原的单克隆抗体,用dot-ELISA直接检测直肠拭子标本中的抗原,呈现出极高的敏感性和特异性。

六、并发症

(一) 急性肾功能衰竭

发病初期由于剧烈呕吐、腹泻导致脱水,出现少尿,此为肾前性少尿,经及时补液尿量能迅速增加而不发生肾功能衰竭。若补液不及时脱水加重可引起休克,由于肾脏供血不足,可引起肾小管缺血性坏死,出现少尿、无尿和氮质血症。

(二) 急性肺水肿

由于本病脱水严重往往需要快速补液,若不注意同时纠正酸中毒,则往往容易发生肺水肿。这是代谢性酸中毒导致肺循环高压之故。

七、诊断

霍乱流行地区,在流行季节,任何有腹泻和呕吐的患者,均应考虑霍乱可能,因此均需做排除霍乱的粪便细菌学检查。凡有典型症状者,应先按霍乱处理。

(一) 诊断标准

具有下列之一者,可诊断为霍乱。

1. 有腹泻症状,粪便培养霍乱弧菌阳性。

2. 霍乱流行期间,在疫区内有典型的腹泻和呕吐症状,迅速出现严重脱水,循环衰竭和肌肉痉挛者。虽然粪便培养未发现霍乱弧菌,但并无其他原因可查者。如有条件可做双份血清凝集素试验,滴度4倍上升者可诊断。

3. 疫源检索中发现粪便培养阳性前5d内有腹泻症状者,可诊断为轻型霍乱。

(二) 疑似诊断

具有以下之一者:

1. 具有典型霍乱症状的首发病例,病原学检查尚未肯定前。

2. 霍乱流行期间与霍乱患者有明确接触史,并发生泻吐症状,而无其他原因可查者。

疑似患者应进行隔离、消毒,作疑似霍乱的疫情报告,并每日做大便培养,若连续二次大便培养阴性,可作否定诊断,并作疫情订正报告。

八、鉴别诊断

(一) 急性细菌性胃肠炎

包括副溶血弧菌、金黄色葡萄球菌、变形杆菌、蜡样芽胞杆菌、致病性和产肠毒素大肠杆菌等引起。由于细菌和食物中产生肠毒素,人进食后即发病。本病起病急骤,同食者常集体发病。且往往是先吐后泻,排便前有阵发性腹痛。粪便常为黄色水样便或偶带脓血。

(二) 病毒性胃肠炎

常由人轮状病毒、诺如病毒等引起。患者一般有发热,除腹泻、呕吐外可伴有腹痛、头痛和肌痛。少数有上呼吸道症状。大便为黄色水样便。粪便中能检出病毒抗原。

(三) 急性细菌性痢疾

典型患者有发热、腹痛、里急后重和脓血便,易与霍乱鉴别。

轻型患者仅腹泻黏液稀液,需与轻型霍乱鉴别,主要依靠粪便细菌学检查。

九、治疗

治疗原则:严格隔离,及时补液,辅以抗菌和对症治疗。严格隔离患者应按甲类传染病进行严格隔离。及时上报疫情。确诊患者和疑似病例应分别隔离,患者排泄物应彻底消毒。患者症状消失后,隔日粪便培养一次,连续两次粪便培养阴性方可解除隔离。

1. **静脉输液** 及时补充液体和电解质是治疗本病的关键。治疗开始时以生理盐水作快速静脉滴注,当血压回升后可考虑选择以下液体。

(1)541液:即每升溶液中含氯化钠5g,碳酸氢钠4g,氯化钾1g。此液的电解质浓度与大便丧失的电解质浓度相似,为等渗溶液,是目前治疗霍乱的首选液。若在此溶液1 000ml中加50%葡萄糖20ml,则为含糖541液,可防低血糖。可以按照0.9%氯化钠550ml,1.4%碳酸氢钠300ml,10%氯化钾10ml和10%葡萄糖140ml的比例配制。幼儿由于肾脏排钠功能较差,为避免高血钠,其比例改为每升液体含氯化钠2.65g,碳酸氢钠3.75g,氯化钾1g,葡萄糖10g。

(2)2:1溶液:2份生理盐水,1份1.4%碳酸氢钠溶液,由于不含氯化钾,故应注意补充。

输液的量和速度:应根据失水程度而定。轻度失水患者以口服补液为主,如有呕吐不能口服者给予静脉补液3 000~4 000ml/d;中度失水补液4 000~8 000ml/d;重型脱水补液8 000~12 000ml/d。补液量也可以根据血浆相对密度计算,血浆相对密度每升高0.001(正常为1.025),成人补液量为每公斤体重4ml,婴儿、幼年儿童为每公斤体重10ml。输液总量的40%应于15~30min内输完,余量于3~4h内输完。补液不足和时间拖延可促使肾功能衰竭出现,补液过多过快易于发生肺水肿。因此,补液期间要密切观察病情变化,如皮肤黏膜的干燥程度、皮肤弹性、血压、脉搏、尿量、颈静脉充盈和肺部听诊情况,以避免肺水肿发生。

儿童患者的补液方法,轻型24h内补液100~150ml/kg。中、重型患儿静脉补液各自为150~200ml/kg

和 200~250ml/kg,可用 541 溶液。若应用 2:1 溶液(即 2 份生理盐水,1 份 1.4% 碳酸氢钠溶液)则应注意补钾。儿童粪便中钠含量较成人为低,因此补液中的钠含量相应减少,以避免高钠血症的发生。儿童对低血钾比成人敏感,所以钾的补充应及时和足量。

2. **口服补液**   霍乱肠毒素虽然能抑制肠黏膜对氯化钠的吸收,但对葡萄糖的吸收能力并无改变,而且葡萄糖还能增进水和钠的吸收。因此对轻中型患者可以口服补液,重症患者在通过静脉补液病情改善后,也可改用口服补液。一般应用葡萄糖 20g,氯化钠 3.5g,碳酸氢钠 2.5g,氯化钾 1.5g 加水 1 000ml。口服量可按成人 750ml/h,小儿 15~20ml/kg。以后每 6h 的口服量按前一个 6h 吐泻量的 1.5 倍计算。

3. **抗菌治疗**   应用抗菌药物控制病原菌后能缩短病程,减少腹泻次数和迅速从粪便中清除病原菌,但仅作为液体疗法的辅助治疗。近年来已发现四环素的耐药菌株,但对多西环素(doxycycline)仍敏感。目前常用药物:复方磺胺甲基异噁唑,每片含甲氧苄氨嘧啶(TMP)80mg,磺胺甲基异噁唑(SMZ)400mg,成人每次 2 片,每天 2 次。小儿 30mg/kg,分 2 次口服。多西环素在成人 200mg,每天 2 次,小儿每日 6mg/kg,分 2 次口服。诺氟沙星(norfloxacin)成人每次 200mg,每日 3 次,或环丙沙星(ciprofloxacin)成人每次 250~500mg,每日 2 次口服。以上药物任选一种,连服 3d。不能口服者可应用氨苄西林肌肉或静脉注射。O_{139} 菌对四环素、氨苄西林、氯霉素、红霉素、先锋 V 号、环丙沙星敏感,而对复方磺胺甲基异噁唑、链霉素、呋喃唑酮耐药。

4. **对症治疗**   休克患者经补液后血容量基本恢复,但血压仍低者,可应用地塞米松 20~40mg 或氢化可的松 100~300mg,静脉滴注,并可加用血管活性药物静脉滴注。患者在输注 541 溶液的基础上尚需根据二氧化碳结合力(CO_2CP)情况,应用 5% 碳酸氢钠酌情纠酸。若出现心衰、肺水肿,则应暂停或减慢输液速度,可应用强心药物,如毒毛旋花苷 K 0.25mg 或毛花苷丙 0.4mg,加入 25% 的葡萄糖中缓慢静脉注射。

十、预防

(一)控制传染源

应用敏感的、特异的方法进行定期的流行病学调查。建立肠道门诊,以便及时发现患者和疑似患者。尤其当发现首例可疑病例时,应该做到“五早一就”,即早发现、早诊断、早隔离、早治疗、早报告和就地处理。对于高危人群如家庭密切接触者进行粪检和预防性服药。一般应用多西环素 200mg 顿服,次日口服 100mg,儿童每日 6mg/kg,连服 2d。亦可应用诺氟沙星,每次 200mg,每日 3 次,连服 2d。对疫源区要进行严格、彻底消毒,防止疫情扩散。加强和完善国境卫生检疫,严防霍乱从国外传入或国内传出。

(二)切断传播途径

加强饮水消毒,定期检测饮水余氯,确保用水安全。加强垃圾和污水的无害化处理。良好的卫生设施可以明显减少霍乱传播的危险性。对患者和带菌者的排泄物进行彻底消毒。加强对食品的卫生管理。此外,应消灭苍蝇等传播媒介。

思考题

1. 试述霍乱的发病机制。
2. 试述霍乱的临床表现特征及治疗原则。

(陈 良)

第四节　细菌性痢疾

细菌性痢疾（bacillary dysentery）简称菌痢，是由志贺菌（也称痢疾杆菌）引起的肠道传染病，故亦称为志贺菌病（shigellosis）。主要通过消化道传播，终年散发，夏秋季可流行。其主要病理变化为直肠、乙状结肠的炎症与溃疡，主要临床表现为腹痛、腹泻、排黏液脓血便以及里急后重等，可伴有发热及全身毒血症状，严重者可出现感染性休克和 / 或中毒性脑病。一般为急性，少数迁延成慢性。由于志贺菌各血清型之间无交叉免疫，且病后免疫力差，故可多次感染。

一、病原学

见第二篇第十一章第二节。

二、流行病学

(一) 传染源

包括急、慢性菌痢患者和带菌者。急性典型菌痢患者排菌量大，传染性强；非典型患者仅有轻度腹泻，往往诊断为肠炎，容易误诊。慢性菌痢病情迁延不愈，排菌时间长，可长期储存病原体。由于非典型患者、慢性菌痢患者及无症状带菌者发现和管理比较困难，在流行中起着不容忽视的作用。

(二) 传播途径

本病主要经粪 - 口途径传播。志贺菌随患者粪便排出后，通过手、苍蝇、食物和水，经口感染。另外，还可通过生活接触传播，即接触患者或带菌者的生活用具而感染。食物型与水型传播可引起暴发流行。

(三) 人群易感性

人群普遍易感。年龄分布有 2 个高峰，第一个高峰为学龄前儿童，第二个高峰为青壮年。病后可获得一定的免疫力，但持续时间短，不同菌群及血清型间无交叉保护性免疫，可反复感染。

(四) 流行特征

菌痢主要集中发生在发展中国家，尤其是医疗条件差且水源不安全的地区。全球志贺菌的病死率有所降低，但 2015 年数据表明，志贺菌感染是全世界腹泻死亡的第二大原因，是 5 岁以下儿童腹泻死亡的第三大原因。其中约 69% 的患者和 61% 的死亡患者均为 5 岁以下儿童。菌痢的发病率、病情的严重程度以及发生并发症的概率与患儿的营养不良状况呈明显的相关性。

我国目前菌痢的发病率仍显著高于发达国家，但有逐年下降的趋势。各地区菌痢发生率差异不大，终年散发，有明显的季节性。本病夏秋季发病率升高可能和降雨量大、苍蝇多，以及进食生冷瓜果食品的机会增加有关。

三、发病机制与病理

(一) 发病机制

志贺菌进入机体后的发展过程取决于细菌数量、致病力和人体抵抗力相互作用的结果。

志贺菌进入消化道后,大部分被胃酸杀死,少数进入下消化道的细菌也可因正常菌群的拮抗作用、肠道分泌型 IgA 的阻断作用而不能致病。致病力强的志贺菌即使 10~100 个细菌进入人体也可引起发病。当人体抵抗力下降时,少量细菌也可致病。起病时常先有水样腹泻,然后出现痢疾样大便。志贺菌如何引起水样腹泻的机制尚不完全清楚。该菌在小肠和大肠中均可增殖,但在小肠内不引起侵袭性病变,所产生的肠毒素引起水样腹泻。由于不同的人或动物的肠上皮细胞上肠毒素受体数量不相同,所以人或动物感染等量细菌后,有的出现水样腹泻症状,有的则不出现。志贺菌侵袭结肠黏膜上皮细胞后,经基底膜进入固有层,并在其中繁殖、释放毒素,引起炎症反应和小血管循环障碍,炎性介质的释放使志贺菌进一步侵入并加重炎症反应,结果导致肠黏膜炎症、坏死及溃疡,但很少进入黏膜下层,一般不侵入血液循环引起败血症。

中毒性菌痢主要见于儿童,各型志贺菌都有可能引起,发病机制尚不十分清楚,可能和机体产生强烈的过敏反应有关。志贺菌内毒素可作用于肾上腺髓质及兴奋交感神经系统释放肾上腺素、去甲肾上腺素等,使小动脉和小静脉发生痉挛性收缩。内毒素还可直接作用或通过刺激网状内皮系统,使组氨酸脱羧酶活性增加,或通过溶酶体释放,导致大量血管扩张物质释放,使血浆外渗,血液浓缩;还可使血小板聚集,释放血小板因子 -3,促进血管内凝血,加重微循环障碍。微血管痉挛、缺血和缺氧,导致 DIC、多器官功能衰竭和脑水肿。可迅速发生循环和呼吸衰竭,若抢救不及时,往往造成死亡。

(二)病理变化

菌痢的肠道病变主要发生于大肠,以乙状结肠与直肠为主,严重者可以波及整个结肠及回肠末端。少数病例回肠部的损害可以较结肠明显,甚至直肠病变轻微或接近正常。

急性菌痢的典型病变过程为初期的急性卡他性炎,随后出现特征性假膜性炎和溃疡,最后愈合。肠黏膜的基本病理变化是弥漫性纤维蛋白渗出性炎症。早期黏液分泌亢进,黏膜充血、水肿,中性粒细胞和巨噬细胞浸润,可见点状出血。病变进一步发展,肠黏膜浅表坏死,表面有大量纤维素,与坏死组织、炎症细胞、红细胞及细菌一起形成特征性的假膜。假膜首先出现于黏膜皱襞的顶部,呈糠皮状,随着病变的扩大可融合成片。大约一周,假膜脱落,形成大小不等、形状不一的"地图状"溃疡,溃疡多浅表。病变趋向愈合时,缺损得以修复。轻症病例肠道仅见弥漫性充血水肿,肠腔内含有黏液血性渗出液。肠道严重感染可引起肠系膜淋巴结肿大,肝、肾等实质脏器损伤。

中毒性菌痢肠道病变轻微,多数仅见充血水肿,个别病例结肠有浅表溃疡,突出的病理改变为大脑及脑干水肿、神经细胞变性。部分病例肾上腺充血,肾上腺皮质萎缩。

慢性菌痢肠道病变此起彼伏,新旧病灶同时存在。由于组织的损伤修复反复进行,慢性溃疡边缘不规则,黏膜常过度增生而形成息肉。肠壁各层有慢性炎症细胞浸润和纤维组织增生,乃至瘢痕形成,从而使肠壁不规则增厚、变硬,严重的病例可致肠腔狭窄。

四、临床表现

潜伏期一般为 1~4d,短者数小时,长者可达 7d。菌痢患者潜伏期长短和临床症状的轻重主要取决于患者的年龄、抵抗力、感染细菌的数量、毒力及菌型等因素。根据病程长短和病情轻重可以分为下列各型:

(一)急性菌痢

根据毒血症及肠道症状轻重,可以分为 4 型:

1. **普通型(典型)** 急起畏寒、高热,伴头痛、乏力、食欲减退,并出现腹痛、腹泻,多先为稀水样便,1~2d 后转为黏液脓血便,每日 10 余次至数十次,大便量少,有时纯为脓血便,此时里急后重明显。部分病例开始并无稀水样便,以脓血便开始。患者常伴肠鸣音亢进,左下腹压痛。自然病程为 1~2 周,多数可自行恢复,少数转为慢性。

2. **轻型(非典型)** 全身毒血症状轻微,可无发热或仅低热。表现为急性腹泻,每日便 10 次以内,稀便有黏液,可无脓血。有轻微腹痛及左下腹压痛,里急后重较轻或缺如。一周左右可自愈,少数转为慢性。

3. **重型**　多见于老年、体弱及营养不良者,急起发热,腹泻每天30次以上,为稀水脓血便,偶尔排出片状假膜,甚至大便失禁,腹痛、里急后重明显。后期可出现严重腹胀及中毒性肠麻痹,常伴呕吐,严重失水可引起外周循环衰竭。部分病例表现为中毒性休克,体温不升,常有酸中毒和水、电解质平衡失调,少数患者可出现心、肾功能不全。由于肠道病变严重,偶见志贺菌侵入血液循环,引起败血症。

4. **中毒性菌痢(toxic bacillary dysentery)**　以2~7岁儿童为多见,成人偶有发生。起病急骤,病势凶险,突起畏寒、高热,体温39~41℃或更高,同时出现烦躁、谵妄、反复惊厥,继而出现面色苍白、四肢厥冷,迅速发生中毒性休克。惊厥持续时间较长者可导致昏迷,甚至呼吸衰竭。临床以严重毒血症状、休克和/或中毒性脑病为主,而局部肠道症状很轻或缺如。开始时可无腹痛及腹泻症状,常于发病数小时后才出现痢疾样大便,部分病例肠道症状不明显,往往需经灌肠或肛拭子检查方得以确诊。按临床表现可分为以下三型:

(1)休克型(周围循环衰竭型):较为常见,以感染性休克为主要表现。表现为面色苍白、四肢厥冷、皮肤花斑、发绀、心率快、脉细速甚至不能触及,血压逐渐下降甚至测不出,并可出现心、肾功能不全及意识障碍等。重型病例休克不易逆转,并发DIC、肺水肿等,可致多脏器功能损伤与衰竭,危及生命。

(2)脑型(呼吸衰竭型):中枢神经系统症状为主要临床表现。由于脑血管痉挛,引起脑缺血、缺氧,导致脑水肿、颅内压增高,甚至脑疝。患者可出现剧烈头痛、频繁呕吐,典型呈喷射状呕吐;面色苍白、口唇发灰;血压可略升高,呼吸与脉搏可略减慢;伴嗜睡或烦躁等不同程度意识障碍。严重者可出现呼吸衰竭,表现为反复惊厥、血压下降、脉细速、呼吸节律不齐、深浅不均等;瞳孔不等大,可不等圆,或忽大忽小,对光反射迟钝或消失,肌张力增高,腱反射亢进,可出现病理反射;意识障碍明显加深,直至昏迷。此型较为严重,病死率高。

(3)混合型:此型兼有上两型的表现,病情最为凶险,病死率很高(90%以上)。该型实质上包括循环系统、呼吸系统及中枢神经系统等多脏器功能损害与衰竭。

(二)慢性菌痢

菌痢反复发作或迁延不愈达2个月以上者,即为慢性菌痢。菌痢慢性化可能是由于以下原因:①人体因素:患者抵抗力低下,如原有营养不良、胃肠道慢性疾病、肠道分泌性IgA减少导致的抵抗力下降或急性期未获得有效治疗;②细菌因素:如福氏志贺菌感染易发展为慢性,有些耐药性菌株感染也可引起慢性菌痢。根据临床表现可以分为3型:

1. **慢性迁延型**　急性菌痢发作后,迁延不愈,时轻时重。长期出现腹痛、腹泻、稀黏液便或脓血便,或便秘与腹泻交替出现。常有左下腹压痛,可扪及增粗的乙状结肠,呈条索状。长期腹泻可导致营养不良、贫血、乏力等。大便常间歇排菌。

2. **急性发作型**　有慢性菌痢史,间隔一段时间又出现急性菌痢的表现,但发热等全身毒血症状不明显。常因进食生冷食物或受凉、受累等因素诱发。

3. **慢性隐匿型**　有急性菌痢史,无明显临床症状,但大便培养可检出志贺菌,结肠镜检可发现黏膜炎症或溃疡等病变。

慢性菌痢中以慢性迁延型最为多见,急性发作型次之,慢性隐匿型比较少见。

五、实验室检查

(一)一般检查

1. **血常规**　急性菌痢白细胞总数可轻至中度增多,以中性粒细胞为主,可达$(10~20)\times10^9$/L。慢性患者可有贫血表现。

2. 粪便常规 粪便外观多为黏液脓血便,镜检可见白细胞（≥15个/高倍视野）、脓细胞和少数红细胞,如有巨噬细胞则则则则有助于诊断。

(二)病原学检查

1. 细菌培养 粪便培养出痢疾杆菌对诊断及指导治疗都有重要价值。在抗菌药物使用前采集新鲜标本,取脓血部分及时送检和早期多次送检均有助于提高细菌培养阳性率。采取标本时期也可影响阳性结果,发病第1d阳性率最高,可达50%,第6d降至35%,第10d为14.8%。

2. 特异性核酸检测 采用核酸杂交或聚合酶链反应（PCR）可直接检查粪便中的痢疾杆菌核酸,灵敏度高、特异性强、快速简便、对标本要求低,是较有发展前途的方法,但目前临床较少使用。

(三)免疫学检查

采用免疫学方法检测抗原具有早期、快速的优点,对菌痢的早期诊断有一定帮助,但由于粪便中抗原成分复杂,易出现假阳性。荧光抗体染色技术为快速检查方法之一,较细胞培养灵敏。国内采用免疫荧光菌球法,方法简便,灵敏性及特异性均高,采样后8h即可作出诊断,且细菌可继续培养并做药敏试验。

(四)其他检查

乙状结肠镜检查可见：急性期肠黏膜弥漫性充血、水肿,大量渗出,有浅表溃疡,有时有假膜形成；慢性期肠黏膜呈颗粒状,可见溃疡或息肉形成,自病变部位刮取分泌物做培养,可提高检出率。

另外,X线钡剂检查在慢性期患者可见肠道痉挛、动力改变、袋形消失、肠腔狭窄、肠黏膜增厚或呈节段状。

六、并发症

菌痢的肠外并发症并不多见。

(一)志贺菌败血症

发病率为0.4%~7.5%,主要见于婴幼儿、有营养不良或免疫功能低下者。福氏志贺菌引起者多见。其临床主要为严重的菌痢表现,严重病例可有溶血性贫血、感染性休克、溶血性尿毒症综合征、肾功能衰竭及DIC。其病死率远高于普通菌痢。死亡原因主要是感染性休克及溶血性尿毒症综合征。血培养志贺菌阳性可确诊。

(二)溶血性尿毒症综合征（hemolytic uremic syndrome, HUS）

主要见于痢疾志贺菌感染,主要表现为溶血性贫血、血小板减少和急性肾功能衰竭等症状。有些病例开始时有类白血病反应,继而出现溶血性贫血及DIC。部分病例出现急性肾功能衰竭,肾脏大小动脉均有血栓及肾皮质坏死,肾小球及动脉壁有纤维蛋白沉积,约半数病例鲎试验阳性,多数病例血清中免疫复合物阳性。本病预后较差。

(三)关节炎

急性期或恢复期偶可并发大关节的渗出性关节炎,局部肿胀疼痛,无后遗症,与菌痢严重程度关系不大,可能是变态反应所致。用激素治疗可以迅速缓解。

(四)瑞特综合征莱特尔综合征（Reiter syndrome）

以关节炎、尿道炎和结膜炎三联征为特征的一种特殊临床类型反应性关节炎,常表现为突发性急性关节炎并且伴有独特的关节外皮肤黏膜症状。眼部炎症及尿道炎于数天至数周内消失,关节炎症状可长达数月至数年。

后遗症主要是神经系统后遗症,可产生耳聋、失语及肢体瘫痪等症状。

七、诊断

通常根据流行病学史、症状体征及实验室检查进行综合诊断，确诊依赖于病原学的检查。菌痢多发于夏秋季，有不洁饮食或与菌痢患者接触史。急性期临床表现为发热、腹痛、腹泻、里急后重及黏液脓血便，左下腹有明显压痛。慢性菌痢患者则有急性痢疾史，超过2个月未愈。中毒性菌痢以儿童多见，有高热、惊厥、意识障碍及呼吸、循环衰竭，起病时胃肠道症状轻微，甚至无腹痛、腹泻，常需盐水灌肠或肛拭子行粪便检查方可诊断。粪便镜检有大量白细胞（≥15个/高倍视野）、脓细胞及红细胞即可诊断。确诊有赖于粪便培养出痢疾杆菌。

八、鉴别诊断

菌痢应与多种腹泻性疾病相鉴别，中毒性菌痢则应与夏秋季急性中枢神经系统感染或其他病因所致的感染性休克相鉴别。

（一）急性菌痢与下列疾病相鉴别

1. 急性阿米巴痢疾   鉴别要点参见表28-1。

表28-1   急性细菌性痢疾与急性阿米巴痢疾的鉴别

鉴别要点	急性细菌性痢疾	急性阿米巴痢疾
病原体	志贺菌	溶组织内阿米巴
流行病学	散发性，可流行	散发性
潜伏期	数小时至7d	数周至数月
临床表现	多有发热及毒血症状，腹痛重，有里急后重，腹泻每日十多次或数十次，多为左下腹压痛	多不发热，少有毒血症状，腹痛轻，无里急后重，腹泻每日数次，多为右下腹压痛
粪便检查	便量少，黏液脓血便，镜检有大量白细胞及红细胞，可见吞噬细胞。粪便培养有志贺菌生长	便量多，暗红色果酱样便，腥臭味浓，镜检白细胞少，红细胞多，有夏科-莱登晶体。可找到溶组织内阿米巴滋养体
血白细胞	总数及中性粒细胞明显增多	早期略增多
结肠镜检查	肠黏膜弥漫性充血、水肿及浅表溃疡，病变以直肠、乙状结肠为主	有散在溃疡，边缘深切，周围有红晕，溃疡间黏膜充血较轻，病变主要在盲肠、升结肠，其次为乙状结肠和直肠

2. 其他细菌性肠道感染

（1）空肠弯曲菌肠炎：有发热、腹痛、腹泻或有脓血黏液便。少数人可有家禽或家畜接触史，依靠临床表现和粪便镜检常难鉴别。需采用特殊培养基在微需氧环境中分离病菌。

（2）侵袭性大肠埃希菌（Entero-invasive *Escherichia coli*，EIEC）感染：本病发病季节与临床症状极似菌痢，也表现为发热、腹泻、脓血便，重者类似中毒性菌痢的表现。鉴别需依据粪便培养出致病菌。

3. 细菌性胃肠型食物中毒   因进食被沙门菌、金黄色葡萄球菌、副溶血弧菌、大肠埃希菌等病原菌或它们产生的毒素污染的食物引起。有进食同一食物集体发病病史，大便镜检通常白细胞不超过5个/高倍视野。确诊有赖于从可疑食物及患者呕吐物、粪便中检出同一细菌或毒素。

4. 急性肠套叠   多见于小儿。婴儿肠套叠早期无发热，因腹痛而阵阵啼哭，发病数小时后可排出血便，镜检以红细胞为主，腹部可扪及包块。

5. 急性出血性坏死性肠炎   多见于青少年。有发热、腹痛、腹泻及血便。毒血症严重，短期内出现休克。大便镜检以红细胞为主。常有全腹压痛及严重腹胀。大便培养无志贺菌生长。

(二)中毒性菌痢

1. 休克型　其他细菌亦可引起感染性休克需与本型鉴别,例如金黄色葡萄球菌败血症或革兰氏阴性杆菌败血症引起的休克,患者常有原发病灶如疖痈等,或胆囊、泌尿道感染。血及大便培养检出不同致病菌有助于鉴别。

2. 脑型

(1)流行性乙型脑炎(简称"乙脑"):也多发于夏秋季,且有高热、惊厥、昏迷等症状。乙脑起病后病情发展略缓,循环衰竭少见,意识障碍及脑膜刺激征明显,脑脊液可有蛋白及白细胞增高,乙脑病毒特异性 IgM 阳性可资鉴别。

(2)流行性脑脊髓膜炎(简称流脑):流脑多发于冬末春初,多可见皮肤黏膜瘀点瘀斑,且常有头痛、颈项强直等中枢神经系统感染症状。

(三)慢性菌痢

慢性菌痢需与下列疾病相鉴别,确诊依赖于特异性病原学检查、病理和结肠镜检。

1. 直肠癌与结肠癌　直肠癌或结肠癌常合并有肠道感染,当有继发感染时可出现腹泻和脓血便。所以凡是遇到慢性腹泻患者,不论何种年龄,都应该常规肛门指检和乙状结肠镜检查,对疑有高位肿瘤者应行钡剂 X 线检查或纤维结肠镜检查。

2. 血吸虫病　可有腹泻与脓血便。有流行区疫水接触史,常伴肝肿大及血中嗜酸性粒细胞增多,粪便孵化与直肠黏膜活检压片可获得阳性结果。

3. 非特异性溃疡性结肠炎　病程长,有脓血便或伴发热,乙状结肠镜检查可见肠黏膜充血、水肿及溃疡形成,黏膜松脆易出血。常伴有其他自身免疫性疾病表现,抗菌痢治疗无效。

九、预后

大部分急性菌痢患者于 1~2 周内痊愈,只有少数患者转为慢性或带菌者,中毒性菌痢预后差,病死率较高。年老体弱、婴幼儿及免疫功能低下患者并发症多,预后相对差;痢疾志贺菌引起症状较为严重,而福氏志贺菌易致慢性,耐药性菌株则影响疗效;治疗及时、合理者预后好。

十、治疗

(一)急性菌痢

1. 一般治疗　消化道隔离至临床症状消失,大便培养连续 2 次阴性。毒血症状重者必须卧床休息。饮食以流食为主,忌食生冷、油腻及刺激性食物。

2. 抗菌治疗　轻型菌痢患者在充分休息、对症处理和医学观察的条件下可不用抗菌药物,严重病例则需应用抗生素,因其既可缩短病程,又可减少带菌时间。近年来志贺菌对多种抗生素的耐药性逐年增长,并呈多重耐药性。因此,应根据当地流行菌株药敏试验或大便培养的结果进行选择,并且在一定地区内应注意轮换用药。抗生素治疗的疗程一般为 3~5d。

常用药物包括以下几种:

(1)喹诺酮类药物:抗菌谱广,口服吸收好,副作用小,耐药菌株相对较少,可作为首选药物。首选环丙沙星,其他喹诺酮类也可酌情选用。不能口服者也可静脉滴注。儿童、孕妇及哺乳期妇女如非必要不宜使用。

(2)其他:WHO 推荐的二线用药:匹美西林(pivmecillinam)和头孢曲松(ceftriaxone)可应用于任何年龄组,同时对多重耐药菌株有效。阿奇霉素(azithromycin)也可用于成人治疗。

二线用药,只有在志贺菌菌株对环丙沙星耐药时才考虑应用。给予有效抗菌治疗 48h 内许多症状会得到改善,包括便次减少,便血、发热症状减轻,食欲好转。48h 无以上改善,则提示可能对此抗生素耐药。

(3)小檗碱(黄连素):因其有减少肠道分泌的作用,故在使用抗生素时可同时使用,0.1~0.3g/次,每日 3 次,7d 为一疗程。

3. 对症治疗 只要有水和电解质丢失,无论有无脱水表现,均应口服补液,只有对严重脱水者,才可考虑先静脉补液,然后尽快改为口服补液。可采用世界卫生组织推荐的口服补液盐溶液(ORS)。高热可物理降温为主,必要时适当使用退热药;毒血症状严重者,可以给予小剂量肾上腺皮质激素。腹痛剧烈者可用颠茄片或阿托品。

(二) 中毒性菌痢

应采取综合急救措施,力争早期治疗。

1. 对症治疗

(1)降温止惊:高热应给予物理降温,必要时给予退热药;高热伴烦躁、惊厥者,可采用亚冬眠疗法。

(2)休克型:①迅速扩充血容量纠正酸中毒:快速给予葡萄糖盐水、5% 碳酸氢钠及低分子右旋糖酐等液体,补液量及成分视脱水情况而定,休克好转后则继续静脉输液维持;②改善微循环障碍:可予山莨菪碱(654-2)、酚妥拉明、多巴胺等药物,以改善重要脏器血流灌注;③保护重要脏器功能:主要是心、脑、肾等重要脏器的功能;④其他:可使用肾上腺皮质激素,有早期 DIC 表现者可给予肝素抗凝等治疗。

(3)脑型:可给予 20% 甘露醇每次 1~2g/kg 快速静脉滴注,每 4~6h 注射一次,以减轻脑水肿。应用血管活性药物以改善脑部微循环,同时给予肾上腺皮质激素有助于改善病情。防止呼吸衰竭需保持呼吸道通畅、吸氧,如出现呼吸衰竭可使用洛贝林等药物,必要时可应用人工呼吸机。

2. 抗菌治疗 药物选择基本与急性菌痢相同,但应先采用静脉给药,可采用环丙沙星、左旋氧氟沙星等喹诺酮类或三代头孢菌素类抗生素。病情好转后改为口服,剂量和疗程同急性菌痢。

(三) 慢性菌痢

由于慢性菌痢病因复杂,可采用全身与局部治疗相结合的原则。

1. 一般治疗 注意生活规律,进食易消化、吸收的食物,忌食生冷、油腻及刺激性食物,积极治疗可能并存的慢性消化道疾病或肠道寄生虫病。

2. 病原治疗 根据病原菌药敏结果选用有效抗菌药物,通常联用 2 种不同类型药物,疗程需适当延长,必要时可予多个疗程治疗。也可药物保留灌肠,选用 0.3% 小檗碱液、5% 大蒜素液或 2% 磺胺嘧啶银悬液等灌肠液 1 种,每次 100~200ml,每晚 1 次,10~14 天为一疗程,灌肠液中添加小剂量肾上腺皮质激素可提高疗效。

3. 免疫治疗 应用自身菌苗或混合菌苗,隔日皮下注射 1 次,剂量自每日 0.25ml 开始,逐渐增至 2.5ml,20d 为一疗程。菌苗注入后可引起全身反应,并导致局部充血,促进局部血流,增强白细胞吞噬作用,也可使抗生素易于进入病变部位而发挥效能。

4. 调整肠道菌群 慢性菌痢由于长期使用抗菌药物,常有菌群失调。大肠埃希菌减少时可给予乳糖及维生素 C。肠球菌减少者可给叶酸。此外,可采用微生态制剂,如乳酸杆菌或双歧杆菌制剂治疗。

5. 对症治疗 有肠道功能紊乱者可采用镇静或解痉药物。

十一、预防

采用以切断传播途径为主的综合预防措施,同时做好传染源的管理。

(一) 管理传染源

急、慢性患者和带菌者应隔离或定期进行访视管理,并给予彻底治疗,隔日 1 次大便培养,连续 2 次阴性才可解除隔离。从事饮食业、保育及水厂工作的人员,必须定期进行大便培养,更需做较长期的追查,必要时暂调离工作岗位。

(二)切断传播途径

养成良好的卫生习惯,特别注意饮食和饮水卫生。抓好"三管一灭",即饮水、饮食、粪便的管理,消灭苍蝇。

(三)保护易感人群

世界卫生组织报告,目前尚无获准生产的可有效预防志贺菌感染的疫苗。近年主要采用口服活菌苗,一般采用三种菌苗:自然无毒株;有毒或无毒痢疾杆菌与大肠埃希菌杂交的菌株;变异菌株。目前国内主要采用变异菌株,如 F2a 型依链株。活菌苗对同型志贺菌保护率约为 80%,而对其他型别菌痢的流行可能无保护作用。

思考题

1. 简述中毒性菌痢的主要临床表现。
2. 简述急性细菌性痢疾的主要治疗措施,如出现感染性休克时,应如何治疗?

(李用国)

第五节　布鲁菌病

布鲁菌病(brucellosis)简称布病,是布鲁菌(*Brucella*)引起的一种人兽共患病,在农牧区多见。因许多野生动物是布鲁菌的宿主,故本病属自然疫源性疾病。我国将其列为乙类传染病。临床表现以长期发热、多汗、乏力、肌肉和关节疼痛、肝脾肿大、淋巴结肿大为特征。可累及多器官或多系统,易转成慢性感染和复发,骨关节病变是最常见并发症,脑膜炎和心内膜炎是致死的主要原因。本病需长疗程抗菌药物联合治疗。布鲁菌被列为生物恐怖活动的 B 类病原体,应受到高度重视。

一、病原学

见第二篇第十四章第三节。

二、流行病学

(一)传染源

目前已发现许多家畜及野生动物是布鲁菌的宿主。与人类关系密切的宿主有羊、牛、猪、犬、骆驼、鹿等动物均可成为人类的传染源。布鲁菌病首先在染菌动物之间传播,造成带菌或发病,然后波及人类。虽然已证实有人传人的可能,但作为传染源意义不大。

(二)传播途径

1. 经皮肤黏膜接触感染　破损皮肤黏膜直接接触受染动物或其排泄物而感染,是农牧民、兽医、屠宰场、皮毛加工厂工人最常见的感染途径。

2. **经消化道感染** 进食未消毒的病畜生乳及乳制品，可经消化道感染。

3. **经呼吸道传播** 吸入含菌的气溶胶，可经呼吸道感染。

4. **其他** 罕见但有可能发生的感染途径，如母婴传播、性接触传播和医源性传播。孕妇感染布鲁菌在分娩或哺乳时致新生儿感染；从布鲁菌患病者的血液和精液中检出布鲁菌，提示有性接触感染的可能；经输血及血制品、骨髓干细胞移植而感染布鲁菌的医源性传播途径在流行区不容忽视。

(三) 易感人群

人群普遍易感，病后可获较强免疫力。因不同种布鲁菌之间存在交叉免疫，因此再次感染者很少。疫区居民可因隐性感染而获免疫。接触病畜的农牧民、兽医、屠宰场工人、肉贩及接触布鲁菌的实验室人员是患布鲁菌病的高危职业。

(四) 流行病学特征

布鲁菌病在全球分布，以羊种布鲁菌流行占绝对优势，其次为牛种菌，猪种和犬种菌仅见于少数地区。WHO 估计每年约 50 万人患病，而实际发病数远高于上报数，是流行最广的人兽共患疾病。发达国家和地区已基本消灭或控制本病，但部分发展中国家的发病率仍在增加。男性多于女性，成人多于儿童，农牧区多于城市，与接触病畜机会多有关。

我国于 20 世纪 60 年代到 70 年代曾进行大规模的动物布鲁菌感染防治，使发病率显著降低，但自 90 年代中期起疫情持续快速上升，布鲁菌病成为报告发病率上升速度最快的传染病之一。2016 年报告 47 139 例，主要流行于西北、东北、青藏高原及内蒙古等牧区。变化趋势体现为由牧区向半牧半农区甚至农区转化，聚集暴发向散在发病转化。一年四季均有发病，但发病高峰多在春夏之间，与动物产仔季节有关。

三、发病机制与病理

布鲁菌经皮肤或黏膜侵入人体，在局部淋巴结生长繁殖并被巨噬细胞吞噬，未被消灭的细菌在此处增殖形成感染灶，经大量生长繁殖后冲破淋巴结屏障进入血液循环，随血流侵及全身各组织脏器中继续生长繁殖并释放内毒素引起菌血症和毒血症。当机体免疫系统消灭大多数细菌，症状减轻或缓解，随后布鲁菌在肝、脾、骨髓、淋巴结形成新的感染灶，在细胞内繁殖后释放入血再次引起菌血症而发热，如此反复出现菌血症形成典型的波状热表现。在慢性期，布鲁菌主要局限于各器官组织中而引起局部病变，可导致难治性并发症。因布鲁菌寄生于细胞内，抗菌药物不易进入，加之细菌逃避宿主免疫清除作用，可能是难以根治的原因之一。

布鲁菌感染后可累及全身所有组织器官，以单核巨噬细胞系统增生为主。在急性期为菌血症及内毒素引起单核巨噬细胞系统弥漫性增生，表现为肝、脾、淋巴结肿大。慢性期则细菌和机体变态反应引起由上皮样细胞、巨噬细胞、浆细胞、淋巴细胞等组成的肉芽肿，在肝、脾、淋巴结及骨髓中明显，猪种布鲁菌可引起化脓性肉芽肿。布鲁菌病主要累及骨关节、肝、脾、神经系统、泌尿生殖系统以及全身其他器官。骨关节受累主要表现为关节炎、脊椎炎等，神经系统受累可引起神经炎、神经根炎，侵及脑组织可引起脑膜炎、脑炎等。心脏受累可引起心内膜炎、心肌炎等。生殖系统受累引起睾丸炎、附睾炎、输卵管炎、子宫内膜炎等。

四、临床表现

潜伏期一般 1~3 周，平均 2 周，也可长至数月甚至 1 年以上。临床上可分为急性感染和慢性感染，病程 6 个月以内为急性感染，超过 6 个月则为慢性感染。

（一）急性感染

多起病缓慢，表现为发热、多汗、乏力、全身不适、骨关节疼痛，少数男性患者出现睾丸肿痛等。发热以波状热（间歇热型）为特征，但不规则热型或弛张热型较多见。多汗尤以夜间或凌晨退热时大汗淋漓并伴有酸臭味为本病突出特征。多数患者有全身肌肉痛及多发性关节痛，骶髂关节、髋关节、膝关节、肩关节、肘关节等大关节痛，呈游走性，其中以骶髂关节炎最常见，部分老年病人表现为脊柱炎或脊椎炎。骨关节病变是最常见的并发症。多有肝、脾肿大，淋巴结肿大主要见于颈部及腋下。腰骶神经病变，以坐骨神经痛较多见。部分男性患者可有睾丸肿痛，多为单侧，乃睾丸炎或附睾炎所致。女性可患卵巢炎，输卵管炎、子宫内膜炎等。其他表现有厌食、恶心、腹痛、腹泻、便秘等消化道症状；累及肺部可出现肺部炎症、胸膜粘连、肺部结节病变等；累及肾脏可有间质性肾炎、肾盂肾炎等；眼睛受累可引起虹膜睫状体炎、角膜炎、眼内炎、脉络膜炎、视神经炎等。少数患者可出现皮疹。

（二）慢性感染

可因未及时得到诊治或治疗不彻底由急性期发展而来，也可无急性期病史而直接表现为慢性。本期表现更是多种多样，易误诊，基本上可分两类：一类是全身性非特异性症状，类似神经官能症和慢性疲劳综合征；另一类是器质性损害，其中以骨骼 - 肌肉系统最为常见，如大关节损害、肌腱挛缩等。布鲁菌病可以局限在几乎所有的器官，最常局限在骨、关节、中枢神经系统，表现为相应临床症状和体征。约半数以上表现为骨关节病变如骶髂关节炎，严重者可致关节畸形和功能障碍，部分患者可有脊柱受累，以腰椎最多见，表现为脊柱炎等。布鲁菌累及神经系统可引起脑膜炎、脑炎等；累及心脏以心内膜炎多见，主要侵犯主动脉瓣，严重者引起心功能不全的表现和体征。肝脓肿、脾脓肿、肺炎、肾小球肾炎、胸膜炎等均有人报道。

另外，部分为隐性感染者，多为高危人群，血清学检测 30% 以上有高滴度的抗布鲁菌抗体，不能追溯明确的临床感染史。

五、实验室检查及辅助检查

（一）血常规和生化检查

白细胞正常或轻度减少，淋巴细胞相对或绝对增高。可有贫血，血小板减少或全血细胞减少。红细胞沉降率增快，C 反应蛋白增加。部分患者可有肝酶升高。累及心脏可有心肌酶增高。

（二）病原学检查

1. **细菌培养**　细菌培养是确诊布鲁菌病的金标准，但阳性率依赖于疾病期和培养技术。可采集血液、骨髓、关节液、脑脊液、尿液、淋巴组织等标本送菌培养。急性期血液、骨髓、关节液的阳性率较高，尤以病程初期 2 周内阳性率最高，而慢性期阳性率较低，骨髓培养的阳性率高于血培养。

2. **PCR 技术检测布鲁菌**　目前应用 PCR 技术发展出多种检测布鲁菌基因序列和基因分型方法，如多重 PCR 技术、实时 PCR 技术等对组织、分泌物及菌培养标本检测布鲁菌特异性基因序列，其敏感性和特异性很高。此外，PCR- 限制性多态性分析技术、多变区八寡聚核苷指纹印记（HOOF-Prints）技术、多位点可变数量串联重复序列分析（MLVA）技术等可用于布鲁菌种和基因分型鉴定，但因技术复杂，需要设备条件，很难在临床上推广应用。

（三）免疫学检查

血清特异性抗体检测是临床最常用的诊断方法。

1. **平板凝集试验**　虎红平板凝集试验为定性试验，在急性期具有一定的特异性和较好的敏感性，操作简便，但对慢性期及并发症患者的假阳性较高，故适用于快速大样本筛查，不能用于确诊。

2. **试管凝集试验**　为定量试验，检测布鲁菌总抗体，是目前国内最常用的检查方法，具有操作简便、特异性和灵敏性好的优点。在病程第 1 周即可出现阳性，第 2~3 周达强阳性。病程在 1 年内或在半年内曾接种布鲁菌疫苗者，滴度≥1∶100 为阳性或病程超过 1 年而滴度≥1∶50 为阳性。双份血清间隔 2~3 周抗体滴度 4 倍以上增高更具诊断价值。急性期和慢性期特异性达 90% 以上,但慢性期的敏感性较低。血清凝集试验可出现假阳性和假阴性结果,判断时须注意。

3. 布鲁菌病抗人免疫球蛋白试验 用于检测布鲁菌不完全抗体,滴度 ≥ 1∶400 为阳性,对慢性期布鲁菌病,尤其是血清凝集试验阴性者可提高诊断率。

4. 补体结合试验(CFT) ≥ 1∶10 为阳性,出现得晚,特异性较高,适用于血清凝集试验阴性的慢性期及并发症患者。

5. 2-巯基乙醇(2-mercaptoethanol,2-ME)试验 因 2-ME 可破坏 IgM 抗体,故用 2-ME 试验检测 IgG,可用于鉴别近期自然感染与菌苗免疫引起的抗体阳性。自然感染达 1 个月后,体内凝集素即以 IgG 型为主,该 IgG 对 2-ME 有耐受;而菌苗免疫后 3 个月内的凝集素均以 IgM 为主,可被 2-ME 破坏。

6. 酶联免疫吸附试验(ELISA) 抗体滴度 ≥ 1∶320 为阳性,可分别定量检测布鲁菌特异性 IgG、IgM 和 IgA 型抗体水平,其特异性和灵敏性均优于凝集试验和其他方法,尤适用于疾病诊断和血清学调查。血清 IgG 抗体持续升高预示向慢性化发展。

(四)其他辅助检查

骨关节 X 线检查可判断骨关节病变;CT 或核磁扫描检查头颅、脊柱和骨关节有助于发现脑、脑神经、脊柱和关节病变;心脏超声检查有助于诊断心脏并发症;腹部 B 超检查可判断有无肝脾肿大及腹部并发症。淋巴结活检行病理检查有助于诊断和鉴别诊断淋巴结病变。

六、并发症和后遗症

(一)血液系统
可见贫血、白细胞和血小板减少、血小板减少性紫癜、再生障碍性贫血以及噬血细胞综合征。

(二)眼睛
可见葡萄膜炎、视神经炎、视神经盘水肿及角膜损害,多见于慢性布鲁菌病。

(三)神经及精神系统
3%~5% 患者可出现脑膜炎、脑膜脑炎、脊髓炎、多发性神经根神经病(polyradieuloneuropathy)等神经系统并发症。部分患者还可出现精神症状。

(四)心血管系统
主要为心内膜炎,病死率较高。此外,偶可见心肌炎、心包炎、主动脉炎等。

(五)运动系统
部分患者表现为关节疼痛、畸形和功能障碍等,骨骼肌肉持续不定的钝痛,反反复复,迁延不愈,有的发展成为关节强直、肌肉挛缩、畸形和瘫痪等。

(六)其他
妊娠妇女罹患布鲁菌病如不进行抗菌治疗,流产、早产、死产均可发生。

七、诊断

急性感染需要通过流行病学史、临床表现和实验室检查综合分析,进行诊断:①流行病学接触史:有传染源密切接触史或疫区生活接触史;②具有该病临床症状和体征并排除其他疑似疾病;③实验室检查:病原分离、试管凝集试验、补体结合试验、布鲁菌病抗人免疫球蛋白试验阳性。凡具备①、②项和第③项中的任何一项检查阳性即可确诊为布鲁菌病。慢性感染者和局灶性感染者诊断有时相当困难,获得细菌培养结果最为可靠。

八、鉴别诊断

布鲁菌病临床表现无特殊性,易与其他长期发热的感染性疾病或自身免疫性疾病混淆,需要仔细鉴别。本病主要与败血症、伤寒和副伤寒、黑热病、疟疾、结核病、传染性单核细胞增多症等传染性疾病鉴别,上述传染病均有各自的临床特征,血清学及病原学检查可确诊。亦应与风湿热、成人 Still 病、系统性红斑狼疮病、淋巴瘤等非传染性疾病鉴别。

九、治疗

(一) 急性期

1. **一般治疗与对症治疗**　注意休息,补充营养,高热量、多维生素及易消化饮食。高热者可用物理方法降温,持续不退者可给予退热剂治疗。维持水及电解质平衡。有睾丸肿痛者可酌情用糖皮质激素。

2. **抗菌治疗**　应选择能进入细胞内的抗菌药物,并且治疗原则为早期、联合、规律、适量、全程,必要时延长疗程,防止复发和慢性化,减少并发症的发生。

(1)成人及 8 岁以上儿童:WHO 首选强力霉素(又称多西环素)(每次 100mg,每天 2 次,口服,6 周)联合利福平(每次 600~900mg,每天 1 次,口服,6 周)或强力霉素(每次 100mg,每天 2 次,口服,6 周)联合链霉素(每次 1 000mg,每天 1 次,肌内注射,2~3 周)。如果不能使用上述药物或效果不佳,可采用强力霉素联合复方新诺明或利福平联合氟喹诺酮类药物。

(2)8 岁以下儿童:可采用利福平联合复方新诺明治疗,也可采用利福平联合氨基糖苷类药物治疗。

(3)孕妇:可采用利福平联合复方新诺明治疗。如果在妊娠 12 周内发生布鲁菌病,可选用三代头孢菌素类药物联合复方新诺明治疗,可减少妊娠中断的发生;药物治疗对孕妇存有潜在的危险,应权衡利弊使用。

(4)并发症:存在合并症者一般可考虑应用三联或三联以上药物治疗,并需适当延长疗程。合并中枢神经系统并发症,需采用易于透过血脑屏障的药物,可应用强力霉素、利福平联合复方新诺明或头孢曲松;合并心内膜炎,也可采用上述治疗方案,但常需同时采取瓣膜置换术,疗程也应适当延长;合并脊柱炎,可采用强力霉素、利福平联合链霉素(2~3 周)或庆大霉素(1 周),总疗程至少 3 个月,必要时外科手术治疗。

(二) 慢性期

慢性期仍以抗菌治疗为主,联合对症治疗或菌苗治疗。菌苗治疗因不良反应多而现少用。病原治疗方案与急性感染者治疗相同,必要时需要重复治疗几个疗程。

十、预后

本病一般预后良好,经规范治疗大部分可治愈,病死率很低,但部分患者因诊治不及时、不彻底会导致复发和慢性化。急性感染者经抗菌治疗后约 10% 患者出现复发,往往发生在初次治疗结束后 3~6 个月,与细菌的耐药性、细菌在细胞内的定位以及不规范治疗有关。慢性病例治疗较为复杂,部分患者治疗效果较差。少数病例可遗留骨和关节的器质性损害,使肢体活动受限。有的病例出现中枢神经系统后遗症。在死亡病例中,主要的致死原因是心内膜炎和严重的神经系统并发症等。

十一、预防

采取控制和消灭病畜为主的综合性预防措施。

(一)控制传染源

控制和消灭病畜是消除人类布鲁菌病的根本措施。家畜定期检疫和消毒,治疗或捕杀染菌家畜。限制流行区家畜转运至非流行区,并对来自流行区的家畜及畜产品加强检疫,防止布鲁菌病在畜间扩散。对健康家畜接种疫苗可减少染菌机会,但畜用布鲁菌疫苗对人类有致病性,须注意。

(二)切断传播途径

加强饮食卫生,严格实施畜产品及乳制品的卫生监督,禁止带菌畜产品及乳制品交易。保护水源,防止被动物粪便及排泄物污染。勿进食未消毒煮熟的肉类或乳制品。

(三)加强宣教

对高危职业人群和农牧区居民进行健康教育,接触病畜及畜产品时做好个人防护。职业暴露或接触病畜及受染畜产品后可口服多西环素联合利福平 3~6 周药物预防。目前尚无人用的布鲁菌疫苗。

思考题

1. 简述布鲁菌病的临床表现及常见并发症。
2. 如何诊断布鲁菌病?

(李用国)

第六节　鼠　疫

鼠疫(plague)是鼠疫耶尔森菌(*Yersinia pestis*)引起的烈性传染病,主要流行于鼠类、旱獭及其他啮齿动物,属于自然疫源性疾病。临床主要表现为高热、淋巴结肿痛、出血倾向、肺部特殊炎症等。人间主要通过带菌的鼠蚤为媒介,经人的皮肤传入引起腺鼠疫;经呼吸道传入发生肺鼠疫,均可发展为败血症。传染性强,病死率高,属国际检疫传染病和我国法定的甲类传染病。我国有 12 种类型鼠疫自然疫源地,分布于 19 个省区,近十年人间鼠疫病例数逐年增多,以腺鼠疫为主,需引起高度重视。

一、病原学

见第二篇第十四章第三节。

二、流行病学

(一)传染源

鼠疫为典型的自然疫源性疾病,自然感染鼠疫的动物都可作为鼠疫的传染源,主要是鼠类和其他啮齿动物。黄鼠属和旱獭属为主要储存宿主。褐家鼠、黄胸鼠是次要储存宿主,但却是人间鼠疫的主要传染源。其他如猫、羊、兔、骆驼、狼、狐等也可能成为传染源。

各型患者均为传染源,以肺型鼠疫最为重要。败血症型鼠疫早期的血液有传染性。腺鼠疫仅在脓肿破溃后或被蚤叮咬时才起传染源作用。

(二) 传播途径

1. 动物和人间鼠疫的传播　主要以鼠蚤为媒介,构成“啮齿动物 - 鼠蚤 - 人”的传播方式。鼠蚤叮咬是主要传播途径。

2. 经皮肤传播　少数可因直接接触患者的痰液、脓液或病兽的皮、血、肉经破损皮肤或黏膜受染。

3. 呼吸道飞沫传播　肺鼠疫患者痰中的鼠疫耶尔森菌可借飞沫构成人 - 人之间的传播,造成人间的大流行。

(三) 人群易感性

人群对鼠疫普遍易感,无性别年龄差别,存在一定数量的隐性感染。病后可获持久免疫力。预防接种可获一定免疫力,可降低易感性。

(四) 流行特征

1. 流行情况　人间鼠疫耶尔森菌感染以非洲、亚洲、美洲发病最多。亚洲区域主要在越南、尼泊尔、缅甸、印度、俄罗斯和蒙古有流行或病例发生。我国近年有 19 个省区发生鼠疫疫情,发病最多的是滇西黄胸鼠疫源地和青藏高原喜马拉雅旱獭疫源地。

2. 流行性　本病多由疫区通过交通工具向外传播,形成外源性鼠疫,引起流行。

3. 人间鼠疫与鼠间鼠疫的关系　人间鼠疫流行,均发生于动物间鼠疫之后。人间鼠疫多由野鼠传至家鼠,由家鼠传染于人引起。

4. 季节性　与鼠类活动和鼠蚤繁殖情况有关。人间鼠疫多在 6~9 月。肺鼠疫多在 10 月以后流行。

5. 隐性感染　职业感染性差异与接触传染源的机会和频次有关。

三、发病机制与病理

鼠疫耶尔森菌经皮肤侵入后,首先在局部被中性粒细胞和单核巨噬细胞吞噬,迅速经由淋巴管至局部淋巴结繁殖,引起原发性淋巴结炎(腺鼠疫)。鼠疫耶尔森菌的组织破坏性和抗吞噬作用使其易进入血液循环,形成败血症。鼠疫耶尔森菌可经血液循环进入肺组织,引起“继发性肺鼠疫”。由呼吸道排出的鼠疫耶尔森菌通过飞沫传入他人体内,则引起“原发性肺鼠疫”。不同于大多数细菌,鼠疫耶尔森菌通过一系列逃避天然免疫系统成分的作用而致感染。逃逸过程与其 pCD1 质粒编码的Ⅲ型分泌系统 T3SS 和分泌的 6 种毒力蛋白 Yops(YopE、YopJ、YopH、YopO、YopT、YopM)密切相关。这 6 种毒力蛋白分别从破坏细胞骨架、诱导细胞凋亡、抑制细胞因子分泌、抵抗细胞吞噬及破坏肌动蛋白微丝等多方面干扰宿主细胞的正常免疫功能,实现逃逸体内免疫反应而导致持续感染。

鼠疫的基本病理改变为淋巴管、血管内皮细胞损害和急性出血坏死性炎症。腺鼠疫为淋巴结的出血性炎症和凝固性坏死。肺鼠疫肺部病变以充血、水肿、出血为主。发生鼠疫败血症时,全身各组织、脏器均可有充血、水肿、出血及坏死改变,多浆膜腔发生血性渗出物。

四、临床表现

潜伏期:腺鼠疫 2~5d。原发性肺鼠疫数小时至 3d。曾经接受预防接种者,可长达 9~12d。

临床上有腺型、肺型、败血型及轻型等。鼠疫的主要表现为发病急剧,寒战、高热、体温骤升至 39~41℃,呈稽留热。剧烈头痛,有时出现中枢性呕吐、呼吸急促、心动过速、血压下降。重症患者早期即可出现血压下降、意识不清、谵妄等。

(一) 腺鼠疫

最为常见,除具有鼠疫的全身表现以外,受侵部位所属淋巴结肿大为其主要特点。好发部位依次为腹股沟淋巴结、腋下、颈部及颌下淋巴结,多为单侧。淋巴结肿大与发热同时出现,表现为迅速的弥漫性淋巴结肿胀,典型的表现为淋巴结明显触痛而坚硬,与皮下组织粘连,失去移动性,周围组织显著水肿,可有充血和出血。由于疼痛剧烈,患者常呈被动体位。

(二) 肺鼠疫

根据传播途径不同,肺鼠疫可分为原发性和继发性两种类型。原发肺鼠疫起病急骤,寒战高热,在起病24~36h内可发生剧烈胸痛、咳嗽、咳大量泡沫粉红色或鲜红色血痰;呼吸急促并呼吸困难;肺部仅可闻及少量散在湿啰音或轻微的胸膜摩擦音,较少的肺部体征与严重的全身症状常不相称。X线胸片检查呈支气管肺炎改变。

继发性肺鼠疫是在腺鼠疫或败血症型鼠疫症状基础上,病情突然加剧,出现原发性肺鼠疫呼吸系统表现。

(三) 败血症型鼠疫

亦称暴发型鼠疫。为最凶险的一型,病死率极高。亦可分为原发性和继发性两种类型。继发性者病初有肺鼠疫、腺鼠疫或其他类型的相应表现而病情进一步加重。主要表现为寒战高热或体温不升、神志不清,谵妄或昏迷,进而发生感染性休克。病情进展异常迅猛,常于1~3d死亡。因皮肤广泛出血、瘀斑、发绀、坏死,故死后尸体呈紫黑色,俗称"黑死病"。原发败血症型鼠疫少见。

(四) 轻型鼠疫

又称小鼠疫,发热轻,局部淋巴结肿大,轻度压痛,偶见化脓。血培养可阳性。多见于流行初、末期或预防接种者。

(五) 其他类型鼠疫

如皮肤鼠疫、肠鼠疫、眼鼠疫、脑膜炎型鼠疫、扁桃体鼠疫等,均少见。

五、实验室检查

(一) 常规检查

1. **血常规** 外周血白细胞总数大多升高,常达 $20~30 \times 10^9/L$ 以上。初为淋巴细胞增高,以后中性粒细胞显著增高,红细胞、血红蛋白与血小板减少。

2. **尿常规** 有蛋白尿及血尿。尿沉渣中可见红细胞、白细胞和细胞管型。

3. **粪常规** 粪便隐血可阳性。

4. **凝血功能** 肺鼠疫和败血症型鼠疫患者在短期即可出现弥散性血管内凝血,表现为纤维蛋白原浓度减少(小于 2g/L),凝血酶原时间和部分凝血激酶时间明显延长,D-二聚体和纤维蛋白原降解产物明显增加。

5. **脑脊液** 脑膜炎型病例可表现为压力升高,外观混浊,白细胞常大于 $4\,000 \times 10^9/L$,中性粒细胞为主,蛋白明显增加,葡萄糖和氯化物明显下降,脑脊液鲎(Limalus)试验阳性。

(二) 病原学检查

1. **涂片检查** 用血、尿、粪及脑脊液作涂片或印片,革兰氏染色,可找到G-两端浓染的短杆菌。阳性率为50%~80%。

2. **细菌培养** 动物的脾、肝等脏器或患者的淋巴结穿刺液、脓、痰、血、脑脊液等,接种于普通琼脂或肉汤培养基可分离出鼠疫耶尔森菌。

(三) 血清学检查

血清学应以双份血清升高4倍以上为诊断依据。

1. **间接血凝法(IHA)**   用 FI 抗原检测患者或动物血清中 FI 抗体。FI 抗体持续 1~4 年,常用于流行病学调查及回顾性诊断。

2. **酶联免疫吸附试验(ELISA)**   较 IHA 更为敏感。适合大规模流行病学调查。

3. **荧光抗体法(FA)**   用荧光标记的特异性抗血清检测可疑标本,可快速准确诊断。特异性、灵敏性较高。

(四) 分子生物学检测

主要有 DNA 探针和聚合酶链反应(PCR),检测鼠疫特异性基因,近来应用较多。环介导等温扩增技术(LAMP)作为一种新型基因检测方法,具有快速、敏感、特异的优点,为鼠疫耶尔森菌的检测提供了新的发展方向。

六、诊断

对 10d 内到过鼠疫流行区,有与可疑鼠疫动物或患者接触史。起病急骤,病情迅速恶化的高热患者,且具有下列临床表现之一者,应做出鼠疫的疑似诊断。

1. 起病急剧,高热,白细胞剧增,在未用抗菌药物或仅用青霉素族抗菌药物情况下,病情迅速恶化,在 48h 内进入休克或更严重的状态。

2. 急性淋巴结炎,淋巴结肿胀,剧烈疼痛并出现强迫体位。

3. 出现重度毒血症、休克综合征而无明显淋巴结肿胀。

4. 咳嗽、胸痛、呼吸急促,咳痰带血或咯血。

5. 重症结膜炎伴有严重上下眼睑水肿。

6. 剧烈头痛、昏睡、颈部强直、谵语妄动、脑压高、脑脊液浑浊。

7. 未接种过鼠疫菌苗,FI 抗体效价在 1:20 以上者。

本病应先做出疑似诊断,以便早期治疗,提高治愈率。对疑似诊断病例在获得明确病原学诊断依据前或该区域有人间鼠疫流行,亦可对继发病例做出疑似鼠疫的诊断。

七、鉴别诊断

(一) 腺鼠疫

1. **急性淋巴结炎**   常继发于其他感染病灶,受累区域的淋巴结肿大、压痛,常有淋巴管炎,全身症状较轻。

2. **丝虫病淋巴结肿大**   本病急性期,淋巴结炎与淋巴管炎常同时发生,数天后可自行消退,全身症状轻微,夜间血液涂片检查可找到微丝蚴。

(二) 肺鼠疫

1. **大叶性肺炎**   临床特点为咳铁锈色痰;肺部可有肺实变体征,痰液培养可获相应病原体诊断。

2. **炭疽**   发病后多出现低热、疲劳和心前区压迫等,持续 2~3d 后突然加重。而肺鼠疫病例临床表现重,进展快。

(三) 败血症型鼠疫

应及时检测疾病的病原或抗体,并根据流行病学、症状体征与其他原因所致败血症、钩端螺旋体病、肾综合征出血热、流行性脑脊髓膜炎等相鉴别。

八、预后

以往的病死率极高,近年来,由于抗生素的及时应用,病死率降至 10% 左右。

九、治疗

凡确诊或疑似鼠疫患者,均应迅速组织严密的隔离,就地治疗,不宜转送。

(一) 一般治疗及护理

1. **严格地隔离消毒患者**　病区内必须做到无鼠无蚤。入院时对患者做好卫生处理(更衣、灭蚤及消毒)。病区、室内定期进行消毒,患者排泄物和分泌物应用含氯石灰或甲酚皂液彻底消毒。

2. **饮食与补液**　急性期应卧床休息,给予患者流质饮食,或葡萄糖和生理盐水静脉滴注,维持水、电解质平衡。

(二) 病原治疗

治疗原则是早期、联合、足量、应用敏感的抗菌药物。

1. **腺鼠疫**　链霉素成人首次 1g,以后 0.5~0.75g,每 4h 或每 6h 肌内注射(2~4g/d)。治疗过程中可根据体温下降至 37.5℃以下,全身症状和局部症状好转逐渐减量。患者体温恢复正常,全身症状和局部症状消失,按常规用量继续用药 3~5d。疗程一般为 10~20d,链霉素使用总量一般不超过 60g。腺体局部按外科常规进行对症治疗。

2. **肺鼠疫和败血症型鼠疫**　链霉素成人首次 2g,以后 1g,每 4h 或每 6h 肌内注射(4~6g/d)。全身症状和呼吸道症状显著好转后逐渐减量。疗程一般为 10~20d,链霉素使用总量一般不超过 90g。儿童参考剂量为 30mg/(kg·d),每 12h 一次。

3. **皮肤鼠疫**　按一般外科疗法处置皮肤溃疡,必要时局部滴注链霉素或敷磺胺软膏。

4. **有脑膜炎症状的患者**　在特效治疗的同时,辅以氯霉素治疗,成人 50mg/(kg·d),儿童(>1 岁)50mg/(kg·d),每 6h 静脉滴注,疗程 10d,注意氯霉素的骨髓毒性等不良反应。

亦可选用氨基糖苷类、氟喹诺酮类、第三代头孢菌素及四环素等。

(三) 对症治疗

高热者给予冰敷、酒精擦浴等物理降温措施。发热 >38.5℃,或全身酸痛明显者,可使用解热镇痛药。儿童禁用水杨酸类解热镇痛药。烦躁不安或疼痛者用镇静止痛剂。注意保护重要脏器功能,有心衰或休克者,及时强心和抗休克治疗。有 DIC 者在给予血小板、新鲜冰冻血浆和纤维蛋白原等进行替代治疗的同时给予肝素抗凝治疗。中毒症状严重者可适当使用肾上腺皮质激素。

十、预防

(一) 管理传染源

应灭鼠、灭蚤,监控鼠间鼠疫。加强疫情报告。严格隔离患者,患者和疑似患者应分别隔离。腺鼠疫隔离至淋巴结肿大完全消散后再观察 7d。肺鼠疫隔离至痰培养 6 次阴性。接触者医学观察 9d,曾接受预防接种者应检疫 12d。患者的分泌物与排泄物应彻底消毒或焚烧。死于鼠疫者的尸体应用尸袋严密包扎后焚化。

(二) 切断传播途径

加强国际检疫与交通检疫,对来自疫区的车、船、飞机进行严格检疫并灭鼠灭蚤。对可疑旅客应隔离检疫。

(三) 保护易感者

1. **加强个人防护**　参与治疗或进入疫区的医护人员必须穿防护服和高筒靴、戴面罩、厚口罩、防护眼镜、橡皮手套等。

2. **预防性服药**　药物可选用四环素、多西环素、磺胺、环丙沙星等。必要时可肌内注射链霉素进行预防性治疗,疗程均为 7d。

3. **预防接种**　主要对象是疫区及其周围的人群,参加防疫工作人员及进入疫区的医务工作者。

非流行区人员应在鼠疫菌苗接种 10d 后方可进入疫区。

思考题

1. 简述鼠疫的致病机制和病理变化。
2. 鼠疫的临床表现有哪些?
3. 如何诊断鼠疫? 怎样预防鼠疫?

(赵英仁)

第七节　炭　疽

炭疽(anthrax)是一种人兽共患的急性传染病,由炭疽杆菌所致,流行于羊、牛、马等食草动物。人主要通过接触病畜及其产品或食用病畜的肉类而被感染。临床上主要为皮肤炭疽,表现为局部皮肤坏死及特异性黑痂。其他为肺炭疽和肠炭疽,进而可继发炭疽杆菌败血症和炭疽脑膜炎。

一、病原学

见第二篇第十四章第三节。

二、流行病学

(一) 宿主动物与传播媒介
主要为患病的草食动物,如牛、羊、马、骆驼等,其次是猪和狗。它们的皮、毛、肉、骨粉均可携带细菌。炭疽患者的痰、粪便及病灶渗出物可检出细菌,但人与人之间的传播极少见。

(二) 传播途径
1. **接触传播**　是主要的传播途径,常因肢体直接接触病畜或患者而引起感染。接触污染的畜产品、土壤及用具,也有可能感染。

2. **呼吸道感染**　多见于来自皮毛加工厂的病例,加工的过程可使附着于皮毛的大量炭疽芽胞飞扬,导致吸入性炭疽暴发。炭疽芽胞污染周围环境后,也可随尘埃形成气溶胶而飞扬,造成肺炭疽流行。

3. **消化管感染**　食用被炭疽杆菌污染的食物可致胃肠型炭疽。病菌亦能经患病奶牛的乳汁排出,故饮用生牛奶也有可能受染。

4. **昆虫叮咬**　牛虻等吸血昆虫叮咬病畜后,再叮咬人类,亦可能传播炭疽,但较少见。

(三) 人群易感性
人对该病普遍易感,特别是参与动物屠宰、制品加工、动物饲养以及兽医等高危人群。大部分炭疽病为散发病例,大规模的流行可能发生。感染后有较持久的免疫力。

（四）地理分布和发病季节特点

炭疽为一种自然疫源性疾病，终年可见。动物炭疽遍布全球，故患者多见于牧区，呈地方性散发流行，发达国家由于普遍疫苗接种和广泛动物类医疗工作的施行，动物及人类炭疽病几乎消灭。在发展中国家，本病仍在一定范围内流行，每年发病数估计为1万~20万。近5年来，全国每年炭疽发病数波动在40~1 000人，主要集中在贵州、新疆、甘肃、四川、广西、云南等西部地区。

三、发病机制

炭疽毒素是炭疽杆菌致病的主要因素，对动物致病力以食草动物最为敏感，感染后常呈急性败血症；食肉动物受染后常呈隐性过程或仅在局部形成病灶；人类的易感程度介于两者之间。

炭疽杆菌通过皮肤而侵入人体，一旦侵入皮下组织，炭疽芽胞迅速繁殖，产生并释放外毒素和抗吞噬作用的夹膜物质。毒素引起明显的细胞水肿和组织坏死，形成原发性皮肤炭疽。局部吞噬细胞吞噬细菌后使之播散至局部淋巴结，细菌经淋巴管或血管扩散，引起局部出血、坏死、水肿性淋巴结炎和毒血症，细菌在血液循环中繁殖引起败血症。

炭疽的特征性病理改变为受侵袭组织和脏器的出血、坏死和水肿。皮肤炭疽呈痈样肿胀、溃疡、出血性焦痂，形成凝固性坏死区，其周围组织呈高度水肿、渗出；镜检可见皮下组织呈急性浆液性出血性炎症，间质水肿显著，组织结构成分离解，坏死区及病灶深处均可找到炭疽杆菌。肺炭疽为小叶出血性肺炎，常累及胸膜和心包。肠炭疽主要分布于小肠，大肠及胃损害较少，表现为出血性炎症和周围高度水肿，以及肠系膜淋巴结炎，腹腔有血性浆液性渗出液，内有大量致病菌。炭疽杆菌败血症患者，全身各组织及脏器均表现广泛性的出血性浸润、水肿及坏死，并有肝、肾浊肿和脾肿大。炭疽患者的尸体血液一般呈液体状，失去凝固能力，尸体腐败极快。

四、临床表现

潜伏期因侵入途径不同而不同，皮肤炭疽的潜伏期相对较长，一般为1~5d，也可短至几小时，最长可达数月，肺炭疽的潜伏期较短，一般都在几小时之内。

（一）皮肤炭疽

皮肤炭疽（cutaneous anthrax）为最常见的临床类型，约占90%以上。病变多见于面、颈、肩、手和脚等裸露部位的皮肤。初期为斑疹或丘疹，次日出现水疱，内含淡黄色液体，周围组织肿胀发硬。第3~4d中心呈现出血坏死而稍下陷，四周有成群小水疱，水肿区继续扩大。第5~7d坏死区破溃成浅溃疡，血样渗出物结成硬而黑似炭块状焦痂，痂内有肉芽组织（即炭疽痈）。焦痂坏死区自1~6cm不等，肿胀区范围则可达20cm。由于毒素的作用，皮肤炭疽局部的神经纤维发生变形，故病灶处常无明显的疼痛感，可与其他化脓性痈疽鉴别。此后水肿消退，黑痂在1~2周内脱落，逐渐愈合成疤。病程中常有轻至中度发热，头痛和全身不适等中毒症状。

（二）肺炭疽

肺炭疽（pulmonary anthrax）可继发于皮肤炭疽，但多发原发性，由吸入炭疽杆菌芽胞所致。起病多急骤，病初有短期、非特异性流感样表现，2~4d后出现严重的呼吸困难、高热、发绀、咯血、喘鸣、胸痛和出汗。体征与病情严重程度常不成正比。肺部仅可闻及散在的细小湿啰音、哮鸣音和胸膜摩擦音。X线胸部检查可见纵隔影增宽、胸腔积液和支气管肺炎征象。可发生休克并在24h内死亡，常并发败血症和脑膜炎。

（三）肠炭疽

肠炭疽（intestinal anthrax）极罕见，由于临床表现不一，往往诊断困难。其症状包括高热、剧烈腹痛、腹泻、呕血、黑便，并很快出现腹水。腹部可有明显的压痛、反跳痛甚至腹肌紧张，极似外科急腹症,易并发败血症休克而死亡。

(四)炭疽败血症

炭疽败血症常继发于肺、肠道和严重皮肤炭疽。除原发部位炎症表现加重外,全身毒血症状更为严重,如高热、寒战、衰竭。易发生感染性休克、DIC 和脑膜炎等,后者表现为谵妄、抽搐与昏迷,病情迅速恶化而死亡。

五、实验室检查

(一)一般检查

外周血白细胞增高,一般为 $(10\sim20) \times 10^9/L$,甚至达 $(60\sim80) \times 10^9/L$。中性粒细胞显著增多。

(二)特异性检查

1. 病原学检查   分泌物、水疱液、血液、脑脊液培养阳性是确诊依据。涂片染色可见粗大的革兰氏阳性、呈竹节样排列的杆菌有助于临床诊断。

2. 血清学检查   血清学检查主要用于炭疽的回顾性诊断和流行病学调查。抗荚膜抗体和保护性抗原(PA)外毒素抗体的免疫印迹实验对未及时获得病原学诊断依据的病例是特异和敏感的方法。

3. 动物接种   上述标本接种于豚鼠或小白鼠皮下,出现局部肿胀、出血等阳性反应。接种动物对于 48h 内死亡。

六、诊断

流行病学资料中患者多有与病畜接触史或从事与动物及其产品接触的工作。临床表现为无痛性非凹陷性水肿、焦痂溃疡等典型皮肤炭疽改变即可临床诊断皮肤炭疽。肺炭疽的特点是肺部 X 线表现为出血性肺炎和纵隔影增宽,肠炭疽的特点为出血性肠炎。实验室检查涂片和培养阳性即可确定诊断。但如果没有明确的流行病学资料,如当地是否有皮肤炭疽的患者,是否有与患畜的接触史等,肺炭疽和肠炭疽的诊断异常困难。

七、鉴别诊断

皮肤炭疽应同痈、蜂窝织炎、恙虫病等鉴别;肺炭疽应与大叶性肺炎、钩端螺旋体病和肺鼠疫等鉴别;肠炭疽须与出血性坏死性肠炎、肠套叠等鉴别。

八、预后

预后与就诊的早晚有直接关系。若不及时诊治,炭疽病死率较高。皮肤型炭疽的病死率为5%~11%。肺炭疽的病死率在 80% 以上,肠炭疽的病死率为 25%~75%。未经治疗的皮肤炭疽的病死率为 20%~25%,炭疽败血症病死率为 80%~100%。

九、治疗

及早使用抗生素,避免出现并发症。对疑似病例可进行经验性治疗。一般慎用激素类药物,以免加重病情。

(一)病原治疗

抗菌治疗   青霉素 G 为治疗本病的首选药物,如有过敏史,选用其他抗菌药如氨基糖苷类阿米卡星、四环素类多西环素或喹诺酮类左氧氟沙星。

（1）皮肤型炭疽：青霉素 G，每日 240 万~320 万 U，分 3~4 次，肌内注射；疗程 7~10d。恶性水肿病例可用青霉素 G，每次 200 万~300 万 U，加入葡萄糖 200ml 静脉滴注，一日 4 次。重症可联合用其他如林可霉素、亚胺培南、克拉霉素、阿奇霉素、万古霉素、替考拉宁、多黏菌素 B 等药。

（2）肺、肠炭疽和并发脑膜炎者，应用大剂量青霉素 G，1 200 万~3 600 万 U/d，分次静脉滴注。还可合用庆大霉素 16 万~24 万 U/d，或阿米卡星 0.4~0.8g/d，疗程可延长至 2~3 周。四环素 1.5~2g/d，或多西环素 200~400mg/d，或红霉素 1.5~2g/d 口服或静脉滴注。

（二）一般治疗和对症治疗

患者应严格隔离，尤其是肺炭疽患者，严防其通过空气导致感染扩散。多饮水及给予流食或半流食，对呕吐、腹泻或进食不足者给予适量静脉补液。对有出血、休克和神经系统症状者，应给予相应处理。对皮肤恶性水肿和重症患者，可应用肾上腺皮质激素，对控制局部水肿的发展及减轻毒血症有效，如氢化可的松 100~300mg/d 或地塞米松 5~10mg/d，分 1~2 次静脉滴入，或泼尼松 30~60mg/d，分 1~2 次口服，疗程 3~5d。皮肤炭疽局部可用 1:20 000 高锰酸钾溶液温敷，切忌挤压和切开引流。重度颈部肿胀导致呼吸困难者，可考虑气管插管或气管切开。

十、预防和控制

（一）严格管理传染源

皮肤炭疽的患者按照传染病防治法规定的乙类传染病进行管理，其中肺炭疽按照甲类传染病管理，患者严密隔离至痊愈，其分泌物和排泄物应彻底消毒，接触者医学观察 8d。对疫区草食动物进行包括动物减毒疫苗接种、动物检疫、病畜治疗和焚烧深埋等处理。

（二）切断传播途径

对从事可疑污物接触人群加强劳动保护，染菌的皮毛可用甲醛消毒处理。牧畜收购、调运、屠宰加工要有兽医检疫。防止水源污染，加强饮食、饮水及乳制品的监督。

（三）保护易感人群

对从事畜牧业、畜产品收购、加工、屠宰业、兽医等工作人员及疫区的人群注射炭疽杆菌活疫苗。我国使用的是"人用皮上划痕炭疽减毒活疫苗"，接种后 2d 可产生免疫力，可维持 1 年，在发生疫情时应进行应急接种。方法为 0.1ml 皮肤划痕法接种，每年 1 次。在流行区动物的预防接种也十分重要。

思考题

1. 如何才能杀灭炭疽杆菌芽胞？
2. 试述皮肤炭疽局部病损的特点，如何与化脓性痈疽鉴别？
3. 试述肺炭疽的临床表现。
4. 试述炭疽的治疗要点。

（丁向春）

第八节　白　　喉

白喉（diphtheria）是由白喉棒状杆菌（*Corynebacterium diphtheriae*）引起的急性呼吸道传染病。临床上主要表现为发热伴咽、喉部灰白色假膜和全身毒血症症状，严重者可并发心肌炎和周围神经麻痹。

一、病原学

见第二篇第十三章第四节。

二、流行病学

（一）传染源

患者和白喉带菌者是传染源。患者在潜伏期末开始通过呼吸道分泌物向外排菌，即具有传染性。健康带菌者为 0.1%~5%，流行期人群带菌率可达 10%~20%，恢复期带菌率 10% 左右。因此，轻型、不典型患者和健康带菌者作为传染源在流行病学上更有意义。

（二）传播途径

主要经呼吸道空气与飞沫传播，也可经接触传播。偶尔可经破损的皮肤传播。

（三）易感人群

人群普遍易感，新生儿可经胎盘及母乳获得免疫力，抗体水平在生后 3 个月后明显下降，1 岁后基本消失。患病后可产生针对白喉外毒素的抗体，免疫力持久。预防接种或隐性感染可获得特异性免疫力。锡克试验（Schick test）可测人群免疫水平，也可用间接血凝或酶联免疫吸附试验（ELISA）法测人群血清抗毒素抗体水平。

（四）流行特征

本病见于世界各地，以散发为主。实施计划免疫后儿童发病数明显下降，发病年龄向后推迟。一年四季均可发病，以冬春季多发。居住拥挤，卫生条件差容易发生该病流行。

三、发病机制与病理

白喉棒状杆菌侵袭力较弱，侵入上呼吸道后仅在黏膜表层繁殖，常不侵入深部组织和血流。白喉棒状杆菌外毒素具有强烈细胞毒性，可引起细胞破坏、纤维蛋白渗出、白细胞浸润。大量渗出的纤维蛋白与坏死组织、炎症细胞、细菌等凝结而形成特征性白喉假膜，假膜覆盖于咽喉部黏膜表面，与组织粘连紧密不易脱落，强行剥脱易出血。但假膜与黏膜的粘连不紧，喉及气管白喉的假膜易脱落引起梗阻窒息。白喉棒状杆菌外毒素吸收入血引起全身毒血症状，毒素吸收量与假膜所在部位及范围有关。假膜范围大，毒素吸收多，症状重。喉及气管受累，毒素吸收较少，全身症状较轻；鼻白喉毒素吸收量最大，症状最重。

病理改变除在上呼吸道形成假膜外，以中毒性心肌炎和白喉性神经炎最显著。可见心脏扩大，心肌常有脂肪变性、玻璃样及颗粒样变性，心肌纤维断裂并可累及传导系统。神经炎以周围运动神经为主,其中第IX、X对脑神经受损较常见,常表现为髓鞘变性、神经轴肿胀。还可有肾浊肿、肾小管上皮细胞脱落及肾上腺退行性变等,肝脏也可出现脂肪浸润和肝细胞坏死。

四、临床表现

潜伏期1~7d,多为2~4d。按假膜所在部位将其分为咽白喉、喉白喉、鼻白喉和其他部位白喉。

(一) 咽白喉

咽白喉最常见,约占白喉的80%。按假膜大小及病情轻重将其分为四型:

1. **普通型**　起病缓慢,表现为咽痛、中等度发热、食欲不振、全身不适等。伴有咽部充血,扁桃体肿大。24h后即可见灰白色片状假膜形成,假膜边缘清楚,不易剥离,强行剥离则基底裸面出血,可伴有颌下淋巴结肿大压痛。

2. **轻型**　全身症状轻,可仅有轻微发热、咽痛。假膜多限于扁桃体,呈点状或小片状,假膜也可不明显而咽拭子白喉棒状杆菌培养阳性。

3. **重型**　全身症状重,体温常超过39℃,面色苍白、恶心、呕吐。假膜广泛而厚,可扩大至腭弓、腭垂及咽后壁。假膜颜色灰黄污秽,伴口臭。可有淋巴结周围软组织水肿、心肌炎或周围神经麻痹。

4. **极重型**　假膜较重且范围更广泛,污黑色,伴有腐败口臭味。颈部因软组织水肿而似“牛颈”。体温可高达40℃,伴有呼吸急促、烦躁不安、面色苍白、口唇发绀。可有心脏扩大、心律失常或中毒性休克等,抢救不及时常易死亡。

(二) 喉白喉

喉白喉约占白喉的20%,其中原发性喉白喉约占25%,其余为咽白喉延续而成。特征性表现为“犬吠样”咳嗽,声音嘶哑或失声,甚至吸气时有喉梗阻,表现为鼻翼扇动、“三凹”现象、发绀等。假膜可延至气管、支气管,假膜脱落可因窒息而死亡。

(三) 鼻白喉

多见于婴幼儿,原发性鼻白喉较少见,继发性鼻白喉多来自咽白喉。表现为鼻塞、浆液血性鼻涕,鼻孔周围皮肤受累发红、糜烂、结痂,鼻前庭可有假膜。全身症状轻,有张口呼吸或觅乳困难等。

(四) 其他部位白喉

皮肤白喉多见于热带地区,伤口白喉、眼结膜白喉及耳、口腔、食管、外阴、新生儿脐带等部位均可发生白喉。常表现为局部假膜,而全身症状轻。

五、实验室及其他检查

(一) 血象

外周血白细胞升高,多为$(10~20) \times 10^9/L$,中性粒细胞增高,严重时可出现中毒颗粒。

(二) 细菌学检查

取假膜与黏膜交界处标本涂片可见排列不规则的两端着色较深的棒状杆菌,标本也可接种于Loeffler血培养基,8~12h可见白喉棒状杆菌生长。还可用2%亚锑酸钾涂抹在假膜上,10~20min后假膜变为黑色或深灰色为阳性,提示有棒状杆菌感染。荧光标记特异性抗体染色查白喉棒状杆菌,阳性率和特异性均较高,可用于早期诊断。

六、并发症与后遗症

(一) 中毒性心肌炎

是本病最常见的并发症,也是本病死亡的主要原因。常见于重型白喉,多发生在病程的第 2~3 周。临床上表现为极度乏力、面色苍白、呼吸困难,听诊心率加快或减慢、心律不齐。心电图(ECG)显示 T 波或 ST 改变,或传导阻滞、心律失常,严重者出现心力衰竭。

(二) 周围神经麻痹多

见于病程的第 3~4 周。常表现为软腭麻痹,出现鼻音声重、进食呛咳及腭垂反射消失等症状。其次为颜面肌、眼肌及四肢肌麻痹等。一般在数周内恢复,多不留有后遗症。

(三) 支气管肺炎

多见于幼儿,常为继发细菌感染所致。

(四) 其他

可继发其他细菌感染,合并中毒性脑病、中毒性肾病等。

七、诊断与鉴别诊断

白喉依据流行病学资料和典型临床表现即可作出临床诊断。细菌学检查阳性即可确定诊断。

咽白喉应与樊尚咽峡炎(Vincent angina)、急性扁桃体炎及鹅口疮等相鉴别;喉白喉应与急性喉炎、变态反应性喉水肿及气管内异物相鉴别。鼻白喉应与慢性鼻炎、鼻内异物相鉴别。

八、预后

预后与年龄、治疗早晚、临床类型、并发症及是否接受预防接种等有关。应用抗毒素和抗生素治疗后,病死率已降至 5% 以下,患者多死于心肌炎。

九、治疗

(一) 一般治疗

严格卧床休息 2~6 周。高热量流质饮食,维持水与电解质平衡,注意口腔护理,保持室内通风和湿度。

(二) 病原治疗

早期使用抗毒素和抗生素治疗是治疗成功与否的关键。

1. **抗毒素**　白喉抗毒素(DAT)治疗是本病的特异性治疗方法。由于白喉抗毒素不能中和进入细胞内的外毒素,宜尽早(病后 3~4d 内)使用。用量按假膜部位与范围、中毒症状、治疗早晚而定,轻中型为 3 万 ~5 万 U,重型 6 万 ~10 万 U;治疗晚者加大剂量;喉白喉适当减量。注意应用 DAT 治疗后假膜很快脱落可堵塞气道,DAT 静脉注射 30min 血浓度达高峰,肌内注射需 24h。重型及治疗晚者常将其稀释于 100~200ml 葡萄糖液缓慢静脉滴注。注射前皮试过敏者采用脱敏疗法。

2. **抗生素**　首选药物为青霉素 G。它对各型白喉均有效。每天 80 万 ~160 万 U,分 2~4 次肌内注射;也可用红霉素,每天(10~15)mg/kg,分 4 次口服,疗程 7~10d,也可用阿奇霉素或头孢菌素治疗。并发细菌性肺炎应根据患者病情、药敏试验选用相应抗菌药物控制感染。

(三) 对症治疗

并发心肌炎或中毒症状重者可用肾上腺皮质激素,并酌情用镇静剂。喉梗阻或脱落假膜堵塞气道者可行气管切开或喉镜取膜。咽肌麻痹者鼻饲,必要时呼吸机辅助治疗。

十、预防

（一）管理传染源

患者应按呼吸道传染病隔离至临床治愈,2 次咽拭子培养(隔日 1 次)阴性者可解除隔离。接触者检疫 7d,带菌者隔离 7d,并用青霉素或红霉素治疗。

（二）切断传播途径

患者鼻咽分泌物及所用物品应严格消毒。患者排泄物,尤其是呼吸道分泌物用双倍 5% 煤酚皂(来苏)或苯酚处理 1h;污染衣物或用具煮沸 15min,不能煮沸的物品用 5% 煤酚皂浸泡 1h。

（三）保护易感者

新生儿生后 3 个月注射 "百白破(pertussis-diphtheria-tetanus,PDT)" 三联疫苗。7 岁以上儿童首次免疫或流行期易感者,接种吸附精制白喉类毒素(diphtheria toxoid,DT)。密切接触的易感者可肌内注射精制 DAT1 000~2 000U(儿童 1 000U),有效预防期为 2~3 周,1 个月后再行类毒素全程免疫。

> **思考题**
>
> 1. 白喉的感染途径是什么? 如何预防白喉?
> 2. 常见白喉的临床类型和主要临床表现是什么?

（赵彩彦）

第九节　百　日　咳

百日咳(pertussis,whooping cough)是由百日咳鲍特菌(*Bordetella pertussis*)所致的急性呼吸道传染病。多见于儿童。临床上以阵发性痉挛性咳嗽、咳嗽终止时伴有鸡鸣样吸气吼声为特征。本病病程较长,未经治疗,咳嗽可持续达 2~3 个月,故名 "百日咳"。随着计划免疫接种在全球范围内推广,其发病率已经明显下降,但目前尚未控制,且近年来有复燃趋势。

一、病原学

见第二篇第十四章第三节。

二、流行病学

百日咳是全球性疾病,世界卫生组织(WHO)报告 2018 年全球约有 153 631 例百日咳患者,主要来自发展中国家。1978 年中国实施计划免疫、普及儿童百白破疫苗接种以后,百日咳发病率明显下降;近年来,虽然百日咳发病率仍然保持在低水平,但一些地区出现反弹,局部地区还有暴发流行。2019 年全国法定传染病报告统计,百日咳发病数 30 027 例,发病率 2.150 1/10 万,死亡数 2 人,死亡率 0.000 1/10 万。

(一) 传染源

百日咳患者、隐性感染者和带菌者是本病的传染源。自潜伏期开始至病后 6 周均有传染性,以潜伏期末到发病后 2~3 周传染性最强。

(二) 传播途径

主要通过呼吸道飞沫传播。咳嗽、说话、打喷嚏时分泌物散布在空气中形成气溶胶,通过吸入传染。间接接触传染的可能性较小,家庭内传播较多见。

(三) 人群易感性

人群普遍易感,5 岁以下小儿易感性最高,婴幼儿是百日咳发病和死亡的最易感人群,特别是尚未进行 3 针百白破(pertussis-diphtheria-tetanus,PDT)预防的 6 月龄以下的婴儿。由于母体缺乏或无足够的保护性抗体传给胎儿,所以 6 个月以下婴儿发病率最高。儿童虽经疫苗接种后,若超过 12 年,仍有可能发病。百日咳病后可以获得持久的免疫力,第二次发病者罕见。

(四) 流行特征

本病发生于世界各地,多见于温带及寒带。一般散在发病,在儿童集体机构亦可引起流行。该病四季均可发生,以冬春两季多见。

三、发病机制与病理

机体通过呼吸道吸入含有百日咳鲍特菌的空气飞沫而感染。百日咳鲍特菌自呼吸道侵入,以菌毛血凝抗原附着于呼吸道上皮细胞纤毛上并在局部繁殖,产生各种毒素和毒性物质,引起上皮细胞变性坏死,局部炎症,纤毛麻痹,呼吸道中黏液排出障碍,堆积潴留,堆积物不断刺激神经末梢导致痉挛性咳嗽,咳毕因出现深长吸气,急速的气流通过痉挛、狭窄的声门,发出高声调的吼声,即鸡鸣声,直至分泌物排出,剧咳方止。长期咳嗽,在咳嗽中枢形成兴奋灶,以致在恢复期或病愈后短期内,受到一些非特异性刺激(如哭泣)和其他感染可诱发百日咳样咳嗽。

目前认为 69kDa 的黏附素和丝状血凝素在百日咳鲍特菌黏附于易感者呼吸道上皮细胞时起重要作用,而外毒素在引起细胞病变中起重要作用。

病理变化主要在支气管和细支气管,鼻咽、喉和气管亦可有病变,可见呼吸道上皮细胞坏死、脱落。支气管甚至肺泡周围间质有中性粒细胞和单核细胞浸润。分泌物阻塞气管可出现肺不张、支气管扩张等。并发脑炎者脑组织可有充血、水肿、弥漫性出血及神经细胞变性。

四、临床表现

潜伏期 2~21d,一般为 7~10d。典型临床经过分为三期:

(一) 卡他期(前驱期)

自起病至阵发性痉咳出现,持续 7~10d。初起类似一般上呼吸道感染症状,包括低热、咳嗽、流涕,喷嚏、流泪和乏力等。3~4d 后热退及其他症状好转而咳嗽加重,以夜间为甚。此期传染性最强,及时治疗,能有效控制病情发展,此期治疗效果也最好。但由于本期缺乏特征性症状,易漏诊。

(二) 痉咳期

此期不发热,咳嗽由单声咳变为阵咳,连续十余声至数十声短促的咳嗽,继而一次深长的吸气,因吸气时声带仍处紧张状态,空气通过狭窄的声带时发出鸡鸣样吸气声,以后又是一连串阵咳,如此反复,直至咳出黏稠痰液或吐出胃内容物为止。每次阵咳发作可持续数分钟,每日可达十数次至数十次,日轻夜重。阵咳时患儿往往表情痛苦,面红耳赤,涕泪交流、面唇发绀,大小便失禁。少数患者痉咳频繁可出现眼睑水肿、眼结膜及鼻黏膜出血,舌外伸被下门齿损伤舌系带而形成溃疡。成人及年长儿童可无典型痉咳。婴儿由于声门狭小,痉咳时可发生呼吸暂停,并可因脑缺氧而抽搐,称为窒息性发作,常在夜间发生,若抢救不及时,可致死亡。此期短则 2~6 周,长者可达 2 个月。

(三) 恢复期

阵发性痉咳逐渐减少至停止,鸡鸣样吸气吼声消失。此期一般为 2~3 周。若有并发症可长达数月。

五、实验室检查

(一) 血象

白细胞计数及淋巴细胞分类自发病第一周末开始升高,痉挛期增高最为明显,白细胞总数可达 (20~40) × 10⁹/L 或更高,淋巴细胞分类一般为 60%~90%。

(二) 细菌学检查

1. **鼻咽拭培养法** 培养越早越好,卡他期培养阳性率可达 90%,发病第 3~4 周阳性率仅 50%。在阵咳后,用金属拭子从鼻咽后壁取黏液培养,阳性率优于咳碟法。

2. **咳碟法** 用 B-G(Bordet-Gegou)培养基平碟,置患者口部前 5~10cm,连咳数声后,孵育 3~4d。第一周阳性率可达 59%~98%,痉咳期常低于 50%,第四周以后仅为 2%。

(三) 血清学检查

1. 补体结合试验、凝集试验等主要用于回顾性诊断。
2. 酶联免疫吸附试验可测定本病特异性 IgM 抗体,对早期诊断有帮助。

(四) 荧光抗体检查

用鼻咽分泌物涂片,加荧光标记的抗血清,荧光显微镜下检查。早期患者 75%~80% 阳性。但有假阳性。

(五) 分子生物学检查

应用分子杂交或 PCR 方法进行患者鼻咽部分泌物的百日咳鲍特菌 DNA 检测,特异性和敏感性均很高,可作快速诊断。

六、并发症

(一) 呼吸系统并发症

支气管肺炎最为常见,多为继发感染所致。痉咳可减轻,患儿出现高热、气促、发绀及肺部啰音,严重者还可出现肺不张、肺气肿、支气管扩张和百日咳脑病等。

(二) 中枢神经系统并发症

百日咳脑病是本病最严重的并发症。发病率为 2%~3%。严重痉咳引起脑缺氧、水肿、血管痉挛或出血。表现为惊厥或反复抽搐、高热、昏迷。恢复后可留有失明、偏瘫、智力减退等后遗症。

(三) 其他

如结膜下出血、脐疝、腹股沟疝和脱肛等。

七、诊断与鉴别诊断

依据流行病学资料和典型临床表现即可作出临床诊断。其主要临床特点有:①咳嗽逐日加重且夜间显著;②有与百日咳患者接触史或当地有百日咳流行;③咳嗽虽重,胸片无阳性体征;④血象检查白细胞总数和淋巴细胞明显增高。明确诊断需靠细菌学或血清学检查。

本病应注意与腺病毒等引起的小支气管炎、呼吸道合胞病毒和副流感病毒所引起的间质性肺炎、副百日咳鲍特菌和支气管出血性杆菌所引起的副百日咳、支气管淋巴结核及气管异物等相鉴别。

八、治疗

(一) 一般和对症治疗

按呼吸道传染病隔离。保持室内空气流通,注意营养与正确护理。半岁以下婴儿可突然发生窒息,应有专人守护,避免刺激、哭泣而诱发痉咳。婴幼儿痉咳时可采取头低位,轻拍背。咳嗽较重者睡前可用镇静剂如地西泮或烟酸异丙嗪顿服,痰稠者可给予祛痰剂或雾化吸入。

(二) 抗生素治疗

首选红霉素 30~50mg/(kg·d),分 3~4 次服用,连用 7~10d。也可用罗红霉素,小儿 2.5~5mg/(kg·d),分 2 次服用;成人每次 150mg,每日 2 次,疗程不少于 10d。应用越早效果越好,亦可用复方新诺明、氨苄青霉素等药抗菌。

(三) 肾上腺皮质激素与高价免疫球蛋白治疗

重症婴幼儿可应用泼尼松 1~25mg/(kg·d)减轻症状,疗程 3~5d,也可联合应用免疫球蛋白。

(四) 并发症治疗

肺不张并发感染给予抗生素治疗。单纯肺不张可采用体位引流,必要时可用纤维支气管镜排除堵塞的分泌物。百日咳脑病发生惊厥时可应用苯巴比妥钠每次 5mg/kg 肌内注射或地西泮每次 0.1~0.3mg/kg 静脉注射,出现脑水肿时静脉注射甘露醇,每次 1~2g/kg。

九、预后

本病预后与年龄有关,1 岁以下婴儿,特别 3 个月以下婴儿预后差。并发百日咳脑病、支气管肺炎者预后差。

十、预防

要针对流行过程的三个基本环节:①及早发现患者并进行隔离,隔离期自发病起 40d。密切接触者应隔离检疫 3 周。②室内通风换气,每日用紫外线消毒病房,对痰液及口鼻分泌物进行消毒处理。③所有儿童都应该进行百日咳的预防接种,国内目前常用百白破(百日咳、白喉、破伤风)三联疫苗。自婴儿出生后 3、4、5 月龄和 18~24 月龄间,各注射一次,共 4 剂,6 周岁需要复种。

思考题

1. 百日咳的典型临床表现是什么?
2. 百日咳的临床诊断可依据的特征有哪些? 确诊需要的依据是什么?

(赵彩彦)

第十节 猩红热

猩红热（scarlet fever）是 A 组 β 型溶血性链球菌引起的急性呼吸道传染病。临床表现为发热、咽峡炎、全身弥漫性充血性点状皮疹和退疹后明显的脱屑或片状脱皮。少数患者在发病 2~3 周后可出现变态反应性心、肾、关节损害。

一、病原学

见第二篇第十章第二节。

二、流行病学

（一）传染源

患者和带菌者。正常人鼻咽部、皮肤可带菌。GAS 引起的咽峡炎患者，排菌量大且不易被重视，是重要的传染源。猩红热患者自发病前 24h 至疾病高峰时期的传染性最强，脱皮时期的皮屑无传染性。

（二）传播途径

主要是空气飞沫传播。个别情况下，病菌可由皮肤伤口或产妇产道侵入，引起"外科型猩红热"或"产科型猩红热"。偶可通过污染的牛奶或其他食物传播。

（三）人群易感性

人对猩红热普遍易感，感染后人体可产生两种免疫力。抗菌免疫力：主要来自抗 M 蛋白的抗体，它能消除 M 蛋白对机体吞噬功能的抵抗作用，具有型特异性。抗毒免疫力：机体感染猩红热后可产生抗红疹毒素的抗体，免疫力较持久，但不同抗原性的红疹毒素间无交叉免疫，故患一次猩红热后，若感染另一种红疹毒素的 A 组链球菌仍可再发病。

（四）流行特征

猩红热系温带疾病，热带、寒带少见。在我国一年四季均可发病。但以冬春季多见。多见于 3~7 岁儿童。

三、发病机制与病理

A 组 β 型溶血性链球菌由咽峡部侵入，在咽部黏膜及局部淋巴组织不断增殖产生毒素和细胞外酶，造成对机体的感染性、中毒性和变态反应性病变。

（一）感染性病变

病原体通过 M 抗原黏附于咽部黏膜使局部产生炎性变化，使咽部和扁桃体红肿，表面被覆炎性渗出物，可有溃疡形成。细菌可由局部经淋巴间隙进入附近组织，引起扁桃体周围脓肿、鼻旁窦炎、中耳炎、乳突炎、颈部淋巴结炎、蜂窝织炎等，少数重症患者细菌可侵入血流，出现脓毒血症及迁徙性化脓病灶。

(二) 中毒性病变

链球菌产生的红疹毒素自局部进入血液循环后,引起发热、头痛、皮疹等全身中毒症状。皮肤血管充血、水肿,上皮细胞增殖,白细胞浸润,以毛囊周围最为明显,形成典型的猩红热样皮疹。最后表皮死亡而脱落,形成"脱屑"。黏膜充血,有时呈点状出血,形成黏膜内疹。肝、脾、淋巴结等有不同程度的单核细胞浸润、充血及脂肪变性。心肌混浊肿胀和变性,严重者有坏死。肾脏呈间质性炎症。偶见中枢神经系统有营养不良变化。

(三) 免疫病理损害

部分患者在病程第 2~3 周时出现心、肾、关节滑膜组织等处的非化脓性炎症。心脏受累可出现心肌炎、心包炎和心内膜炎,其发生机制可能是链球菌某些型与受感染者心肌、肾小球基底膜或关节滑囊的抗原产生交叉免疫反应,导致自身免疫。也可能由链球菌的抗原与特异性抗体结合形成抗原抗体复合物沉积于上述部位引起免疫损伤。

四、临床表现

潜伏期 1~7d,一般为 2~3d。

(一) 普通型

在流行期间 95% 以上的患者属于此型。临床表现为发热、咽峡炎和典型的皮疹。大多骤起畏寒、发热,重者体温可升到 39~40℃,伴头痛、咽痛、食欲减退,全身不适,恶心呕吐等全身中毒症状。婴儿可有谵妄和惊厥。咽红肿,扁桃体上可见点状或片状分泌物。软腭充血水肿,并可有米粒大的红色斑疹或出血点,即黏膜内疹,一般先于皮疹而出现。颌下及颈部淋巴结可肿大,有压痛,一般为非化脓性。皮疹多数自起病第 1~2d 出现,偶有迟至第 5d 出疹。从耳后、颈部及上胸部开始,1 日内即蔓延及胸、背、上肢、下肢,少数需经数天才蔓延及全身。典型的皮疹为在皮肤充血发红的基础上散布着针尖大小,密集而均匀的点状充血性丘疹,压之褪色,伴有痒感。部分患者可见带黄白色脓头且不易破溃的皮疹,称为"粟粒疹"。严重患者可有出血疹。在皮肤皱褶处如腋窝、肘窝、腹股沟部可见皮疹密集或由于摩擦出血呈紫色线状,称为"线状疹"(又称 Pastia 线,帕氏线)。颜面部充血潮红,可有少量皮疹,口鼻周围相形之下显得苍白,称"口周苍白圈"。病初起时,舌覆白苔,乳头红肿,突出于白苔之上,以舌尖及边缘处为显著,称为"草莓舌"。2~3d 后白苔开始脱落,舌面光滑呈肉红色,并可有浅表破裂,乳头仍突起,称"杨梅舌"。皮疹一般在 48h 内达到高峰,然后按出疹顺序开始消退,2~4d 可完全消失,重症者可持续 5~7d 甚至更久。疹退后一周内开始脱皮,脱皮部位的先后顺序与出疹的顺序一致。面部、躯干部多为糠状脱皮,手掌足底皮厚处多见大片膜状脱皮,甲端皲裂样脱皮是典型表现。脱皮持续 2~4 周,严重者可有暂时性脱发。近年来轻型患者较多,常仅有低热、轻度咽痛等症状;皮疹稀少,消退较快,脱屑较轻,但仍可引起变态反应性并发症。

(二) 脓毒型

表现为严重的化脓性病变,咽部红肿,渗出脓液,甚至发生溃疡及坏死,细菌扩散到周围组织,形成化脓性中耳炎、鼻窦炎、乳突炎及颈部淋巴结炎,甚至颈部软组织炎等迁延性化脓性病变,还可引起败血症。少数患者表现为出血性皮疹或紫癜。

(三) 中毒型

表现为严重的毒血症。高热、剧吐、头痛、出血性皮疹,甚至神志不清,可有中毒性心肌炎及感染性休克。重型病例只见咽部轻微充血,与严重的全身症状不相称。此型病死率高,目前很少见。

(四) 外科型及产科型

病原菌由伤口或产道侵入,伤口周围先出现皮疹且明显,随后延及全身。常无咽峡炎、全身症状大多较轻,可从伤口分泌物中培养出病原菌。

五、实验室检查

(一)一般检查

1. **血象** 白细胞数增高达$(10\sim20)\times10^9$/L，中性粒细胞占 80% 以上，严重患者可出现中毒颗粒，出疹后嗜酸性粒细胞增多，占 5%~10%。

2. **尿液** 一般无异常，可有少量蛋白，多为一过性。并发肾炎时，蛋白增加，并出现红细胞、白细胞和管型。

(二)血清学检查

多价红疹毒素试验在发病早期呈阳性，恢复期呈阴性。

(三)病原学检查

咽拭子涂片免疫荧光法查出 A 组 β 型溶血性链球菌；咽拭子或脓液培养，分离出 A 组 β 型溶血性链球菌。

六、诊断与鉴别诊断

(一)诊断

骤起发热、咽峡炎、典型的皮疹、口周苍白圈、杨梅舌、帕氏线、恢复期脱皮等，为猩红热的特点。白细胞数增高达$(10\sim20)\times10^9$/L，中性粒细胞占 80% 以上，胞质内可见中毒颗粒。出疹后嗜酸性粒细胞增多，可占 5% 甚至 10%。咽拭子、脓液培养可获得 A 组链球菌。当地有猩红热发生及流行，有与猩红热患者，或与扁桃体炎、咽峡炎、中耳炎、丹毒患者接触史，有助于诊断。

(二)鉴别诊断

1. **麻疹** 病初有明显的上呼吸道卡他症状，第 3~4 病日出疹，呈大小不等、形状不一、暗红色斑丘疹，皮疹之间有正常皮肤，面部发疹，口腔黏膜斑及白细胞计数减少为重要区别。

2. **风疹** 起病第一天即出皮疹。开始呈麻疹样，后融合成片，类似猩红热，但无弥漫性皮肤潮红。退疹时无脱屑。咽部无炎症，耳后及枕下淋巴结常肿大。风疹病毒特异抗体效价上升等有助诊断。

3. **药疹** 有用药史。皮疹有时呈多样化表现，分布不均匀。全身症状轻，与皮疹的严重程度不相称。除因患咽峡炎服药引起药疹者外，一般无咽峡炎症状，无杨梅舌、颈部淋巴结肿大等，白细胞计数正常或减少。

4. **金黄色葡萄球菌感染** 有些金黄色葡萄球菌亦能产生红疹毒素，可以引起猩红热样皮疹。鉴别主要靠细菌培养。本病进展快，预后差，应提高警惕，根据药敏试验给予抗生素治疗。

5. **川崎病** 又名皮肤黏膜淋巴结综合征，本病好发于 4 岁以下婴幼儿，病理特征为血管炎。主要表现为急性发热起病，热程 1~2 周；眼结膜充血，舌似猩红热之草莓舌，口腔黏膜充血；淋巴结肿大(颈、颌下、腹股沟)，不化脓，不粘连；手指及指(趾)末端对称性水肿；皮疹呈多形性，主要见于躯干部，表现猩红热样，不痒或轻度瘙痒，红疹消退后有糠状或膜状脱屑。该病往往伴有心血管病变，消化道病变，泌尿系病变等。化验室检查示白细胞总数、中性粒细胞增高，有时血小板增加，红细胞沉降率增快。

七、治疗

(一)一般治疗

呼吸道隔离。卧床休息，急性期予流质或半流质饮食，恢复期改半流质或软食，肾炎者低盐为佳。因高热进食少、中毒症状严重者可给予静脉补液。

（二）病原治疗

首选青霉素。普通型,成人每次 80 万 U,2~4 次 /d,儿童 2 万 ~4 万 U/kg,分 2~4 次,肌内注射或静脉滴注,疗程 5~7d。中毒性或脓毒型者,成人 800 万 ~2 000 万 U/d,儿童为 10 万 ~20 万 U/(kg·d),分 2~3 次静脉滴注,连用 10d,或热退后再用 3d。青霉素过敏者可用红霉素,剂量成人 1.5~2g/d,分 4 次静脉滴注,儿童 20~40mg/(kg·d),分 3~4 次口服或静脉滴注,疗程 7~10d。也可用复方磺胺甲噁唑(SMZ-TMP),成人每日 4 片,分 2 次口服,小儿酌减。或可用氯霉素、林可霉素或头孢菌素等。

（三）对症治疗

若发生感染中毒性休克,要积极抗感染、补充血容量、纠正酸中毒、给血管活性药物。对化脓病灶,必要时切开引流或手术治疗。

八、预防

（一）管理传染源

咽拭子培养 3 次阴性,且无化脓性并发症出现,可解除隔离(自治疗日起不少于 7d)。应按入院先后顺序对住院患者进行隔离。咽拭子培养持续阳性者应延长隔离期。带菌者应接受 10d 青霉素治疗。当儿童机构或新兵单位发现患者后,应严密观察接触者(包括儿童及工作人员)7d,认真进行晨间检查,有条件可做咽拭子培养,检疫至最后一个患者发病满 1 周为止。

（二）切断传播途径

流行期间,小儿应避免到公共场所,住房应注意通风。对可疑猩红热、咽峡炎患者及带菌者,都应给予隔离治疗。

（三）保护易感者

对儿童机构、部队或其他有必要的集体,可酌情采用药物预防。如用苄星青霉素,儿童 60 万 ~90 万 U,成人 120 万 U,可保护 30d。或磺胺嘧啶每天 1g。

> **思考题**
>
> 1. 猩红热主要与哪种细菌感染有关?主要用哪类抗生素治疗?
> 2. 猩红热的典型临床表现是什么?

(马 臻)

第十一节　流行性脑脊髓膜炎

流行性脑脊髓膜炎(meningococcal meningitis)简称为流脑,是由脑膜炎奈瑟菌(*Neisseria meningitidis*)引起的急性化脓性脑膜炎。主要临床表现为发热、头痛、呕吐、皮肤黏膜瘀点、瘀斑及脑膜刺激征,重者可有败血症性休克和脑膜脑炎。流脑感染进程迅速、病情严重,重者常可危及生命或留有后遗症。本病好发于冬春季,儿童为主,常呈散发。

一、病原学

见第二篇第十章第三节。

二、流行病学

(一) 传染源
带菌者和患者是本病的传染源。本病隐性感染率高,流行期间人群带菌率可高达50%以上。由于病原菌存在于感染者的鼻咽部,大部分不出现临床症状,不易被发现,因此带菌者作为传染源的意义更重要。患者从潜伏期开始至发病后10d内具有传染性。

(二) 传播途径
病原菌主要经咳嗽、打喷嚏借飞沫经呼吸道传播。由于该菌在体外生存力极弱,故通过玩具与用品等间接传播机会极少。但密切接触如亲吻、同睡、怀抱、喂乳等对2岁以下婴幼儿传播有重要意义。

(三) 人群易感性
人群普遍易感,隐性感染率高。人群易感性与体内抗体水平密切相关,6个月至2岁小儿因从母体内获得的抗体降到最低水平,故发病率最高,以后随年龄增加,发病率逐渐降低。人感染后产生的免疫力较为持久,各群之间虽有交叉免疫,但不持久。

(四) 流行特征
流脑遍及世界各地,呈散发或大、小流行。以冬春季发病较多,一般从11~12月开始上升,次年2~4月达高峰,5月起逐渐下降,但全年均可有散发病例。我国各地均有本病发生,曾先后发生过多次全国性大流行。自1984年广泛开展A群疫苗接种后,发病率逐年降低,但近几年有上升趋势。以往流行菌株以A群为主,近年B群和C群有增多趋势,在个别省份发生了C群引起的局部流行。由于人群免疫力及受感染机会的不同,各地区的发病差异甚大,与居住的人口密度、居住条件、健康状况及隐性感染机会等有密切关系。

三、发病机制与病理

脑膜炎奈瑟菌通常寄居于健康人鼻咽腔,5%~10%的健康人鼻咽部带有本菌,流行期高达20%~70%,但90%的带菌者并不发病,少数引起鼻咽炎,严重者造成菌血症,仅1%~2%的人经血流或淋巴到达脊髓膜引起细菌性脑脊髓膜炎。

脑膜炎奈瑟菌自鼻咽部侵入人体,其致病因素主要有菌体的荚膜、菌毛、菌体产生的IgA1蛋白酶以及菌体细胞壁外壁层的脂寡糖即内毒素。内毒素可激活补体,血清炎症介质明显增加,产生循环障碍和休克,是本病致病的重要因素。脑膜炎奈瑟菌内毒素可引起小血管和毛细血管坏死性出血,激活凝血系统,在休克早期即可出现弥散性血管内凝血,继而加重微循环障碍、出血及休克,引起缺血性组织损伤,导致多器官功能衰竭。

脑膜炎奈瑟菌通过跨细胞途径侵犯脑膜,在基底膜被释放进入脑脊液,释放内毒素破坏血脑屏障,引起脑膜和脊髓膜化脓性炎症及颅内压升高,出现惊厥、昏迷等症状。

流脑在败血症期主要病变是血管内皮的损害,血管壁炎症、坏死及血栓形成,血管周围出血。皮肤黏膜、内脏器官也可有出血现象。严重败血症患者还可能引起肾上腺出血,即暴发型脑膜炎奈瑟菌败血症(华-弗综合征)。脑膜炎期主要病变在软脑膜和蛛网膜,表现为血管充血、出血、炎症及水肿,引起颅内压增高、脑脊液混浊。颅底部由于化脓性炎症的直接侵袭和炎症后粘连,可引起视神经、展神经等脑神经损害,并出现相应的症状。

四、临床表现

潜伏期 1~10d,一般为 2~3d,短者仅为数小时。按病情分为以下各型:

(一) 普通型

约占 90%。按病情可分为 4 期。

1. 前驱期(上呼吸道感染期)　持续 1~2d,多数患者无此期表现,部分表现为发热、咽痛、鼻炎和咳嗽等上呼吸道感染症状。

2. 败血症期　常无前驱症状,多数起病后迅速出现此期表现,可持续 1~2d。患者突然出现高热、寒战、头痛、呕吐、乏力、肌肉酸痛、神志淡漠等全身中毒症状,70% 以上患者皮肤黏膜可出现瘀点、瘀斑。幼儿常表现为哭闹、拒食、烦躁、因皮肤感觉过敏而拒抱,以及惊厥等。

3. 脑膜脑炎期　多与败血症期症状同时出现,经积极治疗后通常在 2~5d 内进入恢复期。除高热及毒血症状外,主要表现为中枢神经系统症状,如剧烈头痛、喷射性呕吐、烦躁不安,以及颈项强直、布鲁津斯基征和凯尔尼格征等脑膜刺激征阳性,严重者可出现谵妄、抽搐及意识障碍。颅压增高明显者可有血压升高、脉搏减慢等。婴幼儿多不典型,前囟未闭者可隆起,脑膜刺激征可缺如或不明显。

4. 恢复期　经治疗后体温逐渐降至正常,皮肤淤血、瘀斑消失或结痂愈合,症状逐渐好转,神经系统检查正常。病程中约 10% 患者可出现口唇疱疹。

(二) 爆发型

病情凶险、进展迅速,如不及时治疗 6~24h 内即可危及生命,病死率高,儿童多见。可分为以下三种类型:

1. 休克型　又称"暴发型脑膜炎奈瑟菌败血症"。表现为急起寒战、高热或体温不升及严重中毒症状。短期内(12h 内)出现全身广泛瘀点、瘀斑,可迅速融合扩大,或继以瘀斑中央坏死。随后出现面色苍白、唇及指端发绀、四肢厥冷、皮肤花斑状、脉搏细速、血压下降,易并发弥散性血管内凝血。多无脑膜刺激征,脑脊液检查多无异常。

2. 脑膜脑炎型　主要表现为脑膜和脑实质损伤,患者常于 1~2d 内出现严重神经系统症状,除高热、头痛、呕吐症状外,意识障碍加深,可迅速出现昏迷。颅内压升高,可有惊厥、脑膜刺激征阳性、锥体束征阳性。部分患者可出现脑疝及其相应的症状。

3. 混合型　兼有上述二型的临床表现,常同时或先后出现,是本病最严重的一型。

(三) 轻型

临床表现为低热、轻微头痛、咽痛等上呼吸道感染症状,皮肤黏膜可有少量细小出血点,亦可有脑膜刺激征。脑脊液可有轻度炎症改变,咽培养可有脑膜炎双球菌生长。

(四) 慢性型

不多见,成年患者较多,病程常迁延数月之久。患者常间歇性出现畏冷、寒战、发热,每次历时 12h 后即缓解,相隔 1~4d 后再次发作。血培养可为阳性。

五、实验室检查

(一) 血象

白细胞计数一般在 $(10\sim20) \times 10^9/L$,中性粒细胞增至 80%~90% 以上。

(二) 脑脊液检查

脑脊液检查是确诊的重要方法。病初或休克型患者,脑脊液多无明显变化,可表现为压力增高,应于 12~24h 后复查。典型的流脑脑膜炎期,压力常增高,外观呈浑浊米汤样或脓样,白细胞数明显增

高至 $1\,000\times10^6/L$ 以上,并以多核细胞增高为主,糖及氯化物明显减少,蛋白含量升高。

(三) 细菌学检查

细菌性检查是确诊的重要手段,应注意标本送检条件。

1. **涂片** 取皮肤瘀点处的组织液或离心沉淀后的脑脊液做涂片染色,阳性率为 60%~80%,是早期诊断的重要方法。

2. **细菌培养** 应在使用抗菌药物前收集标本。取瘀斑组织液、血或脑脊液进行培养。

(四) 血清免疫学检查

常用对流免疫电泳法、乳胶凝集试验、反向间接血凝试验、ELISA 法等进行脑膜炎奈瑟菌抗原检测,主要用于早期诊断,阳性率可达 90% 以上。

(五) 其他

如脑膜炎奈瑟菌核酸 DNA 特异性片段检测等。

六、并发症及后遗症

经早期积极抗菌治疗,并发症及后遗症已很少见。主要有继发感染及病灶迁徙,包括肺炎、中耳炎、化脓性关节炎等。因脑及周围组织粘连等可引起后遗症,包括硬脑膜下积液、脑积水、肢体瘫痪、癫痫等。

七、诊断

诊断流脑需根据流行病学资料、临床症状和体征以及实验室检查结果进行综合分析,确诊需依靠细菌学或流脑特异性血清免疫学检查。

1. **疑似病例**

(1)有流脑流行病学史。冬春季节发病(2~4 月为流行高峰);1 周内有流脑患者密切接触史,或当地有本病发生或流行;既往未接种过流脑菌苗。

(2)临床表现、脑脊液检查符合化脓性脑膜炎表现。

2. **临床诊断病例**

(1)有流脑流行病学史。

(2)临床表现及脑脊液检查符合化脓性脑膜炎表现,伴有皮肤黏膜瘀点、瘀斑。或虽无化脓性脑膜炎表现,但在感染中毒性休克表现的同时伴有迅速增多的皮肤黏膜瘀点、瘀斑。

3. **确诊病例** 在临床诊断病例的基础上,细菌学或流脑特异性血清免疫学检查阳性。

八、鉴别诊断

从国内发表的流脑误诊报告来看,流脑病例比较容易误诊为上感、其他原因的败血症及各种原因的紫癜性疾病。而其他容易误诊为流脑的病例,主要有其他细菌导致的化脓性脑膜炎、结核性脑膜炎、脑脓肿等。

1. **其他细菌引起的化脓性脑膜炎** 具有发病急、畏寒、高热、头痛、呕吐、抽搐、意识障碍、脑膜刺激征阳性等类似流脑症状和体征。但本病常有原发病灶,如肺炎、中耳炎、乳突炎、败血症、脑外伤、骨髓炎等,或继发于腰穿、麻醉、手术等有创操作后。发病无明显季节性,散发为主,无皮肤瘀点、瘀斑等。确诊主要依据细菌学检查。

2. **结核性脑膜炎** 本病可有急性发作者,在流脑流行季节,急性发作者易误诊为流脑;慢性型流脑患者,又易误诊为本病。但本病大多有结核患者接触史,肺部或肺外有结核病灶。发病缓慢,病程较长,伴有低热、盗汗、消瘦等症状,皮肤无瘀点和瘀斑;外周血白细胞正常或稍高,淋巴细胞增多;脑脊液澄清或为毛玻璃状,细胞总数增多,以单核细胞为主,蛋白质增高,糖及氯化物下降;脑脊液涂片可检出抗酸染色阳性杆菌。

3. 虚性脑膜炎　某些急性发热性感染性疾病,如肺炎扁桃体炎、伤寒中毒性菌痢、脑型疟疾等有严重毒血症时,可出现脑膜刺激征,又称感染性中毒性脑病。但本病有明显的原发疾病存在,脑脊液除压力增高外,一般均正常(细胞总数可稍增,蛋白质量可轻度增加)。

九、治疗

(一)普通型

1. 病原治疗　一旦高度怀疑流脑应尽早(30min 内)、足量应用敏感并能透过血脑屏障的抗菌药物。

(1)青霉素:目前青霉素对脑膜炎奈瑟菌仍高度敏感,虽不易透过正常血 - 脑脊液屏障,但在脑膜有炎症时亦有 10%~30% 药物透过,故需大剂量才能达到脑脊液的有效浓度,临床上可获良好疗效。剂量成人每日 800 万 ~1 200 万 U,儿童每日 20 万 ~40 万 U/kg,分 3~4 次,加入 5% 葡萄糖液静脉滴注,疗程 5~7d。

(2)头孢菌素类:第三代头孢菌素对脑膜炎奈瑟菌抗菌活性强,易透过血 - 脑脊液屏障,在脑脊液中浓度高。头孢噻肟(cefotaxime)剂量:成人每日 2~4g,儿童每日 50~150mg/kg,分 2~4 次肌内注射或静脉滴注。头孢曲松(ceftriaxone)剂量:成人每日每次 0.5~2g,病情严重者每 12h 给药 1~2g,儿童每日 50~100mg/kg,分 2 次肌内注射或静脉滴注。疗程 3~5d。

(3)氯霉素(chloramphenicol):对脑膜炎奈瑟菌亦很敏感,且较易透过血 - 脑脊液屏障,脑脊液浓度为血浓度的 30%~50%。剂量:成人每日 2~4g,儿童每日 50mg/kg,根据病情可口服、肌内注射或静脉滴注,疗程 3~7d。应注意其对骨髓抑制的副作用,一般不作为首选。

(4)磺胺类药:由于近年来耐药菌株的增加,现已少用,仅用于该地区对磺胺药物敏感的流行菌株的患者,现多选用复方磺胺甲噁唑。

2. 一般对症治疗　早期诊断,就地住院隔离治疗,密切监护,加强护理,预防并发症。同时加强营养支持治疗及维持水电解质平衡。高热时可用物理降温和药物降温;颅内高压时予 20% 甘露醇 1~2g/kg,快速静脉滴注;根据病情 4~6h 一次,可重复使用,应用过程中应注意对肾脏的损害。

(二)暴发型流脑的治疗

1. 休克型治疗

(1)尽早应用抗菌药物:可联合应用抗生素、首剂可加倍。

(2)迅速纠正休克:①扩充血容量及纠正酸中毒治疗:最初 1h 内成年人 1 000ml,儿童 10~20ml/kg,快速静脉滴注;输注液体为 5% 碳酸氢钠液 5ml/kg 和低分子右旋糖酐液;此后酌情使用晶体液和胶体液,24h 输入液量 2 000~3 000ml 之间,儿童为 50~80ml/kg,其中含钠液体应占 1/2 左右,补液量应视具体情况,原则为"先盐后糖、先快后慢";根据监测血 pH 或 CO_2 结合力,用 5% 碳酸氢钠液纠正酸中毒。②血管活性药物应用:在扩充血容量和纠正酸中毒基础上,正确使用血管活性药物以纠正异常的血流动力学改变和改善微循环,常用的药物为山莨菪碱、多巴胺、间羟胺等。

(3)DIC 的治疗:高度怀疑有 DIC 时宜尽早应用肝素,剂量为 0.5~1.0mg/kg,加入 10% 葡萄糖液 100ml 静脉滴注,以后可 4~6h 重复一次。应用肝素时,用凝血时间监测,调整剂量,要求凝血时间维持在正常值的 2.5~3 倍为宜:如在 2 倍以下,可缩短间隔时间,增加剂量;如超过 3 倍,可延长间隔时间或减少剂量。高凝状态纠正后,应输入新鲜血液、血浆及应用维生素 K,补充被消耗的凝血因子。

(4)肾上腺皮质激素的使用:适应证为毒血症症状明显的患者,有利于纠正感染中毒性休克。

地塞米松,剂量成人每日 10~20mg,儿童 0.2~0.5mg/kg,或氢化可的松 200~500mg/d,儿童剂量为 8~10mg/kg。静脉注射,一般不超过 3d。

(5)治疗流脑原发病同时注意保护肺脏、肝脏、肾脏等重要器官。

2. 脑膜脑炎型的治疗

(1)抗生素的应用。

(2)防治脑水肿、脑疝:及早发现脑水肿,积极脱水治疗,预防发生脑疝。可用甘露醇治疗,用法同前,此外还可使用白蛋白、利尿剂、激素等药物治疗。

(3)防治呼吸衰竭:在积极治疗脑水肿的同时,保持呼吸道通畅,必要时气管插管,使用呼吸机治疗。

3. 混合型的治疗

此型患者病情复杂严重,治疗中应积极治疗休克,又要顾及脑水肿的治疗。因此应在积极抗感染治疗的同时,针对具体病情,有所侧重,二者兼顾。

十、预后

本病普通型预后好,如能及时诊断及治疗,多能治愈,并发症及后遗症少见。暴发型病死率高,其中脑膜脑炎型及混合型预后差。小于 1 岁的婴幼儿及老年人预后差。如能早期诊断,及时予以综合治疗,病死率可显著下降。

十一、预防

1. 控制传染源 早期发现患者,就当地医院进行呼吸道隔离与治疗,做好疫情报告。对患者所在社区、学校等疫源地和周围环境开展消毒处理,患者应隔离至症状消失后 3d,或自发病后 1 周。

2. 切断传播途径 流行期间做好卫生宣传工作,搞好个人及环境卫生。室内保持清洁和通风。儿童避免到公共场所,提倡少集会,少走亲访友。

3. 保护易感人群 疫苗预防对象主要为 15 岁以下儿童。国内多年来应用 A 群荚膜多糖菌苗,接种后的保护率达 90% 以上,副作用极少。剂量为 40~50μg,皮下注射。近年来由于 C 群流行,我国已经开始接种 A+C 结合菌苗。药物预防的重点对象为发生流行的集体单位、患者周围密切接触者或发病家庭密切接触的儿童。根据药敏结果进行预防用药,未知药敏结果时可服用利福平,成人每日 600mg,儿童 5~10mg/kg,分 2 次服用,连用 2d。由于磺胺类药物耐药发生率较高,故一般不采用,仅用于对磺胺药物敏感的流行菌株的患者。另外头孢菌素类、喹诺酮类亦有良好的预防作用。

思考题

1. 简述流脑的脑脊液改变和临床表现特点。
2. 简述流脑的治疗原则及临床注意事项。

(苏智军)

第十二节   结   核   病

结核病(tuberculosis)是结核分枝杆菌(*Mycobacterium tuberculosis*)引起的慢性感染性疾病,可累及全身多个脏器,以肺结核(pulmonary tuberculosis)最为常见,80%的病例表现为肺结核,此外还有15%表现为肺外结核,而5%则两者均累及,占各器官结核病总数的80%左右。大多数人在感染结核分枝杆菌后,机体的免疫系统能够控制其复制而不发展成为结核病,此时结核分枝杆菌处于潜伏状态,机体不表现出临床症状但又不能将其彻底清除。这种宿主感染结核分枝杆菌后尚未发病的特殊状态称为潜伏性结核感染。在免疫力低下或抵抗力下降时,结核分枝杆菌能重新复制,发展成为活动性结核感染并导致相应的临床症状,即结核病。痰中排菌者称为传染性肺结核病,除少数可急起发病外,临床上多呈慢性过程。

一、病原学

见第二篇第十三章第一节。

二、流行病学

(一)流行环节

1. 传染源   活动性肺结核患者的排菌是结核传播的主要来源。

2. 传播途径   主要为患者与健康人之间经空气传播。患者咳嗽排出的结核分枝杆菌悬浮在飞沫核中,当被人吸入后即可引起感染。排菌量愈多,接触时间愈长,危害愈大;而飞沫直径亦是重要影响因素,大颗粒多在气道沉积随黏液纤毛运动排出体外,直径1~5μm大小最易在肺泡沉积,因此情绪激昂地讲话、用力咳嗽,特别是打喷嚏所产生的飞沫直径小,影响大。患者随地吐痰,痰液干燥后结核分枝杆菌随尘埃飞扬,亦可造成吸入感染,但非主要传播方式。患者污染物传播机会甚少。其他途径如饮用带菌牛奶经消化道感染,患病孕妇经胎盘引起母婴间传播,经皮肤伤口感染和上呼吸道直接接种均极罕见。

3. 易感人群   生活贫困、居住拥挤、营养不良等是经济落后社会中人群结核病高发的原因。免疫抑制状态包括免疫抑制性疾病,如人类免疫缺陷病毒(human immunodeficiency viru,HIV)感染患者和接受免疫抑制剂治疗者,尤其好发结核病。近年来在易感基因的研究方面越来越深入,研究提示在结核潜伏感染的人群中仅10%最终会演变为活动性结核。

(二)流行概况

世界卫生组织《2019年全球结核病报告》指出近几年每年新发病例基本持平,仍位居单一传染性疾病死因之首,艾滋病与结核共感染以及耐药结核病的死亡率高,是目前威胁全球结核病防控的两大主要问题。2018年全年新发病例约1 000万;HIV阴性人群中,结核病导致约120万人死亡;在HIV阳性人群中,也有25.1万人死于结核。其中,中国2018年新发结核患者占全球患者数的9%;根据估算结核病发病数计算的利福平耐药结核病患者数量,中国利福平耐药肺结核患者数约为6.6万,占全球耐药结核病患者数量的14%;两者均仅次于印度,居世界第二位。

三、发病机制与病理

结核分枝杆菌入侵宿主体内,从感染、发病到转归均与多数细菌性疾病有显著不同,宿主对病原体的免疫应答在其发病、临床过程和转归上具有特殊意义。结核分枝杆菌的入侵过程和致病机制如图 28-1 所示。结核分枝杆菌在空气中的飞沫核中可存活数小时,被人体吸入而入侵呼吸道后,结核分枝杆菌被肺泡巨噬细胞吞噬。结核分枝杆菌被吞噬后可阻止巨噬细胞内吞噬体和溶酶体的融合,从而避免被杀灭。巨噬细胞以及来源于外周血的树突状细胞均是重要的抗原呈递细胞,可以释放细胞因子,引起局部免疫反应,从附近的血管中募集中性粒细胞到达病灶处,继续感染新的吞噬细胞并逐渐深入肺泡上皮。此后更多中性粒细胞、巨噬细胞、单核细胞被募集至病灶处形成无定形组织。巨噬细胞逐渐分化为多核巨细胞、类上皮细胞、泡沫样巨噬细胞,无定形组织形成分层结构的肉芽肿,巨噬细胞位于中心,外周是淋巴细胞及纤维条索,并随着获得性免疫启动与结核特异性淋巴细胞出现,结核菌的繁殖处于被抑制状态。随着肉芽肿外周的纤维致密化,进入肉芽肿的血管消失,加剧了巨噬细胞的泡沫化,形成干酪样坏死,导致肉芽肿中心缺氧状态,结核菌处于静止状态。大部分感染者体内的结核分枝杆菌可以处于静止状态持续存活,细菌与宿主共生,感染者不发病,处于结核潜伏感染状态。宿主的免疫机制是抑制细菌增殖的重要因素,倘若免疫损害便可引起受抑制结核分枝杆菌的

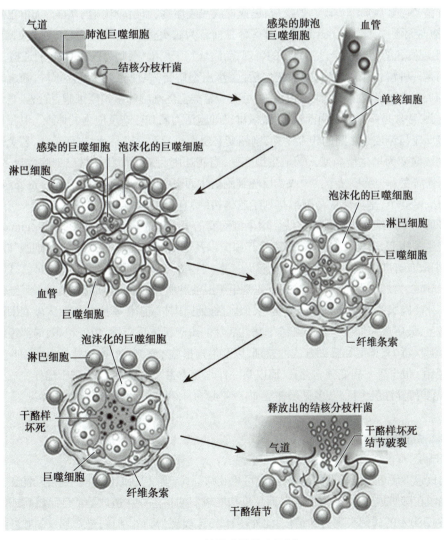

图 28-1　结核病的发病机制

重新活动和增殖,肉芽肿破裂,释放结核菌进入气道,变为活动性结核,引起局部的播散和人际间的传播。此外,结核分枝杆菌在巨噬细胞内的最初生长,形成中心呈固态干酪坏死的结核灶,它能限制结核分枝杆菌继续复制。固体干酪灶中包含具有生长能力、但不繁殖的结核分枝杆菌。干酪灶一旦液化便给细菌增殖提供了理想环境。即使免疫功能健全的宿主,从液化干酪灶释放的大量结核分枝杆菌亦足以突破局部免疫防御机制,引起播散。

由 T 细胞介导的细胞免疫在结核的免疫机制中起关键作用,由 T 细胞介导的细胞免疫(cell mediated immunity,CMI)对结核病发病、演变及转归产生决定性影响。结核分枝杆菌进入肺组织后,被肺泡巨噬细胞吸附、吞噬、加工组成多种抗原多肽,呈递给 $CD4^+T$ 淋巴细胞,从而引发以 Th1 为主的 T 细胞免疫反应。Th1 细胞可以分泌 IFN-γ 等细胞因子来激活巨噬细胞产生保护性免疫反应,更好地消灭病原体。同时 $CD8^+T$ 细胞分泌的穿孔素和颗粒溶素能够有效杀灭细胞内分枝杆菌。经典的 IFN-γ、IL-2、IL-12 等 Th1 细胞因子介导的巨噬细胞与 $CD8^+T$ 细胞毒性 T 细胞联合免疫应答是杀灭结核分枝杆菌最基础的免疫机制。而大量的结核分枝杆菌亦可以引起以 Th2 为主的病理学免疫反应,产生 IL-4、IL-5、IL-10 等细胞因子,促进病变发展、渗出、坏死及空洞形成。

迟发型超敏反应(delay type hypersensitivity,DTH)是宿主对结核分枝杆菌形成免疫应答的标志。DTH 是 Koch 在 1890 年观察到的重要现象,将结核分枝杆菌注入未受过感染的豚鼠皮下,经 10~14d 后出现注射局部肿结,随后溃烂,形成深溃疡,很难愈合,并且进一步发展为肺门淋巴结肿大,终因全身播散而死亡,同时结核菌素试验呈阴性反应。但对 3~6 周前受染、结核菌素反应转阳的豚鼠注射同等量的结核分枝杆菌,2~3 d 后局部呈现剧烈反应,迅速形成浅表溃疡,以后较快趋于愈合,无淋巴结肿大和周身播散,动物亦无死亡,此即 Koch 现象。其解释是前者为初次感染,机体无 DTH,亦无 CMI;后者由于事先致敏,出现剧烈的局部反应,是 DTH 的表现,而病灶趋于局限化,则为获得 CMI 的证据。

结核病是一种慢性病变,其基本病变包括:①渗出型病变,表现为组织充血水肿,随之有中性粒细胞、淋巴细胞、单核细胞浸润和纤维蛋白渗出,可有少量类上皮细胞和多核巨细胞,抗酸染色中可以发现结核分枝杆菌,常常是病变组织内菌量多、致敏淋巴细胞活力高和变态反应强的体现。其发展演变取决于机体变态反应与免疫力之间的相互平衡,剧烈变态反应可导致病变坏死、进而液化,若免疫力强病变可完全吸收或演变为增生型病变。②增生型病变,当病灶内菌量少而致敏淋巴细胞数量多,则形成结核病的特征性病变——结核结节。中央为巨噬细胞衍生而来的郎汉斯巨细胞(Langhans giant cell),胞体大,胞核多达 5~50 个,呈环形或马蹄形排列于胞体边缘,有时可集中于胞体两极或中央。周围由巨噬细胞转化来的类上皮细胞成层排列包绕。增生型病变的另一种表现是结核性肉芽肿(granuloma),是一种弥漫性增生型病变,多见于空洞壁、窦道及其周围以及干酪坏死灶周围,由类上皮细胞和新生毛细血管构成,其中散布有郎汉斯巨细胞、淋巴细胞及少量中性粒细胞,有时可见类上皮结节。③干酪样坏死(caseous necrosis),为病变恶化的表现。镜下先是组织混浊肿胀,继则细胞质脂肪变性,细胞核碎裂溶解,直至完全坏死。肉眼观察到坏死组织呈黄色,似乳酪般半固体或固体密度。坏死区域周围逐渐转变为肉芽组织增生,最后成为纤维包裹的纤维干酪性病灶。由于机体反应性、免疫状态、局部组织抵抗力的不同,入侵菌量、毒力、类型和感染方式的差别,以及治疗措施的影响,上述三种基本病理改变可以互相转化、交错存在,很少单一病变独立存在,而以某一种改变为主。除渗出、增生和干酪样变三种特异性改变外,亦可见非特异性组织反应,多见于神经、内分泌腺、心血管、肝、肾等器官的结核病。

四、临床表现

原发结核感染后可将结核菌向全身传播,可累及肺脏、胸膜以及肺外器官。免疫功能正常的宿主往往将病灶局限在肺脏或其他单一的脏器,而免疫功能较弱的宿主往往造成播散性结核病或者多脏器的累及。结核病 80% 的病例表现为肺结核,此外还有 15% 表现为肺外结核,最常累及的肺外组织和器官分别是淋巴结、胸膜、骨关节、腹膜、中枢神经系统、生殖系统等。5% 的患者则肺与肺外两者均累及。

（一）全身症状

发热为肺结核最常见的全身毒性症状,多数为长期低热,每于午后或傍晚开始,次晨降至正常,可伴有倦怠、乏力、夜间盗汗,或无明显自觉不适。有的患者表现为体温不稳定,于轻微劳动后体温略见升高,虽经休息半小时以上仍难平复;妇女于月经期前体温增高,月经后亦不能迅速恢复正常。当病灶急剧进展扩散时则出现高热,呈稽留热或弛张热热型,可以有畏寒,但很少寒战,出汗一般也不多。

（二）呼吸系统症状

浸润性病灶咳嗽轻微,干咳或仅有少量黏液痰。有空洞形成时痰量增加,若伴继发感染,痰呈脓性。合并支气管结核则咳嗽加剧,可出现刺激性呛咳,伴局限性哮鸣或喘鸣。1/3~1/2 的患者在不同病期有咯血,破坏性病灶易于咯血,愈合性的病变纤维化和钙化病灶直接地或由于继发性支气管扩张间接地也均可引起咯血。此外,重度毒血症状和高热可引起气急,广泛肺组织破坏、胸膜增厚和肺气肿时也常发生气急,严重者可并发肺心病和心肺功能不全。

（三）肺外结核的临床类型和表现

肺外结核如淋巴结结核、骨关节结核、消化系统结核、泌尿系统结核病、生殖系统结核以及中枢神经系统结核与肺结核共同构成整个结核病的疾病谱。腹腔内结核病变,包括肠结核、肠系膜淋巴结结核及输卵管结核等,在发展过程中往往涉及其邻近腹膜而导致局限性腹膜炎。由于原发病灶与感染途径的不同,人体反应的差异以及病理类型的区别,发病情况可缓急不一,起病症状轻重不等,但急性发作者也不在少数。肾结核(renal tuberculosis)占肺外结核的 15%,系结核分枝杆菌由肺部等原发病灶经血行播散至肾脏所引起,起病较为隐匿,多在原发性结核感染后 5~20 年才发病。多见于成年人,儿童少见。最早出现的症状往往是尿频,系干酪样病灶向肾盂穿破后,含有脓液和结核分枝杆菌的尿对膀胱刺激所致。当病变累及膀胱,出现膀胱结核性溃疡时,则尿频更为严重,并可出现尿急、尿痛等症状。血尿亦常见,约 60% 的患者可有无痛性血尿,在部分患者可作为首发症状,肉眼血尿占 70%~80%。此外,骨关节结核常在发生病理性骨折、运动障碍时发现。女性生殖系统结核则可在出现不明原因月经异常、不育等情况下发现。结核性脑膜炎则可表现出头痛、喷射性呕吐、意识障碍等中枢神经系统感染症状。总之,结核病是一个全身性的疾病,肺结核仍是结核病的主要类型,但其他系统的结核病亦不能忽视。

（四）体征

取决于病变性质、部位、范围及程度。粟粒性肺结核偶可并发急性呼吸窘迫综合征,表现为严重呼吸困难和顽固性低氧血症。病灶以渗出型病变为主的肺实变且范围较广或出现干酪性肺炎时,叩诊浊音,听诊闻及支气管呼吸音和细湿啰音。继发性肺结核好发于上叶尖后段,故听诊于肩胛间区闻及细湿啰音有极大提示诊断价值。空洞性病变位置浅表而引流支气管通畅时有支气管呼吸音或伴湿啰音;存在巨大空洞时可出现带金属调的空瓮音,现已很少见。慢性纤维空洞性肺结核的体征有患侧胸廓塌陷、气管和纵隔移位、叩诊音浊、听诊呼吸音降低或闻及湿啰音,以及出现肺气肿征象。支气管结核有局限性哮鸣音,特别是于呼气或咳嗽末。结核性脑膜炎可有脑膜刺激征阳性,结核性腹膜炎可有局部的压痛、反跳痛。

五、实验室检查

（一）病原学检查

痰标本中获得结核分枝杆菌的病原学证据是确诊肺结核最特异性的方法,是结核病诊断最重要的依据。主要包括痰抗酸染色涂片和分枝杆菌培养。由于多数非结核分枝杆菌对一线抗结核药物耐药,菌株的鉴定分型对临床治疗有重要的指导意义。

1. 抗酸染色涂片　分枝杆菌的细胞壁内含有大量的脂质,包围在肽聚糖的外面,所以分枝杆菌一般不易着色,要经过加热和延长染色时间来促使其着色。但分枝杆菌中的分枝菌酸与染料结合后,就很难被酸性脱色剂脱色,故名抗酸染色。常用的齐 - 尼(Ziehl-Neelsen)抗酸染色法是在加热条件下使分枝菌酸与石炭酸复红牢固结合成复合物。当再加碱性美兰复染后,分枝杆菌仍然为红色,而其他细菌及背景中的物质为蓝色。涂片抗酸染色镜检快速简便,抗酸杆菌阳性肺结核诊断即基本成立。但抗酸染色涂片无法区分结核分枝杆菌和非结核分枝杆菌,此外已经化疗的病例偶可出现涂片阳性培养阴性。

2. **分枝杆菌培养与鉴定**   分枝杆菌培养及对培养出的菌株进行菌型鉴定是目前确诊结核病最可靠的依据。目前常用的方法为罗氏培养基固体培养和液体培养基快速检测。罗氏培养基固体培养是目前普及通用的方法,但耗时长,如何通过改进技术快速培养结核分枝杆菌并予以鉴定是诊断结核病的难点。液体培养基报告时间较短,可以将培养时间缩短至 10~14d,但成本更高。培养出的菌株可以通过触媒试验、对硝基苯甲酸生长试验、噻吩 -2- 羧酸肼生长试验、硝酸还原试验等区分结核分枝杆菌和非结核分枝杆菌。此外,近年来也可通过分子生物学手段对结核分枝杆菌菌株提取的 DNA 进行鉴定分型。

3. **药敏试验**   对培养出的结核分枝杆菌进行药敏试验,获得药物敏感性报告是指导临床用药、减少耐药产生风险的最佳办法。目前推荐使用的比例法药敏试验是将培养的结核分枝杆菌接种在含有相应抗结核药物的培养基及不含药物的对照培养基上,生长 4 周后,通过比较含药培养基和对照培养基上生长的菌落数量,计算耐药百分比(含药培养基上生长的菌落数 / 对照培养基上生长的菌落数 × 100%),若耐药百分比大于 1%,则认为受试菌对该抗结核药物耐药。目前异烟肼和利福平两种主要的一线抗结核药物的药敏试验结果较为可靠,其他药物的药敏试验结果因技术原因,可靠性不令人满意。由于上述传统药物敏感性试验的报告周期长,近年来随着主要的抗结核药物耐药机制及耐药基因的明确,快速分子耐药检测方法开始运用于临床。该方法通过检测结核分枝杆菌 DNA 中的耐药基因突变来判断是否耐药,可以大大缩短检测周期。

(二) 影像学检查

X 线片和胸部 CT 是常用于肺结核的影像学检查手段。相对于 X 线片,胸部 CT 有助于隐蔽区病灶和孤立性结节的鉴别诊断。胸部 CT 在显示纵隔 / 肺门淋巴结、肺内空洞、钙化、支气管充气征和支气管扩张等方面较胸部 X 线敏感,于诊断困难病例有重要参考价值。肺结核的影像表现取决于病变类型和性质。原发型肺结核的典型表现为肺内原发灶、淋巴管炎和肿大的肺门或纵隔淋巴结组成的哑铃状病灶(图 28-2)。急性血行播散型肺结核表现为散布于两肺野、分布较均匀、密度和大小相近的粟粒状阴影(图 28-3)。继发性肺结核病变多发生在肺上叶尖后段、肺下叶背段,X 线表现复杂多变,或云絮片状(图 28-4),或斑点(片)结节状,干酪性病变密度偏高而不均匀,常有透亮区或空洞(cavitation)形成(图 28-5)。结核空洞根据洞壁厚度又可分薄壁空洞和厚壁空洞。前者指纤维组织与肉芽组织形成的洞壁厚度在 3mm 以下的空洞,X 线与 CT 表现为边界清晰,内壁光滑的类圆形透亮区。后者洞壁厚度多在 3mm 以上,多不均匀,空洞一般较小,腔径大多在 2cm 以下,空洞外缘多整齐,内壁则多不光滑。结核空洞的中央多有活动的结核分枝杆菌,洞壁组织血管分布少,结构致密,不利于抗结核药物进入空洞中央部位杀灭结核分枝杆菌。

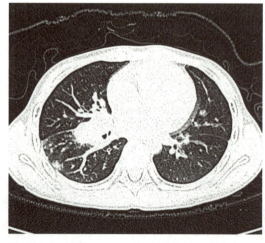

图 28-2   原发性肺结核

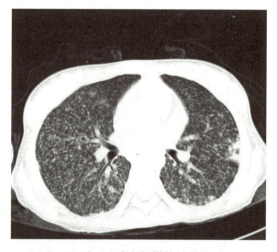

图 28-3   血行播散性肺结核

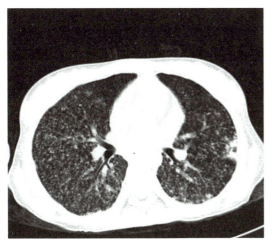

图 28-4　继发性肺结核

可见肺尖条索、结节影。

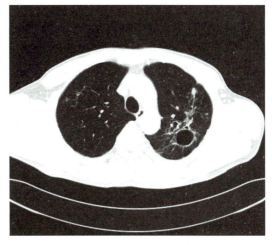

图 28-5　结核空洞

继发性肺结核(空洞)空洞周围伴卫星灶

(斑片、结节、条索)。

(三) 结核菌素(皮肤)试验(tuberculin skin test, TST)

结核菌素是结核分枝杆菌的代谢产物,是从液体培养基长出的结核分枝杆菌中提炼而成,主要成分为结核蛋白。试验方法为我国推广国际通用的结核菌素纯蛋白衍化物(purified protein derivative, PPD)皮内注射法(Mantoux test)。将 PPD 5IU(0.1ml)注入左前臂内侧上中 1/3 交界处皮内,使局部形成皮丘。48~96h(一般为 72h)观察反应,结果判断以局部硬结直径为依据:<5mm 阴性反应,5~9mm 一般阳性反应,10~19mm 中度阳性反应,≥ 20mm 或不足 20mm 但有水疱或坏死为强阳性反应。阳性反应提示结核感染,强阳性反应则提示活动性结核病的可能较大,阴性反应特别是较高浓度试验仍阴性常被用于排除结核病。但 PPD 与卡介苗(BCG)的成分有交叉,我国是普遍接种卡介苗的国家,因此 PPD 皮试最大的问题是受 BCG 接种诱发的交叉免疫反应而存在较高的假阳性反应,当前只能作为诊断参考,而不能凭借其来诊断结核感染或者结核潜伏感染。

(四) γ 干扰素释放试验(interferon gamma release assays, IGRAs)

为克服结核菌素试验的不足,近年来发展的以 T 细胞为基础的干扰素释放实验,作为新一代的检测结核感染的免疫血清学诊断技术,比结核菌素试验有更高的敏感性与特异性。其原理是被结核分枝杆菌抗原刺激而致敏的 T 细胞,再遇到同类抗原时能产生 IFN-γ,对分离的全血或单个核细胞在特异性抗原刺激后产生的干扰素进行检测,可以反映机体是否存在结核感染。这种检测方法所采用的结核分枝杆菌特异性的抗原为 ESAT-6 和 CFP-10,其编码基因 RD1(region of difference 1)在 BCG 和绝大多数非结核分枝杆菌中是缺失的,因此避免了上述在结核菌素皮试中影响特异性的 PPD 交叉抗原反应,能够较好地区分真性结核感染和 BCG 接种诱导的反应。

(五) 分子生物学检测技术

聚合酶链反应(polymerase chain reaction, PCR)技术可以将标本中微量的结核菌 DNA 加以扩增。一般镜检仅能检测 10^4~10^5 条菌 /ml,而 PCR 可检出 1~100fg 结核菌 DNA(相当于 1~20 条菌 /ml)。但 DNA 提取过程如遭遇污染等技术原因可以出现假阳性,而且 PCR 无法区分活菌和死菌,故尚不能用于结核菌治疗效果评估。目前国际上已有较多的分子快速检测技术问世,为结核分枝杆菌的检测、鉴定和药敏试验提供了极大方便,可将诊断时间从几周降至几天。目前在采用 PCR 技术同时,可以同时对结核耐药相关基因,如利福平耐药相关的 rpoB 基因,与异烟肼耐药相关的 katG 基因进行检测。分子药敏检测中对耐药位点突变的检测方法有直接测序、高分辨率溶解曲线分析、线性探针杂交法、基因芯片技术以及新近国际上广泛应用的半巢式实时 PCR 技术等。其中全自动封闭操作的半巢式实时 PCR 技术(Xpert MTB/RIF)以实时定量 PCR 扩增技术为基础,以 rpoB 基因为靶基因,检测标本是否含有结核分枝杆菌以及利福平是否耐药,全程约 2h,并具有良好的生物安全性和操作简便性,被

WHO 推荐用于疑似多耐结核或 HIV 相关结核患者的最初诊断,以获得分子药敏结果进行精准治疗。同时该技术也被推荐作为疑似肺外结核患者的首选初始检测方法。除此之外,分子检测技术,如 PCR 基础上的探针杂交技术与测序技术可用来快速区分结核和非结核分枝杆菌。

六、并发症

(一) 咯血

绝大多数情况表明病情活动、进展,但少数也可在肺结核已好转或稳定时发生。肺结核咯血原因多为渗出和空洞病变存在或支气管结核及局部结核病变引起支气管变形、扭曲和扩张。肺结核患者咯血可引起窒息、失血性休克、肺不张、结核支气管播散和吸入性肺炎等严重并发症。

(二) 气胸

多种肺结核病变可引起气胸,如胸膜下病灶或空洞破入胸腔,结核病灶纤维化或瘢痕化导致肺气肿或肺大疱破裂,粟粒型肺结核的病变在肺间质也可引起间质性肺气肿性肺大疱破裂等。病灶或空洞破入胸腔,胸腔常见渗出液体多,可形成液气胸、脓气胸。

(三) 肺部继发感染

肺结核空洞、胸膜肥厚、结核纤维病变引起支气管扩张、肺不张及支气管结核所致气道阻塞,是造成肺结核继发其他细菌感染的病理基础。肺结核患者可同时存在多种病原体的复合感染,如非结核分枝杆菌、革兰氏阴性菌等。

(四) 结核性损毁肺

肺结核晚期类型,由肺结核引起的支气管扩张、支气管狭窄、肺不张、多发空洞或广泛的干酪病变和纤维化,肺组织不可逆性破坏,病肺功能大部丧失毁损。

(五) 结核性气管支气管狭窄

由支气管内膜结核、肺门淋巴结结核压迫形成反复炎症、肉芽增生、瘢痕形成,造成气管、支气管的管腔变细。主要表现为呼吸困难、发绀等症状。

(六) 结核性支气管扩张

由于肺结核、支气管结核或者淋巴结结核后,造成组织破坏、纤维组织增生,牵拉压迫细支气管使其扭曲、变形、管腔狭窄、引流不畅、反复继发感染,进而管壁的弹性纤维和支气管平滑肌均遭到破坏,因咳嗽使管内压增高,造成管壁不可逆性扩张。

七、诊断

(一) 结核病的诊断分类

我国结核病新分类法如表 28-2 所示。在诊断中应同时确定类型和按记录程序正确书写。在诊断肺结核病时还需要注明痰菌情况,痰菌检查阳性,以(+)表示;阴性以(-)表示。需注明痰检方法。如涂片、培养等,以涂(+)、涂(-)、培(+)、培(-)书写。当患者无痰或未查痰时,则注明(无痰)或(未查)。肺结核患者还需按照病变范围(按左、右侧),每侧以上、中、下肺野记述。

表 28-2　中国结核病分类法

分类	分类标准
原发型肺结核 (代号:Ⅰ型)	为原发结核感染所致的临床病症。包括原发复合征及胸内淋巴结结核
血行播散型肺结核 (代号:Ⅱ型)	包括急性血行播散型肺结核(急性粟粒型肺结核)及亚急性、慢性血行播散型肺结核

续表

分类	分类标准
继发性肺结核 （代号：Ⅲ型）	肺结核中的一个主要类型，包括以增殖病变为主、浸润病变为主、干酪病变为主或以空洞为主等多种病理改变
结核性胸膜炎 （代号：Ⅳ型）	临床上已排除其他原因引起的胸膜炎。在结核性胸膜炎发展的不同阶段，有结核性干性胸膜炎、结核性渗出性胸膜炎、结核性脓胸
肺外结核 （代号：Ⅴ型）	其他肺外结核按部位及脏器命名，如：骨结核、结核性脑膜炎、肾结核、肠结核等

（二）肺结核的诊断

肺结核的诊断分为确诊病例、临床诊断病例和疑似病例。一般综合临床表现、痰菌检查结果、影像学检查结果进行诊断。

1. **确诊病例**　涂阳肺结核、仅培阳肺结核、活动性肺结核影像学表现同时结核分子生物学检查阳性和肺部病变标本病理学诊断为结核病变者四类。其中 A. 涂片阳性肺结核（smear-positive pulmonary tuberculosis）病例需符合下列三项之一：① 2 份痰标本直接涂片抗酸杆菌镜检阳性；② 1 份痰标本直接涂片抗酸杆菌镜检阳性加肺部影像学检查符合活动性肺结核影像学表现；③ 1 份痰标本直接涂片抗酸杆菌镜检阳性加 1 份痰标本结核分枝杆菌培养阳性。B. 培养阳性肺结核需同时符合下列两项：①痰涂片阴性；②肺部影像学检查符合活动性肺结核影像学表现加 1 份痰标本结核分枝杆菌培养阳性。C. 肺部影像学检查符合活动性肺结核影像学表现，分子生物学检测阳性（如 PCR、Xpert MTB/RIF）。D. 肺或胸膜病变标本病理学诊断为结核病变者。

2. **临床诊断病例**　亦称为涂片阴性肺结核，即三次痰涂片阴性，同时需符合下列条件之一：①胸部影像学检查显示与活动性肺结核相符的病变且伴有咳嗽、咳痰、咯血等肺结核可疑症状；②胸部影像学检查显示与活动性肺结核相符的病变且结核菌素试验强阳性；③胸部影像学检查显示与活动性肺结核相符的病变且抗结核抗体检查阳性；④胸部影像学检查显示与活动性肺结核相符的病变且肺外组织病理检查证实为结核病变者；⑤三次痰涂片阴性的疑似肺结核病例经诊断性治疗或随访观察可排除其他肺部疾病者；⑥支气管镜检查符合气管、支气管结核改变；⑦单侧或双侧胸腔积液，胸腔积液检查提示渗出液，胸腔积液腺苷脱氨酶（ADA）明显升高，伴有 TST 阳性或 IGRAs 阳性。胸部影像学检查显示与活动性肺结核相符的病变指：与原发型肺结核、血行播散型肺结核、继发性肺结核、结核性胸膜炎任一种肺结核病变影像学表现相符。

3. **疑似病例**　以下两种情况属于疑似病例：① 5 岁以下儿童：有肺结核可疑症状同时有与涂片阳性肺结核患者密切接触史，或 TST 强阳性或 IGRAs 阳性。②仅胸部影像学检查显示与活动性肺结核相符的病变。

（三）肺外结核的诊断

肺外结核累及的系统、脏器、部位及病变类型多样，确诊需要从病变部位的浆膜腔积液及活检标本中获得细菌学证据，因上述标本获取过程困难，同时结核分枝杆菌阳性率较痰标本低，因此肺外结核较难实现病原学确诊。为提高早期诊断率，通常需结合病史、临床表现、实验室检查和辅助检查、诊断性抗结核治疗效果综合诊断。

1. **肺外结核相关病史采集**　应采取详细的体格检查，以发现相应系统和部位典型的临床症状和体征，如支气管内膜结核的刺激性咳嗽、神经系统结核的头痛和脑膜刺激征、骨关节结核的畸形和功能障碍、消化系统结核的交替性腹泻和局部压痛、泌尿生殖系统结核的无痛性血尿和不孕症等。

2. **临床实验室检查可提供肺外结核诊断的依据**　标本中结核分枝杆菌培养阳性率随方法的改进已明显提高，PCR 技术的应用对肺外结核的诊断有很大的帮助。

3. **辅助检查手段的应用**　各类辅助检查近年发展很快。影像学检查除普遍应用的 X 线方法外，

CT、磁共振（MRI）、超声等设备已经得到广泛应用，纤维内镜则对肺外结核既可定位又可获得病理标本从而得出定性诊断。IFN-γ释放试验对肺外结核的临床诊断亦有一定参考价值，但不能区分潜伏性结核感染与活动性结核感染。

4. 对于通过现有方法以及有创检查仍未确诊而又不能排除结核，而临床高度提示为活动性结核病者可试行诊断性治疗，诊断性抗结核治疗的效果也可作为临床诊断依据之一。

八、鉴别诊断

（一）肺癌

中央型肺癌常用痰中带血，肺门附近有阴影，与肺门淋巴结结核相似。周围型肺癌可呈球状、分叶状块影，需与结核球鉴别。肺癌多见于40岁以上男性，多有刺激性咳嗽、胸痛和进行性消瘦。胸片上结核球周围可有卫星灶、钙化，而肺癌病灶边缘常有切迹、毛刺。胸部CT对鉴别有帮助。结合痰结核菌、脱落细胞检查及纤支镜检查和活检等能及时鉴别。肺癌和肺结核可有并存，需注意发现。

（二）细菌性肺炎

原发复合征的肺门淋巴结结核不明显或原发灶周围存在大片渗出，病变波及整个肺叶并将肺门掩盖时，以及继发性肺结核主要表现为渗出性病变或干酪性肺炎时，需与细菌性肺炎鉴别。细菌性肺炎起病急、高热、寒战、胸痛伴气急，X线上病变常局限于一个肺叶或肺段，血白细胞总数和中性粒细胞增多，抗生素治疗有效可协助鉴别；肺结核须与其他病原体肺炎鉴别，关键是病原学检测有阳性证据。

（三）肺脓肿

肺脓肿空洞多见于肺下叶，脓肿周围的炎症浸润较严重，空洞内常有液平面。肺结核空洞则多发生在肺上叶，空洞壁较薄，洞内很少有液平面或仅见浅液平。此外肺脓肿起病急，高热，大量脓痰，痰中无结核菌，但有多种其他细菌，血白细胞总数和中性粒细胞总数增多，抗菌药物治疗有效。慢性纤维空洞合并感染时易与慢性肺脓肿混淆，后者痰结核菌阴性，鉴别不难。

（四）支气管扩张

有慢性咳嗽、咳脓痰及反复咯血史，需与继发性肺结核鉴别。X线胸片多无异常发现或仅见局部肺纹理增粗或卷发状阴影，CT有助于确诊。应当警惕化脓性支气管扩张症可以并发结核感染，细菌学检测时应考虑到。

（五）非结核分枝杆菌肺病

非结核分枝杆菌（nontuberculous mycobacteria，NTM）指结核和麻风分枝杆菌以外的所有分枝杆菌，可引起各组织器官病变，其中NTM肺病临床和X线表现类似肺结核。鉴别诊断依据菌种鉴定。结核菌培养时应常规进行NTM筛查，标本同时接种罗氏培养基和含硝基苯甲酸（PCB）或噻吩-2-羧酸肼（TCH）的培养基，仅前者生长为结核分枝杆菌，仅PCB/TCH生长提示NTM，但需进一步进行菌种鉴定。

九、治疗

（一）结核治疗的原则

化学治疗是现代结核病最主要的基础治疗，简称化疗。其他治疗方法，如对症治疗、手术治疗等均为辅助治疗。化疗的目标不仅是杀菌和防止耐药性的产生，而且在于最终灭菌，防止和杜绝复发。当前国际公认的化疗原则是：早期、联合、适量、规则、全程。主张早期化疗的依据是早期的结核性病变是活动性病变，结核分枝杆菌代谢旺盛，生长繁殖活跃，抗结核药物对这种代谢、生长繁殖活跃的细菌能发挥最大的杀菌作用，常可使痰菌迅速阴转，清除病菌的效果好，停药后不易复发。痰菌迅速阴转有助于降低传染性，缩短传染期。联合用药是结核病治疗的重要原则，旨在发挥药物的协同作用，增强治疗效果，延缓和减少耐药性的产生。鉴于抗结核药物的副作用较大，故治疗中尚提倡适量原则,是指抗结核药物的用量能达到抑菌杀菌作用,发挥最大的治疗作用,患者能够耐受,又不产生毒副作用。规律的含义是指按照规定的化疗方案不间断地用药,完成规定的疗程。规律用药可以减少耐药性、过敏反应和复发,提高疗效,规律用药是化疗成功的关键。不仅疗程长短与复发率有密切关系,规律化疗与复发率也有重要关系,关键是坚持完成全疗程,否则将会增加化疗的失败率、复发率和传染源的数量。

(二) 结核化疗药物

结核药物按效力和副作用大小分为两类:①一线(类)抗结核药物,指疗效好,副作用相对较小,主要包括异烟肼(isoniazid,INH,H)、利福平(rifampin,RFP,R)、吡嗪酰胺(pyrazinamide,PZA,Z)、乙胺丁醇(ethambutal,EMB,E),是目前初治结核病治疗方案的主要组成药物;②二线(类)抗结核药物,是指除一线药以外的其他抗结核药物,主要用于治疗耐药结核病以及一线药物的替代选择。

1. 异烟肼　是治疗肺结核病的基本药物之一,通过抑制叶酸的合成,对胞内、外代谢,活跃持续繁殖和近乎静止的结核菌均有杀菌作用,且组织浓度高。成人剂量每日300mg(或每日4~8mg/kg),一次口服;儿童每日5~10mg/kg(每日不超过300mg)。急性血行播散型肺结核和结核性脑膜炎剂量可加倍。异烟肼常规剂量不良反应发生率低,主要包括周围神经炎、中枢神经系统中毒和肝脏损害。

KatG 基因和 InhA 基因是异烟肼耐药机制研究中发现的重要耐药基因。KatG 基因位于结核分枝杆菌染色体上,其表达的过氧化氢酶-过氧化物酶可将药物前体异烟肼转化为有杀菌活性的成分,突变会导致异烟肼无法转换为有效杀菌成分,导致耐药。InhA 基因是结核分枝菌酸烯酰基还原酶的编码基因,其表达的结核分枝菌酸烯酰基还原酶上有一个与烟酰胺或黄素核苷结合的位点,参与分枝杆菌细胞壁中的生化代谢,催化的产物是结核分枝杆菌细胞壁的重要组成部分,与还原型烟酰胺腺嘌呤二核苷酸(NADH)结合的 InhA 酶容易受到活化的异烟肼的攻击。InhA 基因突变可导致 InhA 酶对 NADH 亲和力下降,使其优先与底物结合再与 NADH 结合,不容易受到活化的异烟肼的攻击,导致异烟肼耐药。

2. 利福平　对胞内和胞外代谢旺盛和偶尔繁殖的结核菌均有杀菌作用,属于利福霉素的半合成衍生物,通过抑制 RNA 聚合酶,阻止 RNA 合成发挥杀菌活性。RFP 主要从肝脏代谢,胆汁排泄。RFP 在组织中浓度高,能穿透干酪样病灶,进入巨噬细胞内。正常情况下不易通过血脑屏障,通透比例仅5%~25%,脑膜炎症时可增加药物渗透能力。成人剂量空腹450~600mg,每日一次。主要不良反应为胃肠道不适、肝功能损害(ALT 升高、黄疸)、皮疹和药物热。肝功能损害的发生率为5%~10%,INH 和 RFP 合用引起药物性肝炎的发生率比单用异烟肼高2~4倍。利福喷丁和利福布汀是2种与利福平作用机制相同的半合成的利福霉素衍生物,也用于抗结核治疗,与异烟肼联合用药疗效优于利福平,且不良反应较利福平轻微。因不易透过血脑屏障,利福喷丁不用于结核性脑膜炎的治疗。

RpoB 基因是利福平相关的主要耐药基因,编码结核分枝杆菌 RNA 聚合酶 β 亚单位,该亚单位是利福平的作用靶点。利福平通过与其结合,干扰细菌转录和 RNA 延伸,从而抑制细菌生长。结核分枝杆菌 RpoB 基因突变使氨基酸置换,空间构象发生变化,从而阻止与利福平结合,导致利福平耐药。

3. 吡嗪酰胺　吡嗪酰胺是类似于异烟肼的烟酸衍生物,与异烟肼之间无交叉耐药,吡嗪酰胺能杀灭巨噬细胞内,尤其是酸性环境中的结核菌,成为结核病短程化疗中不可缺少的主要药物。吡嗪酰胺被结核菌摄入后经吡嗪酰胺酶转变为吡嗪酸,发挥杀菌作用。胃肠道吸收好,全身各部位均可到达,易通过血脑屏障,通透比例高达95%~100%。成人剂量为1 500mg,每日一次。常见的不良反应为药物性肝炎(ALT 升高和黄疸)、高尿酸血症,皮疹和胃肠道反应相对少见。

PncA 基因是结核分枝杆菌吡嗪酰胺酶的编码基因。PncA 基因突变可导致吡嗪酰胺酶活性下降,吡嗪酰胺不能有效转变为具有杀菌作用的吡嗪酸,导致吡嗪酰胺耐药。

4. 乙胺丁醇　乙胺丁醇通过抑制结核菌 RNA 合成发挥抗菌作用,不易通过血脑屏障,通透比例为10%~50%。成人剂量一般每日750mg,与异烟肼、利福平同时一次顿服。常见不良反应为球后视神经炎、过敏反应、药物性皮疹、皮肤黏膜损伤等。

EmbB 基因是主要的乙胺丁醇耐药相关基因。乙胺丁醇可选择性地抑制分枝杆菌细胞壁的重要结构成分阿拉伯半乳聚糖和脂阿拉伯甘露聚糖的生物合成。*Emb* 基因编码多种合成细胞壁阿拉伯聚糖必须的酶类,其中 *Emb*B 基因编码阿拉伯糖基转移酶,*Emb*B 基因的突变或过度表达使结核分枝杆菌持续合成阿拉伯聚糖,导致对乙胺丁醇耐药。

(三) 标准化的抗结核治疗

1. 初治方案　初治患者的定义是既往未接受抗结核治疗或接受抗结核治疗疗程短于 1 个月。初治病例的标准化治疗方案分为 2 个阶段,即 2 个月的强化期和 4 个月的巩固期。如新涂片阳性肺结核患者治疗到 2 个月末痰菌检查仍为阳性,则应延长 1 个月的强化期治疗,继续期化疗方案不变。标准方案为 $2H_3R_3Z_3E_3/4H_3R_3$(右下角阿拉伯数字代表每周服药次数,斜杠前的"2"代表强化期 2 个月,斜杠后的"4"代表继续期 4 个月,后同)或 2HRZE/4HR。

2. 复治方案　以下患者适用于复治方案:①初治失败的患者;②规则用药满疗程后痰菌又转阳的患者;③不规则化疗超过 1 个月的患者;④慢性排菌患者。因故不能用链霉素的患者,延长 1 个月的强化期。如复治涂片阳性肺结核患者治疗到第 2 个月末痰菌仍阳性,使用链霉素方案治疗的患者则应延长 1 个月的复治强化期方案治疗,继续期治疗方案不变。复治标准方案为 $2H_3R_3Z_3E_3S_3/6H_3R_3E_3$ 或 2HRZES/6HRE。

(四) 耐药肺结核的治疗

耐药结核病按照耐药程度的不同依次分为单耐药、多耐药、耐多药、泛耐药四种。单耐药(monoresistance)指结核病患者感染的结核分枝杆菌经体外证实对 1 种抗结核药物耐药。多耐药(polyresistance)指结核病患者感染的结核分枝杆菌经体外证实对 1 种以上的抗结核药物耐药,但不包括同时耐异烟肼、利福平。同时对异烟肼和利福平耐药的肺结核称为耐多药结核病(multiple drug resistant tuberculosis,MDR-TB)。在耐多药结核病基础上同时对喹诺酮类药物耐药且对三种二线注射类抗结核药物耐药称为泛耐药结核病(extensively drug-resistant tuberculosis,XDR-TB)。

近年来,由于新药的研发上市与用于治疗其他细菌或者分枝杆菌感染的药物不断被尝试用于抗结核治疗并获得临床研究的认可,2018 年 WHO 根据药物的疗效、使用经验、安全性将治疗耐多药结核病的抗结核药物重新进行归类,分为 A 组、B 组、C 组。推荐选择全部 A 组药物和 1~2 种 B 组药物组成耐多药结核病治疗方案,C 组作为无法完全由 A 组和 B 组药物组成方案时的替代选择(表 28-3)。2018 版 WHO 指南对 MDR-TB 的化疗总体推荐意见也再次做了更新:对于既往接受二线抗结核药物治疗不足 1 个月,且无氟喹诺酮及二线注射类药物耐药依据的 RR-TB/MDR-TB 肺结核患者,推荐接受 9~11 个月的标准短程化疗方案,具体为氟喹诺酮类、二线注射类药物、氯发齐明、高剂量异烟肼、吡嗪酰胺、乙胺丁醇、丙硫异烟胺组成的 4~6 个月的强化期,以及 5 个月氟喹诺酮类、氯法齐明、吡嗪酰胺、乙胺丁醇的巩固期;不满足接受标准短程化疗方案患者可接受长程方案,包括所有 3 种 A 组药物和至少应包括一种 B 组药物,以确保治疗开始时至少 4 种 TB 药物可能有效,并且停用贝达喹啉后至少 3 种药物有效。如果仅使用一种或两种 A 组药物,则两种 B 组药物均包括。如果治疗方案不能由 A 组和 B 组药物组成,则通过加入 C 组药物完成。长程治疗方案中,含注射类药物的强化期建议 6~7 个月,可依据治疗应答情况调整。需要注意的是,9~11 个月的 WHO 标准短程化疗方案在我国尚未进行应用评估,长程方案中 A 组 +B 组部分药物存在可及性和可支付性的问题,临床应用时需结合实际情况综合考量。

表 28-3　WHO 推荐的抗结核药品分组(2018 年更新版)

药物分组	药物名称	药物缩写
A 组	左氧氟沙星 / 莫西沙星	Lfx/Mfx
	贝达喹啉	Bdq
	利奈唑胺	Lzd

续表

药物分组	药物名称	药物缩写
B 组	氯法齐明	Am
	环丝氨酸 / 特立齐酮	Cm
C 组	乙胺丁醇	E
	德拉马尼	Dlm
	乙硫异烟胺 / 丙硫异烟胺	Eto/Pto
	吡嗪酰胺	Z
	亚胺培南 - 西司他丁 / 美罗培南	Ipm/Mpm
	阿米卡星 / 链霉素	Am/S
	对氨基水杨酸	PAS

(五) 手术治疗

化疗的发展使外科治疗在结核治疗中的比值和地位显著降低。但对药物治疗失败或威胁生命的单侧肺结核特别是局限性病变,如一侧肺毁损,不能控制的大咯血等,外科治疗仍是可选择的重要治疗方法。这类患者多病情严重,存在结核反复播散、病变范围广,需参考心肺功能、播散灶控制情况,就手术效果、风险程度及康复多方面衡量,做出合理选择。

(六) 对症治疗

急性血行播散型肺结核和浆膜渗出性结核伴有高热等严重毒性症状时,激素有助于改善症状,有助于促进渗液吸收,减少粘连,降低远期并发症的发生风险,但需在有充分有效抗结核药物保护下应用。对于肺结核的大咯血,药物治疗可用垂体后叶素。药物控制无效时可考虑纤支镜止血、支气管动脉栓塞或手术切除。肺结核的大咯血会导致窒息危及生命,应尽早发现窒息征象,如咯血过程突然中断,出现呼吸急促、发绀、烦躁不安、精神极度紧张等,需立即畅通气道、予以生命支持。

(七) 活动性结核治疗的结局

肺结核患者根据疗程的完成情况和治疗期间的痰检情况,治疗效果可分为以下 6 种,其中治愈和完成治疗均视为治疗成功。治疗失败和中断的患者根据情况再接受复治方案或耐药结核方案的治疗。

1. **治愈** 涂片阳性肺结核患者完成规定的疗程,连续 2 次涂片结果阴性,其中 1 次是治疗末的涂片。

2. **完成疗程** 涂片阴性肺结核患者完成规定的疗程,疗程末痰涂片检查结果阴性或未痰检者;涂片阳性肺结核患者完成规定的疗程,最近一次痰检结果阴性,完成疗程时无痰检结果。

3. **死亡** 包括结核死亡和非结核死亡。结核死亡指活动性肺结核患者因病变进展或并发咯血、自发性气胸、肺心病、全身衰竭或肺外结核等原因死亡。非结核死亡是指结核病患者因结核病以外的原因死亡。

4. **失败** 涂片阳性肺结核患者治疗至第 5 个月末或疗程结束时痰涂片检查阳性的患者;涂片阴性肺结核患者治疗中转为涂片阳性肺结核患者。

5. **中断** 肺结核患者在治疗过程中断治疗超过 2 个月。

十、预后与转归

早期诊断的患者接受正规的抗结核治疗多可痊愈。随着耐药结核病以及 AIDS 等免疫力低下疾病的增多,治疗难度加大。多次治疗无效的活动性肺结核患者,结核菌可经气道播散累及更多肺段肺叶,病变范围扩大,长期病变导致一侧或双侧肺毁损,并易合并其他肺部感染。无法控制的大咯血是肺结核患者常见的死因。

十一、预防

(一)建立防治系统

根据我国结核病疫情,为搞好防治工作,仍须强调建立、健全和稳定各级防痨机构,负责组织和实施治、管、防、查的系统和全程管理,按本地区疫情和流行病学特点,制订防治规划,并开展防痨宣传,教育群众养成良好文明卫生习惯,培训防痨业务技术人员,推动社会力量参与和支持防痨事业。

(二)早期发现和彻底治疗患者

从当地疫情实际出发,对服务性行业、学校、托幼机构及儿童玩具工作人员等定期健康检查,每1~2年1次。在疫情已经控制的地区可开展重点线索调查,而主要应该是门诊因症就诊病例的及时发现和诊断,避免漏诊和误诊。查出必治,治必彻底,只有彻底治疗患者,大幅度降低传染源密度,才能有效降低感染率和减少发病。

(三)疫苗

结核是慢性感染性疾病,化学治疗很难治愈而不复发,因此采用疫苗预防是最好的策略。但目前尚无理想的结核病疫苗。自1921年广泛用于预防结核病的卡介苗是一种无毒牛型结核分枝杆菌活菌疫苗,虽被积极推荐和推广,但迄今对它的作用和价值仍有争论。目前比较普遍的看法是BCG尚不足以预防感染,但可以显著降低儿童发病及其严重性,特别是结核性脑膜炎等严重结核病减少,并可减少此后内源性恶化的可能性。WHO已将BCG列入儿童扩大免疫计划。我国结核病感染率和发病率仍高,推行BCG接种仍有现实意义,规定新生儿出生时即接种BCG。由于疫苗的预防价值有限,根据我国结核病疫情,建立完善的防治系统至关重要。各级防治系统着眼于早期发现和彻底治疗患者。查出必治,治必彻底,只有彻底治疗患者,大幅度降低传染源密度,才能有效降低感染率和减少发病。及时正确治疗,防止耐药慢性病例的形成和积累,不仅是临床治疗的目标,亦是预防工作的中心环节。

思考题

1. 简述各型肺结核的影像学特点。
2. 简述结核病治疗的化疗原则以及其意义。
3. 一线抗结核药物有哪几种,其作用特点及药物副作用分别是什么?

(张文宏)

第十三节 淋 病

淋病(gonorrhea)是淋病奈瑟菌(*neisseria gonorrhoea*)(简称淋球菌)感染导致的一种经典性传

播疾病,以泌尿生殖系统化脓性感染为主要表现,男性最常见的是尿道炎,而女性则为宫颈炎。也可导致眼、咽、直肠感染和播散性淋球菌感染。淋病潜伏期短,传染性强,可导致多种并发症和后遗症。

一、病原学

见第二篇第十章第三节。

二、流行病学

淋病是重要的全球性公共卫生问题,据估计全球每年新发病例达到 8 800 万,近年来世界淋病有明显增加的趋势。在我国,其发病率居性传播疾病第二位。

(一) 传染源

淋病患者是其传染源,潜伏期患者具有传染性。

(二) 传播途径

1. **性接触传染**　主要的传染途径。

2. **垂直传播**　新生儿可经患淋病母亲的产道而感染,眼部感染可引起新生儿淋菌性眼炎;妊娠期女性患者可经羊膜腔导致胎儿感染。

3. **其他途径**　少数可因接触含淋球菌的分泌物或被污染的用具而被感染,儿童感染者多有被性虐待史。

(三) 易感人群

淋病可发生于任何年龄,但主要发生在性活跃的青、中年。

三、发病机制与病理

人是淋球菌的唯一天然宿主。淋球菌主要侵犯黏膜,尤其对单层柱状上皮和移行上皮所形成的黏膜具有较高亲和力,通过其表面菌毛含有的黏附因子黏附到柱状上皮细胞的表面进行繁殖,并沿生殖道上行,经柱状上皮细胞吞噬作用进入细胞内繁殖,导致细胞溶解破裂。淋球菌还可从黏膜细胞间隙进入黏膜下层使之坏死。淋球菌内毒素及外膜脂多糖与补体结合后产生化学毒素,能诱导中性粒细胞聚集和吞噬,引起局部急性炎症,出现充血、水肿、化脓和疼痛。如治疗不及时,淋球菌可进入尿道腺体和隐窝,成为慢性病灶。近年来研究表明淋球菌的菌毛和外膜主要蛋白具有抵抗中性粒细胞、巨噬细胞杀伤作用的能力。

四、临床表现

潜伏期一般为 2~10d,平均 3~5d。

(一) 无并发症淋病

1. **男性急性淋病**　约 10% 的男性感染淋球菌后无明显症状。有症状的患者通常在暴露 2~7d 后出现尿道刺激征,很快出现尿道口红肿,有稀薄黏液流出,24h 后病情加重,分泌物变为脓性或脓血性,且量增多(图 28-6)。少数患者可出现后尿道炎,尿频明显,会阴部坠胀,夜间有痛性阴茎勃起。有明显症状和体征的患者,即使未经治疗,一般在 10~14d 症状逐渐减轻,1

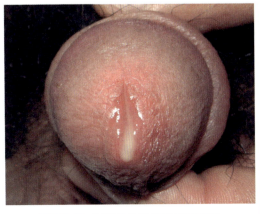

图 28-6　男性急性淋病的典型表现

个月后症状基本消失,但并未痊愈,可继续向后尿道或上生殖道扩散,甚至发生并发症。一般全身症状较轻,少数可有发热、全身不适、食欲缺乏等表现;并发症少见。

2. **女性急性淋病**   约60%的女性感染者症状轻微或无症状,好发于宫颈和尿道。淋菌性宫颈炎的分泌物初为黏性,后转为脓性,体检可见宫颈口红肿,伴触痛;可有外阴刺痒和烧灼感。淋菌性尿道炎表现为尿道口红肿,有压痛及脓性分泌物,主要症状为尿道刺激征。

3. **儿童淋病**   男童多发生尿道炎和包皮龟头炎,有尿痛和尿道分泌物,检查可见包皮红肿、龟头和尿道口潮红,有尿道脓性分泌物。幼女表现为外阴阴道炎,有尿痛、尿频、尿急、阴道脓性分泌物;检查可见外阴、阴道、尿道口红肿,阴道及尿道口有脓性分泌物。

(二) 有并发症淋病

1. **男性有并发症淋病**   男性淋球菌性尿道炎患者因治疗不当、酗酒或性交等因素的影响,导致感染进一步发展和蔓延至后尿道,导致后尿道炎、前列腺炎、精索炎和附睾炎等。炎症反复发作形成瘢痕后可引起尿道狭窄,部分发生输精管狭窄或梗阻,也可导致不育。

2. **女性有并发症淋病**   女性淋病的主要并发症为淋菌性盆腔炎(包括急性输卵管炎、子宫内膜炎、输卵管卵巢囊肿、盆腔腹膜炎、盆腔脓肿以及肛周炎等),反复发作可造成输卵管狭窄或闭塞,引起宫外孕、不孕或慢性下腹痛等。

(三) 其他部位淋病

1. **眼结膜炎**   常为急性化脓性结膜炎。成人可单侧或双侧,新生儿多为双侧,表现为眼结膜充血水肿,有较多脓性分泌物,体检时可见巩膜有片状充血性红斑,角膜浑浊呈云雾状,重者可发生角膜溃疡或穿孔,甚至失明。

2. **咽炎**   主要见于口交者。90%以上感染者无症状,少数表现为急性咽炎和急性扁桃体炎,偶伴发热和颈淋巴结肿大,有咽干、咽痛和吞咽痛等表现。检查可见咽部黏膜充血、咽后壁有黏液或脓性分泌物。

3. **直肠炎**   主要见于有肛交行为者,男性同性恋者多发,女性主要由淋球菌性宫颈炎的分泌物直接感染肛门直肠所致。轻者可表现为肛门瘙痒、烧灼感、排出黏液和脓性分泌物;重者有直肠疼痛、里急后重,脓血便等直肠炎表现。检查可见肛管和直肠黏膜充血、水肿和糜烂。

(四) 播散性淋球菌感染

少见,占成人淋病患者的1%~3%,可发生菌血症,多见于妇女的月经期和妊娠期。临床表现为发热、寒战和全身不适等,常在四肢关节附近出现皮损,表现为瘀斑基础上出现脓疱、血疱和坏死,散在分布,数量常不多。还可发生关节炎、腱鞘炎、心内膜炎、心包炎、胸膜炎、肝周炎及肺炎等。

五、实验室及其他检查

(一) 涂片革兰氏染色镜检

取男性尿道分泌物涂片做革兰氏染色,镜下可见大量多形核白细胞,多个多形核白细胞内可见数量多少不等的革兰氏阴性双球菌,适用于男性无并发症淋病的诊断。革兰氏染色涂片对宫颈、直肠和咽部感染检出率低,不推荐应用。

(二) 淋球菌培养

为确诊试验,适用除尿液外的其他所有临床标本,并可做药敏试验。

(三) 淋球菌核酸检测

用于检测各种临床标本,包括宫颈拭子、阴道拭子、尿道拭子、尿液拭子等,通常核酸扩增检测生殖道和非生殖道淋球菌的敏感性高于培养。

六、诊断

应根据流行病学史、临床表现和实验室检查进行综合分析,慎重作出诊断。

1. **疑似病例**　符合流行病学史以及临床表现中任何一项者。

2. **确诊病例**　同时符合疑似病例的要求和实验室检查中任何一项者。

(一) 流行病学史

患者有不安全性行为,多性伴或性伴感染史,有与淋病患者密切接触史,儿童有受性虐待史,新生儿母亲有淋病史。

(二) 临床表现

淋病的主要症状有尿频、尿急、尿痛、尿道口流脓或宫颈口阴道口有脓性分泌物等。或有淋菌性结膜炎、直肠炎、咽炎等泌尿生殖道外的表现,或有播散性淋病症状。

(三) 实验室检查

可通过涂片革兰氏染色镜检、淋球菌培养、淋球菌核酸检测等方法明确诊断。

七、鉴别诊断

淋菌性尿道炎应与沙眼衣原体性尿道炎相鉴别。女性淋菌性宫颈炎应与沙眼衣原体性宫颈炎鉴别。由于淋菌性宫颈炎可出现阴道分泌物异常等症状,因此还应该与阴道滴虫病、外阴阴道假丝酵母病和细菌性阴道病鉴别。

八、治疗

(一) 一般原则

应尽早诊断,明确临床类型。及时接受治疗,根据不同病情采用相应治疗方案,治疗方案或药物正确、足量、规则,同时注意耐药及多重病原体感染,如果衣原体感染不能排除,同时用抗沙眼衣原体感染药物。注意治疗后随访,同时检查和治疗其性伴侣。告知患者在其本人和性伴完成治疗前禁止性行为。

(二) 药物治疗

1. **淋菌性尿道炎、宫颈炎、直肠炎**　头孢曲松 1g,单次肌内注射或静脉给药;或大观霉素 2g(宫颈炎 4g),单次肌内注射;或头孢克肟 400mg,单次顿服;或头孢噻肟 1g,单次肌内注射。或其他敏感的 3 代头孢菌素类药物。

2. **淋菌性咽炎**　头孢曲松 1g,单次肌内注射或静脉给药;或头孢噻肟 1g,单次肌内注射。不推荐使用大观霉素。

3. **淋菌性眼炎**　头孢曲松 1g(新生儿:25~50mg/(kg·d),总量不超过 125mg/d,儿童:头孢曲松 50mg/(kg·d)(最大剂量 1g/d),肌内注射或静脉给药,每日 1 次,连用 3d。

4. **淋菌性附睾炎、前列腺炎、精囊炎、淋球菌性盆腔炎、播散性淋病**　头孢曲松 1.0g,肌肉或静脉注射,每日 1 次,连续 10d 以上。淋菌性关节炎者,除髋关节外,不宜施行开放性引流,可以反复抽吸,禁止关节腔内注射抗生素。淋菌性脑膜炎经上述治疗的疗程约 2 周,心内膜炎疗程 >4 周。

九、预防

1. 重视宣传,进行健康教育,避免非婚性行为。

2. 避免不洁性行为,正确使用避孕套。

3. 讲究个人卫生,注意消毒隔离,防止交叉感染。

4. 认真做好患者配偶及性伴侣的随访工作,及时筛查和治疗。

5. 孕妇感染淋球菌应及时正规诊治,防止传染给胎儿,并减低新生儿出现并发症的风险。执行对孕妇的性病检查和新生儿预防性滴眼制度(0.5% 红霉素眼膏,外用 1 次),防止新生儿淋菌性眼炎。

6. 定期检查高危人群,及时发现感染者和患者,消除隐匿的传染源。

思考题

1. 淋病有哪些传染途径?

2. 淋病的主要临床表现有哪些?

3. 如何诊断淋病?

4. 简述淋病的治疗原则。

（张缭云）

第二十九章
深部真菌病

深部真菌病(deep mycosis)是指真菌侵犯角质层以下皮肤、皮下组织或全身各组织器官所引起的疾病。深部真菌病包括皮下组织真菌病和系统性真菌病。皮下组织真菌病(subcutaneous mycosis)是指真菌通过皮肤创伤直接侵入真皮或皮下组织所导致感染,常见有着色芽生菌病、足菌肿、孢子丝菌病等。系统性真菌病(systemic mycosis)指真菌侵入人体,在组织、器官或血液中生长繁殖,并导致炎症反应及组织损伤的疾病,又称侵袭性真菌感染(invasive fungal infection)。本章重点介绍侵袭性真菌病中临床最常见的假丝酵母病、隐球菌病和曲霉菌病。

第一节　假丝酵母病

假丝酵母广泛存在于自然界,为条件致病真菌。假丝酵母病(candidiasis)是指假丝酵母属真菌所引起的局部或全身的急性、亚急性或慢性感染,可侵犯局部皮肤、黏膜以及全身各组织、器官。随着肿瘤化疗、器官移植、糖皮质激素、免疫抑制剂及广谱抗菌药物的广泛应用等危险因素的增多,侵袭性假丝酵母病(invasive candidiasis)发病率呈明显上升趋势。早期诊断、及时治疗可明显改善侵袭性假丝酵母病的预后。

一、病原学

假丝酵母属于酵母菌,又称念珠菌。虽然假丝酵母通常定植于人体与外界相通的器官如口咽部、鼻咽部、胃肠道、阴道和前尿道等,但超过90%的侵袭性假丝酵母病是由白假丝酵母(*Candida albicans*)、热带假丝酵母(*C.tropicalis*)、光滑假丝酵母(*C.glabrata*)、近平滑假丝酵母(*C.parapsilosis*)和克柔假丝酵母(*C.krusei*)等所致,其中白假丝酵母较为常见。具体参见第二篇第二十章第二节。

二、流行病学

(一)传染源
假丝酵母属是机会真菌或条件致病真菌中的最常见者,假丝酵母病患者、带菌者以及被假丝酵母菌污染的食物、医院、水等环境贮存源是本病的传染源。

(二)传播途径
1. **内源性**　是主要的感染途径,由于定植体内的假丝酵母菌在一定条件下大量增殖并侵袭周围组织所致自身感染。

2. **外源性**   主要是通过直接接触如性传播、母婴垂直传播；通过医务人员的手或医疗器械的间接接触感染；亲水性作业、饮水、食物等方式也可以传播。

（三）人群易感性

侵袭性假丝酵母病是一个由定植、感染到发病的连续过程，多发生于抗细菌药物使用所致多部位、高强度假丝酵母菌定植，并伴有生理屏障（解剖屏障、功能屏障和微生物屏障）破坏，或伴有严重基础疾病等机体免疫功能低下的患者。

主要危险人群有：①有严重基础疾病的患者，如肿瘤、糖尿病、艾滋病、粒细胞缺乏症、大面积烧伤等，尤其是年老体弱及婴幼儿；②长期使用免疫抑制剂和细胞毒性药物治疗的患者，如肿瘤化疗、器官移植、自身免疫性疾病、大量糖皮质激素使用等；③广谱抗菌药物过度或者不当使用患者，如长期、大剂量、多种抗菌药物联合使用，致使肠道、呼吸道等菌群失调；④长期留置导管患者，如中央静脉导管、气管插管、长期留置胃管或导尿管、介入性治疗等，各种类型导管是假丝酵母菌入侵机体的主要途径之一。

（四）流行特征

假丝酵母病遍及全球，全年均可发病。侵袭性假丝酵母病多见于免疫功能低下患者，患病率为(2.1~21.0)/10 万，以白假丝酵母、光滑假丝酵母、热带假丝酵母、近平滑假丝酵母和克柔假丝酵母最为常见，病死率达 40%~60%。近年多重耐药耳假丝酵母所致新发假丝酵母病，因其传播快、耐药广、鉴定难、病死率高而引起全球广泛关注。

三、发病机制与病理

假丝酵母病的发病机制较为复杂，受三方面因素影响：①宿主因素：假丝酵母是人体的正常菌群，正常情况下机体对假丝酵母有完善的防御系统，包括完整的黏膜屏障、非特异性免疫（多形核白细胞、巨噬细胞的吞噬作用，补体的调理趋化作用等）、特异性细胞免疫和体液免疫等。但当宿主细胞免疫缺损时，则体外受假丝酵母抗原刺激后，淋巴细胞转化率低下，巨噬细胞移动抑制因子合成减少或者缺乏。巨噬细胞数量减少，趋化性丧失，吞噬和杀菌能力下降。此外，髓过氧化物酶缺乏、转铁蛋白减低和血清铁升高、锌离子缺乏、高血糖、维生素 A 缺乏和皮肤损伤等都易诱发假丝酵母病。②病原因素：假丝酵母胞壁主要由糖原、甘露聚糖等组成，其胞壁最外层的黏附素能黏附于宿主细胞表面引起感染，其中以白假丝酵母和热带假丝酵母黏附性最强。白假丝酵母在组织中常呈菌丝状，菌丝比孢子更不易被吞噬，故其致病性增加，其他假丝酵母形成菌丝能力弱，其致病力也弱。菌丝侵入机体后产生连锁炎症反应，激活补体旁路途径，致使炎症介质如补体趋化因子、过敏毒素等大量释放和特异性免疫反应发生，感染局部血管扩张和通透性增高，组织水肿和炎性细胞浸润。吞噬细胞在局部聚集并吞噬假丝酵母，同时释放溶酶体酶类而导致组织器官损伤。③医源性因素：长期免疫抑制剂、肿瘤放疗或化疗、糖皮质激素、广谱抗菌药物的使用；全胃肠外营养(total parenteral nutrition, TPN)、胃肠道或者人工瓣膜手术、烧伤、入住 ICU、各种留置导管的使用，都能降低机体防御功能，增加假丝酵母入侵和感染机会。

根据不同的器官和发病阶段，组织病理改变可以呈炎症性（如皮肤、肺）、化脓性（如肾、肺、脑）或肉芽肿性（如皮肤）。特殊器官和组织还可以有特殊表现，如食管和小肠等消化道可以有溃疡形成，心瓣膜可表现为增殖性改变，而急性播散性病例常形成微脓肿，脓肿内可见芽胞、菌丝或假菌丝，周围为中性粒细胞和组织细胞浸润。芽胞外围偶见嗜伊红样物质，类似星状体。菌丝可以侵入血管壁，病理组织中发现菌丝有诊断价值，但需要与其他类型真菌相鉴别。

四、临床表现

急性、亚急性或慢性起病，根据假丝酵母菌感染部位不同，分为以下临床类型：

(一) 黏膜假丝酵母病

口腔假丝酵母病时患者颊黏膜、腭、咽、齿龈、舌等部位出现凝乳状白色假膜。外阴阴道假丝酵母病可表现为白带增多,呈豆渣样,有腥臭味,瘙痒剧烈或灼痛。假丝酵母性龟头包皮炎,包皮内侧及龟头弥漫性潮红,分布多量针帽大红色丘疹,伴有脱屑,有时甚至附着乳白色斑片。

(二) 假丝酵母性肉芽肿

临床较少见,为皮肤的深部感染。头皮、面、甲沟等部位出现丘疹或斑块,可伴有水疱、结痂,合并细菌感染可有脓疱。表面覆盖黄褐色黏着性厚痂,角质增生明显时,皮损呈皮角样,去除角质块,基底为肉芽组织。

(三) 慢性黏膜皮肤假丝酵母病

是一种少见的慢性进行性假丝酵母感染,主要为 T 淋巴细胞功能缺陷所致。临床表现为一组综合征,特点为慢性反复性的皮肤、指甲及黏膜的假丝酵母感染,一般不发展至全身假丝酵母病。

(四) 侵袭性假丝酵母病

1. **肺假丝酵母病**　缺乏特异性,有发热、咳嗽、咳痰,发热体温可为高热或中低热;咳痰多为白色黏痰,呈拉丝状,部分患者为黄白痰;患者也可以出现咯血,严重的病例会出现呼吸困难。

2. **消化道假丝酵母病**　主要表现为假丝酵母性食管炎、肠炎等。患者可有吞咽困难、胸骨下痛。假丝酵母性肠炎多发于儿童,表现为腹泻、水样便、豆腐渣样便,泡沫多,黄色或黄绿色,偶有血便,严重者可引起肠穿孔、肠出血。

3. **泌尿道假丝酵母病**　可由假丝酵母性外阴阴道炎上行感染所致,多数为播散性假丝酵母病血行播散而引起。累及膀胱可有尿频、尿急、排尿困难,甚至血尿等。累及肾脏及输尿管称假丝酵母性肾盂肾炎,有发热、腰痛、尿浊等表现。

4. **假丝酵母性脑膜炎**　较少见,常由呼吸系统及消化系统病灶血行播散而来。症状与一般脑膜炎相同,但颅内压升高、视神经盘水肿等少见。可有局灶性神经系统症状如失语、偏瘫等,此外尚有复视、耳鸣、眩晕、痴呆及昏迷等症状。病程迁延,多为慢性经过,还可出现多发性小脓肿、脑血栓、脑实质结节性软化、坏死等症状。

5. **假丝酵母血流感染**　是肠道、呼吸道及其他器官或局部假丝酵母感染病灶进入血液循环所致,病情严重。持续导管留置、插管、长期静脉输液或使用降低机体免疫的药物常为其诱因,血培养一次或多次阳性,可有寒战、发热、肾功能障碍等。

6. **假丝酵母心内膜炎**　临床表现与其他感染性心内膜炎相似,有发热、贫血、心脏杂音及脾肿大等表现,患者常有心脏瓣膜病变、人工瓣膜、中央静脉导管、心脏手术或心导管检查术后。假丝酵母的瓣膜赘生物通常较大,栓子脱落易累及大动脉如髂动脉、股动脉,预后差。

(五) 急性播散性假丝酵母病

呈急性起病,临床表现为寒战、高热,神志淡漠、嗜睡,多器官功能障碍或衰竭、感染性休克,血培养持续阳性。多发生于粒细胞减少患者,全身任何器官和组织都可被累及,如脑膜、心肌、心内膜、骨髓、骨关节等,但多见于肾、脾、肝、视网膜。病情常会迅速恶化,预后极差。

(六) 慢性播散性假丝酵母病

是侵袭性假丝酵母病的一种独特表现形式,好发于急性白血病或干细胞移植患者粒细胞缺乏恢复期。主要累及肝脏和脾脏,又称为肝脾假丝酵母病。表现为持续发热、肝脾肿大、体重下降、肝功能异常等。

五、实验室及辅助检查

(一) 直接镜检

可直接镜检的标本包括无菌体液、痰、尿、粪便、分泌物或脓液及活检组织等。假丝酵母在正常状态下为孢子寄居,故从皮肤、黏膜取材培养出阳性结果,或镜检见到少数孢子时,只能说明有假丝酵母存在,不能诊断为假丝酵母病。只有在镜下看到假菌丝、菌丝和大量芽胞,才说明该菌处于致病状态。

(二) 真菌培养

由于假丝酵母为人体开放腔道如口腔或胃肠道的常居菌,故从痰或粪便标本中分离培养出假丝酵母不能作为确诊依据。来源于无菌体液标本如血液、脑脊液、腹水、胸腔积液、关节腔积液等培养阳性,或活检组织标本培养阳性且伴有组织侵袭证据,可作为侵袭性假丝酵母病诊断的金标准,并须鉴定致病菌种。

一般认为对白假丝酵母不推荐常规进行药敏试验,但对从血流或其他无菌部位分离的光滑假丝酵母和怀疑对唑类药物耐药的其他非白假丝酵母可进行药敏测定,对抗真菌治疗无效或需要长期应用抗真菌治疗的病例亦应进行药敏测定以排除耐药菌株的可能。

(三) 组织病理学检查

感染病灶的组织如肺组织、肝组织、骨组织、脑组织等相关组织穿刺或活检,用组织化学或细胞化学方法检获芽胞、假菌丝或真菌丝,且有组织侵袭证据即可确诊;若活检组织培养阳性则对病原学诊断和药敏试验意义重大。

(四) 血清学检测

血清 G 试验(检测真菌细胞壁的主要成分 1,3- 葡聚糖)是筛选侵袭性真菌病的有效方法,具有临床诊断意义。G 试验阳性提示可能为曲霉或假丝酵母感染,但通常在临床症状和影像学出现变化数日后才检测出阳性。临床有效的抗真菌治疗能降低血清 1,3- 葡聚糖水平,连续监测有助于判断病情变化和治疗反应。

(五) 分子生物学检测

目前已在临床开展的检测方法主要为病原体宏基因组学检测技术,又称二代测序技术(metagenomic next generation sequence,mNGS),该技术不需要培养即可直接检测临床标本,甚至在已使用抗感染治疗后仍有一定阳性率,然其结果解释和诊断价值评估需结合临床谨慎进行。

(六) 影像学

胸部 CT 表现不特异,最多见的是结节影,约有 70% 患者出现,大小 3~30mm 不等、多发,部分边缘清晰、部分模糊。29% 的患者可见晕征,35% 的患者出现不规则形空洞,空洞与出血性梗死灶或合并的细菌感染相对应。B 超、MRI 等对发现肺部、肝、肾、脾等侵袭性损害有一定帮助。

六、诊断

假丝酵母病累及人体各组织器官,临床表现各异,目前建议对其诊断可分为:①深部器官假丝酵母病,其中包括与外界相通器官的假丝酵母病;②皮肤黏膜假丝酵母病。

(一) 深部器官假丝酵母病

属于侵袭性真菌病,包括以下各系统的假丝酵母病:①假丝酵母血症;②心血管系统假丝酵母病如假丝酵母心内膜炎、化脓性血栓性静脉炎等;③中枢神经系统假丝酵母病如假丝酵母脑膜炎、脑脓肿;④假丝酵母骨关节感染如骨髓炎、关节炎;⑤消化道假丝酵母病、假丝酵母腹腔内感染如腹膜炎、胆囊炎、腹腔脓肿;⑥泌尿道假丝酵母病如尿道炎、膀胱炎、肾盂肾炎;⑦肺假丝酵母病如肺炎、肺脓肿;⑧急慢性播散性假丝酵母病;⑨假丝酵母眼内炎等。

诊断主要依据宿主高危因素(如持续粒细胞缺乏、实体器官或干细胞移植、置入导管、TPN、腹腔手术、胰腺炎、长期使用糖皮质激素、其他免疫抑制剂使用、遗传性严重免疫缺陷等),不同感染器官的临床特征和微生物学标准(包括直接检查如直接镜检、培养、组织病理学,间接检查如血清 G 试验等)进行分层诊断。①疑诊(possible):同时具有宿主危险因素、临床特征;②拟诊(probable):拟诊基础上兼有微生物学非确诊检查结果阳性;③确诊(proven):无菌体液或组织标本真菌培养为假丝酵母和 /

或组织病理见侵袭性假丝酵母病特征性改变。

（二）皮肤黏膜假丝酵母病

包括：①皮肤假丝酵母病；②外阴阴道假丝酵母病；③口腔假丝酵母病等。诊断主要依据侵犯部位皮肤黏膜损害特点和真菌学检查（直接镜检、培养、组织病理学）。

七、鉴别诊断

不同部位的假丝酵母病需与相应部位的其他真菌、细菌、原虫、病毒等感染性疾病鉴别。局部形成实质性病灶者需与结核球、肿瘤等占位性疾病相鉴别。

八、治疗

（一）一般治疗

积极治疗原发病或基础疾病，加强营养，增加机体免疫力，尽可能减少广谱抗生素使用，维持机体水电解质和内环境稳定和平衡。拔除感染的血管内装置。假丝酵母皮肤感染应保持局部干燥。

（二）病原治疗

皮肤黏膜假丝酵母病可局部用药，全身用药适用于局部用药无效以及发生侵袭性假丝酵母病时。侵袭性假丝酵母病患者应选择静脉给药，必要时可联合用药，还应对患者全身各器官（特别是肾脏和肝脏）功能进行评估和监测，及时调整治疗方案。有指征时需进行外科手术治疗。

1. **局部治疗**　大多数皮肤黏膜假丝酵母病可通过局部治疗获愈。口咽部假丝酵母病可用制霉菌素液（10 万 U/ml）、1%~3% 克霉唑液含漱，3 次 /d。皮肤假丝酵母病适用酮康唑、益康唑、联苯苄唑、克霉唑及咪康唑、硫康唑、奥昔康唑等霜剂，每日 2 次。假丝酵母性阴道炎可根据病情选用 5% 小苏打溶液冲洗阴道，制霉菌素阴道栓剂（每栓含制霉菌素 5 万 ~10 万），每晚 1 粒，连续 1~2 周。此外还有克霉唑、咪康唑、噻康唑、布康唑、三康唑等栓剂。两性霉素 B 膀胱冲洗（50g/ml）连续 5d，适用于有留置导尿管的假丝酵母性膀胱炎。

2. **全身治疗**

（1）假丝酵母血症：血培养一旦呈阳性，在获得药敏试验结果前，应尽早抗真菌治疗以降低病死率。在获得药敏试验结果前，可以首选棘白菌素类抗真菌药物；病情相对较轻、无唑类抗真菌药物暴露史，且对其耐药可能性较小的患者，可选用氟康唑；两性霉素 B 适用于可能为唑类或棘白菌素类耐药者，伏立康唑适用于粒细胞缺乏并需要额外覆盖曲霉感染者。获得菌种鉴定和药敏试验结果后，应根据药敏试验结果调整用药；敏感菌株推荐首选棘白菌素类药物，尤其是光滑假丝酵母感染，次选氟康唑或伏立康唑。两性霉素 B 更多用于唑类或棘白菌素类耐药菌株感染者，并须监测其不良反应。

在初始治疗病情稳定、血培养转阴 5~7d 后（初始治疗至少 10d），可采用降阶梯治疗策略，即改用静脉或口服唑类药物治疗。通常选用唑类药物降阶梯治疗，若非克柔假丝酵母或耳假丝酵母感染，首选氟康唑；对于难治性患者或克柔假丝酵母感染可选择伏立康唑降阶治疗；耳假丝酵母感染可选棘白菌素类药物。

确诊的导管相关性假丝酵母血症，一定要拔除或置换深静脉导管。当导管不能拔除或置换时，则首选棘白菌素类药物或两性霉素 B 脂质体，因两者均对生物膜有较强的抗真菌活性。

（2）急性播散性假丝酵母病：建议根据感染部位、菌种、药物敏感性、药物动力学 / 药效动力学（PK/PD）、患者肝肾功能等因素进行选择。急性期初始治疗首选棘白菌素类药物单用或联合氟胞嘧啶，亦可选择两性霉素 B 或其脂质体。恢复期维持治疗多选用氟康唑或伏立康唑。

（3）慢性播散性假丝酵母病：初始治疗首选棘白菌素类药物或两性霉素 B 脂质体，或两性霉素 B 治疗；对于病情较轻且为氟康唑敏感菌株，也可采用氟康唑（400~800mg/d）治疗。初始治疗数周病情稳定后,推荐长期口服氟康唑治疗,疗程需影像学随访至病灶吸收或者钙化,通常 6 个月以上。伏立康唑主要用于治疗对氟康唑天然耐药的克柔假丝酵母病。

(4)假丝酵母心内膜炎:治疗主要分为急性期的感染控制和巩固期的长疗程维持治疗两个阶段。急性期需抗真菌药物和心脏手术联合治疗,首选棘白菌素类药物单用或联合氟胞嘧啶治疗 6 周以上,次选两性霉素 B 脂质体 / 两性霉素 B 联合氟胞嘧啶治疗 6 周以上。心脏手术治疗主要是清除赘生物及感染组织,以及心脏成形术(包括感染瓣膜的修补或置换手术)。急性期治疗血培养阴性后,长期给予氟康唑维持治疗,疗程 6 个月以上,不能接受手术治疗或瓣膜置换术后感染患者,维持治疗建议 2 年以上;氟康唑耐药菌株,可给予伏立康唑或棘白菌素类药物维持治疗。

(5)假丝酵母性脑膜炎:两性霉素 B 或两性霉素 B 脂质体单用或联合氟胞嘧啶治疗。两性霉素 B 不能耐受或病情相对较轻的患者,氟康唑单用或联合氟胞嘧啶作为次选方案。光滑假丝酵母或克柔假丝酵母所致中枢神经系统感染患者,初始治疗应用两性霉素 B 联合氟胞嘧啶,病情稳定后改用伏立康唑维持治疗。

(6)口咽部、食管假丝酵母病:口咽部的轻症患者以 1%~4% 碳酸氢钠溶液、0.2% 氯己定溶液含漱,制霉菌素悬液(10 万 U/ml)每日 4 次,疗程为 7~14d。中重度患者口服氟康唑治疗 14~28d。替代方案可选用伊曲康唑口服液或泊沙康唑混悬液。食管炎患者首选氟康唑口服,疗程为 14~21d;口服不能耐受时,可静脉滴注氟康唑或棘白菌素类药物,或两性霉素。

(7)泌尿生殖系统假丝酵母病:对于无症状菌尿患者,多数为定植,以去除易感因素为主。有症状菌尿患者,氟康唑因其以原型经尿排出,为治疗泌尿系统敏感菌株感染的首选治疗药物。难治性感染、光滑假丝酵母或克柔假丝酵母等唑类药物耐药菌株感染,给予两性霉素 B,而两性霉素 B 脂质体因尿中药物浓度低故不推荐使用。泌尿系统真菌球可通过外科手术或膀胱镜摘除,同时予以抗真菌治疗。非复杂性外阴阴道假丝酵母病氟康唑单剂口服治疗;复杂性外阴阴道假丝酵母病则局部或口服唑类诱导治疗 10~14d,随后使用氟康唑 150mg/ 周,疗程 6 个月。

九、预后

局部假丝酵母病通常感染局限,预后尚好。假丝酵母血流感染(blood stream infection,BSI)病死率则高达 39.2%(ICU 患者 47.1%)。美国的侵袭性假丝酵母病所致年死亡率为 0.4/10 万。有文献报道侵袭性假丝酵母病的归因病死率成人为 15%~25%,新生儿和儿童为 10%~15%。

十、预防

(一)一般预防

积极治疗原发病,尽可能保护解剖生理屏障,减少不必要的侵入性操作。尽早拔除留置的导管,减少静脉营养的应用时间,早日转化为肠内营养等;对于免疫功能抑制的患者,需要促进其免疫功能的恢复。

(二)特殊人群的靶向预防

对于存在免疫功能抑制的患者(有高危因素的持续粒细胞缺乏、接受免疫抑制治疗、实体器官或干细胞移植、HIV 感染、肿瘤化疗或放疗患者),需要进行预防治疗,预防治疗应持续到免疫抑制治疗完全结束,或持续到免疫抑制出现缓解。

(三)预防性抗真菌药物种类的选择

主要针对血液病中易发生侵袭性真菌病的急性髓细胞性白血病和异基因造血干细胞移植。目前首选药物为泊沙康唑口服混悬液,其次为伏立康唑、伊曲康唑、米卡芬净、卡泊芬净等。对于实体器官移植的部分高危患者,如肝移植患者其继发真菌感染以假丝酵母感染和曲霉感染为主,推荐氟康唑用于假丝酵母病高危患者的预防,棘白菌素类药物用于假丝酵母和曲霉感染的预防;肺移植患者以曲霉感染最为多见,其次为假丝酵母感染,主要选用伏立康唑或伊曲康唑预防;普通心脏、肾移植患者通常不需要抗真菌药物预防;复发性消化道穿孔、腹部大手术吻合口漏入住 ICU 患者可酌情考虑应用氟康唑预防。

思考题

1. 简述侵袭性假丝酵母感染的主要危险因素。
2. 假丝酵母病的临床类型有哪些?
3. 试述假丝酵母血症的治疗策略。

(李 军)

第二节　隐球菌病

隐球菌病(cryptococcosis)是由新型隐球菌(*Cryptococcus neoformans*)和格特隐球菌(*Cryptococcus gattii*)感染导致的深部真菌病。隐球菌可以感染人体的任何组织和脏器,最常见的部位是中枢神经系统,其次为肺部和皮肤。其主要感染途径为经呼吸道或破损的皮肤黏膜。好发于免疫功能低下者,也可发生在免疫功能正常者,临床表现轻重不一,病情可呈无症状型、急性或亚急性型和慢性型。目前,在免疫抑制患者中,隐球菌感染的发病率为 5%~10%,艾滋病患中感染率高达 30%;在免疫功能正常人群中,隐球菌的感染率约十万分之一。

一、病原学

隐球菌属已知有 37 种之多,依据荚膜抗原及生化特性主要分为 A、B、C、D 四种主要血清型及较少见的 AD 型。新型隐球菌为血清型 A 和 D 型,新型隐球菌感染常见于继发性免疫缺乏综合征患者;血清型 B 和 C 型以往被认为是新型隐球菌格特变种(*C.neoformans var.gatti*),常发现于正常人。目前格特变种作为一独立的菌种改称为格特隐球菌。有数据显示格特隐球菌感染造成的死亡率为 25%,且多为免疫功能正常者。具体参见第二篇第二十章第二节。

二、流行病学

新型隐球菌生存于土壤、尘土、腐烂的木材(有机物)、果皮、尤加利树及鸟类的排泄物,偶可在健康人体的口腔、鼻腔、咽部、胃肠、皮肤等处分离到。隐球菌病在世界各地均有发生,呈散发性分布。可发生于任何年龄组,以 20~30 岁的人群多发,男性多见,儿童相对少见。

(一)传染源

新型隐球菌是一种广泛存在于自然环境中的条件致病菌。鸽粪是新型隐球菌传染的重要来源,鸽子是新型隐球菌的携带者,其嘴、爪均可分离到新型隐球菌。中性、干燥鸽粪易于本菌的生长,其他禽类如鸡、鹦鹉、云雀等的排泄物亦能分离出隐球菌。桉树是格特隐球菌的主要来源,澳大利亚的树袋熊为其携带者,在其爪、粪便中均可分离到格特隐球菌。近年来也有学者从其他树木如杉树、橡树中分离到格特隐球菌,提示桉树并非唯一传染源。

(二) 传播途径

一般认为由呼吸道吸入为新型隐球菌主要的传播途径,引发肺部感染,进而累及其他部位;消化道和由皮肤直接侵入也是感染途径之一。有个例报告新生儿出生后便发生感染,提示存在通过胎盘传播的可能性。

(三) 人群易感性

普通人群有一定的自然免疫能力。较严重的感染多发生于有严重基础疾病或免疫功能异常者,如糖尿病、肾衰竭、肝硬化、恶性淋巴瘤、白血病、结节病、结核、系统性红斑狼疮、器官移植、长期使用糖皮质激素或其他免疫抑制剂等易感染和发病。艾滋病患者中隐球菌病是最常见的能引起生命危险的真菌病。

易感动物有犬、猫、猪、牛、马、猴、兔、鼠和禽类。

(四) 流行特征

隐球菌感染呈世界性分布,呈高度散发。青壮年男性多见,没有种族和职业发病倾向。HAART治疗时代以前,美国 86% 的隐球菌病见于 HIV 感染患者。非 HIV 感染者,隐球菌病高风险因素包括恶性肿瘤、糖尿病、糖皮质激素治疗、器官移植和患有肝、肾功能衰竭等慢性疾病。

三、发病机制与病理

(一) 致病机制

新型隐球菌感染机体后,主要被巨噬细胞和自然杀伤细胞等吞噬,隐球菌的潜在生存模式即进入宿主的巨噬细胞内。有研究表明,巨噬细胞对隐球菌具有双重作用,在免疫功能正常的机体中巨噬细胞吞噬并杀死新型隐球菌,而对于免疫功能受损的机体,吞噬细胞还可作为携带新型隐球菌的载体,使其能够在宿主体内存活并在细胞内复制。新型隐球菌的这一生存方式被称为"木马机制"。菌体复制最终导致吞噬细胞裂解和破坏,并释放出活的隐球菌。新型隐球菌尚可通过吞噬和排挤作用逃避被感染吞噬细胞的裂解,从而使宿主细胞与隐球菌共存。对于免疫功能低下的宿主,吞噬细胞通过提供新型隐球菌复制场所,从而成为其在血液循环内生存继而播散的工具。

新型隐球菌的毒性因子包括荚膜、黑色素、尿素酶、磷脂酶、降解酶等。①新型隐球菌在感染和播散期间,须穿越上皮细胞和内皮细胞屏障,通过跨细胞作用穿越脑微血管内皮细胞;而多糖荚膜则促使隐球菌与上皮细胞结合,二者之间相互作用导致上皮细胞生存能力下降,通过细胞紧密结构断裂和细胞骨架改变从而完成跨细胞作用。②新型隐球菌可利用各种儿茶酚胺前体,如多巴、多巴胺、去甲肾上腺素和肾上腺素来合成黑色素。黑色素可以阻断 T 细胞反应和细胞因子的分泌、降低由抗体介导的吞噬作用,并对治疗药物(如两性霉素 B)具有较强的抵抗力,因此黑色素合成与真菌的免疫逃避有关。③新型隐球菌经血液传播过程中,其菌体利用尿素酶,经内吞作用加速扩散至中枢神经系统。绝大多数隐球菌病原体是通过呼吸系统传播,即与磷脂酶破坏呼吸道及其他部位细胞膜而使菌体更易侵入组织有关。降解酶具有蛋白质水解活性,并参与菌体对组织的黏附、渗透及调节感染宿主的免疫功能,在脑组织损伤过程中可增加血 - 脑脊液屏障的通透性。

(二) 病理改变

基本病理变化有两种,早期为弥漫性浸润渗出性病变,晚期为肉芽肿形成。早期病变,可以在组织中出现多量的新型隐球菌集聚成团。任何组织均可受累。由于菌体四周包绕胶样荚膜,使菌体与组织没有直接接触,所以组织的炎症反应不明显。但在少数已经失去荚膜的菌体周围,则可出现较明显的炎性细胞浸润。肉芽肿的形成常在感染数月之后出现,包括巨细胞、巨噬细胞及纤维细胞的增生,并有大量淋巴细胞的浸润,个别的可有小型的坏死灶及蜂窝状小空洞形成,脑组织较其他组织更易形成小空洞。新型隐球菌可出现在巨细胞和巨噬细胞的内外,在渗出性或坏死性病灶中新型隐球菌数目很多,而在肉芽肿病灶中,则很少发现。

四、临床表现

隐球菌病的潜伏期可为数周至数年不等,临床表现也轻重不一、各不相同,疾病谱从无症状感染、局部肺病到播散性病变。

(一)中枢神经系统隐球菌病

1. **脑膜炎型**　临床最为常见,主要表现为难以忍受的头痛,伴发热、恶心、呕吐,脑膜刺激征阳性等脑膜炎的症状与体征,视神经盘水肿较常见。

2. **脑膜脑炎型**　除脑膜受累外,可有脑实质(脑、小脑、脑桥或延髓)受累,因脑实质受累部位不同而出现相应的局灶性损害征象,病情严重者甚至可形成脑疝。

3. **肉芽肿型**　临床较为少见,为隐球菌侵犯脑实质后形成的一种炎性肉芽肿病变,称为隐球菌性肉芽肿。临床症状与体征随肉芽肿病变的部位和范围,以及是否并发脑膜损害而异。

4. **囊肿型**　系隐球菌刺激脑膜形成囊肿所致,临床表现为颅内占位性病变,易诱发癫痫。影像学检查显示颅内占位性病变,神经外科手术可见蛛网膜明显增厚,蛛网膜腔隙内形成单个或多个囊肿,囊肿内为无色透明液体。

(二)肺隐球菌病

临床表现多种多样,从无症状的结节到严重的呼吸窘迫综合征。

1. **无症状**　免疫功能正常患者可无症状,仅在体检时胸部 X 线检查发现。

2. **慢性型**　常隐匿性起病,表现为咳嗽、咳少量黏痰或血痰、或伴发热,部分患者可出现胸痛、咯血、乏力、盗汗、体重减轻等。查体一般无阳性发现。

3. **急性型**　多见于免疫功能低下患者,尤其是艾滋病患者,临床表现为严重急性下呼吸道感染,有高热、呼吸困难等症状,伴有明显的低氧血症,可发展为急性呼吸衰竭。

(三)皮肤隐球菌病

分为原发性和继发性。继发性皮肤隐球菌感染一般预示已经发生播散性隐球菌感染。皮损多种多样,最常见的为传染性软疣样带有脐凹的损害,还可表现为溃疡、结节、脓疱、红斑、坏死以及蜂窝织炎等多种损害。

(四)骨隐球菌病

可累及全身骨骼,脊柱、颅骨、胫骨、肋骨、髂骨、股骨等更常见,多不累及关节。多为单发,患处有肿痛触痛。

(五)其他隐球菌病

隐球菌可通过血液、淋巴系统或局部侵入等方式感染,几乎可以累及全身所有部位,如肾脏、肾上腺、胃、甲状腺、前列腺、心脏、乳房、肝脏、脾脏等。一般症状类似结核病,出现肉芽肿病变时,需要与肿瘤性疾病鉴别。

五、实验室及辅助检查

(一)病原学检查

1. **直接镜检**　墨汁染色直接镜检可发现隐球菌。脑脊液墨汁染色镜检是隐球菌脑膜炎最简便而快速的诊断方法。

2. 分离培养　脑脊液、痰、尿液、血液等分离培养到隐球菌是确诊的金标准。临床最容易获得痰标本，但痰涂片和培养阳性率不高。

3. 免疫学检测　主要检测隐球菌的荚膜多糖特异性抗原，脑脊液和血清隐球菌荚膜多糖抗原乳胶凝集试验对隐球菌中枢神经系统感染的诊断具有重要临床价值。在中枢神经系统感染时，血清抗原滴度常常大于脑脊液的滴度，但并不提示感染的播散。感染治愈后，许多患者乳胶凝集试验阳性仍可持续相当长时间，故该检测不适宜疗效评估。

4. 分子生物学检测方法　应用 DNA 探针法、PCR、mNGS 等方法，检测痰液、支气管肺泡灌洗液及经支气管吸出物中的新型隐球菌。

5. 组织病理学检查　各种组织标本用组织化学或细胞化学方法检出酵母菌细胞和 / 或假菌丝。

(二) 脑脊液检查

1. 常规检查　正常情况下，脑脊液外观澄清，当大量隐球菌存在时可变黏稠；颅内压常升高，大多数被感染的患者颅内压可达 300mmH$_2$O（1mmH$_2$O=9.81×10^{-3}kPa）以上，甚至达 900mmH$_2$O 以上；90% 以上的患者脑脊液白细胞计数升高超过 0.20×10^6/L，淋巴细胞比例高于中性粒细胞，以混合细胞反应为主。此外，蛋白定量升高、葡萄糖和氯化物水平下降，尤以葡萄糖水平降低更为显著，严重者可降至零。值得注意的是，艾滋病患者合并新型隐球菌性脑膜炎时，脑脊液一般性状检查各项指标可于正常值范围，但病原体检测呈阳性。

2. 墨汁染色涂片　脑脊液墨汁染色涂片可以早期、快速诊断隐球菌脑膜炎。墨汁涂片阳性并不表示隐球菌感染没有被有效控制，部分患者在完成治疗后墨汁涂片仍然阳性，少数患者甚至可以持续阳性 1~2 年。脑脊液隐球菌菌体计数逐渐降低是治疗有效的一个重要指标，脑脊液真菌培养是确诊隐球菌脑膜炎的金标准。在治疗过程中培养结果转阴较为迅速，并不能依此阴性结果判断隐球菌已完全丧失活力。

(三) 影像学检查

1. 中枢神经系统隐球菌病　影像学表现多种多样，在不同的病程或病理阶段各不相同，且缺乏一定的特征性。头颅 CT 主要有几种改变：①颅内弥漫性脑水肿，表现为脑实质内大片不规则低密度灶，常见于脑基底节、丘脑和大脑皮质区；②颅内脑实质等密度、略高密度或低密度片状影，病灶周围有水肿，增强后病变多有明显强化，类似肿瘤；③颅内多发片状低密度区，可有相互融合趋势，有脑室、脑池受压等占位表现，增强后呈多发小结节或环形强化，易误诊为脑转移瘤；④脑积水，脑室对称性扩大，部分病例脑积水为隐球菌脑膜炎唯一的表现；⑤脑萎缩，是艾滋病患者较常见的异常表现，可能与 HIV 本身相关。⑥脑室内隐球菌病，较为少见，为肉芽肿样改变；⑦假性囊肿，常见于脑基底节区，或脑室内；直径 5~10mm，薄而光滑，无强化和周边脑水肿，无炎症反应或胶质增生而缺少真正的囊壁，故称为假性囊肿；⑧半数患者头颅 CT 无异常发现，头颅 MRI 可提高隐球菌脑膜炎病灶的早期发现。

2. 肺隐球菌病　CT 表现为非特异性，主要有三种类型。①肺炎样改变，表现为单侧或双侧肺段或肺叶实变，病变内有时可见支气管充气征。病变初期边缘模糊，进入亚急性期，病变边缘趋于清楚，较大病变常伴有纤维条索状影。②肺结节，典型的结节位于胸膜下，可为孤立性或多发，直径大小为 0.5~4cm，边缘清楚或毛糙，空洞和钙化少见。为免疫功能正常患者最常见表现，占 1/3~1/2。③播散性病变，表现为粟粒结节影、弥漫性网状影。

3. 骨隐球菌病　X 线显示为溶骨性改变。

六、诊断

(一) 肺隐球菌病

确诊主要依靠组织病理检查和病灶内脓液穿刺标本的病原学涂片和培养。通常取自无菌部位如经皮肺组织穿刺活检标本等真菌涂片、培养阳性，有确诊意义；取自痰、咽拭子或支气管肺泡灌洗液的标本涂片或培养阳性,以及血清隐球菌荚膜多糖抗原乳胶凝集试验阳性有临床疑似诊断价值。

(二) 中枢神经系统隐球菌病

脑脊液真菌涂片、培养和隐球菌乳胶凝集试验,结果中的任一个阳性都可以确诊隐球菌中枢神经系统感染。患者的临床症状、体征和脑脊液常规、生化以及影像学检查对诊断具有重要价值。

(三) 皮肤隐球菌病

诊断需要综合考虑发病部位、皮损类型、患者的免疫功能、皮肤病理以及真菌学检查的结果。最后确诊依赖于皮损真菌培养发现隐球菌和/或皮损的病理发现有荚膜的孢子。一旦确立为皮肤隐球菌感染,需要进行肺、脑脊液以及血液检查,以区分是原发性还是继发性皮肤感染。

(四) 其他部位隐球菌病

主要依靠真菌学依据确诊。

七、鉴别诊断

不同部位的隐球菌病需与相应部位的感染性疾病鉴别。肺隐球菌病的肺部表现为非特异性,应与肺癌、肺结核或非特异性炎性肉芽肿等相鉴别。中枢神经系统隐球菌病需与结核性脑膜炎、化脓性脑膜炎、病毒性脑膜炎、脑脓肿、脑肿瘤等鉴别;皮肤隐球菌病与皮肤其他真菌感染鉴别;骨隐球菌病与骨肿瘤等鉴别。

八、治疗

隐球菌病治疗成败的关键,在于早期诊断和规范的抗真菌药物治疗,严密观察病情变化,及时处理隐球菌感染可能出现的并发症,控制基础疾病,大部分的隐球菌病是可以治愈的。

(一) 一般治疗

积极治疗原发病或者基础疾病,如艾滋病、血液病及其他恶性肿瘤等,应行相应治疗。

(二) 抗真菌治疗

主要抗真菌药物有两性霉素 B、两性霉素 B 脂质体、5- 氟胞嘧啶(5-FC)、氟康唑、伊曲康唑等。根据是否为 HIV 感染者以及是否为中枢神经系统感染治疗方案有所差异。

1. HIV 阴性患者的隐球菌感染治疗方案

(1)肺部及非中枢神经系统感染:治疗目标为治愈感染,防止感染播散到中枢神经系统(CNS)。不管选择何种方案,所有肺部感染(除无症状、非弥漫性病变的免疫正常宿主,且血清隐球菌抗原阴性或低滴度者外)及肺外隐球菌病的患者均建议进行腰穿检查以排除伴发 CNS 感染的可能。轻至中症或无其他系统累及患者:氟康唑 200~400mg/d,疗程 6~12 个月;或伊曲康唑 200~400mg/d,疗程 6~12 个月;或两性霉素 B 每日 0.5~1g/(kg·d),总剂量 1 000~2 000mg。重症及严重免疫抑制患者:治疗方案与 CNS 感染相同。

(2)中枢神经系统感染:治疗目标为消除或减轻临床症状,如发热、头痛、精神症状、脑膜刺激征、颅内高压及脑神经异常;治愈感染,清除脑脊液中隐球菌;预防 CNS 后遗症,如脑神经瘫痪,听力丧失和失明等。①诱导治疗:两性霉素 B 0.5~1mg/(kg·d)联合 5-FC 100mg/(kg·d),至少 8 周;②巩固治疗:氟康唑 200~400mg/d,或伊曲康唑 200~400mg/d,至少 12 周。鞘内注射两性霉素 B 可以提高抗真菌治疗的疗效,但要注意避免并发症的发生。

所有患者在治疗期间必须严密监测颅内压,定期进行真菌学指标监测。对于长期应用泼尼松的患者,尽可能减少泼尼松用量(相当剂量)到 10mg/d 以提高抗真菌疗效;对于有明显肾脏疾病的免疫正常和免疫抑制患者,在诱导治疗阶段可采用两性霉素 B 脂质体来替代两性霉素 B;对于无法耐受氟康唑的患者,可采用伊曲康唑来替代。

2. HIV 阳性患者隐球菌感染治疗方案

(1) 肺部及非中枢神经系统感染：①轻至中症或无其他系统累及患者，氟康唑首剂 400mg，后改为 200mg/ 次，2 次 /d；或伊曲康唑首剂 400mg，后改为 200mg/ 次，2 次 /d，疗程为 6~12 个月；②重症及严重免疫抑制患者，治疗方案与隐球菌性脑膜炎相同。

(2) 中枢神经系统感染：①方案一：两性霉素 B 0.7~1mg/(kg·d) 联合 5-FC 100mg/(kg·d)，诱导治疗 2 周，继用氟康唑 400mg/d 治疗至少 10 周，然后氟康唑 200mg/d，终生维持；②方案二：两性霉素 B 0.7~1mg/(kg·d) 联合 5-FC 100mg/(kg·d)，疗程 6~10 周，然后氟康唑 200mg/d，终生维持；③方案三：伏立康唑（首个 24h 给予负荷剂量，每 12h 给药 1 次，每次 6mg/kg 静脉滴注；之后每 12h 给药 1 次，每次 4mg/kg 静脉滴注，与两性霉素 B 0.5~0.7mg(kg·d) 联合 5-FC 100~150mg/(kg·d) 联合应用 2 周后，停用伏立康唑，联合应用两性霉素 B 和 5-FC 治疗 12 周，后改用氟康唑 200mg/d，终生维持。

不论采用何种方案，一般患者均需要终身氟康唑维持治疗，但若患者持续 6 个月以上 CD4[+]T 细胞计数 >200/μl，可以根据患者的具体情况考虑停止抗真菌治疗。必须充分兼顾好抗真菌治疗与抗 HIV 的高效联合抗病毒治疗（HAART）开始的时机，降低发生免疫重建炎症综合征的概率。

（三）颅内高压的处理

不论 HIV 阴性还是 HIV 阳性的隐球菌性脑膜炎患者，超过 50% 的患者有颅内压增高。高颅内压是隐球菌性脑膜炎患者死亡和发生各种并发症的一个重要原因。

如果脑脊液压力 ≥ 250mmH$_2$O，并且诱导治疗的过程中出现颅内压升高的症状，可以采用引流的方法降低脑脊液压力（经腰椎穿刺引流，如果原本压力非常高，降低 50%；否则，降到正常压力 ≤ 200mmH$_2$O）。如果脑脊液压力持续 ≥ 250mmH$_2$O，并且症状不缓解，应每天进行腰椎穿刺，直到脑脊液压力和症状稳定 2d 以上。对于需要每天进行腰椎穿刺的患者，可以暂时给予脑脊液外引流或脑室引流。患者充分抗真菌治疗后，且其他控制颅内压的方法无效时，可进行永久脑室腹膜分流术（permanent ventriculoperitoneal，VP）。如果临床需要，患者接受有效的抗真菌治疗时，VP 分流管可以在感染时植入。

处理高颅压的药物治疗，甘露醇被认为无益，不常规推荐，应避免使用乙酰唑胺和皮质类固醇（除非发生免疫重建炎症综合征）。

（四）手术治疗

对局限性皮肤隐球菌病、骨隐球菌病、肺隐球菌病以及脑部隐球菌肉芽肿（>3cm）等容易切除的肉芽肿可行手术切除。

九、预后

由于有特效抗真菌药物治疗，轻症者预后较好；重症患者，特别是合并脑损害者预后较差。艾滋病合并新型隐球菌感染者预后差，往往需要终身治疗。

十、预防

1. 新型隐球菌属于生物安全二级的病原微生物。目前并无有效的预防性药物或疫苗。病原在环境中存活能力甚强，可达数月至数年。鸽粪是新型隐球菌的良好繁殖基质，所以养鸽需勤于清理鸽舍，妥善处理鸽粪。从事户外活动接触禽鸟、动物及野外植物后彻底洗手，在树下野餐防止生长在树干植物上的隐球菌飘入。

2. 高危险人群如艾滋病、T 淋巴细胞缺陷疾病（如恶性性淋巴瘤、器官移植、类肉瘤症、长期使用糖皮质激素者）、糖尿病、系统性红斑狼疮、白血病等免疫缺陷患者，应避免接触鸟及污染土壤、带菌的食物，皮肤有伤口时须包扎以避免接触而感染。已知或具有高度感染性第二级危险的临床、环境或培养材料,或者经人工接种实验感染的动物,应于生物安全二级及动物生物安全二级的设备中操作;已知或怀疑含有新型隐球菌酵母细胞型的标本,要在一级或二级的生物安全设备中操作。

思考题

1. 简述隐球菌脑膜炎的脑脊液检查特点。
2. 简述隐球菌中枢神经系统感染时颅内高压的处理。
3. 试述 HIV 阳性患者隐球菌感染的治疗方法。
4. 如何诊断隐球菌病?

(李　军)

第三节　曲霉菌病

曲霉菌病(aspergillosis)是由曲霉菌属(*Aspergillus*)真菌引起的一组疾病,包括变态反应性疾病(如过敏性支气管肺曲霉菌病)、定植和慢性感染(如曲菌球)以及侵袭性感染(如侵袭性肺曲霉病)三类。随着造血干细胞移植和实体器官移植的广泛应用、糖皮质激素及其他免疫抑制药物的使用增加,侵袭性真菌感染的发病率呈持续上升趋势,常侵犯人体皮肤黏膜、眼、外耳道、鼻、鼻窦、支气管、肺、胃肠道、神经系统和骨骼等,引起急性炎症和慢性肉芽肿等病理改变。严重者可发生曲霉败血症,甚至导致死亡。虽然新的抗真菌治疗药物不断问世,但侵袭性曲霉菌病的治疗仍是临床上的难点问题。

一、病原学

已发现的曲霉菌有 250 余种,最常见的致病菌是烟曲霉,其次是黄曲霉、土曲霉和黑曲霉,杂色曲霉、构巢曲菌、米曲霉、灰绿曲菌等也可引起侵袭性感染。曲霉菌广泛存在于自然界中,包括土壤、腐败物、空气等。空气中的曲霉菌的分生孢子抵抗力强,可以在各种媒介(衣物、床上用品等)中长期存活。致病性曲霉菌的温度适应范围较广,可在 37℃的环境中快速生长,烟曲霉甚至可耐受 50℃的高温环境,该特征可用于辅助菌种鉴定。具体参见第二篇第十章第二节。

二、流行病学

本病散发,呈世界性分布,发病与季节有一定关系。曲霉病中绝大多数为呼吸道曲霉病。免疫功能正常者患曲霉病主要见于秋季,可能与吸入曲霉孢子有关。

(一) 传染源

曲霉菌广泛分布于自然界,曲霉孢子存在于尘埃及土壤中,是主要的传染源。某些曲霉可使鸟类、家禽及植物致病,人类主要通过吸入大量曲霉孢子的尘埃而感染。

(二)传播途径

1. **内源性**   主要是血行播散,周围感染灶的直接扩散。

2. **外源性**   吸入空气中的曲霉菌分生孢子是侵袭性曲霉菌病最主要的感染方式,含有曲霉菌分生孢子的水也可经口或以气溶胶的形式引起感染。皮肤损伤,特别是烧伤患者暴露于空气或接触被曲菌污染的物品等使创面感染致病。人与人之间的传播未见报道。

(三)人群易感性

健康人感染后发病者较少见,家禽饲养者、接触发霉谷物或酿造车间的工作者,可能通过吸入呼吸道或接触发霉的稻谷、带有曲霉的家禽、鸟类而感染。受染后发病者高危人群主要见于免疫功能低下者,如有慢性疾患、长期大量使用抗生素、糖皮质激素或免疫抑制剂使用者、烧伤和器官移植患者等。

三、发病机制与病理

曲霉是条件致病菌,宿主的免疫反应性与曲霉感染的发生和感染后的临床表现密切相关。曲霉主要通过呼吸道进入人体,以支气管、肺部感染多见,并依据宿主的免疫状态可产生多种不同的临床类型。

正常情况下,机体免疫系统可以抵御曲霉菌的入侵。因此,虽然健康人群经常接触曲霉菌分生孢子,但呼吸道纤毛运动可清除绝大多数进入气道内的分生孢子。进入到肺泡内的分生孢子可被巨噬细胞吞噬及杀灭。即使少量分生孢子未能被巨噬细胞完全清除,生长形成菌丝。分生孢子和菌丝可激活补体,释放趋化因子,从而募集中性粒细胞到感染部位,引起肺或鼻窦的局限性感染。中性粒细胞可通过细胞外杀菌作用而清除分生孢子和菌丝;补体、甘露糖结合蛋白或表面活性蛋白可通过调理素作用协助机体杀灭病原菌。

当机体免疫功能受损时,吸入肺泡内的分生孢子可长大形成菌丝。曲霉菌可以释放出多种毒素包括黄曲霉素、赭曲毒素 A、烟曲霉素、胶霉毒素等。胶霉毒素还可以抵抗机体免疫清除曲霉菌,其机制包括①抑制吞噬细胞内还原型烟酰胺腺嘌呤二核苷酸磷酸(NADPH)氧化酶的活化;②阻碍巨噬细胞对曲霉菌的吞噬作用;③抑制效应性 T 细胞应答。部分致病性曲霉菌还可以释放蛋白酶、磷脂酶等参与其致病过程。曲霉菌菌丝还可侵入血管,造成局部组织损伤、坏死,甚至引起感染播散至机体其他器官。

过敏性支气管肺曲霉菌病是由于机体对病原体产生过度的免疫反应所致。曲霉菌分生孢子被吸入后生长并形成菌丝,其菌丝产生的过敏原被抗原提呈细胞处理并提呈给 Th2 细胞,导致黏液大量合成、嗜酸性粒细胞募集、间断支气管梗阻,部分患者最终可出现支气管扩张。

曲菌球的发病机制尚未完全清楚,一般认为与慢性定植引起机体的免疫反应有关。曲菌球中的病原体通常并不侵犯组织。慢性肺曲霉菌病的发病与宿主免疫功能的轻微缺陷有关,包括甘露糖结合蛋白或表面活性物质的基因多样性。

曲霉病的病理组织改变主要呈急性渗出性炎症、脓肿、坏死溃疡及肉芽肿。肺、心、肝、肾等脏器充血肿胀,表面可有灰白色大小不等的结节,切面可见化脓性坏死灶,脓肿可见呈放射状或珊瑚状的曲菌菌丝。侵袭性病灶的病理特征是曲霉菌丝大量增生并侵及血管,引起血管梗死、水肿坏死和出血。

四、临床表现

临床表现多种多样,主要有三种类型即侵袭性、慢性和腐生性以及过敏性。侵袭性曲霉菌病主要包括肺曲霉病、鼻窦曲霉病、播散性曲霉病和单一脏器侵袭性曲霉菌病等类型;腐生性曲霉病包括慢性空洞型曲霉病和曲霉球;过敏性曲霉病包括过敏性鼻窦曲霉病和过敏性支气管肺曲霉病,一些曲霉毒素还可引起急性中毒或有致癌作用。侵袭性曲霉菌病近年来增多,急性白血病化疗后或器官移植的患者最容易发生本病,病情较为凶险,治疗困难预后较差。

(一)侵袭性曲霉菌病

侵袭性曲霉菌病最常见的发病部位是肺部,由吸入曲霉菌分生孢子所致。约 1/3 的肺曲霉菌病患者存在菌丝侵犯肺部血管,可经血行播散引起远隔器官感染,也可向周围组织蔓延。

1. **侵袭性肺曲霉菌病**　是侵袭性曲霉菌病最常见的类型,多发生于中性粒细胞减少超过 10~12d 或移植物抗宿主(graft-versus-host disease,GVHD)的患者。临床表现为发热、干咳、胸痛、咯血、呼吸困难等。胸部 CT 检查有助于早期诊断及确定病变严重程度。常见的 CT 影像改变包括肺内单发或多发结节影和胸膜下楔形实变影。肺内结节影周围可呈磨玻璃样密度增高影,称为“晕征”,是由于肺坏死组织周边有出血所致,常见于疾病早期。病程晚期可出现肺内空洞或“空气新月征”。少数患者会有胸腔积液。实验室检查指标变化为非特异性,如胆红素和乳酸脱氢酶升高、凝血异常、C 反应蛋白和纤维蛋白原升高等。

2. **曲霉菌性气管 - 支气管炎**　常见于肺移植患者和艾滋病患者,可出现发热、咳嗽、胸痛或咯血等非特异性症状。胸部影像学检查正常或呈现气道局限性增厚、斑片状浸润、融合,或小叶中心结节。临床疑诊该病的患者可通过支气管镜取病理活检,以严重的伪膜性或溃疡性病变为特征。

3. **曲霉菌性鼻窦炎**　常伴发于侵袭性肺曲霉菌病,也可单独发病。通常表现为发热、咳嗽、鼻出血、流涕、头痛、面部疼痛等。罹患该病的白血病缓解期患者死亡率约 20%,而白血病复发期或进行细胞移植的患者出现该病时死亡率高达 100%。鼻窦 CT 检查有助于确定感染范围以及局部骨和软组织侵犯状况。鼻或鼻窦分泌物培养可以检测到曲霉菌存在,但确诊该病需进行组织病理学检查。

4. **播散性曲霉菌病**　侵袭性肺曲霉菌病进展时可全身播散,最常累及的有中枢神经系统、肾、肝、脾等,也可见于心脏、骨骼、皮肤等其他器官。播散性曲霉菌病患者的死亡率在 50%~90%。

5. **脑曲霉菌病**　最严重的侵袭性真菌感染,死亡率超过 90%。脑曲霉菌病通常发生于播散性曲霉菌病,占侵袭性曲霉菌感染的 10%~20%。造血干细胞移植及其他免疫力严重下降的患者,曲霉菌是引起脑脓肿的主要病因之一。脑曲霉菌病的临床表现为头痛、癫痫发作、局灶性神经症状、意识障碍等。颅脑 CT 改变与其他病因脑脓肿类似,为脓肿壁环形强化,周边脑组织水肿。颅脑 MRI 可显示更多的病灶,但仍缺乏特异性。该病确诊需通过病理活检,对播散性感染常常是病因推断。

6. **皮肤曲霉菌病**　感染有两种途径,一是通过血源性播散,二是由于静脉留置导管或覆盖敷料引起局部感染。常见于中性粒细胞减少或其他免疫功能低下的患者,或者烧伤、外科切口部位等感染。临床表现为局部红斑,范围迅速扩大,中心出现坏死,多形成溃疡,类似于坏死性脓疮,皮肤活检是确诊的便捷方法。

7. **曲霉菌性骨髓炎**　是一种少见的侵袭性曲霉菌病,可由肺、鼻窦、脑等局部感染灶部浸润所致,也见于播散性曲霉菌感染者。慢性肉芽肿性疾病患者或静脉吸毒者也可发生原发性骨髓感染。骨骼 X 线、CT、MRI 等影像学检查可发现病灶部位,同时可引导进行病灶穿刺活检。

8. **曲霉菌性心内膜炎**　是真菌性心内膜炎的第二位病因,仅次于假丝酵母感染。通常发生于静脉吸毒者及瓣膜置换术的患者。患者表现为发热及动脉栓塞,血培养结果通常为阴性。即使进行瓣膜置换及抗真菌治疗,死亡率仍几乎为 100%。

9. **其他侵袭性曲霉菌病**　包括发生于心包、眼、消化道、肾脏等少见部位侵袭性曲霉菌感染。曲霉菌性心包炎常由肺曲霉菌病侵犯所致,也可发生于播散性感染,严重者可导致心包压塞。曲霉菌性角膜炎常发生于眼外伤或角膜手术患者,可经涂片检查和真菌培养确诊。

(二)腐生型和慢性曲霉菌病

1. **曲菌球**　是在肺部原有空腔内形成的菌丝及碎屑团块,常见于肺结核、组织胞浆菌病、结节病、大泡性肺气肿、肺脓肿等慢性肺病患者。患者可无明显症状,或有咳嗽、乏力、发热、胸痛、咯血、呼吸困难、体重下降等,大量咯血可导致患者死亡。胸部影像学检查表现为空腔内的圆形致密影。痰培养出曲霉菌。

2. 慢性肺曲霉菌病 包括三种类型：①慢性空洞型肺曲霉菌病：表现为肺内多发空洞性病变，体积可逐渐增大，其中可含有曲菌球；②慢性纤维型肺曲霉菌病：以广泛的肺纤维化为特征；③慢性坏死型肺曲霉菌病：常见于慢性肺病患者，往往引起肺组织的慢性炎症性坏死。慢性空洞型肺曲霉菌病患者可出现咳嗽、咯血、呼吸困难症状，慢性空洞形成可导致功能性肺组织减少。慢性坏死型肺曲霉菌病患者可出现咳嗽、呼吸困难及肺功能减退，但往往与并存的慢性肺脏疾病难以鉴别。

（三）过敏性曲霉菌病

过敏性支气管肺曲霉菌病是曲霉菌导致的一种慢性变态反应性疾病，常见于哮喘及囊性纤维化患者。有 1%~2% 的哮喘患者和 7% 的囊状纤维化患者合并该病，可引起支气管黏液嵌塞、嗜酸性粒细胞性肺炎及短暂性肺不张，临床表现为发作性呼吸困难、发热等。实验室检查提示嗜酸性粒细胞增多、IgE 升高，痰培养常阳性，黏液栓中可查到菌丝。胸部影像学检查可见一过性肺浸润影、轨道征、戒指征、近端支气管扩张等。疾病常缓解与复发交替，最终可引起肺纤维化。

五、实验室及辅助检查

（一）一般检查

曲霉败血症或肺炎型曲霉病时，外周血白细胞总数增高，一般为 $(1.0~2.0) \times 10^9/L$，少数可达 $3.0 \times 10^9/L$ 以上，中性粒细胞占 80%~90%；变态反应型曲霉病时，白细胞总数轻度增高，嗜酸性粒细胞增高。

（二）血清学检查

包括曲霉抗原和抗体的检测。半乳甘露聚糖是曲霉菌细胞壁上的一种杂多糖，在侵袭性曲霉菌病时被释放入血液循环、肺泡和脑脊液中。利用酶免疫方法检测血液或肺泡中的半乳甘露聚糖（半乳甘露聚糖试验 GM 试验）对免疫功能低下的患者诊断侵袭性曲霉菌病有重要意义。抗曲霉菌抗体是诊断慢性肺曲霉菌病的关键性参考标志物，抗曲霉抗体可帮助鉴别感染和定植，对感染的阳性预测值为 100%。

（三）病原学检查

1. 直接镜检 取痰、脓、痂皮、鼻窦引流物、气管冲洗液、尿、粪等样本做直接镜检，可见分支分隔菌丝、分生孢子。侵袭性曲霉菌病痰中常查不到菌丝，可作针吸活检再镜检。

2. 真菌培养 标本接种于含氯霉素的沙氏葡萄糖（2%）蛋白胨琼脂，不加放线菌酮，30~37℃孵育，48~72h 即可检查。鉴定菌种需接种于察氏酵母浸膏琼脂和麦芽浸膏琼脂上，观察菌落颜色、质地，以及分生孢子头及分生孢子的形态、性状等。

（四）分子生物学检查

采用核酸探针技术或 PCR 技术等检查曲霉基因，具有敏感、特异、快速、简便等优点。

（五）病理学检查

根据急性和慢性感染可呈坏死性、化脓性或肉芽肿性，在病变组织中可发现放射状排列的直径 7~10μm 的分枝分隔菌丝，分枝一般呈 45° 角，分散性同方向，呈指状。

1. 真菌球 鼻窦手术取材，切片染色，有放射状或树枝状分支分隔菌丝，分支常呈锐角，用常规 HE 染色标本，新的生长菌丝常染成蓝色，陈旧菌丝常染成红色。有时可见分生孢子头，损害中央有蛋白样特质。咳出菌块或手术取出肺真菌球多为缠绕菌丝，有时可见分生孢子头。烟曲霉多见。

2. 侵袭性曲霉菌病 可先始于鼻窦、胃肠道或皮肤，以后血行播散至内脏各处。多为尸检标本。此菌好侵犯血管，血管中有菌丝穿入，引起栓塞、水肿、出血、坏死。坏死区的周围可见到菌丝。

一般用常规 HE 染色即可诊断，但也可用特殊真菌染色，如乌洛托品银染色（GMS），或过碘酸锡夫染色（PAS），效果较好。

（六）影像学检查

胸部平片检查因其敏感性和特异性均很低,对侵袭性曲霉菌病诊断意义不大。而胸部 CT 检查则有助于侵袭性肺曲霉菌病的早期诊断。高危患者胸部 CT 上出现"晕征"是早期进行抗真菌治疗的指征。在治疗第 1 周,即使患者病情出现改善,影像学检查可能仍提示病灶扩大,故分析早期影像学结果时应当谨慎。

六、诊断

（一）侵袭性曲霉菌病

除了详细询问病史,尤其是职业史外,还需结合临床典型症状,以及胸部 X 线和 CT 检查结果。确诊有赖于多次真菌镜检、培养和活体组织检查。检测血液或肺泡中的半乳甘露聚糖(半乳甘露聚糖试验 GM 试验)有助于诊断。侵袭性曲霉菌病的诊断按确定程度分为确诊(proven)拟诊(probable)和疑似(possible):①疑似(possible):有宿主因素、临床依据(症状、体征和影像学特征);②拟诊(probable):需有宿主因素、临床依据(症状、体征和影像学特征)和微生物学证据;③确诊(proven):需要组织病理学依据或自正常无菌部位标本曲霉培养阳性。

由于曲霉可自正常人呼吸道及消化道分离,故源自痰、尿、粪样本的一次培养阳性不能诊断为曲霉病,必须多次分离出同一菌种方可确诊。无菌的部位(如血液、脑脊液、穿刺活检组织)培养出曲霉菌也可确立诊断。组织病理切片 HE 染色见菌丝分隔及分生孢子头可以确定诊断,必要时做 PAS 染色及银染色。

（二）过敏性曲霉菌病

需结合临床表现、病原学结果和影像学改变来进行诊断。该病的主要诊断标准包括:①阵发性支气管梗阻(哮喘);②外周血嗜酸性粒细胞增多;③曲霉菌抗原划痕试验出现即刻反应;④存在曲霉菌抗原沉淀抗体;⑤血清 gE 水平升高;⑥肺部渗出病史(短暂性或固定性);⑦中央型支气管扩张。满足前 6 项主要诊断标准时疑似此病,满足全部主要诊断标准可确诊。以下次要诊断标准可用于辅助诊断:①多次痰涂片或培养检出曲霉菌;②咳褐色的斑块状物;③针对曲霉菌抗原的特异性 IgE 水平升高;④对曲霉菌抗原存在 Arthus 反应(晚期皮肤反应)。

七、鉴别诊断

肺曲霉菌病应与一般支气管哮喘、细菌性或病毒性肺炎以及肺结核相鉴别。其他类型曲霉病应与毛霉病、假性阿利什利菌病及镰刀菌属、赛多孢子菌等机会感染真菌性疾病相鉴别。

八、治疗

（一）侵袭性曲霉菌病

治疗主要包括三个方面:抗真菌治疗、纠正免疫功能低下,以及必要时通过外科手术清除感染灶。伏立康唑或艾沙康唑硫酸酯是侵袭性曲霉菌病患者的首选初始治疗药物,可以经静脉输注或口服用药,伏立康唑用法为第 1d 6mg/kg 静脉滴注 1 次 /12 h,随后 4mg/kg 静脉滴注,或 200mg 口服 1 次 /12h。艾沙康唑硫酸酯负荷剂量为 372mg 静脉滴注或口服,每 8h 共 6 剂(48h)后改维持剂量,为每天艾沙康唑硫酸酯 372mg 静脉滴注或口服。伏立康唑最常见的副作用为短暂性视觉障碍(发生率约 30%),其他不良反应有肝功能异常、皮疹、恶心、呕吐、厌食等。伏立康唑可与多种药物发生相互作用,如环孢素、他克莫司以及雷帕霉素等,其中雷帕霉素不能与伏立康唑同时使用。对有急性肝损害者,无需调整用药剂量,但应监测肝功能是否有加重趋势。轻到中度肝硬化者伏立康唑负荷剂量不变,维持剂量减半。

伏立康唑不适用患者,如严重肝功异常、有药物相互作用、药物不耐受等患者,可选用脂质体两性霉素 B 作为初始治疗药物。对疑似或确诊合并毛霉菌感染的患者脂质体两性霉素 B 亦可用于初始治疗。脂质体两性霉素 B 的不良反应明显少于两性霉素 B 脱氧胆酸盐。其常规用法为 3mg/(kg·d) 静脉点滴。伊曲康唑、泊沙康唑、卡泊芬净、米卡芬净可作为备选药物用于初始或挽救治疗。对眼内曲霉菌感染、肾曲霉菌病、曲霉菌性角膜炎患者,局部使用抗真菌药物可提高药物浓度,有助于疾病恢复。

患者免疫功能的恢复也是成功治疗侵袭性曲霉菌病的关键因素,主要通过纠正中性粒细胞缺乏和减量或停用糖皮质激素来改善患者的免疫功能。有研究显示粒细胞集落刺激因子(G-CSF)、粒细胞-巨噬细胞集落刺激因子、γ-干扰素及粒细胞输注可起到一定的辅助治疗作用,但尚不适作为常规治疗手段。

侵袭性肺曲霉菌病患者的病灶侵犯胸壁、病灶邻近心包或大血管、单发空洞性病变引起反复咯血是进行手术干预的指征。曲霉菌性脓胸需胸腔闭式引流,必要时进行清创。对曲霉菌性鼻窦炎进行清创有助于避免病变侵犯眼、海绵窦等邻近组织。为明确诊断、降低颅内压或保护脑关键区域,有时可能需要切除某些中枢神经系统病变。

(二) 腐生型和慢性曲霉菌病

尽管三唑类抗真菌药物的长期治疗仍可能使部分患者获益,但单纯用抗真菌药物对曲菌球的治疗意义不大。伊曲康唑和伏立康唑是慢性空洞性肺曲霉菌病的常规治疗药物,可改善患者症状,维持或减轻影像学改变。慢性坏死性肺曲霉菌病患者亦应使用三唑类抗真菌药物进行治疗。外科手术可能引起支气管胸膜瘘、胸腔曲霉菌感染或导致肺功能进一步恶化,从而限制了其在孤立曲菌球和慢性空洞性肺曲霉菌病治疗中的应用。但对反复大量咯血的患者,手术切除空洞带来的益处可能大大高于风险。

(三) 过敏性曲霉菌病

过敏性肺支气管曲霉菌病患者需应用糖皮质激素和伊曲康唑联合治疗。糖皮质激素是该病治疗的基础,但长期用药可能导致免疫抑制和多种代谢异常。伊曲康唑具有抑制曲霉菌的作用,可减轻抗原刺激引起的支气管炎症性破坏,从而减少糖皮质激素用量。间断使用糖皮质激素或在长期用药的基础上加大用药剂量可迅速缓解疾病发作时的临床症状。

九、预后

未经治疗的侵袭性曲霉菌病预后差,死亡率很高。早期抗真菌治疗、改善机体免疫功能和基础疾病,能够改善患者预后。过敏性曲霉菌病常反复发作而难以治愈。慢性曲霉菌病需要多学科联合治疗改善患者生活质量和预后。

十、预防

1. 接触曲霉菌污染的环境、工作场所应戴防护口罩。清理有曲霉菌生长的日用品时,宜用湿布擦拭,以免曲霉菌孢子飞扬污染环境。卫生清扫工具如抹布、拖把等用毕晒干,防止真菌孳生。对明显有曲霉菌生长的物品、场所可用甲醛溶液或过氧乙酸溶液喷洒消毒。

2. 对免疫功能低下或中性粒细胞缺乏的患者,减少空气中分生孢子的数量可能对曲霉菌病预防有一定作用。常用的措施包括病房使用高效微粒空气过滤器、改善空气流通、减少房间维护次数、提供清洁供水系统等。

3. 手术器械必须严格消毒,防止真菌污染。合理使用抗生素、激素等药物,因病情需要必须长期使用者,应定期进行真菌培养。一旦发现曲霉菌感染,即刻给予两性霉素喷雾吸入及其他抗真菌药物治疗。对高危人群定期做咽鼻拭子及痰真菌培养以便及时发现和早期治疗。

4. 对于免疫功能低下的患者,预防措施包括初级预防、经验性治疗和二级预防。血液系统疾病患者和造血干细胞移植患者,推荐的预防用药是泊沙康唑,也可选用伏立康唑或伊曲康唑。对长期发热或存在肺部浸润影的高危患者经验性使用抗真菌药物可以实现早期治疗,可选择的药物包括脂质体两性霉素 B、卡泊芬净和伏立康唑。有曲霉菌病病史的患者,再次免疫抑制治疗前可使用伏立康唑进行二级预防。

思考题

1. 简述曲霉菌病的主要危险因素。
2. 侵袭性曲霉菌病有哪些临床类型?
3. 试述侵袭性曲霉菌病的主要治疗方法。

(李 军)

第三十章
螺 旋 体 病

第一节　钩端螺旋体病

钩端螺旋体病(leptospirosis)简称钩体病,是由致病性钩端螺旋体引起的急性动物源性传染病。该病呈世界范围流行。鼠、猪和犬是主要传染源。人体主要通过皮肤和黏膜接触含钩端螺旋体的疫水而感染。临床特点为高热、肌肉酸痛、乏力、眼结合膜充血、淋巴结肿大,重者可出现黄疸、肾衰竭、肺弥漫性出血及脑膜脑炎。

一、病原学

见第二篇第十五章第三节。

二、流行病学

(一) 传染源

有 100 多种哺乳动物可感染钩端螺旋体,成为储存宿主。主要的传染源为鼠、猪和犬,其他动物包括牛、羊和马等。鼠类所带钩端螺旋体主要为黄疸出血群,黑线姬鼠是稻田型钩端螺旋体病的主要传染源。鼠感染钩端螺旋体后呈隐性经过,带菌率高,带菌时间长,甚至终生带菌。钩端螺旋体由尿排出污染水、土壤及食物。猪主要携带波摩那群,是洪水型和雨水型的主要传染源。犬主要携带犬群,其毒力较低,所致病情较轻,是造成雨水型流行的主要传染源。人尿为酸性,不适宜钩端螺旋体生存,故人作为传染源的可能性小。

(二) 传播途径

钩端螺旋体病传播方式主要为接触传播。带钩端螺旋体的宿主动物排尿污染周围环境(如水或土壤),钩端螺旋体通过皮肤,尤其是破损的皮肤或黏膜侵入人体引起感染。在饲养或屠宰家畜过程中,可因接触病畜的尿液、血液而感染。进食被钩端螺旋体污染的食物或水,钩端螺旋体可侵入消化道黏膜。偶见钩端螺旋体经胎盘感染胎儿。

(三) 人群易感性

人群普遍易感。新入疫区的人易感性高,病情也较重。病后对同型钩端螺旋体产生特异性免疫,以体液免疫为主,血清型特异性抗体可保持多年,但对其他型钩端螺旋体仍可感染。

(四) 流行特征

1. **地区分布**　本病分布广泛,遍布世界各地,热带及亚热带地区较为严重,如亚洲、非洲及南美大陆地区。我国除新疆、甘肃、宁夏、青海外,其他地区均有本病散发或流行,以西南和南方各省多见。

2. **季节分布**　主要流行于夏秋季(6~10 月)。在南方产稻区,常在收割季节短期内突发大量病例,成为局部流行或大流行,故有"打谷黄"之称。洪水型集中在暴雨发生洪水后,短期出现成批病例流行。

3. **年龄、性别分布**　青壮年为主,农村儿童亦易感染。男性发病高于女性。
4. **职业分布**　主要为农民、渔民、兽医、屠宰工人、下水道工人、矿工和野外工作者等。
5. **流行形式**　主要分为稻田型、雨水型及洪水型三个类型,主要特点见表30-1。

表 30-1　钩端螺旋体病主要流行类型及其特点

	稻田型	雨水型	洪水型
主要传染源	鼠类	猪与犬	猪
主要菌群	黄疸出血群	波摩那群	波摩那群
传播因素	鼠尿污染	暴雨积水	洪水淹没
感染地区	稻田、水塘	地势低洼村落	洪水泛滥区
发病情况	较集中	分散	较集中
国内地区	南方水稻区	南方与北方	南方与北方
临床类型	流感伤寒型 黄疸出血型 肺出血型	流感伤寒型	流感伤寒型 少数脑膜脑炎型

三、发病机制与病理

钩端螺旋体经皮肤、黏膜侵入人体,经淋巴管或直接进入血流繁殖,并释放溶血素、细胞毒因子及内毒素样物质等致病物质,引起全身毒血症状群,形成起病早期的钩端螺旋体败血症。起病3~7d,钩端螺旋体广泛侵入肝、肾、肺、脑等实质器官,造成中期多个器官损伤。多数患者为单纯性败血症,内脏损害轻。少数患者内脏损害较重,出现肺出血、黄疸、肾衰竭、脑膜脑炎等严重表现。发病一周后,血中出现特异性 IgM 抗体,继之出现 IgG 抗体。随着钩端螺旋体血症逐渐消除,体液免疫在抗感染中起重要作用。起病后数日或数月为恢复期或后发症期,机体对钩端螺旋体毒素产生迟发型变态反应,可出现后发热、眼后发症、反应性脑膜炎和闭塞性脑动脉炎。

钩端螺旋体病病情轻重与钩端螺旋体血清型和人体免疫状态有关。毒力强的钩端螺旋体可引起黄疸、肾衰竭、肺出血或其他严重表现;毒力弱者则很少引起。初入疫区和缺乏免疫力者病情较重;久居疫区者病情多较轻。本病临床表现复杂,病情轻重不一。同一血清型可引起不同的临床表现,不同血清型也可引起相同的临床表现。按受累的主要靶器官不同,可将钩端螺旋体病分为不同的临床类型。

钩端螺旋体病的基本病变是全身毛细血管感染中毒性损伤。病理解剖的特点是器官功能障碍较为严重,而组织形态变化轻微。肝脏可有肿大,肝细胞变性、肿胀、坏死;炎性细胞浸润,以单核细胞和中性粒细胞为主;胆小管内胆汁淤积。肾脏肿大,肾小管退行性变与坏死;肾间质水肿,可见单核、淋巴细胞浸润和小出血灶。肺肿胀,呈弥漫性点片状出血。光镜下可见肺毛细血管广泛充血,支气管腔和肺泡充满红细胞。电镜下可见肺泡毛细血管和肺泡上皮细胞缺口、缺口处可见毛细血管修复。钩端螺旋体毒素作用于肺毛细血管,使内皮细胞损伤,导致肺微循环障碍,同时血液内凝血酶原降低,形成肺弥漫性出血。脑膜及脑实质有血管损伤和炎性浸润,表现为脑膜炎和脑炎。骨骼肌,特别是腓肠肌肿胀、横纹消失、出血与炎性细胞浸润。心肌呈点状出血,灶性坏死及间质炎。

四、临床表现

潜伏期 2~20d,平均 10d。

钩端螺旋体病临床表现复杂,轻重差异很大。典型的临床经过可分为 3 期:早期、中期和后期。

(一) 早期

该期称为钩端螺旋体败血症期。

1. **发热**   急起发热,多呈稽留热,部分患者弛张热,1~2d 体温达 39℃以上。热程 1 周左右,长者 10d。伴畏寒、寒战、头痛。

2. **全身肌肉酸痛**   发病第 1d 即可出现,以腓肠肌、股四头肌、腰肌为著。外观无任何红肿迹象。重者疼痛剧烈,拒按。

3. **乏力**   全身酸软无力,甚至难以站立和行动。

4. **眼结合膜充血**   发病第 1d 即可出现,随后迅速加重,整个结膜呈红色或粉红色,重者结膜下出血,但无疼痛、畏光,也无分泌物。

5. **淋巴结肿大**   发病第 2d 即可出现。主要为双侧腹股沟淋巴结,其次为腋窝淋巴结。常如黄豆大小,个别大似鸽卵,质软,有压痛,但无红肿和化脓。

少数患者可有咽部疼痛和充血,扁桃体肿大,腭黏膜小出血点;食欲不振,恶心,呕吐,腹痛,腹泻,肝脾轻度肿大等。

以上表现持续时间长短不一,短者 3~5d,重者达 10d 左右。

(二) 中期

为脏器损害期,此期发生于病程的 3~10d,为症状明显阶段,其表现因临床类型而异。

1. **流感伤寒型**   60%~80% 钩端螺旋体病属于此型,是早期钩端螺旋体血症的延续,无明显脏器损害,经治疗或自然缓解,病程一般 5~10d。

2. **黄疸出血型**   此型也称外耳病(Weil disease),是 1886 年由德国医师外耳首次报道的一种以发热伴黄疸、出血及急性肾损害为特征的疾病。

(1)黄疸:出现于病程 4~5d,于病程 10d 左右达高峰。伴肝脏肿大、压痛,少数患者出现脾大。黄疸程度与肝细胞坏死并无直接关系。

(2)出血:表现为鼻出血,皮肤瘀点、瘀斑,腹膜后出血和心包膜出血等。重者出现消化道大出血、休克或死亡。少数患者在黄疸高峰期出现肺弥漫性出血而死亡。

(3)肾脏损害:轻者尿中可见白细胞、红细胞、蛋白、管型;重症患者出现急性肾功能衰竭,表现为尿少、酸中毒、高氮质血症、低钾血症、低镁血症等。肾功能衰竭是黄疸出血型主要的死亡原因。患者如能存活,肾功能多可恢复正常。

(4)其他症状:包括无菌性脑膜炎、葡萄膜炎、胆囊炎和胰腺炎等。

3. **肺出血型**   为本病病死率最高的一型。起病初期与流感伤寒型相似,但 3~4d 后病情加重而出现不同程度的肺出血。

(1)肺出血普通型:痰中带血或咯血,无脓痰。肺部可闻及少量湿性啰音。胸片见肺纹理增粗或见散在点、片状阴影。经及时治疗较易痊愈。

(2)肺弥漫性出血型(massive pulmonary hemorrhage):又称肺大出血型。来势凶猛、发展迅速,很容易发生呼吸衰竭。依据病情过程分为 3 期。

1)先兆期:患者气促、心慌、烦躁。呼吸心率加快。双肺可闻及散在湿啰音。胸片示肺部散在点片状阴影,或小片状融合。如能及时诊断和治疗,病情尚易逆转。

2)出血期:患者极度烦躁、气促、发绀、咯血,有窒息感。呼吸心率更快。心音减弱并有奔马律,双肺较多湿啰音。胸片示双肺广泛点片状阴影或大片融合。救治难度很大。

3)垂危期:如果病情继续恶化,患者神志模糊,甚至昏迷,显著发绀,呼吸不规则或减慢,双肺满布湿啰音;大量咯血,以至口鼻涌血,迅即窒息而亡。少数患者咯血不多或无咯血,仅在人工呼吸或死亡后搬动时才从口鼻涌出大量血液。

以上 3 期演变,短则数小时,长则 24h,有时 3 期难以截然区分。

4. 肾衰竭型　各型钩端螺旋体病都可有不同程度的肾损害,黄疸出血型的肾损害最为突出。单纯肾衰竭型少见。

5. 脑膜脑炎型　起病后 2~3d,出现剧烈头痛、呕吐、颈强直,凯尔尼格征与布鲁津斯基征阳性等脑膜炎表现,以及嗜睡、神志不清、谵妄、瘫痪、抽搐与昏迷等脑炎表现。重者可发生脑水肿,脑疝与呼吸衰竭。脑脊液压力增高,蛋白增多,糖正常或稍低,氯化物正常,白细胞一般在 $500 \times 10^6/L$ 以下,以淋巴细胞为主。约半数病例脑脊液可分离出钩端螺旋体。单纯脑膜炎者预后较好,脑膜脑炎者病情较重,预后差。

(三) 后期

为恢复期或后发症期。少数患者在退热后可再次出现症状和体征,称钩端螺旋体后发症。一般认为是由机体感染钩端螺旋体后诱发变态反应所致。

1. 后发热　钩端螺旋体病经治疗或自愈后 3~4d,再度发热,38℃左右,经 1~3d 自行缓解。此时无钩端螺旋体血症,不需抗生素治疗。

2. 眼后发症　多发生于波摩那群感染。退热后 1 周至 1 个月出现。主要为葡萄膜炎、虹膜睫状体炎或脉络膜炎,也可有虹膜表层炎、球后视神经炎或玻璃体浑浊等。其中葡萄膜炎病情较重,迁延持久。

3. 反应性脑膜炎　少数患者在后发热时可出现脑膜炎症状与体征,但脑脊液钩端螺旋体培养阴性,预后良好。

4. 神经系统后发症　以闭塞性脑动脉炎较严重。在钩端螺旋体病急性期热退后 2~5 个月,个别可在 9 个月后,发生闭塞性脑动脉炎、蛛网膜下隙出血、脊髓炎、周围神经炎等。临床表现为偏瘫、失语、可为短暂的反复发作。多由波摩那群引起,常系隐性感染,因而诊断困难。脑脊液蛋白轻度增多,白细胞轻至中度增加,脑脊液钩端螺旋体补体结合试验阳性。脑血管造影显示脑基底部多发性动脉狭窄。其发生机制除与迟发性变态反应有关外,亦有人认为系钩端螺旋体直接损害脑血管所致。

五、实验室检查

(一) 一般检查

血常规白细胞总数和中性粒细胞轻度增高或正常。重型者可有中性粒细胞核左移,血小板减少。约 70% 患者尿常规有轻度蛋白尿,镜检可见红细胞、白细胞及管型。红细胞沉降率增快。血生化检查显示血清胆红素及转氨酶升高,血尿素氮及肌酐升高。凝血功能显示凝血酶原时间延长及 D- 二聚体阳性。

(二) 血清学检查

1. 显微凝集试验(microscopic agglutination test,MAT)　检测血清中的特异性抗体,一般在病后 1 周出现阳性,15~20d 达高峰,可持续多年。一次凝集效价 ≥ 1:400,或早期、后期双份血清效价增高 4 倍以上有诊断意义。此法是目前国内最常用的钩端螺旋体血清学诊断方法。

2. 酶联免疫吸附试验(ELISA)　近年国外已较广泛应用此法检测血清及脑脊液中钩端螺旋体 IgM 型抗体,敏感性及特异性高于显微凝集试验。

(三) 病原学检查

1. 病原体培养　发病 1 周内抽血或脑脊液,第 2 周取尿液进行培养。通常 2~4 周后才能生长,阳性率为 20%~70%。由于培养时间长,对指导治疗价值不大。

2. PCR 检测　于病程的 7~10d 采集患者的血液、脑脊液,病程 2~3 周采集尿液进行 PCR 检测钩端螺旋体的 DNA。适用于钩端螺旋体病发生血清转换前的早期诊断。

六、诊断

(一)流行病学资料

在流行地区,夏秋季节,易感者在近期有疫水或病畜接触史。

(二)临床表现

急起发热,全身酸痛,腓肠肌疼痛与压痛,眼结膜充血,腹股沟淋巴结肿大;或并发黄疸、肺出血、肾损害、脑膜脑炎;或在青霉素治疗过程中出现赫氏反应。

(三)实验室检查

血清学检查或病原学检查阳性可确诊。

七、鉴别诊断

根据临床类型的特点进行鉴别。
1. 流感伤寒型应同流感、伤寒、革兰氏阴性败血症等鉴别。
2. 黄疸出血型同病毒性肝炎、肾综合征出血热、急性溶血性贫血等鉴别。
3. 肺出血型应与大叶性肺炎、肺结核、支气管扩张等鉴别。
4. 脑膜脑炎同病毒性脑膜炎、结核性脑膜炎、化脓性脑膜炎等鉴别。

八、预后

本病各型预后悬殊。轻者多可自愈。初入疫区和缺乏免疫力者病情较重;少数并发肺弥漫性出血、肾功能衰竭、肝功能衰竭与重度脑炎者病死率较高。

九、治疗

(一)一般治疗

早期卧床休息,给予易消化、高热量饮食,保持水、电解质和酸碱平衡,高热者予物理降温。

(二)病原治疗

抗菌药物能缩短发热期,加速症状消退,阻断器官损害的发生,因此要尽早使用。如临床考虑钩端螺旋体病,即使血清学或病原学结果未回,也应立即经验性使用抗菌药物治疗。轻症者可应用多西环素、四环素、阿莫西林、氨苄西林或阿奇霉素口服;重症者可应用青霉素、头孢曲松或头孢噻肟钠静脉滴注,疗程一般为7d。

青霉素为治疗钩端螺旋体的首选药物。常用40万U肌内注射,每6~8h一次,疗程7d,或至退热后3d。青霉素首剂后0.5~4h易发生赫氏反应,与青霉素使钩端螺旋体大量裂解,释放毒素有关。表现为突然出现寒战、高热、气促、心慌,原有症状加重,部分患者出现低血压或休克,偶可诱发肺弥漫性出血,需高度重视。一旦出现赫氏反应尽早使用镇静剂及肾上腺糖皮质激素。

(三)对症治疗

1. **黄疸出血型**　加强护肝、解毒、止血等治疗,可参照病毒性肝炎的治疗。如有肾功能衰竭者,应进行透析治疗,持续血液滤过较腹膜透析更为有效。

2. **肺弥漫性出血型**　采取保持呼吸道通畅、镇静、解毒、止血、强心为主的综合措施。应立即吸出呼吸道血凝块,必要时气管插管或切开。尽早应用镇静剂,如氯丙嗪或异丙嗪肌内注射,使患者保持镇静。并给予氢化可的松静脉滴注。使用止血药物,如维生素K、氨甲苯酸等,无心血管疾病者可用垂体后叶素缓慢静推。根据心率、心音情况,可给予强心药。血压偏低者应慎用升压药,以免促进肺出血,随着病情控制,血压可自行恢复正常。

3. **脑膜脑炎型** 主要应进行降颅内压治疗,必要时加呋塞米或地塞米松静推。

(四) 后发症的治疗

钩端螺旋体后发症为机体免疫反应所致,无需抗菌药物治疗,轻症者常可自行缓解。

1. **后发热和反应性脑膜炎** 一般采取简单对症治疗,短期即可缓解。

2. **葡萄膜炎** 采用 1% 阿托品或 10% 去氧肾上腺素滴眼扩瞳,眼部热敷,局部可的松滴眼或结膜下注射。严重者可口服肾上腺糖皮质激素。

3. **闭塞性脑动脉炎** 多采用大剂量青霉素和肾上腺糖皮质激素,辅以维生素 B_1、B_6、B_{12} 及血管扩张剂,如尼莫地平、氟桂利嗪等。如有瘫痪,可行针灸、推拿治疗。

十、预防

采取综合性预防措施。灭鼠、管理好家畜和预防接种是控制钩端螺旋体病流行和减少发病的关键措施。

(一) 控制传染源

1. **灭鼠** 鼠类是钩端螺旋体病的主要宿主和传染源。疫区应因地制宜,采取各种有效办法消灭田间鼠类,同时也应尽力消灭家鼠。

2. **家畜的管理** 对猪、牛、马等限制放养,提供圈养。对家畜排出的粪便及尿液严格管理,避免流入水沟、池塘、稻田。消灭野犬,拴养家犬,进行检疫。

(二) 切断传播途径

1. **改造疫源地** 开沟排水,消除死水,治理烂泥田。在许可的情况下,收割水稻前 1 周放干田中积水。兴修水利防止洪水泛滥。

2. **环境卫生和消毒** 对于牲畜饲养场所、屠宰场等应搞好环境卫生和消毒工作。

3. **加强个体防护** 流行地区和流行季节避免在池沼和水塘中捕鱼、游泳、嬉水、涉水,减少不必要的疫水接触。工作需要时,可穿长筒橡皮靴,戴胶皮手套。防止皮肤破损,减少感染机会。

(三) 保护易感染人群

1. **预防接种** 疫区居民、部队及参加收割、防洪、排涝等可能与疫水接触的人员,在流行季节前 1 个月接种与本地区流行血清型相同的钩端螺旋体多价菌苗。全程注射后人体产生的免疫力可持续 1 年左右。以后每年仍需同样注射。有心、肾疾患、结核病及发热患者不予注射。

2. **药物预防** 对进入疫区工作的高危人群,可口服多西环素 0.2g,每周一次。对高度怀疑已受钩端螺旋体感染但无明显症状者,可每天肌内注射青霉素 80 万 ~120 万 U,连续 3d。

思考题

1. 钩端螺旋体病各期的主要临床表现是什么?
2. 简述钩端螺旋体病的治疗原则及预防措施。

(程明亮)

第二节　梅　　毒

梅毒（syphilis）是由梅毒螺旋体（*Treponema pallidum*，TP）引起的一种全身慢性传染病。梅毒患者是唯一传染源。主要通过性接触传播。该病早期主要侵犯皮肤、黏膜，晚期可侵犯血管、中枢神经系统及全身各组织器官。

一、病原学

见第二篇第十五章第三节。

二、流行病学

（一）传染源

梅毒的唯一传染源是梅毒患者，患者的皮肤分泌物、血液、精液、乳汁和唾液中均有 TP 存在。未经治疗的患者在感染后 1~2 年内具有强传染性，随着病程延长传染性逐渐减小，感染 4 年以上患者传染性基本消失。

（二）传播途径

1. **性接触**　本病的主要传播途径，约 95% 的患者通过性接触由皮肤黏膜微小破损传染。

2. **垂直传播**　患有梅毒的孕妇可于妊娠 4 个月后，通过胎盘及脐静脉将 TP 传染给胎儿，其传染性随病期延长而逐渐减弱。也可在分娩过程中新生儿通过产道时发生接触性传染。

3. **其他途径**　冷藏 3d 以内的梅毒患者血液仍具有传染性，输入此种血液可发生感染；少数患者经医源性途径、接吻、握手、哺乳或接触污染衣物及用具等感染。

（三）人群易感性

人群对梅毒无先天或自然免疫力，对 TP 普遍易感。

（四）流行特征

梅毒呈世界性流行，无明显季节和性别差异，好发于性活跃的年轻人群。自然因素对本病流行强度无明显影响。近年发病率呈增长趋势，据 WHO 估计，全球每年约有 1 200 万新发病例。

三、发病机制与病理

（一）发病机制

目前对梅毒的发病机制尚不明确。TP 通过破损的皮肤、黏膜侵入人体，经过数天的潜伏期，在侵入部位发生炎症反应，形成硬下疳。出现硬下疳后，TP 由硬下疳附近的淋巴结进入血液循环进而扩散到全身组织器官。在梅毒螺旋体感染的不同病期，通过复杂的细胞免疫和体液免疫两者的协同作用，出现梅毒变化不定的临床症状。

（二）病理

梅毒的组织病理学基本改变是闭塞性动脉内膜炎和小血管周围炎，表现为小动脉内皮细胞及纤维细胞肿胀增生，使管壁增厚、血管腔狭窄闭塞，小血管周围大量单核细胞、淋巴细胞和浆细胞浸润。

三期梅毒的病理主要为肉芽肿性损害(树胶样肿),又称梅毒瘤(syphiloma),该肉芽肿质韧而有弹性,如树胶,故而得名树胶样肿(gumma)。中央为凝固性坏死,形态类似干酪样坏死,但坏死不如干酪样坏死彻底,弹力纤维尚保存。

四、临床表现

(一) 潜伏期

潜伏期一般为 9~90d,多为 2~3 周。此期 TP 已侵入血液循环,临床血清反应呈阳性,但无明显症状。婴儿大多数在出生 5 周后出现症状。

(二) 临床分型与分期

根据传播途径的不同,可分为获得性(后天)梅毒和胎传(先天)梅毒;根据感染时间及临床表现,可分为早期梅毒和晚期梅毒,各期可重叠出现(图 30-1)。

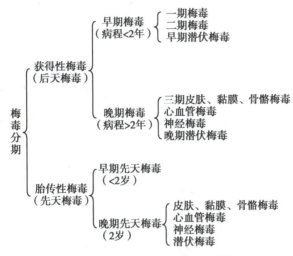

图 30-1　梅毒的临床分型与分期

(三) 临床表现

1. 获得性梅毒

(1) 一期梅毒(primary syphilis):主要表现为硬下疳和硬化性淋巴结炎,一般无全身症状。硬下疳(chancre)出现于不洁性交后 2~4 周,发生在 TP 入侵部位,男性好发于龟头、冠状沟和包皮(图 30-2),女性则为阴唇、阴唇系带、尿道和会阴。硬下疳多为单个,不痛不痒,初起为小红斑,迅速发展为无痛性炎性丘疹,数天内丘疹扩大形成硬结,表面坏死形成单个直径为 1~2cm、圆形或椭圆形无痛性溃疡,边界清楚,周边水肿并隆起,基底呈肉红色,触之具有软骨样硬度,表面有浆液性分泌物,内含大量 TP,传染性极强。硬下疳不经治疗可在 3~8 周自然消退,经治疗则 1~2 周消退。硬化性淋巴结炎多发生于硬下疳出现 1~2 周后,常累及单侧腹股沟或患处附近淋巴结,无痛性肿大,表面无红肿破溃,消退常需数月,淋巴结穿刺可见大量 TP。生殖器外硬下疳的发生率为 5%~8%。

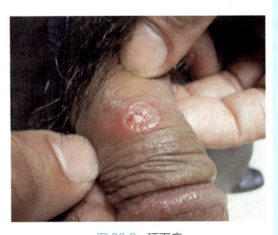

图 30-2　硬下疳

(2) 二期梅毒(secondary syphilis):一期梅毒未经治疗或治疗不彻底,TP 从淋巴系统进入血液,形成菌血症播散全身,出现皮肤黏膜及全身系统性损害,多发生于感染后9~12周(硬下疳消退3~4周后、少数可与硬下疳同时出现),总病程2年内。

　　1)皮肤黏膜损害

　　①梅毒疹(syphilid):皮损通常缺乏特异性,可表现为红斑、丘疹、斑丘疹、斑块、结节、脓疱或溃疡等,常以一种类型皮损为主,大多数泛发,不痒或轻度瘙痒(图30-3)。掌跖部梅毒疹具有一定特征性,表现为绿豆至黄豆大小铜红色、浸润性斑疹或斑丘疹,常有领圈样脱屑,互不融合。皮损内含大量TP,传染性强。

　　②复发性梅毒疹:二期早发梅毒若未经治疗或治疗不当,2~3个月原发性梅毒疹自行消退,不留瘢痕;约20%的二期梅毒患者可于1年内复发。

　　③扁平湿疣:损害表现为肉红色或粉红色扁平丘疹或斑块,表面糜烂湿润或轻度结痂,皮损内含大量TP,传染性强。好发于肛周、外生殖器、会阴、腹股沟或股内侧等部位。

　　④梅毒性秃发:约10%的患者出现脱发,因TP侵犯毛囊造成毛发区血供不足所致。表现为头发稀疏、长短不齐,呈虫蚀样(图30-4)。秃发非永久性,及时治疗后毛发可以再生。

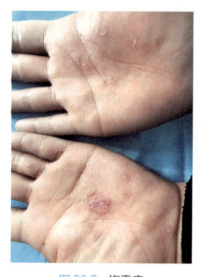
图30-3　梅毒疹

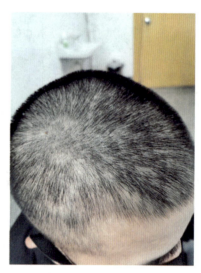
图30-4　梅毒性秃发

　　⑤黏膜损害:约50%的患者出现黏膜损害,多见于口腔、舌、咽、喉或生殖器黏膜,表现为一处或多处边界清楚的红斑、水肿、糜烂,表面可覆有灰白色膜状物。

　　2)骨关节损害:由TP侵犯骨骼系统所致,可表现为骨膜炎、关节炎、骨炎、骨髓炎、腱鞘炎或滑囊炎。骨膜炎最常见,多发生于长骨。

　　3)眼损害:表现为虹膜炎、虹膜睫状体炎、脉络膜炎、视网膜炎、视神经炎、角膜炎、基质性角膜炎或葡萄膜炎,均可引起视力损害,常累及双侧。

　　4)神经损害:表现为无症状神经梅毒、梅毒性脑膜炎和脑血管梅毒。

　　5)多发性硬化性淋巴结炎:发生率为50%~80%,表现为全身淋巴结无痛性肿大。

　　6)内脏梅毒:较少见,由TP侵犯内脏器官引起肝炎、胆管周围炎、肾病或胃肠道病变等。

　　(3)三期梅毒(tertiary syphilis):早期梅毒未经治疗或治疗不充分,40%的患者可发生三期梅毒。主要表现为皮肤黏膜的溃疡性损害或内脏器官的肉芽肿病变。

　　1)晚期良性梅毒:最常见的表现是梅毒性树胶肿,又称为梅毒瘤,是三期梅毒的标志,多见于感染后15年内,好发于皮肤、黏膜、骨、肝,但也可累及任何器官。

　　皮肤黏膜损害主要为结节性梅毒疹和梅毒性树胶肿。结节好发于头面、肩背和四肢伸侧,为豌豆大或更小的簇集排列的铜红色浸润性结节,新旧不一,可融合。树胶肿好发于小腿,起初为单发无痛性结节,逐渐增大、发生溃疡,愈合后形成萎缩性瘢痕。

骨骼树胶肿发生率仅次于皮肤黏膜损害,X线表现有骨膜炎、骨膜增厚成层、密度增高;骨炎、结构或骨髓破坏;硬化性骨炎。临床症状包括疼痛、压痛、肿胀、骨肿块、僵直和活动受限。

较少发生的树胶肿部位包括上呼吸道、口舌、下呼吸道、消化道、生殖泌尿道、乳房、内分泌腺及骨骼肌等。上腭及鼻中隔黏膜树胶肿可导致上腭及鼻中隔穿孔和马鞍鼻。

2)晚期心血管梅毒:发生率约10%,多在感染后10~20年后发生。表现为单纯主动脉炎、主动脉瓣关闭不全、冠状动脉狭窄或阻塞、主动脉瘤及心肌树胶肿。

3)晚期神经梅毒:发生率约10%,多在感染后3~20年后发生。神经梅毒分为5种主要类型,即无表现神经梅毒、脑膜梅毒、脑膜血管梅毒、脑实质梅毒和树胶肿性神经梅毒。

2. **先天性梅毒(congenital syphilis)** 先天性梅毒是由梅毒孕妇体内的TP传染胎儿所引起。

(1)早期先天梅毒:发病年龄小于2岁,多在出生后2周~3个月内发病,有传染性。类似于获得性二期梅毒。此类患儿多早产,发育迟缓、皮肤松弛、消瘦,声音嘶哑。常表现为皮肤黏膜损害、梅毒性鼻炎、骨梅毒及其他全身系统表现。

(2)晚期先天梅毒:发病年龄大于2岁,一般5~8岁发病,无传染性。类似于获得性三期梅毒。以角膜炎、骨损害和神经系统损害常见,标志性损害有哈钦森齿、桑葚齿、胸锁关节增厚、基质性角膜炎及神经性耳聋。心血管梅毒少见。

(3)先天潜伏梅毒:先天性梅毒未经治疗,无临床症状,除梅毒血清学阳性外无任何阳性体征,且脑脊液检查正常。

3. **潜伏梅毒(latent syphilis)** 凡有梅毒感染史、无临床症状或临床症状已消失、脑脊液检查正常、仅梅毒血清反应阳性者,称为潜伏梅毒。其发生与机体免疫力增强或治疗暂时抑制TP有关。感染2年以内者称早期潜伏梅毒,感染2年以上者称晚期潜伏梅毒。

五、实验室及其他检查

(一) TP 直接检查

TP直接检查常用方法是暗视野显微镜检查,典型的梅毒螺旋体呈白色发光,其螺旋体较密而均匀,其运动方式包括旋转式、蛇形式、伸缩移动。其他方法包括镀银染色、吉姆萨染色和直接免疫荧光检查等,检出率较低。

(二) 梅毒血清学检测

1. **非梅毒螺旋体抗原血清试验** 包括快速血浆反应素环状卡片试验(RPR)、性病研究实验室试验(VDRL)、不加热血清反应素试验(USR)和甲苯胺红不加热血清试验(TRUST)等。可作为梅毒诊断的筛选试验,敏感性高而特异性低。定量试验是观察疗效、判断复发及再感染的手段。

2. **梅毒螺旋体抗原血清试验** 包括梅毒螺旋体颗粒凝集试验(TPPA)、梅毒螺旋体血凝试验(TPHA)及荧光螺旋抗体吸收试验(FTA-ABS)。该类试验特异性高,阳性结果可明确诊断,TP感染极早期可为阴性。

(三) 脑脊液检查

用于神经梅毒的诊断,包括脑脊液白细胞计数、总蛋白测定、脑脊液VDRL、脑脊液FTA-ABS。其中脑脊液VDRL是神经梅毒的可靠诊断依据,白细胞计数常作为判断疗效的敏感指标。

(四) 其他检查

X线摄片、彩超、CT和MRI检查可用于骨关节梅毒、心血管梅毒和神经梅毒的辅助诊断。

六、并发症及后遗症

黏膜病变易发展为慢性间质性舌炎,是一种癌前病变,应严格观察;心血管病变可相继发生单纯性主动脉炎、主动脉瓣关闭不全、心肌梗死、主动脉瘤或猝死等；神经梅毒发病缓慢，可发生脊髓膜炎，压迫脊髓导致痉挛、瘫痪。

七、诊断

由于梅毒的临床表现复杂多样，因此必须仔细询问病史、认真体格检查结合实验室检查方可明确诊断。

(一)流行病学史

重点询问有无不洁性交史，多性伴或性伴梅毒感染史；有无输血史；已婚妇女有无早产、流产、死产史，父母兄弟姐妹有无性病。

(二)临床表现

梅毒不同分期，表现有各自的特点，对感染时间较短的患者应注意皮肤、黏膜、外阴、肛门、口腔等处，对感染较长的患者除检查其皮肤黏膜外，应注意检查心血管、神经系统、眼、骨骼等。潜伏梅毒患者缺乏临床表现，主要依靠梅毒血清学检查。

(三)实验室检查

暗视野显微镜检：早期梅毒皮肤黏膜损害可查到梅毒螺旋体；梅毒血清试验：用非螺旋体抗原试验做初筛，如阴性，若怀疑为梅毒患者，应进一步检查；如果阳性，结合病史及体格检查符合梅毒，可以确定诊断。

鉴别诊断主要有：硬下疳应与生殖器疱疹、软下疳、固定性药疹和生殖器部位肿瘤鉴别。二期梅毒应与玫瑰糠疹、寻常型银屑病、病毒疹、药疹、扁平苔藓、股癣和皮肤淋巴瘤等鉴别。三期梅毒应与皮肤结核、麻风和皮肤肿瘤等进行鉴别。神经梅毒应与其他中枢神经系统疾病或精神性疾病相鉴别，心血管梅毒应与其他心血管疾病相鉴别。

八、预后

早期梅毒经规范的治疗预后好，硬下疳可达到根治，二期梅毒疹经规范治疗，皮疹消失。晚期皮肤黏膜、骨、关节梅毒经规范治疗能够痊愈，形成瘢痕，功能障碍部分得到恢复。

九、治疗

(一)治疗原则

梅毒早期规范治疗效果好，因此强调早期诊断、早期治疗、疗程规范、剂量足够，尽可能避免心血管梅毒、神经梅毒及严重并发症的发生。治疗后要经过足够时间的追踪观察。性伴侣应同时接受治疗，治疗期间禁止性生活。

(二)常用药物

首选方案：青霉素类，如苄星青霉素、普鲁卡因水剂青霉素 G、水剂青霉素 G；备选方案(青霉素过敏者)：可选择头孢曲松钠、多西环素。

(三)治疗方案

梅毒治疗方案见表30-2。

(四)吉‑海反应

吉‑海反应系梅毒患者接受高效价驱梅药物治疗后，TP 被迅速杀死并释放出大量异种蛋白，引起机体发生的急性变态反应。多在用药后数小时内发生。可由治疗药物小剂量开始或使用泼尼松加以预防。

表 30-2 驱梅治疗方案

早期梅毒	首选方案	苄星青霉素 240 万 U,分两侧臀部肌内注射,每周 1 次,连续 1~2 周
		普鲁卡因青霉素 G 80 万 U,肌内注射,每天 1 次,连续 15d
	备选方案	头孢曲松 0.5~1g/d,肌内注射或静脉给药,每天 1 次,连续 10~14d
		或口服多西环素 100mg,每天 2 次,连续 15d
晚期梅毒二期复发	首选方案	苄星青霉素 240 万 U,分为两侧臀部肌内注射,1 次 / 周,共 3 周
		普鲁卡因青霉素 G 80 万 U,肌内注射,每天 1 次,连续 20d。必要时 2 周后重复
	备选方案	或口服多西环素 100mg,每天 2 次,连续 30d
心血管梅毒	首选方案	水剂青霉素 G 肌内注射,第 1 天 10 万 U,第 2 天 20 万 U(分 2 次),第 3 天 40 万 U(分 2 次),第 4 天起肌内注射普鲁卡因青霉素 G 80 万 U,每天 1 次,连续 20d 为 1 个疗程,共 2 个疗程(更多),疗程间间歇 2 周;或苄星青霉素 240 万 U,分为双侧臀部肌内注射,每周 1 次,共 3 次
	备选方案	同晚期梅毒
神经梅毒	首选方案	水剂青霉素 G 1 800 万 ~2 400 万 U 静脉滴注(300 万 ~400 万 U,每 4h 1 次),连续 10~14d,继以苄星青霉素 240 万 U 肌内注射,每周 1 次,连续 3 周
		或普鲁卡因青霉素 G 240 万 U,肌内注射,每天 1 次,连续 10~14d,同时口服丙磺舒,每次 0.5g,每日 4 次,连续 10~14d;必要时继以苄星青霉素 240 万 U 肌内注射,每周 1 次,连续 3 周
	备选方案	头孢曲松 2g,每日 1 次,静脉给药,连续 10~14d。或同晚期梅毒
早期先天梅毒	脑脊液异常者	水剂青霉素 G 10~15 万 U/(kg·d),静脉注射,出生后 7d 以内的新生儿,以每次 5 万 U/kg,静脉滴注,每 12h 1 次,7d 以上每 8h 1 次,总疗程 10~14d
		或普鲁卡因青霉素 G 5 万 U/kg,肌内注射,每日 1 次,连续 10~14d
		青霉素过敏者:头孢曲松 250mg,每日 1 次,肌内注射,连续 10~14d
	脑脊液正常者	苄星青霉素 5 万 U/(kg·d),分为两侧臀部肌内注射
		青霉素过敏者:头孢曲松 125mg 每日 1 次,肌内注射,连续 10~14d
晚期先天梅毒	首选方案	普鲁卡因青霉素 G 5 万 U/(kg·d) 肌内注射,连续 10d 为 1 个疗程,可用 1~2 个疗程。(较大儿童用量不应超过成人同期患者治疗量)
	备选方案	头孢曲松 250mg 每日 1 次,肌内注射,连续 10~14d
妊娠期梅毒		苄星青霉素 240 万 U,分两侧臀部肌内注射,每周 1 次,连续 3 周

(五)随访

梅毒患者治疗后应定期随访,进行体格检查、血清学检查及影像学检查以考察疗效。一般至少坚持 3 年:第 1 年每 3 个月复查 1 次,第 2 年每 6 个月复查 1 次,第 3 年年末复查 1 次。神经梅毒同时每 3~6 个月进行脑脊液检查。妊娠梅毒经治疗在分娩前应每月复查 1 次。梅毒孕妇分娩出的婴儿,应在出生后第 1、2、3、6 和 12 个月进行随访。随访过程中如有血清复发或临床症状复发,除应即加倍剂量进行复治外,还应考虑作腰椎穿刺术进行脑脊液检查,以了解是否存在神经梅毒。

十、预防

加强教育和宣传,避免不安全性行为。对可疑梅毒接触史者及梅毒患者的性伴进行追踪筛查,及时发现,尽早治疗。对梅毒患者强调早期、规范治疗。对患梅毒的孕妇,应及时有效治疗,以防止将梅毒传染给胎儿。梅毒患者在未治愈前应禁止性生活。

思考题

1. 简述梅毒的传染源、传播途径和易感人群。
2. 简述梅毒的分期和相应的临床表现。

（张缭云）

第三节 莱 姆 病

莱姆病（Lyme disease）是由伯氏疏螺旋体（*Bolrrelia burgdorferi*）引起的自然疫源性疾病，该病经硬蜱虫叮咬人传播。临床上表现为皮肤、神经、关节和心脏等多脏器、多系统受损。早期以慢性游走性红斑为主，中期表现为神经系统及心脏功能异常，晚期主要表现为关节炎。1975 年美国东北部康涅狄格州莱姆（Lyme）镇发生该病流行，1980 年被命名为莱姆病，并确定其发生与硬蜱叮咬有关。自 1985 年我国黑龙江省首次发现莱姆病疑诊病例以来，全国各地相继出现此病的病例报告。

一、病原学

见第二篇第十五章第三节。

二、流行病学

（一）传染源

鼠类自然感染率很高，是本病的主要传染源和保存宿主。我国报告的鼠类有黑线姬鼠、大林姬鼠、黄鼠、褐家鼠和自足鼠等。患者仅在感染早期血液中存在伯氏疏螺旋体，故作为本病传染源的意义不大。此外还发现 30 余种野生哺乳类动物（鼠、鹿、兔、狐、狼等）和 19 种鸟类及多种家畜（狗、牛、马等）可作为本病的保存宿主。

（二）传播途径

莱姆病主要通过节肢动物蜱叮咬为媒介在宿主动物与宿主动物及人之间造成传播，也可因蜱粪中螺旋体污染皮肤伤口而传播。传播媒介蜱的种类因地区而异，我国主要是全沟硬蜱和嗜群血蜱。全沟硬蜱是北方林区优势种蜱，其带螺旋体率为 20%~50%。而粒形硬蜱和二棘血蜱可能是南方地区的重要生物媒介。除蜱外，蚊、马蝇和鹿蝇等也可感染伯氏疏螺旋体而充当本病的传播媒介。患者早期血中存在伯氏疏螺旋体，故输血有传播本病的可能。

（三）人群易感性

人对本病普遍易感，无年龄及性别差异。人体感染后可为显性感染而发病或无症状的隐性感染，两者的比例约为 1:1。无论显性或隐性感染，血清均可检出高滴度的特异性 IgM 和 IgG 抗体。患者痊愈后血清抗体在体内可长期存在,但人可以反复感染,故认为特异性 IgG 抗体对人体无保护作用。

(四) 流行特征

本病呈全球性分布,世界五大洲 20 多个国家都有该病发生。我国自 1985 年在黑龙江省海林县发现本病以来,已有 23 个省、自治区报告伯氏疏螺旋体感染病例,并已证实 18 个省、区存在本病的自然疫源地。主要流行地区是东北林区、内蒙古林区和西北林区。林区感染率为 5%~10%,平原地区在 5% 以下。全年均可发病,但 6~10 月呈季节高峰,以 6 月最为明显。青壮年居多,发病与职业关系密切,室外工作人员患病的危险性较大。

三、发病机制与病理解剖

(一) 发病机制

莱姆病的发病机制较复杂,是由多种机制引起。首先伯氏疏螺旋体由媒介蜱叮咬时,随唾液进入宿主。经 3~32d 病原体在皮肤中由原发性浸润灶向外周迁移,并在淋巴组织中播散,或经血液蔓延到各器官(如中枢神经系统、关节、心脏和肝脾等)或其他部位皮肤。当病原体游走至皮肤表面则引发慢性游走性红斑,同时导致螺旋体血症,引起全身中毒症状。螺旋体脂多酯具有内毒素的许多生物学活性,可非特异性激活单核细胞、吞噬细胞、滑膜纤维细胞、B 细胞和补体,并产生多种细胞因子(IL-1、TNF-α、IL-6 等)。此外,病原体黏附在细胞外基质、内皮细胞和神经末梢上,诱导产生交叉反应,并能活化与大血管(如神经组织、心脏和关节的大血管)闭塞发生有关的特异性 T 和 B 淋巴细胞,引起脑膜炎、脑炎和心脏受损。因此,所有患者都可检出循环免疫复合物。当血清 IgM 和含有 IgM 的冷球蛋白升高预示可能会出现神经系统、心脏和关节受累。另外 HLA-2、DR3 及 DR4 均与本病发生有关,故免疫遗传因素可能参与本病形成。

(二) 病理变化

1. **皮肤病变**　早期为非特异性的组织病理改变,可见受损皮肤血管充血,密集的表皮淋巴细胞浸润,还可见浆细胞、巨噬细胞浸润,偶见嗜酸性粒细胞,生发中心的出现有助于诊断。晚期细胞浸润以浆细胞为主,见于表皮和皮下组织。皮肤静脉扩张和内皮增生均较明显。

2. **神经系统病变**　主要为进行性脑脊髓炎,可表现为轴索性脱髓鞘病变。

3. **关节病变**　可见滑膜绒毛肥大,纤维蛋白 C 沉着,单核细胞浸润等。

4. **其他**　如心、淋巴结、肝、脾、眼均可受累。

四、临床表现

本病是多器官、多系统受累的炎性综合征,且患者可以某一器官或某一系统的反应为主。潜伏期为 3~20d,平均为 9d。临床上根据典型的临床表现将莱姆病分为三期,各期可依次或重叠出现,也可第一、二期症状不明显,而直接进入三期。

(一) 第一期(局部皮肤损害期)

莱姆病皮肤损害的三大特征是游走性红斑、慢性萎缩性肢端皮炎和淋巴细胞瘤。60%~80% 的患者在蜱虫叮咬处发生慢性游走性红斑或丘疹,数日或数周内向周围扩散形成一个大的圆形或椭圆形充血性皮损,外缘呈鲜红色,中心部渐趋苍白,有的中心部可起水疱或坏死,周围皮肤有显著充血和皮肤变硬,局部灼热或痒、痛感。身体任何部位的皮肤均可发生红斑,通常以腋下、大腿、腹部和腹股沟为常见,儿童多见于耳后、发际。某些患者的红斑不仅发生于蜱虫叮咬处,还可出现于其他部位。多数患者的红斑随着病程进展而逐渐增大,大约 25% 的患者不出现特征性的皮肤表现。本期内多数患者伴有疲劳、发热、头痛、淋巴结肿大、颈部轻度强直、关节痛、肌痛等。红斑一般在 3~4 周内消退。

(二)第二期(播散感染期)

发病2~4周后,即可出现神经和心血管系统损害。

1. 神经系统症状   本病在早期有皮肤受损表现时就可出现轻微的脑膜刺激症状,而进入此期则可出现明显的神经系统受累的症状。神经系统的损害以脑膜炎、脑炎、神经根炎、局部脑神经炎最常见。发生率为15%~20%,表现为有头痛、呕吐、眼球痛、颈强直及浆液性脑膜炎等。约1/3患者可出现明显的脑炎症状,表现为兴奋性升高、睡眠障碍、谵妄等,脑电图常显示尖波。半数患者可发生神经炎,以面神经损害最为常见,表现为面肌不完全麻痹,病损部位麻木或刺痛,但无明显的感觉障碍。此外,还可使动眼神经、视神经、听神经及周围神经受到损害。面神经损害在青少年多可完全恢复,而中、老年则常留后遗症。

2. 循环系统症状   发生在病后5周或更晚。约80%患者出现心血管系统症状,主要表现为急性起病,心悸,心音低钝,心动过速和房室传导阻滞,严重者可发生完全性房室传导阻滞。通常持续数日至6周,症状缓解、消失,但可反复发作。

(三)第三期(持续感染期)

病后2个月或更晚,个别病例可发生在病后2年。此期的特点为关节损害,通常受累的是大关节如膝、踝和肘关节,以关节和肌肉僵硬、疼痛为常见症状。表现为关节肿胀、疼痛和活动受限。多数患者表现为反复发作的对称性多关节炎,在每次发作时可伴随体温升高和中毒症状等。在受累关节的滑膜液中,嗜酸性粒细胞及蛋白含量均升高,并可查出伯氏疏螺旋体。此外,慢性萎缩性肢端皮炎也是莱姆病晚期的主要表现,主要见于老年妇女,好发于前臂或小腿皮肤,初为皮肤微红,数年后萎缩硬化。

五、实验室检查

(一)血象

白细胞总数多在正常范围,偶有白细胞升高伴核左移,红细胞沉降率常增快。

(二)病原学检查

1. 组织学染色   取患者病损皮肤、滑膜、淋巴结及脑脊液等标本,用暗视野显微镜或银染色法检查伯氏疏螺旋体,该法可快速作出病原学诊断,但检出率低。也可取游走性红斑周围皮肤做培养分离螺旋体,需1~2个月。

2. PCR检测   用此法检测血液及其他标本中的伯氏疏螺旋体DNA,敏感且特异,皮肤和尿标本的检出率高于脑脊液。

(三)血清学检查

1. 血清或脑脊液中的特异性抗体   采用免疫荧光和酶联免疫吸附法(enzyme-linked immuno sorbent assay,ELISA)检测血清或脑脊液中的特异性抗体。通常特异性IgM抗体多在游走红斑发生后2~4周出现,6~8周达高峰,多于4~6个月降至正常水平。特异性IgG抗体多在病后6~8周开始升高,4~6个月达高峰,持续至数年以上。

2. 免疫印迹法检测血清或脑脊液中的特异性抗体   其敏感度与特异性均优于上述血清学检查方法,适用于经用ELISA法筛查结果可疑者。

六、诊断

莱姆病的诊断主要根据流行病学资料、临床表现和实验室检查。

(一)流行病学资料

近日至数月曾到过疫区,或有蜱虫叮咬史。

（二）临床表现

早期皮肤损害（慢性游走性红斑）有诊断价值。晚期出现神经、心脏和关节等受累。

（三）实验室检查

从感染组织或体液分离到伯氏疏螺旋体，或检出特异性抗体。

七、鉴别诊断

由于本病为多系统损害，临床表现复杂，应与下列疾病鉴别：

1. **鼠咬热** 有发热、斑疹、多发性关节炎，并可累及心脏，易与本病混淆。但都有鼠或其他动物咬伤史，血培养小螺菌阳性，并可检出特异性抗体。

2. **恙虫病** 恙螨叮咬处皮肤焦痂、溃疡，周围有红晕，并有发热、淋巴结肿大等，特别是游走性红斑与焦痂、溃疡为其特点，血清学检测可以进行鉴别。

3. **风湿病** 可有发热、环形红斑、关节炎及心脏受累等，实验室检查抗溶血性链球菌"O"抗体、C反应蛋白阳性，并可分离出特异性细菌。

其他还需与病毒性脑炎、脑膜炎、神经炎及皮肤真菌感染等相鉴别。

八、治疗

在对症和支持治疗的基础上，应用抗生素抗螺旋体治疗是最主要的治疗措施，越早应用抗生素治疗效果越好。

（一）病原治疗

早期、及时给予口服抗生素治疗，即可使典型的游走性红斑迅速消失，也可以防止后期的主要并发症（心肌炎、脑膜炎或复发性关节炎）出现。

1. **第一期** 成人：常采用多西环素 0.1g，每日 2 次口服，或红霉素 0.25g，每日 4 次口服。儿童：首选阿莫西林，每日 50mg/kg，分 4 次口服，或用红霉素。疗程均为 10~21d。治疗中须注意患者可能发生赫氏反应。

2. **第二期** 无论是否伴有其他神经系统病变，患者出现脑膜炎就应静脉给予青霉素 G，每日 2 000 万 U 以上，疗程为 10d。一般头痛和颈强直在治疗后第 2d 开始缓解，7~10d 消失。

3. **第三期** 晚期有严重心脏、神经或关节损害者，可应用青霉素，每日 2 000 万 U 静脉滴注，也可应用头孢曲松 2g，每日 1 次，疗程均为 14~21d。

（二）对症治疗

患者应卧床休息，注意补充足够的液体。对于有发热、皮损部位有疼痛者，可适当应用解热止痛剂。高热及全身症状重者，可给糖皮质激素，但对有关节损伤者，应避免关节腔内注射。患者伴有心肌炎，出现完全性房室传导阻滞时，可暂时应用起搏器至症状及心律改善。

九、预防

本病的预防主要是进入森林、草地等疫区的人员要做好个人防护，防止硬蜱虫叮咬。若被蜱虫叮咬后，可用点燃的香烟头点灼蜱体，也可用氯仿或乙醚或煤油、甘油等滴盖蜱体，使其口器退出皮肤再轻轻取下，取下的蜱不要用手捻碎，以防感染。如蜱的口器残留在皮内，可用针挑出并涂上酒精或碘酒，只要在 24h 内将其除去，即可防止感染。因为蜱虫叮咬吸血，需持续 24h 以上才能有效传播螺旋体。在蜱虫叮咬后给予预防性使用抗生素，可以达到预防目的。近年重组外表脂蛋白 A 莱姆病疫苗对莱姆病流行区人群进行预防注射取得良好效果。

思考题

1. 莱姆病的病原体是什么？确定诊断的方法是什么？
2. 莱姆病局部皮肤损害的特点是什么？
3. 莱姆病第三期的主要临床表现是什么？

（毛小荣）

第三十一章
原 虫 病

第一节 阿米巴病

阿米巴病(amebiasis)是指对人体有致病力的溶组织内阿米巴(*Entamoeba histolytica*)侵入人体所引起的疾病。根据其临床表现及病变部位的不同可分为阿米巴肠病和肠外阿米巴病。阿米巴肠病(intestinal amebiasis),又称阿米巴痢疾(amebic dysentery),是由致病性溶组织阿米巴原虫侵入结肠壁后所致的以痢疾症状为主的消化道传染病。病变多在近端结肠和盲肠,易复发变为慢性。

一、病原学

见第二篇第二十四章第三节。

二、流行病学

慢性患者、恢复期患者及无症状包囊携带者是本病主要传染源。通过污染的水源、蔬菜、瓜果、食物等消化道传播,亦可通过污染的手、用品、苍蝇、蟑螂等间接经口传播。人群普遍易感,感染后不产生免疫力,故易再感染。本病遍及全球,多见于热带与亚热带。我国多见于北方。发病率农村高于城市,男性高于女性,成人多于儿童,大多为散发,偶因水源污染等因素而暴发流行。

(一) 传染源

慢性患者、恢复期患者及无症状包囊携带者为本病的传染源。急性患者,当其粪便中仅排出滋养体时,不是传染源。

(二) 传播途径

一般认为阿米巴包囊污染食物和水,经口传染是主要传播途径,水源污染可引起暴发性流行,生食包囊污染的瓜果蔬菜亦可致病,苍蝇、蟑螂也可起传播作用,男性同性恋中偶可由口-阴部接触受传染。

(三) 流行特点

溶组织内阿米巴病分布广泛,在热带、亚热带及温带地区发病较多,少数不发达国家居民感染率可达50%。在世界范围内平均感染率约10%。新中国成立以来,各地阿米巴的感染率明显降低,其发病情况因时而异,以秋季为多,夏季次之,发病率男多于女,成年多于儿童,这可能与吞食含包囊的食物机会的多少或年龄免疫有关。

(四) 人群易感性

人群普遍易感,性别无差异,婴儿与儿童发病机会相对较少。营养不良、免疫低下及接受免疫抑制剂治疗者,发病机会多。人群感染后抗体滴度虽高,但不具保护作用,故重复感染较多见。

三、发病机制与病理

宿主机体免疫功能正常时溶组织内阿米巴滋养体寄生于结肠上端(盲肠和升结肠),以细菌为食并进行二分裂增殖。滋养体在肠腔内下移的过程中,随着肠内容物的脱水和内环境变化等因素的影响,可转化为圆形的包囊,囊内虫体可进行 1~2 次核分裂,形成双核包囊或 4 核包囊并随粪便排出体外。当机体抵抗力下降,肠功能紊乱时,滋养体毒力增加,开始表达致病因子,可侵入肠黏膜、吞噬红细胞、破坏肠壁,引起肠壁溃疡。滋养体分泌的致病因子包括半乳糖/乙酰氨基半乳糖可抑制性凝集素、阿米巴穿孔素、半胱氨酸蛋白酶等。凝集素可介导滋养体吸附于宿主结肠上皮细胞。穿孔素可使靶细胞形成离子通道,引起宿主细胞受损、溶解。半胱氨酸蛋白酶可使靶细胞溶解或降解补体 C3 为 C3a,从而抵抗补体介导的抗炎反应。滋养体首先通过凝集素吸附于肠上皮细胞,然后分泌穿孔素和半胱氨酸蛋白酶破坏肠黏膜上皮屏障,最终杀伤宿主肠上皮细胞和免疫细胞,引起溃疡。滋养体进入肠壁黏膜,大量分裂增殖,继续侵入肠黏膜下层,破坏组织形成小脓肿及潜形(烧杯状)溃疡,造成广泛组织破坏可深达肌层,滋养体随坏死物质及血液由肠道排出,呈现痢疾样症状。在慢性病变中,黏膜上皮增生,溃疡底部形成肉芽组织,溃疡周围见纤维组织增生肥大。滋养体同时可以栓子形式流入肺、脑等,形成迁徙性脓肿。肠道滋养体亦可直接蔓延及周围组织,形成直肠阴道瘘或皮肤与黏膜溃疡等各种病变。个别病例可造成肠出血、肠穿孔或者并发腹膜炎、阑尾炎。

显微镜下可见组织坏死为其主要病变,淋巴细胞及少量中性粒细胞浸润。若细菌感染严重,可呈急性弥漫性炎症改变,更多炎细胞浸润及水肿、坏死改变。病损部位可见多个阿米巴滋养体,大多聚集在溃疡的边缘部位。

四、临床表现

潜伏期平均 1~2 周(4d 至数月),临床表现有不同类型。

(一)无症状型
见于包囊携带者,此型临床常不出现症状,多于粪检时发现阿米巴包囊。

(二)普通型
起病多缓慢,全身中毒症状轻,常无发热,腹痛轻微,腹泻,每日便次多在 10 次左右,量中等,带血和黏液,血与坏死组织混合均匀呈果酱样,具有腐败腥臭味,含滋养体与大量成堆红细胞,为其特征之一。病变部位低可有里急后重感。腹部压痛以右侧为主。以上症状可自行缓解。亦可因治疗不彻底而复发。

(三)轻型
见于体质较强者,症状轻微,每日排稀糊或稀水便 3~5 次以内,或腹泻与便秘交替出现,或无腹泻,仅感下腹不适或隐痛,粪便偶见黏液或少量血液,可查及包囊和滋养体。无并发症,预后佳。

(四)暴发型
极少见,可因感染严重,或并发肠道细菌感染以及体质虚弱,可呈暴发型。起病急骤,有明显中毒症状,恶寒、高热、谵妄、中毒性肠麻痹等。剧烈腹痛与里急后重,腹泻频繁,每日数十次,甚至失禁,粪呈血水、洗肉水或稀水样,颇似急性菌痢,但粪便奇臭,含大量活动阿米巴滋养体为其独有特征,腹部压痛明显。常因脱水致外周循环障碍、或伴意识障碍,甚至出现肠出血、肠穿孔、腹膜炎等并发症,预后差。

(五)慢性型
常因急性期治疗不当所致,腹泻与便秘交替出现,使临床症状反复发作,迁延 2 个月以上或数年不愈。常因受凉、劳累、饮食不慎等而发作。患者常觉下腹部胀痛,久之乏力、贫血及营养不良。右下腹可及增厚结肠,轻度压痛;肝脏可肿大伴有压痛等。粪便内可混有脓血、滋养体,有时有包囊。

五、实验室检查

(一)病原学检查

1. 粪便检查

(1)活滋养体检查法:常用生理盐水直接涂片法检查活动的滋养体,急性痢疾患者的脓血便或阿米巴痢疾患者的稀便,要求容器干净,粪样新鲜,送检越快越好,寒冷季节还要注意运送和检查时的保温。检查时取一洁净的载玻片,滴加生理盐水1滴,再以竹签蘸取少量粪便,涂在生理盐水中,加盖玻片,然后置于显微镜下检查,典型的阿米巴痢疾粪便为酱红色黏液样,有特殊的腥臭味,镜检可见黏液中含较多黏集成团的红细胞和较少的白细胞,有时可见夏科-雷登结晶(Charcot-Leyden crystals)和活动的滋养体,这些特点可与细菌性痢疾的粪便相区别。

(2)包囊检查法:临床上常用碘液涂片法,该法简便易行,取一洁净的载玻片,滴加碘液1滴,再以竹签蘸取少量粪样,在碘液中涂成薄片加盖玻片,然后置于显微镜下检查,鉴别细胞核的特征和数目。

2. 阿米巴培养　已有多种改良的人工培养基,常用的如洛克氏液、鸡蛋、血清培养基、营养琼脂血清盐水培养基、琼脂蛋白胨双相培养基等,但技术操作复杂,需一定设备,且阿米巴人工培养在多数亚急性或慢性病例阳性率不高,故不宜作为阿米巴诊断的常规检查。

3. 组织检查　通过乙状结肠镜或纤维结肠镜直接观察黏膜溃疡,并做组织活检或刮拭物涂片,检出率最高。据报道乙状结肠、直肠有病变的病例约占有症状患者的2/3,因此,凡情况允许的可疑患者都应争取做结肠镜检,刮拭物涂片或取活组织检查。滋养体的取材必须在溃疡的边缘,钳取后以局部稍见出血为宜。脓腔穿刺液检查应取材于脓腔壁部,较易发现滋养体。

(二)免疫学检查

近年来国内外陆续报告了多种血清学诊断方法,其中以间接血凝试验(IHA)、间接荧光抗体(IFA)和酶联免疫吸附试验(ELISA)研究较多,但敏感性对各型病例不同。IHA的敏感度较高,对肠阿米巴病的阳性率达98%,肠外阿米巴病的阳性率达95%,而无症状的带虫者仅10%~40%;IFA敏感度稍逊于IHA;ELISA敏感性强,特异性高,有发展前途。补体结合试验对诊断肠外阿米巴亦有重要意义,其阳性率可达80%以上。其他如明胶弥散沉淀素试验、皮内试验等均有辅助诊断价值。近年来,已有报道应用敏感的免疫学技术在粪便及脓液中检测阿米巴特异性抗原获得成功,特别是抗阿米巴杂交瘤单克隆抗体的应用为免疫学技术探测宿主排泄物中病原物质提供了新的可靠的示踪剂。

(三)诊断性治疗

如临床上高度怀疑而经上述检查仍不能确诊时,可给予足量依米丁注射或口服泛喹酮、甲硝唑等治疗,如效果明显,亦可初步作出诊断。

六、并发症

并发症分肠内、肠外两大类:

(一)肠内并发症

1. 肠穿孔　急性肠穿孔多发生于严重的阿米巴肠病患者,此系肠阿米巴病威胁生命最严重的并发症,穿孔可因肠壁病变使肠腔内容物进入腹腔形成局限性或弥漫性腹膜炎,穿孔部位多见于盲肠、阑尾和升结肠,慢性穿孔先形成肠粘连,尔后常形成局部脓肿或穿入附近器官形成内瘘。

2. 肠出血　发生率少于1%,一般可发生于阿米巴痢疾或肉芽肿患者,因溃疡侵及肠壁血管所致,大量出血常因溃疡深达黏膜下层侵袭大血管,或肉芽肿破坏所致。大量出血虽少见,但一旦发生,病情危急,常因出血而致休克,小量出血多由于浅表溃疡渗血所致。

3. **阑尾炎** 因阿米巴肠病好发于盲肠部位,故累及阑尾的机会较多。结肠阿米巴病尸检中发现 6.2%~40.9% 有阑尾炎,国内报告,累及阑尾者仅 0.9%,其症状与细菌性阑尾炎相似,亦有急、慢性等表现,但若有阿米巴痢疾病史并有明显右下腹压痛者,应考虑本病。

4. **阿米巴瘤** 肠壁产生大量肉芽组织,形成可触及的肿块,多发生在盲肠,亦见于横结肠、直肠及肛门,常伴疼痛,极似肿瘤,不易与肠癌鉴别,瘤体增大时可引起肠梗阻。

5. **肠腔狭窄** 慢性患者,肠道溃疡的纤维组织修复,可形成瘢痕性狭窄,并出现腹部绞痛、呕吐、腹胀及梗阻症状。

6. **肛门周围阿米巴病** 该病较少见,在临床上常误诊,当有皮肤损伤或肛裂、肛管炎及隐窝炎等病变时,阿米巴滋养体即可直接侵入皮肤内而引起肛门周围阿米巴病,有时病变可继发于挂线法治疗痔瘘之后,阿米巴滋养体偶可通过血行感染肛门周围组织,出现粟粒样大小棕色皮疹,其疹扁平隆起,边缘不清,最后形成溃疡或脓肿,破裂后排出脓液及分泌物,易被误诊为直肠肛管癌,基底细胞癌或皮肤结核等。

(二) 肠外并发症

以肝脓肿最为多见,脓肿穿破可延及附近组织器官。经血路可直接累及脑、肺、睾丸、前列腺、卵巢等。

阿米巴肝脓肿可发生于本病全过程中,或者病后数周至数年。多以长期不规则发热起病,体温可达 39℃ 以上,以弛张热型多见,常伴右上腹或右下胸部疼痛,肝脏进行性肿大,压痛显著为主要临床表现。脓肿多数为单发,且多在肝右叶,其原因多与右叶大,占整个肝脏体积的 4/5,且肠道病变多在回盲部,该处大部血液循环经肠系膜上静脉流入肝右叶有关。肝脓肿若位于左叶,可在较短时间出现明显的局部症状与体征,但诊断较难。脓肿表浅可有局部压痛或具波动感,此时行肝穿刺见猪肝色、腥臭气味的脓汁,内含溶解坏死的肝细胞、红细胞、脂肪、夏科-雷登结晶等,滋养体不多见,可在脓腔壁中找到,但未发现过包囊。若合并细菌感染,则脓腔内为黄绿色或黄白色脓液。

慢性病例发热多不明显,可有消瘦、贫血、营养不良性水肿等。外周血象表现为白细胞总数早期多增高,后期可降至正常。粪便检查原虫阳性率不高。此时十二指肠引流 C 管胆汁中可见滋养体。

肝功能检查,转氨酶大多正常,血清胆碱酯酶降低,碱性磷酸酶轻度升高。X 线检查可见右侧膈肌抬高、活动受限,局部隆起更是诊断意义。左叶脓肿时,钡餐检查可见胃小弯受压和胃体左移现象。B 型超声波、同位素肝脏扫描、CT 扫描、磁共振等检查均有助于诊断。

阿米巴肺脓肿多继发于肝脓肿,其主要症状与细菌性肺脓肿、支气管扩张相似。若并发支气管肺瘘时,可咳出大量咖啡色脓液。若并发胸膜炎时可有胸腔积液,如呈咖啡色有助于诊断。

阿米巴心包炎较少见,可由左叶阿米巴肝脓肿穿入心包而致。症状与细菌性心包炎相似,是本病最危险的并发症。

七、诊断

慢性腹泻或肠功能紊乱者,应疑及肠阿米巴病;典型的痢疾样黏液血便,中毒症状轻,有反复发作倾向,粪便镜检找到吞噬红细胞的溶组织内阿米巴滋养体,可确诊为肠阿米巴病;有典型症状但粪便未发现病原体时,可借助血清学检查或在谨慎观察下应用特效、窄谱杀阿米巴药,如有效可作出临床诊断。

(一) 临床表现

起病缓慢,症状较轻,腹泻次数少,暗红色果酱样粪便等应考虑本病。

（二）粪便检查

显微镜下检出溶组织阿米巴为确诊重要依据。血性黏液稀便易找到滋养体，粪质部分易找到包囊。

（三）乙状结肠镜或纤维肠镜检查

直接观察乙状结肠或降结肠等处，可见大小不等的散在溃疡、溃疡间黏膜大多正常，并可自溃疡处刮取标本镜检，有助于发现组织型滋养体，对粪检阴性、临床不能确诊的患者很有诊断价值。

（四）X 线钡剂灌肠检查

可发现阿米巴瘤患者肠道有充盈缺损，其边缘不规则僵直，局部黏膜紊乱。

（五）血清学检查

可用阿米巴纯抗原检测特异性抗体，当体内有侵袭性病变时方形成抗体，包囊携带者抗体检测为阴性。常用间接血凝、ELISA、间接荧光抗体、对流免疫电泳、琼脂扩散沉淀试验等。

八、鉴别诊断

本病以慢性腹泻为主要症状时应与细菌性痢疾等侵袭性肠道细菌感染、血吸虫病、小袋虫病、旋毛虫病、慢性非特异性溃疡性结肠炎等鉴别；以非痢疾症状为主要表现时需注意与肠结核、结肠癌、克罗恩病等鉴别。

（一）血吸虫病

有疫水接触史，起病较缓，间歇性腹泻，肝脾肿大，血嗜酸性粒细胞增高，粪便或肠黏膜活检找到虫卵、大便孵化阳性、血中查获虫卵可溶性抗原可确诊。

（二）肠结核

大多有原发结核病灶存在，患者有消耗性发热、盗汗、营养障碍，粪便多呈黄色稀糊状，带黏液而少脓血，腹泻与便秘交替出现。胃肠道 X 线检查有助于诊断。

（三）结肠癌

患者常年龄较大。左侧结肠癌者常伴有排便习惯改变，粪便变细含血液，有渐进性腹胀。右侧结肠癌常表现为进行性贫血、消瘦、不规则发热等，有排便不畅感，粪便多呈糊状，除隐血试验阳性，间或含有少量黏液外，绝少有鲜血。晚期大多可触及腹部肿块。钡剂灌肠和纤维肠镜检查有助于鉴别。

（四）慢性非特异性溃疡性结肠炎

临床上与慢性阿米巴肠病难以区别，多次病原体检查阴性，血清阿米巴抗体阴性，病原特效治疗无效时支持本病诊断。

九、预后

一般预后良好，暴发型病例、心包、肺、脑迁徙性脓肿以及并发肠出血、肠穿孔等预后不良。

十、治疗

（一）一般治疗

急性期应卧床休息，患者应肠道隔离至症状消失、大便连续 3 次查不到滋养体和包囊。加强营养，必要时输液或输血。

（二）病原治疗

1. **甲硝唑（灭滴灵）**　0.4~0.8g，每日 3 次，连服 5~7d，儿童 50mg/(kg·d)，分 3 次服，连用 3~5d。

不能口服者可静脉滴注。注意本药副作用：偶有恶心、头昏、心悸、白细胞降低等。

2. **甲硝磺酰咪唑**　成人每日 2.0g，儿童每日 50mg/kg，清晨顿服，连用 3~5d。

3. **氯散糖酸酯(氯胺苯酯)**　对轻型和包囊携带疗效为 80%~90%，是安全有效的抗肠腔内阿米巴药物，0.5g，每日 3 次，连服 10d。

4. **吐根碱(盐酸依米丁)**　对滋养体有直接杀灭作用，能迅速控制急性痢疾症状和肠外并发症，但对肠腔内小滋养体和包囊无效。成人每日 60mg 或 1mg/kg，深部肌内注射，连用 6d。因其对心脏、肾脏有副作用，现已少用。

5. **抗菌药物**　巴龙霉素、土霉素均为 0.5g，每日 4 次，7~10d 为一疗程，红霉素 0.3g，每日 4 次，5~10d 一疗程。

6. **中药**　鸦胆子(苦参子)仁、白头翁、大蒜等均可使用。

(三) 并发症的治疗

在积极有效的甲硝唑或依米丁治疗下，肠道并发症可得到缓解。暴发型患者有细菌混合感染，应加用抗生素。大量肠出血可输血。肠穿孔、腹膜炎等必须手术治疗者，应在甲硝唑和抗生素治疗下进行。

肠阿米巴病若及时治疗预后良好。如并发肠出血、肠穿孔和弥漫性腹膜炎以及有肝、肺、脑部转移性脓肿者，则预后较差。治疗后粪检原虫应持续 6 个月左右，以便及早发现可能的复发。

十一、预防

应讲究饮食卫生，不喝生水，不吃不洁瓜果、生蔬菜，养成餐前便后或制作食品前洗手等卫生习惯。加强粪便管理，因地制宜做好粪便无害化处理，改善环境卫生。保护公共水源，严防粪便污染。大力扑灭苍蝇、蟑螂，采用防蝇罩或其他措施，避免食物被污染。对患者应迅速治疗，按传染病管理办法实行疫情报告、消毒、隔离等处理。在一个地区出现一批病例时，要迅速做实验室检查以确诊，并进行流行病学调查及采取相应措施。

> **思考题**
>
> 1. 溶组织内阿米巴的致病机制是什么？
> 2. 典型的肠阿米巴病的病理变化是什么？解释其原因。

(李家斌)

阿米巴肝脓肿

阿米巴肝脓肿(amebic liver abscess)，是由于溶组织阿米巴滋养体从肠道病变处经血流进入肝脏，使肝发生坏死而形成，是阿米巴肠病最常见的并发症。若根据住院患者统计，阿米巴肝脓肿发生率约占阿米巴肠病的 40%。以长期发热、右上腹或右下胸痛、全身消耗及肝脏肿大压痛、血白细胞增多等为主要临床表现。

一、病原学

见第二篇第二十四章第三节。

二、发病机制与病理

在肠黏膜下层或肌层的溶组织内阿米巴滋养体,可侵入静脉,经肠系膜上静脉、门静脉血流进入肝脏。大多数滋养体抵达肝脏后即被消灭,仅少数可存活并在肝内进行繁殖。滋养体在肝组织门静脉内因栓塞、溶组织及分裂作用,造成局部液化性坏死而形成脓肿。脓肿所在部位深浅不定,以大的单个为多见,约 80% 位于肝右叶,尤以右叶顶部居多。因滋养体经门静脉血行扩散,故早期以多发性小脓肿较为常见,后期才互相融合形成单个大脓肿。脓液呈巧克力酱样,质黏稠或稀薄,有肝腥味,含有溶解和坏死的肝细胞、红细胞、白细胞、脂肪、夏科 - 雷登晶体及残余组织。滋养体常聚集在脓腔壁,约 1/3 病例在脓液中可找到滋养体。脓肿可因不断扩大,逐渐浅表化,以至于向邻近体腔或脏器穿破。慢性脓肿可继发细菌感染,如大肠埃希菌、葡萄球菌、变形杆菌等。细菌感染后,脓液失去其典型特征,呈黄色或黄绿色,有臭味,并有大量脓细胞,临床上可出现毒血症表现。

三、临床表现

阿米巴肝脓肿多数继发于阿米巴肠病,也可在没有阿米巴肠病的患者中出现。多数发生在阿米巴肠病 30~40d 后,但可早可迟,早者肝脓肿与肠病同时发生,迟者在肠病数月或数年以后,而肠道感染已经消除。

临床表现的轻重与病程、脓肿大小及部位、有无并发症有关。起病大多缓慢,有不规则发热、盗汗等症状,发热以间歇型或弛张型居多,有并发症时体温常达 39℃ 以上,并可呈双峰热。常伴有食欲不振、腹胀、呕吐、腹泻等症状,肝区痛为本病重要症状,常呈持续性钝痛,深呼吸及体位变更时加剧,夜间疼痛常更明显。右叶顶部脓肿可刺激右侧膈肌,引起右肩痛,或压迫右下肺引起肺炎或胸膜炎征象。脓肿位于肝下部时可引起右上腹痛和右腰痛,部分患者右下胸或右上腹饱满,或扪及肿块,伴有压痛。左叶肝脓肿约占 10%,表现为左上腹痛,向左肩放射,剑突下肝肿大或中、左上腹饱满、压痛及肝区叩痛。黄疸少见且多轻微,多发性脓肿中黄疸的发生率较高。慢性病例呈衰竭状态,消瘦、贫血、营养不良性水肿,发热反不明显。部分晚期患者肝脏质地坚韧并伴局部隆起。

四、实验室检查

(一) 血象

血白细胞总数和中性粒细胞数增高,以急性期增高明显,血白细胞总数平均为 18×10^9/L,有继发感染时更高,慢性期则接近正常或减少。贫血较明显,红细胞沉降率增快。

(二) 溶组织内阿米巴的检查

从粪便中能找到滋养体或包囊,在肝组织中只能找到滋养体。由于虫体在受到尿液、水等作用后会迅速死亡,故应注意快速检测,保持 25~30℃ 的温度和防止尿液等污染。

(三) 免疫学血清试验

分为抗原检测和抗体检测。检测到血中的特异性抗原可作明确诊断的依据。血清学检查 IgG 抗体阴性者,一般可排除本病,IgM 阳性则提示近期或现症感染,阴性者不排除本病。

五、并发症

阿米巴肝脓肿可产生三类并发症,即血源播散、继发细菌感染及脓肿穿破。

(一)血源播散

罕见,阿米巴原虫偶可侵入肝内血管,经肝静脉回流至右心,并随血流播散至全身而形成肺、脑、脾、胰、肾等处阿米巴病。

(二)继发细菌感染

继发细菌感染是阿米巴肝脓肿的重要并发症,发生细菌感染后高热、中毒症状明显,单用抗阿米巴药物治疗无效,必须加用有效抗生素方可奏效。此时脓液可呈黄色或黄绿色且伴恶臭,脓液细菌培养可得阳性结果。大肠埃希菌和金黄色葡萄球菌为最常见致病菌。

(三)穿破

穿破是阿米巴肝脓肿常见并发症,发生率23%~30.9%,也有高达50.6%者。脓肿穿破与病程较长、脓肿居肝脏边缘、脓肿较大、抽脓次数较多及腹压增高等因素有关。如穿过膈肌形成脓胸或肺脓肿,穿破至支气管造成胸膜-肺-支气管瘘,穿破至心包或腹腔引起心包炎或腹膜炎等。在穿破并发症中,以向肺实质和胸腔穿破最为多见。

六、诊断

(一)流行病学背景

询问患者居住环境,有无不洁饮食史及近期有无慢性腹泻患者接触史。

(二)症状和体征

发病前有腹泻史,体温逐日上升伴肝区疼痛,肝脏肿大和有压痛。

(三)实验室检查

血白细胞总数及中性粒细胞增多,粪便镜检找到滋养体与包囊,肝脓肿穿刺液内找到滋养体或检测出抗原。

(四)影像学检查

1. **X线检查**　肝脓肿典型者多位于肝脏右叶,脓肿较大时,肝脏向上扩大,刺激右膈肌或压迫右肺底,在X线上表现为右侧膈肌升高,活动受限或伴胸膜渗出或右肺底云雾状阴影,肋膈角消失。膈下脓肿侧位时多为后肋膈角消失,当肝脓肿向肺或支气管穿破后,肺内可有浸润性阴影。

2. **超声波检查**　对肝脓肿的诊断很有价值,可以确定较大脓肿是否存在,了解脓肿的数目、部位、大小及深浅,指导临床医师做肝穿刺排脓或手术治疗。

3. **其他**　CT、肝动脉造影、放射性核素肝扫描、磁共振均可显示肝内占位性病变,对阿米巴肝病和肝癌、肝囊肿鉴别有一定帮助,其中CT尤为方便可靠,有条件者可选用。

七、鉴别诊断

(一)原发性肝癌

发热、消瘦、右上腹痛、肝肿大等临床表现酷似阿米巴肝脓肿。但一般热度较低,肝痛较著,消瘦明显,常有慢性肝炎病史。AFP测定及影像学检查有助于鉴别。

(二)细菌性肝脓肿

起病急骤,毒血症状较重。肝肿大不明显,局部压痛较轻。肝穿刺时脓液少,呈黄白色,细菌培养可获阳性结果。血清学检查溶组织内阿米巴为阴性,且抗菌药物治疗有效。

(三)血吸虫病

有发热、腹泻、肝肿大等表现,但肝痛较轻,脾肿大较显著,血象中嗜酸性粒细胞显著增加,乙状结肠镜检查,虫卵可溶性抗原检测有助于鉴别。

(四)胆囊炎

起病急,右上腹痛阵发性加剧,且常有反复发作史。黄疸多见且较深,肝肿大不显著,胆囊区压痛明显,可做胆囊造影及十二指肠引流予以鉴别。

八、预后

阿米巴肝脓肿多数预后较好。如及时确诊,适当治疗,治愈率可达 68.5%~95%。

九、治疗

主张以内科治疗为主。

(一)病原治疗

选用组织内杀阿米巴药为主,辅以肠内杀阿米巴药以达根治。抗阿米巴药物分两大类:①对肠外阿米巴感染有效的药物,如甲硝唑、依米丁、氯喹等;②对肠内阿米巴感染有效的药物,如喹碘方、卡巴肿、甲硝唑、依米丁、石蒜碱子等。

1. **甲硝唑** 对阿米巴肠病及肝病,都有较好的疗效,成人每日 3 次,每次 0.4~0.8g,5~10d 为 1 个疗程。少数阿米巴肝脓肿单用甲硝唑治疗,效果不佳,则应并用氯喹或改用依米丁。

2. **依米丁** 亦称吐根碱,是从茜草科植物吐根根部提出的生物碱。它能直接杀灭滋养体,对慢性阿米巴肠病及无症状的阿米巴携带者无效,尚需继用喹碘方或卡巴肿等其他药物。依米丁在肝中的浓度,远远超过肠壁中的浓度,对阿米巴性肝脓肿有特效。成人体重 60kg 以下者,按 1mg/(kg·d)计算,超过 60kg 者,仍按 60kg 计算,每日分 2 次注射,连用 6d。如未愈,30d 后再用第 2 疗程。因依米丁毒性太大,且在体内排泄缓慢,现先选用甲硝唑治疗,无效病例才考虑应用依米丁。

3. **氯喹** 毒性小,吸收后在肝、肺、肾的浓度高于血液 200~700 倍,疗效佳。成人口服第 1、2 天每天 0.6g,以后每天服 0.3g,2~3 周为 1 疗程,偶有胃肠道反应、头痛和皮肤瘙痒。

(二)手术治疗

1. **经皮肝脓肿穿刺引流术** B 超显示肝脓肿直径 3cm 以上、靠近体表者,可行穿刺引流。

2. **腹腔镜引流** 适用于位置较为表浅的脓肿:①巨大肝脓肿;②肝左叶脓肿,肝右叶前下方脓肿;③药物及穿刺引流疗效不良者。

3. **肝脓肿切开引流术** 适应证包括以下几点:反复抽吸未能抽出脓汁,但有脓肿存在的症状,且全身症状明显;脓肿位于肝左叶或其他部位,穿刺容易损伤附近器官者;多发性脓肿;脓肿有出血;穿刺抽脓及用抗阿米巴药物治疗无效者;巨大的肝脓肿,直径在 10cm 以上者;脓肿已并发细菌感染,脓腔迅速扩大,易于穿破,病情恶化者;脓肿已穿破入胸腔、腹腔或邻近器官。左叶肝脓肿有穿破入心包的可能性,也应尽早手术。

4. **肝部分切除术** 适应证包括以下 4 点:①肝脓肿切开引流术后死腔形成,创口长期不愈及窦道形成;②脓肿穿破肝内胆管,而单纯引流术可遗留经久不愈的胆瘘;③脓肿支气管瘘;④左肝慢性巨大脓肿,肝周围组织萎缩者。

十、预防

预防原则为消灭传染源和切断传播途径。具体措施包括:①早期发现和治疗无症状溶组织内阿米巴包囊携带者和阿米巴病患者,特别是从事饮食业者;②消灭苍蝇和蟑螂的孳生地,注意食品卫生;③加强水源的管理,进行粪便、垃圾、污水的无害化处理;④在流行地区对群众加强卫生宣教,养成饭前便后洗手、水果和生吃蔬菜要洗净的良好个人卫生习惯。

思考题

1. 阿米巴肝脓肿发生的机制以及病变演变的过程各是什么?
2. 简述阿米巴肝脓肿的鉴别诊断。

(李家斌)

第二节　疟　疾

　　疟疾(malaria)是由疟原虫感染人体引起的寄生虫病,主要由雌性按蚊(anopheles,anopheline mosquito)叮咬传播。疟原虫进入人体后,先侵入肝细胞发育繁殖,再侵入红细胞,在红细胞内繁殖,引起红细胞破裂而发病。临床上以反复间歇性寒战、高热、继之出大汗后缓解为特点,患者常伴有脾大及贫血。间日疟及卵形疟可出现复发,恶性疟发热常不规则,病情较重,并可引起脑型疟等凶险发作。

一、病原学

　　见第二篇第二十四章第三节。

二、流行病学

(一) 传染源
　　疟疾患者和无症状的带虫者是主要传染源。
(二) 传播途径
　　疟疾的传播媒介为雌性按蚊,经叮咬人体传播。少数病例可因输入带有疟原虫的血液或经母婴传播。母婴传播的疟疾称为先天性疟疾(congenital malaria)或经胎盘传播的疟疾(transplacental malaria)。
　　在我国,最重要的疟疾传播媒介是中华按蚊(*Anopheles sinensis*),是平原地区间日疟的主要传播媒介。山区的疟疾传播以微小按蚊(*Anopheles minimus*)为主。在丘陵地区则以嗜人按蚊(*Anopheles anthropophagus*)为重要媒介。在海南省的山林地区,主要的传播媒介是大劣按蚊(*Anopheles dirus*)。此外,我国传播疟疾的媒介尚有多斑按蚊(*Anopheles maculates*)、巴拉巴按蚊(*Anopheles balabacensis*)和嵌斑按蚊(*Anopheles tessellates*)等。
(三) 人群易感性
　　人对疟疾普遍易感。感染后虽可获得一定程度的免疫力,但不持久。再次感染同种疟原虫,临床症状较轻,甚至可无症状。初生婴儿不论在疟区或非疟区,对疟原虫普遍易感。当来自非疟疾流行区的人员感染疟原虫时,临床表现常较严重。各型疟疾之间无交叉免疫性。

(四) 流行特征

疟疾是人类一种古老的疾病。我国早在 3000 多年前的殷商时代就已有疟疾流行的记载。

疟疾主要流行于热带和亚热带,其次为温带。与按蚊的生活及繁殖环境密切相关。间日疟的流行区域最广,恶性疟主要流行于热带,三日疟和卵形疟相对较少见。我国云南和海南两省为间日疟及恶性疟混合流行区,其余地区主要以间日疟流行为主。热带地区全年均可发病,其他地区发病以夏秋季较多。

疟疾在全球致死性寄生虫病中居第一位。目前全球约有 93 个国家 27 亿人居住在疟疾流行区,每年新发的疟疾为 1.4 亿 ~2.9 亿例,病死 21 万 ~63 万例,死亡病例中约 2/3 为 5 岁以下的幼儿。超过 85% 的死亡病例发生在撒哈拉以南的非洲地区。随着我国出境旅游和对外人员交流的迅速发展,出现不少在境外疟疾流行区感染的输入性病例。

三、发病机制与病理

疟原虫在红细胞内发育时一般无症状。当成批被寄生的红细胞破裂、释放出裂殖子及代谢产物时,它们作为致热原,刺激机体产生强烈的保护性免疫反应,引起寒战、高热、继之大汗的典型临床症状。释放出来的裂殖子部分被单核 - 吞噬细胞系统吞噬而消灭,部分则侵入新的红细胞,并继续发育、繁殖,不断循环,因而导致周期性临床发作。患者可获得一定的免疫力,此时虽仍有少量疟原虫增殖,但可无疟疾发作的临床表现,成为带疟原虫者。

疟疾患者临床表现的严重程度与感染疟原虫的种类密切相关。恶性疟原虫在红细胞内的繁殖周期较短,只有 36~48h,并且能侵犯任何年龄的红细胞,可使 20% 以上的外周血红细胞(相当于每立方毫米血液中 10^6 个红细胞)受感染,血液中疟原虫密度很高。因此,贫血和其他临床表现都较严重,间日和卵形原虫常仅侵犯较年幼的红细胞,红细胞受感染率较低,每立方毫米血液中受感染的红细胞常低于 25 000 个。三日疟仅感染较衰老的红细胞,每立方毫米血液中受感染的红细胞常低于 10 000 个,故贫血和其他临床表现都较轻。

恶性疟原虫在红细胞内繁殖时,可使受感染的红细胞体积增大成球形,胞膜出现微孔,彼此较易黏附成团,并较易黏附于微血管内皮细胞上,引起微血管局部管腔变窄或堵塞,使相应部位的组织细胞缺血性缺氧而变性、坏死。若此种病理改变发生于脑、肺、肾等重要器官,则可引起相应的严重临床表现,如脑型疟疾(cerebral malaria)。进食较少和寒战、高热消耗较多能量引起的低血糖,细胞因子亦可能在脑型疟疾的发生过程中起一定作用。

间日疟和三日疟原虫在人体内持续存活时间较长,不断产生抗原抗体复合物,并沉着于肾小球基底膜,激活补体,导致肾小球上皮细胞、基底膜及血管祥内皮细胞结构和功能严重损伤,出现肾病综合征,严重者可导致肾衰竭。疟疾的主要病理改变有:

(一) 脾肿大

急性疟疾患者的脾脏呈轻中度肿大,显微镜检查在脾髓内可见大量寄生在红细胞内的疟原虫与疟色素。慢性疟疾患者的脾肿大更显著,硬度增加,包膜增厚,大量疟色素沉积,显微镜下可见脾髓内网状组织呈弥漫性增生和纤维化。慢性疟疾患者治疗后脾脏不缩小。

(二) 肝肿大

肝常轻度肿大,肝细胞可有混浊肿胀与变性,星形细胞大量增生,内含疟原虫和疟色素,严重者甚至阻塞血窦引起循环障碍,发生灶性坏死。汇管区有大量淋巴细胞浸润,也有疟色素沉积。慢性疟疾可致肝硬化。

（三）脑部变化

多见于恶性疟疾脑型患者。显微镜下脑内毛细血管明显充血，血管内充满疟色素和疟原虫。含疟原虫的红细胞黏性增加，常凝集成栓子，阻塞毛细血管引起局灶性坏死、环状出血和疟疾肉芽肿等病变。

其他器官如肾和胃肠道黏膜也有充血、出血和变性。

大量被疟原虫寄生的红细胞在血管内裂解，可引起高血红蛋白血症，出现腰痛、酱油色尿，严重者可出现中度以上贫血、黄疸，甚至发生急性肾衰竭，称为溶血性尿毒症综合征（hemolytic uremic syndrome），亦称为黑尿热（black water fever）。此种情况也可由抗疟药物如伯氨喹所诱发。

细胞因子在疟疾发病机制中的作用尚未完全明确，但已发现α-肿瘤坏死因子（TNF-α）在恶性疟患者的血清中含量明显升高，并与脑型疟疾的发生和死亡相关。γ-干扰素对肝细胞内疟原虫的繁殖有抑制作用，但对红细胞内疟原虫的繁殖则没有抑制作用。

四、临床表现

间日疟和卵形疟的潜伏期为13~15d，三日疟为24~30d，恶性疟为7~12d。

（一）典型发作

周期性和间歇性发作是疟疾的临床特点。可分为三个阶段：①发冷期：持续10min至1h，体温迅速上升；②发热期：寒战停止后继以高热和脸色潮红，体温可达39~41℃，伴头痛、呼吸急促，持续4~8h；③出汗期：高热后大汗，体温骤降，持续2~3h。

（二）间日疟与三日疟的临床特征

间日疟与三日疟又称良性疟，其裂体繁殖均在周围血液中进行，故血片检查可见到疟原虫发育期的各种形态。

间日疟初发时常多有先兆症状，起病缓慢，病程2~5d呈弛张热，后转为间日发作的间歇热。若任其自然发展，则发热可持续1~2个月。三日疟间隔两日发作一次，发作周期常保持不变。

（三）恶性疟的临床特征

恶性疟的临床症状较复杂而多样化。热型不定，寒战、发热、大汗三期常不明显。头痛、肌痛、恶心、呕吐、烦渴等症状较显著。血中疟原虫数多，可迅速加重，短期内红细胞大量破坏诱发血红蛋白尿，引起肾功能衰竭。

（四）凶险发作

主要见于恶性疟，偶也发生于间日疟。临床上凶险发作可分为脑型、肺型、胃肠型等。

1. **脑型**　脑型疟疾在恶性疟中的发生率为2%左右。恶性疟感染反复发作后，始转为凶险。儿童与新进入流行区的非疟区人群，由于免疫力低下或无免疫力，感染恶性疟后，易发展为脑型。谵妄和昏迷为主要表现，并常伴有剧烈头痛、烦躁不安、抽搐等，多数患者伴有高热，少数有过高热（42℃）或体温在常温之下。脑脊液压力增高，个别抽搐频繁者，脑脊液中蛋白定性呈弱阳性，细胞数可达(10~20)×10⁵/L，以淋巴细胞为多，生化试验正常。

2. **肺型**　通常见于恶性疟病程的第5d左右，表现为急性肺水肿而致急性呼吸衰竭，产生急性肺水肿前均有脑、肾并发症，出现昏迷、抽搐、尿毒症等表现。血涂片中疟原虫密度极高。

3. **胃肠型**　临床表现类似急性胃肠炎，腹泻每日可多达数十次，以至造成患者脱水。亦有仅见剧烈腹痛，伴呕吐而无腹泻者，患者表现类似急腹症，腹痛位于下腹部，但较弥漫，压痛不显著，无腹肌痉挛现象，经抗疟治疗后腹痛迅速消失。

其他尚有肾型、黄疸弛张型、厥冷型等。

（五）再燃和复发

再燃是指疟疾初发后，由于患者未经彻底的治疗，患者血中疟原虫未完全消失；且免疫力降低，原虫逐渐增殖,又引起临床发作。复发是指初发后患者血中疟原虫已经完全消失(如将血液转种也不能使受血者发病),一旦免疫力因过劳、受冷、手术、分娩等而减退时,又出现原虫血症甚至症状者。

恶性疟、三日疟、输血性疟疾一般均无复发,但可有再燃。目前认为间日疟原迟发型子孢子需在人体内经过一段时间休眠才发育成熟,引起复发。复发的症状与初发相似,但前驱症状不明显,起病多急骤。

(六) 慢性感染

少数患者可无高热或寒战发作,仅表现为乏力、慢性贫血;病程迁延,患者易并发细菌感染,胎儿及孕妇的死亡率也有所升高。

五、并发症和后遗症

(一) 黑尿热(black water fever)

黑尿热是恶性疟最严重的并发症,与恶性疟疾关系密切,多见于无免疫力新进入高疟区、有重度感染和反复发作的患者,当未获得及时治疗、血中原虫数量剧增时易致病。某些抗疟药物如奎宁或伯氨喹、磺胺类、砜类等服用后可致黑尿热,可能系过敏所致。无疟疾而服用此类药物亦可能发生本病。黑尿热主要由急性溶血所致,可能与变态反应有关。奎宁、伯氨喹类药物将大量疟原虫杀死,其分解产物进入血浆,如人体对之过敏,则大量红细胞被分解,造成急性溶血。奎宁导致的急性溶血可能属Ⅱ型过敏反应。当奎宁类药物进入具有过敏体质的人体,与红细胞结合成完全抗原,刺激人体产生抗体。当人体再次接触同类药物时,抗原和抗体在补体参与下使红细胞溶解。伯氨喹在体内转变为具有较强氧化能力的喹啉醌衍生物。将氧合血红蛋白变为高铁血红蛋白。若患者的红细胞内缺少6-磷酸葡萄糖脱氢酶,红细胞内高铁血红蛋白不能还原为还原型谷胱甘肽,后者的缺乏,使红细胞的基膜稳定性受到破坏,结果导致溶血。溶血后可产生严重的溶血性贫血,血中胆红素增高而出现溶血性黄疸。当血中血红蛋白超过肾阈(0.37~1.02g/L)时,即由肾脏排出,形成黑褐色的血红蛋白尿。大量血红蛋白进入肾小管及集合管可产生阻塞,导致尿闭及尿毒症。本病除有恶性疟疾的病理改变外,尚有血管内大量溶血现象;患者起病急,先有寒战、发热,伴有腰痛,数小时后即有黑褐色血红蛋白尿出现。患者常呈极度衰竭状态,口干、脉细速、呕吐等,可有谵妄、昏迷等表现。血红蛋白尿持续数小时至2~3d,严重者发生少尿,甚至尿闭、尿毒症。

黑尿热病死率为20%~30%。6岁以下儿童和老年患者的病死率较高。一次发作后尤易引起复发。治疗上首先应立即停用相关抗疟药物,以后治疗疟疾时应避免使用奎宁、伯氨唑类药物。肾上腺皮质激素可控制溶血,应用5%酸氢钠250~500ml静脉滴注以碱化尿液,并可防止肾小管阻塞。严重贫血者应小量多次输血。有急性肾衰竭者,应予相应血液透析等处理。

(二) 疟疾与妊娠

疟疾对妊娠有不良影响,多次疟疾发作可促使流产、早产或死胎。胎盘可成为疟原虫的滋生繁殖场所,胎盘重度感染后导致胎儿死亡。

(三) 其他

包括肝损害、肺部病变、肾损害,在脑型凶险发作的恢复期,少数患者可出现手震、四肢瘫痪、吞咽障碍或语言障碍等后遗症,一般经治疗可恢复。慢性并发症包括:贫血、热带脾大、三日疟相关肾病、伯基特淋巴瘤和EB病毒感染等。

六、诊断

(一) 流行病学资料

患者发病前有疟疾流行区生活史,蚊子叮咬史,近期有输血史等。

(二)临床表现

疟疾的典型临床发作对诊断有很高的特异性。典型疟疾的临床表现是间歇发作性寒战、高热、大量出汗,贫血和脾大。间歇发作的周期有一定规律性,如间日为隔天发作一次,三日疟为隔 2d 发作一次。每次发作都经过寒战、高热,继之大汗热退的过程。一般较易与其他疾病相鉴别。但应注意在各型疟疾的发病初期以及恶性发作常不规则,使临床诊断有一定困难。脑型疟多在疟疾发作时出现神志不清、抽搐和昏迷。

(三)实验室检查

1. 血液的厚、薄涂片　外周血涂片经吉姆萨染色(Giemsa stain)后用显微镜油镜检查,寻找疟原虫,是目前最常用的方法,具有确定诊断及判断疟原虫密度的重要意义。薄血涂片中疟原虫形态完整、典型,容易识别和鉴别虫种,但原虫密度低时,易漏检。厚血涂片由于原虫比较集中,易检获,但染色过程中红细胞溶解,原虫形态有所改变,虫种鉴别较困难。因此,最好同时制作厚、薄两种血涂片。评价是否为疟疾或同时伴恶性疟疾,对治疗方案的选择具有重要意义。恶性疟疾患者的疟原虫密度常较高,在一个红细胞内常同时有一个以上的恶性疟原虫寄生。于寒战早期患者的血液涂片中,较常发现环状体。发作数次后可发现配子体。间日疟原虫的环状体、大滋养体和裂殖体都较恶性疟原虫大,而且红细胞胀大、疟色素较明显。骨髓涂片的阳性率稍高于外周血液涂片。

2. 吖啶橙荧光染色法　具有检出速度较快、检出率较高的优点,但需用荧光显微镜检查。检测特异性 DNA 的聚合酶链反应灵敏度高,每毫升血液中含 10 个以上疟原虫即可检出。

3. 免疫学方法　如酶联免疫吸附试验、放射免疫测定等,检测血液中疟原虫的特异性抗原与特异性抗体,具有方便、快速、敏感的特点。鉴于患者常于感染后 3~4 周才有特异性抗体出现,因而特异性抗体的检测临床应用价值较小,仅用于流行病学调查。

七、鉴别诊断

疟疾应与多种发热性疾病相鉴别,如败血症、伤寒、钩端螺旋体病、肾综合征出血热、恙虫病、胆道感染和尿路感染等。脑型疟应与乙型脑炎、中毒型菌痢、散发病毒性脑炎等相鉴别。发病季节、地区等流行病学资料对鉴别诊断有一定帮助。上述疾病的特殊临床表现以及有关的实验室检查亦有较大帮助。然而,最重要的鉴别诊断依据是确定其病原体。大多数临床上误诊的疟疾病例都是由于医生对本病缺乏警惕所造成的。恶性疟临床表现为不规则发热,如果忽视流行病学资料,则常致延误诊断。凡是不明原因发热,尤其是发作性、间歇性发热,都应及时做血液或骨髓涂片的疟原虫检查,绝大多数疟疾可获得明确的诊断。

八、预后

疟疾的病死率因感染的虫种不同而差异较大,间日疟、三日疟和卵形疟病死率很低,而恶性疟的病死率较高。婴幼儿感染、延误诊治和耐多种抗疟药虫株感染的病死率较高。脑型疟病死率达 9%~31%,而且可出现偏瘫、失语、斜视、失明、小脑共济失调和精神异常等多种后遗症。

九、治疗

(一)基础治疗

发作期及退热后 24h 应卧床休息。注意补足水分,对食欲不佳者给予流质或半流质饮食,至恢复期予高蛋白饮食;吐泻不能进食者,则适当补液;贫血者可辅以铁剂。寒战时注意保暖;大汗应及时用毛巾擦干,并随时更换汗湿的衣被,以免受凉;高热时采用物理降温,过高热患者可药物降温;凶险发作者应严密观察生命征,记录出入量,做好基础护理。按虫媒传染病做好隔离。

(二) 抗疟原虫治疗

在疟疾的治疗中,最重要的是杀灭红细胞内的疟原虫。

1. 选药原则　根据诊断是否为恶性疟疾,血中原虫密度大小,病情轻重,是否来自耐药流行区、当地疟原虫的耐药类型,当地药物的可及性来选择药物。在全球大多数地区,恶性疟原虫已对氯喹、周效磺胺 - 乙胺嘧啶和单独使用的其他抗疟疾药物等传统治疗产生耐药性。世界卫生组织建议使用青蒿素衍生物与另一种有效抗疟疾药物的联合方案,这是目前最有效,并且可以避免疟原虫产生耐药性的方法。

2. 常用药物

(1)杀灭红细胞内裂体增殖期疟原虫的药物:控制临床发作。

1)青蒿素及其衍生物:以青蒿素为基础的联合药物治疗在所有疟疾流行区有效,是近年来全球疟疾控制取得成功的重要因素。可根据病情轻重或急缓选用口服、肌内注射或静脉注射。青蒿素(artemisinine)片,成人首次口服 1.0g,6~8h 后服 0.5g,第 2、3d 各服 0.5g,3d 总剂量为 2.5g。青蒿素的衍生物,如双氢青蒿素(dihydroartemisinin)片,成人第 1d 口服 120mg,随后每天服 60mg,连用7d;或蒿甲醚(artemether)注射剂,首剂 300mg 肌内注射,第 2、3d 各再肌内注射 150mg;或青蒿琥酯(artesunate),成人第 1d 每次服 100mg,每天服 2 次,第 2~5d 每次服 50mg,每天服 2 次,总剂量为600mg。

2)氯喹:用于对氯喹敏感的疟原虫感染治疗,具有高效、耐受性好、不良反应轻的优点。一般成人首次口服磷酸氯喹 1g(0.6g 基质),6~8h 后再服 0.5g(基质 0.3g),第 2、3d 再各服磷酸氯喹 0.5g。3d 总剂量为 2.5g。

3)盐酸甲氟:该药的血液半衰期较长,约为 14d。成人顿服 750mg 即可。对耐氯喹的恶性疟原虫感染亦有较好的疗效。然而,近年来已有耐药株较广泛存在的报道。

4)磷酸咯萘啶(pyronaridine phosphate):是我国 20 世纪 70 年代研制的抗疟新药,能有效地杀灭红细胞内裂体增殖的疟原虫。

5)哌喹(piperaquine):本品作用类似氯喹,半衰期为 9d,是长效抗疟药。耐氯喹的虫株对本品仍敏感。

6)盐酸氨酚喹啉(amodiaquine hydrochloride):作用与氯喹相似,副反应较氯喹少。

7)其他:新近研制或目前国内临床上较少应用的抗疟药物,包括奎宁、奎宁麦克斯(quinimax)、苯芴醇(benflumetol)、柏鲁捷特(paluject)、常山素(arteflene)、阿托华君(atow aquone)、磷酸萘酚喹(naphthoquine phosphate)等。

(2)杀灭红细胞内疟原虫配子体和肝细胞内迟发型子孢子的药物:防止疟疾的传播与复发。

1)磷酸伯氨喹:成人每次口服磷酸伯氨 13.2mg(7.5mg 基质),每天服 3 次,连服 8d。虽然恶性疟和三日疟无复发问题,但是为了杀灭其配子体,防止传播,亦应服用伯氨 2~4d。由于伯氨喹可使红细胞内 6- 磷酸葡萄糖脱氢酶(G-6-PD)缺陷的患者发生急性血管内溶血(acute intravascular hemolysis),严重者可因发生急性肾衰竭而致命,因此,于应用前应常规做 G-6-PD 活性检测,确定无缺陷后才给予服药治疗。

2)特芬喹(tafenoquine):是美国研制的 8 氨喹类杀灭红细胞内疟原虫配子体和迟发型子孢子的药物。临床试验显示,成人每天口服 300mg,连服 7d,预防疟疾复发效果良好。

3. 特殊情况的抗疟治疗

(1)耐药的疟原虫感染者抗疟治疗:因青蒿琥酯和甲氟喹杀灭耐氯喹疟原虫效果好、不良反应轻、价格便宜,用于妊娠妇女及儿童安全性高,前者为我国首选,后者为欧美无青蒿琥酯国家治疗耐氯喹疟疾的首选药物。应采用联合用药,如甲氟喹加周效磺胺、蒿甲醚加苯芴醇、青蒿琥酯加苯芴醇、乙胺嘧啶加周效磺胺、咯萘啶加乙胺嘧啶等。

对耐氯喹恶性疟疾：可选用不同类型的青蒿素类联合、甲氟喹联合青蒿琥酯、奎宁联合多西环素或克林霉素。

（2）妊娠妇女疟疾的治疗：与非妊娠妇女比较，妊娠妇女对疟疾易感，并易发展为重症。可导致流产或胎儿先天性感染。

妊娠早期：氯喹敏感者选用氯喹。耐氯喹或恶性疟感染者可选用奎宁联合克林霉素；妊娠中晚期：青蒿琥酯联合克林霉素，或奎宁联合克林霉素。

（3）脑型疟疾的治疗：可选用以下四种杀灭红细胞内裂体增殖原虫的药物，但国内最常应用的是青蒿琥酯的静脉注射剂型。

1）青蒿琥酯：成人用 60mg 加入 5% 碳酸氢钠 0.6ml，摇匀 2min 至完全溶解，再加 5% 葡萄糖注射液 5.4ml，使最终为 10mg/ml 青蒿琥酯溶液，作缓慢静脉注射。或按 1.2mg/kg 计算每次用量。首剂注射后 4、24、48h 分别再注射 1 次。若患者的神志恢复正常，可改为口服，每天服 100mg，连服 2~3d。

2）氯喹：可用于敏感疟原虫株感染的治疗。用量为 16mg/kg，加入 5% 葡萄糖注射液中，于 4h 内静脉滴注，继以 8mg/kg，于 2h 内滴完。每天总用量不宜超过 35mg/kg。

3）奎宁：用于耐氯喹疟原虫株感染患者。二盐酸奎宁 500mg 加入 5% 葡萄糖注射液中，于 4h 内静脉滴注。12h 后可重复使用。清醒后可改为口服。静脉滴注过快可导致心律失常、低血压，甚至死亡。

4）磷酸咯萘啶：按 3~6mg/kg 计算，用生理盐水或等渗葡萄糖注射液 250~500ml 稀释后作静脉滴注，12h 后可重复应用。神志清醒后可改为口服。

（三）对症及支持治疗

脑型疟常出现脑水肿与昏迷，应及时给予脱水治疗。监测血糖，以及时发现和纠正低血糖。应用低分子右旋糖酐，有利于改善微血管堵塞或加用血管扩张剂己酮可可碱（pentoxifylline）治疗，可提高脑型疟疾患者的疗效。高热者可加醋氨酚（acetaminophen）、布洛芬（ibuprofen）等解热镇痛药治疗从而加快退热速度。对超高热患者可短期应用肾上腺皮质激素。

中国研究团队从植物中提取高效抗疟药青蒿素和双氢青蒿素，为此做出突出贡献的科学家屠呦呦获得 2015 年诺贝尔生理学或医学奖。

十、预防

（一）管理传染源

健全疫情报告制度，根治疟疾现症患者及带疟原虫者。

（二）切断传播途径

主要是消灭按蚊，防止被按蚊叮咬。清除按蚊幼虫孳生场所及广泛使用杀虫药物。个人防护可应用驱避剂或蚊帐等，避免被蚊叮咬。

（三）保护易感人群

疟疾疫苗接种与药物干预相结合将有望大大降低疟疾的发病率和病死率，但由于疟原虫抗原的多样性，给疫苗研制带来很大困难。

目前研制的疟疾疫苗是一种针对恶性疟原虫的重组抗原，在非洲进行Ⅲ期临床试验显示该疫苗对儿童和婴幼儿有部分保护作用。世界卫生组织计划将在撒哈拉以南非洲进行全球首个疟疾疫苗试点项目。

化学药物预防是目前较常应用的措施。间断预防性服药（intermittent preventive treatment，IPT），每周 1 次，有助于减少高危人群的感染，对高疟区的健康人群及外来人群可酌情选用。成人常用氯喹，口服 0.5g。在耐氯喹疟疾流行区，可用甲氟喹 0.25g。亦可选用乙胺嘧啶 25mg，或多西环素 0.2g。孕妇、儿童宜服用氯喹、甲氟喹或联合使用这两种药物作预防。

思考题

1. 简述疟疾发作、再燃、复发的机制。
2. 各型疟疾的抗疟治疗方案是什么？

（林　锋）

第三节　利　什　曼　病

利什曼病（leishmaniasis）是由利什曼原虫（*Leishmania spp*）侵入人体内脏或皮肤黏膜引起的地方性寄生虫病，包括内脏利什曼病（visceral leishmaniasis，VL），也称为黑热病（Kala-azar）和皮肤利什曼病（cutaneous leishmaniasis）两大临床类型。本病在世界各地分布，但以亚洲、南美洲和非洲高发。我国曾经在长江以北地区广泛流行，现仅局限于新疆、甘肃、四川、内蒙古等荒漠半荒漠地区。黑热病经携带利什曼原虫的白蛉叮吸传播，以长期不规则发热、进行性脾肿大，消瘦、全血细胞减少及血浆球蛋白增高为临床特征，诊断依赖病原学和血清学检查。皮肤利什曼病是最常见的临床类型，利什曼原虫经白蛉叮吸而侵入皮肤黏膜，引起多样性皮肤病灶，呈局灶性或全身性，可形成结痂、溃疡结节或斑块，常留有瘢痕，甚至毁容。主要分布于南美洲和非洲，近年我国输入性皮肤利什曼病有增加趋势。在我国，黑热病的病原体为杜氏利士曼原虫。

一、病原学

见第二篇第二十四章第三节

二、流行病学

（一）传染源

患者、病犬及某些野生动物（如狼、狐、鼠等）为储存宿主，是本病的传染源。在新疆、甘肃、内蒙古荒漠地区，以野生动物如大沙鼠等为主要传染源，称为"自然疫源型"或"野生动物源型"。近期，我国学者在西北荒漠地区的蜱螨体内检出利什曼原虫，其流行病学意义有待证实。

（二）传播途径

主要通过感染杜氏利什曼原虫的雌性白蛉叮刺人而感染。白蛉是主要传播媒介，其中以中华白蛉分布最广，长管白蛉仅见于新疆，吴氏白蛉主要分布于西北荒漠地区，亚历山大白蛉分布于新疆和甘肃荒漠地区。此外，偶可经吞食受染动物而感染，或经破损皮肤黏膜、胎盘、输血及共用注射器等方式感染。在欧洲吸毒者中多以共用注射器途径感染利什曼原虫。

（三）易感人群

人群普遍易感。易感性随年龄增加而降低,10 岁以下儿童或新进入疫区的外来人易受感染,病后有持久免疫力。人感染利什曼原虫后多无症状,仅少数人发病,营养不良可促进本病发展,患有艾滋病、使用免疫抑制剂及接受器官移植等免疫力低下者易患本病,而且病情较免疫力正常者更严重。

（四）流行特征

利什曼病分布较广,波及全球 98 个国家,约 3.5 亿人受威胁,1 200 万人患病,每年新增皮肤利什曼病 100 万 ~150 万例,黑热病 30 万例,死亡 7 万余人,致 240 万伤残调整生命年(disability-adjusted life year,DALY)。黑热病以南亚、中东、东非及拉丁美洲为多,而皮肤利什曼病以南美洲和非洲为多。战争、气候变化、难民及人群迁徙、营养状况均影响本病流行。

我国主要是黑热病,流行于新疆、甘肃、四川等省区。我国黑热病曾有人源型、犬源型和动物源型三种类型。人源型现已基本绝迹;犬源型多见于 10 岁以下的儿童,现少见;动物源型见于新疆、甘肃、四川等荒漠地区,以 2 岁以内的婴儿多见,发病无季节性。我国罕有皮肤利什曼病,但近年输入性皮肤利什曼病报告在逐年增多,主要为在南美洲、非洲及中东地区居住或旅行者。

三、发病机制与病理

利什曼病的流行和临床表现受原虫的虫种、媒介、宿主免疫功能等因素影响。巨噬细胞是利什曼原虫侵犯的主要靶细胞。利什曼原虫经受染白蛉叮咬人时,将原虫注入宿主皮下组织,并在巨噬细胞内脱鞭毛演变成无鞭毛体(即利杜体),通过二分裂模式大量繁殖,胀破细胞释放出利杜体,再被其他单核巨噬细胞所吞噬,如此反复,导致机体单核巨噬细胞系统大量增生。内脏利什曼病以侵犯肝、脾、骨髓、淋巴结等并致这些组织器官增生,以脾肿大最常见。因浆细胞大量增加,故血浆球蛋白增高。

黑热病主要病变为脾脏显著肿大,被膜增厚,在淋巴生发中心含利杜体的巨噬细胞大量增生,浆细胞增生,纤维组织增生致脾脏变硬及脾功亢进,可引起脾梗死。肝脏轻中度肿大,巨噬细胞增生,肝细胞肿胀及脂肪变性,重者可形成肝硬化。骨髓增生活跃,以巨噬细胞增生明显,可查见大量利杜体;有核红细胞增加,巨核细胞正常或减少,因脾亢致血小板显著减少。扁桃体、肺、肾、胰腺、肠道等淋巴样组织内巨噬细胞增生。肾小球血管基底膜上可见免疫复合物(IgG、IgM 和 C3)沉积,提示可致免疫复合物性肾病。

皮肤利什曼病:某些利什曼原虫(如美洲利什曼原虫属)以皮肤黏膜为主要靶器官。当带虫白蛉叮吸人皮肤时,叮咬处粒细胞及巨噬细胞聚集、增生及空泡化,并有大量淋巴细胞和浆细胞浸润,皮肤表层水肿,纤维组织增生,表皮坏死以及严重的假性上皮瘤增生,毛细血管肿胀和增生,形成结节样改变。随着原虫被清除,粒细胞和巨噬细胞坏死,小血管破坏,角质形成细胞凋亡,以及皮肤基底层液化及溃疡形成,周边有大量淋巴细胞浸润。最后由郎格罕细胞和少量上皮样细胞取代,逐渐形成瘢痕。

目前研究认为,在白蛉叮吸皮肤时释放利什曼原虫至真皮及皮下,同时白蛉的唾液中某些物质、携带微生物及利什曼原虫 RNA 病毒(Leishmania RNA viruses,LRV)可引起皮肤叮吸处炎症反应,启动中性粒细胞胞外诱捕(neutrophil extracellular traps,NETs)机制,捕获并杀灭部分原虫,含有原虫的部分中性粒细胞凋亡,原虫利用巨噬细胞吞噬凋亡粒细胞的过程,类似于"特洛伊木马"悄无声息地进入巨噬细胞内并演变成无鞭毛体(即利杜体)。进入巨噬细胞内的利杜体在纳虫空泡中不但能生存和大量繁殖,而且可逃避宿主的免疫清除作用。巨噬细胞既是原虫寄生的靶细胞,又是杀灭原虫的主要效应细胞。利什曼原虫感染巨噬细胞后有两种截然不同的信号活化途径并产生不同的临床结局。利什曼原虫感染后激活由 Th1 细胞因子(如 IFN-γ、TNF-α、IL-1 等)介导的途径,则巨噬细胞产生一氧化氮合成酶,水解精氨酸产生 NO,可迅速杀灭侵入的病原体。若巨噬细胞由 Th2 细胞因子(IL-4、IL-10、IL-13、TGF-β 等)介导的途径激活,这些细胞因子对巨噬细胞有负性调节作用,即抑制巨噬细胞的杀灭细胞内病原体的功能,从而有利于侵入的病虫在细胞内生存和繁殖。因此,利什曼原虫在体内的生存、繁殖、扩散取决于原虫的毒力与宿主的免疫应答途径。在感染的早期阶段,宿主、原虫和媒介因素促进中性粒细胞浸润及改变粒细胞功能,使其有利于原虫在宿主细胞内的生存、繁殖及扩散。随后,利什曼原虫进一步诱导宿主的固有免疫和获得性免疫功能失调和复杂化,导致利什曼原虫持续感染并引起组织损伤。

感染的结局和临床表现与利什曼原虫种类、免疫应答类型、宿主营养状态和免疫力等因素有关。如黑热病的病原体主要是杜氏利什曼原虫和婴儿利什曼原虫,偶见热带利什曼原虫。皮肤利什曼病多由硕大利什曼原虫、热带利什曼原虫及美洲利什曼原虫感染所致。杜氏利什曼原虫主要感染肝脏的库普弗细胞或脾脏、骨髓的巨噬细胞,而硕大利什曼原虫主要感染皮肤的炎性单核巨噬细胞和树突状细胞。利什曼原虫感染后产生以细胞免疫为主的应答,则出现保护性免疫应答,表现为无症状、隐性感染或自愈,当感染者免疫功能低下时可复发。合并感染 HIV 可因细胞免疫受损而使得感染复发或疾病进展加快、加重至严重感染。而皮肤利什曼病的临床结局与机体的免疫应答类型密切相关。当免疫应答为 Th1 型,则表现为局灶性皮肤利什曼病,皮损可自愈;若细胞免疫功能缺陷,常伴有原虫大量繁殖而引起弥漫性皮肤利什曼病;若原虫侵入后引起强烈的细胞免疫应答,虽然原虫得到控制,但常引起严重的炎症反应和组织破坏,导致皮肤黏膜利什曼病。

四、临床表现

潜伏期长短不一,平均 2 个月 ~1 年,短者 10d,长至 9 年。被白蛉叮咬后皮肤出现淡褐色小丘疹,无痛感,常被忽略。在我国,黑热病主要为内脏型黑热病。

(一)黑热病典型临床表现

1. **发热** 发热为本病主要症状,起病缓慢,症状轻而不典型。长期不规则发热为多,部分病例体温在 1d 内有 2 次升高,即双峰热型。少数可急性起病,突起发热,寒战但不剧烈,定期发作类似于疟疾。发热虽持续较久,但全身中毒症状不明显,可伴乏力、纳差、消瘦和咳嗽等。

2. **脾、肝及淋巴结肿大** 脾脏呈进行性肿大,甚至可达盆腔。若脾内栓塞或出血,可引起脾区疼痛和压痛。肝脏轻度或中度肿大、边缘锐利,质地柔软及表面光滑。偶有黄疸和腹水。淋巴结肿大少见。

3. **贫血及营养不良** 在病程晚期出现。表现为精神萎靡、头发稀疏、面色苍白、水肿及皮肤粗糙,面部、手、足及腹部皮肤色素沉着(故印度语称 Kala-azar)。因贫血出现心悸、气短,重症可出现心脏扩大和心功能不全。血小板减少可致鼻衄、牙龈出血、瘀点、瘀斑等。儿童在疾病晚期可出现营养不良及恶病质。

(二)黑热病后皮肤利什曼病(post-kala-azar dermal leishmaniasis,PKDL)

以无痛性皮肤斑丘疹、斑块状或结节样皮疹为特征,多发生于面部、躯干及身体其他部位,在皮损组织中可查到利杜体,提示 PKDL 是潜在的传染源。在黑热病临床治愈后的 6 个月至 1 年及以上出现,发生率为 5%~15%,主要见于南美洲和南亚国家。

(三)HIV 与利什曼原虫混合感染

近年来,艾滋病合并利什曼原虫感染,其临床表现复杂多样,有内脏利什曼病的表现如肝脾大、发热等,还有腹泻、呕吐、咳嗽、出血、水肿等表现;或合并皮肤利什曼病,甚至严重的弥散性皮肤利什曼病表现。利什曼病是 HIV 相关的机会性感染疾病之一。HIV 感染者发生黑热病及弥漫性皮肤利什曼病的风险增加数百倍,而黑热病又可促进 HIV 的复制及影响抗逆转录病毒治疗效果。

附：皮肤利什曼病(cutaneous leishmaniasis,CL)　皮肤利什曼病主要见于巴西、秘鲁和玻利维亚三国。该种类型主要表现为皮肤病损,包括局部皮肤利什曼病(localized cutaneous leishmaniasis,LCL)、弥漫性皮肤利什曼病(diffuse cutaneous leishmaniasis,DCL)和黏膜皮肤利什曼病(mucocutaneous leishmaniasis,MCL)。局灶性皮肤利什曼病(LCL)最常见,占皮肤利什曼病的 95%。其特征为白蛉叮吸处的皮肤出现瘙痒性小红斑,数周或数月后进展为丘疹或结节,2 周至 6 个月逐渐形成溃疡。皮损在 2~15 个月内自愈,可遗留瘢痕。弥漫性皮肤利什曼病(DCL)是一种非典型的皮肤利什曼病,多发生于细胞免疫功能缺陷患者,表现为累及全身的播散性结节及非溃疡性皮损,难以愈合易复发,伴有原虫的大量增殖。多见于拉丁美洲和非洲。黏膜皮肤利什曼病(MCL)占流行区皮肤利什曼病的 1%~10%。其特征是由细胞免疫所致的皮损处显著炎症和组织破坏,尤其是口咽部、鼻咽部甚至上呼吸道受原虫侵犯,可引起黏膜糜烂性病变,导致口鼻、咽部黏膜或软腭受损,引起口、鼻及面部受损,甚至毁容。多在局灶性皮损消失后发生,难以治愈。

五、实验室检查

(一)血象及血清蛋白

全血细胞减少,白细胞减少明显,严重者可发生粒细胞缺乏症;血红蛋白及血小板降低明显。血清球蛋白明显增加,而白蛋白常有减少,白 / 球蛋白比例倒置。

(二)病原学检查

1. **组织穿刺染色镜检**　取利什曼原虫丰富的脾脏、肝脏、骨髓、淋巴结及皮损等组织穿刺标本染色,检出原虫是确诊本病的金标准。脾脏穿刺涂片染色阳性率高达 93%~99%,但有出血风险而少采用。骨髓穿刺液涂片染色阳性率为 53%~86%;淋巴结穿刺液涂片染色阳性率为 53%~65%。

2. **培养**　将血液或组织穿刺标本培养后涂片染色可提高检出率。

3. **分子诊断技术**　用 PCR 技术从血液、骨髓或皮损穿刺标本中检测利什曼原虫 DNA 的敏感性高,尤其对无症状感染者和抗体阴性的 HIV 合并黑热病者具有诊断价值,亦可用于鉴定原虫种属。实时定量 PCR 检测原虫,可用于疗效评价。

(三)血清学检测

1. **ELISA**　是目前最常用的方法。用动基体相关蛋白重组抗原 -rK39 作为检测抗原,检测该抗体滴度的敏感性达 100%,特异性为 96%。抗体的滴度与疾病的活动直接相关,若持续阳性可预测临床复发。

2. **间接荧光抗体试验(IFAT)检测抗体**　抗利什曼原虫抗体在感染早期出现,治愈后 6~9 个月消失。若抗体持续存在,提示可能复发。IFAT 的敏感性(96%)和特异性(98%)好,需要一定的实验室条件,限制其临床应用。

3. **直接凝集试验(direct agglutination test,DAT)**　检测血清抗利什曼原虫 IgG 抗体,其敏感性为 94.8% 且特异性达 85.9%,操作简便、价格廉价,适用于基层应用。但约 50% 治愈者 DAT 可持久阳性,流行区 20%~30% 的健康人群呈阳性,故不能用于药物疗效考核,亦不能区别现症感染抑或既往感染。

4. **其他检测方法**　免疫层析条带试验、乳胶凝集试验可快速检测,缺点同 DAT 方法。免疫印迹技术较 IFTA、ELISA 敏感,但试剂昂贵且检测费时。

5. **检测尿中利什曼原虫抗原**　抗原水平与体内利什曼原虫载量相关,特异性优于抗体检测。黑热病的尿中可检测到无鞭毛体多肽片段(72~75kDa 和 123kDa)或热稳定的糖基化的 5~20kDa 抗原,有效治疗 3 周后抗原消失,若持续阳性则预示复发。

六、诊断与鉴别诊断

1. **诊断** 有白蛉叮咬史或在白蛉活动季节(每年5~9月)在流行区居住或旅行史;缓慢起病,长期不规则发热、消瘦、进行性脾肿大、贫血症状等;外周全血细胞减少及血清球蛋白显著增高应考虑本病。须行骨髓穿刺涂片染色或皮肤病灶、肝、脾组织中找到利杜体或培养检出前鞭毛体可确诊。血清特异性抗原或抗体检测阳性有助于诊断。既往有或现患黑热病者出现 PKDL 典型皮疹可临床诊断,皮损处查见利杜体可确诊。

2. **鉴别诊断** 黑热病需与长期发热、脾大及白细胞降低的疾病鉴别,如结核病、伤寒、布鲁菌病、败血症、疟疾、恶性组织细胞病、淋巴瘤、慢性血吸虫病、亚急性细菌性心内膜炎等疾病相鉴别。皮肤利什曼病须与麻风病、真菌感染、脓疱、疔、痈、尖锐湿疣、孢子丝菌病、梅毒、寻常狼疮、皮肤蝇蛆病、苔藓病、结节病、坏疽性脓皮病和皮肤肿瘤等基本鉴别。

七、预后

预后取决于早期诊断和早期治疗及有无并发症。黑热病若未治疗,常在2~3年内因肺炎、败血症、结核病、腹泻、出血、营养不良等并发症而死亡。自采用葡萄糖酸锑钠治疗以来,病死率减少,治愈率达95%以上,少数可复发。合并 HIV 感染者病情进展快、临床症状重及治疗效果差,预后不佳。皮肤利什曼病大多数可自愈,但皮损处结疤。弥漫性皮肤利什曼病和皮肤黏膜利什曼病难治愈,常引起颜面部缺损,甚至毁容。易合并组织黏膜的化脓性感染,甚至引起脓毒血症以及噬血细胞综合征等。

八、治疗

(一) 一般治疗

注意纠正营养不良,贫血者可补充铁剂及叶酸,必要时成分输血。杀虫治疗后脾亢未改善者可考虑脾切除。

(二) 病原治疗

1. **锑剂治疗** 首选葡萄糖酸锑钠(又称:斯锑黑克),疗效迅速而显著,副作用少。有六日疗法:总剂量成人90~130mg/kg,儿童150~170mg/kg,平分6份,每日1次肌内注射或葡萄糖液稀释后静脉缓慢注射。三周疗法:适用于感染严重或体弱者,总剂量成人150mg/kg,儿童200mg/kg,平分6次,每周2次,肌内注射或稀释后静脉注射。重复治疗:感染严重一个疗程未愈或复发者,可增加剂量重复治疗,在6日疗法剂量基础上加大1/3量。

用药期间严密监测临床表现和实验室指标。部分人用药期间有发热、恶心呕吐、腹痛、腹泻等不良反应,一般不影响治疗。有心脏病、肾功能不全和肝病者慎用。本品可引起自发性流产,妊娠妇女禁用。

2. **非锑剂药物**

(1)两性霉素B脂质体或两性霉素B:现已成为许多国家的一线治疗药物。对锑剂耐药或疗效不佳时可加用或换用。推荐免疫功能正常者用两性霉素B脂质体,剂量按3mg/(kg·d)分别于第1~5d、14d 和 21d 给药。对免疫力低下者按4mg/(kg·d)于第1~5d 及第10d 开始每7d 给药一次,共5次。艾滋病患者复发后可再次治疗。两性霉素B每日剂量自0.1mg/kg 开始渐增至0.5~1mg/kg,静脉滴注,每日或隔日一次,总量1.5~2g。对肾脏毒性大,可并用小剂量糖皮质激素,若出现蛋白尿即应停药。

(2) 戊烷脒(pentamidine)：剂量为 4mg/kg，新鲜配制成 10% 溶液肌内注射，每日或间日 1 次，10~15 次为一个疗程，治愈率 70% 左右。

(3) 巴龙霉素(paromomycin)：11mg/(kg·d)肌内注射，疗程 21d。

(4) 米替福新(miltefosine)：对锑剂耐药者有效。成人 100mg/d［约为 2.5mg/(kg·d)］，疗程 28d。有致畸作用，孕妇和哺乳期妇女禁用。

3. 皮肤利什曼病治疗　以全身用药为主。皮损局部可注射锑剂、戊烷脒、巴龙霉素、米替福新等抗原虫药物，亦可用热疗或冷冻疗法。

九、预防

应采取以管理传染源为主的综合预防措施。

(一) 管理传染源
及早发现，及时诊断和治疗患者和带虫动物。在疫区发现病犬及时捕杀或治疗。

(二) 消灭传播媒介
对疫区的居住地及周围用杀虫剂如美曲磷酯(敌百虫)、菊酯类喷洒消灭白蛉，清除白蛉孳生地等措施均可减少传播媒介。

(三) 加强宣教和个人防护
对疫区居民及旅游者做好健康宣教，做好个人防护。到野外工作时扎紧衣裤，或用驱虫剂涂抹暴露皮肤，以减少或避免白蛉叮咬。疫苗尚在研制中。

思考题

1. 简述利什曼病的病原体和流行病学特点。
2. 简述内脏利什曼病的临床表现。

(张跃新)

第四节　弓形虫病

弓形虫病(toxoplasmosis)是由刚地弓形虫(*Toxoplasma gondii*)引起的人兽共患性疾病。本病为全身性疾病，呈世界性分布。感染的哺乳动物和禽类为主要的传染源。人可以通过先天性和获得性两种途径被感染，感染后多呈隐性感染，临床表现复杂，易造成误诊。它广泛寄生在人和动物的有核细胞内，主要侵犯眼、脑、心、肝、淋巴结等。免疫力正常的感染者主要表现为淋巴结病和视网膜脉络膜炎，免疫缺陷的感染者主要表现为中枢神经系统、肺、眼和心脏受累的相关综合征。孕妇感染后，病原可通过胎盘感染胎儿，直接影响胎儿发育，致畸严重。它是艾滋病患者重要的机会性感染之一。

一、病原学

见第二篇第二十四章第三节。

二、流行病学

(一)传染源

传染源主要是动物,尤其是感染弓形虫的猫和猫科动物,其粪便中排卵囊数量多,且持续时间长,是本病最重要的传染源。我国猪的弓形虫感染率也较高,是重要的传染源。其次为羊、狗、鼠等。弓形虫感染的孕妇是胎儿和新生儿的传染源。

(二)传播途径

1. 先天性感染　母体垂直传播,胎儿可经母体胎盘而感染,也可因胎儿羊水或产道分泌物而感染。

2. 获得性感染　包括经口传播、接触传播、输血或器官移植传播,其中以经食物传播最广泛。可因食入未煮熟的含弓形虫的肉制品、蛋品、奶类而感染;接触被卵囊污染的土壤、水源亦为重要的传播途径,可以经损伤的皮肤和黏膜而感染;此外,尚可通过输血及器官移植传播。节肢动物携带卵囊也具有一定的传播意义。

(三)易感人群

人类对弓形虫普遍易感,职业、生活方式、饮食习惯与弓形虫感染率有密切相关性。动物饲养员、屠宰厂工作人员以及医务人员等较易感染。新感染的孕妇,其胎儿感染率较高。免疫功能低下者如接受免疫抑制治疗者、肿瘤、器官移植和艾滋病等患者易感染本病,且多呈显性感染。

(四)流行特征

本病分布遍及全球,动物和人的感染均极普遍。根据血清流行病学调查,国内弓形虫在家畜中流行很普遍:以猫为最高,余依次为猪、犬、羊、牛、马等;发展中国家为高流行区,但多数为隐性感染或原虫携带状态。我国为流行地区,人群易感率高,少数民族地区及农村感染率更高。

三、发病机制与病理

弓形虫主要从消化道侵入人体,经局部淋巴结或直接进入血液循环,造成虫血症。进入血液后散布全身并迅速进入单核巨噬细胞以及宿主的各脏器或组织细胞内繁殖,直至细胞胀破,逸出的原虫(速殖子)又可侵入邻近的细胞,如此反复,造成局部组织的灶性坏死和周围组织的炎性反应,此为急性期的基本病变。如患者免疫功能正常,可迅速产生特异性免疫而清除弓形虫,形成隐性感染;原虫亦可在体内形成包囊,长期潜伏;一旦机体免疫功能降低,包囊内缓殖子即破囊逸出,引起复发。如患者免疫功能缺损,则弓形虫大量繁殖,引起全身播散性损害。弓形虫并可作为抗原,引起过敏反应、形成肉芽肿性炎症。此外,弓形虫所致的局灶性损害,尚可引起严重的继发性病变,如小血栓形成、局部组织梗死,周围有出血和炎症细胞包绕,久而形成空腔或发生钙化。弓形虫可侵袭各种脏器或组织,病变的好发部位为中枢神经系统、眼、淋巴结、心、肺、肝和肌肉等。

弓形虫鼠感染模型研究显示,遗传易感性与本病的发病相关。艾滋病患者中,HLA-DQ3为弓形虫脑炎的遗传易感性标志,HLA-DQ1为弓形虫脑炎发生的遗传标志物。

肠系膜淋巴结肿大,有点状出血、坏死灶。肺内可见坚硬的白色结节、坏死斑。脾脏肿大、坏死,血管周围有浸润现象。眼内可见局部坏死灶,脑部表现为局灶性或弥漫性脑膜炎。

四、临床表现

弓形虫病通常为亚临床感染,显性感染为 10% 左右。多数是没有症状的带虫者,仅少数人发病。临床上轻型多为隐性感染,重者可出现多器官功能损害,所以临床表现复杂多样。

(一) 先天性弓形虫病

先天性弓形虫病表现多种多样,主要有以下表现。

1. 新生儿全身性疾病包括皮疹、黄疸、血小板减少性紫癜、肝和脾大、肺炎、渐进性葡萄膜炎、脑脊液中蛋白质含量增高、脑室扩张和脑膜脑炎。

2. 神经性疾病脑积水或小头畸形、小眼畸形、视网膜脉络膜炎和脑钙化。单发视网膜脉络膜炎和脑钙化,不伴有任何脑损害的临床征象。

3. 亚临床感染对妊娠期感染的妇女,70% 受感染婴儿为亚临床感染。区分亚临床感染弓形虫和感染缺失是医生面临的挑战。

主要发生在初次感染的孕妇,呈急性经过。母体感染如发生在妊娠早期,多引起流产、死产或生下发育缺陷儿;妊娠中期感染,多出现死胎、早产和严重的脑、眼疾患;妊娠晚期感染,胎儿发育可以正常,但可有早产,或出生数月或数年后才逐渐出现症状,如心脏畸形、心脏传导阻滞、耳聋、小头畸形或智力低下。

4. 复发及经治疗视网膜病变痊愈后,视网膜脉络膜炎突然加剧,可能发生于婴儿、儿童、青少年和成人,发生率高达 85%。

(二) 后天获得性弓形虫病

获得性弓形虫病可因虫体侵袭部位和机体反应性不同而呈现不同的临床表现。

1. **淋巴结病**　淋巴结肿大是获得性弓形虫病最常见的临床类型,多见于颌下和颈后淋巴结。对于免疫功能正常的宿主,弓形虫感染最常见的临床表现是淋巴结病,以颈部淋巴结受累最常见。表现为非化脓性淋巴结炎,可有疼痛,淋巴结光滑、有活动性,可持续数月。可伴有发热,常为低热至中等发热,乏力、肌痛、短暂皮疹,少数有肝大、脾大。需与传染性单核细胞增多症、淋巴瘤等鉴别。

2. **视网膜脉络膜炎**　弓形虫常累及眼部,弓形虫视网膜脉络膜炎一般是作为先天性感染的晚期症候出现的,表现为视物模糊、盲点、畏光、流泪、疼痛等。黄斑受累可影响中心视力。眼弓形虫病多数为先天性,后天所见者可能为先天潜在病灶活性所致。眼病表现以脉络膜视网膜炎为多见。

3. **中枢神经系统**　弓形虫常累及脑,引起中枢神经系统异常表现。在获得性弓形虫病中,中枢神经系统受累最常见于免疫缺陷患者。临床表现复杂多样,常表现为脑炎、脑膜脑炎、癫痫和精神异常,如有发热、头痛、嗜睡或昏迷;有"假性脑肿瘤"症状,类似脑肿瘤或脑脓肿占位影像。脑内多发大块病变。重型患者可表现为意识错乱、精神病症状、癫痫发作、脑干和脊髓受损的体征,并且进展可引起死亡。

五、实验室及其他检查

(一) 病原检查

1. **直接涂片**　取患者血液、骨髓或脑脊液、胸腹腔积液、痰液、支气管肺泡灌洗液、眼房水、羊水等做涂片,用常规染色或免疫细胞化学法检测,可发现弓形虫花环、链条和簇状群体,位于细胞质内。淋巴结、肌肉、肝和胎盘等活组织切片,做瑞氏或吉姆萨染色镜检可找到滋养体或包囊,但阳性率不高。

2. **动物接种**　取待检体液或组织悬液,接种小白鼠腹腔内,可造成感染并找到病原体,第一代接种阴性时,应至少盲目传代 3 次。

3. **细胞培养**　弓形虫速增殖子适应多种传代细胞系。已有 HeLa 细胞、鸡胚成纤维细胞与兔睾丸单层成纤维细胞培养的报道。

4. **PCR 检测**　聚合酶链反应技术检测弓形虫特异性核酸具有敏感性高、特异性强的优点。具有早期诊断价值的 real-time PCR 已经广泛用于临床实验室检查,常用于检测的靶基因为 B1 基因。

(二) 免疫学检查

1. **检测虫体表膜抗体**　检测血清中的抗虫体表膜抗体所用抗原主要有速殖子可溶性抗原(胞质抗原)和胞膜抗原。前者的抗体出现较早(用染色试验、间接免疫荧光试验检测),特异、敏感、重复性好,是检测的首选方法,而后者的抗体出现较晚(用间接血凝试验等检测)。采用多种方法同时检测可起互补作用而提高检出率。

2. **检测血清或体液中的弓形虫循环抗原或特异性抗体**　常用 ELISA 法,具有较高的特异性,能检出血清中 0.4μg/ml 的抗原,是弓形虫急性感染的可靠指标。用 Sabin-Feldman 染色实验检测 IgG 抗体为金指标。

3. **皮肤试验**　弓形虫素 - 皮内试验较为特异,感染后阳性出现较晚,但持续时间很久,适用于流行病学调查。

(三) 其他

外周血白细胞略有增高,淋巴细胞或嗜酸性粒细胞比例增高,有时可见异型淋巴细胞。

六、并发症和后遗症

主要并发症为继发细菌感染。胎儿、婴幼儿、肿瘤患者、艾滋病患者及长期使用免疫抑制剂者患弓形虫病后,极易继发细菌感染,出现寒战、高热、毒血症状。

七、诊断与鉴别诊断

(一) 诊断

根据患者临床表现和 / 或特异性体征,病原学检测阳性或血清学检测循环抗原或特异性抗体阳性,可作出诊断。

如有视网膜脉络膜炎、脑积水、头小畸形、眼球过小或脑钙化者,应考虑本病的可能,确诊则必须找到病原体或血清学试验阳性。

(二) 鉴别诊断

先天性弓形虫病应与 TORCH 综合征(风疹、巨细胞病毒感染、单纯疱疹和弓形虫病)中的其他疾病相鉴别。此外尚需与梅毒、李斯特菌或其他感染性脑病、胎儿败血症、传染性单核细胞增多症、淋巴结核等鉴别。病原体应与利杜体和荚膜组织胞浆菌相鉴别。

八、治疗

(一) 病原治疗

成人弓形虫感染多是无症状带虫状态,一般不需抗虫治疗。只有以下几种情况才进行抗虫治疗:①急性弓形虫病;②免疫功能缺损,如艾滋病、恶性肿瘤、器官移植等患者发生弓形虫感染;③确诊出孕妇急性弓形虫感染;④先天性弓形虫病(包括无症状感染者)。

弓形虫病治疗药物的选择和持续时间取决于弓形虫病的临床表现和免疫状态。目前公认的药物有乙胺嘧啶、磺胺嘧啶、阿奇霉素、乙酰螺旋霉素（acetylspiramycin）、克林霉素等。乙胺嘧啶和磺胺嘧啶联合治疗有协同作用,免疫功能正常的急性感染者疗程1个月,免疫功能低下者应适当延长疗程,伴艾滋病的患者应给予维持量长期服用。因乙胺嘧啶有致畸可能,孕妇在妊娠4个月内可选用乙酰螺旋霉素进行治疗。

1. **免疫功能正常患者**　首选乙胺嘧啶联合磺胺嘧啶治疗,两者对速殖子有协同作用,但对组织包囊无效。乙胺嘧啶首日负荷量为200mg,分2次服用,以后每日25~100mg口服;磺胺嘧啶剂量为75mg/(kg·d),首剂加倍,疗程持续至症状消失后1~2周。服用乙胺嘧啶治疗的患者,每日应口服亚叶酸(甲酰四氢叶酸)5~20mg。服用磺胺类药物的患者,服用碳酸氢钠应等剂量,防止结晶对肾的损害。

2. **免疫功能缺陷患者**　对艾滋病患者弓形虫脑炎急性期治疗可用乙胺嘧啶,首日200mg,分2次口服,以后50~75mg,每日1次;联合磺胺嘧啶1~1.5g,每6h1次;或联合克林霉素600mg,口服或静脉输注,每6h1次。同时服用亚叶酸10~20mg,每日1次。疗程持续至症状消失后4~6周。

3. **孕妇患者的治疗**　可用乙酰螺旋霉素1g,每日3~4次,疗程2~3周;克林霉素10~30mg/(kg·d),分3次服用,疗程2周;阿奇霉素5mg/(kg·d),分4次服用,疗程10~14d。以上药物在妊娠早期建议应用2个疗程,妊娠中、晚期应用1个疗程。

4. **新生儿患者的治疗**　可用乙酰螺旋霉素20~30mg/(kg·d)联合磺胺嘧啶25~30mg/(kg·d),分2~4次口服,或用阿奇霉素10mg/(kg·d),每日1次口服。

5. **眼弓形虫病的治疗**　可用乙胺嘧啶联合磺胺嘧啶治疗,每疗程至少4周,总疗程6~12个月。也可单用克林霉素或联合乙胺嘧啶或磺胺嘧啶,亦可取得较好疗效。突发眼弓形虫病或炎症累及黄斑区者,须用乙胺嘧啶联合磺胺嘧啶及糖皮质激素治疗。

(二)支持疗法

可采取加强免疫功能的药物,如给予胸腺肽、γ-干扰素、白介素-2、转移因子、左旋咪唑等。对眼弓形虫病和弓形虫脑炎等可应用肾上腺皮质激素以防治脑水肿。

九、预后

取决于宿主的免疫功能状态以及受累的器官。孕期感染可致妊娠异常或胎儿先天畸形。先天性弓形虫病的预后较差,未治疗者病死率约12%。免疫功能低下者患弓形虫病易发生全身播散,有较高的病死率。单纯淋巴结肿大型预后良好。

十、预防

1. **开展卫生宣教**　搞好环境卫生,做好水源粪便及禽畜管理。不吃生肉及不熟的肉、蛋及乳类。不要与猫、狗等动物接触。对易感人群,如屠宰场及肉类加工人员等,要做好个人卫生,定期检测血清抗体。

2. **妊娠前定期检查**　孕妇应定期检测血清抗体,首次检测孕期为10~12周,阴性者须在20~22周时复查,不论首次检查还是复查,如能确定有孕期感染,均应考虑治疗性人工流产,以免产后约半数新生儿出现先天性弓形虫病。复查阴性者,应于足月时再行第3次检测。首次检测IgM阳性提示为近期感染。对孕妇进行治疗可降低新生儿出生时的亚临床感染率。

思考题

1. 简述弓形虫病的诊断。
2. 人感染弓形虫的途径有哪些？

（宋红丽）

第三十二章

蠕 虫 病

32章01节

第一节 血 吸 虫 病

血吸虫病(schistosomiasis)是由血吸虫寄生于人体所致的疾病。目前公认寄生于人体的血吸虫主要有五种,即日本血吸虫(*Schistosoma japonicum*)、曼氏血吸虫(*S.mansoni*)、埃及血吸虫(*S.haematobium*)、间插血吸虫(*S.intercalatum*)与湄公血吸虫(*S.mekongi*)。血吸虫病广泛分布于非洲、亚洲、南美和中东 76 个国家。据 2019 年世界卫生组织估计,目前全球约 7 亿人生活在疫区,约 2 亿人感染血吸虫病。

日本血吸虫病(schistosomiasis japonica)是日本血吸虫寄生于门静脉系统所引起的疾病。由皮肤接触含尾蚴的疫水而感染,主要病变为虫卵沉积于肠道和肝脏等组织而引起的虫卵肉芽肿。急性期患者有发热、腹痛、腹泻或脓血便,肝大与压痛等,血中嗜酸性粒细胞显著增多。慢性期以肝脾大或慢性腹泻为主。晚期则以门静脉周围纤维化病变为主,可发展为肝硬化、巨脾与腹水等。有时可发生血吸虫病异位损害。

日本血吸虫病流行于中国、菲律宾与印度尼西亚。20 世纪 50 年代我国约有 1 000 万人受感染。该病在我国流行历史悠久、危害严重,不仅影响个人健康,且严重影响国民经济和社会发展。经过五十多年的大力防治,我国的血吸虫病已得到有效控制。根据 2004 年疫情调查统计,我国血吸虫病患者数为 84.2 万,其中晚期患者为 2.8 万人。2005—2012 年全国共报告急性血吸虫病病例数呈明显下降趋势。截至 2018 年底,我国 86% 的血吸虫病流行县(市、区)达到传播阻断或消除标准,全国血吸虫病疫情持续下降,但由于自然疫源性的存在,部分地区仍有血吸虫病感染发生。近年来,由于生物、自然、社会环境等因素变化较大,某些疫区血吸虫病有增加趋势,需要引起高度重视。

一、病原学

见第二篇第二十二章第三节。

二、流行病学

在我国流行的血吸虫为日本血吸虫病。据湖北江陵西汉古尸的研究表明,血吸虫病在我国已经有 2 100 年以上的历史。

(一)地理分布

在我国主要分布于江苏、浙江、安徽、江西、湖北、湖南、广东、广西、福建、四川、云南及上海 12 个省、自治区、直辖市。根据地形、地貌、钉螺生态及流行特点,我国血吸虫病流行区可分为湖沼、水网和山丘三种类型。疫情以湖沼区最为严重,有着大面积洲滩,钉螺呈片状分布,有螺面积最广;水网地区主要是苏、浙两省,钉螺随河沟呈网状分布;山丘型地区钉螺自上而下沿水系分布,患者较少而分散,呈点状分布,给防治工作造成困难。

(二) 传染源

日本血吸虫病是人兽共患病,传染源是患者和保虫宿主。保虫宿主种类较多,主要有牛、猪、犬、羊、马、狗、猫及鼠类等。传染源视流行地区而异。在水网地区患者是主要传染源,在湖沼地区除患者外,感染的牛与猪也是重要传染源。而山丘地区野生动物,如鼠类也是本病的传染源。在流行病学上患者和病牛是重要的传染源。

(三) 传播途径

造成传播必须具备下述三个条件:即带虫卵的粪便入水;钉螺的存在、孳生;人、畜接触疫水。

1. 粪便入水　血吸虫病患者的粪便可以各种方式污染水源:如河、湖旁设置厕所,河边洗刷马桶,粪船渗漏,用新鲜粪施肥。病畜随地大便亦可污染水源。

2. 钉螺孳生　钉螺是日本血吸虫必需的唯一中间宿主,水陆两栖,淡水螺类,生活在水线上下,孳生在土质肥沃、杂草丛生、潮湿的环境中。钉螺感染的阳性率以秋季为高。

3. 接触疫水　当水体中存在感染血吸虫的阳性钉螺时,便成为疫水。本病感染方式可因生产(捕鱼、种田、割湖草等)或生活(游泳、戏水、洗漱、洗衣服等)而接触疫水,导致感染。饮用生水时尾蚴也可自口腔黏膜侵入。

(四) 易感人群

人群普遍易感,患者的年龄、性别、职业分布均随接触疫水的机会而异,以男性青壮年农民和渔民感染率最高,男性多于女性,夏秋季感染机会最多。感染后有部分免疫力,儿童及非流行区人群如遭受大量尾蚴感染,易发生急性血吸虫病。有时为集体感染而发病,呈暴发流行。

三、发病机制与病理

(一) 发病机制

血吸虫发育的不同阶段(尾蚴、幼虫、成虫、虫卵)对宿主均可引起一系列免疫反应。尾蚴穿过皮肤可引起局部速发与迟发两型变态反应。幼虫移行过程中,其体表抗原决定簇逐渐向宿主抗原转化,以逃避宿主的免疫攻击,因此不引起严重组织损伤或炎症。成虫表膜具抗原性,可激发宿主产生相应抗体,发挥一定的保护作用。成虫肠道及器官的分泌物和代谢产物作为循环抗原,可与相应的抗体形成免疫复合物出现于血液或沉积于器官,引起免疫复合物病变。虫卵是引起宿主免疫反应和病理变化的主要因素。通过卵壳上微孔释放可溶性虫卵抗原,使 T 淋巴细胞致敏,释放各种淋巴因子,吸引大量巨噬细胞、单核细胞和嗜酸性粒细胞等聚集于虫卵周围,形成虫卵肉芽肿,又称虫卵结节。在日本血吸虫虫卵肉芽肿中可检测出高浓度可溶性虫卵抗原。虫卵周围有嗜酸性辐射样棒状物,系抗原与抗体结合的免疫复合物,称为何博礼现象(Hoeppli phenomenon)。急性血吸虫病患者血清中检出循环免疫复合物与嗜异抗体的阳性率甚高,故急性血吸虫病是体液与细胞免疫反应的混合表现;而慢性与晚期血吸虫病的免疫病理变化被认为属于迟发型变态反应,近年来有人认为主要由于与细胞因子网络紊乱有关。

血吸虫病引起肝纤维化是在肉芽肿基础上产生的。虫卵释放的可溶性虫卵抗原、巨噬细胞与 T 淋巴细胞产生的成纤维细胞刺激因子,均可促使成纤维细胞增殖与胶原合成。血吸虫性纤维化胶原类型主要是 I、Ⅲ 型。晚期血吸虫病肝内胶原以 I 型为主。

人体感染血吸虫后可获得部分免疫力。这是一种伴随免疫,针对再感染的童虫有一定杀伤作用,但原发感染的成虫不被破坏,这种原发感染继续存在而对再感染获得一定免疫力的现象称为"伴随免疫"。因此,血吸虫能逃避宿主的免疫效应,这种现象称免疫逃避(immune evasion),其机制很复杂,例如血吸虫表面覆盖有宿主抗原,由于其抗原伪装,可逃避机体免疫的攻击而长期寄生。

（二）病理过程

虫卵肉芽肿反应是本病的基本病理改变。但自尾蚴钻入皮肤至成虫产卵,每个发育阶段均可造成人体损害。

1. 第一阶段　尾蚴钻入皮肤部位,其头腺分泌的溶组织酶和其死亡后的崩解产物可引起组织局部周围水肿,毛细血管扩张、充血、中性粒细胞和单核细胞浸润、局部发生红色丘疹,称"尾蚴性皮炎",持续 1~3d 消退。

2. 第二阶段　幼虫随血流入右心而达肺,部分经肺毛细血管可穿破血管引起组织点状出血及白细胞浸润,严重时可发生"出血性肺炎"。

3. 第三阶段　成虫及其代谢产物仅产生局部轻微静脉内膜炎,轻度贫血,嗜酸性粒细胞增多。虫体死后可引起血管壁坏死和肝内门静脉分支栓塞性脉管炎,较轻微,不造成严重病理损害。

4. 第四阶段　虫卵引起本病主要病理损害,形成典型的虫卵肉芽肿和纤维化病变。

（三）病理改变

日本血吸虫主要寄生在肠系膜下静脉与直肠痔上静脉内。虫卵沉积于宿主肠壁黏膜下层,并可顺门静脉血流至肝内分支,故病变以肝与结肠最显著。

1. 结肠　病变以直肠、乙状结肠、降结肠为最重,横结肠、阑尾次之。早期为黏膜充血水肿、片状出血,黏膜有浅表溃疡等。慢性患者由于纤维组织增生,肠壁增厚,可引起肠息肉和结肠狭窄。肠系膜增厚与缩短,淋巴结肿大与网膜缠结成团,形成痞块,可发生肠梗阻。虫卵沉积于阑尾,易诱发阑尾炎。

2. 肝脏　早期肝脏充血肿胀,表面可见黄褐色粟粒样虫卵结节;晚期肝内门静脉分支的虫卵结节形成纤维组织,呈典型的干线状纤维化。晚期血吸虫病肝纤维化时,极度扩大的门静脉管道表面粗糙,1904 年 Symmers 将其描述为像土烟斗柄样分插于整个肝内,现称为 Symmers 烟斗柄纤维化。因血液循环障碍,导致肝细胞萎缩,表面有大小不等结节,凹凸不平,形成肝硬化。由于门静脉血管壁增厚,门静脉细支发生窦前阻塞,引起门静脉高压,致使腹壁、食管、胃底静脉曲张,易破裂引起上消化道出血。

3. 脾脏　早期轻度充血、水肿、质软,晚期肝硬化引起门静脉高压、脾淤血、组织增生、纤维化、血栓形成,呈进行性增大,可出现巨脾,继发脾功能亢进。

4. 异位损害　指虫卵和／或成虫寄生在门静脉系统之外的器官病变。以肺与脑较为多见。肺部病变为间质性虫卵肉芽肿伴周围肺泡炎性浸润。脑部病变以顶叶与颞叶的虫卵肉芽肿为多,多发生在感染后 6 个月至 1 年内。

四、临床表现

血吸虫病临床表现复杂多样,轻重不一。视感染的时间、程度、虫卵沉积部位以及人体免疫应答的不同,临床上将血吸虫病分以下四型。

（一）急性血吸虫病

发生于夏秋季,以每年 7~9 月份为常见。男性青壮年与儿童居多。患者常有明确疫水接触史,如捕鱼、抓蟹、游泳等,常为初次重度感染。约半数患者在尾蚴侵入部位出现蚤咬样红色皮损,2~3d 内自行消退。从尾蚴侵入至出现临床症状的潜伏期长短不一,80% 患者为 30~60d,平均 40d,感染重则潜伏期短,感染轻则潜伏期长。潜伏期可出现疫水接触处皮肤发痒、红色小丘疹、咳嗽、胸痛等尾蚴性皮炎和童虫移行损伤。常因症状轻微而被忽视。

1. 发热　患者均有发热。热度高低及期限与感染程度成正比,轻症发热数天,一般 2~3 周,重症可迁延数月。热型以间歇型、弛张型为多见,早晚波动可很大。一般发热前少有寒战。高热时偶有烦躁不安等中毒症状,热退后自觉症状良好。重症可有缓脉,出现消瘦、贫血、营养不良和恶病质,甚至死亡。

2. **过敏反应**　除皮炎外还可出现荨麻疹、血管神经性水肿、淋巴结肿大、出血性紫癜、支气管哮喘等。血中嗜酸性粒细胞显著增多,对诊断具有重要参考价值。

3. **消化系统症状**　发热期间,多伴有食欲减退,腹部不适,轻微腹痛、腹泻、呕吐等。腹泻一般每日 3~5 次,个别可达 10 余次,初为稀水便,继则出现脓血、黏液。热退后腹泻次数减少。危重患者可出现高度腹胀、腹水、腹膜刺激征。经治疗退热后 6~8 周,上述症状可显著改善或消失。

4. **肝脾大**　90% 以上患者肝大伴压痛,左叶肝大较显著。半数患者轻度脾大。

5. **其他**　半数以上患者有咳嗽、气喘、胸痛。危重患者咳嗽较重、咳血痰,并有胸闷、气促等。呼吸系统症状多在感染后两周内出现。另外重症患者可出现神志淡漠、心肌受损、重度贫血、消瘦及恶病质等,亦可迅速发展为肝硬化。少数患者有蛋白尿。急性血吸虫病病程一般不超过 6 个月,经杀虫治疗后,患者常迅速痊愈。如不治疗,则可发展为慢性甚或晚期血吸虫病。

(二) 慢性血吸虫病

在流行区占绝大多数。在急性症状消退而未经治疗或疫区反复轻度感染而获得部分免疫力者,病程经过半年以上,称慢性血吸虫病。病程可长达 10~20 年甚至更长。临床表现以隐匿型间质性肝炎或慢性血吸虫性结肠炎为主。

1. **无症状型**　轻度感染者大多无症状,仅粪便检查中发现虫卵,或体检时发现肝大,B 超检查可呈网络样改变。

2. **有症状型**　主要表现为血吸虫性肉芽肿肝病和结肠炎。两者可出现在同一患者身上,亦可仅以一种表现为主。最常见症状为慢性腹泻,脓血黏液便,这些症状时轻时重,时发时愈,病程长者可出现肠梗阻、贫血、消瘦、体力下降等。重者可有内分泌紊乱,性欲减退,女性有月经紊乱、不孕等。早期肝大,尤以左叶为主,表面光滑,质中等硬。随病程延长进入肝硬化阶段,肝脏质硬、表面不平、有结节。脾脏逐渐增大。下腹部可触及大小不等的痞块,系增厚的结肠系膜、大网膜和肿大的淋巴结,因虫卵沉积引起的纤维化,粘连缠结所致。

(三) 晚期血吸虫病

反复或大量感染血吸虫尾蚴后,未经及时抗病原治疗,虫卵损害肝脏较重,发展成肝硬化,有门静脉高压、脾显著增大和临床并发症。病程多在 5~15 年以上。儿童常有生长发育障碍。根据晚期主要临床表现,又可分为以下 4 型。同一患者可具有两、三个型的主要表现。

1. **巨脾型**　最为常见,占晚期血吸虫病绝大多数。脾进行性增大,下缘可达盆腔,表面光滑,质坚硬,可有压痛,经常伴有脾功能亢进征。肝因硬化逐渐缩小,有时尚可触及。因门脉高压,可发生上消化道出血,易诱发腹水。

2. **腹水型**　是严重肝硬化的重要标志,约占 25%。腹水可长期停留在中等量以下,但多数为进行性加剧,以致腹部极度膨隆,下肢高度水肿,呼吸困难,难以进食,腹壁静脉怒张,脐疝和巨脾。每因上消化道出血,促使肝衰竭、肝性脑病或感染败血症死亡。

3. **结肠肉芽肿型**　以结肠病变为突出表现。病程 3~6 年以上,亦有 10 年者。患者经常腹痛、腹泻、便秘,或腹泻与便秘交替出现,有时水样便、血便、黏液脓血便,大便变细或不成形。有时出现腹胀、肠梗阻。左下腹可触及肿块,有压痛。结肠镜下可见黏膜苍白、增厚、充血水肿、溃疡或息肉,肠狭窄。较易癌变。

4. **侏儒型**　极少见。为幼年慢性反复感染引起体内各内分泌腺体出现不同程度的萎缩,功能减退,以腺垂体萎缩和性腺功能不全最常见。患者除有慢性或晚期血吸虫病的其他表现外,尚有身材矮小,面容苍老,生长发育低于同龄人,性器官与第二性征发育不良,但智力多正常。

(四) 异位血吸虫病

见于门脉系统以外的器官或组织的血吸虫虫卵肉芽肿称为异位损害(ectopic lesion)或异位血吸虫病。人体常见的异位损害在肺和脑。

1. **肺型血吸虫病** 为虫卵沉积引起的肺间质性病变。呼吸道症状大多轻微,且常被全身症状所遮盖,表现为轻度咳嗽与胸部隐痛、痰少,咯血罕见。肺部体征也不明显,有时可闻及干、湿啰音,但重型患者肺部有广泛病变时,胸部 X 线检查可见肺部有弥漫云雾状、点片状、粟粒样浸润阴影,边缘模糊,以中下肺尤为多,肺部病变经病原学治疗后 3~6 个月内逐渐消失。

2. **脑型血吸虫病** 临床上可分为急性与慢性两型,均以青壮年患者多见,发病率为 1.7%~4.3%。临床表现酷似脑膜脑炎,常与肺部病变同时发生,出现意识障碍、脑膜刺激征、瘫痪、抽搐、腱反射亢进和锥体束征等。脑脊液嗜酸性粒细胞可增高或有蛋白质与白细胞轻度增多。慢性型的主要症状为癫痫发作,尤以局限性癫痫为多见。颅脑 CT 扫描显示病变常位于顶叶,亦可见于枕叶,为单侧多发性高密度结节阴影。

3. **其他** 机体其他部位也可发生血吸虫病,如胃、胆囊、肾、睾丸、子宫、心包、甲状腺、皮肤等,实属罕见,临床上出现相应症状。

五、实验室检查

(一) 血象

血吸虫病患者在急性期外周血象以嗜酸性粒细胞显著增多为其主要特点。白细胞总数在 $10 \times 10^9/L$ 以上。嗜酸性粒细胞一般占 20%~40%,最多者可高达 90% 以上。慢性血吸虫病患者一般轻度增多,在 20% 以内,而极重型急性血吸虫病患者常不增多,甚至消失。晚期患者常因脾功能亢进引起红细胞、白细胞及血小板减少。

(二) 粪便检查

粪便内检查虫卵和孵出毛蚴是确诊血吸虫病的直接依据。一般急性期检出率较高,而慢性和晚期患者的阳性率不高。常用改良加藤厚涂片法或虫卵透明法检查虫卵。

(三) 肝功能检查

急性血吸虫病患者血清中球蛋白增高,血清 ALT、AST 轻度增高。晚期患者出现血清白蛋白减少,球蛋白增高,常出现白蛋白与球蛋白比例倒置现象。慢性血吸虫病尤其是无症状患者肝功能试验大多正常。

(四) 免疫学检查

免疫学检查方法较多,而且敏感性与特异性较高,采血微量、操作简便。但由于患者血清中抗体在治愈后持续时间很长,不能区别既往感染与现症患者,并有假阳性、假阴性等缺点。近年来采用单克隆抗体检测患者循环抗原的微量法有可能作为诊断和考核疗效的参考。

1. **皮内试验** 若受试者曾感染过血吸虫,则有相应抗体。当受试者皮内注射少量血吸虫抗原后,抗原即与细胞表面上的相应抗体结合,产生局部组织反应,呈现红、肿、痒现象,即阳性反应。此法简便、快速,通常用于现场筛查可疑病例,阳性者需做进一步检查。

2. **环卵沉淀试验(COPT)** 当成熟虫卵内毛蚴的分泌、排出物质与血吸虫患者血清内相应抗体结合后,在虫卵周围形成特异性沉淀物,当环卵沉淀率大于 3%~5% 时,即为阳性反应。可作为综合查病的方法之一。

3. **间接血凝试验(IHA)** 将可溶性血吸虫卵抗原吸附于红细胞表面,使其成为致敏红细胞,这种红细胞与患者血清相遇时,由于细胞表面吸附的抗原和特异抗体结合,红细胞被动凝集起来,肉眼可见凝集现象称阳性反应。在流行区,该法可作为过筛或综合查病的方法之一。

4. **酶联免疫吸附试验(ELISA)** 检测患者血清中的特异性抗体,使之成为抗原抗体复合物,经与特殊的酶结合后显色。此法有较高的敏感性和特异性,可用作综合查病方法之一。

5. **循环抗原酶免疫法(EIA)** 从理论上讲,循环抗原的存在表明有活动性感染,血清和尿中循环抗原水平与粪虫卵计数有较好的相关性。本方法敏感、特异、简便、快速,对血吸虫病的诊断、疗效考核都有参考价值。但是,影响循环抗原检测的因素较多,有待研究和解决。

(五)直肠黏膜活检

直肠黏膜活检是血吸虫病原诊断方法之一。通过直肠或乙状结肠镜,自病变处取米粒大小黏膜,置光镜下压片检查有无虫卵。以距肛门 8~10cm 背侧黏膜处取材阳性率最高。这种方法一般能检获的虫卵大部分是远期变性虫卵。

(六)肝影像学检查

1. B 型超声波检查　可判断肝纤维化的程度。可见肝、脾体积大小改变,门脉血管增粗呈网织改变。并可定位行肝穿刺活检。

2. 肝脏瞬时弹性检测　可判断肝纤维化的程度。可见肝脏 Fibroscan 的数值发生改变。

3. 肝脏 CT 或磁共振检查　晚期血吸虫病患者肝包膜与肝内门静脉区常有钙化现象,CT 扫描可显示肝包膜增厚钙化等特异图像。重度肝纤维化可表现为龟背样图像。

六、并发症

(一)上消化道出血

为晚期患者重要并发症,发生率 10% 左右。出血部位多为食管下端和胃底冠状静脉。多由机械损伤、用力过度等诱发。表现为呕血和黑便。出血量一般较大。

(二)肝性脑病

晚期患者并发肝性脑病多为腹水型。多由于大出血、大量放腹水、过度利尿等诱发。

(三)感染

由于患者免疫功能减退、低蛋白血症、门静脉高压等,极易并发感染,如病毒性肝炎、伤寒、腹膜炎、沙门菌感染、阑尾炎等。

(四)肠道并发症

血吸虫病引起严重结肠病变所致肠腔狭窄,可并发不完全性肠梗阻,以乙状结肠与直肠为多。血吸虫病患者结肠肉芽肿可并发结肠癌。

七、诊断与鉴别诊断

(一)诊断

1. 流行病史　有血吸虫疫水接触史是诊断的必要条件,应仔细追问。

2. 临床特点　具有急性或慢性、晚期血吸虫病的症状和体征,如发热、皮炎、荨麻疹、腹痛、腹泻、肝脾大等。

3. 实验室检查　结合寄生虫学与免疫学检查指标进行诊断。粪便检出活卵或孵出毛蚴即可确诊。一般粪便检查的诊断方法有一定局限性。轻型患者排出虫卵较少,而且间歇出现,需反复多次检查。晚期血吸虫病由于肠壁纤维化,虫卵不易从肠壁中排出,故阳性率低。免疫学方法特异性、敏感性较高,血液循环抗原检测阳性均提示体内有活的成虫寄生。其他血清免疫学检查阳性均表示患者已感染过血吸虫,但应注意假阳性与假阴性。

(二)鉴别诊断

急性血吸虫病可误诊为伤寒、阿米巴肝脓肿、粟粒性结核等。血象中嗜酸性粒细胞显著增多有重要鉴别价值。慢性血吸虫病肝脾大型应与无黄疸性病毒性肝炎鉴别,后者食欲减退、乏力、肝区疼痛与肝功能损害均较明显。血吸虫病患者有腹泻、便血、粪便孵化阳性,而且毛蚴数较多,易与阿米巴痢疾、慢性菌痢鉴别。晚期血吸虫病与门脉性及坏死后肝硬化的鉴别,前者常有慢性腹泻、便血史,门静脉高压引起巨脾与食管下段静脉曲张较多见,肝功能损害较轻,黄疸、蜘蛛痣与肝掌较少见,但仍需多次病原学检查与免疫学检查才能鉴别。此外,在流行区的癫痫患者均应除外脑血吸虫病的可能。

八、预后

本病预后与感染程度、病程长短、年龄、有无并发症、异位损害及治疗是否及时彻底有明显关系。急性患者经及时有效抗病原治疗多可痊愈。慢性早期患者接受抗病原治疗后绝大多数患者症状消失,体力改善,粪便及血清学检查转阴,并可长期保持健康状态。晚期患者虽经抗病原治疗,但肝硬化难以恢复,预后较差。

九、治疗

(一) 病原治疗

动物及临床试验证明吡喹酮(praziquantel)的毒性小、疗效好、给药方便、适应证广,可用于各期各型血吸虫病患者。

1. **作用机制**　吡喹酮对血吸虫各个发育阶段均有不同程度的杀虫效果,特别是杀成虫作用大。对成虫虫体有兴奋、挛缩作用,此种作用有赖于钙离子的参与,同时使虫体皮层呈空泡变性,影响虫体蛋白和糖代谢等,以达到杀灭成虫的作用。对发育成熟的虫卵有效,含毛蚴的虫卵治疗后呈空泡样变性。对水中尾蚴有强杀伤作用,作用相当于成虫的数百倍。

吡喹酮口服后迅速吸收,1~2h后达血药峰值。经肝代谢,主要分解成羟基代谢产物,门静脉血浓度较外周血高数倍至数十倍以上,主要分布在肝,其次为肾、肺、脑、垂体等。半衰期为1~1.5h。80%药物于4d内以代谢产物形式由肾排出,其中90%是在24h内排出的。

2. **毒副反应**　吡喹酮毒性较低,治疗量对人心血管、神经、造血系统及肝肾功能无明显影响,无致畸、致癌变发生。

少数患者出现心脏期前收缩,偶有室上性心动过速、房颤等,心电图可见短暂的T波改变、ST段压低等。神经肌肉反应以头昏、头痛、乏力较常见。消化道反应轻微,可有轻度腹痛与恶心,偶有食欲减退、呕吐等。少数患者可见胸闷、心悸、黄疸。主要不良反应一般于用药后0.5~1h出现,不需处理,数小时内消失。

3. **用法和疗效**　①急性血吸虫病:总量按120mg/kg,6d分次服完,其中50%必须在前两天服完,体重超过60kg者仍按60kg计;②慢性血吸虫病:成人总量按60mg/kg,2d内分4次服完,儿童体重在30kg以内者总量可按70mg/kg,30kg以上者与成人相同剂量;③晚期血吸虫病:如患者一般情况较好,肝功能代偿尚佳,总量可按(40~60)mg/kg,2d分次服完,每天量分2~3次服。年老、体弱、有其他并发症者可按总量60mg/kg,3d内分次服完。感染严重者可按总量90mg/kg,分6d内服完;④预防性服药:在重疫区特定人群进行预防性服药,能有效预防血吸虫感染。青蒿素衍生物蒿甲醚(artemether)和青蒿琥酯(artesunate)能杀灭5~21d的血吸虫童虫。在接触疫水后15d口服蒿甲醚,按6mg/kg,以后每15d一次,连服4~10次;或者在接触疫水后7d口服青蒿琥酯,剂量为6mg/kg,顿服,以后每7d一次,连服8~15次。

吡喹酮正规用药治疗后,3~6个月粪检虫卵阴转率达85%,虫卵孵化阴转率为90%~100%。血清免疫诊断转阴时间有时需1~3年。

(二) 对症治疗

1. **急性期血吸虫病**　高热、中毒症状严重者给以补液、保证水和电解质平衡,加强营养及全身支持疗法。合并其他寄生虫者应先驱虫治疗,合并伤寒、痢疾、败血症、脑膜炎者均应先抗感染,后用吡喹酮治疗。

2. **慢性和晚期血吸虫病** 除一般治疗外,应及时治疗并发症,改善体质,加强营养,巨脾、门脉高压、上消化道出血等患者可选择适当时机考虑手术治疗。有侏儒症时可短期、间隙、小量给予性激素和甲状腺素制剂。

十、预防

(一) 控制传染源
在流行区每年对患者、病畜进行普查普治。

(二) 切断传播途径
消灭钉螺是预防本病的关键,可采取改变钉螺孳生环境的物理灭螺法(如土埋法等),同时可结合化学灭螺法,采用氯硝柳胺等药物杀灭钉螺。粪便须经无害处理后方可使用。保护水源,改善用水。

(三) 保护易感人群
严禁在疫水中游泳、戏水。接触疫水时应穿着防护衣裤和使用防尾蚴剂等。血吸虫病疫苗是防控血吸虫病的重要需求,我国科技工作者先后在死疫苗、减毒活疫苗、亚单位疫苗、基因工程疫苗等方面进行了广泛研究和探索,具有较高免疫保护效果的疫苗还需要进一步研究。

思考题

1. 简述血吸虫病的传播途径。
2. 简述急性血吸虫病、慢性血吸虫病及晚期血吸虫病的临床表现和诊断方法。
3. 简述血吸虫病异位损害的临床表现。
4. 简述急性血吸虫病、慢性血吸虫病及晚期血吸虫病的病原学治疗。

(宁 琴)

第二节 并殖吸虫病

并殖吸虫病(paragonimiasis)又称肺吸虫病(pulmonary distomiasis),是由以肺为主要寄生脏器的并殖吸虫引起的一种慢性寄生虫病。人因生食或半生食含有并殖吸虫活囊蚴的溪蟹或蝲蛄而感染,许多野生食肉类动物也能自然感染。所以并殖吸虫病也是一种重要的人兽共患的自然疫源性疾病。临床表现为咳嗽、咳痰、铁锈色痰,咯血及游走性皮下结节等,由于虫体也可寄生在如脑、脊髓等人体其他器官,因而常导致多种复杂的症状和体征。

一、病原学

见第二篇第二十二章第三节。

二、流行病学

（一）传染源

患者、感染者以及受感染的兽、畜皆为并殖吸虫病的传染源。卫氏并殖吸虫在人体内可以发育成熟并产卵，因而人是重要的传染源。斯氏并殖吸虫在人体内一般不能发育成熟，因而病兽、病畜成为主要传染源。

并殖吸虫动物保虫宿主的种类繁多，主要分属于猫科、犬科、灵猫科等。同时在自然界还存在着大量的转续宿主（鼠类），这一类宿主吞食了含有肺吸虫囊蚴的溪蟹后，幼虫在肌肉内长期停留不发育，这些动物一旦被终末宿主吞食，其体内的滞育童虫可继续发育为成虫。由于鼠类数量大，种类多，因此鼠类是极为重要的转续宿主（paratenic host），在形成自然疫源地方面具有重要意义。

（二）传播途径

在流行区，食用未煮熟的蟹或蝲蛄为人体感染并殖吸虫的主要方式，其次饮用含有囊蚴的水也可以引起感染，虎、豹等食肉动物的并殖吸虫感染率较高，主要是捕食体内带有童虫的转续宿主所造成。

（三）易感人群

人群对并殖吸虫普遍易感，无年龄和性别差异。但是国内患者以儿童和青少年为多。流行地区并殖吸虫抗原皮试阳性率可达 20%，其中约 1/3 为隐性感染。

（四）流行特征

并殖吸虫在世界范围内流行很广，包括中国、朝鲜、日本、菲律宾、美国、墨西哥及巴西等国。我国有 20 多个省、自治区、直辖市如江苏、浙江、上海、福建、广东、广西、江西、贵州、云南、四川等地都发现有本病存在。东北各省及浙江省以卫氏并殖吸虫为主，四川、云南、江西以及陕西等地以斯氏并殖吸虫为主。值得引起重视的是，近年来由于溪蟹长途贩运进入城区市场，城市居民中不断有并殖吸虫病例的出现，有的甚至呈集体暴发性的急性并殖吸虫病。

三、发病机制及病理

并殖吸虫的主要发病机制是由于童虫游走或成虫定居对人体组织造成的机械性损伤以及虫卵、虫体及其代谢产物造成的免疫病理反应所致。

人食入含囊蚴的蟹类或蝲蛄后，囊蚴的囊壁在小肠中被消化，后尾蚴脱囊而出，穿过肠壁进入腹腔，并在腹腔中移行入腹内脏器，导致腹部广泛的炎症和粘连发生。多数幼虫穿过膈肌而至胸腔到肺内，刺激胸膜产生炎症。幼虫也可以到身体的其他部位如皮下、脊髓、脑、眼眶、心包及肝脏等。幼虫在移行过程中逐渐发育成成虫。成虫可以固定在某些器官，也可以游走。虫体进入腹腔可以引起混浊或血性积液合并大量嗜酸性粒细胞，进入胸腔可致纤维蛋白性胸膜炎，虫体进入实质脏器，如肝脏，可以导致肝脏表面如"虫蚀"样改变，甚至出现局部硬变。最为严重的是，成虫和幼虫均可以经纵隔向上沿颈内动脉经破裂孔入颅腔；或者向后腹壁穿行，经腰大肌和深层背肌，穿过附近的椎间孔入脊髓硬膜外腔、蛛网膜下隙或脊髓，导致脑和脊髓的损害。

并殖吸虫导致机体的病理改变主要为虫卵，幼虫以及成虫所致。虫卵主要引起局部的异物型肉芽肿反应，聚集周围组织类上皮化，嗜酸性粒细胞浸润及结缔组织增生，将虫卵包裹形成粟粒大小的肉芽肿，并逐渐纤维化。幼虫和成虫在人体移行过程中的机械作用和代谢产物刺激所引起的组织破坏、出血、渗出性炎症及愈合过程中的纤维化甚至钙化。囊肿形成是并殖吸虫病具有的特征性病变。成虫所致病变的基本病理过程可以分为 3 个阶段：①脓肿期：虫体移行穿破组织引起出血和组织坏死，周围有单核细胞、嗜酸性粒细胞和中性粒细胞浸润形成脓肿。②囊肿期：脓肿周围纤维组织增生形成纤维囊壁，内含褐色果酱状黏稠液体，囊内有时可以找到虫体，囊液镜检可见虫卵、夏科 - 莱登晶体、嗜酸性粒细胞等。由于成虫的游走,可在附近形成新的囊肿而成为多房性囊肿。②纤维瘢痕期:囊肿内虫体移走或死亡,囊内容物排出或被吸收,纤维组织增生形成瘢痕。

四、临床表现

并殖吸虫病潜伏期的长短主要与感染时的机体免疫状况。感染的囊蚴数量以及虫种有关系,常常不易确定。可短于 1 个月或长达数年。

(一) 急性期

全身症状轻重不一,患者可以出现畏寒、发热、头痛、胸闷、腹痛等症状。感染重者可有高热,并持续数周不退,并有全身荨麻疹及哮喘发作等过敏症状,白细胞总数增加,嗜酸性粒细胞比例一般占20%~40%。

(二) 慢性期

按累及器官分为以下几型:

1. **胸肺型** 要表现为咳嗽、咳痰、胸痛、咯血等症状。胸膜往往同时受累,故常可引起胸膜粘连或增厚,此型若由卫氏型肺吸虫引起,发生胸腔积液者较少,此型开始时多为干咳,以后出现咳痰,多为白色稠状痰液,腥味,如继发细菌感染,呈脓性。随病程进展痰量渐增并咯血,铁锈色痰或棕褐色痰为本病最为典型症状,系肺部囊肿内坏死组织随痰咳出所致。患者以晨起时咳较剧烈,痰量多少不等。在此类特征性血痰中常可找到卫氏肺吸虫卵及夏科 - 雷登结晶与嗜酸性粒细胞。而此型若由斯氏狸殖肺吸虫引起,胸腔积液较多见,且量也较多,胸水中可见大量嗜酸性粒细胞。

2. **腹型** 腹痛、腹泻、肝肿大为本型的主要临床表现,腹痛多为隐痛,阵发性,部位不固定。腹泻为黄色稀便,腹腔囊肿若溃破入肠腔可出现黏稠脓血样变。虫体累及肝脏可致肝肿大,肝功异常,严重者出现黄疸。若累及阑尾、胰腺或肠系膜淋巴结可以发生剧烈腹痛。

3. **皮下包块型** 为斯氏型并殖吸虫病最常见的临床类型,其发生率可达 50%~80%,少数卫氏型并殖吸虫病亦可出现此类型临床症状。主要表现为皮下结节和包块,以游走性为特征。皮下包块出现的部位以腹部较多见,胸部、腰背部、大腿、下肢有时亦可见到。包块形状呈圆形、椭圆形或长条形,大小一般在 1~3cm。包块表面皮肤正常,肿块触之可动,单个散发多见,偶见多个成串。包块消退后可残留纤维组织,新旧包块间有时可触及条索状纤维块。皮下包块活检,可查见童虫或呈虫体移行引起隧道样变化。

4. **脑脊髓型** 以卫氏型并殖吸虫病患者多见,尤以儿童受染较多。主要侵犯大脑,间有侵犯脊髓。脑型主要表现为颅内压增高,大脑皮质刺激、脑组织破坏及脑膜炎的症状体征,如表现为头痛、恶心、呕吐、反应迟钝、视力减退等;侵犯大脑皮质,可以表现为癫痫、头痛、视幻觉、肢体感觉异常等;若脑组织受到破坏,可出现肢体瘫痪、感觉缺失、失语、偏盲、共济失调,部分患者还可出现蛛网膜下腔出血,表现为剧烈头痛、呕吐。体检颈僵直,脑膜刺激征阳性。脑脊液呈血性,嗜酸性粒细胞明显升高;偶见侵犯脊髓,脊髓受损部位大都在第 10 胸椎上下,患者一般先出现知觉异常,如下肢麻木、刺激感等。

5. **亚临床型** 该型患者没有明显的症状和体征,大多在人群普查或其他疾病就诊时被查出。患者多有食生蟹史,血清免疫学检查阳性,血常规嗜酸性粒细胞增加。

五、实验室及辅助检查

(一) 血常规

白细胞总数增加,一般为 $(10~30) \times 10^9/L$,急性期可达 $40 \times 10^9/L$。嗜酸性粒细胞增多,一般为 5%~20%,急性期可达 80% 以上。严重咯血者,红细胞和血红蛋白有所下降。

（二）病原学检查

1. **痰液**　卫氏并殖吸虫各型患者，痰常带铁锈色而且黏稠，镜检可见虫卵、嗜酸性粒细胞及夏科 - 莱登结晶。痰虫卵阳性率一般在 90% 以上。痰中发现虫卵有决定性的意义，但如未能找到虫卵，而发现嗜酸性粒细胞及夏科 - 莱登结晶，对于诊断也有一定提示意义。而斯氏并殖吸虫，痰中往往难以找到虫卵。

2. **粪便**　粪便中发现并殖吸虫卵往往都是由于痰液误吞入消化道引起的，卫氏并殖吸虫病有 15%~40% 患者可在粪便涂片找到虫卵。

3. **其他体液**　脑脊髓型患者的脑脊液稍有变化，外观多清亮无色，压力正常，细胞数多在 $10 \times 10^9/L$ 以下。当有明显的脑膜炎症时，细胞数增加，可以查见嗜酸性粒细胞，蛋白质含量轻度增加，糖含量多正常。偶可查见虫卵。

当胸膜有病变时，可以出现胸腔积液，多呈草黄色液体，可见嗜酸性粒细胞。腹腔病变严重时，可出现腹水，多为黄色混浊液体，内含少数纤维蛋白块。

4. **活体组织检查**　皮下结节或包块、阴囊结节、腹腔结节的病理检查常可找到虫卵、童虫、成虫或与并殖吸虫病有关的组织病变。由斯氏并殖吸虫所致的皮下包块病理检查为典型嗜酸性肉芽肿病变。

（三）免疫学检查

1. **皮内试验**　将并殖吸虫抗原注射于前臂内侧皮内，用于普查时的筛选，阳性率可达 95% 以上，但与华支睾吸虫病和血吸虫病有交叉反应。皮内试验阳性仅能表示有并殖吸虫感染，持续时间很长，即使治愈多年仍可为阳性，所以不能作为疗效观察的标准。

2. **血清免疫学实验**　有琼脂双向扩散，对流免疫电泳，间接免疫荧光以及 ELISA 等，尤其以 ELISA 法对本病的诊断具有很高的敏感性，阳性率达 100%，与华支睾吸虫、囊虫病及健康人血清未发现交叉阳性反应。

3. **后尾蚴膜反应**　此法具有早期诊断价值，阳性率大 97.3%，但受后尾蚴来源、新鲜程度限制，而且与其他吸虫有交叉反应。

（四）X 线检查

各型并殖吸虫病大多有肺部病变。并殖吸虫引起的肺部病变以中、下肺野和内侧带多见，约占 90% 以上，其中以右下肺野更为常见，病灶可能广泛分布于全肺，也可能是单独存在，尤以后者较为多见。肺部的 X 线变化可因病程早晚而不同。浸润期表现为直径 1~2cm，甚至最大可达 5cm 大小的云絮状、边缘模糊、密度不均匀的圆形或椭圆形浸润阴影，多在中下野，单侧或双侧，病灶位置变迁较多，反映并殖吸虫在肺部移行说引起的过敏性炎症反应和肺组织的出血性病变。囊肿期的 X 线表现持续时间长，主要为边缘锐利、密度均匀和外形规则的圆形或椭圆形、单房或多房、实质或空泡性、大小不等的阴影。这种阴影在胸肺型并殖吸虫病患者最为常见，可以出现在肺野的任何部位，但是以中肺野和下肺野内侧带最为多见。纤维瘢痕期的胸部 X 线检查，可见大小不等的致密点状或索状阴影，呈圆形或椭圆形，孤立分布，同时胸膜增厚和粘连较为普遍。由于虫体的不断移行，不同期的肺部病变可以重叠出现，所以同一患者的同一胸片上可以见到各期的病变征象。

六、诊断与鉴别诊断

根据流行病学史、临床表现、免疫学检查，并结合影像学资料通常可以作出本病的诊断。

胸肺型的临床表现与肺结核和结核性胸膜炎的临床表现相似，应注意鉴别。由脑型并殖吸虫病产生的癫痫和瘫痪，需与颅内肿瘤相鉴别。脑型并殖吸虫病的神经症状变化大且较为复杂，难以用一个孤立的病灶来解释，脑 CT，病原学检查，血清学及免疫学检查有利于鉴别。

七、治疗

(一) 药物治疗

1. **对症治疗**　对于咳嗽、胸痛者可服用镇咳、镇痛药物。脑型患者颅内压增高致严重头痛时,可以应用脱水剂,如高渗葡萄糖液、20% 甘露醇溶液及呋塞米等。如有癫痫发作史者,可应用苯妥英钠、苯巴比妥以及地西泮等口服预防。肢体瘫痪者可以应用针刺和理疗。如伴发细菌感染者,可以适当选用抗菌药物。

2. **病原治疗**　吡喹酮是目前治疗并殖吸虫病的首选药物,对卫氏以及斯氏并殖吸虫病疗效较好,且疗程短,服用方便。剂量为 75mg/(kg·d),分 3 次口服,连服 2d 为一个疗程,总剂量为 150mg/kg。脑型患者主张给予两个疗程,间隔期为一周。本药副作用轻而短暂,主要有头昏、恶心、胸闷及心悸等。

(二) 手术治疗

对于皮下包块可以手术摘除,肺内病灶多为散在,不宜手术治疗,但脑脊髓型并伴有压迫症状,如内科治疗效果不佳,可以考虑外科手术。

八、预防

在流行区必须进行广泛的对本病的防治知识宣传教育,使当地居民切实做到正确的烹饪方法,不吃生溪蟹和生蝲蛄等,并注意不要饮用溪流生水。彻底治疗患者,调查及管理动物传染源,治疗或捕杀病猫、病狗以减少传染源。结合开展爱国卫生运动,管理粪便,杀灭痰、粪中虫卵、防止虫卵入水。

思考题

1. 简述并殖吸虫病的致病机制、病理变化及临床表现。
2. 简述并殖吸虫病的主要治疗措施。

(白　浪)

第三节　华支睾吸虫病

华支睾吸虫病(clonorchiasis sinensis)俗称肝吸虫病,是由华支睾吸虫(*Clonorchis sinensis*)寄生在人体或动物肝内胆管引起的人兽共患寄生虫性疾病。其临床特征为精神不振、上腹隐痛,腹泻,肝大等,严重者可以发生胆管炎、胆石症及肝硬化等,感染严重的儿童常有营养不良和发育障碍。

一、病原学

见第二篇第二十二章第三节。

二、流行病学

(一) 传染源

感染华支睾吸虫的哺乳动物(猫、犬、猪等)和人为主要传染源。

(二) 传播途径

进食未煮熟而含有华支睾吸虫囊蚴的淡水鱼和虾是常见的感染方式。也可因为用切生鱼肉的刀及砧板切熟食,或者饮用囊蚴污染的生水而被感染。

(三) 易感人群

人对本病普遍易感。感染率与居民的生活、卫生习惯及饮食嗜好有密切关系,而与年龄、性别、种族无关。

(四) 流行特征

华支睾吸虫病主要分布在东亚和东南亚,如中国、朝鲜半岛、日本、越南等,目前估计全球有超过 2 亿人生活在华支睾吸虫流行区,约 85% 病例在中国,我国已经有 27 个省市自治区有本病的发生或流行,以南方广东、广西及东北各省多见。根据 2005 年全国人体重要寄生虫病现状调查报道,我国华支睾吸虫流行区平均感染率为 2.4%,推算流行区感染人数为 1 249 万。部分高发区域,综合感染率高达 13%~20%。

三、发病机制与病理

华支睾吸虫主要寄生在人体内中小胆管,但也可在胆总管、胆囊、胰管甚至十二指肠或胃内发现。寄生于人体的虫数一般为数十条至数百条,感染较重者,虫数可达数千条以上,肝内胆管及其分支均充满虫体和虫卵,可发生胆管阻塞、胆汁淤积等病变。

成虫以胆管的上皮细胞为食并且吸血,从而导致胆管的局部损害和黏膜脱落,虫体代谢产物和虫体直接刺激引起局部胆管的炎症、继发性细菌感染。发病与虫体的机械性阻塞及宿主的年龄、营养、抵抗力以及其他疾病的并存等有关。

病变主要在肝内中小胆管,早期或轻度感染可以没有明显病理变化,感染较重时,胆管可以发生囊状或圆柱状扩张,管壁增厚,周围有纤维组织增生,严重感染时,管腔内充满虫体和淤积的胆汁。病变以肝左叶较明显,可能与左叶胆管较为平直,童虫容易侵入有关。本病一般不引起肝硬化,但是严重感染者,肝细胞可有变性坏死,儿童尤甚,如同时合并营养学不良,可发展为肝硬化,成为死亡的原因。

四、临床表现

本病多起病缓慢,潜伏期一般为 1~2 个月。

本病一般起病缓慢,轻度感染者不出现症状或仅在进食后上腹部有重压感,饱胀、食欲缺失或有轻度腹痛、容易疲劳或精神欠佳。普通感染者常有不同程度的乏力、食欲缺乏、腹部不适,肝区隐痛、腹痛、腹泻。24%~96% 的病例有肝大,以左叶明显,表面不平,有压痛和叩击痛,部分患者伴有贫血、营养不良和水肿等全身症状。较重感染者还可伴有头晕、失眠、疲乏、精神不振、心悸、记忆力减退等神经衰弱症状。个别患者因大量成虫堵塞胆总管而出现梗阻性黄疸。严重感染者常可呈急性起病,潜伏期短,仅 15~26d,患者突发寒战及高热,体温高达 39℃ 以上,呈弛张热,食欲缺乏,厌油腻食物,肝大伴压痛,有轻度黄疸,少数出现脾大,数周后急性症状消失而进入慢性期,表现为疲乏、消化不良等。慢性反复感染的严重病例发展为肝硬化时,可出现黄疸及门脉高压表现,如腹壁静脉曲张、脾大、腹水等。严重感染的儿童可出现营养不良和生长发育障碍，甚至引起侏儒症。

急性胆管炎和胆囊炎是最常见的并发症；由于虫卵、死亡虫体、脱落的胆管上皮细胞可以成为结石的核心而诱发胆结石形成；另外，成虫堵塞胰管可以引起胰腺炎，长期成虫寄生还可以诱发肝胆管癌以及原发性肝癌。

五、实验室及其他检查

(一) 血常规
白细胞总数及嗜酸性粒细胞轻、中度增加，嗜酸性粒细胞一般在 10%~40% 之间，个别病例出现粒细胞类白血病反应。可有轻度贫血。

(二) 肝功能试验
多为轻至中度丙氨酸转氨酶升高，胆红素升高少见，在重度感染者及有肝、胆并发症者，特别是儿童营养不良时，γ-谷氨酰转肽酶、碱性磷酸酶升高。

(三) 虫卵检查
粪便和十二指肠引流胆汁检查发现虫卵是确诊华支睾吸虫的直接证据，十二指肠引流胆汁发现虫卵机会多于粪便检查，但其操作较为困难，临床多不使用。因虫卵较小，直肠粪便镜检阳性率较低，临床多用集卵法检查，并多次检查，至少每天一次，连续 3d。

(四) 免疫学检查
主要用于感染程度较轻者，或用于流行病学调查，常用的方法有成虫纯 C 抗原皮内试验(ID)、间接红细胞凝集试验(IHA)、酶联免疫吸附试验(ELISA)。因有假阳性，且不能排除既往感染，不应仅根据抗体阳性诊断为现症感染。

(五) 其他
超声波检查、CT 和磁共振可显示肝内中小胆管多处扩张，胆管内有虫体及胆管炎症表现。但影像学改变多属非特异性，不能作为确诊的依据。

六、诊断与鉴别诊断

根据流行病学史、临床表现、血液学检查、免疫学检查，并结合影像学资料通常可以作出本病的诊断。

由于异性吸虫或横川后殖吸虫的虫卵与华支睾吸虫极为相似，也是通过生食或食用未煮熟的淡水鱼而感染，因此，当临床上反复驱虫治疗，虫卵仍不转阴时，可考虑进行十二指肠引流检查，如未获得虫卵，应考虑异性吸虫感染。当患者消化道症状明显及出现肝功能受损时，要注意与病毒性肝炎鉴别。此外，华支睾吸虫所引起的胆囊炎、胆石症应与胆石症合并细菌感染引起的胆囊炎相鉴别，后者感染中毒症状更为明显，粪便检查虫卵时最重要的兼备手段。

七、治疗

(一) 一般治疗
对于重症感染并伴有较重的营养不良和肝硬化者，应先予以支持疗法，如加强营养、保护肝脏、纠正贫血等，待全身情况好转再予以驱虫治疗。

(二) 病原治疗
1. **吡喹酮** 是本病的首选药物，具有疗效高、毒性低、反应轻，在体内吸收、代谢、排泄快等优点。治疗剂量为每次 20mg/kg，每天 3 次，连服 2~3d，需注意，当胆管内华支睾吸虫被大量杀灭时，有可能会引起胆绞痛或慢性胆囊炎急性发作，虫卵转阴率几乎达 100%。

　　2. 阿苯哒唑　又名肠虫清,对本病也有较好疗效,每天 10~20mg/kg,分 2 次服,7d 1 个疗程,总剂量为 140mg/kg,虫卵转阴率可达 95% 以上。

(三)外科治疗

　　患者并发急性和慢性胆囊炎、胆石症或胆道梗阻时,应予手术治疗,继发细菌感染者,同时加用抗菌药物,术后应继续给予驱虫治疗。

八、预防

(一)针对传染源的措施

　　在流行地区,必须加强普查工作,粪便检查虫卵阳性者,均应给予药物治疗。避免用生鱼虾或鱼内脏等喂猫、狗、猪等,以免引起感染,对这些家畜的粪便也要加以管理,不让其粪便入水沟或者鱼塘。家畜中有感染者,有条件的及时给予驱虫,对野生动物保虫宿主根据情况加以捕杀。

(二)针对传播途径的措施

　　加强卫生宣传教育工作,使流行区居民家喻户晓。不食生的或未煮透的淡水鱼、虾,是预防本病最有效的措施,要注意厨房菜刀和砧板必须生熟分开。另外,需要加强粪便及水源管理,不用未经处理的新鲜粪便施肥,不随地排便;不在鱼塘上或河旁建厕所,应禁止用粪便喂鱼,防治虫卵污染水源。

> **思考题**
>
> 1. 简述华支睾吸虫病的致病机制、病理变化及临床表现。
> 2. 简述华支睾吸虫病的主要治疗措施。

（白　浪）

第四节　姜片虫病

　　姜片虫病(fasciolopsiasis)是由布氏姜片吸虫(*Fasciolopsis buski*)寄生于人体小肠所引起。人多因生食附有姜片虫囊蚴的菱、茭白、荸荠、藕等水生食物而感染。

一、病原学

　　见第二篇第二十二章第二节

二、流行病学

(一)传染源

　　患者和病猪为主要传染源。猪是姜片虫的保虫宿主,猪因其青饲料含囊蚴而感染。青饲料如水浮莲、浮萍薐菜等常种植于猪舍附近,以猪粪为肥料,或冲洗猪舍污水流入种植中而扁卷螺又以此环境为孳生地,由此而提供完成姜片虫生活史各期所需的环境和条件

(二) 传播途径

流行区生啃食水生植物,如菱、藕、荸荠等,或饮含囊蚴的生水也可感染。

(三) 易感人群

人对姜片虫普遍易感。5~20 岁的儿童和青少年发病率最高。感染大多发生在采菱季节(每年7~9 月份)。

(四) 流行地区

本病流行于东南亚各国。国内流行于从云南到河北一线的东南半个中国,以水乡为主要流行区。在有中间宿主和媒介水生植物存在的情况下易造成本病流行。

三、发病机制与病理

主要为机械损伤及虫体代谢产物被吸收后引起的变态反应和毒性反应。成虫以强大的腹吸盘吸附在十二指肠和空场上段的黏膜上,可引起被吸附的黏膜及邻近组织炎症,致使患者的消化功能障碍。在其吸附处肠黏膜可见充血、肿胀、黏液分泌增多等炎性反应,有时有出血和溃疡形成。但病变一般较钩虫引起者轻。虫数多时偶可阻塞肠道。姜片虫的代谢产物可引起宿主的变态反应和毒性反应,重度感染者常有水肿、腹水和营养不良。

四、临床表现

潜伏期 1~3 个月。视感染程度的轻重和患者体质的差异,临床表现不一。感染轻者可无明显症状,重者常有上腹部隐痛、善饥、恶心、呕吐、间歇性腹泻或腹泻与便秘交替。罕见以阑尾炎和肠梗阻为主要表现者。粪便中常有不消化食物,量多,稀薄而奇臭,隐血试验偶呈阳性。不少患者有自动排虫或吐虫史。儿童久病可有营养不良、贫血、消瘦、腹胀、面部、下肢或全身水肿,偶见腹水、胸腔积液,可有发育障碍、维生素缺乏等症状。血常规检查示轻度贫血,白细胞总数略增,嗜酸性粒细胞增加,在 10%~20%。

五、诊断

流行区感染史有重要参考意义。若有消化不良,慢性腹泻、营养障碍、水肿,则应考虑本病的可能。确诊有赖于虫卵的检出,采用涂片法和沉淀法,一次粪检三张涂片法大多可检出虫卵,虫卵少者可用沉淀法。改良加藤厚涂片法查虫卵,每克粪便虫卵数(EPG)<2 000 者为轻度感染,>10 000 者为重度感染,2 000~10 000 为中度感染。姜片虫与日本血吸虫和虫卵存在共同抗原成分,血清学检测有部分交叉反应。

正由于胃镜检查能在直视下发现姜片虫虫体,故胃镜检查可诊断有早期症状的、虫体吸附于十二指肠球部及降部的姜片虫病。而粪便集卵检查要待幼虫经 1~3 个月生长发育成成虫排卵才可能明确。

六、治疗

(一) 对症治疗

重症患者于驱虫治疗前宜先改善营养、纠正贫血。

(二) 驱虫治疗

1. **吡喹酮**　10~20mg/kg,1 次顿服或分上、下午两次分服,治愈率可达 100%。副作用轻,有头昏、

头痛、乏力、腹痛、腹鸣等，一般发生于服药当日和次日，无须特殊处理，能自行消失。

2. **阿苯达唑**　成人剂量为 400mg，每日 2 次，每疗程 5d，治疗 4 周虫卵阴转率达 72% 以上，服用期间，部分患者可出现轻度头晕乏力、腹痛、腹胀等，短期内可自行消失。

3. **硫氯酚（别丁）**　成人剂量 3g，儿童 50mg/kg，晚间顿服或连服两晚，不排便者给泻剂，一次服药疗效可达 70% 以上；仅少数可有轻度腹痛、腹泻。

4. **槟榔煎剂**　成人 50g，儿童每岁 2~3g（总量不超过 30g），切薄片，加广木香 9g，加水 300ml 煎 1h，浓缩至 100ml，晨空腹 1 次或 2 次分服，连服 3d，治愈率可达 90% 以上；可有轻度恶心、呕吐或腹痛等副作用。

七、预防

加强卫生宣教，勿啃食带皮壳的生菱、生荸荠等，食前充分洗净，并经沸水浸烫去皮后再吃。养殖水生植物及青饲料的池塘内禁止施用新鲜粪肥，必须经无害化灭卵处理后施用。青饲料（水生植物）必须煮熟。猪应予治疗（可用硫氯酚、槟榔煎剂、兽用美曲膦酯等），三氯苯达唑（triclabendazole）和吡喹酮治疗猪姜片虫病疗效均良好。

思考题

1. 人是如何感染姜片虫的？
2. 试述姜片虫病的治疗原则。

（林　锋）

第五节　钩　虫　病

钩虫病（ancylostomiasis）是由钩虫（hookworm）寄生于人体小肠所致的一种土源性寄生虫病，俗称"黄肿病""懒黄病"。轻症患者无症状，仅粪便中查见钩虫卵，称钩虫感染。在我国，钩虫病的病原体主要包括十二指肠钩虫和美洲钩虫两种。

一、病原学

见第二篇第二十一章第二节。

二、流行病学

（一）传染源

主要是钩虫病患者及带虫者。钩虫病患者粪便排出的虫卵数量多，其作为传染源的意义更大。

(二)传播途径

人体主要是钩虫幼虫经皮肤而感染,也可生食含十二指肠钩虫幼虫的水果、蔬菜等经口腔黏膜侵入体内。未经无害化处理的新鲜粪便污染土壤和农作物,成为重要的感染场所,是引起传播的重要因素。儿童主要通过接触被钩蚴污染的住宅附近地面而感染。

(三)易感人群

人类对钩虫普遍易感。尤其是与土壤、粪便等接触机会多的农民感染率高。男性高于女性,儿童较少,可重复感染。

(四)流行特征

钩虫感染遍及全球,约有 10 亿人以上有钩虫感染,多流行于热带和亚热带经济落后的发展中国家。感染高度流行区感染率在 80% 以上,一般感染率为 5%~30%,农村感染率高于城市。我国除少数西北地区无感染外,其他地区均有不同程度的流行,南方感染率高于北方。

三、发病机制与病理

1. **皮肤损害**　丝状蚴侵入皮肤后数分钟至 1h,局部皮肤充血、水肿以及炎性细胞浸润,可出现红色丘疹,1~2d 内出现水疱,即钩蚴性皮炎。感染后 24h,大部分钩虫幼虫可经淋巴管或微血管到达肺部。

2. **肺部病变**　当钩虫幼虫穿过肺微血管到达肺泡时,可引起肺间质和肺泡点状出血和炎症,有时诱发过敏性哮喘或支气管炎。

3. **小肠病变**　钩虫口囊咬附在小肠黏膜绒毛,吸食血液,且不断更换吸附部位,并分泌抗凝物质(包括 Xa 因子、XIa 因子和 VIIa 因子 - 组织因子抑制剂),引起黏膜伤口渗血。渗血量远较钩虫吸血量为多。并在小肠黏膜上产生散在的点状或斑点状出血。严重者黏膜下层可出现大片出血性瘀斑,甚至引起消化道大出血。

4. **慢性贫血**　慢性失血是钩虫病贫血的主要原因。贫血程度取决于钩虫虫种、负荷虫数、感染期,并与饮食中的铁含量,体内铁贮存量有关。严重失血会引起低蛋白血症、缺铁性贫血和营养不良。长期严重贫血可导致心肌脂肪变性、心脏扩大。胃肠黏膜萎缩致胃肠功能紊乱,快速发育期儿童可出现生长发育障碍和智力发育障碍。

四、临床表现

轻度感染者大多数无临床症状,感染较重者可出现轻重不一的临床表现。

(一)幼虫引起的临床表现

1. **钩蚴性皮炎**　多发生于手指和足趾间、足缘、踝等部位,有烧灼或针刺感,继之出现充血性斑点或丘疹,有奇痒,1~2d 后转为水疱,俗称"粪毒""粪疙瘩"或"地痒疹"等。一般 4~10d 症状消失,皮损自行愈合。若继发细菌感染,可形成脓疱。

2. **钩蚴性肺炎**　一般在感染后 3~5d,大量钩蚴移行至肺部,可出现咳嗽、咳痰、气喘等症状,血液嗜酸性粒细胞增多,类似单纯性肺嗜酸性粒细胞浸润症。重者可出现胸痛、剧烈干咳、哮喘样发作。肺部检查可闻及干啰音或哮鸣音。X 线提示肺纹理增多或点片状浸润影。感染症状轻重与肺钩蚴数量多少有关,一般持续数日至数十日后自行消失。

(二)成虫所致表现

主要包括慢性失血所致的贫血症状和肠黏膜损伤引起的多种消化道症状,少数患者出现上消化道出血,极个别患者出现精神症状。

1. **一般症状**　多于感染后 1~2 个月出现上腹隐痛或不适,食欲减退、消化不良、腹泻、消瘦、乏力等。

2. 贫血　贫血是钩虫病的主要症状。重度感染 3~5 个月后出现进行性贫血,表现为头昏、眼花、耳鸣、乏力,劳动后心悸与气促。可有异嗜癖,如食生米、泥土等。患者脸色蜡黄,表情淡漠,可出现食欲亢进、易倦,故有"懒黄病"之称。

3. 消化道出血　表现为持续黑便,常被误诊为消化性溃疡出血,发生率低。

4. 循环系统改变　心前区可闻及收缩期杂音,血压偏低,脉压增大,心脏扩大,甚至出现心力衰竭。

5. 水肿　重度贫血伴低蛋白血症,常有下肢水肿,甚至出现腹水与全身水肿。

6. 特殊人群钩虫病　孕妇钩虫病易并发妊娠高血压综合征。在妊娠期由于需铁量增加,钩虫感染更易发生缺铁性贫血,引起流产、早产或死胎,新生儿病死率增高。婴幼儿期感染者症状较重,可导致生长发育障碍。

五、实验室检查

(一) 血常规

常有不同程度血红蛋白降低,呈小细胞低色素性贫血,白细胞总数及嗜酸性粒细胞在病初增加,后期因严重贫血均降低。血清铁浓度显著降低,一般在 9μmol/L 以下。

(二) 骨髓象

骨髓红细胞系增生活跃,红细胞发育受阻于幼红细胞阶段,中幼红细胞显著增多。骨髓游离含铁血黄素与铁粒幼细胞减少或消失,当骨髓内贮存铁耗尽,血清铁显著降低时,才出现外周血中血红蛋白明显减少。

(三) 粪便检查

粪便隐血试验可呈阳性反应。粪便检出虫卵或钩蚴培养阳性即可确诊。

1. 直接涂片和饱和盐水漂浮法　可查见钩虫卵。直接涂片法方法简便,可作为临床或流行地区普查常规,但感染较轻者易漏诊。饱和盐水漂浮法适用于涂片检查阴性者,因钩虫卵的相对密度较饱和盐水低,漂浮法可提高检出率。

2. 虫卵计数　用于测定钩虫感染程度、流行病学调查和疗效评价。以每克粪虫卵数表示(EPG),小于 3 000 为轻度感染,3 001~10 000 为中度感染,大于 10 000 为重度感染。

3. 钩蚴培养法　采用试管滤纸培养法,可对孵出的幼虫进行虫种鉴别和计数,此方法耗时耗力,不能用于快速诊断,现在很少应用。

(四) 免疫学检查

1. 抗原皮内试验　以钩虫成虫或钩蚴制成抗原作皮内试验;在流行区阳性率可达到 90%,但对非钩虫患者假阳性率也较高。

2. 间接免疫荧光试验及补体结合试验　阳性者有助于诊断。用成虫抗原检测钩虫感染者血清中相关抗体具有较高的敏感性。

(五) 分子生物学检查

基因测序、PCR 法是目前比较新颖的检测寄生虫种类的定量方法,对钩虫病的确诊有重要价值,但对仪器、技术操作等有较高要求,不适用于钩虫病的快速诊断。

(六) 内镜及影像学检查

胃、肠镜及胶囊内镜等检查时在十二指肠、盲肠等有时可见活的虫体。呈细长线条状,长度 1.0~1.5cm,粗 0.05~0.1cm,鲜红色、暗红色或咖啡色半透明,蛇样盘曲,蚯蚓样蠕动,一端吸咬于肠黏膜呈 C 形弯曲。胃肠道钡餐 X 线检查有时可见十二指肠下段和空肠上段黏膜纹理紊乱、增厚、蠕动增加,被激惹而呈节段性收缩现象等。

六、诊断与鉴别诊断

在流行区有赤足下田史或曾有典型钩虫皮疹史者,有贫血表现,应考虑钩虫病可能。内镜下发现虫体,粪便检出钩虫卵或孵出钩蚴即可确诊。

钩虫患者有上腹隐痛,尤其有黑便时应与十二指肠溃疡、慢性胃炎等鉴别,胃肠钡餐与胃镜检查有助于鉴别诊断。钩虫病贫血需与其他原因引起的贫血鉴别,如妊娠期因生理性铁质需要增加而摄入不足以及其他原因的胃肠道慢性失血所致的贫血等。凡是失血程度与粪便虫卵不相称时,应寻找其他原因。

七、治疗

包括病原治疗及对症治疗。

(一) 病原治疗

1. 局部治疗　即钩蚴性皮炎治疗。在感染后 24h 内局部皮肤可用左旋咪唑涂肤剂或 15% 阿苯达唑软膏 2~3 次 /d,重者连续 2d。皮炎广泛者口服阿苯达唑,每天 10~15mg/kg,分 2 次口服,连续 3d,有止痒、消炎及杀死皮内钩虫幼虫的作用,也可阻止或预防呼吸道症状的发生。

2. 驱虫治疗　阿苯达唑为首选药物,其次为甲苯达唑,为广谱驱肠道线虫药物,但其驱虫作用缓慢,于治疗后 3~4d 才排出钩虫。治疗后 1~2 周大便检查若虫卵仍存在,应再次治疗。

阿苯达唑剂量为 400mg,每天 1 次,连续 3d;甲苯达唑为 200mg,每天 1 次,连续 3d,2 岁以上儿童与成人剂量相同,1~2 岁儿童剂量减半;双氢萘酸噻嘧啶 11mg/(kg·d),每天一次,连续 3d。感染较重者需多次反复治疗。药物不良反应轻而短暂,仅少数患者有头晕、腹痛和恶心等。

复方甲苯达唑(每片含甲苯达唑 100mg,盐酸左旋咪唑 25mg),成人每天 2 片,连服 2d。4 岁以下儿童的剂量减半。孕妇忌用。治后 15d 复查,钩虫卵阴转率 93%。

复方阿苯达唑(每片含阿苯达唑 67mg,噻嘧啶 250mg)。成人和 7 岁以上儿童 2 片,顿服,治疗 2 周复查钩虫卵阴转率约为 69.91%。

三苯双脒,是近年发展的治疗钩虫病的新药,400mg 顿服,研究发现其驱虫效果高于同剂量的阿苯达唑。

(二) 对症治疗

补充铁剂,改善贫血。贫血一般在治疗 2 个月左右得以纠正。血象恢复正常后,再继续服用小剂量铁剂 2~3 个月。孕妇和婴幼儿钩虫病贫血严重,给予小量输血,滴速要慢,以免发生心力衰竭与肺水肿。严重贫血者应予高蛋白和维生素等营养丰富的饮食。

八、预防

(一) 管理传染源

在流行区,根据感染率高低,采取普遍治疗或重点人群治疗,如对中小学学生,每年进行驱虫,有利于阻断钩虫病的传播。

(二) 切断传播途径

加强粪便管理,推广粪便无害化处理。改变施肥和耕作方法,尽量避免赤足和污染土壤密切接触,防治钩蚴侵入皮肤。不吃不卫生蔬菜,防止钩蚴经口感染。

(三) 保护易感人群

在易受感染环境中劳动时,避免赤手裸足操作,皮肤涂抹防护药物。广泛开展宣传教育,提高对钩虫病的认识,在钩虫病感染率高的地区开展集体驱虫治疗。目前预防钩虫感染的疫苗,仍处于研究阶段,未能应用于临床。

思考题

1. 简述钩虫病引起贫血的原因。
2. 简述钩虫病实验室检查。

（耿嘉蔚）

第六节 蛔 虫 病

蛔虫病(ascariasis)是似蚓蛔线虫(Ascaris lumbricoides)的幼虫在人体内移行和/或成虫寄生于人体小肠所致的疾病。本病流行广泛,儿童发病多见。临床表现依寄生或侵入部位、感染程度不同而异。仅限于肠道者称肠蛔虫病(intestinal ascariasis),表现为反复出现腹部或脐周阵发性绞痛。蛔虫成虫进入胆管、胰腺、阑尾及肝脏等脏器,或幼虫移行至肺、眼、脑及脊髓等器官时,可以导致相应的异位病变。严重时可以引起胆管炎、胰腺炎、肠梗阻、肠穿孔及腹膜炎等并发症。

一、病原学

见第二篇第二十一章第二节。

二、流行病学

2015年全国人体重点寄生虫病现状调查显示,我国31个省均发现人群蛔虫感染,平均感染率为1.36%,感染率前三位的省份分别是贵州、湖南和四川;以0~9岁儿童的感染率为最高。人群感染率农村高于城市。

(一) 传染源
能排出受精蛔虫卵的蛔虫感染者和患者是蛔虫病的传染源。

(二) 传播途径
感染性虫卵经口吞服为主要传播途径。农田劳动等接触污染的泥土,经手入口或生食带活虫卵的拌鲜菜、瓜果是受染的重要因素,亦可随灰尘飞扬吸入咽部吞下而感染。

(三) 易感人群
人群普遍易感,以儿童感染率为最高。男女感染率相近,随年龄增长,多次感染后产生一定的免疫力,是成人比儿童感染率低的原因之一。

(四) 流行特征
本病是最常见的蠕虫病,世界各地温带、亚热带及热带均有流行。发展中国家发病率高。根据

WHO 专家委员会流行区分级,我国大部分农村属重度(感染率超过 60%)和中度(感染率 20%~60%)流行区。常为散发,也可发生集体感染。

三、发病机制与病理

幼虫移行所引起的组织损伤和炎症反应,其发生机制与变态反应有关。蛔虫初次感染后分泌抗原物质,宿主产生 IgE 和 IgM,可引起 Ⅰ 型和 Ⅲ 型变态反应;抗原亦可引起淋巴细胞的转化和巨噬细胞移动抑制。蛔蚴重度感染时幼虫通过毛细血管经左心进入体循环侵入淋巴结、甲状腺胸腺、脾脏、脑、脊髓等处引起相应的异位病变,也可达肾脏,经尿道排出或通过胎盘,到达胎儿体内。偶有眼内寄生的报道。成虫寄生在空肠及回肠上段,虫体可分泌消化物质附着于肠黏膜,引起上皮细胞脱落或轻度炎症。大量成虫可缠结成团引起不完全性肠梗阻。蛔虫钻孔可引起胆道、胰管、阑尾蛔虫病等,胆道蛔虫病可并发急性或慢性胰腺炎。蛔虫卵和蛔虫碎片可能与胆石形成有关。

四、临床表现

人体感染蛔虫后,临床表现和病情的轻重程度与寄生的成虫数量以及人体免疫反应有关。多数患者无明显症状,但儿童和体弱者症状较为明显。

(一) 幼虫所致的症状

短期内吞食大量感染性虫卵时,约 1 周后出现咳嗽、哮喘、气急,发热、血丝痰等症状。重者有咯血、胸痛、呼吸困难伴发绀。血液中嗜酸性粒细胞增多,痰液中有大量嗜酸性粒细胞,并可查见蛔蚴。X 线示两侧肺门阴影增深,肺野有点状或絮片状阴影。

(二) 成虫所致的症状

1. **肠蛔虫病** 多无症状,少数有腹痛与脐周压痛,不定时反复发作。严重感染者有食欲减退、体重下降与贫血等。蛔虫致肠梗阻者常有阵发性腹部绞痛、呕吐,停止排气、排便。可随粪便排出蛔虫。

2. **异位蛔虫病** 蛔虫离开寄生部位至其他器官引起相应病变及临床表现称为异位蛔虫病。除了常见的胆道蛔虫病、胰管蛔虫病、阑尾蛔虫病以外,蛔虫还窜至人脑、眼、耳鼻喉、气管、支气管、胸腔、腹腔、泌尿生殖道等。蛔虫某些分泌物作用于神经系统可引起头痛、失眠、智力发育障碍,严重时出现癫痫、脑膜刺激征或昏迷。蛔虫性脑病多见于幼儿,经驱虫治疗后多迅速好转。

3. **过敏反应** 蛔虫代谢产物可引起宿主的肺、皮肤、结膜、肠黏膜过敏,表现为哮喘、荨麻疹、结膜炎或腹泻等症状。

五、实验室检查

(一) 血常规

急性大量感染初期及幼虫移行期白细胞和嗜酸性粒细胞增多,并发细菌感染时,白细胞与中性粒细胞常增高。

(二) 病原学检查

粪涂片或饱和盐水漂浮法可查到虫卵,可通过痰、支气管肺泡灌洗液或呕吐物中查到蛔虫虫体。改良加藤法(Kato-katz)虫卵查出率较高。

(三) 免疫学检查

成虫抗原皮内试验阳性率可达 80%,其阳性者提示蛔虫感染,有助于流行病学调查。

(四) 影像学检查

超声检查表现为胆囊或扩张胆总管内具有一至数条 2~5mm 宽的双线状强回声带。X 线检查:胸片见肺门扩大、肺野有点状、絮状或片状阴影；腹部平片上除小肠充气或有液平面以外，可以看到肠腔内成团的虫体阴影或呈现平行的线状阴影。超声检查及逆行胰胆管造影有助于胆、胰、阑尾蛔虫病的诊断。胃、肠镜检查时在十二指肠、盲肠等有时可见活的虫体。

六、并发症

胆道蛔虫病是最常见的并发症，以中、青年居多，女性多于男性，蛔虫多侵入胆总管。临床表现为剑突下偏右侧阵发性绞痛发作，可有钻顶感，疼痛可放射至右肩及背部，腹部有明显的固定压痛，血常规白细胞计数增加。胆道蛔虫病预后良好，但若诊断治疗不及时，可发生化脓性胆管炎、胆道大出血、胆汁性腹膜炎以及急性出血性坏死性胰腺炎等严重并发症。6~8 岁学龄期儿童可由于蛔虫堵塞肠管或肠道正常蠕动障碍引起肠梗阻，大部分为单纯机械性或不完全性肠梗阻。梗阻早期出现低热、白细胞增多，晚期可以出现不同程度的脱水和酸中毒，严重者发生休克。蛔虫性肠梗阻可并发肠扭转、肠套叠。蛔虫钻入阑尾可引起蛔虫性阑尾炎，也可以使有病变或正常的肠壁发生穿孔。

七、诊断

根据流行病学史，哮喘样发作、肺部炎症、嗜酸性粒细胞增高、腹痛等表现，应考虑蛔虫病可能；粪便查见蛔虫卵，经粪便排出或呕出蛔虫均可确诊。出现胆绞痛、胆管炎、胰腺炎时应注意异位蛔虫病的可能，超声及逆行胰胆管造影有助于诊断。蛔虫性肠梗阻者腹部有条索状肿块，影像学发现蛔虫阴影即可诊断。

八、鉴别诊断

蛔虫病多无特征性表现，易与胃、十二指肠溃疡、慢性胃炎及肠系膜淋巴结炎等相混淆。若出现合并症时更易误诊。应结合患者年龄、病情变化全面分析，与相应疾病鉴别，以便及早诊治。

九、治疗

本病分为驱虫治疗和并发症的处理，最基本的是驱虫治疗。

(一) 驱虫治疗

苯咪唑类药物广谱、高效、低毒，常用阿苯达唑治疗，用法为 400mg，一次顿服，虫卵阴转率达 90%。严重感染者需多个疗程。治疗中偶可出现蛔虫躁动甚至发生胆道蛔虫症。广谱驱虫药伊维霉素每日服 100μg/kg，连续 2d，治愈率近 100%。

(二) 异位蛔虫病及并发症的治疗

胆道蛔虫病以解痉止痛、驱虫、抗炎治疗为主；蛔虫性肠梗阻可服豆油或花生油，蛔虫团松解后再驱虫治疗，如无效应及时手术治疗。凡蛔虫所致阑尾炎、急性化脓性胆管炎、肝脓肿、出血性坏死性胰腺炎均需及早外科治疗。

十、预后

及时治疗者预后良好。

十一、预防

蛔虫病的预防以管理粪便、切断其污染环境的途径为主。开展群体性的大规模驱虫治疗,可以明显降低感染率,减少传染源。改善环境卫生,养成良好的卫生习惯,注意饮食及饮水卫生,对防治蛔虫感染亦有重要作用。

思考题

1. 简述蛔虫病的致病机制、病理变化和临床表现。
2. 简述蛔虫病的鉴别诊断及处理原则。

(关玉娟)

第七节　蛲　虫　病

蛲虫病(enterobiasis)是由蠕形住肠线虫(*Enterobius vermicularis*)寄生于人体肠道而引起的一种常见寄生虫病。该病分布于世界各地,估计有 2 亿多患者,患者和感染人群主要是儿童。主要症状为肛门周围和会阴部夜间瘙痒,病情虽不严重,但影响睡眠,对健康不利。

一、病原学

见第二篇第二十一章第二节。

二、流行病学

蛲虫病呈世界性分布,温带、寒带地区感染率高于热带;以居住、卫生条件差的地区多见。

(一)传染源
人是蛲虫病唯一的终宿主,蛲虫感染者和蛲虫病患者是传染源。虫卵排出患者体外后即具有传染性。

(二)传播途径
蛲虫主要经消化道传播,肛门 - 手 - 口的直接感染是主要传播途径。

1. 虫卵通过污染的手指入口是患者自身感染的主要途径。
2. 虫卵在肛周孵化成幼虫,经肛门入肠可引起逆行感染。
3. 虫卵可通过日常生活用品及受污染的食品引起感染。
4. 虫卵可飘浮于空气尘埃中,被口鼻吸入后而咽下引起感染。

(三)易感人群
人群普遍易感,儿童多见,呈家庭聚集性。

三、发病机制与病理

蛲虫头部可刺入肠黏膜,偶尔深达黏膜下层,引起肠壁炎症和微小溃疡。蛲虫偶可穿破肠壁,侵入阑尾诱发阑尾炎,病理发现阑尾黏膜下层有被肉芽肿包围的成虫;侵入腹膜可致腹膜炎,往往形成肉芽肿,病理可见成虫和虫卵。极少数女性患者可发生异位损害,如侵入阴道、子宫、输卵管,甚至盆腔,引起相应部位的炎症。雌虫在肛门周围爬行、产卵,引起瘙痒。长期慢性刺激及搔抓产生局部皮肤损伤、出血或细菌感染。

四、临床表现

主要症状为肛门周围和会阴部瘙痒,尤以夜间为甚。由于搔抓致局部皮肤炎症、充血、湿疹等,引起肿痛和破溃。患儿常有夜惊、睡眠不安、烦躁、磨牙等症状。少数患者可出现恶心、呕吐、腹痛等消化道症状。

蛲虫可以异位寄生:

1. 蛲虫性阑尾炎,与细菌所致者症状相似。
2. 蛲虫性尿道炎,侵入尿道出现尿频、尿急、尿痛与遗尿。
3. 蛲虫性阴道炎,引起阴道分泌物增多和下腹部疼痛不适。
4. 偶尔蛲虫经子宫与输卵管侵入盆腔,形成肉芽肿,易误诊为肿瘤。

五、实验室检查

(一) 检查成虫

患者晚间入睡后 1~3h,检查肛门周围皮肤皱褶处,找到乳白色细小雌虫即可确诊,多次检查可提高阳性率。

(二) 检查虫卵

一般于清晨大便前检查。需连续检查 3~5 次,检出率可接近 100%。常用方法如下:

1. **透明胶纸肛试法**　阳性率最高,使用方便。
2. **棉签肛试法**　蛲虫卵具有黏性,可将脱脂棉签的一端用生理盐水湿润后涂拭肛门周围,再涂于载玻片上镜检。

六、诊断

根据流行病学史、临床表现及实验室检查结果等予以诊断。凡有肛门周围及会阴部瘙痒者均应考虑蛲虫病。家庭内曾有蛲虫感染病例的异位损害患者,也应想到蛲虫病的可能。查到成虫或虫卵即可确诊。

七、鉴别诊断

需要与肛周神经性皮炎、外阴炎、滴虫性阴道炎、霉菌性阴道炎、阿米巴阴道炎和肛周湿疹等鉴别。

八、治疗

确诊后应立即进行驱蛲虫治疗,可快速有效治愈。由于感染途径和生活史的特性,治疗需要重复1~2次。

(一) 内服药物

可选用以下药物之一进行治疗。

1. **阿苯达唑(albendazole)** 为广谱驱虫药,是驱蛲虫的首选药物。作用机制是抑制虫体摄入葡萄糖,并破坏虫体细胞,对成虫、幼虫和虫卵均起作用。100mg 或 200mg,一次顿服,2 周后重复一次,可全部治愈。

2. **甲苯咪唑(mebendazole)** 作用机制同阿苯达唑。成人与儿童剂量相同,100mg 每天一次顿服,连服 3d,治愈率达 95% 以上。

3. **双羟萘酸噻嘧啶(pyrantel pamoate)** 作用机制为抑制虫体胆碱酯酶,使虫体肌肉强烈收缩而麻痹,随粪便排出。儿童 30mg/kg,成人 120~150mg,睡前一次顿服,2 周后重复一次,治愈率 80% 以上。

4. **中医中药** 以百部、川楝、槟榔等为主的驱蛲汤,每天 1 剂,连服 3d,有效率 95% 以上。

(二) 外用药物

每晚睡前清洗肛门周围和会阴部后,可用 2% 氧化氨基汞软膏、3% 噻嘧啶软膏或蛲虫膏涂搽,有杀虫和止痒双重作用。

九、预防

(一) 控制传染源

发现集体性儿童机构或家庭感染者,应进行蛲虫感染普查、普治,7~10 重复检查一次,以消除传染源。

(二) 切断传播途径

加强培养个人卫生习惯,尤其是儿童。加强环境卫生,清扫时勿使灰尘飞扬。

> **思考题**
>
> 1. 如何诊断蛲虫感染?
> 2. 结合生活史简述蛲虫病患者出现肛门瘙痒的原因。

(宋红丽)

第八节 鞭 虫 病

鞭虫病(trichuriasis)是指由毛首鞭形线虫(简称鞭虫)引起的肠道寄生虫病。鞭虫成虫在人体盲肠寄生,虫卵随粪便排出体外,在适宜环境的土壤中发育为感染期虫卵,随含虫卵土壤污染的食物、水、蔬菜等经口进入人体感染,是常见的土源性蠕虫(soil transmitted helminths,STH)之一,导致鞭虫痢疾综合征(trichuris dysentery syndrome)。本病在全球广泛分布,但以热带、亚热带和温带国家和地区感染为多,我国各省域均有分布。

一、病原学

见第二篇第二十一章第二节。

二、流行病学

(一) 传染源
人是鞭虫唯一的储存宿主,故患者和带虫者是传染源。

(二) 传播途径
经口摄入被感染期鞭虫卵污染的食物、水、蔬菜等而感染。

(三) 易感人群
人群普遍易感,以学龄前儿童感染为多,随年龄增加,部分人获得免疫力。

(四) 流行特征
鞭虫广泛分布于热带、亚热带和温带地区,估计全球有4亿~10亿人受到鞭虫病的影响,其伤残调整生命年(disability-adjusted life years,DALY)约65万。鞭虫卵适宜在体外温暖潮湿的环境中发育成感染性虫卵,故在非洲南部、亚洲和拉丁美洲多发。农村高于城市,儿童高于成人,男孩多于女孩,可能与男孩接触泥土较多有关。我国各地均有鞭虫病,感染率南方高于北方。鞭虫感染类似于蛔虫、钩虫等蠕虫,与当地气温、卫生习惯、社会发展及生活条件密切相关。据2004年全国人体重要寄生虫现状调查,我国人群中鞭虫感染率为4.63%,推算鞭虫感染人数约为2 900万人。

三、致病机制及病理

鞭虫卵经口摄入,随食物进入小肠,虫卵内幼虫在分泌酶的作用下自卵壳逸出,在肠腺隐窝处侵入局部肠黏膜,摄取营养进行发育。经10d左右幼虫多移行至盲肠及回肠末端,严重感染可累及结肠和直肠。鞭虫以其纤细的前端钻入肠壁黏膜至黏膜下层组织引起肠道炎症,后端则裸露在肠腔内寄生并发育为成虫。自摄入感染期虫卵至成虫发育成熟产卵,需2~3个月,鞭虫在人体内一般可存活1~5年。

由于虫体的机械性损伤和分泌物的刺激作用,可致肠壁黏膜出现充血、水肿或出血等慢性炎症反应,见嗜酸性粒细胞、淋巴细胞和浆细胞增生和浸润。少数患者可有肠壁组织明显增厚,以及形成肉芽肿等病变。鞭虫以组织液和血液为食,重度感染者可致慢性失血。一般轻度感染多无明显症状,多于常规粪检时才发现鞭虫寄生。若粪便中鞭虫卵超过5 000~10 000个/g则引起临床症状;若粪便虫卵数超过20 000个/g,多发生鞭虫痢疾综合征;而严重感染可引起腹痛、出血、营养不良及贫血等。儿童重度感染可致直肠脱垂、严重贫血,甚至生长迟缓及杵状指,多伴有营养不良或肠道致病菌感染。亦可导致发热、荨麻疹、嗜酸性粒细胞增多症、四肢水肿等全身反应,甚至诱发阑尾炎等。鞭虫病患者的肠道失血量0.8~8ml/d,与感染的鞭虫数量相关。若与钩虫合并感染,则发生严重贫血。

四、临床表现

轻度鞭虫感染一般无明显症状。若感染者粪便虫卵数较多时引起临床症状,表现为食欲不振、恶心、呕吐、腹痛、腹泻或便秘、消瘦、乏力等。若严重感染多发生鞭虫痢疾综合征,表现为腹胀、腹泻、黏液血便、里急后重、贫血。儿童患病,除有腹痛、腹泻和里急后重外,常发生营养不良,甚至导致生长迟缓、直肠套叠或脱垂,甚至诱发阑尾炎。贫血是鞭虫病常见的临床表现之一,多为缺铁性贫血,严重者可出现头晕、面色苍白,甚至心脏扩大。

五、实验室检查及辅助检查

(一) 血、粪便常规
嗜酸性粒细胞计数增加,小细胞低色素性贫血。粪便隐血常呈阳性,严重者红细胞满视野/HP。

(二) 病原学检查
1. **粪便检查**　粪便查找虫卵是最简便的诊断方法。粪便直接镜检,或盐水漂浮法、改良加藤厚涂片法检测虫卵并计数。须连续检查 3 次以提高检出率。

2. **X 线钡剂灌肠检查**　应用气钡双重造影法可以发现涂有钡剂的透光虫体外形。

3. **直肠镜、乙状结肠镜或纤维结肠镜检查**　可检测脱垂的直肠、结肠黏膜上的虫体。同时,依据结肠黏膜的组织病理可作鉴别诊断。

4. **超声检查**　应用多普勒超声仪于盲肠腔内见蠕动的鞭虫,即"鞭虫舞蹈征"(whipworm dance)。

5. **分子生物学技术**　应用 PCR 技术或二代测序技术检测鞭虫特异性核酸序列,具有特异性和敏感性高的优点。

六、诊断与鉴别诊断

在鞭虫病流行区,患有腹痛、腹泻、消瘦、缺铁性贫血等症状应考虑本病,粪便检出虫卵,或结肠镜检出成虫可确诊。

注意与蛔虫病、钩虫病、阿米巴肠病、结肠炎、阑尾炎、克罗恩病、结肠癌等肠道疾病鉴别。

七、治疗

(一) 病原治疗也称驱虫治疗。
1. **甲苯达唑(mebendazole)或阿苯达唑(albendazole)**　是有效的一线抗肠道蠕虫药物。甲苯达唑或阿苯达唑 200mg,每天两次,连服 3d。一次治疗未见效者,可于 3 周后再次治疗。不良反应轻微,最常见的不良反应有上腹部疼痛不适、头痛、恶心等,无需特殊处理。

2. **伊维菌素(ivermectin)**　是新型的广谱、高效、低毒抗菌类抗寄生虫药物。14 岁以上患者 12mg 顿服,14 岁以下患者 6mg 顿服。单用伊维菌素治疗鞭虫病疗效不如甲苯达唑,两者联合应用可明显提高疗效。

(二) 对症治疗
补充营养以纠正营养不良。可补充铁剂以纠正缺铁性贫血。

八、预防

1. 定期对流行区的儿童和高危人群给予预防性化疗药物如甲苯达唑或阿苯达唑进行驱虫治疗,可明显降低高危人群的虫卵转阴率。

2. 加强健康教育,培养良好卫生习惯,如进食前洗手、清水洗涤蔬菜、瓜果等。改善居住地卫生环境,粪便无害化处理,降低土壤中虫卵数量等措施。

思考题

1. 简述鞭虫病的临床表现。
2. 如何防治鞭虫病?

（张跃新）

第九节　旋 毛 虫 病

　　旋毛虫病(trichinosis)是由旋毛线虫(*Trichinella spiralis*)引起的食物源性人兽共患的寄生虫病,流行于哺乳类动物间,因生食或半生食含旋毛虫幼虫的肉类而感染。临床主要表现为胃肠道症状、发热、肌肉剧烈疼痛、嗜酸性粒细胞明显增多。幼虫移行至心、肺、脑时,可引起心肌炎、肺炎或脑炎等。

一、病原学

　　见第二篇第二十一章第三节。

二、流行病学

(一) 传染源
　　猪为主要传染源,其他肉食动物如鼠、猫、狗、羊以及多种野生动物如熊、野猪、狼、狐等亦可感染并通过相互吞食或吃了含有旋毛虫幼虫包囊的动物尸体而感染。有人提出本病的两个传播环,即家养动物环和野生动物环。鼠、猫及熊、野猪、狐、狼等是保虫宿主。

(二) 传播途径
　　人因生食被感染动物的肉类及其制品而感染,其中生食含包囊的猪肉感染者超过 90%,带旋毛虫幼虫或包囊的粪便污染食物或水,被人进食后也可导致感染。暴发流行与食生肉习惯有密切关系。近年来报道有因"涮羊肉"而患本病者。

(三) 人群易感性
　　人对本病普遍易感,主要与生食肉类的饮食习惯有关。感染后可产生一定免疫力,再感染者无症状或病情较初次感染者轻。

(四) 流行特征
　　本病散在分布于全球,以欧美的发病率为高。我国除海南和台湾尚无报道外,其他省份均已成为旋毛虫病疫区。流行特征为点状、散状分布。发病原因与生食或半生食动物肉的不良饮食习惯有关,农民发病人数最多。近年各地调查,猪的感染率一般为 0.1%~0.2%,某些地区检出率达 2% 或 7%,个别地区送宰的猪群检出率竟高达 50%。鼠的感染率和感染度亦较高较重。

三、发病机制与病理

旋毛虫对人体致病作用及病情轻重与摄入幼虫包囊数量、发育阶段、人体免疫反应状态有关。吞食数十个包囊者可不发病,吞食数千个者可发生严重感染,重者可因此致死。

主要病变是移行期幼虫侵入血流至内脏器官,其机械及代谢产物刺激所致。旋毛虫在空肠引起黏膜充血、水肿、灶性出血,但病变常较轻。在各脏器中由于血管损伤,可产生急性炎症与间质水肿。旋毛虫病心肌炎为细胞浸润与灶性坏死,继而肌束纤维化,心肌炎并发心衰是本病的主要死亡原因。重度感染者幼虫可侵入中枢神经系统引起感染导致脑膜脑炎,皮质下可见肉芽肿性结节。幼虫损伤肺毛细血管可引起灶性出血、水肿甚至支气管肺炎。感染2~3周后幼虫定居在骨骼肌引起旋毛虫病肌炎,常侵犯膈肌、舌肌、咀嚼肌、肋间肌、颈肌、肱二头肌与腓肠肌等。主要病变依次为:肌肉纤维变性,肌横纹消失,嗜酸性颗粒和肌浆溶解;幼虫死亡后引起肉芽肿反应;幼虫在肌纤维间卷曲呈"U"形或螺旋形,其所在部位的肌细胞膨大,形成梭形肌腔将虫体包围。在视网膜、胰腺、肝、肾、胎盘、胆囊、乳腺、骨髓及淋巴结等组织内偶见幼虫,并可造成一定损害,继而出现相应症状。

四、临床表现

潜伏期2~45d,多为10~15d,潜伏期长短与病情轻重呈负相关。临床症状轻重则与感染虫量呈正相关。按旋毛虫在人体的感染过程可分为下列三期:

(一) 早期

也称侵入期、小肠期,约1周,相当于成虫在小肠的阶段。约半数患者感染后第一周可有腹泻、解稀便或水样便,但无里急后重及脓血,腹痛以上腹部或脐部为主,呈隐痛或烧灼感,有恶心、呕吐、食欲不振等胃肠道症状,部分病例伴有乏力、畏寒、发热等。少数患者可有胸痛、胸闷、咳嗽等呼吸道症状。此期症状通常轻而短暂。

(二) 急性期

为幼虫移行阶段,幼虫移行时所经之处可发生血管性炎症反应,引起显著异性蛋白反应,导致中毒过敏症状。主要表现有发热、水肿、皮疹、肌痛等。发热多伴畏寒、以弛张热或不规则热为常见,多在38~40℃之间,持续2~4周,重者可长达6周。发热同时,约80%患者出现水肿,主要发生在眼睑、颜面、眼结膜,重者下肢水肿,进展迅速为其特点。约80%患者出现皮疹,多与发热同时出现,好发于躯干四肢部位,多为荨麻疹、猩红热样皮疹或出血疹等。可有结膜下或指甲下线状出血。突出的是全身肌肉剧烈疼痛,皮肤呈肿胀硬结感,压痛触痛均明显,以腓肠肌为甚,重症患者常感咀嚼、吞咽、呼吸、眼球活动时疼痛。此外,累及咽喉可有吞咽困难和声音嘶哑;累及心肌可出现心音低钝、心律失常、奔马律和心功能不全,血压下降或休克,甚至突然死亡;累及中枢神经系统常表现为头痛、脑膜刺激征,甚而抽搐、昏迷、瘫痪等;合并肺部病变时可有咳嗽、肺部啰音和呼吸困难;眼部症状包括失明、视力模糊和复视等。

(三) 缓解期

为肌内包囊形成阶段,在感染后1个月左右,随着肌肉中包囊形成,急性炎症消退,全身性症状如发热、水肿和肌痛逐渐减轻。患者消瘦、乏力、肌痛和硬结仍可持续数月。少数严重病例呈恶病质状态,也可发生心衰与神经系统后遗症。

五、实验室检查

(一) 一般检查

在疾病活动期有中度贫血和白细胞数增高,白细胞(10~20)×10^9/L,嗜酸性粒细胞显著增高,占

20%~40% 或更高,以发病 3~4 周为最高,可达 80%~90%;重度感染者可因免疫功能低下或伴有细菌感染者嗜酸性粒细胞可以无明显增高。

尿常规检查可有蛋白尿及颗粒或蜡样管型和红细胞。

(二) 血生化检查

血清肌酸激酶(CK)及醛缩酶均明显升高。

(三) 病原学检查

从患者肌肉组织中查出旋毛虫幼虫是最准确的诊断方法。一般于发病后 10d 以上从腓肠肌、肱二头肌或三角肌(水肿,肌痛最显著的部位)摘取米粒大小的肌肉(0.2~0.5g,不含脂肪和皮肤)压片镜检,查到旋毛虫幼虫或梭形囊包即可确诊,但在发病早期和轻度感染者肌肉活检阳性率不高。不过即使在组织切片上未发现旋毛虫幼虫,肌细胞的嗜碱性转变也是诊断旋毛虫感染的一条重要标准。

(四) 免疫学检查

1. 血清学检查　有多种血清学方法已被用于旋毛虫病的诊断。病程早期 IgM 抗体阳性,但半衰期短。IgG 在血清中含量高,持续时间长,较易检测。但 IgG 无法区分既往感染与新发感染。单抗与多抗双抗体夹心 ELISA 法测患者血清抗原可作为早期诊断有无活虫及疗效的指标。

2. 其他　在病程 3~4 周时,球蛋白增高,而白蛋白降低,甚至比例倒置,免疫球蛋白 IgE 显著升高。

(五) 核酸检测

PCR 扩增血中旋毛虫 DNA,有助于早期诊断和监测。

六、诊断

根据病前 1~2 周有无生食或半生食感染动物肉史、典型临床症状及嗜酸性粒细胞增多,即可考虑诊断旋毛虫病。病原学检查阳性即可确诊。

七、鉴别诊断

本病应与食物中毒、菌痢、伤寒、嗜酸性粒细胞增多的疾病如结节性多动脉炎、风湿热、皮肌炎、钩端螺旋体病、肾综合征出血热等鉴别。流行病学资料对鉴别诊断有重要参考价值。

八、治疗

(一) 一般治疗

急性期症状明显者应卧床休息,给予充分营养和水分,肌痛显著可予镇痛剂。

(二) 病原治疗

阿苯达唑为首选药物。为广谱驱蠕虫剂,疗效好而副作用相对较轻,对各期旋毛虫均有较好杀灭作用,能抑制雌虫产幼虫、驱除肠道内的早期幼虫和杀死肌纤维间的幼虫。成人剂量为 400~500mg,每天 2~3 次;儿童按 20mg/(kg·d),每日 2 次,疗程 5~7d。常于治疗第二天开始体温下降,4d 后体温可恢复正常、水肿消失、肌痛减轻。少数在服药后第 2~3d 因虫体死亡出现异蛋白反应,表现体温升高(类赫氏反应)。

(三) 对症治疗

重症患者可给予糖皮质激素以缓解症状,并可防止类赫氏反应。常用泼尼松龙 30~60mg/d,分次口服,疗程 3~10d。但糖皮质激素可延长旋毛虫感染的肠道期和增加肌肉虫荷,一般仅用于重症患者且需与阿苯达唑联合应用。

九、预后

预后主要取决于感染程度与并发症,及时治疗者预后好,轻型及普通型患者大多1~2个月可恢复。重度感染患者并发心肌炎、脑膜脑炎时预后不良。

十、预防

(一) 加强卫生宣教
不吃生的或未煮熟的猪肉及其他动物肉或肉制品是最简单而有效的预防措施。

(二) 控制和管理传染源
提倡生猪圈养,饲料加热防猪感染;隔离治疗病猪。灭鼠,防鼠粪污染猪圈

(三) 加强猪肉卫生检验
未获准卫生许可的猪肉不准上市出售,尤其个体摊贩的猪肉更应卫生监督。屠宰场猪肉应详细检查,库存猪肉经低温冷冻处理。

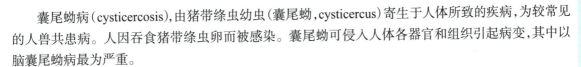

思考题

　　1. 简述旋毛虫病的致病机制、病理变化和临床表现。
　　2. 简述旋毛虫病的实验室检查与临床诊断。

(邬小萍)

第十节　囊 尾 蚴 病

　　囊尾蚴病(cysticercosis),由猪带绦虫幼虫(囊尾蚴,cysticercus)寄生于人体所致的疾病,为较常见的人兽共患病。人因吞食猪带绦虫卵而被感染。囊尾蚴可侵入人体各器官和组织引起病变,其中以脑囊尾蚴病最为严重。

一、病原学

见第二篇第二十三章第三节。

二、流行病学

(一) 传染源
猪带绦虫病患者是唯一传染源。患者粪便排出的虫卵对其自身和周围人群均具有传染性。猪带

绦虫寄生在人体小肠内的期限越长,发生该病的危险性越大。

(二) 传播途径

经口感染为主要传播途径。感染方式分为两种:①自体感染:分为外源性与内源性,前者指患者本人粪便中的虫卵污染手指经口感染;后者则由于呕吐逆蠕动使绦虫妊娠节片反流至十二指肠或胃,虫卵经消化液作用,六钩蚴孵出所致。这种方式感染程度较重,囊尾蚴可遍布全身。②异体感染:因食用被猪带绦虫虫卵污染的食物、水或与猪带绦虫患者密切接触经口吞食虫卵而感染。

(三) 易感人群

人群普遍易感,该病在各年龄组中普遍易感,患者以 21~40 岁青壮年为主,男女比例为(2~5):1,以农民居多。

(四) 流行特征

该病的流行与饮食习惯和个人卫生密切相关,在有吃生猪肉习惯的地区或民族中多流行。本病呈世界性分布,以中非、南非、拉丁美洲、东亚、南亚的发展中国家为甚,欧美发达国家亦有报道。我国分布广泛,各省域均有不同程度的发生和流行,其中以东北、西北、华北和西南等地发病率较高。农村发病率高于城市,以散发病例居多。

三、发病机制与病理

猪带绦虫卵进入宿主的胃和十二指肠,在消化液和胆汁的作用下,六钩蚴自胚膜孵出,钻入肠黏膜,通过小血管进入血液循环至全身各组织器官,一般从吞食虫卵到囊尾蚴形成 2~3 个月。六钩蚴侵入组织后引起局部炎症反应,初期为中性粒细胞和嗜酸性粒细胞浸润,之后以浆细胞和淋巴细胞为主,伴有炎症介的释放,出现成纤维细胞增生。随后巨噬细胞及上皮样细胞开始出现,但仍以嗜酸性粒细胞和淋巴细胞浸润为主,在炎性细胞外层开始出现结缔组织增生。细胞因子及内源性炎症介质同时进入虫体囊壁,囊壁增厚,囊液变浑浊,头节消失,虫体进一步胀大,死亡,被纤维被膜包裹,液化为脓肿,最终形成肉芽肿,钙盐沉着形成钙化灶。囊尾蚴在生活过程中不断向宿主排泄代谢产物及释放毒素类物质,造成宿主不同程度损害,且从宿主体内获取一定量的糖、蛋白质、脂肪、维生素等,引起宿主营养缺乏。病变程度因囊尾蚴的数量、寄生部位及局部组织反应不同而异,整个过程为 10~20 年。

脑组织是囊尾蚴寄生的常见部位,病变最严重。多发生在灰质、白质交界处,以额、颞、顶、枕叶为多,常引发癫痫。脑囊尾蚴的囊液内异体蛋白抗原可达较高水平,释放在脑组织中产生明显炎症反应,石灰小体是囊尾蚴崩解后形成脓肿的重要依据,可作为脑囊尾蚴病的诊断依据。寄生于眼部的囊尾蚴常在视网膜、玻璃体、眼肌、眼结膜下等处引起相应病变和功能失常。

四、临床表现

潜伏期 3 个月至数年,5 年内居多。大多数被感染者无明显临床症状。临床表现因感染囊尾蚴数量、寄生部位及人体反应性而异,根据寄生部位不同分为脑、眼及皮肌型囊尾蚴病。

(一) 脑囊尾蚴病

占 60%~90%,临床表现轻重不一,以癫痫发作最常见,根据囊尾蚴寄生部位及病理变化分为以下 4 型。

1. 皮质型　占脑囊尾蚴病 84%~100%,多寄生在运动中枢的灰质与白质交界处,多无症状。若寄生在运动区,以癫痫为突出症状。严重者颅内压升高,出现恶心、呕吐、头痛等症状。病程达数月至数年不等。

2. 脑室型　以第四脑室多见,囊尾蚴阻塞脑室孔,早期表现为颅内压升高,囊尾蚴悬于室壁,患者在急转头时刻突发眩晕、呕吐或循环呼吸障碍而猝死,或发生小脑扁桃体疝,称活瓣综合征。

3. **蛛网膜下隙型或颅底型** 主要病变为脑膜炎,局限在颅底后颅凹。初期可见低热、头痛、呕吐、颈强直等颅内压增高症,以及眩晕、听力减退、耳鸣及共济失调等,预后较差。

4. **混合型** 以上三型混合存在,其中以皮质型和脑室型混合存在的症状最重。

(二) 眼囊尾蚴病

占 1.8%~15%,虫体可寄生在眼内任何部位,常为单侧感染,以玻璃体及视网膜下多见,症状轻者可有视力下降、视野改变、结膜损害、虹膜炎、角膜炎等,重者可致失明。囊尾蚴存活时症状轻微,若虫体死亡则产生严重视网膜炎、脉络膜炎、化脓性全眼炎等,发生视网膜脱离、白内障等。

(三) 皮肌型囊尾蚴病(皮下组织和肌肉囊尾蚴病)

约 1/2 的囊尾蚴病患者有皮下囊尾蚴结节,圆形或卵圆形,直径 0.5~1.0cm,质地较硬有弹性,数目不一,与周围组织无粘连和压痛,表面无色素沉着和炎症反应。头颈和躯干较多,四肢较少,手足罕见。少数严重感染者可感觉肌肉酸痛、发胀,并引起假性肌肥大。囊尾蚴死后发生钙化,X 线检查可见钙化影。

五、实验室及辅助检查

(一) 常规检查

1. **血常规** 多数患者外周血象正常,少数患者嗜酸性粒细胞轻度升高。

2. **脑脊液** 颅内压升高型脑囊尾蚴患者脑脊液压力明显升高,细胞数 $(10\sim100)\times10^6$/L,以淋巴细胞增多为主,蛋白含量升高,糖和氯化物多正常。

(二) 病原学检查

1. **粪便检查** 在合并猪绦虫病的患者粪便中可找到虫卵或结节。

2. **皮下结节活组织检查** 皮肌型囊尾蚴病患者可做皮下结节活检,病理见到囊腔中含囊尾蚴头节可确诊。

(三) 免疫学检查

患者血清或脑脊液行皮内试验、间接血凝试验、酶联免疫吸附试验、酶免疫测定等,检测短程特异性 IgG4 抗体具有高敏感性和特异性,但存在假阳性和假阴性。

(四) 分子生物学检查

采用基因重组技术,构建来源于猪囊尾蚴 mRNA 的 cDNA 文库,以患者和病猪的血清为探针,从 cDNA 文库中筛选出目的克隆 cCL 等,以 cCL 融合蛋白作为抗原,具有高度特异性和敏感性。

(五) 影像学检查

1. **头颅 CT 及 MRI 检查** 对脑囊尾蚴病诊断与定位具有重要价值,CT 可确诊大部分脑囊尾蚴病。MRI 对脑内囊尾蚴的数量、范围、死活、囊内头节的检出率明显高于 CT,更易发现脑室及脑室孔处病灶,故临床上高度疑诊脑囊尾蚴病而 CT 表现不典型或未见异常者,应行颅脑 MRI。

2. **X 线检查** 可发现肌肉中椭圆形囊尾蚴钙化阴影,但出现时间晚,阳性率低,缺乏早期诊断价值。

3. **脑室造影** 脑室型患者可见梗阻性脑积水。

4. **检眼镜、裂隙灯或 B 超检查** 检眼镜、裂隙灯、B 超检查发现视网膜下或眼玻璃体内囊尾蚴蠕动,即可确诊眼囊尾蚴病。B 超检查皮肌型囊尾蚴结节可显示圆形或卵圆形液性暗区,囊壁完整光滑,囊内可见一强回声光团。

六、诊断和鉴别诊断

对于在流行区进食过生的或未熟透猪肉的患者,积极询问患者是否有肠绦虫病史,或者是否在粪便中发现带状节片等,并做进一步检查。皮肌型囊尾蚴病通过皮下结节活检可确诊。眼囊尾蚴病通过检眼镜、裂隙灯或 B 超检查可发现。脑囊尾蚴病临床表现多样且无特异性,应结合流行区逗留和生活史者、临床症状、外周血、脑脊液、头颅 CT 或 MRI 检查、免疫学检查等综合诊断。

脑囊尾蚴病应与原发性癫痫、结核性脑膜炎、隐球菌性脑膜炎、病毒性脑膜炎、脑血管疾病、神经性头痛等相鉴别。皮肌型囊尾蚴病应与皮脂囊肿、多发性神经纤维瘤、并殖吸虫病皮下结节、神经纤维瘤等鉴别。眼囊尾蚴病应与眼内肿瘤、眼内异物、葡萄膜炎、视网膜炎等鉴别。

七、治疗

(一) 病原治疗

阿苯达唑和吡喹酮是主要抗虫药物,对皮肌型及脑囊尾蚴病均有较好效果,联合应用治疗脑囊尾蚴病可提高治愈率。非活动期及部分退变期的囊尾蚴无需抗虫治疗。眼囊尾蚴病以手术摘除为宜,不应采取药物治疗,因此用药前需排除眼囊尾蚴病。

1. **阿苯达唑**　本药对皮肌、脑囊尾蚴病均有良好疗效,是治疗重型脑囊尾蚴病的首选药物,通常每日 18mg/kg,2 次口服,治疗 10e。脑型患者间隔 2~3 周后重复 1 个疗程,一般需要 2~3 个疗程。

2. **吡喹酮**　药效快,疗程短,但副作用大。不同临床类型剂量和疗程不同。皮肌型患者,成人剂量 600mg,每日 3 次,治疗 10d,15d 后,皮下结节逐渐缩小,1~2 个月内消失,假性肥大者,可重复 1~2 个疗程。脑型患者应根据脑内囊尾蚴的数量和部位来制订治疗方案。若脑内虫数量较少,可用剂量 10mg/kg,每日 3 次,治疗 4d。若为多发性或弥漫性者同时伴有皮肌囊尾蚴病、颅内压升高时,先进行眼底检查及颅内压测定,不宜过早用药。颅内压升高者先降低颅内压,待眼底视神经盘水肿明显好转后再运用吡喹酮小剂量长疗程和多疗程治疗,每日 20mg/kg,分 3 次服用,治疗 9d。间隔 3~4 个月重复 1 个疗程,通常需治疗 2~3 个疗程。在用药过程中,应住院严密监测患者情况,若出现脑水肿及时对症治疗。

(二) 对症治疗

对颅内压增高者,先给予 20% 甘露醇 250ml 静脉滴注,加用地塞米松 5~10mg,每日 1 次,连用 3d 后再行病原治疗,治疗期间应常规使用地塞米松和降颅内压药物,必要时应行颅脑开窗减压术或脑室分流术降低颅内压。发生过敏性休克时可用 0.1% 肾上腺素 1mg 皮下注射,儿童酌减,同时用氢化可的松 200~300mg 加入葡萄糖液中静脉滴注。对癫痫发作频繁者,可酌量使用地西泮、异戊巴比妥钠及苯妥英钠等药物。

(三) 手术治疗

眼囊尾蚴病患者应予手术摘除眼内囊尾蚴,以免虫体被吡喹酮等药物杀死后引起全眼球炎而导致失明。脑囊尾蚴病患者,尤其第三、第四脑室内囊尾蚴为单个者应采用手术摘除。皮肌型囊尾蚴病发生部位表浅且数量不多时,也可采用手术摘除。

八、预防

囊尾蚴病的预防是系统性的社会问题,需要疾病控制、医疗、食品安全、动物检验检疫、宣传教育等多机构跨部门、跨学科参与。

(一) 控制传染源

在流行区开展普查普治,彻底治疗猪带绦虫病患者,并对感染绦虫病的猪尽早行驱虫治疗,这是消灭传染源和预防囊尾蚴病发生的最根本措施。

(二) 切断传播途径

猪带绦虫病患者是本病唯一传染源,患者的彻底驱虫治疗不仅可以预防他人感染,也可避免自身感染。切断人与猪之间的传播途径,加强开展健康教育宣传工作,改变不良卫生习惯,不吃生的或未熟透的猪肉,不喝生水,饭前便后勤洗手,同时相关部门应加强屠宰场的管理及卫生检疫制度,防止"米猪肉"流入市场,并加强粪便的无害化处理、改善猪的饲养方法。

思考题

1. 简述囊尾蚴病的致病机制。
2. 简述囊尾蚴病的临床表现特征和实验室诊断依据。

(谢 青)

第十一节 棘 球 蚴 病

棘球蚴病(echinococcosis)又名包虫病(hydatidosis),是棘球绦虫的幼虫寄生于人体引起的一种古老的人兽共患寄生虫病。在我国流行的包虫病主要有两种,即由细粒棘球蚴绦虫(也称犬绦虫)虫卵感染所致的囊型棘球蚴病(cystic echinococcosis,CE),约占96.5%;以及由多房棘球蚴绦虫(狐、狼绦虫)虫卵感染所致的泡型棘球蚴病(alveolar echinococcosis,AE),约占3.5%。

一、囊型棘球蚴病

(一)病原学
见第二篇第二十三章第三节。

(二)流行病学
在自然界,细粒棘球绦虫主要在犬及牛、羊等动物之间传播,人因与这些动物或受污染的环境密切接触造成误食虫卵而感染。

1. 传染源　终宿主家犬是主要传染源,通过肠道排出虫卵或孕节,污染草场、水源、畜舍或附着于家畜皮毛。

2. 传播途径　细粒棘球绦虫的虫卵污染环境、手、食物、水、餐具等,经消化道摄入是主要途径,偶可经呼吸道吸入虫卵而感染。

3. 人群易感性　人群普遍易感,但有明显的职业特征,以饲养牛羊的农牧民、兽医、肉食厂、皮毛加工厂工人等职业感染者最多。

4. 流行特征　细粒棘球绦虫和棘球蚴病呈世界性分布,畜牧业发达的国家和地区多为此病流行区。在中东、亚洲、非洲、南欧和南美洲等以畜牧业为主的国家和地区多见。我国是世界上棘球蚴病流行最严重的国家之一,主要流行于甘肃、宁夏、青海、新疆、内蒙古、西藏、四川、云南、陕西、河南及山西等11个省、区,其中以新疆、西藏、宁夏、甘肃、青海、内蒙古、四川最严重。其他地区也有散在病例的报道。

(三)发病机制与病理
棘球蚴虫卵或孕节被人吞食后,经胃液和胆汁作用脱壳为六钩蚴(oncosphere)并在十二指肠孵出,钻入肠壁微小血管经门静脉循环至肝、肺和全身其他脏器。约 75% 的蚴虫随血液流入肝,多寄生于右半肝,少数可随血液循环散布到肺(约 20%),或经肺循环进入体循环播散至全身其他脏器(腹腔、脾、骨、脑、肾、肌肉等)寄生并发育成包囊,也称为囊型包虫。其结构分为内囊和外囊,内囊即棘球蚴幼虫,囊壁由内层和外层组织结构组成。内层即生发层,在内面可生长出许多细小颗粒状原头蚴及子囊;外层为角质层,由生发层细胞的分泌物所形成,具有保护生发层及包虫代谢的作用。外囊是宿主细胞产生的纤维结缔组织包绕于内囊周围的包膜。棘球蚴对机体的危害主要有三方面:①幼虫在寄生部位呈膨胀性生长,引起压迫症状,其严重程度取决于棘球蚴的体积、数量、寄生时间和部位等;②包囊内充满水样液体,内含复杂的蛋白成分,具有抗原性,囊液溢出可诱发宿主过敏反应,甚至导致过敏性休克;③包囊可因种种原因破裂而引起继发感染,或阻塞胆道引起梗阻性黄疸,或囊液内的原头蚴入腹腔引起播散种植。

棘球蚴感染引起免疫应答的机制非常复杂,至今尚未阐明。棘球蚴在生长发育的各个阶段,将释放多种蛋白和代谢产物,均可诱导宿主产生细胞免疫和 / 或体液免疫应答。研究显示,在棘球蚴感染的早期,机体产生以细胞免疫为主的应答,可抑制或杀灭幼虫。但棘球蚴利用角质层的屏障作用、生长发育过程中的抗原变异、包囊液中的抗原及一些代谢产物诱导宿主产生非保护性的 Th2 型细胞因子,可干扰树突状细胞的成熟、抗原提呈,或抑制 T 淋巴细胞的应答,或阻止粒细胞趋化因子的释放等多种途径抑制宿主的免疫功能,逃避宿主的免疫识别和杀灭作用,引起慢性感染。在慢性感染阶段,宿主的免疫应答以 Th2 型为主,表现为 IgE、IgG1 和 IgG4 水平增高,干扰素水平下降。在棘球蚴生长时特异性 IgG1 和 IgG4 水平升高,而棘球蚴钙化、死亡或手术去除后则 IgG1 和 IgG4 水平明显下降,当复发时 IgE 和 IgG4 水平再次升高,这些特异性抗体可作为疗效评价和随访的指标。

(四) 临床表现

潜伏期长达 5~30 年。主要表现为占位引起的压迫症状以及破裂、感染引起的并发症。根据棘球蚴(包虫)寄生的部位可分为肝棘球蚴病、肺棘球蚴病、脑棘球蚴病、骨棘球蚴病等。

1. **局部体征**　初期无症状,偶然发现上腹部包块或肝脏囊性占位病灶。发展至一定阶段时,出现上腹部胀满感,肝脏增大,或囊性包块部分突出肝脏表面。肝右叶巨大包虫久经压迫可致肝组织萎缩,左叶代偿性肥厚、增大。儿童的巨大肝包虫,可将右季肋部抬高隆起,甚至全腹膨隆。巨大包虫可触及边缘整齐、界限清楚、表面光滑、随呼吸上下移动的肿块,无合并症时压痛不明显。典型包虫囊触之硬韧,压之有弹性感,叩之有震颤感,即 "包虫囊震颤征"(hydatid thrill)。若囊腔钙化,则可触及质地坚硬的实质性肿块。

2. **压迫症状**　增大的包虫可引起压迫症状。位于肝顶部的包虫可使膈肌向上抬高,压迫肺而影响呼吸。位于肝下部的包囊可压迫胆道,引起阻塞性黄疸;若压迫下腔静脉或门静脉,可产生下肢水肿、腹水、脾肿大。肝下包虫推压胃肠道,引起饱胀、恶心、呕吐等症状。包虫破入胆管,阻塞胆道和 / 或合并感染,可引起反复寒热、绞痛、黄疸等胆管炎表现和体征,有时大便中检出黄染的囊膜及子囊。

包虫寄生于肺部称肺包虫病,可无症状或表现干咳、胸痛、刺激性咳嗽或咯血。若合并感染可表现为肺脓肿症状;若有支气管瘘者,痰中带有包虫内囊碎片。巨大包虫可引起肺不张,包虫破入胸腔可引起脓气胸或胸膜炎;若破入支气管,则咳出含有胆汁的囊液,并形成支气管瘘。包虫位于颅内称脑包虫病,多位于顶叶,主要表现为慢性颅内压增高和癫痫,因包虫压迫脑或血管所致。多继发于肝包虫或肺包虫。

3. **超敏反应**　包虫破入腹腔或胆道,除发生腹膜炎或急性胆管炎外,由于囊液内所含包虫蛋白引起过敏反应,甚至导致过敏性休克。

(五) 实验室检查

1. **一般检查**　白细胞计数大多正常,嗜酸性粒细胞轻度增高。有继发感染时白细胞计数及中性粒细胞比例增高。

2. 免疫学检查

(1)包虫皮内试验,又称卡索尼试验(Casoni Test):阳性率约96%,可作为临床初筛。但应注意与结核病、猪囊尾蚴病、并殖吸虫病有交叉免疫反应性。

(2)补体结合试验:70%~90% 棘球蚴病呈阳性反应。包虫破裂、手术、继发感染等可使阳性率增高。包虫囊完全摘除术后数月可转阴性,若术后1年仍阳性可视为复发。要注意包虫病与血吸虫病、猪囊尾蚴病之间有交叉反应。

(3)血清学试验:用免疫学方法检测血清内包虫特异性抗体、循环抗原或免疫复合物是重要的辅助诊断方法。目前的方法有酶联免疫吸附试验(ELISA)、反向间接红细胞凝集试验(RIHA)、免疫印迹技术(Western blot,WB)、实时荧光定量 PCR 和免疫 PCR、环介导等温扩增法、乳胶凝集试验、免疫荧光试验、固相免疫测定法等。

(4)病原学检查:在手术活检材料、切除的病灶或排出物中发现棘球蚴囊壁、子囊、原头节或头钩,具有确诊意义。

3. 影像学检查

(1)超声检查:为首选检查方法。单纯型包囊为边界清楚的无回声液性暗区,后壁回声增强,包囊内见浮动光点和沉积于底部的光点,用探头震动囊肿时可见浮动的小光点,称为"囊沙"影像特征;内囊分离时呈典型的双层壁结构,有特异性诊断意义。此外,内囊破裂时的"水百合花征""飘带征";有多个子囊时表现为"车轮征""蜂房征"或"囊中囊"影像;包囊壁钙化呈强回声并伴有声影均有诊断价值。实变的包囊显示为高回声肿块,无后壁增强影,易与肿瘤混淆。

WHO 根据包虫的 B 超影像诊断与分型标准,将囊型包虫病分为:囊型病灶(CL 型)、单囊型(Ⅰ型)、多子囊型(Ⅱ型)、内囊破裂型(Ⅲ型)、实变型(Ⅳ型)和钙化型(Ⅴ型)。其中,Ⅰ型和Ⅱ型为活动性包虫,Ⅲ型为过渡型,Ⅳ型和Ⅴ型为非活动性包虫。此分型有利于确定治疗方案。

(2)CT 检查:肝囊型包虫病在肝实质内显示大小不等呈水样密度的类球形占位病灶,内囊壁与外囊壁显示为双壁征,界线清楚。加强扫描时包囊密度不增加,边界明显,易与血管瘤、肝癌等鉴别。当子囊充满母囊,相互挤压呈蜂房状。外囊钙化则呈不规则的"蛋壳"状结构。内囊破裂后,因囊壁塌陷可形成不规则形图像。

(六)诊断与鉴别诊断

对于来自流行区而肝脏、肺、肾或脑部发现有囊性占位性病变,应首先考虑本病做进一步检查。B超与CT扫描发现囊肿,有助于诊断。显微镜下查到粉皮状物、头节或小钩可确定诊断。

肝棘球蚴病应与非寄生虫性肝囊肿、囊腺瘤、血管瘤、肝脓肿、肝癌等相鉴别;肾棘球蚴病需与肾囊肿相鉴别;脑棘球蚴病需与脑囊尾蚴病、脑转移瘤相鉴别。

(七)治疗

1. 手术治疗　目前仍以手术治疗即摘除为主。肝内单发病灶,行外囊剥离完整摘除术;局限于肝段或肝叶的多发病灶,可行肝段或肝叶切除;若病灶多发且弥散分布,可行内囊穿刺引流,仅切除部分囊壁,但术后胆漏发生率较高;部分临床试验发现高强度聚焦超声(HIFU)治疗具有一定杀伤作用,但效果较差。侵及范围较大的肝包虫,可行肝移植或自体肝移植治疗,存活率较高。

2. 药物治疗　口服阿苯达唑 20mg/(kg·d),术前及术后各 30d,能抑制播散的原头蚴生长,有预防效果。术中局部用药,即在吸出部分囊液后,可向囊内注入杀灭原头蚴的药物(20% 高渗盐水)。甲醛、乙醇、过氧化氢等虽具有杀灭原头蚴的作用,但对正常组织也有损害作用。

(八)预防

1. 控制传染源　加强对犬的管理登记,定期普查,带虫犬服驱虫药。流行区家犬及牧羊犬应预防接种。

2. 加强卫生法规建设和卫生检疫　对屠宰的污物、污水以及病变脏器实施无害化处理(高温高压、焚烧或深埋),严禁转运出售,禁止将未经处理的病变脏器喂犬。

3. 加强宣传教育   提高群众的健康意识,教育流行区居民,注意饮食卫生和个人防护,培养良好卫生习惯,饭前洗手。

二、泡型棘球蚴病

(一) 病原学

见第二篇第二十三章第三节。

(二) 流行病学

泡型包虫病的病原体多房棘球绦虫,其感染途径与囊型包虫病相似,常因误食虫卵而在体内发育为泡球蚴所致。其主要不同点在于终末宿主为狐和狼,近年来调查证实犬也是共患终末宿主之一。中间宿主为鼠,构成泡状棘球绦虫感染的野生循环圈,人则视为非正常宿主,偶然被感染所致。

多房棘球绦虫分布区域有局限性,主要分布于北半球高纬度地区及冻土地带,从加拿大北部、美国阿拉斯加州,直至日本北海道、俄罗斯西伯利亚,遍及北美、欧、亚三洲。在我国累计报道病例近千例,主要分布在宁夏、新疆、青海、甘肃、黑龙江、西藏、北京、陕西、内蒙古和四川 10 个省、自治区、直辖市。流行因素主要有:①多房棘球绦虫为动物源性寄生虫,在野生动物间形成自然疫源地;②终宿主与中间宿主广泛,虫体既可在野生动物间也可在人和动物之间传播;③虫卵抵抗力强,其污染食物和水源可引起感染;④流行区居民生产及生活活动的特殊性导致本病的扩散。

感染者多通过接触狐或野犬,或剥狐的皮毛,摄入虫卵而感染。狩猎人员易受感染。男性多于女性,职业以农牧民为多,少数民族如藏族、彝族等较汉族多。

(三) 发病机制与病理

泡球蚴的幼虫主要寄生肝脏,引起泡型包虫病。其形态由许多直径为 0.1~1.0cm 的小囊泡组成,小囊泡的生发层不断以出芽的方式产生更多的小囊泡,呈现浸润性生长特征,可破坏肝脏实质、胆管和血管,导致胆管阻塞和门脉高压。小囊泡可侵入血管或淋巴管,转移至其他组织器官,类似于恶性肿瘤,故称为"癌性包虫"。大体观为囊泡状团块或为许多小囊泡形成的海绵状团块,与周围组织分界不清,无纤维组织包绕,借此特征与囊型包虫区别。肝脏病理见小囊泡周边以单核巨噬细胞、成纤维细胞和 T 淋巴细胞浸润形成的肉芽肿为特征。

(四) 临床表现

泡型棘球绦虫生长极其缓慢,潜伏期常达 10~20 年以上。早期无症状,仅在做肝脏超声检查时发现。病程缓慢加重,可有右季肋部疼痛、食欲下降、腹胀、胆绞痛、消瘦,多有肝脏明显肿大、质硬、表面有结节,易误诊为肝癌。侵入胆管可致胆汁淤积性黄疸或继发胆道感染,甚至导致腹水、脾大和门脉高压。肝衰竭和脑转移是死亡的主要原因。

(五) 实验室及辅助检查

1. 实验室检查   血象中嗜酸性粒细胞轻度增多。肝功能试验大多正常,晚期 ALT、AKP 增高,白蛋白降低,球蛋白升高,白 / 球蛋白比 ≤1。包虫皮内试验阳性,血清包虫酶联免疫吸附试验(ELISA)大多阳性。检测血清中泡型包虫病抗原(如 Em2 抗原、Em18 抗原)特异性与敏感性均高,交叉反应少,可用于鉴别泡型与囊型包虫病。

2. 影像学检查   超声检查显示肝内病灶呈实质性强回声,内部结构紊乱,边缘极不规则,并可见点状、小圈状或小结状钙化。病灶较大者,多在中心部位出现不规则无回声区,无明确的腔壁,伴少量斑点状强回声钙化灶,后方回声增强呈"空腔征"。

CT 扫描显示典型的肝泡型包虫病灶为肝内界限模糊、密度不均的低密度浸润灶,可有小水囊状低密度区,亦可形成片状坏死液化区,或形成假囊。增强扫描时周围浸润灶可强化,呈密集颗粒状。大量颗粒状钙化是其特征性 CT 影像。

(六) 诊断与鉴别诊断

根据流行病学史、临床表现、免疫学检查,并结合影像学资料通常可以作出本病的诊断。本病主要需与肝脏恶性肿瘤相鉴别。

(七) 治疗

早期手术切除病灶或肝部分切除。术后行阿苯达唑化学药物治疗,剂量每日 10mg/kg,分 2 次服,需 1~2 年或更长。晚期泡球蚴病灶常侵及肝门部及肝后下腔静脉,需肝移植治疗。近年来对终末期肝泡型包虫病实施自体肝移植,术后无需免疫抑制治疗,疗效肯定。

(八) 预防

切断传播途径,主要是加强饮食卫生的管理。流行区居民应避免与犬、狐及其皮毛密切接触。

思考题

1. 简述棘球蚴病的发病机制和临床表现。
2. 如何诊断包虫病?
3. 包虫病的治疗措施有哪些?

(李兰娟)

第三十三章
感染相关临床问题

第一节 败 血 症

败血症（septicemia）是指病原微生物侵入血流并生长繁殖，产生大量毒素而诱发全身炎症反应综合征（SIRS）的急性全身感染性疾病。当病原微生物进入血液循环后，迅速被机体免疫系统清除而不繁殖或很少繁殖，多不引起炎症反应的称为菌血症（bacteremia）。当病原菌随血流播散出现迁徙性炎症病灶，全身多处脓肿形成的称为脓毒败血症（septicopyemia）。由宿主对感染的反应失调引起的危及生命的器官功能障碍称为脓毒症（sepsis）。脓毒症进一步发展可出现脓毒性休克，多器官功能衰竭（MOF）。同其他感染相似，败血症的血流感染（bloodstream infection，BSI）划分为社区获得性血流感染（community-acquired BSI）与医院内血流感染（nosocomial BSI）。由血管内导管置入引起的导管相关性血流感染（catheter related blood stream infection，CRBSI）是医院内血流感染的主要类型，其病原菌主要为革兰氏阴性杆菌。

1991 年美国胸科医师学会/重症医学会（ACCP/SCCM）首次提出了全身炎症反应综合征（systemic inflammatory response syndrome，SIRS）概念，临床上符合以下两项或两项以上标准，则SIRS 诊断成立：①体温>38℃或<36℃；②心率>90 次/min；③呼吸>20 次/min 或 $PaCO_2$<4.3kPa（32mmHg）；④白细胞计数>$12×10^9$/L 或<$4×10^9$/L；或未成熟中性粒细胞>10%。存在明确或可疑的感染，并且脓毒症相关性器官功能衰竭评价（sepsis-related organ failure assessment，SOFA）评分≥2 可考虑脓毒症。

近年来有把脓毒症取代败血症的倾向。但是两者从发病机制、临床表现到疾病诊治都有所区别。

一、病原学

（一）革兰氏阳性球菌

较常见的有三种：①葡萄球菌：以金黄色葡萄球菌（简称金葡菌）最常见，易于发生皮肤及黏膜感染，并导致血行播散，进一步形成转移性脓肿。耐甲氧西林金黄色葡萄球菌（MRSA）和耐甲氧西林凝固酶阴性葡萄球菌（MRCNS）是常见的多重耐药菌株，检出率分别为 50.8% 和 67.4%，在接受广谱抗菌药物治疗时，肠道和呼吸道中 MRCNS 菌株数明显增多。②肠球菌：该菌是人体肠道中的常驻菌，有的肠球菌败血症不易找到原发灶，耐药性较强；其中屎肠球菌感染率呈逐年上升趋势，利奈唑胺、万古霉素、替考拉宁对肠球菌仍有一定的抗药性。③链球菌：肺炎链球菌可引起免疫缺陷者、老年人和婴幼儿败血症；B 组溶血性链球菌可致新生儿败血症。耐青霉素肺炎链球菌（PRSP）败血症报道呈逐年增高趋势，应引起重视。

（二）革兰氏阴性杆菌

常见为大肠埃希菌、克雷伯菌、铜绿假单胞菌、变形杆菌、不动杆菌等。20 世纪以来常见败血症致病菌以革兰氏阴性杆菌为主，所占比例高达 70%。由于临床上多种抗生素的不断应用，条件致病菌比例明显上升,如鲍曼不动杆菌、嗜麦芽窄食单胞菌、洋葱伯克霍德菌等,短小芽胞杆菌也有报道。近年来产超广谱 β- 内酰胺酶(ESBLs)菌、耐药肺炎克雷伯菌、多重耐药(MDR)或泛耐药(PDR)或极端耐药(XDR)的铜绿假单胞菌、产气杆菌、阴沟肠杆菌等所致败血症逐渐增多。

(三) 厌氧菌

占败血症的 5%~7%。以拟杆菌及副细菌属为主,其次为梭状芽胞杆菌属、消化链球菌属及产气荚膜杆菌等。随着厌氧培养技术的提高,厌氧菌败血症除常见于腹腔感染、外科术后及妇产科等疾病外,也可见于老年患者及恶性肿瘤患者。

(四) 真菌

白假丝酵母占绝大多数,曲霉菌、毛孢子菌等也可引起败血症。随着持续抗生素及免疫抑制剂的应用、长期留置静脉导管等,国内外医院真菌败血症呈显著增多趋势,可占到 5%~12%。

(五) 其他细菌

单核细胞增多性李斯特菌、聚团肠杆菌及腐生葡萄球菌等致病力低的细菌所致败血症也有报道。脑膜炎奈瑟菌感染多见于 4 岁以下或 10 岁左右两个年龄段。艾滋病或长期服用免疫抑制剂者,偶可发生分枝杆菌败血症。

近年来,需氧菌与厌氧菌、革兰氏阴性菌与革兰氏阳性菌、细菌与真菌等多种病原菌混合感染病例逐渐增加。在同一血标本或 3d 内从同一患者不同血标本培养分离出两种或两种以上致病菌称复数菌败血症,多见于 ICU 及长期应用广谱抗生素或免疫抑制剂的患者。

二、发病机制与病理

(一) 发病机制

病原菌经各种途径进入血液循环后是否引起败血症,取决于人体的免疫功能和致病菌的种类、数量及毒力等多种因素。

1. **人体因素**　健康者在病原菌侵入血流后,常仅表现为短暂菌血症,细菌可被免疫防御系统识别并迅速消灭,不出现明显症状;当免疫防御功能缺陷或降低(包括局部或全身屏障功能丧失)均易诱发败血症。

(1) 局部屏障防御功能破坏:完整的皮肤和黏膜是防止细菌入侵的天然屏障。挤压皮肤可使局部防御功能破坏,细菌入侵淋巴和血液循环;严重烧伤时,皮肤与黏膜破损为细菌入侵敞开门户,坏死物和血浆渗出为细菌繁殖创造良好条件,因此败血症发生率较高。气管插管、气管切开、人工呼吸器的应用,各种插管检查都可破坏局部屏障防御功能,有利于病原菌的入侵。

(2) 全身性免疫功能减弱:各种原因引起的中性粒细胞缺乏,尤其中性粒细胞低于 $0.5 \times 10^9/L$ 时,败血症发病率明显增高,常见于急性白血病、骨髓移植后、恶性肿瘤患者接受放、化疗后,应用肾上腺皮质激素等免疫抑制剂,细胞毒类药物以及再生障碍性贫血等患者;严重的原发疾病如肝硬化、结缔组织病、糖尿病、尿毒症、慢性肺部疾病等可削弱细胞免疫和体液免疫功能,从而诱发败血症。

2. **病原菌因素**　革兰氏阳性球菌生长过程中可分泌多种毒素及酶,如葡萄球菌溶素、肠毒素、表皮剥脱毒素、血浆凝固酶等,损伤机体细胞,攻击中性粒细胞及巨噬细胞,可引起食物中毒,毒素性疾病,如烫伤样皮肤综合征、中毒性休克综合征(TSS)等。革兰氏阴性杆菌产生的内毒素能损伤心肌和血管内皮细胞,激活补体和激肽系统、凝血与纤溶系统、交感 - 肾上腺皮质系统、促肾上腺皮质激素(ACTH)/ 内啡肽等。激活各种血细胞和内皮细胞,可产生 IFN-α、IL-1、IL-6、IL-8 等多种细胞因子,以及炎症介质、心血管调节肽等,导致微循环障碍、感染性休克、弥散性血管内凝血(DIC)或多器官功能衰竭(MOF)。

(二) 病理改变

病原微生物进入机体后,其毒素及代谢产物促使机体产生抗炎及促炎反应。一系列炎症因子的释放,可引起全身组织和细胞变性,出现水肿、脂肪变性和坏死。毛细血管损伤造成皮肤和黏膜瘀点、瘀斑及皮疹。有些细菌如化脓性球菌引起的败血症,可形成肺、肝、肾、脾、骨及皮下组织等迁徙性脓肿,并可并发心内膜炎、脑膜炎、骨髓炎等。单核 - 吞噬细胞增生活跃,肝、脾均可肿大。败血症可进一步发展为感染性休克、DIC、MODS,并出现相应病理改变。

三、临床表现和并发症

(一) 基本表现

1. 败血症共同表现

(1) 毒血症状:常有寒战、高热,热型多为弛张热或间歇热,少数为稽留热、不规则热或双峰热。老年体弱者、慢性重症疾病及免疫力严重低下者体温可不升甚至低于正常,提示预后不佳。伴有全身不适、头痛、肌肉及关节疼痛、软弱无力,脉搏、呼吸加快,也可有恶心、呕吐、腹胀、腹痛、腹泻等胃肠道症状。进展为脓毒症可出现中毒性脑病、中毒性心肌炎、肠麻痹、感染性休克及 DIC 等。

(2) 皮疹:多见革兰氏阳性菌感染,皮肤、黏膜瘀点最常见。也可为荨麻疹、猩红热样皮疹、烫伤样皮疹、脓疱疹、瘀斑等,瘀斑可融合成片。

(3) 关节损害:多见于革兰氏阳性球菌和产碱杆菌败血症,主要表现为髋、膝关节红肿、疼痛、活动受限,少数有关节腔积液或积脓。

(4) 肝脾肿大:肝脾多为轻度肿大,并发中毒性肝炎或肝脓肿时肝脏可显著肿大,伴压痛,也可有黄疸。

(5) 原发病灶:革兰氏阳性菌败血症常见的原发病灶为皮肤及黏膜的感染。革兰氏阴性菌败血症多来自腔道的原发感染,如呼吸道、泌尿道、胆道、消化道、生殖系统感染。部分病例可无明确原发感染灶。

(6) 迁徙性病灶:多见于病程较长的革兰氏阳性球菌和厌氧菌败血症,常见转移性病灶如皮下及深部软组织脓肿、肺脓肿、骨髓炎、关节炎和心包炎等。

2. 常见败血症的临床特点

(1) 革兰氏阳性球菌败血症:多见于严重疖痈、急性蜂窝织炎、骨关节化脓症以及大面积烧伤等患者。主要表现为①发病急、寒战、高热,呈弛张热或稽留热型;②脓点、多形性皮疹常见,也可见脓疱疹;③可有迁移性病灶如肺脓肿、骨髓炎等,约 1/4 病例伴大关节红肿疼痛;④有心脏瓣膜病或其他基础疾病的老年人和静脉药瘾者易并发心内膜炎。表皮葡萄球菌是引起上述疾病的重要条件致病菌。肠球菌败血症常见于腹腔、盆腔感染,易并发心内膜炎,对多种抗生素耐药。

(2) 革兰氏阴性杆菌败血症:患者发病前一般情况常较差,多有严重原发疾病如胆道、肠道、泌尿道感染,或免疫功能低下或有使用免疫抑制药物的病史等。全身中毒症状明显,临床常以寒战开始,间歇发热,严重时体温不升或低于正常。感染性休克发生率高且出现早、持续时间长,病死率高。

(3) 厌氧菌败血症:侵入途径以胃肠道及女性生殖道为主,其次为压疮溃疡及坏疽。多见于伴有基础疾病的老年人、术后或免疫抑制剂使用患者。常与需氧菌混合感染,局部感染灶产气,分泌物有特殊气味是厌氧菌感染的临床特点,患者病情轻重不一,轻者未经治疗亦可暂时好转;重者可呈暴发性,部分出现溶血或 MOF 等。部分患者可出现黄疸(10%~40%)、血栓性静脉炎和迁徙性化脓病灶。约 30% 可发生感染性休克或 DIC。

(4) 真菌败血症:见于侵袭性真菌感染,常见于免疫低下 / 缺陷、器官移植后及恶性肿瘤患者。临床表现与革兰氏阴性菌败血症相似,可有寒战、发热、出汗、肝脾肿大等,偶仅为低热,甚至不发热。因常与细菌混合感染,毒血症状可被合并细菌感染所掩盖,临床不易区别,部分病例死后尸检方能确诊。

3. 特殊类型败血症

(1) 新生儿败血症:致病菌多见于葡萄球菌、肠球菌、大肠埃希菌、克雷伯菌等。感染途径多为呼吸道、脐带、破损皮肤及医院有创操作等,常有母亲产道感染。主要临床表现为食欲减退、呕吐、腹胀、精神萎靡、呼吸困难、黄疸、惊厥等,仅部分患儿有发热。新生儿血脑屏障功能不健全,易并发颅内感染。

(2)老年人败血症:老年人机体免疫功能差,局部感染后容易扩散而发生败血症。多继发于肺部感染、泌尿系统感染及压疮,致病菌以大肠埃希菌、肺炎克雷伯菌等革兰氏阴性细菌及厌氧菌为主,真菌败血症有增加趋势,应引起重视。起病急骤,临床表现不典型,易出现神志改变,可因心、肺、脑、肾等重要器官功能障碍而死亡,病死率高,为20%~50%。

(3)烧伤后败血症:继发于烧伤创面感染,多发生于烧伤后36h,创面肉芽肿形成后败血症发生机会减少。早期多为单一细菌感染,晚期常为混合感染。常见致病菌为金黄色葡萄球菌、铜绿假单胞菌、肠杆菌、表皮葡萄球菌等。临床表现较一般败血症重,可为过高热(T>42℃)或低体温,多为弛张热,心动过速明显,可发生中毒性心肌炎、中毒性肝炎及休克等。常出现麻痹性肠梗阻或意识障碍。

(4)医院感染败血症:也称医院血流感染(NBSI),占败血症的30%~60%。患者多有严重基础疾病,曾接受过较大手术、侵入性诊疗操作或长期应用免疫抑制剂及广谱抗生素等。致病菌以大肠埃希菌、铜绿假单胞菌、克雷伯菌、不动杆菌等革兰氏阴性耐药菌为主。革兰氏阳性球菌中MRSA、MRCNS较多见,真菌中白假丝酵母较常见。临床表现不典型,可发热或低体温、寒战,白细胞增高或正常。病情危重,预后差,病死率高。

导管相关性血流感染(catheter related blood stream infection,CRBSI)是指带有血管内导管或者拔除血管内导管48h内,患者临床出现脓毒症表现,除血管导管外没有其他明确的感染源,同时外周静脉血培养显示细菌或真菌阳性;或从导管段及外周静脉血培养出相同种类、相同药敏结果的细菌或真菌,则可诊断为CRBSI。常见病原菌为凝固酶阴性葡萄球菌、鲍曼不动杆菌、铜绿假单胞菌及假丝酵母菌等。

(5)免疫功能低下患者败血症:如中性粒细胞减少、化疗、移植、终末期肝病等,革兰氏阴性杆菌是免疫抑制患者血流感染的主要病原菌,真菌感染率高,炎症反应不明显,细菌清除时间长,预后差。

(二) 并发症

败血症可并发肾功能衰竭、中毒性心肌炎、中毒性脑病、肝脏损害、肠麻痹或急性呼吸窘迫综合征(ARDS)。革兰氏阳性细菌败血症可并发多处脓肿及化脓性脑炎、心包炎、心内膜炎等。革兰氏阴性菌败血症可并发感染性休克及DIC等。

四、实验室检查

(一) 一般检查

外周血白细胞增高,多为(10~30)×10⁹/L,中性粒细胞比例增高,可有明显核左移及细胞内中毒颗粒;免疫反应差者及少数革兰氏阴性菌败血症白细胞数可正常或降低,但中性粒细胞比例升高。病程长者可有贫血,并发DIC时血小板减少。尿中可见蛋白或少量管型。

(二) 病原学检查

1. **血培养**　血培养是确诊败血症的主要依据。采血注意事项:

(1)采血应在抗菌药物应用前、寒战、高热时进行。

(2)于不同部位采集血液标本2次,每次采血量10~20ml,可提高培养阳性率。

(3)标本应分送需氧菌和厌氧菌培养,必要时还可送真菌培养。如患者使用过抗菌药物,要用含树脂或活性炭的中和抗生素培养瓶采样。

(4)儿童、婴幼儿采血量最大不超过总血容量的1%。

(5)导管相关性败血症患者,外周导管应在无菌状态下拔除,剪下5cm导管头端进行半定量培养;中心静脉导管或静脉留置管患者,则经导管采血及外周静脉采血同时做细菌定量培养。

（6）当普通血培养阴性又疑似败血症时需采用特殊培养基针对某些特殊病原培养,如 L 型细菌、军团菌、分枝杆菌、巴通体及真菌等。

2. **骨髓培养**   由于骨髓中细菌较多且受抗菌物药影响较小,其阳性率高于血培养。因此血培养加骨髓培养可明显提高阳性率。

3. **体液培养**   脓液、胸腔积液、腹水、脑脊液或瘀点挤液涂片或培养均有重要诊断参考价值。

4. **免疫学及分子生物学检查**

（1）免疫学检查:对生长缓慢的细菌或真菌可进行抗原抗体检测。免疫荧光法可快速、敏感地鉴定厌氧菌,免疫酶标组化可快速鉴定产气荚膜梭菌。

（2）PCR 法:应用 PCR 法可检测病原菌 DNA 或 RNA,对外伤或烧伤后败血症病原菌的诊断有参考意义。

（3）微生物测序:基因芯片根据病原菌 16S rRNA 保守区设计探针可高通量快速检测标本中的微生物。

5. **其他检查**

（1）G 实验:血液真菌细胞壁成分 1,3-β-D 葡聚糖（glucan,G）检测有助于真菌败血症的诊断。

（2）GM 实验:血清半乳甘露聚糖（galactomannan,GM）含量有助于诊断曲霉菌。

（三）炎性相关指标

1. **降钙素原（procalcitonin,PCT）**   是降钙素（calcitonin,CT）的激素原,主要是在细菌毒素和炎性细胞因子的刺激下产生,而在非感染性炎性反应状态下水平一般不升高或仅轻微升高,可用于早期诊断且具有较高敏感度和特异性。可用于指导抗生素的应用,作为动态监测感染严重程度及预后判断的指标。

2. **C- 反应蛋白（CRP）**   是急性时相反应蛋白之一,对感染具有较高敏感度,升高幅度与炎症程度呈正相关,可用来评估抗生素疗效及感染的预后情况。

3. **细胞因子**   血浆 TNF-α、IL-6 等有助于判断炎性应答的强度;IL-10 及血浆可的松浓度可反应机体的代偿性抗感染的状态。

（四）其他辅助检查

病程中如出现心、肝、肾等器官损害,发生感染性休克、DIC 时应做相关检查。同时可按需要进行 B 超、X 线、计算机断层扫描（CT）、磁共振成像（MRI）及心电图等检查。

五、诊断、鉴别诊断及预后

败血症目前无统一诊断标准,诊断败血症需综合患者临床症状体征、实验室检查等,其中血培养和 / 或骨髓培养出致病菌是确诊的依据。

（一）诊断依据

1. 急性高热患者外周血白细胞及中性粒细胞明显增高,具有明显感染中毒症状,不限于某一系统感染时应考虑败血症的可能。

2. 新出现的皮肤、黏膜感染或创伤,有挤压疮疖史,局部症状加重伴高热、寒战及全身中毒症状者。

3. 尿路、胆道、呼吸道感染及局部感染,经有效抗生素治疗不能控制者。

4. 有急性高热、寒战,而化脓性关节炎、骨髓炎、软组织脓肿、皮肤脓点怀疑为迁徙病灶者。

5. 有严重基础疾病、静脉或动脉放置器械或导管而出现发热（T>38℃）或低体温者;或低血压（收缩压<90mmHg）、少尿（每小时<20ml）,原有疾病或其他原因不能解释者,均应怀疑败血症。

6. 大面积烧伤患者存在高代谢反应,有"SIRS"表现,不能仅以出现体温过高或过低、持续心动过速、呼吸频率加快等作为诊断依据,还需有血培养或病理组织检出致病菌方可考虑败血症。

（二）鉴别诊断

1. **成人 still's 病**   青少年多见。为变态反应性疾病,主要表现是发热、皮疹、关节痛、咽痛、淋巴结及肝脾肿大,白细胞和中性粒细胞增高,极易与败血症混淆。两者不同之处为:①高热,病程可长达数周或数月,但多无明显毒血症状,且可有缓解期;②皮疹短暂,但反复出现;③多次血及骨髓培养均无细菌生长;④抗生素正规治疗无效;⑤肾上腺皮质激素或非甾体类药物如吲哚美辛(消炎痛)可使症状缓解。该病没有特异性诊断手段,需排外其他疾病后尚可考虑。

2. 恶性肿瘤　以淋巴瘤为主要代表,其种类众多。常急性起病,不规则发热伴畏寒,多进行性消瘦、贫血及衰竭,肝脾进行性肿大,出血倾向较明显。通过血液和骨髓培养排除败血症。诊断靠骨髓穿刺、淋巴结或其他组织活检做病理检查确诊。

3. 其他　尚需与引起 SIRS 的非感染性疾病、风湿热、伤寒、粟粒性肺结核、系统性红斑狼疮、皮肌炎、疟疾、血小板减少性紫癜等鉴别。

(三) 预后

病死率 30%~40%,影响预后的因素主要有:①儿童及老年患者败血症预后更差;②免疫低下或抑制患者死亡率更高;③医院感染败血症病死率较高;④伴有严重并发症患者病死率较高;⑤有严重基础疾病患者,如恶性肿瘤、肝硬化、糖尿病、ARDS 等均增加了预后不良的风险。

六、治疗和预防

(一) 病原治疗

1. 治疗原则　败血症诊断一旦成立,在未获得病原学结果之前,应尽早、足量给予经验性抗菌药物治疗,可降低死亡率,改善预后。通常给予广谱抗菌药中的一种或两种联合治疗,根据药代动力学、药效学优化给药方案。待病原菌种类和药敏试验结果出来后,患者临床症状好转,感染相关指标如降钙素水平下降,则可适时降阶梯治疗。

经验性治疗是根据患者年龄、基础疾病、原发感染灶、致病菌入侵途径和临床特征,并结合当地致病菌的流行和耐药情况而针对性选择抗菌药物。原发感染在肺部多为肺炎链球菌或流感嗜血杆菌等所致,可选用青霉素或半合成青霉素或一代头孢菌素等。原发感染灶在膈肌以下多为革兰氏阴性细菌所致,可选用三代头孢菌素和 β- 内酰胺类(联合氨基苷类)抗菌药。免疫低下者败血症多为革兰氏阴性细菌所致,常用三代头孢菌素或广谱碳青霉烯类抗生素治疗。

降阶梯治疗指在重度感染的初始阶段经验性选择强效广谱抗菌药物,覆盖所有可能的病原菌,迅速控制感染,而在用药 48~72h 后,应根据细菌学结果及药物敏感性,及时调整为抗菌谱较窄的抗菌药物,以避免因病原菌耐药而造成抗菌药物反复调换或多种联合用药的不良反应。联合用药可获得"相加"或"协同"作用,增强疗效,但也可导致菌群失调而增加治疗困难。

2. 常见治疗败血症的病原

(1)革兰氏阳性球菌败血症:①社区获得性革兰氏阳性菌败血症多为不产青霉素酶的金黄色葡萄球菌或 A 组溶血性链球菌所致,通常对青霉素敏感,可选用普通青霉素或半合成青霉素苯唑西林等,或第一代头孢菌素如头孢唑啉等;②B 组溶血性链球菌败血症可选青霉素 / 第一代头孢菌素和 / 或氨基糖苷类联合;③医院感染葡萄球菌败血症 90% 以上为 MRSA 所致,多数凝固酶阴性葡萄球菌呈多重耐药性,可选用多肽类抗菌药物如万古霉素或替考拉宁,或噁唑烷酮类药物利奈唑胺,或与利福霉素类抗菌药物利福平联合应用;④肠球菌常对多种抗生素耐药,治疗时应联合用药,可用半合成青霉素类氨苄西林联合氨基糖苷类,或多肽类万古霉素联合氨基糖苷类,或半合成青霉素类与链阳性菌素联合。

(2)革兰氏阴性杆菌败血症:非多重耐药的革兰氏阴性细菌根据药敏结果选择第三代或第四代头孢菌素为主。但是随着抗生素的普遍运用,革兰氏阴性细菌耐药突出。产金属 β- 内酰胺酶 -1(NDM-1)细菌败血症可用米诺环素衍生物如替加环素或多肽类药物多黏菌素,或磷霉素类联合氨基糖苷类如异帕米星或阿贝卡星等。产超广谱 β- 内酰胺酶(ESBLs)细菌以肺炎克雷伯菌、大肠埃希菌常见,可选碳青霉烯类、哌拉西林 / 他唑巴坦等。

广泛耐药革兰氏阴性杆菌（XDR-GNB）以肠杆菌科细菌、鲍曼不动杆菌、铜绿假单胞菌及嗜麦芽窄食单胞菌比较常见，对除 1~2 类抗菌药物（主要指多黏菌素和替加环素）外，几乎对所有类别抗菌药物均不敏感，常常需要 2 种或 3 种抗菌药物联合治疗。①肠杆菌科细菌败血症：可选替加环素与氨基糖苷类、碳青霉烯类（不包括厄他培南）、磷霉素、多黏菌素联合；② XDR 鲍曼不动杆菌败血症：可选替加环素与头孢哌酮舒巴坦、碳青霉烯类（不包括厄他培南）、多黏菌素联合；③ XDR 铜绿假单胞菌败血症：可选多黏菌素与抗铜绿假单胞菌 β 内酰胺类、环丙沙星、利福平、磷霉素等联合；④ XDR 嗜麦芽窄食单胞菌败血症：可选甲氧苄啶 - 磺胺甲噁唑与头孢哌酮舒巴坦、氟奎诺酮类如环丙沙星、左氧氟沙星和莫西沙星、米诺环素、多黏菌素、头孢他啶联合。

（3）厌氧菌败血症：可用化学合成类药物如替硝唑或奥硝唑。半合成头霉素类如头孢西丁、头孢替坦及碳青霉烯类药物亚胺培南对常见脆弱杆菌属均敏感。因需氧菌常与兼性厌氧菌混合感染，故应同时对需氧菌进行有效抗菌治疗。

（4）真菌败血症：可选用三唑类如氟康唑（FCZ）、伊曲康唑（ICZ）、伏立康唑，或多烯类如两性霉素B，或棘白菌素类如卡泊芬净（caspofungin）等。两性霉素 B 抗真菌作用强，但毒性反应大，必要时可用两性霉脂质体治疗。

3. 剂量与疗程　败血症用抗菌药物的剂量（按体重或体表面积计算）可达治疗量的高限。一般疗程至少 2 周，若存在免疫缺陷（包括中性粒细胞减少）、多重耐药菌、严重并发症或真菌败血症等可适当延长疗程，一般用至体温正常及感染症状、体征消失后 5~7d。研究认为可根据 PCT 水平调整抗生素的剂量及疗程。

（二）祛除感染病灶

脓肿应切开引流，胸腔、腹腔或心包腔等脓液应酌情穿刺抽脓，或手术引流。胆道或泌尿道梗阻者应手术治疗。导管相关性败血症应及早去除或更换导管。

（三）对症及支持治疗

1. 卧床休息，给予高热量和易消化的饮食。

2. 高热时酌情物理降温，补充适量维生素，维持水、电解质和酸碱平衡。

3. 感染性休克者扩容、纠酸、应用血管活性药物或肾上腺皮质激素治疗。

4. 器官移植后或免疫抑制者，应酌情减量或停用免疫抑制剂。

5. 积极治疗基础疾病。

6. 加强与患者及家属沟通，有效的心理治疗与干预可以减轻患者心理应激反应。

近年来抗内毒素抗体、抗 TNF-α、血清免疫球蛋白以及血液净化等治疗已引起关注，但需要更多临床验证。

（四）预防

1. 控制传染源　积极治疗原发感染性疾病。对于医院高危患者 MRSA、MRCNS 及其他多重耐药病原菌行常规监测，隔离治疗耐药菌感染者。避免滥用抗菌药物和免疫抑制剂，减少耐药菌株的产生及二重感染的发生。

2. 切断传播途径　医护人员必须严格执行消毒隔离制度及无菌操作规程，勤洗手，防止致病菌及条件致病菌在医院内的交叉感染。严格规范各种侵袭性操作，掌握创伤性诊治适应证，尽量减少血管内装置和监护装置的使用时间和频率。静脉插管及时更换，注意长期留置导管的操作和规范。使用一次性医疗物品等。

3. 保护易感人群　对糖尿病、慢性肝病、艾滋病等易继发感染的原发疾病应积极治疗。对粒细胞缺乏、严重免疫抑制患者严格消毒，必要时可预防性服用抗菌药。加强营养支持，提高机体免疫力。

4. 病原菌及其耐药性监测　建立和完善医院感染管理系统，及时掌握细菌耐药性变迁动态，制定规范并指导临床合理使用抗生素，追踪和控制多重耐药菌株的流行。

思考题

1. 败血症炎性相关指标有哪些?

2. 败血症常见的病原体有哪些? 如何预防败血症?

(耿嘉蔚)

第二节 感染性休克

一、概述

感染性休克(septic shock)也称脓毒性休克,是指侵入血液循环的病原微生物及其毒素等激活宿主的细胞和体液免疫系统,产生各种细胞因子和内源性炎症介质,引起全身炎症反应综合征,并进一步作用于机体各个器官、系统,造成组织、细胞损害及代谢和功能障碍,甚至多器官功能衰竭,导致以休克为突出表现的危重综合征。感染性休克是微生物因子与宿主防御机制间相互作用的结果,病原微生物的毒力和数量以及机体的内环境与应答是决定休克发生发展的重要因素。其中老年人、婴幼儿、慢性疾病、长期营养不良、免疫功能缺陷及恶性肿瘤患者或较大手术后患者尤易发生。

1991 年美国胸科医师学会(ACCP)和美国危重病医学会(SCCM)召开联席会议,发布脓毒症定义的第一版国际共识,对感染(infection)、全身炎症反应综合征(systemic inflammatory response syndrome,SIRS)、脓毒症(sepsis)、严重脓毒症(severe sepsis)、感染性休克(septic shock)等相关概念做出定义,其中由感染引起的 SIRS 被定义为脓毒症(Sepsis 1.0),脓毒症合并器官功能障碍称为严重脓毒症,若重症感染导致的循环衰竭,经充分液体复苏仍不能纠正低血压和组织低灌注称为感染性休克。

2001 年 SCCM/ 欧洲危重病医学会(ESICM)/ACCP 等举行了华盛顿联席会议,对第一版国际共识进行修订,细化 sepsis 的诊断,提出了包括感染或可疑感染、炎症反应、血流动力学、器官功能障碍指标、组织灌注指标等 20 余条评价的指标,但临床使用较为烦琐。2014 年 1 月,欧美危重病医学会启动了第三版脓毒症的概念修订,并于 2016 年 2 月发布《第三版脓毒症与感染性休克定义的国际共识》,简称 "Sepsis 3.0"。新共识提出了脓毒症及脓毒性休克的新的概念标准。

1. 全身炎症反应综合征(SIRS)   指任何致病因素作用于机体所引起的全身炎症反应,具备以下各项中的两项或两项以上,SIRS 的诊断即可成立:①体温:>38℃或<36℃;②心率:>90/min;③呼吸增快:>20/min 或过度换气 $PaCO_2$<32mmHg(4.3kPa);④白细胞:>12×10^9/L 或<4×10^9/L 或不成熟中性粒细胞>10%。

随着对感染导致的生理和病理生理改变等研究和认识的深入,基于感染和 SIRS 的 Sepsis 1.0 定义并不能客观反映感染导致器官功能损害及其严重程度的病理生理特征,且不能反映感染导致内分泌、代谢和凝血等的异常,因此该诊断标准不能对脓毒症做出科学客观的诊断。

2. 脓毒症相关性器官功能衰竭评价(sepsis-related organ failure assessment,SOFA)   该评分由

欧洲重症监护医学协会（European Society of Intensive Care Medicine,ESICM）制定，又称序贯性器官功能衰竭（SOFA）评分。SOFA 评分为重症医学工作者所熟悉,ICU 患者中 SOFA 评分高往往预示病死率高。

表 33-1 序贯（脓毒症相关性）器官衰竭评价系统（SOFA）

		0分	1分	2分	3分	4分
呼吸系统	氧合指数	≥400	<400	<300	<200,呼吸支持	<100,呼吸支持
凝血系统	血小板计数（×10⁹/L）	≥150	<150	<100	<50	<20
肝脏系统	胆红素（μmol/L）	<20	20~33	33~102	102~204	≥204
心血管系统		平均动脉压≥70mmHg	平均动脉压<70mmHg	多巴胺<5.0或多巴酚丁胺（任何剂量）	多巴胺5.0~15.0或肾上腺≤0.1或去甲肾上腺素>0.1≤0.1	多巴胺>15或肾上腺素>0.1或去甲肾上腺素>0.1
中枢神经系统	Clasgow 评分	15	13~15	10~13	6~10	<6
肾脏	肌酐（μmol/L）尿量（ml/d）	<110	110~171	171~300	300~440<500	≥440<200

3. **脓毒症** 机体对感染的异常反应引起的危及生命的器官功能障碍。Sepsis 3.0 定义强调了感染导致器官功能损害的机制及其严重性,也就是说当机体对感染的反应损伤了自身组织和器官进而危及生命就称为脓毒症。针对 ICU 和非 ICU 患者,Sepsis 新的诊断标准有所区别。对于 ICU 的感染或可疑感染患者,当 SOFA 评分 ≥2 分时,诊断为 Sepsis;对于非 ICU 感染或可疑感染患者,qSOFA 评分出现两项（收缩压 ≤100mmHg,呼吸频率 ≥22 次/min,意识改变）或两项以上阳性时诊断为脓毒症。

4. **感染性休克（脓毒性休克）** 作为脓毒症的一个亚型,感染性休克是指脓毒症发生了严重的循环、细胞和代谢异常,并足以使病死率显著增加。感染性休克的诊断标准为:脓毒症患者尽管充分地液体复苏仍存在持续的低血压,需给予血管活性药才能维持平均动脉压（MAP）≥65mmHg 以及血乳酸（Lac）>2mmol/L。经过大数据分析后,符合感染性休克这一标准,临床病死率超过 40%,而只发生脓毒症的患者的死亡率仅 8%~12%。

二、病原学及流行病学

（一）流行情况

美国每年约有 100 万例感染性休克患者,估计全球每年约有 1 800 万例,并且每年以 1.5% 的速度增加。发病率增加的原因包括:人口老龄化、有创操作增加、生命支持技术提高,以及随之增加的耐药致病菌、免疫系统低下等因素。老年人感染性休克的发生率很高,约占全部感染性休克的 40%。我国感染性休克占老年人休克的 60%。感染性休克及其并发症是非冠心病性重症监护病房患者最常见的死因。

（二）病原微生物

感染性休克的病原菌包括革兰氏阴性及革兰氏阳性细菌、真菌,罕见为原虫及立克次体等。常见革兰氏阴性细菌,如肠杆菌科细菌（大肠埃希菌、克雷伯菌、肠杆菌等）、不发酵杆菌（铜绿假单胞菌、不动杆菌属等）、脑膜炎奈瑟菌、类杆菌等;革兰氏阳性细菌,如葡萄球菌、肺炎链球菌、梭状芽胞杆菌等。

近年来,耐药菌引起的感染性休克越来越常见,如耐甲氧西林金黄色葡萄球菌(methicillin resistant Staphylococcus aureus,MRSA)、万古霉素耐药肠球菌(vancomycin-resistant enterococcus,VRE)、耐青霉素肺炎链球菌(penicillin resistant Streptococcus pneumoniae,PRSP)及耐药的革兰氏阴性细菌。临床上常见的引起感染性休克的疾病有肺炎、腹腔感染、肾盂肾炎、脓肿(尤其是腹腔脓肿)、败血症、化脓性胆管炎、蜂窝织炎、坏死性筋膜炎及脑膜炎等。

(三) 宿主因素

原有慢性基础疾病,如肝硬化、糖尿病、恶性肿瘤、白血病、器官移植以及长期接受糖皮质激素等免疫抑制剂、抗代谢药物、细胞毒类药物和放射治疗,或留置导尿管或静脉导管等,在继发细菌感染后易并发感染性休克。因此,感染性休克也常见于医院感染患者,其中老年人、婴幼儿、分娩妇女、大手术后体力恢复较差者尤易发生。

(四) 特殊类型的感染性休克

中毒性休克综合征(toxic shock syndrome,TSS),是由细菌毒素引起的严重感染性中毒休克综合征。最初报道的 TSS 是由金黄色葡萄球菌所致,近年来发现类似综合征也可由链球菌引起。

1. **金黄色葡萄球菌 TSS**　是由非侵袭性金黄色葡萄球菌产生的外毒素引起。首例报道于 1978 年,早年多见于应用阴道塞的经期妇女,有明显地区性分布,主要见于美国,次为加拿大、澳大利亚及欧洲某些国家。随着阴道塞的改进,停止使用高吸水性阴道塞后,金黄色葡萄球菌 TSS 发病率已明显下降。而非经期 TSS 增多,其感染灶以皮肤和皮下组织、伤口感染居多,次为上呼吸道感染等,无性别、种族和地区特点。国内所见病例几乎均属非经期 TSS。从金黄色葡萄球菌 TSS 患者的阴道、宫颈局部感染灶中可分离到金黄色葡萄球菌,但血培养为阴性。从该非侵袭性金黄色葡萄球菌中分离到致热原性外毒素 C 和肠毒素 F,统称为中毒性休克综合征毒素 1(toxic shock syndrome toxin 1,TSST-1),被认为与 TSS 发病有关。用提纯的 TSST-1 注入动物,可引起类似人类 TSS 的症状。TSS 的主要临床表现为急起高热、头痛、神志模糊,猩红热皮疹,1~2 周后皮肤脱屑(足底尤著)、严重低血压或直立性晕厥。常有多系统受累现象,包括:胃肠道(呕吐、腹泻、弥漫性腹痛);肌肉(肌痛、血肌酸激酶增高)、黏膜(结膜、咽、阴道)充血;中枢神经系统(头痛、眩晕、定向力障碍、神志改变等);肝脏(黄疸、ALT 和 AST 值增高等);肾脏(少尿或无尿、蛋白尿,血尿素氮和肌酐增高等);心脏(可出现心力衰竭、心肌炎、心包炎和房室传导阻滞等);血液(血小板降低等)。经期 TSS 患者阴道常有排出物,宫颈充血、糜烂,附件可有压痛。经期 TSS 患者中约有 30% 复发,但非经期性 TSS 的复发很罕见。

2. **链球菌 TSS(streptococcus toxic shock syndrome,STSS)**　又称链球菌 TSS 样综合征(streptococcal toxic shock-like syndrome,TSLS),是由于链球菌感染引起的急性严重综合征,以局部疼痛、高热、低血压及多器官受累等为特征。可由 A 群链球菌、缓症链球菌(S.mitis)或草绿色链球菌(S.viridans)引起,病菌主要经黏膜或皮肤侵入人体,大多数患者在轻微局部创伤的基础上发生感染,部分患者系术后感染所致。多见于 50 岁以下成人,以冬春季多见。

自 1983 年起北美及欧洲相继报道 A 组链球菌所致的中毒性休克综合征(STSS),现已累及世界各个地区的各年龄组。STSS 的发生可能与致病菌本身毒力增加有关,患者体内分离出的 A 族链球菌(GAS)绝大部分属 M1、M3、M6 和 T3 型。所有的致病株均产生一种称为 NAD 酶的毒素。主要致病物质为致热性外毒素 A,其作为超抗原(super-antigen,SAg)刺激单核细胞产生肿瘤坏死因子(TNF-α)及 IL-1,并可直接抑制心肌,引起毛细血管渗漏而导致休克。

三、病理和发病机制

感染性休克的发病机制极为复杂。20 世纪 60 年代提出的微循环障碍学说获得多数学者的公认,但微循环障碍学说并未完全揭示感染性休克的发病机制。目前的研究已从微循环障碍向细胞代谢障碍及分子水平的异常等方面深入。必须指出,感染性休克是多种因素相互作用、互为因果的综合结果。

（一）微循环障碍学说

在休克的发生发展过程中，微血管经历痉挛、扩张和麻痹三个阶段。初期为缺血缺氧期：通过神经反射、病因的直接作用等引起体内多种缩血管的体液因子增加，其中有交感 - 肾上腺髓质系统释放的儿茶酚胺、肾素 - 血管紧张素 - 醛固酮系统的激活、血小板黏附聚集产生的血栓素 A_2（thromboxane a2，TXA_2）和血小板活化因子（platelet-activating factor，PAF）、花生四烯酸代谢产物白三烯（leukotriene，LT）以及内皮素等。上述因子的共同作用使 α 受体支配的微血管（主要有皮肤、骨骼肌、肾、肺、肝、胃肠道微血管等）强烈收缩，外周阻力增高，造成毛细血管网灌注不足，导致缺血、缺氧，以及毛细血管静脉压降低，由 β 受体支配的动 - 静脉短路开放。中期为淤血缺氧期：随着休克的发展，快速糖代谢异常和无氧糖酵解，导致乳酸生成增多，以及组胺和缓激肽等血管活性物质释放，微动脉与毛细血管前括约肌舒张，而微静脉则持续收缩，加上白细胞附壁黏着、嵌塞，致微循环内血流淤滞，其流体静水压增高，毛细血管通透性增加，血浆外渗、血液浓缩，有效循环血量减少、回心血量进一步降低，血压明显下降。此期缺氧和酸中毒更明显，氧自由基生成增多，引起广泛的细胞损伤。晚期为微循环衰竭期：血液进一步浓缩、血细胞聚集、血液黏滞性增高，又因血管内皮损伤等原因致凝血系统激活而引起 DIC，导致微血管床堵塞、出血，血液灌流更加减少，导致多器官功能衰竭，使休克难以逆转。

（二）休克的细胞机制

微循环障碍在休克的发生中固然重要，但现在认为细胞损伤可能发生在血流动力学改变之前，细胞代谢障碍可为原发性，由病原微生物及其产物引起。感染性休克是严重感染引起的全身炎症反应综合征（systemic inflammatory response syndrome，SIRS）的一部分。SIRS 的本质是在病原微生物及其产物刺激下机体失去控制的、自我持续放大和自我破坏的炎症反应，表现为播散性炎症细胞活化、炎症介质 TNF-α、IL-1、IL-6、IL-8、IL-12 等大量产生和释放形成瀑布效应，并由此引起远隔部位的炎症反应。这些炎症介质主要是单核吞噬细胞系统对病原微生物及其产物激活的过度反应，大量的炎症介质释放一方面对控制病原菌感染有一定的作用，另一方面则引起组织细胞功能受损，如血管内皮细胞受损导致组织缺血缺氧，微循环障碍，导致各种组织器官的功能衰竭。

休克发生时细胞膜的功能障碍出现最早，胞膜损伤使细胞膜上的 Na^+-K^+-ATP 酶转运失灵，致细胞内 Na^+ 增多、K^+ 降低，细胞出现水肿。休克时细胞内最先发生变化的是线粒体病变，有：①呼吸链功能发生障碍，造成代谢紊乱；②氧化磷酸化功能降低，致三羧酸循环不能正常运行，ATP 生成减少，乳酸积聚；③胞膜上的离子泵发生障碍，K^+ 和 Ca^{2+} 从线粒体丢失，胞质内 Ca^{2+} 增多。此外，胞膜上的磷脂酶 A_2 被激活，使胞膜磷脂分解，造成胞膜损伤，通透性增高，Na^+ 和水进入线粒体，使之肿胀、结构破坏。溶酶体含多种酶，为细胞内主要消化系统，休克时溶酶体膜通透性增高，溶酶释出，造成细胞自溶死亡。

（三）休克的分子机制

近 30 年以来，人们致力于感染性休克的分子机制研究。现已认识到人体通过一系列的模式识别受体来识别病原微生物的保守结构，即病原相关分子模式，这种先天性模式识别受体包括 Toll 样受体（Toll-like receptors，TLRs）、核苷酸结合寡聚化结构域（nucleotide-binding oligomerization domain，NOD）蛋白质和解旋酶中的维 A 酸诱导基因 I（retinoic acid inducible gene 1，RIG-1），广泛参与细胞内病原微生物的识别和介导信号转导。其中 Toll 样受体研究最为深入。革兰氏阳性细菌的肽多糖及革兰氏阴性细菌脂多糖（lipopolysaccharide，LPS）分别与 TLR-2 及 TLR-4 结合，从而启动细胞内信号传递。活化的核因子 NF-κB 从胞质转入胞核，并结合到转录起始位点，促进细胞因子如 TNF-α 及 IL-1β、IL-10 等的表达。TNF-α 及 IL-1β 是促炎因子，能活化机体的获得性免疫，但同时也对机体造成直接及间接的损害。TNF-α、IL-1 又可引起细胞因子 IL-6、IL-8、IL-12、IFN-α、血栓素、白三烯及血小板活化因子（PAF）等的释放，进一步放大炎症反应。

近年来，一氧化氮（nitric oxide，NO）被确认为导致低血压的重要介质。NO 激活可溶性鸟苷酸环化酶，提高细胞内 cGMP 水平，引起血管平滑肌扩张和降低收缩反应性，引起顽固性低血压的发生和心肌收缩性的抑制。并可增加血管通透性,抑制线粒体呼吸,降低血管平滑肌反应性,增加内毒素对内皮细胞的损害。

感染性休克时,氧自由基和蛋白酶可引起弥漫性血管内皮损伤,暴露下层的胶原基质,胶原广泛暴露触发内源性凝血途径,导致纤维蛋白沉积和血栓形成。此外,TNF 抑制蛋白 C 活化和血浆中纤溶酶原激活因子抑制物(fibrinolytic enzyme activation factor inhibitor, PAI-1)的增多,导致抗凝系统和纤溶系统活性下降。凝血途径的激活和抗凝系统、纤溶系统活性下降,使得凝血因子大量消耗,导致以微血管内纤维蛋白的沉积为特征的 DIC 发生,表现为广泛的微血管血栓、组织灌注不良和器官衰竭。

(四)休克时的代谢改变

在休克应激情况下,糖原和脂肪代谢亢进,初期血糖、脂肪酸、三酰甘油增加;随着休克的进展,出现糖原耗竭、血糖降低、胰岛素分泌减少、胰高血糖素分泌增多。休克早期,由于细菌毒素对呼吸中枢的直接刺激或有效循环血量降低的反射性刺激,引起呼吸增快、换气过度,导致呼吸性碱中毒;继而因脏器氧合血液不足、生物氧化过程障碍,线粒体三羧酸循环受抑制,ATP 生成减少,乳酸形成增多,导致代谢性酸中毒,呼吸深大而快;休克后期,可因肺、脑等脏器功能损害,导致混合性酸中毒,可出现呼吸幅度和节律的改变。ATP 生成不足使细胞膜上钠泵运转失灵,细胞内外离子分布失常,Na^+ 内流(带入水),造成细胞水肿、线粒体明显肿胀,基质改变;Ca^{2+} 内流,胞质内钙超载,激活磷脂酶,水解胞膜磷脂产生花生四烯酸,进而经环氧化酶和脂氧化酶途径生成前列腺素、前列环素(prostacyclin, PGI_2)和 TXA_2,以及白三烯等炎症介质,引起一系列病理生理变化,使休克向纵深发展。

(五)休克时重要脏器的功能和结构改变

1. **肺** 感染性休克时肺的微循环灌注不足,肺表面活性物质减少,使大小肺泡不能维持一定张力,从而发生肺萎陷。当肺部发生 DIC 时,微血栓形成致肺组织淤血、出血,间质水肿,肺泡有透明膜形成,进而发展为肺实变。

2. **心** 休克时心肌纤维变性、坏死或断裂、间质水肿、心肌收缩力减弱,冠状动脉灌注不足,心肌缺血缺氧。亚细胞结构发生改变,肌浆网摄 Ca^{2+} 能力减弱,Na^+-K^+-ATP 酶泵失活,代谢紊乱,酸中毒等可致心力衰竭。

3. **肾** 休克时为保证心脑的血供,血液重新分配而致肾小动脉收缩,使肾灌注量减少。因此在休克早期就有少尿甚至间歇性无尿。在严重而持续性休克时,可造成肾小管坏死,间质水肿,致急性肾功能衰竭。并发 DIC 时,肾小球血管丛有广泛血栓形成,造成肾皮质坏死。

4. **脑** 脑组织需氧量很高,但其糖原含量甚低,主要依靠血流不断供给。休克时脑灌注不足,星形细胞发生肿胀而压迫血管,血管内皮细胞亦肿胀,造成微循环障碍和血液流态异常而加重脑缺氧,致脑水肿。

5. **肝和胃肠** 休克时易致缺氧,持久的缺氧使肝脏代谢氨基酸和蛋白质分解产物的功能受损,糖原耗竭。肝小叶中央区出现肝细胞变性、坏死。胃肠黏膜在休克各期也同样存在微循环的变化,缺血的黏膜损伤可以形成溃疡,患者表现为呕吐或血便。

四、临床表现

(一)休克的临床表现

临床上出现血压下降、脉压缩小、心率加快、呼吸急促、面色苍白、皮肤湿冷或花斑、唇指发绀、尿量减少、烦躁不安或意识障碍时可以诊断为休克综合征。休克晚期可见皮肤瘀斑、出血不止、甚至抽搐昏迷等症状。对易于诱发休克的感染性疾病患者应密切观察病情变化,下列征象的出现预示休克发生的可能。

1. **体温骤升或骤降** 突然寒战高热,体温>40.5℃者;唇指发绀者;或大汗淋漓,体温不升<36℃者。

2. 神志的改变 非神经系统感染而出现神志改变,经过初期的躁动不安后转为抑郁而淡漠、迟钝或嗜睡,大小便失禁。

3. 皮肤与甲皱微循环的改变 皮肤苍白、湿冷发绀或出现花斑,肢端与躯干皮肤温差增大。可见甲皱毛细血管袢数减少,往往痉挛、缩短、呈现"断线状",血流迟缓失去均匀性。眼底可见小动脉痉挛,提示外周血管收缩,微循环灌流不足。呼吸加快伴低氧血症,和/或出现代谢性酸中毒,而胸部X线摄片无异常发现。

4. 循环功能改变 血压低于80/50mmHg,心率明显增快(与体温升高不平行)或出现心律失常。休克早期可能血压正常,仅脉压减小,也有血压下降等症状出现在呼吸衰竭及中毒性脑病之后。

对严重感染的老年或儿童要密切观察临床症状的变化,不能仅凭血压是否下降来诊断感染性休克。某些时候感染性休克的早期症状是尿量减少。

(二)临床分期

1. 休克早期 休克早期机体应激产生大量儿茶酚胺,除少数高排低阻型休克(暖休克)病例外,患者大多有交感神经兴奋症状,神志尚清,但烦躁、焦虑,面色和皮肤苍白、口唇和甲床轻度发绀、肢端湿冷。可有恶心、呕吐、心率增快、呼吸深而快,血压尚正常或偏低,脉压小。眼底和甲皱微循环检查可见动脉痉挛,尿量减少。

2. 休克中期 主要表现为低血压和酸中毒。收缩压下降至80mmHg以下,脉压小,呼吸浅快,心率快且心音低钝,脉搏细速,皮肤湿冷,可见花斑,烦躁不安或嗜睡或意识不清,尿量更少或无尿,表浅静脉萎陷,抽取的血液极易凝固。

3. 休克晚期表现 休克晚期可出现DIC,患者有顽固性低血压、广泛出血(皮肤黏膜、内脏)和重要脏器功能衰竭,主要包括以下几点:①急性肾功能不全,表现为尿量明显减少或无尿。尿相对密度固定,血尿素氮、肌酐和血钾增高。②急性心功能不全,患者常有呼吸突然增快、发绀、心率加速、心音低钝或有奔马律等心律失常,亦有患者心率不快或呈相对缓脉,面色灰暗,中心静脉压和/或肺动脉楔压升高,心电图可示心肌损害、心内膜下心肌缺血、心律失常和传导阻滞等改变。③急性呼吸窘迫综合征(ARDS),表现为进行性呼吸困难和发绀,吸氧亦不能使之缓解,无节律不整;肺底可闻及湿啰音,呼吸音减低,X线摄片示散在小片状浸润影,逐渐扩展、融合;血气分析$PaO_2 < 60mmHg$,重者$PaO_2 < 50mmHg$或$PaO_2 : FiO_2 \leqslant 200$。④脑功能障碍,可引起昏迷、一过性抽搐、肢体瘫痪及瞳孔、呼吸改变等。⑤其他:肝功能衰竭引起肝性脑病、黄疸等。胃肠功能紊乱表现为肠胀气、消化道出血等。

休克为一严重的、动态的病理过程,其临床表现随病理过程进展而有不同。但上述分期基本包括绝大多数患者的临床过程。近年来报告的中毒性休克综合征是感染性休克的特殊类型,是由金黄色葡萄球菌或链球菌产生的外毒素引起的,以高热、休克、多脏器功能损害(重者可出现昏迷)为主要临床表现的综合征,恢复期可出现皮肤脱屑。

五、实验室及其他检查

(一)常规检查

1. 血常规 白细胞计数大多增高,在$(10\sim30) \times 10^9/L$之间,中性粒细胞增多,有中毒颗粒伴核左移现象。血细胞比容和血红蛋白增高为血液浓缩的标志。在休克晚期血小板计数下降且进行性减少,凝血时间延长,提示DIC的发生。

2. 尿常规和肾功能检查 尿常规可有少量蛋白、红细胞和管型。发生急性肾功能衰竭时,尿相对密度由初期的偏高转为固定、尿/血肌酐比值<15,尿渗透压降低,尿/血渗透压之比<1.5,尿钠排泄量>40mmol/L等有助于与肾前性功能不全鉴别。

3. 生化检查 血清电解质测定血钠多偏低,血钾高低不一,取决于肾功能情况。休克晚期尿素氮、血清丙氨酸转氨酶(ALT)、肌酸激酶(CPK),乳酸脱氢酶同工酶均升高,甚至出现高胆红素血症,提示心肝肾功能受损。

4. **血气分析** 休克早期主要表现为动脉血 pH 偏高,氧分压(PaO_2)降低,剩余碱(BE)不变。休克晚期则转为 pH 偏低,PCO_2 降低,BE 负值增大。血乳酸含量测定有助于预后判断,严重休克时多明显升高。

5. **降钙素原(procalcitonin,PCT)** PCT 是判断全身性细菌感染的有力工具,逐步降低的 PCT 浓度水平,可以评估抗生素治疗有效。

6. **血液流变学和有关 DIC 的检查** 休克时血液黏度增加,初期呈高凝状态,其后纤溶亢进转为低凝。发生 DIC 时,血小板计数进行性降低,凝血酶原时间及凝血活酶时间延长,纤维蛋白原减少、纤维蛋白降解产物增多;血浆鱼精蛋白副凝试验(plasma protamine paracoagulation test,3P 试验)阳性。有条件时可快速检测纤维蛋白溶解产物(FDP),如超过正常则反映有血管内溶血(继发性纤溶)。

(二)病原学检查

1. **细菌培养及药敏** 为明确病因,在抗感染药物治疗前取血、脑脊液、尿、便及化脓性病灶渗出物进行培养(包括厌氧培养),培养阳性者作药敏试验。

2. **鲎溶解物试验(limulus lysate test,LLT)** LLT 有助于微量内毒素的检测,对判定革兰氏阴性细菌感染有帮助。

3. **二代测序技术(next-generation sequencing,NGS)** 又称新型宏基因组二代测序技术,由于传统病原学诊断方法技术层面的局限性,有 40%~50% 的脓毒症患者不能明确病原微生物,导致初始治疗延迟或失败,病死率显著高于明确病原微生物的患者。新型宏基因组测序技术通过对直接从临床样品中提取的总核酸(包括人源宿主核酸和微生物核酸),构建文库进行高通量测序,然后通过微生物专用数据库比对和智能化算法分析,获得疑似致病微生物的种属信息,无偏性地检测细菌、真菌、病毒、寄生虫等病原体。具有检测速度快、准确率高、覆盖范围广等特点,被越来越多地应用于临床,显示出良好的临床实用发展趋势。

(三)特殊检查

心电图、X 线以及 B 超、CT 等检查,按需进行。

六、诊断

(一)感染病原学诊断

明确导致感染性休克的感染灶及其致病菌是确诊感染性休克病因的关键因素。对于怀疑感染性休克患者,在不显著延迟启动抗菌药物治疗的前提下,推荐常规进行微生物培养(至少包括两组血培养),在抗菌药物治疗开始之前先采样培养与改善预后有关。病原学标本来源包括血液、脑脊液、尿液、伤口、呼吸道分泌物及其他体液。如果临床检查明确提示感染部位,则不需要对其他部位进行采样(除血样外)。大多数患者可找到感染病灶。重症肺炎、暴发性流脑、中毒型菌痢及重型肝病并发自发性腹膜炎等均有其特殊的临床表现。

(二)临床诊断标准

依照《第三版脓毒症与感染性休克定义的国际共识》,对于感染或疑似感染的患者,当脓毒症相关性器官功能衰竭评价(SOFA)评分较基线上升 ≥ 2 分(见表33-1)可诊断为脓毒症。

脓毒症 = 感染 + SOFA ≥ 2 分

对于非 ICU 患者,当出现可疑感染而且很可能出现预后不良时,临床上也可以使用床旁快速 SOFA(quick SOFA,qSOFA)标准识别重症患者,只要符合以下三项中的 2 个指标:①呼吸>22 次 /min;②精神状态改变;③收缩压(SBP)≤100mmHg。如果符合 qSOFA 标准中的至少 2 项时,应进一步评估患者是否存在脏器功能障碍(图 33-1)。

感染性休克为在脓毒症的基础上,出现持续性低血压,在充分容量复苏后仍需使用血管活性药才能维持 MMP ≥ 65mmHg。

感染性休克(septic shock)＝脓毒症＋补液无法纠正的低血压＋血乳酸浓度＞2mmol/L。

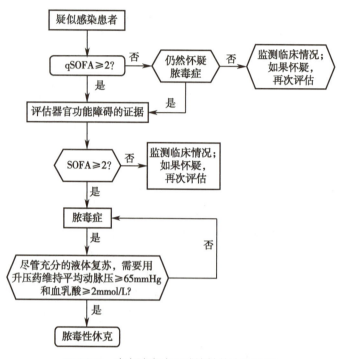

图 33-1　确定脓毒症及感染性休克的流程

七、治疗

感染性休克的治疗应是综合性的,包括积极控制感染和其他支持性治疗,维护机体器官功能两方面。

(一) 病因治疗

应积极迅速地控制感染。在病原菌未明前可根据临床表现、原发病灶等推断最可能的致病菌并开始经验性治疗,致病菌确定后再根据药敏结果调整用药方案。抗生素使用原则是:选择强有力、抗菌谱广、对病原微生物敏感的抗生素;剂量要足,首次可加倍;联合用药,静脉给药;尽快给药。临床研究证实感染性休克患者应用抗生素每延误 1h 其病死率增加 7.6%,因此,力争在诊断脓毒症及感染性休克 1h 内静脉给予抗生素治疗,并提出了速度就是生命的观点(speed is life)。经验性治疗疗程一般不超过 3~5d。一般抗生素治疗时间推荐为 7~10d,一旦确认病原微生物并获得药敏结果和／或临床情况已充分改善,需要缩小经验性抗生素治疗的范围。对治疗反应缓慢、感染病灶无法通畅引流、免疫缺陷包括中性粒细胞减少的患者可延长疗程以获得充分治疗。

在强有力抗生素治疗的同时,感染源控制的原则还包括迅速定位诊断,选择合适的感染源控制措施如脓肿引流、清除感染坏死组织、去除体内可能感染的器具、明确控制正在进行污染的微生物感染源。这些感染的控制应在成功的液体复苏后尽早进行。完成感染源的控制应尽可能少地破坏正常组织(脓肿穿刺引流要优于外科手术,内镜胆汁引流要优于外科手术)。当血管内导管可能是脓毒症和感染性休克的感染源时,应在建立新的血管通路后立即拔除。

对于脓毒症及感染性休克患者抗感染治疗过程中,建议定期检测降钙素原(PCT)水平,有助于缩短脓毒症患者抗生素使用的疗程,应每日评估抗生素降阶梯治疗的可能。

(二)其他支持性治疗,维护机体器官功能

1. 早期复苏 一旦临床诊断为感染性休克,应尽立即开始积极的液体复苏。对脓毒症所致的低灌注进行液体复苏,需要在诊断为感染性休克起 3 h 内至少输注 30ml/kg 的晶体液。在完成初始液体复苏后,对于需要更多液体量的患者,需要反复评估血流动力学状态以指导进一步的液体使用。在重症监护期间持续的液体正平衡是有害的,因此,在患者血流动力学指标持续改善的前提下进行补液应谨慎,推荐进行补液试验评估液体反应性后再合理给予液体。如采用被动抬腿试验、容量负荷试验、补液后每搏输出量的变化、收缩压变化、脉压变化及机械通气后胸膜腔内压变化、脉压变化等动态监测指标预测液体反应性可以提高诊断精度。

对于需使用血管活性药物的脓毒性休克患者,推荐初始的复苏目标为平均动脉压(MAP)65mmHg;临床研究比较 65~85mmHg 范围内 MAP 目标值与患者相关临床指标的改善情况发现,更高的 MAP 目标值对患者 28d 及 90d 病死率、尿量、肾功能、动脉乳酸水平等均无显著改善,且可能增加患者心律失常风险。对于血乳酸水平升高的患者,建议以乳酸指导复苏,乳酸升高是组织低灌注的标志,对此类患者建议使用乳酸来指导复苏,使其恢复至正常水平。

2. 液体治疗 感染性休克时由于缺氧及毒素的影响,致使患者血管床容量加大及毛细血管通透性增高,均有不同程度的血容量不足。有效循环血量的不足是感染性休克的突出矛盾,补充血容量是治疗抢救休克最基本而重要的手段之一。对于脓毒症及感染性休克患者,在早期液体复苏及随后的血容量扩充时,推荐选择晶体液,通常采用碳酸氢钠或林格液等平衡盐溶液,其所含离子浓度接近生理水平,应用后可提高功能性细胞外液容量,并可纠正酸中毒,对有明显肝功能损害者以用前者为宜。与晶体液相比,胶体液(如右旋糖酐、羟乙基淀粉等)使用无显著获益,且可能导致肾损伤以及凝血机制异常等不良事件,同时胶体液价格较高,因此推荐脓毒症和感染性休克患者的液体复苏使用晶体液。在血容量扩充阶段,当需要大量的晶体液时,可以加用白蛋白。

3. 血管活性药物 在危及生命的低血压状态需要升压药治疗维持生命和组织灌注,低于某一MAP 时各种血管床的自动调节能力丧失,而灌注对压力呈线性依赖。因此,一些患者需要升压药治疗以维持最低限度的灌注压和维持足够的血流。

感染性休克时推荐去甲肾上腺素作为首选血管加压药,对于快速性心律失常风险低或心动过缓的患者,可将多巴胺作为替代药物。两者的主要差异是通过对心脏指数和外周血管阻力不同的影响升高 MAP。去甲肾上腺素通过其缩血管作用而升高 MAP,对心率和每搏输出量的影响小,比多巴胺更有效地逆转感染性休克患者的低血压。多巴胺主要通过增加心脏指数升高 MAP,对血管阻力影响较小,可能对心脏收缩功能受损的患者疗效更好,但可能引发心动过速,增加患者心律失常的风险,目前研究均反对使用低剂量的多巴胺用于肾脏保护。

在使用去甲肾上腺素基础上可加用抗利尿激素(最大剂量 0.03U/min)以达到目标 MAP 或降低去甲肾上腺素用量的目的。所有需要血管加压药物治疗的患者,如果资源许可,应尽快进行动脉置管,在休克状态,使用动脉导管监测血压比袖带血压计测量更准确,可进行连续监测且允许每搏分析,有助于更准确评估患者的休克状态,采取治疗措施。

4. 维持水电解质酸碱平衡 根据实验室检查的结果及时调整,保持内环境稳定。特别注意纠正代谢性酸中毒。

5. 糖皮质激素的应用 对于感染性休克,如果充分液体复苏及血管加压药物治疗能够恢复血流动力学稳定,不建议静脉使用氢化可的松。如果无法达到血流动力学稳定,建议静脉使用氢化可的松,剂量为每天 200mg,疗程 3~5d。应注意不良反应,如增加感染危险性、获得性肌病和代谢紊乱等。

6. 肺功能的维护与机械通气 肺为休克的主要靶器官之一,顽固性休克者常并发肺功能衰竭,引起急性肺损伤/急性呼吸窘迫综合征(ALI/ARDS),同时脑缺氧、脑水肿等亦可导致呼吸衰竭。因而凡休克患者必须立即鼻导管或面罩间歇加压吸氧,保持气道通畅,必要时考虑气管插管或切开

行辅助呼吸(间歇正压),清除气道分泌物以防止继发感染。机械通气推荐使用6ml/kg的较小的潮气量,如仍不能使PaO_2达到≥60mmHg水平,及早给予呼气末正压呼吸(PEEP),并可考虑俯卧位通气。

对于脓毒症导致的ARDS,如果无组织低灌注的证据,推荐使用保守的液体治疗策略,如果无支气管痉挛,反对使用β2受体激动剂。

7. 镇静和镇痛 有研究表明,限制机械通气的重症患者镇静剂的应用可缩短患者机械通气时间、ICU住院时间及总住院时间,并可促进患者的早期活动,因此对于需要机械通气的脓毒症患者,推荐应用最小剂量的连续性或者间断性镇静,可使用阿片类药物而避免镇静剂的使用及使用短效药物以达到特定的镇静目标。

8. 肾功能的维护与防治 休克患者出现少尿、无尿、氮质血症等肾功能不全的表现,其发生原因主要是有效循环血容量降低、肾血流量不足。肾损的严重程度与休克发生严重程度、持续时间、抢救措施密切相关。积极采取抗休克综合措施,维持足够的有效循环量,是保护肾功能的关键。对于脓毒症合并急性肾损伤的患者,建议连续性肾脏替代治疗(CRRT)或者间断性肾脏替代治疗均可以使用,对于血流动力学不稳定的脓毒症患者,建议使用连续性CRRT,有助于液体平衡的管理。

9. 应激性溃疡的预防 如果存在消化道出血危险因素的脓毒症/感染性休克患者,可使用H_2受体阻滞剂或质子泵抑制剂预防应激性溃疡。无危险因素的患者没有必要接受预防性治疗。

10. 抗凝治疗 DIC为感染性休克的严重并发症,是难治性休克重要的死亡原因,既往的指南推荐早期给予肝素治疗,但最新多个关于抗凝血酶治疗脓毒症和感染性休克的研究结果均显示,抗凝血酶未能显著降低患者病死率,且与患者出血风险的增加有关,因此反对使用抗凝血酶治疗脓毒症和感染性休克。

11. 营养支持 对于脓毒症或感染性休克患者,复苏后血流动力学稳定者尽早开始营养支持(48h内),首选肠内营养(enteral nutrition,EN),而不是完全禁食或者静脉输注葡萄糖,反对早期单独使用肠外营养。早期肠道营养可维持肠道黏膜完整性,并防止细菌移位和器官功能障碍。早期营养支持应避免过度喂养,如果早期肠内营养不耐受,推荐在最初7d内静脉输注葡萄糖联合可耐受的肠内营养。

12. 血糖管理 对于ICU脓毒症及感染性休克患者,推荐采用程序化血糖管理方案,连续两次测定血糖>10mmol/L时启用胰岛素治疗,在接受胰岛素治疗时,推荐每1~2h监测血糖,直至血糖水平和胰岛素剂量已稳定,然后改为每4h监测,目标血糖为≤10mmol/L。多项多中心随机对照研究结果表明,与传统血糖控制(当血糖>11.0mmol/L时才开始胰岛素治疗,使血糖控制在10.0~11.0mmol/L)相比,胰岛素强化治疗(当血糖>6.1mmol/L时就开始胰岛素治疗,使血糖控制在4.4~6.1mmol/L)未显著降低ICU患者病死率,并可显著增加严重低血糖风险。因此目前指南虽然主张控制高血糖,但控制在10mmol/L以下即可,同时应高度警惕低血糖的发生。经指尖毛细血管检测的快速血糖的准确性易受设备类型、患者血细胞比容、氧分压及药物等影响,结果可能无法准确反映动脉血或血浆的糖水平,应慎重解读,因此对有动脉置管的患者推荐采集动脉血测定血糖。

13. 输血指征 只有在血红蛋白降至<7g/dl时才输注红细胞,但要除外心肌缺血、严重低氧血症或者急性出血等情况,对于脓毒症相关的贫血,不推荐使用促红细胞生成素。血小板异常常见于脓毒症/感染性休克患者,且与不良治疗结局相关,脓毒症患者经常出现可增加出血风险的危险因素,需要更高的血小板数,但目前尚无关于脓毒症患者预防性输注血小板的随机对照研究(RCT)研究。对于无明显出血征象但血小板计数<$10×10^9$/L,或者存在出血高风险但血小板计数<$20×10^9$/L的脓毒症/感染性休克患者,应预防性输注血小板。

思考题

　　1. 试述感染性休克的发病机制。
　　2. 感染性休克的诊断标准包括哪些方面？
　　3. 简述感染性休克的治疗原则。

（龚国忠）

第三节　医 院 感 染

　　医院感染（nosocomial infections，NIs）曾称医院内感染、院内感染或医院获得性感染，2001年卫生部统一定义为医院感染。是指住院患者在医院内获得的感染，包括在住院期间发生的感染和在医院内获得但在出院后发生的感染，但不包括入院前已开始或入院时已存在的感染。应该注意，对于没有明确潜伏期的感染，规定入院48h后发生的感染为医院感染；有明确潜伏期的感染，自入院时起超过平均潜伏期后发生的感染为医院感染。医院工作人员在医院内获得的感染也属医院感染。

　　医院感染可分为外源性感染和内源性感染。外源性感染亦称交叉感染，是指携带病原微生物的医院内患者、工作人员或探视者，以及医院环境中病原微生物所引起的医院感染；内源性感染又称自源性感染，是指患者自身皮肤或腔道等处定植的条件致病菌，或从外界获得的定植菌由于数量或定殖部位的改变而引起的感染。新生儿经产道获得的感染也属于医院感染。

　　医院感染虽不是传染病，但与传染病同属感染性疾病，不仅对患者个体造成伤害，而且有可能在医院内形成流行，因此，应加以重视。医学生学习医院感染有关知识，也是我国传染病学科接轨国际，从传染病学走向感染病学的一种体现。

一、病原学

　　细菌、病毒、真菌、立克次体和原虫等均引起医院感染。有时可从同一患者体内分离到不止一种病原体，可以是几种细菌的混合感染，也可以是细菌与真菌或病毒的感染。

（一）细菌

　　细菌是引起医院感染的主要病原体，约90%以上的医院感染为细菌所致。医院感染病原体中革兰氏阴性菌占70%左右，主要包括大肠埃希菌、肺炎克雷伯菌、铜绿假单胞菌、不动杆菌等。革兰氏阳性菌主要有金黄色葡萄球菌、肠球菌等。

　　近年来，多重耐药菌医院感染给临床治疗带来严峻挑战。多重耐药菌（multidrug-resistant organism，MDRO）主要是指对临床使用的三类或三类以上抗菌药物同时呈现耐药的细菌。常见多重耐药菌包括耐甲氧西林金黄色葡萄球菌（MRSA）、耐万古霉素肠球菌（VRE）、产超广谱 β- 内酰胺酶（ESBLs）细菌、耐碳青霉烯类抗菌药物鲍曼不动杆菌（CR-AB）、多重耐药/泛耐药铜绿假单胞菌（MDR/PDR-PA）、耐碳青霉烯类抗菌药物肠杆菌科细菌（CRE）等。

(二) 真菌

由于超广谱抗菌药物的广泛应用,内置医用装置的应用增多,各种介入性操作和手术以及移植治疗的开展和免疫抑制剂的应用,医院内真菌感染的发病率明显上升,并且几乎都是条件致病菌和机会病原体。在医院感染的真菌病原体中,最常见的是假丝酵母属,其中白假丝酵母约占 80%,成为医院内血流感染(留置导管相关)、肺部感染等的常见病原体。

(三) 病毒

病毒也是医院感染的重要病原体。医院感染常见的病毒包括:经血液途径传播的肝炎病毒、艾滋病病毒等;经接触传播常导致住院患者腹泻暴发的诺如病毒等肠道病毒;经呼吸道传播的流感病毒、合胞病毒等。此外,新发传染病的病原体如 SARS 病毒、新冠肺炎病毒,由于早期的认识不足也可导致医院感染的暴发。

二、流行病学

(一) 感染源

医院环境中的任何物体都可能成为感染源,包括体表或体内携带病原微生物的患者、携带者或医院工作人员,也包括病原微生物自然生存和孳生的场所或环境。医院感染的主要部位主要有下呼吸道、泌尿道、手术部位等。

(二) 传播途径

在医院感染中,接触传播是最主要的传播途径,其次是血液传播、共同媒介物传播和呼吸道传播,生物媒介传播较少。

1. **接触传播**　病原微生物可经患者或医务工作者的手、医用物品、室内物品等直接或间接接触传播。

2. **血液传播**　血液传播是近年来较受重视的一种传播方式,现已作为一个单独的感染途径列出,并制定相应的切断此感染途径的预防措施。主要见于乙型肝炎病毒、丙型肝炎病毒和人类免疫缺陷病毒传播。

3. **医疗器械传播**　主要见于手术器械、导管、内镜、呼吸机等侵袭性诊疗设备受病原微生物污染所致,一旦发生,可在短期内甚至同时引起多人感染。

4. **空气飞沫传播**　以空气中带有病原微生物的气溶胶微粒和尘埃为媒介。空调传播是空气传播的特殊形式,主要与军团病有关。雾化吸入和吸氧装置也可传播病原菌。

5. **消化道传播**　主要见于因饮用水、食物被污染而引起医院内肠道感染。

(三) 易感性

住院患者对条件致病菌和机会病原体的易感性较高,但下列患者更易发生医院感染:

1. 所患疾病严重影响了机体的细胞免疫或体液免疫功能,如恶性肿瘤、糖尿病、肝病、肾病、结缔组织病、慢性阻塞性肺疾患和血液病患者。

2. 新生儿、婴幼儿和老年人。

3. 烧伤或创伤患者。

4. 接受免疫抑制治疗、移植治疗、各种侵袭性操作、异物的植入、长期使用广谱抗生素或污染手术的患者。

三、发病机制

(一) 宿主免疫功能降低

烧伤、创伤、手术及侵袭性诊疗措施造成皮肤黏膜屏障的破坏,免疫抑制治疗、放射治疗、抗肿瘤化学治疗以及糖尿病、肝病、血液病及恶性肿瘤等基础疾病所造成的免疫功能低下都是宿主免疫功能减退的相关因素。

(二) 各种侵袭性诊疗措施

各种插管、留置尿管、手术、血管内留置导管、各种内镜检查和人工呼吸等侵袭性操作为病原体入侵提供了直接的机会。

(三) 不合理使用抗菌药物

长期广谱抗菌药物的使用使体内正常菌群受到抑制而削弱了定植抵抗力，破坏了宿主微生态平衡，同时使一些耐药并有毒力的菌株被选择而得以繁殖并引起医院感染。

四、临床表现

(一) 潜伏期

对于无明确潜伏期的感染，将入院48h后发生的感染为医院感染；对于有明确潜伏期的感染，可以根据相应疾病的潜伏期推测是否为医院感染。

(二) 常见的感染部位和特点

1. **肺部感染**　肺部感染(简称医院获得性肺炎或医院内肺炎，hospital-acquired pneumonia，HAP)是最常见的医院感染，病死率位于医院感染首位。常发生于外科手术患者及肿瘤、白血病、慢性阻塞性肺疾病、长期卧床或行气管切开术、安置气管导管等危重患者中，ICU中使用机械通气的患者发生HAP的风险更高。导致外科手术患者罹患肺炎的因素有：①术前住院时间长；②手术持续时间长；③上腹部手术和喉部手术；④应用呼吸机；⑤吸烟。肺部感染的主要临床表现有发热、咳嗽、痰液黏稠、呼吸增快；肺部有湿啰音，可有发绀。确诊须经X线胸片检查与痰标本中检出相应的病原体。

肺部感染的病原体种类较多，以革兰氏阴性杆菌居多，约占60%以上，常见的有大肠埃希菌、肺炎克雷伯菌、铜绿假单胞菌和不动杆菌等。革兰氏阳性球菌中以金黄色葡萄球菌(包括耐甲氧西林金黄色葡萄球菌)和链球菌常见。免疫功能低下者可见真菌、疱疹病毒、沙眼衣原体、巨细胞病毒和非结核分枝杆菌等。

2. **尿路感染**　尿路感染也是常见的医院感染，在我国占医院感染第二位。常发生于尿路器械诊疗的患者，少数为血源性或其他不明原因所致。女性、老年、尿路梗阻、膀胱输尿管反流、膀胱残余尿和不规则抗菌药物治疗等均为诱发因素。临床可分为有症状泌尿道感染、无症状菌尿症和其他尿路感染。

(1)有症状泌尿道感染：有尿频、尿急、尿痛等尿路刺激症状，或有下腹触痛、肾区叩痛，伴或不伴发热，尿检白细胞男性≥5个/高倍视野，女性≥10个/高倍视野，并符合下述之一者可诊断：

1)清洁中段尿或导尿留取尿液(非留置导尿)培养革兰氏阳性球菌菌数≥10^4cfu/ml、革兰阴性杆菌菌数≥10^5cfu/ml，耻骨联合上膀胱穿刺留取尿液培养细菌菌数≥10^3cfu/ml。

2)新鲜尿液标本经离心应用相差显微镜检查(1×400)，在30个视野中有半数视野见到细菌。

3)重复两次导尿标本的尿培养得到相同的病原学结果(革兰氏阴性菌或腐生葡萄球菌)，菌落计数≥10^5cfu/ml。

4)抗菌药物治疗两周后尿中细菌转阴者。

(2)无症状菌尿症：患者无症状，但在近期(通常为1周)有内镜检查或留置导尿史，尿液培养革兰氏阳性球菌浓度≥10^4cfu/ml、革兰氏阴性杆菌浓度≥10^5cfu/ml。

(3)其他尿路感染(如肾、肾周围组织、输尿管、膀胱、尿道)：从体液或感染组织中分离出病原体；肾脓肿或其他感染症状，通过直接检查、外科手术或病理组织检查而证实者；影像学、手术、组织病理或其他方法证实者。

尿路感染的病原菌主要以大肠埃希菌为主，其次为肠球菌、变形杆菌、铜绿假单胞菌、肺炎链球菌、沙雷菌和念珠等。

　　3. 中心导管相关血流感染　血流感染包括原发血流感染和继发血流感染。原发血流感染指有细菌学证据的血流感染，而无明确的感染部位。中心导管相关血流感染是典型的原发血流感染，诊断上考虑导管相关血流感染时需具备以下条件：

　　(1)留置中心导管超过 2d。

　　(2)留置期间或拔出导管 48h 内发生的血流感染。

　　4. 手术部位感染　手术部位感染是外科常见的并发症，是指发生在切口或手术深部器官或腔隙的感染，如切口感染、器官脓肿、腹膜炎等，不包括术后和手术操作无关的感染，如术后肺炎、尿路感染等。

　　手术部位感染分为表浅切口感染、深部切口感染和器官/腔隙感染。其中，表浅切口感染发生在术后 30d 内，另外两种情况指发生在术后 30d 或 90d 内(不同手术检测时间要求不同)。

　　(三)特殊人群感染的特点

　　1. 老年患者感染　老年人免疫功能低下，系统反应较差并常伴有某些基础疾病，容易发生肺部感染，甚至血流感染。病原菌种类变化多，临床表现常不典型，咳嗽、咳痰、发热等可不明显，白细胞增高也可不显著。

　　2. 新生儿与婴幼儿的感染　新生儿与婴幼儿由于发育未健全，易于发生各种条件致病菌的感染。临床表现不典型，常见为肠道感染、呼吸道感染及血流感染。

　　3. 基础疾病患者或免疫缺陷患者　患有基础疾病或肺、心、肝、肾、脑等重要脏器功能不全者，内分泌与代谢异常的患者如慢性肾上腺皮质功能减退与糖尿病，结缔组织疾病，严重血液系统疾病如白血病，恶性组织细胞增多症与恶性淋巴瘤，以及其他恶性肿瘤患者，这些患者免疫功能较低，易发生感染。而原发病的治疗如长期使用广谱抗生素、糖皮质激素、抗代谢药物，抗肿瘤化学治疗，放射治疗甚至联合应用抗真菌和抗厌氧菌药物等，可进一步加重菌群失调症。

五、医院感染的诊治

(一)诊断

　　1. 诊断标准　具有下列情况之一者可诊断为医院感染：

　　(1)患者在入院时不存在、也不处于潜伏期，而是在医院内发生的感染，包括在医院感染而在出院后发病者。

　　(2)自入院时起超过平均潜伏期后发生的感染为医院感染。

　　(3)无明显潜伏期的疾病，入院 48h 后发生的感染。

　　(4)患者发生的感染直接与上次住院有关。

　　(5)在原有感染的基础上，培养出新的病原体，或出现新的不同部位的感染(除外脓毒血症迁徙灶)。

　　(6)新生儿在分娩过程中和产后获得的感染。

　　(7)由于诊疗措施激活的潜在性感染，如疱疹病毒、结核分枝杆菌等的感染。

　　(8)医务人员在医院工作期间获得的感染。

　　2. 诊断依据　医院感染的诊断主要依靠临床资料、物理或生化检查、病原学检查等。

　　(1)病原诊断：对重症感染需要了解：①病原菌的种类及其特点；②病原菌对抗菌药物的敏感性；③病原菌分离出的部位：原发感染或继发感染；④多种病原体混合感染应区分主要病原体和次要病原体；⑤动态变化与菌群失调状况。

　　(2)病情诊断：需要了解①感染部位：原发灶、血流感染和迁徙性炎症的部位；②老年人、婴幼儿或新生儿；③基础疾患种类、程度、治疗效果与现状；④诊治措施及其影响：侵入性诊疗措施，手术治疗的部位、引流、疗效与现状,免疫抑制治疗如化疗与放疗情况,抗菌药物治疗的详细情况如种类、剂量、用法、疗程、变动情况、疗效与不良反应以及菌群失调的优势病原菌。

(二) 鉴别诊断

下列情况不属于医院感染:

1. 皮肤黏膜开放性创口或分泌物中培养出细菌,但无任何临床症状,为细菌定植。

2. 由物理性或化学性刺激引起的炎症反应。

3. 新生儿经胎盘获得的感染(出生后48h内发病),如单纯疱疹、弓形虫病、水痘及巨细胞病毒感染等。

4. 全身感染的迁徙性病灶或原有的慢性感染复发,不能证明确系医院内获得者。

5. 患者原有的慢性感染在医院内急性发作。

(三) 治疗

1. 病原治疗

(1)抗菌药物的选用依据应考虑:

1)病原菌方面:病原菌的种类、特点、部位、药敏与动态变化等。

2)病情方面:感染部位,老年或小儿和基础疾病等。

3)抗菌药物方面:抗菌药物 PK/PD 特点、不良反应等。

(2)抗菌药物的联合应用:应尽量减少联合用药,以免引起菌群失调。联合应用抗菌药物的指征为:

1)急性严重感染病原菌未明确前,暂时应用。

2)严重混合感染一种抗菌药不能兼顾时。如同时有细菌和真菌感染,或两者细菌用一种抗菌药不能兼顾者。

2. 对症治疗 根据患者病情酌情处理:

(1)基础疾患的相应治疗。

(2)维持水电解质的平衡和补充必要热量和营养。

(3)维护重要的生理功能,如呼吸与循环功能。

(4)有脓肿或炎性积液者应及时争取有效的引流等。

六、医院感染的预防

(一) 建立医院的监测制度系统

主动地观察医院感染的发生、分布以及影响因素,定期整理并提供有价值的数据资料,如感染率、病原体种类和细菌耐药谱等;了解医院感染的后果和控制感染措施的效果,以便采取更有效的对策。日常监测工作包括:①发现医院感染病例,确定感染的类别;②调查和汇集医院感染原因和诱因;③在患者、医护人员、医疗器械和环境中采样作培养,并作细菌药物敏感试验;④细菌耐药性的监测;⑤医院感染资料数据的积累、分析;⑥对有关监测资料及其分析说明做书面报告。

(二) 预防措施

1. 防护 应对所有患者采取标准防护,措施包括手卫生、戴手套和口罩。其中,手卫生是预防医院感染的重要措施,指用肥皂和水洗手或基于酒精的手部消毒。WHO 倡导的"手卫生的 5 个时刻":接触患者前、清洁/无菌操作前、接触患者后、接触体液/风险后、接触患者周围的物品后。

2. 隔离防护 医院感染隔离应用的隔离技术现有 7 种,主要是根据病原体传播途径制定的。以不同颜色的卡片分别表示 7 种不同的隔离技术,安置在护理办公室和患者床头:黄色——严格隔离,橙色——接触隔离,蓝色——呼吸隔离,灰色——抗酸杆菌(结核病)隔离,棕色——肠道隔离,绿色——引流/分泌物隔离,粉红色——血液、体液隔离。这个分类隔离体系保留了严格隔离、呼吸隔离、结核病隔离和肠道隔离 4 类经典隔离,仅略加修改,如在肠道隔离中不强调穿隔离衣和戴手套。

思考题

1. 简述医院感染的诊断标准及诊断依据。
2. 当前常见的多重耐药菌有哪些及应对策略?
3. 简述手卫生的五个时刻。

(尚 佳)

第四节 感染微生态学简介

微生态学是研究微生物群结构、功能及其与生境相互关系的一门生态学分支。在进化中,人类与微生物密不可分,共同构成了一个"超生物体"(superorganism)。人体携带的微生物细胞总数约为人体细胞的10倍,其编码基因数量约为人体基因的100倍,包含大量的遗传信息,被称为人体第二基因组。定植于人体的微生物群落通常由特定的种群组成,其中一部分是核心微生物(也称为核心微生物组,core microbiome),主要是硬壁菌门(Firmicutes)、类杆菌门(Bacteroides),其次是放线菌门(Actinobacteria)和疣微菌门(Verrucomicrobia)等。虽然这些种群在不同个体中的种类与比例差别较大,特征性微生物组基因谱(gene profiles)研究表明,在不同个体享有共同的功能通路,又称为功能核心微生物群(functional core microbiome)。Arumugam等进一步将肠道微生物群分为3个不同的肠型(enterotype),分别是拟杆菌(Bacteroides)型,普雷沃菌(Prevotella)型和瘤胃球菌(Ruminococcus)型。也有学者提出肠梯度(enterogradients)的概念,即一个连续的微生物群落结构。

肠道微生物在调控宿主营养、代谢、上皮发育和先天性免疫中具重要的作用,其功能相当于人体一个重要的"器官"。目前的研究认为,破坏人体微生态就是破坏健康。近20年来,人体微生态的作用及其与各系统的关系得到了深入研究。

从肠道微生态研究的国际前沿来看,探索肠道微生态与感染性疾病和多种慢性疾病发生发展的关系,从肠道微生物角度寻找多种疾病早期诊断的生物标志物和多种疾病治疗的潜在靶标,开发新型的针对肠道微生态为靶点的药物,将对目前严重感染和多种慢性疾病的治疗产生重大的影响。

一、感染微生态学的概念

感染微生态学是一门应用微生态学原理和方法研究感染的发生、发展、结局并引导感染向宿主健康方向转移的微生态学分支,是医学微生物学、微生态学、免疫学、基因组学、代谢组学、营养学与传染病学交叉而成的新学科。感染微生态学定位于微生物与宏生物(宿主)的相互关系和因这种关系变化所产生的结果和机制。

正常微生物群及其分类:正常微生物群(normal microbiota)是微生态学研究的重要内容。所谓正常微生物群是微生物与其宿主在共同的历史进化过程中形成的一种相对稳定的生态结构,包括病毒、细菌、真菌及生物活性物质等。微生态区系的存在和发展过程中充满着动态性。微生态平衡是健康的基础,微生态失衡可使人体从健康转向疾病。

正常微生物群是一个极为复杂的微生物群落(microbiota)。正常微生物群按来源分类:内源性菌群(endogenic flora),外源性菌群(exogenic flora);按定位分类:常驻菌(resident flora),过路菌(transient flora);按生境分类:原籍菌群(autochthonous flora),外籍菌群(allochthonous flora)。

人体存在着许多正常菌群系统,主要包括口腔鼻咽菌群、胃肠道菌群、泌尿生殖道菌群、皮肤菌群四大微生态区系。通过对肠道菌群的研究,可以加深我们对正常微生物群的认识。肠道菌群的生理功能包括以下方面:

(一)免疫调节

肠道微生物对宿主免疫系统的作用与机制是一个热点研究领域。动物研究表明,微生物对肠相关淋巴组织(gut-associated lymphatic tissue,GALT)、T 细胞及 B 细胞结构与功能有重要作用。无菌小鼠的派伊尔淋巴结(Peyer's patches)及孤立淋巴滤泡等肠相关淋巴组织发育不全。早期阶段的 B 细胞主要在肠黏膜(也包括在胎肝和骨髓)发育,促进肠道 B 细胞发育受体的编辑受肠道细菌诱导的胞外信号调节。产生 IgA 的 B 细胞在派伊尔淋巴结中的成熟,也需要共生微生物的刺激。同样,无菌小鼠的 T 辅助 Th1 和 Th17 细胞数量减少,结肠固有层的 Treg(Foxp3+)细胞数量也减少,这种情况可因定植肠道细菌后改善。此外,定植特异性梭菌或类杆菌可以诱导 Treg 细胞数量,这样可以使小鼠免受肠道致病菌引起的肠炎感染和过敏性腹泻。因此,肠道微生态与免疫的相互作用对健康十分重要。

目前,有关肠道菌群是否对先天性淋巴细胞有作用的观点并不一致。有研究表明,肠道菌群对某些先天性淋巴细胞的分化有重要作用,同样在调节方面也有一些报道。至少,肠道菌群对巨噬细胞、树突状细胞及中性粒细胞的促炎症及抗炎症细胞因子的分泌有调节作用。

(二)营养代谢

肠道菌群可以拓展宿主的营养代谢能力,以多种方式调节宿主的代谢。结肠微生物在维生素 K、维生素 B_{12}、生物素、叶酸、泛酸等的合成吸收方面起重要作用。结肠细菌编码多种碳水化合物活性酶,便于分解不吸收的食物残渣释放出短链脂肪酸,这些对健康及免疫非常重要。如丁酸对 Treg 细胞的分化非常重要;在炎症性肠病(IBD)患者肠道中,缺乏对抑制炎症有重要作用的产丁酸菌。肠道菌群还可以分解蛋白质为氨基酸,部分再由细菌转变成不同的信号分子或抗菌肽,促进宿主对感染的抵抗性。如正常微生物群通过代谢产生各种胞外酶等方式对宿主起营养作用。如无菌大鼠肠道定植正常菌群成员类杆菌(B.thetaiotaomicron)可上调肠上皮细胞 Na^+/葡萄糖耦联转运蛋白(Na^+/glucose cotransporter-1,SGLT-1)、共脂肪酶(colipase)、肝脏脂肪酸结合蛋白(liver fatty acid-binding protein,FABP)等的 mRNA,参与宿主的脂肪代谢。肠道菌群可通过上调微量元素吸收蛋白如高亲和上皮细胞铜转运蛋白(high-affinity epithelial copper transporter,CRT1)的表达增加铜元素的吸收。正常微生物群如双歧杆菌还可通过产生有机酸(螯合作用)促进肠中钙、磷、铁、镁、锌等矿物质的吸收利用。

通过宏基因组测序数据的分析发现,肝硬化肠道胺产物模块富集,提示了肠道微生物在肝硬化氨性昏迷中的作用。同样,肝硬化患者肠道富含锰相关转运系统模块有助于改变锰的浓度,而晚期肝硬化患者基底神经节中锰的累积在肝性脑病中发挥作用。此外,γ-氨基丁酸生物合成模块富集,与肝性脑病的发生也有密切关系。

(三)生物拮抗

健康肠道微生态的特点是对一定压力的抗变化能力,称为抵抗力,此含义包括了既往的肠道定植抗力,和在一定压力下回复到平衡状态的能力,称为恢复能力(resilience)。正常菌群在人体某一特定部位定植和繁殖,形成菌膜屏障。通过各种拮抗作用,抑制并排斥过路菌群的入侵和定植,调整人体与微生物之间的平衡状态。20 世纪 70 年代中期,荷兰学者 Van der Wanij 教授提出肠道定植抗力(colonization resistance,CR)概念,认为肠道定植抗力是肠道正常菌群阻止潜在致病菌在肠道定植的阻抗力或抵抗力。

对炎症及其他扰动的恢复能力是肠道菌群的基本特征。通过最低抑菌浓度测定研究发现,相比于大肠埃希菌及哺乳类动物致病菌,肠道内主要菌门的细菌对多黏菌素表现出 680~2 400 倍的耐受性。这种耐受机制与脂多糖修饰相关。缺失这种修饰机制的多形类杆菌,在柠檬酸杆菌引起小鼠炎症的过程中,容易被从肠道移除。这是在受到扰动时,健康个体保持重要微生物稳定性的机制之一。

李兰娟院士提出 B/E 值(即肠道粪便双歧杆菌和肠杆菌科数量对数值的比值)可作为人体肠道微生物定植抗力的评估指标。也有学者提出肠道柔嫩梭菌/肠肝菌比值作为定植抗力指标。研究发现肝病患者肠道定植抗力下降,并与肝病严重程度有关。

二、感染微生态学的新认知

(一)感染性疾病认知模式

传染病学是基于病原学的模式来研究人为什么会感染、感染的表现、发展以及预后。但是临床及实验研究证明,病原体的暴露可造成感染也可能不会导致感染,而感染也不一定导致疾病。微生态学认为人体及动物宿主携带有大量的正常微生物群,在正常情况下,分布在消化道、呼吸道、泌尿生殖道及皮肤这些特定部位的正常微生物群形成机体的生物屏障,对外袭性致病性微生物起拮抗作用。机体是否发生感染以及感染后的发生发展不但取决于病原微生物对机体的侵袭力、产生的毒素等因素,还与机体的正常微生物平衡状态有关。

(二)生物病因论

传统的生物学病因论认为感染是由致病性微生物引起的。微生态学认为,感染是微生态平衡与失衡相互转化的重要内容。引起感染的微生物不一定是致病菌或病原体,而是宿主正常微生物群易主或易位的结果。微生态失衡导致肠道正常菌群易位引起二重感染已是临床共识。

(三)抗感染手段的发展

感染认知模式的更新促进了抗感染手段的更新。抗生素治疗感染取得了令人瞩目的成就,然而,广谱抗菌药物长期使用导致的微生态失衡,耐药菌株快速形成、流行等,可以引起难以控制的甚至是致命的感染。目前人体微生态失衡,多重甚至泛耐药菌株的产生已成为全球性公共卫生问题。以感染微生态学理论指导合理应用抗生素十分必要,微生态调节剂应用在感染的预防和治疗中则显得更加必要。微生态调节剂包括益生菌(probiotics)、益生元(prebiotics)、合生素(synbiotics)及粪便菌群移植等。补充微生态调节剂目的在于恢复维持肠道微生态平衡,修复肠道菌膜屏障,提高肠道定植抗力,抑制潜在致病菌过度生长,促进肠上皮细胞分泌黏蛋白及帕内特细胞分泌 sIgA,调节局部及全身免疫功能等。

三、感染的微生态学特性

(一)感染的生理性

通过无菌动物与普通动物比较研究,正常微生物群对其宿主生理功能的调节作用显得更为明了。同时,无菌动物研究使"感染是生理现象"这个论点获得了更为坚实的实验证据。

在无菌环境中饲养的无菌动物,除了极少数细胞内的病毒外,不与任何微生物接触。无菌动物的肠道及相关器官表现出结构和功能的特征,即"无菌相关性特征"(germ-free associated characteristics,GAC)。普通动物(conventional animal)本来就是与微生物群相联系的,因而其特征就是"菌群相关性特征"(microflora associated characteristics,MAC)

相比 GAC,MAC 呈现出轻微的炎症状态,即与微生物接触的轻微感染状态。而 GAC 的免疫结构与功能远不如 MAC 发达。如果以 GAC 为生理标准,则 MAC 便成为"病理状态"了。相比于无菌动物,普通动物呈现出"感染"状态。事实上应该认为正常普通动物的 MAC 是正常的,是生理的。

无菌动物存在包括免疫器官发育不全,免疫细胞数量少,功能减弱,特异性抗体分泌不足等免疫缺陷。因此,肠道菌群是机体完整生理功能不可或缺的组成部分,是机体的重要"器官"。无菌-悉生动物模型揭示了肠道菌群对宿主的作用及相关机制:脆弱拟杆菌通过荚膜多糖 A(PSA)调节宿主免疫功能:促进 T 淋巴细胞的发育成熟,调控 Treg 细胞的表达,参与机体免疫耐受,抑制病理变态反应的发生;双歧杆菌、乳酸杆菌等益生菌通过改变肠道 pH,营养争夺,产生细菌素等抵御病原菌和条件致病菌的定植与过度生长。分节丝状杆菌(SFB)能促进无菌小鼠潘氏盘生发中心的发育,诱导CD4+T 细胞及抗体 IgA 的产生,诱导促炎性细胞因子的表达,其机制与 SFB 促进促炎性 T 淋巴细胞(Th17)的发育成熟相关。无菌动物不但揭示了生理状态下肠道菌群对宿主的共生作用,而且为探讨病理状态下肠道微生态失衡与疾病发生发展的关系提供了有力工具。Freter 等指出,现在没有任何生理指标是不与正常菌群相关联的。上述事实证明感染是宿主的生理现象。

(二) 感染的生态性

微生态平衡是人体健康的基础,微生态失衡容易导致感染性疾病的发生。传统的感染观点强调病原体与宿主的相互关系。微生态的感染观点认为,感染是微生物对宿主异常侵染所致的微生物与宿主之间相互作用的一种微生态学现象,感染主要表现出能使宿主由此产生对“原籍菌”的特异性或非特异性免疫反应。微生物与其宿主宏观生物之间的微生态平衡与微生态失衡是可逆的。转化的条件是外环境,转化的步骤是互生(mutualism)、抗生(antagonism)到偏生(amensalism)。感染是微生态现象的一种表现,受到感染起因、微环境和宿主三个因素的平衡与失衡机制控制。

(三) 感染的动态性

正常微生物群既是具体的又是相对的。其具体性表现在:宿主一定生理时期,在特定的解剖部位,其定植的微生物群落总是由一定种群组成的。其相对性表现在:同一个体在不同的生理时期,机体正常微生物群的结构和组成不尽相同。例如肠道菌群在人体机体出生时便开始形成,随后几天中逐步完善。新生儿的分娩和喂养方式决定菌群的定植模式。最先定植的细菌能够调节宿主肠道上皮细胞基因的表达,创造一个有利于它们定植的环境,同时抑制随后进入这一环境细菌的生长。因此,最初定植的菌群与宿主成年后稳定的菌群模式密切相关。在正常情况下,这些菌群与人体之间保持动态平衡状态,若受到外环境的影响,如大量应用抗生素、免疫抑制剂、放化疗等,会引起微生态失衡,容易导致感染性疾病发生。感染性疾病的发生是微生态平衡与微生态失衡转化的动态表现,即生态病因论。生态病因论认为,微生物的病原性不仅取决于微生物种的特性,而且更重要的是取决于宿主、环境及微生物三方面的微生态平衡的定性、定量、定位及定主的转化结果。

(四) 感染与免疫

调控免疫是正常微生物群的一个重要生理功能。

生物拮抗理论的要点是正常菌群直接参与机体生物防御的屏障结构,这些屏障结构包括黏膜上皮细胞等机械屏障;正常微生物群与黏膜共价结合的膜菌群(生物屏障);肠道微生物代谢产物(如乙酸、丙酸、丁酸等)加上机体产生的酶、活性肽共同组成化学屏障;免疫赋活作用产生的 sIgA(黏膜免疫)、IgM、IgD(体液免疫)及各种免疫活性细胞和细胞因子(细胞免疫)等形成的免疫屏障结构等,阻止致病菌、过路菌的占位、定植及繁殖。这些机械、生物、化学和免疫屏障,具有占位、定植抗力、营养争夺等生物共生或互生,或生物竞争,或拮抗作用。因此,生理性免疫,特别是免疫防御,是宿主重要生理功能,感染是免疫诱发因素,是免疫发生的重要基础。没有感染就没有免疫。

肠道微生态的建立对宿主肠道免疫系统建立有重要作用,并对全身性免疫,包括特异性及非特异性免疫起到重要的调节作用。类杆菌、梭菌在促进宿主免疫系统成熟、T 细胞分化方面有着重要作用。后续的研究证实回肠末端定植的分节丝状菌对 Th17 细胞分化十分重要,结肠中定植的脆弱拟杆菌、厌氧芽胞梭菌 A4 和 A14 亚群对 Treg 细胞形成和降低免疫应激具有调节作用。肠道菌群参与了宿主肠系乃至机体免疫系统的塑造。

宿主的免疫特性对肠道微生态建立具有重要意义。通过同卵双胞胎研究发现,宿主基因对肠道菌群具有重要的影响作用,并对宿主的免疫反应(如肠炎、肠道感染、移植排异反应)起到重要作用。炎症性肠病(IBD)与特异肠道共生菌、T 细胞分化相关,肠道菌群复杂的动态变化影响肠道的天然免疫平衡,改变机体对感染、炎症等的易感性。

四、感染的微生态机制

感染的发生、发展及结局是病原体与宿主机体相互作用的过程,包括病原体的入侵机制,与宿主上皮细胞的黏附机制,与宿主黏附部位微生境内其他细菌的拮抗机制以及刺激宿主发生免疫互作的机制。

(一)感染的发生

感染的发生包括:

1. **定量改变**　机体体表及与外界相通的腔道上皮细胞的微生境中定植着多种微生物,正常情况下,它们的种类和数量保持相对平衡,宿主上皮细胞外形成生物膜屏障。在抗生素等因素影响下,原生境敏感菌减少了,耐药菌增加了,优势条件致病菌群就可成为感染的原因菌。B/E 值可以判断肠道微生物定植抗力变化。

2. **定性改变**　外籍菌侵入易感生境并生长繁殖,就可以引起感染。这类菌主要是具有传播性的外源菌或过路的病原菌。

3. **定位改变**　正常菌群都有其特定的定位。在抗生素、外伤、免疫抑制剂等因素影响下可发生易位(translocation)。例如大肠埃希菌易位到呼吸道就会引起感染或致病。

4. **定主改变**　各种宏生物种群都有其自身的特定正常微生物菌群,如果转移到另外宏生物种群,某些微生物就会引起宿主发病或感染。例如贝壳类的正常菌群水弧菌转移到人体就可引起人类腹泻。禽类的正常菌群弯曲菌转移到人类就可引起胃肠道疾患。上述“四定”不是孤立的,是综合的,在病因、微环境及宿主相互作用中发挥作用。

(二)感染的发展

经历感染发生的初级阶段后,感染就进入发展阶段。主要通过免疫反应,包括先天性和后天获得性免疫。除免疫因素之外,作为宿主抵抗力一部分的正常菌群也逐渐在新的基点上趋向平衡。发展阶段,在病因与宿主斗争的顶峰之后,便转向结局阶段。

(三)感染的结局

感染结局阶段是病因与宿主斗争的结果。对感染个体来说只能有一个结局。如果从感染的群体来看,感染结局是一个由死亡、患病及健康组合的连续量变过程的感染谱(infection spectrum)。

疫苗接种就是利用灭活病原人工创造感染、激活免疫,减少感染发病和造成的死亡。人工免疫屏障和自然免疫屏障都证明感染是生理性的客观事实。

五、感染的微生态学防治

(一)感染防治观念的变革

传统的抗感染观念,从疾病出发,一菌一病,所用抗生素在杀死某些致病菌的同时也会抑制或杀死正常菌群,造成微生态失衡、细菌耐药,引起难治性感染、多器官功能损伤。

2001 年李兰娟院士提出感染微生态学的“合理应用抗生素与维护微生态平衡相结合”的抗感染策略:从健康出发,合理应用抗生素,杀死致病菌的同时使用微生态调节剂补充或促进正常菌群生长,维护微生态平衡,保护器官功能。实现了对感染认知的创新、抗感染策略和手段的创新。救治高致病性禽流感 H7N9 重症肺炎感染患者的“四抗二平衡”中的“微生态平衡”方案就是在这个理论指导下形成的,显著降低了患者的病死率,取得非常好的临床效果。

(二)微生态调节剂防治感染的原理

微生态调节剂是利用具有益生功能的正常微生物成员或其生长促进物质制成的制剂,或微生物的代谢物质,具有补充或充实机体正常微生物群落,维持或调整微生态平衡,防治感染性疾病、增进健康等功能。微生态调节剂作用机制包括：增强黏膜屏障、定植抗力，调节机体免疫能力，促进营养物质代谢，降低血内毒素、γ-氨基丁酸、血氨、血锰等有毒物质含量。

(三) 微生态调节剂的种类

微生态调节剂大致可分为益生菌、益生元和合生素三类。《中华人民共和国药典》2010 版第三部中收录的可用于微生态活菌制品的生产菌种有：青春型双歧杆菌、长型双歧杆菌、婴儿型双歧杆菌、嗜酸乳杆菌、德氏乳杆菌、保加利亚乳杆菌、嗜热链球菌、屎肠球菌、粪肠球菌、蜡样芽胞杆菌、枯草芽胞杆菌、凝结芽胞杆菌、酪酸梭菌、地衣芽胞杆菌等；目前单一菌种或混合制成的微生态活菌制品多达22 种。国际上用于微生态活菌制品的种类和生产菌种数量更多。

随着研究的深入，候选益生菌的范围也将扩大，比如毛螺菌、小链状双歧杆菌及具有特异酶功能的细菌。

益生元是一种不被宿主消化的食物成分或制剂，通常为寡糖类，它能选择性地刺激一种或几种结肠内常驻菌的活性或生长繁殖，起到增进宿主健康的作用，主要包括低聚果糖、低聚木糖、大豆低聚糖、低聚葡萄糖、低聚半乳糖等。中药也具有潜在益生元的功效。

合生素是益生菌和益生元的组合制剂，或再加入维生素、微量元素等。它同时具有补充益生菌和促进益生菌生长的功能。

后生素 (postbiotic) 系微生物的产物或代谢物，属于可溶性因子，包括短链脂肪酸，免疫调节活性的肽，生物表面活性物质，各种维生素等。微生物产生的这些可溶性因子通过间接方式与宿主起作用，对肠壁屏障，免疫系统及微生物群均有作用。如短链脂肪酸 (SCFA) 可调控免疫细胞的分化，尤其是 Treg 细胞的活性。后生素是目前微生态基础及临床研究的新前沿。

(四) 粪便细菌移植

粪便细菌移植 (fecal microbiota transplantation, FMT) 起源于 1 000 多年前的中国，葛洪用此治疗发热性疾病，李时珍也有推广。近期，改良的粪便细菌移植在治疗难治复发性艰难梭菌感染方面取得非常好的疗效。个案报告 FMT 还可以清除耐药细菌。FMT 可以改善肝硬化肝性脑病的认识功能，同时其肠道菌群接近正常人的分类组合状态。尽管目前研究不多，但 FMT 也许是一个有前途的治疗方法。

思考题

1. 简述正常菌群的概念、分布和作用。
2. 从感染微生态观点出发，抗感染观念正在发生哪些改变？

(李兰娟)

第五节　抗感染药物的临床应用

一、概述

抗感染药物依据其作用的病原体的不同，分为抗菌药物、抗病毒药物、抗寄生虫药物。抗菌药物根据其来源和合成路线又可分为抗生素、半合成抗生素及化学合成抗菌药物。数十年来，随着新的抗菌药物和直接抗病毒药物的研发并不断应用于临床治疗,临床上重症感染救治成功率逐渐提高、慢性持续性病毒感染得以有效控制。但细菌耐药和病毒变异等问题仍然严重,因此,临床医师必须做到合理用药。

随着对抗菌药物的药代动力学/药效动力学(PK/PD)的深入研究,PK/PD在合理使用抗菌药物中发挥着重要作用。PK是研究抗菌药物在体内的吸收、分布、代谢和清除,这四个方面共同决定着药物在血清、体液和组织中浓度的时间过程,与药物的剂量有一定的关系;而PD是研究药物对细菌的抗菌效果以及药物浓度与药物效果、药物毒性的关系。PK/PD综合考虑了抗菌药物的抗菌效应与体内代谢过程,不但更新了抗菌药物使用的一些基本概念,更重要的是将传统的药效参数指标如MIC(最低抑菌浓度)、MBC(最低杀菌浓度)等与给药剂量、给药频次等联系起来,从而更能优化给药物方案,有助于提高治疗成功的概率,达到精准用药。

根据不同种类抗菌药物的PK/PD特性,可以把抗菌药物分为三类。第1类为抗生素后效应(PAE)持续时间较短的时间依赖性抗菌药物,包括大多数β-内酰胺类(青霉素、头孢菌素、氨曲南、碳青霉烯类)、大环内酯类(除外阿奇霉素)、林可霉素类、氟胞嘧啶等。此类抗菌药物的抗菌效力主要取决于药物在体内高于有效药物浓度之上的持续时间长短,此类药物可通过增加日给药次数来提高临床疗效,通常日剂量可分3~4次给药。第2类为PAE持续时间较长的时间依赖性抗菌药物,包括阿奇霉素、四环素、糖肽类、三唑类抗真菌药物,此类抗菌药物浓度低于MIC后,细菌不会即刻恢复生长,其抗菌效果对作用时间的依赖程度较低,通常日剂量分1~2次给药。第3类为浓度依赖性抗菌药物,包括氨基糖苷类、氟喹诺酮类、达托霉素、甲硝唑、两性霉素B及棘白霉素类等,此类抗菌药物的抗菌效力主要取决于药物在体内绝对浓度的高低,药物浓度越高,杀菌速度越快,通常临床可采用大剂量长间歇给药,多数为每日1次给药。

抗细菌和真菌药物的作用机制主要有:①抑制细胞壁的合成,如β-内酰胺类、棘白霉素类;②破坏细胞膜完整性,增加细胞膜的通透性,如多黏菌素类、多烯类、唑类;③抑制核酸的合成和复制,如喹诺酮类、利福平、氟胞嘧啶(5-FC)等;④抑制菌体蛋白质合成,如氨基糖苷类、氯霉素类、四环素类、林可霉素类等;⑤抑制菌体叶酸合成,如磺胺药、甲氧苄啶。

抗细菌药物的耐药机制主要包括:①细菌产生针对抗菌药物的灭活酶或钝化酶,如β-内酰胺酶、乙酰转移酶和核苷转移酶等;②细菌细胞壁或细胞膜通透性的改变,致使抗菌药物无法进入细胞内发挥抗菌作用;③细菌合成新的蛋白插入细胞膜产生新的膜转运系统,对抗菌药物产生外排作用;④细菌通过改变药物作用靶位的结构来降低与药物的亲和力,从而导致耐药。另外,细菌代谢状态和外界环境的改变、营养缺陷也可引起细菌耐药性的增加。

近年来,抗病毒药物的研究取得较大进展,慢性持续性病毒感染经长期治疗可以得到良好控制,甚至治愈。常用抗病毒药主要通过下列机制产生抗病毒作用:①阻止病毒吸附进入,如恩夫韦地、马拉维若;②阻止病毒穿入与脱壳,如金刚烷胺;③阻止病毒的生物合成,如核苷类似物;④阻止病毒的包装与释放,如蛋白酶抑制剂、整合酶抑制剂、神经氨酸酶抑制剂;⑤增强宿主抗病毒能力,如干扰素。然而,由于病毒在细胞内繁殖、代谢的过程及与宿主的关系较细菌复杂,与抗菌药物相比,抗病毒治疗药物的品种和效果均相对有限。

本节仅讨论各类抗感染药物的临床应用。

二、抗菌药物的临床应用

细菌感染是临床最常见的病症,几乎可累及所有组织和器官,积极有效的抗感染治疗是临床治疗的关键。近年来,由于耐药严重,新抗菌药物的研发愈加困难,进一步导致临床上对于重症感染特别是耐药菌感染的治疗困难重重。因此,严格掌握使用抗菌药物的适应证,并做到合理应用十分重要。

（一）抗菌药物临床应用的基本原则

1. 开始用抗菌药物治疗前应进行病原学检查,根据患者不同病情对血液、体液、渗出液标本进行革兰氏染色镜检、细菌培养和药敏试验。

2. 根据抗菌药物的抗菌活性、PK/PD 参数、不良反应等选择药物。

3. 应根据患者的生理、病理、免疫等状态而合理用药。

4. 明确病毒感染不使用抗菌药物。

5. 不明原因发热患者如无细菌感染依据不宜使用抗菌药物。

6. 严加控制预防性应用抗菌药物,尤其是外科清洁手术。

7. 应尽量避免皮肤、黏膜等局部应用抗菌药物,以防止耐药菌的产生。

8. 下列情况可考虑联合用药:①病原未明的严重脓毒症;②多种细菌的混合感染;③单一抗菌药物不能控制的特殊感染,如感染性心内膜炎;④防止慢性感染发生耐药,如结核病;⑤以减少药物毒性反应为目的,如:两性霉素 B 和氟胞嘧啶联合治疗深部真菌病,前者的用量可减少,从而减轻毒性反应。

（二）常用抗菌药物的合理选用

1. 青霉素类抗生素　青霉素类抗生素包括青霉素、耐酶青霉素和广谱青霉素,其抗菌谱与临床应用见表 33-2。

表 33-2　青霉素类抗生素的抗菌谱与临床应用

分类	药品	抗菌谱与临床应用
青霉素	青霉素 G	对草绿色链球菌、肺炎链球菌、A 群和 B 群溶血性链球菌、不产酶金黄色葡萄球菌和表皮葡萄球菌、不产酶淋球菌、白喉棒状杆菌、破伤风梭菌、炭疽杆菌、梅毒螺旋体等敏感,为上述细菌引起的各种感染的首选药物,但因耐药率高,临床应用时应密切关注当地细菌流行病学证据
耐酶青霉素	甲氧西林、苯唑西林、氯唑西林、双氯西林、奈夫西林	对葡萄球菌产生的 β- 内酰胺酶稳定,因而又被称为抗耐药葡萄球菌青霉素,但较青霉素抗菌活性为差。主要应用于治疗产青霉素酶的葡萄球菌引起的感染
广谱青霉素	①氨基青霉素:氨苄西林、阿莫西林;②羧基青霉素:羧苄西林、替卡西林;③酰脲类青霉素:哌拉西林、阿洛西林、呋苄西林和美洛西林	为半合成青霉素,不仅对革兰氏阳性(G⁺)细菌有效,对常见的非产酶的革兰氏阴性(G⁻)杆菌也有效。氨苄西林和阿莫西林临床主要用于治疗肺炎、胆道感染、尿路感染、小儿败血症等。哌拉西林临床主要用于治疗铜绿假单胞菌及肠杆菌科细菌所致的各种感染

2. 头孢菌素类抗生素　头孢菌素类抗生素按其发明年代及抗菌特性分为四代,其抗菌谱与临床应用见表 33-3。

表 33-3　头孢菌素类抗生素的抗菌谱与临床应用

分类	药品	抗菌谱与临床应用
第一代头孢菌素	头孢噻吩、头孢唑林、头孢拉定、头孢氨苄等	除耐甲氧西林金黄色葡萄球菌(MRSA)和耐甲氧西林表皮葡萄球菌(MRSE)外,对其他 G⁺ 菌都有良好抗菌作用。对 G⁻ 菌作用差,仅对部分大肠埃希菌、肺炎克雷伯菌、奇异变形杆菌等有一定作用。临床主要用于治疗金黄色葡萄球菌等敏感细菌所致的各种感染。由于第一代头孢菌素不能透过血脑屏障,因此不用于治疗细菌性脑膜炎。有一定的肾损害作用,故肾功能不全患者需要调整剂量

续表

分类	药品	抗菌谱与临床应用
第二代头孢菌素	头孢呋辛、头孢克洛、头孢孟多等	对 G⁺ 菌的作用与第一代者相似,对 G⁻ 菌的作用明显比第一代强,对多数肠杆菌科细菌有较好的抗菌活性,但脆弱拟杆菌、铜绿假单胞菌、不动杆菌对该组药物耐药。对各种 β- 内酰胺酶较稳定,并且无显著肾毒性。除头孢呋辛能透过血脑屏障外,其余药物在脑脊液的浓度不足以治疗细菌性脑膜炎
第三代头孢菌素	头孢噻肟、头孢曲松、头孢他啶和头孢哌酮等	对 G⁻ 菌,尤其是肠杆菌科细菌、奈瑟菌属、流感杆菌均有强大抗菌活性;对 β- 内酰胺酶高度稳定;对葡萄球菌的作用较第一、二代者弱,对肠球菌耐药;基本无肾毒性
第四代头孢菌素	头孢匹罗、头孢吡肟	与第三代头孢菌素相比抗菌谱更广,抗菌活性更强,对 β- 内酰胺酶更稳定,对 G⁺ 球菌作用较第三代头孢菌素明显增强,对 G⁻ 菌的作用与第三代头孢菌素相似

3. **头霉素类抗生素** 头霉素类抗生素主要有头孢西丁、头孢美唑、头孢替坦等,其抗菌谱与临床应用见表 33-4。

表 33-4 头霉素类抗生素的抗菌谱与临床应用

药品	抗菌谱与临床应用
头孢西丁	对 G⁻ 杆菌所产生的 β- 内酰胺酶高度稳定,因而对之有较强抗菌活性;对 G⁺ 菌的作用与第一代头孢菌素相似;对厌氧菌包括脆弱拟杆菌有高度抗菌活性。适用于需氧菌和厌氧菌(尤其是脆弱拟杆菌)的混合感染
头孢美唑	对肠杆菌科细菌的作用优于头孢西丁,对脆弱拟杆菌的作用与头孢西丁相仿或略差。临床应用范围与头孢西丁相仿
头孢替坦	对多数 G⁺ 菌(除肠球菌及 MRSA)有中等作用;对 G⁻ 菌、厌氧菌包括脆弱拟杆菌有显著抗菌作用,与头孢西丁相似

4. **单环类抗生素** 单环类抗生素主要有氨曲南,为窄谱抗生素,仅对 G⁻ 菌(包括肠杆菌科细菌和铜绿假单胞菌)有较强抗菌作用,对不动杆菌属、产碱杆菌属和各种厌氧菌耐药。

5. **β- 内酰胺类抗生素与 β- 内酰胺酶抑制剂联合制剂** β- 内酰胺酶抑制剂本身没有或仅有微弱的抗菌活性,与 β- 内酰胺类抗生素合用,可使对 β- 内酰胺酶不稳定的青霉素类、头孢菌素类抗菌药对酶稳定,增强其抗菌作用,扩大其抗菌谱。其抗菌谱与临床应用见表 33-5。

表 33-5 β- 内酰胺类抗生素的抗菌谱与临床应用

药品	抗菌谱与临床应用
阿莫西林/克拉维酸	主要用于产 β- 内酰胺酶的金黄色葡萄球菌和表皮葡萄球菌以及肠球菌属所致的感染。对产酶的肠杆菌科细菌、流感嗜血杆菌、卡他莫拉菌、脆弱拟杆菌等也有较强抗菌活性,但不适合肠杆菌属及假单胞菌属感染
替卡西林/克拉维酸	与阿莫西林/克拉维酸相似,对肠杆菌科细菌和铜绿假单胞菌作用较强,但不适合耐替卡西林的假单胞菌属和肠杆菌属的感染
氨苄西林/舒巴坦	主要用于产 β- 内酰胺酶的细菌所致的感染,不用于阴沟肠杆菌和假单胞菌属感染
哌拉西林/他唑巴坦	较其他几种联合制剂具有更广的抗菌谱和适应证。治疗腹腔感染、下呼吸道感染、菌血症、软组织感染有良好疗效
头孢哌酮/舒巴坦	抗菌谱广泛,对葡萄球菌、肠杆菌科杆菌、大肠埃希菌、克雷伯菌属、肠杆菌属、变形杆菌属、铜绿假单胞菌、产碱杆菌、伯克霍尔德菌属、嗜麦芽窄食单胞菌和黄杆菌有效

6. 碳青霉烯类抗生素 为新型 β- 内酰胺类抗生素,具有超广谱、高效能抗菌活性。本类抗生素主要的抗菌作用特点为对 G⁻ 杆菌、G⁺ 球菌和厌氧菌均有强大抗菌活性。是迄今为止对肠杆菌属杆菌作用最强的一类抗生素,是危重患者经验治疗最重要的一类抢救药物。其抗菌谱与临床应用见表 33-6。

表 33-6　碳青霉烯类抗生素的抗菌谱与临床应用

药品	抗菌谱与临床应用
亚胺培南 / 西司他丁	主要用于肠杆菌科多重耐药菌感染,不动杆菌、铜绿假单胞菌及其他假单胞菌重症感染,需氧菌与厌氧菌混合感染,病原不明的重症感染,特别是医院获得性危重感染,或中性粒细胞减少免疫缺陷者重症感染时的经验治疗
美罗培南	与亚胺培南同样具有超广谱抗菌活性,主要的区别在于不需与西司他丁联用,副作用更少。美罗培南的抗菌谱与临床应用同亚胺培南 / 西司他丁类似

7. 氨基糖苷类抗生素 氨基糖苷类抗生素主要品种有链霉素、庆大霉素、妥布霉素、奈替米星和阿米卡星等,其抗菌谱与临床应用见表 33-7。

表 33-7　氨基糖苷类抗生素的抗菌谱与临床应用

药品	抗菌谱与临床应用
链霉素	主要用于结核病初治病例,常与异烟肼、利福平等联合应用;此外亦与其他药物联合,如与青霉素合用治疗草绿色链球菌心内膜炎;与四环素或氯霉素合用治疗布鲁司杆菌病、鼠疫等
庆大霉素	抗菌谱广,对葡萄球菌、需氧 G⁻ 杆菌均有良好抗菌活性,对沙雷菌属及其他肠杆菌科细菌活性较妥布霉素稍强,但耐药率高
妥布霉素	与庆大霉素抗菌谱基本相似,对铜绿假单胞菌活性较强
奈替米星	与庆大霉素抗菌谱基本相似,对金黄色葡萄球菌及其他 G⁺ 球菌活性较强,但对铜绿假单胞菌活性较差
阿米卡星	与庆大霉素抗菌谱基本相似,对细菌产生的钝化酶稳定,对庆大霉素耐药菌株多数仍具抗菌活性

8. 大环内酯类抗生素 为快效抑菌剂,品种有红霉素、麦迪霉素、乙酰螺旋霉素、柱晶白霉素及交沙霉素等。近年开发的新大环内酯类有罗红霉素、阿奇霉素、克拉霉素等,其抗菌谱与临床应用见表 33-8。

表 33-8　大环内酯类抗生素的抗菌谱与临床应用

分类	药品	抗菌谱与临床应用
大环内酯类抗生素	红霉素、麦迪霉素、乙酰螺旋霉素、柱晶白霉素、交沙霉素	主要作用于需氧 G⁺ 菌,军团菌、弯曲菌、衣原体、支原体、某些厌氧菌、诺卡菌、分枝杆菌和弓形虫;不易透过血脑屏障;毒性低微,静脉给药易引起血栓性静脉炎。因耐药严重,临床已少用
新大环内酯类抗生素	罗红霉素、阿奇霉素、克拉霉素	抗菌谱与红霉素相近,但具有良好的药动学特性,可减低用量,减少给药次数或减少不良反应等

9. 喹诺酮类药物 为合成抗菌药物,抗菌谱广,对 G⁺ 和 G⁻ 菌均具抗菌作用,与其他抗菌药物间无交叉耐药性,体内分布广,细胞内浓度亦较高。临床上常用者为氟喹诺酮类,有诺氟沙星、氧氟沙星、环丙沙星、左氧氟沙星、莫西沙星等。其中左氧氟沙星、莫西沙星对肺炎链球菌、化脓性链球菌等 G⁺ 球菌、衣原体属、支原体属、军团菌等细胞内病原或厌氧菌的作用强。其抗菌谱与临床应用见表 33-9。

表 33-9   喹诺酮类药物的抗菌谱与临床应用

药品	抗菌谱与临床应用
诺氟沙星	对 G⁺ 和 G⁻ 菌均具抗菌作用,口服吸收良好,主要用于尿路感染和肠道感染
左氧氟沙星	抗菌活性强,对肺炎链球菌、肺炎支原体、奈瑟菌属、厌氧菌及结核分枝杆菌等有一定作用,口服吸收快而完全,血浓度高而持久。主要用于敏感菌引起的各种感染
环丙沙星	对敏感菌的抗菌活性强于其他喹诺酮,对军团菌、弯曲菌亦有抗菌作用,对耐药铜绿假单胞菌、MRSA、产酶淋球菌、产酶流感杆菌等均有良好活性。但因临床耐药严重,限制了其临床应用
莫西沙星	用于肺炎链球菌和溶血性链球菌所致的急性咽炎、扁桃体炎、中耳炎、鼻窦炎等,及肺炎链球菌、支原体、衣原体等所致社区获得性肺炎。亦可用于敏感 G⁻ 杆菌所致下呼吸道感染。因尿中浓度偏低,不推荐用于泌尿系统感染

10. **多肽类抗生素** 多肽类抗生素主要包括多黏菌素、万古霉素、去甲万古霉素、替考拉宁等。为窄谱抗生素,但抗菌作用强,属杀菌剂,毒性多较明显,肾损害尤为突出,适应证较严格。其抗菌谱与临床应用见表 33-10。

表 33-10   多肽类抗生素的抗菌谱与临床应用

药品	抗菌谱与临床应用
多黏菌素	多黏菌素 B 和 E 的抗菌谱相似,抗菌活性以前者为强。对绝大多数肠杆菌科细菌(除变形杆菌和沙雷菌属外)及铜绿假单胞菌高度敏感
万古霉素与去甲万古霉素	仅用于严重 G⁺ 菌感染,特别是 MRSA、MRSE 及肠球菌感染。口服对艰难梭菌所致的伪膜性肠炎具良好疗效
替考拉宁	对 G⁺ 需氧和厌氧菌具强大作用,对大多数敏感菌的抗菌活性比万古霉素强 2~4 倍,不良反应较万古霉素低,因此可作为万古霉素的替代用药

11. **氯霉素类抗生素** 为快速抑菌剂,抗菌谱广,作用于各种需氧菌和厌氧菌,如各种链球菌、流感嗜血杆菌、沙门菌属以及包括脆弱拟杆菌在内的各种厌氧菌,但铜绿假单胞菌、沙雷菌、不动杆菌属等耐药。对螺旋体、军团菌、胎儿弯曲菌、衣原体、肺炎支原体和立克次体具良好作用。胃肠道吸收好,易透过血脑屏障,易渗入细胞内。主要品种为氯霉素和甲砜霉素。两者抗菌作用基本相似,主要适应证为伤寒、副伤寒、立克次体病、厌氧菌感染以及敏感菌所致的脑膜炎、细菌性眼科感染。

12. **四环素类抗生素** 为快效抑菌剂,主要有四环素和土霉素,近年来细菌对四环素的耐药现象严重,大多数常见致病菌所致感染的疗效较以往为差,半合成四环素类抗菌活性高于四环素,耐药菌株较少,且用药次数少,不良反应轻,已取代四环素和土霉素。主要有多西环素、米诺环素。为治疗布鲁司杆菌病、霍乱、回归热,衣原体感染和立克次体病的首选药,其次用于支原体肺炎,以及敏感细菌所致的呼吸道、胆道、尿路感染等。

13. **林可霉素类抗生素** 包括林可霉素与克林霉素,为快速抑菌剂,抑制细菌蛋白的合成,抗菌作用与红霉素相似,但抗菌谱窄。对大多数 G⁺ 菌以及各种厌氧菌具良好活性,对肠球菌及需氧 G⁻ 菌均耐药。主要用于 G⁺ 球菌感染、骨髓炎及厌氧菌感染。

14. **磺胺药** 磺胺药为抑菌剂,与 TMP 联合则使细菌的叶酸代谢遭到双重阻断,对某些细菌具杀菌作用。抗菌谱广,对金黄色葡萄球菌、溶血性链球菌、脑膜炎奈瑟菌、大肠埃希菌、伤寒杆菌、志贺菌属等有良好抗菌作用。对耶氏肺孢子菌病有特效。磺胺药的品种主要有口服易吸收的磺胺嘧啶和复方磺胺甲噁唑(SMZ 与 TMP 的复合剂)。主要用于肺孢子虫病和弓形虫病的治疗,其他细菌感染已少使用。

15. **利福霉素类** 品种有利福平、利福定、利福喷丁等。主要用于治疗结核病和金黄色葡萄球菌

（包括 MRSA）感染，也可用于其他 G⁺ 菌和厌氧菌感染，由于致病菌对本类药易产生耐药性，需与其他药合用。

16. 硝基类抗菌药物　硝基类抗菌药物包括硝基呋喃类和硝基咪唑类两大品种，其抗菌谱与临床应用见表 33-11。

表 33-11　多肽类抗生素的抗菌谱与临床应用

分类	药品	抗菌谱与临床应用
硝基呋喃类	呋喃妥因、呋喃唑酮	具有广谱的抗菌作用，对 G⁺ 球菌和 G⁻ 杆菌的部分菌株具有抗菌作用。呋喃妥因主要用于尿路感染的治疗，呋喃唑酮主要用于细菌性痢疾的治疗，尚可用于治疗霍乱、鞭毛虫病、滴虫病等治疗
硝基咪唑类	甲硝唑、替硝唑	为厌氧菌感染的重要选用药物之一，对需氧菌无效。主要应用于敏感菌引起的胸腔和盆腔感染、牙周脓肿等的治疗，并联合应用抗需氧菌抗菌药，治疗上述厌氧菌与需氧菌的混合感染。替硝唑较甲硝唑抗厌氧菌作用更强、半衰期长

（三）常用抗真菌药物的合理选用

侵袭性真菌感染（IFI）的诊断临床上常常较难做出，一般由危险（宿主）因素、临床特征、微生物学检查、组织病理学 4 部分组成，组织病理学仍是诊断的金标准，可分 3 个级别，即拟诊、临床诊断和确诊。因此，抗真菌治疗原则是提倡分层治疗，包括预防性治疗、拟诊治疗（经验性治疗）、临床诊断治疗（抢先治疗）及确诊治疗（目标治疗）。

临床应用的抗真菌药物主要有以下几类：①多烯大环内酯类，如制霉菌素、两性霉素 B；②唑类，包括咪唑类（酮康唑）和三唑类（氟康唑、伊曲康唑、伏立康唑）；③棘白菌素类，如卡泊芬净、米卡芬净；④烯丙胺类，如特比萘芬；⑤吗啉类，如阿莫罗芬；⑥氟胞嘧啶类。其中，用于 IFI 治疗的主要为三唑类、棘白菌素类和两性霉素 B。抗真菌药抗菌谱与临床应用（图 33-2）。

各种抗真菌药物的抗菌谱						
真菌	两性霉素B	氟康唑	伊曲康唑	伏立康唑	卡泊芬净	米卡芬净
白念	S	S	S	S	S	S
热带念	S	S	S	S	S	S
近平滑念	S	S	S	S	S	Sᴿ
光滑念	S-I	SDD-R	SDD-R	SDD-R	S	S
克柔念	S-I	R	SDD-R	S	S	S
葡萄牙念	S-R	S	S	S	S	S
隐球菌	S	S	S	S	R	R
组织胞浆菌	S	R	S	S	R	R
烟曲霉	S	R	S	S	S	S
黄曲霉	S	R	S	S	S	S
黑曲霉	S	R	S	S	S	S
土曲霉	R	R	S	S	S	S
毛霉菌	S	R	R	R	R	R
镰刀菌	S	R	R	S	R	R
足放线菌	R	R	R	S	R	R
肺孢子菌	-	-	-	-	?	?

图 33-2　抗真菌药物的抗菌谱

三、抗病毒药物的临床应用

病毒是由蛋白质外壳和核酸所组成的非完整细胞结构的简单微生物,其感染可导致不同组织器官的损害。抗病毒药物是一类特异性治疗病毒感染的药物,根据其化学结构特点,抗病毒药物大致可分为:三环胺类、焦磷酸类、核苷类药物、非核苷类药物、蛋白酶抑制剂、整合酶抑制剂、干扰素类(INF)类以及神经氨酸类似物等。根据药理作用不同可分为:抗人类免疫缺陷病毒(HIV)药物、抗疱疹病毒药物,抗肝炎病毒药物,如乙型肝炎病毒(HBV)和丙型肝炎病毒(HCV)的药物,抗流感病毒药物等。本节简单介绍治疗几类临床常见病毒感染的药物。

(一) 抗 HIV 药物

目前,高效抗逆转录病毒治疗(HAART),俗称"鸡尾酒疗法",已被证实是针对 HIV 感染最有效的治疗手段。治疗 HIV 的药物包括核苷类反转录酶抑制剂(NRTIs)、非核苷类反转录酶抑制剂(NNRTIs)、蛋白酶抑制剂(PIs)、融合抑制剂(FIs)、整合酶抑制剂(INSTIs)及辅助受体拮抗剂(CCR5 拮抗剂),共 6 大类 30 多种药物(包括复合剂型)(表 33-12)。

表 33-12　目前已获美国食品药品监督管理局(FDA)认证的抗 HIV 药物

核苷类逆转录酶抑制剂(NRTIs)	非核苷类逆转录酶抑制剂(NNRTIs)	蛋白酶抑制剂(PIs)	整合酶抑制剂(INSTIs)	融合抑制剂(FIs)	CCR5 辅助受体拮抗剂
齐多夫定(AZT/ZDV)	依非韦仑(EFV)	阿扎那韦(ATV)	拉替拉韦(RAL)	恩夫韦肽(T20)	马拉维若(MVC)
拉米夫定(3TC)	奈韦拉平(NVP)	利托那韦(RTV)	艾维雷韦(EVG)		伊巴利珠单抗(IBA)
阿巴卡韦(ABC)	依曲韦仑(ETR/TMC-125)	洛匹那韦(LPV)	多替拉韦(DTG)		
富马酸替诺福韦二吡呋酯(TDF)	利匹韦林(RPV/TMC-278)	达芦那韦(DRV/TMC-114)	比克替拉韦(BIC)		
丙酚替诺福韦(TAF)	多拉韦林(DOR)	考比司他(COBI)			
恩曲他滨(FTC)					
复合制剂					
AZT/3TC	EFV/FTC/TDF	LPV/r	ABC/3TC/DTG		
FTC/TDF	EFV/3TC/TDF	DRV/c	TAF/FTC/EVG/c		
FTC/TAF	FTC/RPV/TDF	DRV/COBI/FTC/TAF	BIC/FTC/TAF		
3TC/TDF	FTC/RPV/TAF				
	DOR/3TC/TDF				

复方单片制剂(STR)能显著提高艾滋病患者依从性和生活质量,有条件的患者可选用该方案。目前,各大国际指南均推荐 2 NRTIs+ INSTIs 为优选治疗方案,其中 B/F/TAF 和 DRV/c 或 DTG+TDF/FTC 或 TAF/FTC 被国际指南推荐用于 HIV 快速启动治疗。鉴于我国可供使用的抗病毒药物有限,我国《中国艾滋病诊疗指南(2018 版)》在目前已有药物的基础上推荐以下几种组合治疗方案(表 33-13),以及 HIV 暴露前、后预防的用药方案(表 33-14):

表 33-13 我国推荐的一线抗病毒药物治疗方案

成人及青少年	一线推荐方案：	
	TDF（ABC[a]）+3TC（FTC）	+NNRTI：EFV、RPV
	FTC/TAF	或 +PI：LPV/r、DRV/c
		或 +INSTI：DTG、RAL
	单片复方制剂：	
	TAF/FTC/EVG/c	
	ABC/3TC/DTG	
	替代方案：	
	AZT+3TC	+EFV 或 NVP[b] 或 RPV[c]
		或 +LPV/r
儿童	一线推荐方案：	
	ABC 或 AZT+3TC+LPV/c（＜3 岁）	
	ABC+3TC+EFV（3~10 岁）	
	TDF+3TC+EFV（＞10 岁）	
	备选方案：	
	ABC+3TC+NVP 或 AZT+3TC+NVP（＜3 岁）	
	AZT（TDF）+3TC+NVP（EFV 或 LPV/r）（3~10 岁）	
	ABC（AZT）+3TC+NVP（EFV 或 LPV/r）（＞10 岁）	

[a] 用于 HLA-B*5701 阴性者；

[b] 对于基线 CD4[+]T 淋巴细胞>250 个 /μl 的患者要尽量避免使用含 NVP 的治疗方案,合并丙型肝炎病毒感染的避免使用含 NVP 的方案；

[c] RPV 仅用于病毒载量<10[5]copies/ml 和 CD4+T 淋巴细胞>200 个 /μl 的患者。

表 33-14 HIV 暴露前、后预防的推荐方案

HIV 暴露前预防	FTC/TDF[a] 或 TAF/FTC[b]
HIV 暴露后预防[c]	首选推荐方案：
	TDF/FTC 或 TAF/FTC+RAL 或 DTG 等 INSTIs
	替代方案：
	TDF/FTC 或 TAF/FTC+LPV/r 或 DRV/r、B/F/TAF

[a] 非频繁性行为男男同性恋者可采用 “2+1+1” 服药方式,即性行为发生前 2~24h 口服 FTC/TDF 2 片,距离首次服药 24h 和 48h 分别各服用 1 片；存在其他暴露风险的人群不建议 “2+1+1” 的方式预防,推荐每日服药,即首次暴露前 7d 开始服用 FTC/TDF,每日 1 片,直至最后一次暴露结束后 7d；

[b] 欧美指南推荐,每日一片用于男男同性恋者和跨性别女性；

[c] 对合并肾脏功能下降者,可以使用 AZT/3TC。

（二）抗疱疹病毒药物

对人类致病的疱疹病毒主要有 8 种：单纯疱疹病毒（HSV）Ⅰ型和Ⅱ型、水痘 - 带状疱疹病毒（VZV）、EB 病毒（EBV）、巨细胞病毒（CMV）、人疱疹病毒（HHV）6、7、8 型。

人类疱疹病毒感染为常见病和多发病,可形成隐性、急慢性局部或全身显性感染,可通过母婴垂直传播,甚至与鼻咽癌、淋巴瘤有相关性。

阿昔洛韦（ACV）于 20 世纪 80 年代初上市,以其高效低毒,被誉为抗病毒药物发展史的里程碑,目前仍是抗单纯疱疹病毒的首选药。临床应用的抗疱疹病毒药物包括核苷类抗疱疹病毒药物：阿昔洛韦、更昔洛韦、伐昔洛韦、泛昔洛韦、缬昔洛韦、西多福韦、阿糖腺苷和单磷酸阿糖腺苷等；非核苷类

抗疱疹病毒药物：膦甲酸钠、福米韦生、多可沙诺等（表33-15）。此外，抗生素类和植物来源类的抗疱疹病毒药物正处于临床研究阶段。以上大多数抗疱疹病毒药物是针对DNA复制相关酶设计的，而干扰病毒吸附、穿入脱壳、转录、蛋白合成以及装配等多个环节的药物将成为新的研发方向。

表33-15　常用抗疱疹病毒药物的特点

药物	主要药理作用	适应证			不良反应和注意事项
		CMV	VZV	HSV	
阿昔洛韦	为鸟苷类似物，进入体内可形成有活性的阿昔洛韦三磷酸，后者抑制病毒DNA多聚酶，并以伪核苷酸形式掺入到病毒正在合成的DNA中，而终止病毒DNA的合成。本品是HSV首选药物，对VZV及EB病毒均有较强作用，而对CMV活性较低	±	+	+++	口服可致恶心、呕吐、腹泻等；静脉注射可致静脉炎；外用可致局部刺痛、灼热或红斑；少数患者可出现肝、肾损害；可致贫血、白细胞减少等；免疫功能受损者，偶可出现昏睡、意识模糊、幻觉、震颤及昏迷等
伐昔洛韦	为阿昔洛韦的前药。口服易吸收，生物利用度为阿昔洛韦的2~5倍，在体内迅速转化为阿昔洛韦而产生作用	±	+++	+++	似阿昔洛韦。可抑制骨髓，并有潜在致癌作用
泛昔洛韦	为喷昔洛韦的前药。口服吸收快，并在体内转化为喷昔洛韦而发挥作用	±	++	+++	似阿昔洛韦
更昔洛韦	口服吸收差，多用静脉给药，以原形经肾排泄。主要用于治疗免疫功能低下者出现的CMV感染，为首选药。也可局部用于治疗HSV及CMV引起的眼部感染	+++	+	++	全身用药有致突变作用及生殖毒性。16岁以下儿童禁用。可致粒细胞、血小板减少和贫血；发热、皮疹、胃肠道反应
缬昔洛韦	更昔洛韦前体药物，口服生物利用度好于更昔洛韦	+++	+	++	似更昔洛韦
西多福韦	本品被细胞吸收后，在细胞胸苷激酶的作用下转化为活性代谢物单磷酸酯、二磷酸酯和与磷酸胆碱的加成物。西多福韦二磷酸酯抑制CMV的DNA聚合酶，竞争性地抑制脱氧胞嘧啶核苷5′-三磷酸酯整合入病毒的DNA，减缓DNA合成，抑制病毒的复制。用于AIDS患者的CMV视网膜炎	+++	+	++	全身用药有致突变作用及生殖毒性。肾毒性多见。其他包括恶性、发热、脱发、肌痛、粒细胞减少等
膦甲酸	为焦磷酸盐衍生物。可直接抑制疱疹病毒的DNA多聚酶、流感病毒的RNA多聚酶。口服吸收差且胃肠刺激性强，故常静脉给药，血浆蛋白结合率为14%~17%，骨中可沉积给药量的10%~30%，脑脊液中药物浓度可达血药浓度的43%~67%，主以原形经肾排泄	+++	++	++	全身用药可致骨髓抑制、脱发，并有致畸和致癌危险。局部用可致局部疼痛、瘙痒、水肿等

注：± 可能有活性；+ 有活性，三线治疗（临床有些活性）；++ 有活性，二线治疗（临床活性弱）；+++ 有活性，一线治疗（临床常有效）。

（三）抗肝炎病毒药物

肝炎病毒感染所致的病毒性肝炎是全球性的公共卫生问题。现已明确的嗜肝病毒有五种，即甲、乙、丙、丁、戊五型。我国主要流行的是乙型肝炎，而西方国家主要流行的是丙型肝炎。甲型和戊型肝炎病毒主要通过消化道传播，只引发急性肝炎，预后良好，通常不需抗病毒治疗。乙、丙和丁型肝炎病毒主要通过血液、性和母婴传播，幼年感染HBV常形成慢性持续性感染，而感染HCV后的慢性化率高达约 85%。已证实,高病毒载量不仅增加了传播的概率,而且与患者肝纤维化、肝硬化和肝癌的发生率都有显著的相关性。因此,通过抗病毒治疗以最大限度地抑制病毒复制或清除病毒,从而改善或减轻肝脏损害,延缓或阻止其进展为肝硬化或肝癌,提高患者的生活质量。

1. **抗 HBV 药物** 目前抗 HBV 的药物主要有核苷(酸)类药物和干扰素(IFN)。由于临床研究发现,尽早抑制 HBV 复制更有利于降低肝硬化和 HCC 的发生,加之药物安全性的提高、耐药率的降低,抗病毒的适应证有所放宽,依据我国 2019 年版《慢性乙型肝炎防治指南》意见,血清 HBV DNA 阳性的慢性 HBV 感染者,若其 ALT 持续异常(>ULN)且排除其他原因导致的 ALT 升高,建议抗病毒治疗。而存在肝硬化的客观依据,只要可检测到 HBV DNA,即应进行积极的抗病毒治疗。对于失代偿期肝硬化者,若 HBV DNA 检测不到但 HBsAg 阳性,建议抗病毒治疗。对于血清 HBV DNA 阳性、ALT 正常患者,如有以下情形之一,建议抗病毒治疗:①肝组织学显示明显的肝脏炎症(≥G2)或纤维化(≥S2);② ALT 持续正常,年龄>30 岁,但有肝硬化 / 肝癌家族史;虽无家族史,肝纤维化无创诊断技术检查或肝组织学检查,存在明显肝脏炎症或纤维化;③有 HBV 相关的肝外表现。

(1)核苷(酸)类似物:目前已应用于临床的抗 HBV 核苷(酸)类似物有 5 种:拉米夫定(LAM)、阿德福韦酯(ADV)、恩替卡韦(ETV),替比夫定(LdT)、富马酸替诺福韦酯(TDF)和富马酸丙酚替诺福韦酯(TAF)。由于 LAM、ADV 和 LdT 耐药率较高,已不被推荐为抗 HBV 的首选药物。我国 2019 年版《慢性乙型肝炎防治指南》推荐的抗 HBV 药物有 ETV、TDF 和 TAF 它们的药理作用特征、耐药、不良反应等见表 33-16。

表 33-16 核苷(酸)类似物的特征

药名	药理作用	适应证	用法用量	常见耐药位点	不良反应和注意事项
恩替卡韦	为鸟嘌呤核苷类似物,能抑制 HBV 多聚酶。经磷酸化成为具有活性的三磷酸盐,通过与 HBV 多聚酶的天然底物三磷酸脱氧鸟嘌呤核苷竞争,从三方面抑制 HBV 多聚酶:HBV 多聚酶的启动、前基因组 mRNA 逆转录负链的形成以及 HBV DNA 正链的合成	妊娠 C 级,适用 2 岁以上的慢性乙型肝炎患者	0.5mg, 空腹口服,每日一次。肾功能不全时根据肌酐清除率调整用药	6 年耐药率为 1.2%。原有 LAM 耐药患者,HBV 对 ETV 的敏感性降低 8~30 倍。如果 HBV 已存在 L180M 和 / 或 M204V/I 变异,再加上 rtT184、rtS202 或 rtM250 位点的变异,都会造成对 ETV 的耐药	安全性较好。偶可有轻到中度头痛、疲劳、眩晕、恶心、肌痛、中性粒细胞轻度下降、乳酸性酸中毒。HIV 重叠患者不能单用此药
富马酸替诺福韦二吡呋酯	本品的活性成分替诺福韦双磷酸盐可通过直接竞争性地与天然脱氧核糖底物相结合而抑制病毒聚合酶,及通过插入 DNA 中终止 DNA 链	妊娠 B 级,适用 12 岁以上的慢性乙型肝炎患者	口服每日 1 次每次 300mg,与食物同服	尚未发现耐药变异	长期使用可引起骨质疏松、肾损伤和低磷血症。可有胃肠道反应、乳酸性酸中毒、皮疹,以及代谢异常如骨质疏松、脂肪重新分布等
富马酸丙酚替诺福韦酯	新一代以替诺福韦为基础的药物,活性成分与 TDF 相同,半衰期更长稳定性更好,25mg 与 300mg TDF 的疗效相当	适用 12 岁以上的慢性乙型肝炎患者。尚缺乏孕妇使用丙酚替诺福韦的充足数据	口服每日 1 次,每次 25mg,与食物同服	尚未发现耐药变异	骨质疏松、肾损伤和低磷血症发生率低,安全性更好。可有头痛、头晕、皮疹和消化道症状等

替比夫定为天然胸腺嘧啶脱氧核苷的自然 L 型对应体，是胸腺嘧啶脱氧核苷类抗 HBV DNA 多聚酶药物。因耐药率高已不被推荐为抗 HBV 的首选药物，但其可改善 eGFR，且在阻断母婴传播中具有良好的效果和安全。

（2）干扰素：干扰素（INF）是由病毒感染或诱导剂作用于寄生细胞而产生的一类具有生物活性的糖蛋白，为广谱抗病毒剂，非直接杀伤或抑制病毒，而主要通过细胞表面受体作用使细胞产生抗病毒蛋白，从而抑制病毒的复制。根据 INF 基因结构和抗原性不同可分为 α、β 和 γ 三种类型。IFN α 和 β 抗病毒作用较强，而 IFN γ 免疫调节作用较强，抗病毒作用较弱。依 INF 来源可分为天然 INF 和基因重组 IFN，目前临床应用的 INF 均为基因重组 IFN。为了增加 IFN α 在体内的半衰期，现已广泛采用聚乙二醇（PEG）修饰法将 PEG 与 IFN 连接。PEG 是一种无活性的水溶性多聚体，与蛋白质连接可增加其分子量，提高热稳定性和酸碱稳定性，改变药物代谢动力学特性，在延长半衰期的同时，对 IFN 活性的影响最小，既保证了一周一次给药，又最大限度地保留其抗病毒活性。目前已上市的有 PEG-IFNα-2a 和 PEG-IFNα-2b（半衰期分别为 77~90h 和 36~40h）。

IFN 已被推荐为治疗慢性乙型肝炎的药物之一，长效 IFN 的疗效优于普通 IFN，不良反应发生率两者相似。治疗 1 年 HBeAg 血清转换率为 30%~40%。年轻、女性、感染时间短、病毒载量低、HBV 基因 A 型有利于获得病毒学应答。对于低 HBsAg 的 HBeAg 阴性慢性乙型肝炎患者，采用 PEG-IFNα 治疗 HBsAg 阴转率可达 30%~40%。

IFN 治疗初期可出现发热、感冒样症状，治疗过程中部分患者有骨髓抑制，白细胞及血小板持续下降，要严密观察血象变化。当白细胞计数 $<3.0 \times 10^9$/L 或中性粒细胞计数 $<1.5 \times 10^9$/L，或血小板计数 $<40 \times 10^9$/L 时，需停药，血象恢复后可重新恢复治疗。少数患者可出现焦虑、抑郁等神经系统症状，需专科医师协助治疗或停药。还可诱发自身免疫性疾病，如甲状腺炎、红斑狼疮样综合征、血管炎综合征等，停药可减轻。此外，脱发发生率较高，在用药超过 3 个月时，约 80% 以上的患者有不同程度的脱发。

IFN 治疗的绝对禁忌证包括：妊娠、精神病史（如严重抑郁症）、未能控制的癫痫、未戒断的酗酒或吸毒者、未经控制的自身免疫性疾病、失代偿期肝硬化、有症状的心脏病。IFN 治疗的相对禁忌证包括：甲状腺疾病、视网膜病、银屑病、既往抑郁症史，未控制的糖尿病、高血压，治疗前中性粒细胞计数 $<1.0 \times 10^9$/L 和 / 或血小板计数 $<50 \times 10^9$/L，总胆红素 $>51\mu$mol/L（特别是以间接胆红素为主者）。泼尼松或其他皮质激素有降低 IFN 生物活性的作用，应予注意。

2. 抗 HCV 药物　所有 HCV RNA 阳性的患者，不论是否有肝硬化、合并慢性肾脏疾病，或者肝外表现，均应接受抗病毒治疗。且应尽早进行，不须等待 ALT 的异常。

抗 HCV 药物研究取得突破性进展，最新一代的直接作用抗病毒（direct-acting antiviral，DAA）药物治疗各基因型 HCV 感染患者的治愈率（SVR 率）高达 95% 以上，加之疗程短、安全性和耐受性良好。因此，IFN 联合利巴韦林的治疗方案已成为历史。

目前已用于临床的 DAA 药物主要包括非结构蛋白 -3/4A（NS3/4A）蛋白酶抑制剂、核苷和非核苷类非结构蛋白 -5B（NS5B）聚合酶抑制剂、非结构蛋白 -5A（NS5A）抑制剂和 CYP3A4 强力抑制剂等。已经上市的各类药物：NS3/4A 蛋白酶抑制剂有格卡瑞韦（Glecaprevir）、阿舒瑞韦（Asunaprevir）、达诺瑞韦（Danoprevir）、伏西瑞韦（Voxilaprevir）、帕立瑞韦（Paritaprevir）、格拉瑞韦（Grazoprevir）；核苷类 NS5B 聚合酶抑制剂有索磷布韦（Sofosbuvir）；非核苷类 NS5B 聚合酶抑制剂有达塞布韦（Dasabuvir）；NS5A 抑制剂有哌仑他韦（Pibrentasvir）、维帕他韦（Velpatasvir）、奥比他韦（Ombitasvir）、艾尔巴韦（Elbasvir）、依米他韦（Yimitasvir）；CYP3A4 强力抑制剂有利托那韦（Ritonavir）。单药治疗疗效不佳，常采用两个或以上不同作用机制的药物联合用药，以提高疗效，并尽可能使其对所有 HCV 基因型均敏感、高效，形成泛基因型方案。

常用泛基因型方案包括：索磷布韦 / 维帕他韦、格卡瑞韦 / 哌仑他韦、索磷布韦 / 维帕他韦 / 伏西瑞韦。我国《丙型肝炎防治指南（2019 年版）》推荐的治疗方案见表 33-17、表 33-18。

表 33-17　初治或 PRS 经治的无肝硬化 HCV 感染者治疗方案

基因型	既往治疗经验	SOF/VEL	GLE/PIB	SOF/VEL/VOX	SOF/LDV	GZR/EBR	OBV/PTV/r+DSV
基因 1a 型	初治	12 周	8 周	不推荐	12 周	12 周	不推荐
	经治	12 周	8 周	不推荐	12 周 +RBV/24 周	16 周 +RBV	不推荐
基因 1b 型	初治	12 周	8 周	不推荐	8 周 /12 周	12 周	8 周 (F0-F2),12 周 (F3)
	经治	12 周	8 周	不推荐	12 周	12 周	12 周
基因 2 型	初治	12 周	8 周	不推荐	12 周	不推荐	不推荐
	经治	12 周	8 周	不推荐	12 周	不推荐	不推荐
基因 3 型	初治	12 周	8 周	不推荐	不推荐	不推荐	不推荐
	经治	12 周	16 周	不推荐	不推荐	不推荐	不推荐
基因 4 型	初治	12 周	8 周	不推荐	12 周	12 周	不推荐
	经治	12 周	8 周	不推荐	不推荐	16 周 +RBV	不推荐
基因 5 型	初治	12 周	8 周	不推荐	12 周	不推荐	不推荐
	经治	12 周	8 周	不推荐	不推荐	不推荐	不推荐
基因 6 型	初治	12 周	8 周	不推荐	12 周	不推荐	不推荐
	经治	12 周	8 周	不推荐	不推荐	不推荐	不推荐

注:SOF 索磷布韦;VEL 维帕他韦;GLE 格卡瑞韦;PIB 哌伦他韦;VOX 伏西瑞韦;LDV 来迪派韦;GZR 格拉瑞韦;EBR 艾尔巴韦;OBV 奥比他韦;PTV 帕立瑞韦;r 利托那韦;DSV 达塞布韦;RBV 利巴韦林。

表 33-18　初治或 PRS 经治的代偿期肝硬化 HCV 感染者治疗方案

基因型	既往治疗经验	SOF/VEL	GLE/PIB	SOF/VEL/VOX	SOF/LDV	GZR/EBR	OBV/PTV/r+DSV
基因 1a 型	初治	12 周	12 周	不推荐	12 周 +RBV/24 周	12 周	不推荐
	经治	12 周	12 周	不推荐	不推荐	16 周 +RBV	不推荐
基因 1b 型	初治	12 周	12 周	不推荐	12 周 +RBV/24 周	12 周	12 周
	经治	12 周	12 周	不推荐	12 周 +RBV/24 周	12 周	12 周
基因 2 型	初治	12 周	12 周	不推荐	12 周 +RBV/24 周	不推荐	不推荐
	经治	12 周	12 周	不推荐	12 周 +RBV/24 周	不推荐	不推荐
基因 3 型	初治	12 周 +RBV	12 周	12 周	不推荐	不推荐	不推荐
	经治	12 周 +RBV	16 周	12 周	不推荐	不推荐	不推荐
基因 4 型	初治	12 周	12 周	不推荐	12 周 +RBV/24 周	12 周	不推荐
	经治	12 周	12 周	不推荐	不推荐	16 周 +RBV	不推荐
基因 5 型	初治	12 周	12 周	不推荐	12 周 +RBV/24 周	不推荐	不推荐
	经治	12 周	12 周	不推荐	不推荐	不推荐	不推荐
基因 6 型	初治	12 周	12 周	不推荐	12 周 +RBV/24 周	不推荐	不推荐
	经治	12 周	12 周	不推荐	不推荐	不推荐	不推荐

注:SOF 索磷布韦;VEL 维帕他韦;GLE 格卡瑞韦;PIB 哌伦他韦;VOX 伏西瑞韦;LDV 来迪派韦;GZR 格拉瑞韦;EBR 艾尔巴韦;OBV 奥比他韦;PTV 帕立瑞韦;r 利托那韦;DSV 达塞布韦;RBV 利巴韦林。

3. **抗流感病毒药物**　目前抗流感药物大体分为三类：一是以金刚烷胺和金刚乙胺为代表的离子通道阻滞剂，属于三环胺类，只对甲型流感病毒有预防和治疗作用；二是以扎那米韦、奥司米韦（达菲）和帕拉米韦为代表的神经氨酸酶抑制剂，对甲型和乙型流感病毒均有效；三是以利巴韦林（三氮唑核苷，病毒唑）为代表的广谱抗病毒药物（表 33-19）。目前，由于离子通道阻断剂和神经氨酸酶抑制剂的广泛应用，使得流感病毒产生了一定的耐药性。另外，以流感病毒血凝素为靶点的抗流感药物，以反义寡核苷酸和 RNA 干扰为工具来抑制流感病毒药物正处于实验研发阶段。

表 33-19　常用抗流感病毒药物的特点

药物种类	药名	药理作用	临床运用	不良反应和注意事项
离子通道阻滞剂	金刚烷胺/金刚乙胺	以流感病毒包膜蛋白 M2 为作用靶点，通过与包膜蛋白 M2 结合，阻断 H 离子通道来阻止病毒的穿入与脱壳，并抑制病毒复制后期病毒体的装配与释放。对已经穿入细胞内的病毒亦有影响病毒初期复制的作用	预防或治疗甲型流感病毒所引起呼吸道感染。金刚烷胺剂量，成人：200mg/d，1~2 次/d，儿童，1 岁~9 岁：每日 4.4~8.8mg，1~2 次/d；9 岁~12 岁，100~200mg/d	可出现厌食、恶心；头痛、眩晕、失眠、共济失调；皮疹。妊娠妇女、脑动脉硬化、精神病、癫痫以及其他中枢神经系统疾病患者禁用
神经氨酸酶抑制剂	扎那米韦	该药分子中的胍基能将甲型流感病毒唾液酸活性部位的呈结合状态的水分子逐出而产生紧密结合，以慢结合的方式抑制流感病毒，尤其对甲型流感病毒具有高度特异性，对乙型流感病毒作用较弱	用于治疗用于成人及 12 岁以上的甲型和乙型流感。本品经鼻吸入给药。每次 10mg，2 次/d，间隔 12h。或每次 5mg，2 次/d，连用 5d	头痛、腹泻、恶心、呕吐、眩晕等。发生率低于 2%，多为轻度反应。有精神错乱及不正常行为发生的现象
	奥司米韦	对甲型和乙型流感病毒均有抑制作用。磷酸奥司他韦是其活性代谢产物的药物前体，能够与病毒的神经氨酸酶特异性结合，阻断该酶的活性，使病毒不易从感染细胞膜上释放，促进病毒凝集，阻止病毒扩散	用于成人和 1 岁及 1 岁以上儿童的甲型和乙型流感治疗。也用于成人和 13 岁及 13 岁以上青少年的甲型和乙型流感的预防，口服剂量是每次 75mg，每日 2 次，共 5d	主要不良反应为呕吐、恶心（不伴呕吐），症状是一过性的，常在服用第一剂药物时发生。其次为失眠、头痛和腹痛
	帕拉米韦	对甲型和乙型流感病毒均有抑制作用。该药是带有一个胍基基团和亲脂性侧链的环戊烷衍生物，具有 3 个可以与流感病毒神经氨酸酶蛋白活性位点残基相互作用的化学基团，结合牢固，解离速度较低，是具有运用潜力的抗流感病毒药物	该药为注射剂，疗效优于磷酸奥司他韦，对耐奥司他韦的流感病毒有效，可用于流感危重患者和对其他神经氨酸酶抑制剂疗效不佳的患者。普通患者 300~600mg，重症患者 300~600mg，静脉滴注，每日 1 次给药，可连用 2~5d。儿童剂量为 10mg/kg，给药方式相同	常见的不良反应有恶心、呕吐、腹泻、腹痛、头痛、头晕、失眠、胃肠不适、疲乏、咳嗽、鼻塞、咽痛等
广谱抗病毒药物	利巴韦林	为鸟苷类似物，对 RNA 和 DNA 病毒均有抑制作用。进入被病毒感染的宿主细胞后，可转化为一磷酸利巴韦林和三磷酸利巴韦林。前者能阻断病毒核酸的合成，后者能选择性抑制某些病毒的 RNA 聚合酶、转移酶等，从而干扰 mRNA 的合成	利巴韦林气雾吸入可用于治疗婴幼儿及儿童感染呼吸道合胞病毒引起的支气管炎及肺炎，也可用于治疗甲型或乙型流感病毒引起的感染；静脉给药可治疗肾综合征出血热或麻疹并发肺炎	气雾剂对结膜和呼吸道可产生刺激作用，口服或静脉注射可致腹泻、头痛；久用可致白细胞减少及贫血，转氨酶和胆红素增高

四、抗寄生虫药物的临床应用

寄生虫是营寄生生活的低等小动物(动物性寄生物)。人体寄生虫可分为内部寄生虫和外部寄生虫两大类。人体寄生虫病是由人体寄生虫感染引起的疾病。目前我国抗寄生虫药根据其主要作用和用途可分为：抗疟药、抗阿米巴病药、抗利什曼原虫药、抗吸虫、抗线虫和绦虫药等几大类。在选择抗寄生虫药时，要选择驱杀虫范围广、疗效高、毒性低的药物。由于寄生虫病多为混合感染，在驱虫时要根据情况选用适当的广谱抗寄生虫药或配合用药。

(一) 抗疟药

抗疟药是指用来预防或者治疗疟疾的药物。根据药物的功用，可分为控制疟疾发作(氯喹、奎宁、青蒿素制剂等)，防止疟疾复发和传播(磷酸伯氨喹)，以及预防疟疾(乙胺嘧啶)的三大类抗疟药。根据疟原虫的类型和病情的轻重，可分为治疗间日疟、恶性疟以及重症疟疾的三类治疗药物。这里仅简单介绍间日疟和恶性疟最常用的治疗方法，详细内容见疾病相应章节。

1. 间日疟的治疗

(1) 氯喹+伯氨喹八日疗法：氯喹口服总剂量 1 200mg。第 1d 600mg，顿服或分 2 次服，每次 300mg；第 2、3d 各服 1 次，每次 300mg；伯氨喹口服总剂量 180mg。在服用氯喹的第 1d 起，同时服用伯氨喹，每天 1 次，每次 22.5mg，连服 8d。

(2) 哌喹+伯氨喹八日疗法：哌喹口服总剂量 1 200mg。第 1d 600mg，顿服或分 2 次服，每次 300mg；第 2、3d 各服 1 次，每次 300mg；伯氨喹口服总剂量 180mg。在服用哌喹的第 1d 起，同时服用伯氨喹，每天 1 次，每次 22.5mg，连服 8d。

2. 恶性疟的治疗(选用以下一种疗法)

(1) 青蒿琥酯：口服总剂量 640~800mg。分 7d 服，每天 1 次，每次 80~100mg，首剂加倍。

(2) 蒿甲醚：口服总剂量 640~800mg。分 7d 服，每天 1 次，每次 80~100mg，首剂加倍。

(3) 双氢青蒿素：口服总剂量 480~640mg。分 7d 服，每天 1 次，每次 60~80mg，首剂加倍。

(4) 咯萘啶：口服总剂量 1 600mg。分 3d 服，第 1d 服 2 次，每次 400mg，间隔 8h；第 2、3d 各服 1 次，每次 400mg。

以上药物需加服伯氨喹总剂量 45mg，分 2d 服，每次 22.5mg。

(二) 抗阿米巴病的药物

目前，已有的多种抗阿米巴病药，可分三类：①抗肠腔内和组织内阿米巴药物，包括硝基咪唑类的甲硝唑和替硝唑，以及 5- 硝基噻唑类的哌硝噻唑和塞克硝唑又名甲硝唑丙醇等。甲硝唑是目前治疗肠内、外各型阿米巴的首选药物，对阿米巴滋养体有较强的杀灭作用，成人剂量为 400~800mg/(kg·d)、每天 3 次、口服，连用 5~10d。儿童剂量为 50mg/(kg·d)、每天 3 次、口服，连用 7d。危重病例可按此剂量用 0.5% 葡萄糖溶液静脉滴注。替硝唑疗效不亚于甲硝唑，成人剂量 2g/d，儿童 50mg/(kg·d)，清晨顿服，连用 3~5d。哌硝噻唑剂量为 0.1g/ 次、每天 3 次、口服，7~10d，塞克硝唑剂量为 1.5~2.0g/d，3~5d；②抗组织内阿米巴病药物，包括依米丁、去氢依米丁和氯喹等。依米丁是目前作用最强，效果最快的杀阿米巴药。剂量为 1.0mg/(kg·d)，单日剂量不应超过 90mg，分 2 次深部肌注，6d 为 1 疗程。去氢依米丁的优点是蓄积性、毒性均比依米丁低(其原因与心肌内浓度低有关)。剂量为 1.25mg/(kg·d)，皮下注射，3~10d，主要用于甲硝唑疗效不佳的患者。氯喹的肠壁组织内浓度低，不应用于治疗肠阿米巴病；③抗肠腔内阿米巴病药物，包括二氯尼特、卡巴肿、喹碘方、双碘喹啉等。二氯尼特是目前最有效的杀包囊药，能直接杀灭肠腔中的包囊，故为首选药。剂量为 0.5g、每天 3 次、连用 10d。儿童 20mg/(kg·d)、分 3 次服，疗程与成人同。不良反应轻，腹胀等较常见。卡巴肿只用于轻型患者，或在用甲硝唑后应用，以提高根治率，剂量为 0.25g、每天 3 次或每天 2 次、连用 10d。喹碘方剂量为 0.5~1.0g/ 次、每天 3 次、8~10d 为 1 疗程，双碘喹啉剂量为 650mg/ 次、每天 3 次、14~21d 为 1 疗程，间隔 2~3 周后可给第 2 个疗程。

此外,巴龙霉素不但能抑制肠内菌群的正常繁殖,还对肠腔中的原虫有接触杀灭作用,剂量为 25~30mg/(kg·d),分 3 次服,7~10d。在临床运用中,发现鸦胆子、白头翁和大蒜等对肠腔内阿米巴滋养体亦有杀灭作用。以上各种药物,往往需要联合或先后应用,方能根治。

(三) 抗利什曼原虫药

利什曼原虫以白蛉为传播媒介,导致内脏利什曼病,又称黑热病。抗利什曼原虫药包括葡萄糖酸锑钠、戊烷脒(喷他脒)、羟脒替和两性霉素 B 等。抗利什曼原虫药物选择见表 33-20。

表 33-20　抗利什曼原虫药物的选择

	适应证	用法用量	注意事项
葡萄糖酸锑钠	杜氏利什曼原虫所引起的黑热病的病因治疗首选。近期疗效可达 99%,2 年复发率<10%。复发病例可再用本品治疗	总剂量成人为 90~130mg/kg(以 50kg 为限)、儿童为 120~180mg/kg,均分为 6 次,每日 1 次,肌肉或静脉注射。复发时再用此药 1~2 个疗程,间隔 10~14d。总剂量按原剂量酌加 1/3,分 8 次注射。对全身情况较差者,可每周注射 2 次,疗程 3 周或更长。对近期曾接受锑剂治疗者,可减少剂量	有肺炎、肺结核及严重心、肝、肾病者应禁用,用药过程中有体温突然上升或粒细胞减少或大出血倾向时,应减量或暂停药。本药副作用轻微,主要表现为消化道不适,偶有白细胞减少,停药可恢复。不良反应为有时恶心、呕吐、咳嗽、腹泻等现象,偶见白细胞减少;可出现注射部位疼痛、肌痛、关节僵直,后期可能出现心电图改变,但为可逆性,也可为严重心律失常的前奏
戊烷脒	疗效不及葡萄糖酸锑钠仅用于皮肤型黑热病或对锑剂耐药或禁用者	①肌肉注射:3~5mg/(kg·次),1 次/d,10~15 次为 1 个疗程。②静脉滴注:3~5mg/(kg·次)与 5% 葡萄糖液混合后静脉滴注,1 次/d,15~20 次为 1 个疗程	肺结核患者禁用。肌内注射可引起局部硬结、血肿;治疗早期可有发热,脾增大
羟脒替	同戊烷脒	剂量 3mg/kg,先用少量蒸馏水溶解,再用 1% 普鲁卡因稀释成 2.5%~5.0% 的溶液,肌内注射;或用 25% 葡萄糖液稀释成 0.2% 的溶液缓慢静脉点滴,每天 1 次。10d 为 1 疗程,共 3 个疗程,疗程间隔 7d,总剂量为 90mg/kg	不良反应少
两性霉素 B	脂质体两性霉素 B 是美国药品食品管理局唯一批准用于黑热病的药物	免疫功能正常者,在第 1~5d、第 14、21d 给予 3.0mg/(kg·d),7 次为 1 疗程。可重复数疗程。免疫抑制者,在第 1~5d、第 10、17、24、31、38d 给予 4.0mg/(kg·d),10 次为 1 疗程	不同程度的肾功能损伤,贫血,血小板减少也偶可发生,肝毒性较为少见,注射部位可发生血栓或静脉炎,偶有皮疹或过敏

(四) 抗血吸虫药

抗血吸虫的治疗首选吡喹酮。本品系吡嗪并异喹啉化合物,无色、无臭、微苦。吡喹酮对刚进入宿主皮肤期童虫具有杀灭作用,而对虫龄为 3~21d 的童虫无效,对 21d 后的虫体有较好的杀灭作用。宿主的免疫机制在吡喹酮杀虫作用中起着重要作用,动物实验证明吡喹酮的疗效依赖于宿主的特异性抗体水平。本品是广谱抗吸虫和抗绦虫药物,是目前治疗血吸虫病的首选药,对肺吸虫、肝吸虫、姜片虫等吸虫也有显著杀灭作用;同时对猪肉绦虫、牛肉绦虫、裂头绦虫、短膜壳绦虫、棘球绦虫等多种绦虫的成虫及其蚴虫均有强大杀灭作用,也可作为治疗各种绦虫病的首选药物。对绦虫的蚴虫引起的囊虫病效果良好,可作为首选药,对包虫病也有较好疗效。不良反应常见有乏力、头昏,少数有恶心、呕吐。晚期患者用量不当时可出现心悸、胸闷、心律失常等。

吡喹酮治疗血吸虫病的剂量和疗程:

1. **急性血吸虫病**　成人总剂量 120mg/kg,儿童总剂量 140mg/kg,6d 分次服完,其中 50% 的剂量于前 2d 服完,成人体重以 60kg 为限,儿童体重以 30kg 为限。每日剂量分 2 或 3 次服用。

2. 慢性血吸虫病　成人总剂量 60mg/kg,2d 内分 4 次服完。儿童体重 30kg 以内的按照 70mg/kg 计算,超过 30kg 的按照成人剂量计算。

3. 晚期血吸虫病　若肝功能代偿尚可,总剂量 40~60mg/kg,2d 分次服完,每天量分 2~3 次服用。年老、体弱、有其他并发症者可按照总剂量 60mg/kg,3d 内分次服完。感染严重者可采用 90mg/kg,分 6d 服完。

(五) 抗绦虫药

驱绦虫的药物主要有氯硝柳胺(灭绦灵)、吡喹酮以及甲苯咪唑和丙硫咪唑。

氯硝柳胺原为杀灭钉螺的药物,但对猪肉及牛肉绦虫均有良好疗效。临床上也用以治疗绦虫病。本药可抑制绦虫线粒体的氧化磷酸化反应而杀死其头节和颈节,死亡的虫体随粪便排出。剂量为空腹先服 1g,隔 1h 再服 1g,服药时将药片充分嚼碎吞下,而饮水量应少,2h 后服泻药。小儿剂量减半。本品副作用少,但因对虫卵无作用,当虫体在肠内被消化而释出虫卵时,虫卵可逆流入胃及十二指肠,猪肉绦虫则可因此引起囊虫病,故主张治疗猪肉绦虫病时,应先服止吐药以防呕吐,并服泻药使死亡节片在未被消化前即迅速排出,此药应连服 2d。

吡喹酮为广谱杀蠕虫的药物,杀绦虫的原理尚未阐明。成人剂量 0.5g,儿童 0.2~0.3g 顿服,1h 后服泻药,效果良好。

甲苯咪唑:成人 200mg,1d 2 次,连服 3d,驱绦虫率约为 80%。

丙硫咪唑:对绦虫也有较好疗效,剂量是每天 400mg,连服 6d。

(六) 抗线虫药

抗线虫药是能将寄生在肠道内的线虫杀死或驱出的药物,又称"驱肠虫药"。目前临床上使用的驱肠虫药多为广谱抗蠕虫药。这些药主要通过干扰虫体运动和/或干扰虫体代谢而发挥杀虫和/或和驱虫作用。常用的抗线虫药物(表 33-21)。

表 33-21　常用抗线虫药物的特点

药名	主要药理作用	适应证	用法用量	不良反应和注意事项
甲苯咪唑	是苯丙咪唑类衍生物,为广谱驱肠虫药,通过影响虫体多种生化代谢途径,对蛔虫、钩虫、蛲虫、鞭虫、绦虫和粪类圆线虫等均有效。能杀灭蛔虫、钩虫、鞭虫、蛲虫的成虫和幼虫,还能杀灭蛔虫和鞭虫的虫卵	是治疗蛲虫的首选药物。也用于治疗蛔虫、钩虫、蛲虫、鞭虫、绦虫和粪类圆线虫等单独或混合所致的感染	蛔虫病:每次 200mg,顿服,儿童减半;钩虫病和鞭虫病:每次 100~200mg,2 次/d,连服 3d;蛲虫病:顿服 200mg;粪类圆线虫病、猪带绦虫和牛带绦虫感染:每次 300mg,2 次/d,连服 3d;旋毛虫感染:每次 100mg,3~4 次/d,疗程 7~10d	偶致消化道反应、头昏、嗜睡、皮肤瘙痒等。重度蛔虫感染患者服用本品后可刺激蛔虫游走,引起吐蛔,最好与噻嘧啶联用。孕妇、哺乳期以及 2 岁以下幼儿和有癫痫史者禁用
阿苯达唑(丙硫咪唑)	新型苯丙咪唑类衍生物,药理作用与甲苯咪唑相似。不仅对钩虫、蛔虫、鞭虫和蛲虫感染有良好治疗效果,而且能杀死钩虫、鞭虫以及部分蛔虫卵。并对华支睾吸虫病、猪带绦虫病、脑囊尾蚴病和细粒棘球蚴病、旋毛虫病、粪类圆线虫病、蓝氏贾第鞭毛虫病等均有相当治疗效果	是治疗蛔虫和钩虫的首选药物。临床还可以可用于驱蛲虫、绦虫、鞭虫、粪圆线虫等,药效优于甲苯咪唑	蛔虫和蛲虫病:400mg 顿服,儿童减半。钩虫和鞭虫病:400mg,顿服,连服 3d。粪类圆线虫感染:400mg 顿服,连用 5~6d,或每天 400~800mg,连服 3d,为 1 个疗程;如未治愈,1~2 周后复治 1 次。旋毛虫感染:24~32mg/(kg·d),分 3 次服,5~7d 为 1 个疗程,必要时间隔 2 周重复 1~2 个疗程	少有不良反应发生,少数患者有短暂的头晕、腹痛和腹泻,可自行缓解。有致畸作用,2 岁以下儿童和孕妇及哺乳期忌用

续表

药名	主要药理作用	适应证	用法用量	不良反应和注意事项
噻嘧啶（双萘酸噻嘧啶）	广谱高效驱肠虫药本品通过抑制胆碱酯酶，对寄生虫的神经肌肉产生阻滞作用，使虫体麻痹，安全排出体外，不致引起胆道梗阻或肠梗阻	用于驱蛔虫、钩虫、蛲虫或混合感染，对鞭虫也有一定疗效	蛔虫感染：成人剂量按 10mg/kg 顿服，儿童可按 5~10mg/kg 计算。晚间顿服。钩虫感染：成人剂量按 10mg/kg，每天 1 次睡前顿服，连服 3d。儿童按 10mg/kg 计算，每天 1 次，连服 3d。蛲虫感染：常用剂量 10mg/kg 顿服，连服 2d	不良反应少而轻微，可自行恢复。对孕妇、急性肝炎、冠心病和严重胃溃疡者慎用
伊维菌素	一种大环内酯类的广谱驱虫药。本品可使虫体神经麻痹，肌肉失去收缩，导致虫体死亡。对体内外寄生的线虫有良好驱杀作用。但对蛲虫和钩虫感染虫卵阴转率不理想，效果次于阿苯达唑	治疗分类元线虫的首选药物。用于蛲虫、蛔虫、鞭虫和钩虫感染以及人体盘尾丝虫病和类圆线虫病的治疗	类圆线虫病：单剂量口服 200μg/kg，用水送服。蛔虫感染：单次口服 6mg（1 片）。治疗鞭虫感染（成人）单次口服 12mg，虫卵阴转率为 68%~75%。盘尾丝虫病：单剂量口服 150μg/kg，用水送服	超剂量可引起中毒，无特效解毒药。肌内注射会产生严重的局部反应
乙胺嗪	对丝虫成虫（除盘尾丝虫外）及微丝蚴均有杀灭作用，对易感微丝蚴的作用为抑制虫体肌肉活动，使虫体固定不动，此外可改变微丝蚴体表膜，使之更易遭受宿主防御功能的攻击和破坏	一次或多次治疗后可根治班氏丝虫、马来丝虫和罗阿丝虫的感染，不能杀灭盘尾丝虫成虫，难以根治。在丝虫病流行区，可将乙胺嗪掺拌入食盐中，以杀死血液中微丝蚴	口服（餐后）。治疗班氏丝虫病：总量 4.2g，即每天 0.6g，分 2~3 次服，7d 为一疗程。间隔 1~2 个月，可应用 2~3 疗程。治疗重度马来丝虫病：1~1.5g，夜间顿服，也可间歇服用 2~3 疗程。治疗盘尾丝虫病初期药物剂量宜小，按体重不超过 0.5mg/kg，第 1 天 1 次，第 2 天 2 次，第 3 天增至 1mg/kg，口服 3 次，如无严重反应，增至 2mg/kg，口服 3 次，总疗程 14d	本身的毒性甚低，偶可引起食欲减退、恶心、呕吐、头晕、头痛、乏力、失眠等。孕妇、哺乳期妇女应暂缓治疗

　　除上述药物之外，为了克服单种药物驱虫作用的不足，将 2 种药物配伍，可增强协同作用，提高驱虫效果。

　　复方甲苯达唑每片为甲苯达唑 100mg 和盐酸左旋咪唑 25mg 的复合制剂。主要用于蛔虫、蛲虫、鞭虫、钩虫病及其混合感染的治疗。驱蛲虫 1 片顿服，4 周后可复用 1 片，驱蛔虫、鞭虫，每日 2 次，每次 1 片，连服 3d。4 岁以上儿童及成人均按上述剂量。复方甲苯达唑克服了单用甲苯达唑引起蛔虫游走而口吐蛔虫的不足，同时因口服吸收较少，不良反应轻。

　　复方阿苯达唑每片含阿苯达唑 67mg 和双羟噻嘧啶 250mg，驱虫作用较快，克服了单用阿苯达唑排虫缓慢的不足，未发生蛔虫游走和穿孔所致的不良反应。蛔虫和蛲虫感染成人及 7 岁以上患者 2 片／次顿服，钩虫和鞭虫感染 3 片／次顿服，2~6 岁儿童剂量可以减半。孕妇、哺乳期妇女及 2 岁以下患者、肝功能不全者禁用。

　　复方噻嘧啶把噻嘧啶 150mg 和酚嘧啶 150mg 混合制成双色片，按每公斤体重每种药物 3~4mg/kg、2 次／d、连服 2d，对蛔虫、钩虫和鞭虫混合感染有较好疗效。

　　总之，抗寄生虫药物的选择应遵循高效、广谱、低毒、给药方便以及不易产生耐药性的原则。

思考题

1. 如何有效防止细菌产生耐药性？
2. 侵袭性真菌感染时，如何选择抗真菌药物？
3. 比较抗 HBV 药物 NAs 与 IFN 临床特点。
4. 如何运用抗菌药物的 PK/PD 参数来优化抗菌治疗？

（毛　青）

第六节　新发感染病概述

在人类与新发感染病抗争的历史长河中，直至 20 世纪中期，得益于医疗的发展和社会文明的推进，多数感染病的发病率才较前有明显下降，人类也因此逐渐在与感染病的斗争中稍占上风。但与此同时，由于全球化带来的社会经济的发展，国际交往的便利，新发感染病可从地球上的某个地点迅速传播至全球，疾病的快速传播可对人类健康、正常社会秩序和经济带来重大影响，感染病的防治是一个越来越值得重视的公共卫生问题。2019 年底，一种新型冠状病毒（严重急性呼吸综合征冠状病毒 2 型，SARS-CoV-2）从动物跨种传播至人，并迅速席卷全球，发展为全球大流行性疾病，造成数百万人感染，其中数十万人死亡。2019 新型冠状病毒肺炎（COVID-19）疫情正严重威胁着人类的生命健康，同时给人类的生活和社会经济发展带来严重的影响，这场防疫战役，成为了全人类需共同面对的大挑战，也使人们对新发感染病有了新的认识。在 20 世纪 90 年代初，新发感染病（emerging infection diseases，EIDs）的概念被提出，值得注意的是，起初我国学者将"EID"翻译为"新发传染病"，此后随着人们对感染性疾病认识的不断提升，以及考虑到对传染病和感染病两者含义存在的差别及对英文原意的遵从，"新发传染病"逐渐演变为"新发感染病"。

一、基本概念和组成

新发感染病的概念最早于 1992 年由美国国家科学院医学研究所（Institute of Medicine，IOM）提出，定义为"新的，刚出现的，或在过去 20 年内，在人群中的发病率有所增加或者在未来有可能增加的感染性疾病，或因病原微生物出现耐药而导致流行传播的疾病"。此后该概念被不断修订和更新，美国疾病控制与预防中心（Centers for Disease Control and Prevention，CDC）将新发感染病定义为过去 20 年发病率有上升的感染病或其发病率在不远的将来可能会增加的感染病。这类疾病不受国界限制，包括以下几种情况：

1. 原有感染病，传播到新的地区、物种或种群。
2. 发现由某种致病原感染导致的新的感染性疾病。
3. 由于生态环境的改变（如：森林砍伐）而出现的未知的感染疾病。
4. 由已知病原体突变引起的一种新的感染病。

5. 由于病原体对治疗药物产生抗性,原已获得控制的感染性疾病突破现有公共卫生防控体系再度流行的老感染病。

目前广为接受定义的是世界卫生组织(WHO)在 2003 年所提出的,即新发感染病是指由新种或新型病原微生物引起的感染病,以及近年来导致地区性或国际性公共卫生问题的感染病。总结而言,EIDs 包含两类疾病:

1. 由新种或新型病原微生物或重组、耐药病原引发的新发现的感染病。

2. 原已得到基本控制,已不构成公共卫生问题,但近年来因某些原因又重新流行的感染病,或是某一区域输入以往未曾发生的传染病,即再发感染病(re-emerging infections disease,ERI)。

有人将两者合称为新发和再发感染病(emerging and remerging infectious diseases,ERI),但目前多数学者习惯上用新发感染病指代两者。

(一)新发感染病

新发现的感染病是指造成地区性或国际性公共卫生问题的新识别的和以往未知的感染病。新发现的感染病主要包括以下几种类型:某些先前未曾发生过的疾病,由于病原体发生的适应性变异和进化得以感染人类所致的新疾病,包括病原体来自动物的感染病,如艾滋病、SARS、人禽流感、西尼罗脑炎、COVID-19 等;某些疾病早已存在,既往未被认为是感染病,但近年来确定引起该病的病原体并证实这些疾病为感染性疾病,如 T 细胞白血病、消化性溃疡;某些疾病过去已经存在并出现聚集性发病,被认为是感染性疾病但既往病因不确定,但近年来明确引起该病的病原体,如丙型或戊型病毒性肝炎等。由于部分新发感染病已得到控制,不再大规模流行,表 33-22 中列出了目前全球流行的主要的新发感染病。目前在我国流行的主要新发感染病有:幽门螺杆菌感染,甲型 H1N1 流感、人禽流感(H5N1、H5N6、H7N9 等)、COVID-19、获得性免疫缺陷综合征(AIDS)、甲型病毒性肝炎、丙型病毒性肝炎、戊型病毒性肝炎、发热伴血小板减少综合征等。

表 33-22　当前全球流行的主要新发感染病

病原体		疾病
病毒	甲型肝炎病毒(hepatitis A virus)	甲型病毒性肝炎
	埃博拉病毒(Ebola virus)	埃博拉出血热
	汉坦病毒(Hantaan virus,HTNV)	肾综合征出血热
	丁型肝炎病毒(hepatitis D virus)	丁型病毒性肝炎
	人类免疫缺陷病毒(human immunodeficiency virus,HIV)	获得性免疫缺陷综合征(AIDS)
	戊型肝炎病毒(hepatitis E virus)	戊型病毒性肝炎
	丙型肝炎病毒(hepatitis C virus)	丙型病毒性肝炎
	禽流感病毒 H5N1(avian influenza virus H5N1)	人禽流感
	尼帕病毒(Nipah virus)	脑炎、脑膜炎
	SARS 冠状病毒(SARS coronavirus)	严重急性呼吸综合征(SARS)
	甲型 H1N1 流感病毒(H1N1 influenza A virus)	甲型 H1N1 流感
	Lujo 病毒(Lujo virus)	Lujo 病毒感染
	新布尼亚病毒(new Bunyamwera virus)	发热伴血小板减少综合征
	中东呼吸综合征冠状病毒(MERS-Cov)	中东呼吸综合征
	禽流感病毒 H7N9(avian influenza virus H7N9)	人禽流感
	禽流感病毒 H5N6(avian influenza virus H5N6)	人禽流感
	庚型肝炎病毒(hepatitis G Virus,HGV)	庚型肝炎
	牛海绵状脑病毒(bovine spongiform encephalitis virus)	牛海绵状脑病(疯牛病)
	西尼罗河样病毒(West Nile virus)	西尼罗河病毒性脑炎、脑膜脑炎等
	严重急性呼吸综合征冠状病毒 2 型(SARS-CoV-2)	2019 新型冠状病毒肺炎(COVID-19)

续表

病原体		疾病
细菌	嗜肺军团菌（*Legionella pneumophila*）	军团病
	大肠埃希菌 O157∶H7（*Escherichia coli* O157∶H7）	出血性肠炎、溶血尿毒综合征
	幽门螺杆菌（*Helicobacter pylori*）	急慢性胃炎、消化性溃疡
	O139 霍乱弧菌（*Vibrio cholerae* O139）	霍乱
螺旋体	伯氏疏螺旋体（Borrelia burgdorferi）	莱姆病
无形体	嗜吞噬细胞无形体（Anaplasma phagocytophilum）	人粒细胞无形体病
朊粒	阮粒（prion）	朊粒病

（二）再发感染病

再发感染病是指那些早就为人们所知，并已得到良好控制，发病率已降到极低水平，但因某些原因又重新流行、再度威胁人类健康的感染病，如结核病、疟疾、狂犬病、梅毒等（如表 33-23 所示）。目前在我国流行的主要再发感染病有手足口病、结核病、登革热、梅毒、淋病、布鲁菌病、耶氏肺孢子菌病、各种真菌病、抗生素相关性腹泻等。

表 33-23　目前全球流行的主要再发感染病

病原体		疾病
病毒	肠道病毒（柯萨奇 A 组 16 型、肠道病毒 71 型等）	手足口病
	麻疹病毒（measles virus）	麻疹
	登革热病毒（dengue virus）	登革热
	寨卡病毒（Zika virus）	寨卡病毒病
	黄热病毒（yellow fever virus）	黄热病
	马尔堡病毒（Marburg virus）	马尔堡出血热
	脊髓灰质炎病毒（Poliovirus）	脊髓灰质炎
	流行性腮腺炎病毒	流行性腮腺炎
细菌	结核分枝杆菌（*Mycobacterium tuberculosis*）	结核病
	布鲁菌（*Brucella*）	布鲁菌病
	淋病奈瑟菌（*Neisseria gonorrhoeae*）	淋病
	艰难梭菌（*Clostridium difficile*）	抗生素相关性腹泻
	霍乱弧菌（*Vibrio cholerae*）	霍乱
	鼠疫耶尔森菌（*Yersinia pestis*）	鼠疫
真菌	假丝酵母（*Candida*）	假丝酵母病
	隐球菌（*Cryptococcus*）	隐球菌病
	曲霉菌（*Aspergillus*）	曲霉菌病
	耶氏肺孢子菌（*Pneumocystis carinii*）	耶氏肺孢子菌肺炎
螺旋体	梅毒螺旋体（Treponema Pallidun）	梅毒
寄生虫	疟原虫（Plasmodium）	疟疾
	血吸虫（Schistosoma japomicum）	血吸虫病
	细粒棘球绦虫（Acephalocystis granulosus）	棘球蚴病

（三）特殊的新发感染病 - 多重耐药菌感染

多重耐药菌（multi-drug resistant organisms，MDROs）是指具有多重耐药性的细菌，较为明确的定义为对三类或三类以上抗菌药物同时耐药的细菌，广义的多重耐药菌也包括广泛耐药（extensively drug resistant，XDR）细菌和全耐药（pandrug resistant，PDR）细菌。多重耐药菌具有双重特性，一方面，常见的多重耐药菌是常规的老的病原体，但近年来导致地区性或国际性公共卫生问题，符合再发老感染病病原体的特点；另一方面，多重耐药菌的产生源于基因突变、获得耐药质粒等遗传特性的改变，符合新发感染病病原体的特点,包括美国CDC在内的许多国际医学组织和权威学术期刊均已将多重耐药菌感染纳入新发感染病的范畴(KENNEDY,A D,OTTO M,BRAUGHTON KR,et al.Epidemic community-associated methicillin-resistant Staphylococcus aureus:recent clonal expansion and diversification.Proceedings of the National Academy of Sciences,2008,105(4):1327-1332.)。为应对日益严峻的细菌对抗菌药物的耐药形势,美国疾病控制中心2013年9月16日发布《美国2013年抗生素耐药性威胁》的报告,首次对耐药细菌分出威胁等级,对18种对抗生素有耐药性的细菌进行了评估,根据健康影响、经济影响、感染率、预计10年后感染率、传播难易度、尚存的有效抗生素和预防难易度这7个方面的因素,将它们分为"紧急""严重"和"值得关注"3个级别。被列入最高的"紧急"威胁级别的耐药细菌有3种,分别是艰难梭菌、耐碳青霉烯类肠杆菌和淋病奈瑟菌。2017年2月25日WHO发布了12种重要的耐药细菌名单,并根据研发针对这些细菌的新型抗菌药物的紧急程度将其分为以下三类,见表33-24。

多重耐药菌的产生是被人类强化的自然现象,细菌的生命周期短,发育迅速,容易通过突变产生新的耐药基因,且不同细菌之间可通过质粒传递耐药基因。抗菌药物和杀虫剂的滥用,在饲养业中使用过多抗菌药物等行为,使得在抗菌药物的选择压力之下,细菌耐药性得以不断积累,耐药谱越来越广。不同于其他新发感染病具有一定的流行时间和地域,多重耐药菌感染是一种世界范围内持续存在的,且很可能继续加重的新发感染病。多重耐药菌可导致社区感染及医院感染,但以医院感染更为常见,常见危险因素有住院时间长、多次住院、前期抗菌药物暴露史、机械通气等侵袭性操作、免疫缺陷或者使用免疫抑制剂、年龄大、既往有多重耐药菌携带或感染病史。多重耐药菌感染不仅明显增加患者痛苦和病死率,同时还造成严重经济损失,影响医疗质量和患者安全。

表 33-24　WHO 发布的 12 种重要的多重耐药菌

紧急程度	耐药菌
优先 1 级(危急)	耐碳青霉烯类鲍曼不动杆菌、铜绿假单胞菌、肠杆菌 耐三代头孢菌素肠杆菌
优先 2 级(严重)	耐万古霉素屎肠球菌 耐万古霉素 / 甲氧西林金黄色葡萄球菌 耐克拉霉素幽门螺杆菌 耐氟喹诺酮类弯曲菌、沙门菌、淋病奈瑟菌 耐三代头孢淋病奈瑟菌
优先 3 级(中等)	耐青霉素肺炎链球菌 耐氨苄西林流感嗜血杆菌 耐氟喹诺酮类志贺菌

如何减缓多重耐药菌的产生,阻断多重耐药菌传播,已经引起医学界、政府和社会的高度关注。2011年世界卫生日,WHO提出了"抵御耐药性:今天不采取行动,明天就无药可用"的主题,旨在提高公众对防范细菌耐药的认识和应对细菌耐药给人类健康带来的威胁。2012年,原国家卫生部颁布并实施了《抗菌药物临床应用管理办法》,2016年国家卫生和计划生育委员会等14个部门联合发布了《遏制细菌耐药国家行动计划(2016—2020年)》,并切实开展了全国范围内的抗菌药物合理应用专项整治活动,通过整治,很大程度上规范了抗菌药物的使用,对于延缓耐药细菌的出现具有非常积极的作用。

二、新发感染病的特点

自从20世纪70年代以来,已发现40余种新发感染病,新发感染病往往具有以下特点:

1. **病原体种类复杂**　病原微生物种类包括病毒、细菌、立克次体、衣原体、螺旋体及寄生虫等。

2. **人兽共患性,宿主种类多样**　人兽共患病分布广泛,可源于与人类密切接触的家畜、家禽和宠物,还可源于远离人类的野生动物。有资料表明60.3%的新发感染病为人兽共患病,其中71.8%源自野生动物。近年来出现的 SARS、人禽流感、埃博拉出血热等重要新发感染病均为人兽共患病(表 33-25)。

表 33-25　危害性较强的主要人兽共患病

疾病类型	疾病举例
病毒性疾病	B- 病毒感染、埃博拉出血热、马尔堡出血热、汉坦病毒疾病、淋巴性脉络丛脑膜炎病毒感染、灵长类痘病毒病、麻疹、鸡新城疫、猿猴免疫缺陷病、狂犬病、流感、流行性乙型脑炎、病毒性肝炎、肾综合征出血热、口蹄疫、尼帕病毒脑炎、SARS
衣原体 / 立克次体病	鹦鹉热、Q 热、猫抓病、恙虫病
细菌性疾病	结核病、鼠咬热、鼠疫、布鲁菌病、沙门菌病、志贺菌病、肠炎耶尔森菌病、猪链球菌病、炭疽、空肠弯曲菌肠炎、类鼻疽
螺旋体疾病	钩端螺旋体病、莱姆病
寄生虫病	弓形虫病、梨形虫病、隐孢子虫病、阿米巴原虫病、大肠纤毛虫病、血吸虫病、旋毛虫病、兔热病、囊虫病、棘球蚴病、旋毛虫病、肉孢子虫病

3. **传播速度快,流行范围广**　人群对新发感染病缺乏免疫力,普遍易感,因此其传播速度快,流行范围广。细菌和病毒的基因突变频率增加,提高了新发感染病的发生概率,如病毒通过受体结合区相关基因的突变提高了对人类细胞的感染效率,进而发生"跨种传播"和"人传人"。SARS、人禽流感、甲型 H1N1 流感以及 COVID-19 均在较短时间内形成了全球大流行。

4. **传播途径多样,防控难度大**　许多新发感染病传播途径多样,传染性较强,给防控带来极大难度。如 SARS 和 COVID-19 传染性均极强,可通过飞沫或近距离接触传播,在多种体液如痰液、粪便、唾液中均可检测到病毒。2003 年英国发现了因输血感染新变异型克 - 雅病的病例,打破了人们认为克 - 雅病仅经食物传播的认识。

5. **受社会因素和人类行为的影响**　社会因素和人类行为对新发感染病的发生和流行会产生深刻的影响。如乱采滥伐森林会迫使野生动物离开生存领地,将病原体直接或间接带到人类社会。1999 年马来西亚尼帕脑炎暴发就是由带有尼帕病毒的狐蝠将病毒传染给猪,猪又传给人引起的。

6. **发生的不确定性,对疾病认识的局限性**　新发感染病的重要特点之一是无法预测会在何时何地发生何种新发感染病,且对新发感染病病原体发病机制、临床表现与传播规律认识不足,而且缺乏基线资料评估和前期经验借鉴。因此在对其早期发现、诊断、治疗以及传播规律、趋势和结局等方面的预测均存在一定程度的不确定性,更由于在较长时间内缺乏疫苗进行预防,给疾病防控增加了难度。

三、流行因素

(一) 新发感染病发生的生物学因素

遗传和变异是生物体的基本特征之一。病原体可以出现自发的基因突变,或在外界环境的作用下,基因发生改变。此外,原核生物还可以通过接合、转化、转导等途径获得外源性基因。这些均可使原来的病原体产生新的毒力基因或耐药基因,或改头换面成为一种新的病原体,或使其感染宿主发生改变(如禽流感病毒从感染禽类到感染人类),引起人类疾病。如 1992 年印度和孟加拉国发生的霍乱暴发流行,研究发现新型毒株 O139 群霍乱弧菌为病原体,它可能为 O1 群霍乱弧菌 O 基因突变,或是非 O1 群重乱弧菌获得毒力而来。又如人免疫缺陷病毒(human immunodeficiency virus, HIV)与猿猴免疫缺陷病毒(simian immunodeficiency virus, SIV)具有很高的同源性,目前学术界认为 HIV 可能来源于 SIV。病原体的变异是其适应性生存的表现,在相关药物的选择性压力下,耐药株、变异株不断涌现,其耐药性不断增强,甚至出现对现有药物全部耐药的超级病原体。

(二) 新发感染病发生的自然因素

1. **气候改变**　有资料表明,20 世纪全球平均气温比 19 世纪上升了 0.7℃;北半球中、高纬度地区降水量增加了 5%~10%,热带、亚热带地区降水量却减少了 3%。由于气候变化,媒介昆虫及宿主动物栖息环境及迁徙方式随之发生改变,原本以热带或者低海拔地区为主要流行区的感染病会随着气温的升高而向温带或者高海拔地区扩散。如由于温度的限制,伊蚊历来生活在海拔 1 000m 高度以下地区,可由于气候变暖,在哥斯达黎加海拔 1 350m 和哥伦比亚海拔 2 200m 的高度上均已发现伊蚊的活动。此外,由于全球变暖,气温维持在高值的时间延长,因此部分感染病流行的时间延长。

2. 生态环境的破坏 联合国环境规划署的报告曾指出,由于经济开发、开垦荒地、砍伐森林等人类活动,生态环境被破坏,人类与动物接触机会增加,从而导致新的感染病出现,如美国东北部荒芜农田植树后,出现莱姆病。

3. 自然灾害 自然灾害可造成生态环境的破坏,使人类生产、生活环境质量恶化,卫生设施破坏,人体处于应激状态、免疫功能紊乱,形成感染病易于发生和流行的条件。2003 年 10 月墨西哥由于连续遭受飓风、热带风暴和暴雨的袭击,其后该地区的病毒性结膜炎和登革热发病率明显上升。

需要指出的是新发感染病发生的自然因素中也存在人类活动的社会因素参与,如全球气候变暖与人类的生产生活所排放的二氧化碳密切相关,生态环境破坏也是人类活动的结果。

(三) 新发感染病发生的社会和人类行为因素

1. 城市化 城市化导致人口居住过度集中。尤其在发展中国家,大量的乡村人口涌向城市,并在城乡之间反复流动,大大促进了感染病的流行和传播。城市化的另一特点是外来人口的大量涌入形成的"贫民区",这些区域卫生条件较差,是老鼠繁殖、蚊蝇孳生地,成为城市中感染病暴发的温床。

2. 环境污染 环境污染使得人类的生产、生活环境恶化,损伤人体的免疫系统和各其他各脏器的功能,并有利于某些病原体及其媒介生物大量生长和繁殖,使得人类发生感染病概率增大。例如饮用水源的污染是导致粪 - 口传播感染病暴发流行的主要因素。据 WHO 估计,2017 年全球有近 20 亿人仍在使用受到粪便污染的饮用水源,并因此面临感染霍乱、痢疾和伤寒等疾病风险。

3. 人类生活方式的改变 人类生活方式的改变或人类的一些特殊风俗习惯、行为方式,增加了人类与某些病原体接触的可能性,导致了新发感染病的流行。如:饲养宠物,滥捕滥吃野生动物等行为,为动物病原感染人类提供了直接的机会。越来越多、越复杂的加工食品、家用电器为感染病流行提供了更多的新载体,如空调的使用可造成嗜肺军团菌的传播,冰箱是李斯特菌繁殖的良好基地等。同性恋、异性性开放是导致艾滋病广泛流行的主要原因之一。埃博拉出血热的流行与非洲当地居民食用或接触被感染的果蝠等动物有关。

4. 国际旅行与贸易全球化 随着全球化的发展,国际旅行和贸易急剧发展,旅游人数迅猛增加,感染病也随之全球化传播。2003 年席卷全球的 SARS 最初也是局部流行,最后疫情扩大到多个国家,引起全球关注。近年来我国确诊的寨卡病毒病患者、锥虫病患者全部为输入性病例,患者均为从国外旅行或务工的归国人员。

5. 战争 战争是感染病的催化剂,直到 20 世纪,在历次战争中死于瘟疫的士兵几乎都比死于敌手的士兵更多,在很多时候,军队是被病菌而非敌人打败的。20 世纪 50 年代以来,撒哈拉以南的非洲多国战乱不断,卫生设施和卫生行政组织架构严重破坏,缺乏基本的医疗卫生服务,成为埃博拉出血热、艾滋病等多种新发感染病的发源地。

6. 生物武器 生物武器是以生物战剂杀伤有生力量和破坏植物生长的各种武器、器材的总称。与常规武器、核武器、化学武器相比,生物武器具有成本低、使用简便、杀伤面广等特点,容易引起公众的恐慌,影响社会稳定,危害极大,历来为国际社会所禁用。依据生物武器的致病能力和致死能力、稳定性、是否易于大规模生产及运输、人与人之间的传染性、产生公众恐惧和文明摧毁的可能性以及公共卫生系统的应对能力等,将其分为 A、B、C 类。A 类的特点是传染性强,杀伤力大;B 类传染性及致病力均相对弱于 A 类;C 类则主要指新发病原体,目前虽缺乏大规模生产的条件,但因具有较强的潜在致病性和致死性,且公众对其缺乏足够的认识,故威胁较大(表 33-26)。

7. 实验室和医源性因素　医学科学技术进步带来的一个副产品是医源性感染的增加。输血和血制品的广泛应用,使经血传播疾病增多,如艾滋病、丙型病毒性肝炎等,由于器官移植而造成的某些病毒性疾病的传播亦屡有报道。侵袭性诊疗操作技术和免疫抑制剂的使用使患者医院感染发病率升高,尤其是真菌、多重耐药菌所致的医院感染。此外,医疗机构对重复使用的医疗器械消毒不规范、不彻底,或重复使用一次性医疗用品,可造成医院感染暴发,例如某医疗机构违反操作规程,在操作中重复使用吸管造成交叉污染,导致 5 名患者感染艾滋病;由于消毒措施不严格,10 名患者在某市某医院接受白内障手术后出现铜绿假单胞菌感染,其中 9 名患者单眼眼球被摘除。近年来,实验室人员遭受菌株感染的案例也越来越多,美国约翰斯霍普金斯医院发生过冷冻结核分枝杆菌泄漏。2012 年,美国发生实验室人员破损皮肤接触牛痘病毒而感染的事件。

8. 不合理使用抗菌药物　抗菌药物在人类与感染病的斗争中起到了举足轻重的作用,但是人类对抗菌药物的使用却并不规范,主要体现在无指征用药、疗程过长、选药不恰当、用法或用量错误、未送病原学检查。据报道 2014 年我国基层医疗机构住院患者抗菌药物使用率为 77.5%,其中不合理使用比例为 75.4%;门诊患者抗菌药物使用率为 52.9%,其中不合理使用比例为 60.6%。由于医疗及畜牧业滥用抗菌药物,在选择性压力下催生了许多多重耐药菌,甚至是对现有抗菌药物全耐药的"超级细菌"。肺炎克雷伯菌原本对碳青霉烯类药物耐药率较低,而由于抗菌药物的不合理使用,现今我国某些医疗机构超过 30% 的肺炎克雷伯菌对碳青霉烯类耐药,并且耐药率呈迅速上升的态势,已经引起了国内外的广泛关注。当今面对众多的多重耐药病原体,抗菌药物已显得越来越力不从心,抗菌药物的耐药问题已成为了一个世界性的大难题。此外,长期大量使用抗菌药物还是侵袭性真菌病、抗生素相关性腹泻的主要高危因素之一(表 33-27)。

表 33-26　可能用作生物武器的生物因子

分类	病原体	疾病
A 类(高危因子)	天花病毒	天花
	炭疽病毒	炭疽
	鼠疫耶尔森菌	鼠疫
	肉毒梭菌	肉毒中毒
	土拉热弗朗西丝菌	兔热病
	丝状病毒和沙拉病毒(如埃博拉病毒和沙拉病毒)	病毒性出血热
B 类(次高危因子)	伯内特考克斯体	Q 热
	布鲁菌病	布鲁菌病
	鼻疽伯克霍尔德菌	鼻疽
	类鼻疽伯克霍尔德菌	类鼻疽
	甲病毒	病毒性脑炎
	普氏立克次体	斑疹伤寒
	毒素类(如蓖麻病毒,葡萄球菌肠毒素 B)	中毒综合征
	鹦鹉衣原体	鹦鹉热
	威胁食物安全因素(如沙门菌属,O157 :H7 大肠埃希菌)	
	威胁水安全因素(如霍乱弧菌,隐孢子虫等)	
C 类(潜在的危险因子)	尼帕病毒	肺炎、脑膜炎
	汉坦病毒	汉坦病毒肺综合征
	SARS 冠状病毒	严重急性呼吸综合征
	SARS-CoV-2	COVID-19

表 33-27　新发感染病流行的因素

社会和人类行为因素	生物学因素	自然因素
城市化	基因突变	气候改变
环境污染	转化	生态环境破坏
人类生活方式的改变	转导	自然灾害
国际旅行与贸易全球化	接合	
战争		
生物武器		
实验室和医源性因素		
不合理使用抗菌药物		

四、从新冠肺炎疫情浅谈新发感染病的防控策略

冠状病毒属于"巢病毒目"下的一个病毒家族,冠状病毒亚科可分为 α、β、γ 和 δ 冠状病毒属。感染人类的冠状病毒(HCoV)属于其中两个属(α 冠状病毒和 β 冠状病毒),其中 α 冠状病毒主要为 HCoV-229E 和 HCoV-NL63,β 冠状病毒主要为 HCoV-HKU1、HCoV-OC43、中东呼吸综合征冠状病毒(MERS-CoV)和严重急性呼吸综合征冠状病毒(SARS-CoV)。在过去的二十年里,曾发生过两次较为严重的冠状病毒疫情,分别为 2002 年的 SARS-CoV 疫情和 2012 年的 MERS-CoV 疫情。2019 年底,一种新型 β 冠状病毒(SARS-CoV-2)疫情暴发,病毒在全球范围内迅速扩散,根据 WHO 统计的数据,截至 2020 年 6 月 16 日,COVID-19 疫情已在全球造成超过 782 万人感染,其中超过 43 万人死亡。新冠肺炎疫情在全球暴发带来的惨痛教训给全世界人民敲响了警钟。疫情的暴发对人类生命及健康造成威胁,对经济发展,社会、国家和地区的稳定造成重大影响。

我国对新冠肺炎疫情的有效控制,为全球抗击 COVID-19 疫情提供了宝贵的经验。结合我国抗击新冠肺炎疫情经验及取得的成果,更进一步认识到应该从"诊、防、治"一体化策略对新发感染病防控进行有效管理,主要的防控策略有:

1. 加强综合性医院发热门诊单元的建设,合理布局避免交叉感染。
2. 加强综合性医院感染病科基础设施建设和医务人员对新发感染病知识的培训。
3. 加强感染病专科医院体系建设及感染病学科整体能力的提升。
4. 加强新发感染病专业人才队伍建设,包括临床和实验检验两方面。
5. 加强疫苗及有效治疗药物研发体系及能力建设。
6. 加强诊、防、治一体化策略的研究和实施。
7. 加强国际合作团结抗疫。

20 世纪是人类同感染病进行艰苦斗争并取得巨大胜利的世纪,但进入 21 世纪以来感染病仍是导致人类死亡的重要原因,新形势带来了新挑战。在"全球化"的背景之下,新发感染病已成为世界各国人民共同面临的挑战,因此,需要采取新的有效的预防策略。人类与感染病的斗争不仅是一个疾病救治问题,也是一个社会问题。不同新发感染病的来源不同,影响其发生及出现的原因众多,影响因素复杂多样,且往往是在特定的条件下发生或流行。因而,只有很好地掌握其出现、发展规律,全球共同合作,才能彻底有效地控制各种感染病。因而,针对新发感染病发生的风险因素,特别是社会因素和人类行为改变的影响,我们应该做好如下应对:

1. 完善全球各级监控网络,形成全球视野的新发感染病早期快速反应能力。建立和完善全球联动的防控信息平台,新发感染病的全球防控,要求世界各国作出联合反应,做到及时通报新发感染病

暴发情况,分享预防和控制经验,防止感染病的广泛传播。各国必须加强合作,控制本国其他区域新发感染病的进一步扩散,建立全球预防和控制感染病的信息平台和专家库,并建立感染病防治系统。

2. 加强相关法律法规的制定和落实,以立法的形式保障新发感染病的监测和防控,规范人类相关行为。新发感染病的监测和预警能力在国内不同地方存在不均衡性,某些地区防控体系和监测系统较薄弱。因此,有必要高度重视新发感染病专业人才的培养,以立法的形式保障加强和完善现有感染病监测及预警体系建设,以便对新发感染病做到快速检测、早期预警、有效救治,有效预防和控制疾病暴发流行。同时,要规范人类行为并站在相当的高度去认识和保证生物安全。

3. 加强生态的环境保护、搞好环境卫生、禁止乱捕野生动物控制传播媒介。保持自然与人类的生态平衡,保持生态和自然环境的平衡,对于控制和减少人类动物感染病的流行至关重要。因此,应制定政策和规章,以保持生态和自然环境的平衡,以防止新发感染病出现。加强新发感染病研究,掌握其发生发展规律,加快研发新的诊疗方法。加强基础研究及技术物质人员储备。

4. 加强抗菌药物管理和监督,减少临床和畜牧业不合理使用抗菌药物。

5. 加强新发感染病防控知识的宣传教育和人群普及工作,提倡健康的生活方式。

五、新发感染病的分子诊断技术

新发感染病传染性强,传播方式复杂;引起疾病的病原体种类多,病毒性新发感染病所占比例大;病原体宿主种类多样,与动物关系密切;人类普遍缺乏对新发感染病的免疫力,其病死率高,危害大;新发感染病发生和出现的不确定性,导致早期的发现和诊断较为困难;另外,流行范围广,影响因素多,全球性暴发会引起严重的社会问题。因此新发感染病疫情暴发时,实验室第一时间鉴定和诊断病原体,对于患者的及时救治、有效防控措施的制定以及疫苗和药物的研发都是至关重要的。近年来,随着分子生物学的发展与应用,新发感染病病原诊断周期不断缩短,灵敏度和准确性也不断提高。利用分子生物学的方法检测病原体的遗传物质,不仅能够在患者标本中直接检测到微量的病原体基因,还能对病原体进行精确的分型,了解其耐药变异、基因重组重配、毒力相关因子等情况,为精确治疗和公共卫生防控工作提供更为丰富的具体参考价值的数据。

(一) 聚合酶链式反应(ploymerase chain reaction,PCR)

PCR 是一种体外 DNA 扩增技术,在模板存在的条件下,利用 4 种脱氧核苷酸在 DNA 聚合酶的催化条件下合成新的 DNA 链。在扩增过程中,DNA 片段的数量呈指数增加,能够在短时间内获得大量的特定基因片段,而后通过其他技术对扩增产物进行检测。

(二) 多重 PCR(multi-plex PCR)技术

新发感染病在明确病原前,往往需要排查常见的已知病原。单个 PCR 反应检测耗时耗力,多重 PCR 是在一个 PCR 反应体系中加入多种病原检测引物的方式,达到在一个反应管中检测多种病原体的目的。为了克服不同引物对之间的相互干扰,平衡各个引物对之间的扩增效率,毛细管电泳的方法有效解决了这一问题,提高了电泳的分辨率。

(三) 实时荧光 PCR(real-time PCR)检测技术

利用 PCR 产物荧光信号的检出模式,实时荧光 PCR 检测技术更准确、快速且灵敏。近年来,该技术在新发感染病和常见病原体的检测和诊断中均发挥了重要作用。

(四) 核酸等温扩增技术(isothermal amplification technology)

核酸等温扩增技术为近几年发展起来的一种核酸扩增新技术,是一类分子生物学技术的总称,能在某一特定的温度下扩增特定的 DNA 或 RNA。该技术无论是在实际操作还是仪器要求方面,都比 PCR 技术更为简单方便,摆脱了对精良设备的依赖,在临床和现场快速诊断中显示了其良好的应用前景。目前的核酸等温扩增技术,主要包括环介导等温扩增、链替代等温扩增、滚环等温扩增、依赖解旋酶等温扩增、依赖核酸序列等温扩增、单引物等温扩增等核酸等温放大等技术。

(五)质谱标签 PCR(mass-tag PCR)技术

质谱技术(MS)是一种快速敏感的检测分子量的方法。不同病原的 PCR 扩增引物被标记了不同的分子量标签,通过质谱分析产物携带的分子量标签判断病原体种类。

(六)液态芯片技术(flexible multi-analyte profiling,xMAP)

液态芯片技术为近年来开发的一种基于微球的新型生物芯片技术,该技术可对单孔内多达 100 种不同的反应同时进行检测,具有多重、快速、灵敏度高、重复性好以及检测动态范围宽等优点。目前,该技术已被广泛应用于核酸的大规模分析中。

(七)生物膜微流控技术

微流控(microfluidics)指的是使用微管道处理或操控微小流体的系统所涉及的科学和技术,是一门涉及化学、流体物理、微电子、新材料、生物学和生物医学工程的新兴交叉学科。微流控可以实现一系列常规方法所难以完成的微加工和微操作。这种技术的优势在于反应液体积小、所需检测时间短、检测靶点多、操作简便。

新发感染病疫情的暴发对公共卫生安全造成严重威胁,抗击新发感染病需要多方的共同努力,借助如科学家、临床医生、公共卫生专家和媒体的力量共同抵抗。临床医生对一种新的疾病的发现,有时候是微生物学、流行病学和其他相关领域巨大科学发现的第一步。通过科学家的努力可能会打开新的窗口,带来革命性的发现,从而为临床实践提供信息。

思考题

1. 简述新发感染病的特点。
2. 新发感染病发生的影响因素有哪些?

(刘映霞)

第七节　传染病的隔离

隔离(isolation)是指把处在传染期的患者或病原携带者,置于特定医院、病房或其他不能传染给别人的环境中,防止病原体向外扩散和传播,以便于管理、消毒和治疗。隔离是预防和控制传染病的重要措施,对控制传染病的传播和流行有重要的意义。包括可防止患者之间的交叉感染;可防止医护人员和患者家属被感染,并预防他们从院外带入病原体传播给患者造成继发或重叠感染;可防止传染病扩散而造成在周围人群中流行。一般应将传染源隔离至不再排出病原体为止。

一、隔离设施

传染病病区是对传染病患者进行隔离、消毒及检查治疗的重要场所,应设在远离食堂及水源处,有单独门户出入,至少有两个或三个出口,以方便医护人员及患者分口进出,须有必要的卫生消毒设备。

(一)专科门诊或接诊室

应按病种分设肠道、呼吸道、肝炎及发热和其他传染病的门诊接诊室。医护人员接诊患者时一般应戴口罩、帽子,必要时应穿隔离衣。诊查后应对污染物品及其排泄物进行消毒。

(二) 病区

应按病种分区收治。传染性较强的病种宜安排在楼房上层或过道远端,以减少交叉感染机会。病区内应设置有单床观察室,便于收容诊断未明而须隔离观察,或病情危重必须抢救的患者。一般病室以能放置 3~4 张病床为宜,病室内应配置淋浴间和卫生间,并应有良好的通风设施,有条件者设立负压病房。

(三) 区域划分

传染病专科门诊和病区应划分为清洁区(clean area)、潜在污染区(potentially contaminated area)、污染区(contaminated area)。清洁区以蓝色标识,包括值班室、更衣室、配膳室等;潜在污染区以黄色标识,包括医护办公室、治疗室、消毒室等;污染区以红色标识,包括病室、卫生间、污物处理室等。各个区域应当标识清晰,并安装适量的非手触式开关的流动水洗手池。

二、隔离原则方法

一般传染病的隔离措施原则上要求:①接触患者时戴口罩、穿隔离衣(isolation gowns)、戴手套;接触甲类或按甲类传染病管理的患者时应戴护目镜(protective glass)或防护面罩(face shield)和穿一次性防护服(disposable gowns);②接触患者污染物后以及护理下一位患者前等均要洗手;③污染物品应彻底消毒后弃去,实施无害化处理。具体的隔离方法包括:

1. 单独隔离传染源避免与周围人群尤其是易感者不必要的接触,必须与传染源接触时应采取防护措施,如戴口罩、帽子、穿隔离衣、靴子、手清洁与消毒等,还要严格执行陪护和探视制度。

2. 根据传染病传播途径的不同,采取相应的隔离与消毒措施。如呼吸道传染病患者的隔离应注意室内空气及痰液等呼吸道分泌物的消毒;消化道传染病应注意水源、食物等的消毒。

3. 根据隔离期或连续多次病原检测结果,确定隔离者不再排出病原体时才能解除隔离。

三、隔离种类

根据传染病传播的强度及传播途径的不同,采取不同的隔离方法。我国大多数医院实行的是以传染病类别为特点的系统隔离法,并以不同颜色标识。

(一) 呼吸道隔离(蓝色标志)

适用于流行性感冒、麻疹、白喉、水痘等通过空气飞沫传播的传染病。具体隔离方法如下:

1. 相同病种患者可同住一室,床间距至少 2m,关闭门窗。

2. 痰具每日消毒。

3. 病室每日通风至少 3 次,室内喷洒消毒液或紫外线照射等方法每日 2 次消毒。保持适宜的温度、湿度。

4. 患者口鼻、呼吸道分泌物消毒。

5. 进入病室的医务人员戴口罩、帽子、穿隔离衣。

(二) 消化道隔离(棕色标志)

适用于伤寒、细菌性痢疾、甲型和戊型肝炎等通过粪 - 口途径传播的传染病。具体隔离方法如下:

1. 同种病种患者可同住一室,也可与不同病种患者同住一室,但患者之间必须实施床边隔离。

2. 接触患者时穿隔离衣、换鞋,手清洗与消毒。

3. 患者粪便严格消毒,患者用品、餐具、便器等单独使用并定期消毒,地面喷洒消毒液。

4. 室内防杀苍蝇和蟑螂。

(三) 严密隔离(黄色标志)

适用于霍乱、肺鼠疫、肺炭疽、SARS 等甲类或传染性极强的乙类传染病。具体隔离方法如下:

1. 患者住单间病室,同种病种患者可同住一室,关闭门窗。患者不得离开病室,禁止陪伴和探视。

2. 进入病室的医务人员戴口罩、帽子、穿隔离衣、换鞋,注意手清洗与消毒,必要时戴手套。

3. 患者分泌物、排泄物、污染物品、敷料等装袋、贴标签,严格消毒处理。

4. 病室每日消毒。室内采用单向正压通气,室内的空气及地面定期喷洒消毒液或紫外线照射。

(四) 接触隔离(橙色标志)

适用于狂犬病、破伤风等经皮肤伤口传播的疾病。具体隔离方法如下:

1. 同病种患者可同住一室。

2. 医务人员接触患者应穿隔离衣、戴口罩。

3. 患者用过的物品和敷料等严格消毒。

(五) 血液 / 体液隔离(红色标志)

适用于艾滋病、慢性乙型肝炎和慢性丙型肝炎等经血液或体液传播的传染病。具体隔离方法如下:

1. 同病种患者可同住一室。

2. 医护人员接触患者或其他血液 / 体液时要戴手套、穿隔离衣。皮肤接触血液 / 体液后要立即清洗。

3. 一次性注射用品用后须经消毒、销毁处理,避免损伤工作人员皮肤。

4. 血液 / 体液污染室内物品表面时,立即用含氧制剂消毒液清洗消毒。

(六) 脓液 / 分泌物隔离(绿色标志)

适用于不须隔离预防的小面积烧伤、皮肤或伤口感染等。患者不须分间隔离,除换药外可不戴口罩。可能污染时应穿隔离衣,接触污物时戴口罩。污染物弃去时装袋、贴标签、送消毒处理后丢弃。

(七) 结核菌隔离(AFB 隔离,灰色标志)

隔离室门窗关闭、有特别通风设备,同疗程者可住同一室;接触患者或污染物后、护理下一位患者前应洗手,可不戴手套。

(八) 其他

如昆虫隔离,适用于通过蚊、蚤、虱、蜱、恙螨等昆虫叮咬传播的疾病,包括疟疾、斑疹伤寒等。具体的隔离方法主要是病室内完善防蚊设施,预防昆虫叮咬,杀灭上述医学昆虫。另有保护性隔离,适用于各种免疫功能低下患者,包括一般保护性隔离和无菌隔离。一般保护性隔离措施有单间隔离,进病室应穿隔离衣、戴口罩,进出病室洗手,接触患者时戴手套,做好病室内随时消毒;无菌隔离措施有空气净化隔离,室内正压,空气灭菌,一切操作按无菌要求,严格执行随时消毒常规等。

四、隔离技术

(一) 穿脱工作服方法

1. **注意穿脱顺序**　穿工作服时,先脱鞋,穿工作裤,后穿工作衣。脱工作服时,先脱工作衣,脱鞋,后脱工作裤。

2. **避免接触污染**　穿脱工作服时,避免任何部位接触地面或墙面;避免衣裤的下半部分接触到身体的任何部位。

3. **防止内衣外露**　穿好工作服后应扣紧纽扣、扎紧袖口,防止内衣外露接触污染。穿工作鞋时,避免脚跟踩在鞋面。

4. **保持内面清洁**　穿过的工作服如需再次使用,应保持内面相对清洁。挂工作衣时,应扣好纽扣,背面靠墙,正面朝前。

(二) 戴帽子口罩方法

1. **先洗手**　无论是戴帽子或口罩,还是使用完毕要脱下,都必须先洗净双手,后分别操作,以避免污染。

2. **勤更换**　帽子口罩使用过程中一旦被污染,应立即更换。口罩一般不应连续使用 4h 以上,口罩潮湿时也应立即更换。

3. **遮蔽全**　戴工作帽时应完全遮住头发,以防止被接触污染。戴口罩时,应同时遮盖口鼻,不应露出鼻孔或只遮盖下巴。

(三) 穿脱隔离衣方法

1. **穿隔离衣**　先戴帽子口罩,穿好工作裤和工作衣,再穿隔离衣。穿隔离衣时,右手持衣领取下隔离衣,左手伸入左袖;再右手持衣领,右手伸入右袖内。反手从背后扣好领扣,系好袖带(袖扣),最后系好腰带,并在背后打结。

2. **脱隔离衣**　先解开腰带,后解开袖带(袖扣),将衣袖从外边拉到腕部以上。按程序洗手后,解开领扣,右手从左袖内面将左袖拉下;左手在袖内将右袖拉下;右手持领,左手脱出衣袖。如不再次使用需立即送洗者,也可先脱衣,后洗手。

3. **要点**　①隔离衣里面及领部视为相对清洁部位,应防止污染;②隔离衣应每天一次消毒清洗;如已潮湿或被污染应立即更换;③挂隔离衣时避免衣袖外露或污染面盖过清洁面;④避免穿着隔离衣接触清洁物品,并禁止进入清洁区域;⑤系领扣时避免衣袖及袖带触及头面部或工作帽;⑥诊察不同病种患者时应穿着不同隔离衣。

五、洗手方法

大量的研究和实践证实手卫生是预防和控制传染病流行、防止交叉感染的最重要、最简单、最有效和最经济的方法。洗手应当严格按规范进行。

1. 在流动水下,使双手充分淋湿。

2. 取适量肥皂(皂液),均匀涂抹至整个手掌、手背、手指和指缝。

3. 认真揉搓双手至少 15s,应注意清洗双手的所有皮肤,包括指背、指尖和指缝,即六步洗手法,具体步骤是:①掌心相对,手指并拢,相互揉搓;②手心对手背沿指缝相互揉搓,交换进行;③掌心相对,双手交叉指缝相互揉搓;④弯曲手指使关节在另一手掌心旋转揉搓,交换进行;⑤右手握住左手大拇指旋转揉搓,交换进行;⑥将五个手指尖并拢放在另一手掌心旋转揉搓,交换进行。

4. 在流动水下彻底冲净双手,擦干,取适量护手液护肤。

六、常见法定传染病的潜伏期、隔离期、检疫期

见表 33-28。

表 33-28　常见法定传染病的潜伏期、隔离期、检疫期

病名		潜伏期 /d		隔离期	接触者检疫期及处理
		一般	最短~最长		
病毒性肝炎	甲型	30	15~45	发病日起 21 d	检疫 45d,每周查 ALT,观察期间可注射丙种球蛋白
	乙型	60~90	28~180	急性期隔离至 HBsAg 阴转,恢复期不阴转者按病原携带者处理	检疫 45d,观察期间可注射乙肝疫苗及 HBIG;疑诊乙肝的托幼和饮食行业人员暂停原工作
	丙型	60	15~180	至 ALT 恢复正常或血清 HCV RNA 阴转	检疫期同乙型肝炎
	丁型			至血清 HDV RNA 及 HDV Ag 阴转	检疫期同乙型肝炎
	戊型	40	10~75	发病日起 3 周	检疫期 60d

续表

病名	潜伏期 /d		隔离期	接触者检疫期及处理
	一般	最短~最长		
脊髓灰质炎	5~14	3~35	自发病日起消化道隔离 40d，第 1 周同时呼吸道隔离	医学观察 20d，观察期间可用减毒活疫苗快速预防免疫
霍乱	8~14	4h~6d	症状消失后，隔日粪便培养 1 次，3 次阴性或症状消失后 14d	留观 5d，粪便培养连续 3 次阴性后解除检疫，阳性者按患者隔离
细菌性痢疾	1~3	数小时~7d	至症状消失后 7d 或粪便培养 2~3 次阴性	医学观察 7d，饮食行业人员粪便培养 1 次阴性解除隔离
伤寒	8~14	3~60	症状消失后 5d 起粪便培养 2 次阴性或症状消失后 15d	医学观察 23d
副伤寒甲、乙	6~10	2~15		医学观察 15d
副伤寒丙	1~3	2~15		医学观察 15d
沙门菌食物中毒	4~24h	数小时~3d	症状消失后连续 2~3 次粪便培养阴性可解除隔离	同食者医学观察 1~2d
阿米巴痢疾	7~14	2d~1 年	症状消失后连续 3 次粪便查溶组织阿米巴滋养体及包囊阴性	饮食工作者发现溶组织阿米巴滋养体或包囊者应调离工作
流行性感冒	1~3	数小时~4d	退热后 48h 解除隔离	医学观察 3d，出现发热等症状应早期隔离
麻疹	8~12	6~21	至出疹后 5d，合并肺炎至出疹后 10d	易感者医学观察 21d；接触者可肌内注射丙种球蛋白
风疹	18	14~21	至出疹后 5d 解除隔离	一般不检疫，对孕妇尤其孕 3 个月内者，可肌内注射丙球蛋白
流行性腮腺炎	14~21	8~30	至腮腺完全消肿，约 21d	一般不检疫，幼儿园及部队密切接触者医学观察 30d
流行性脑脊髓膜炎	2~3	1~10	至症状消失后 3d，但不少于发病后 7d	医学观察 7d，可作咽拭培养，密切接触的儿童服磺胺或利福平预防
白喉	2~4	1~7	症状消失后连 2 次咽拭培养（间隔 2 d，第 1 次于第 14 病日）阴性或症状消失后 14d	医学观察 7d
猩红热	2~5	1~12	症状消失后，咽拭培养连续 3 次阴性或发病后 7d	医学观察 7~12d，可作咽拭培养
百日咳	7~10	2~23	至痉咳后 30d 或发病后 40d	医学观察 21d，儿童可用红霉素预防
传染性非典型肺炎	4~7	2~21	隔离期 3~4 周	接触者隔离 3 周，流行期间来自疫区人员医学观察 2 周
人感染高致病性禽流感	2~4	1~7	体温正常，临床症状消失，胸部 X 线影像检查显示病灶明显吸收 7d 以上	密切接触者医学观察的期限为最后一次暴露后 7d
新冠病毒性肺炎	3~10	2~21	核酸检测二次阴性	暴露后 14d
流行性乙型脑炎	7~14	4~21	防蚊设备室内隔离至体温正常	不需检疫
森林脑炎	10~15	7~30	不隔离	不需检疫

续表

病名	潜伏期 /d		隔离期	接触者检疫期及处理
	一般	最短～最长		
流行性斑疹伤寒	10~14	5~23	彻底灭虱隔离至退热后 12d	彻底灭虱后医学观察 14d
地方性斑疹伤寒	7~14	4~18	隔离至症状消失	不需要检疫,进入疫区被蜱咬伤者可服多西环素预防
恙虫病	10~14	4~20	不需隔离	不需检疫
虱传回归热	7~8	2~14	彻底灭虱隔离至退热后 15d	彻底灭虱后医学观察 14d
肾综合征出血热	14~21	4~60	隔离至热退	不需检疫
艾滋病	15~60	9d~10 年以上	HIV 感染 /AIDS 隔离至 HIV 或 P24 核心蛋白血液中消失	医学观察 2 周,HIV 感染 /AIDS 者不能献血
钩端螺旋体	10	2~28	可以不隔离	疫水接触者检疫 2 周
腺鼠疫	2~4	1~12	隔离至肿大的淋巴结消退,鼠疫败血症症状消失后培养 3 次(每隔 3d)阴性	接触者检疫可服四环素或磺胺嘧啶预防,发病地区进行疫区检疫
肺鼠疫	1~3	3h~3d	就地隔离至症状消失后痰培养连续 6 次阴性	同腺鼠疫
狂犬病	4~12 周	4d~10 年	病程中应隔离治疗	被可疑狂犬病或狼咬伤者医学观察,并注射疫苗及免疫血清
布鲁菌病	14	7~360	可不隔离	不需检疫
炭疽	1~5	12h~12d	皮肤炭疽隔离至伤口愈合,痂皮脱落,其他型症状消失后 2 次(间隔 3~5d)培养阴性	医学观察 12d,肺炭疽密切接触者可用青霉素、四环素、氧氟沙星等预防
淋病	1~5		患病期间性接触隔离	对性伴侣检查,阳性者应治疗
梅毒	14~28	10~90	不隔离	对性伴侣检查
间日疟	10~15	11~25 长 6~9 个月	病室应防蚊、灭蚊	不需检疫
恶性疟	7~12		病室防蚊、灭蚊	不需检疫
三日疟	20~30	8~45	病室防蚊、灭蚊	不需检疫
班氏丝虫病	约 1 年		不需隔离,但病室防蚊、灭蚊	不需检疫
马来丝虫病	约 12 周			
黑热病	3~5 个月	10d~2 年	不需隔离,病室防蛉、灭蛉	不需检疫

思考题

1. 简述消毒与灭菌的区别。

2. 传染病的隔离种类有哪些? 如何根据传染病传播强度及传播途径的不同,采取不同的隔离方法?

(邬小萍)

第八节　预防接种

　　预防接种（vaccination）即人工免疫,是指用人工制备的疫苗类制剂(抗原)或免疫球蛋白(血清)类制剂(抗体),通过适宜的途径接种到机体,使个体或群体产生对某种疾病的主动免疫或被动免疫。就广义而言,预防接种包括了所有疫苗在人群中的使用,如国家免疫规划、成人免疫、高危人群接种、群体性接种、应急接种,以及免疫球蛋白(血清)类制品的治疗、预防和体内诊断用品的使用等。预防接种可以使人体产生特异性免疫力,提高人群免疫水平,阻断传染病的传播。预防接种是目前针对某些传染病防控最经济、最有效的手段,也是治疗某些疾病、避免某些生理状态的有效措施之一。

　　人工免疫（artificial immunization）预防主要是通过接种来实现的,是以人为方式输入抗原或免疫效应物质使机体建立免疫保护。依其输入的成分不同分为人工主动免疫(artificial active immunization)和人工被动免疫(artificial passive immunization)。

一、主动免疫接种

（一）主动免疫接种和常见免疫制剂

　　主动免疫接种是指有计划地将免疫原性物质,如疫苗、菌苗、类毒素等接种人体,使机体自行产生特异性免疫。接种后免疫力在1~4周内出现,一般可持续数月至数年。疫苗(vaccine)是致病原的蛋白(多肽、肽)、多糖或核酸,以单一成分或含有效成分的复杂颗粒形式,或通过活的减毒致病原或载体,进入机体以后能产生灭活、破坏或抑制致病原的特异性免疫应答。此外,通过对特异性抗原建立免疫,疫苗也可用于预防和治疗癌症或自身免疫性疾病等。比如重组乙型肝炎病毒疫苗对预防乙型肝炎起了关键作用,脊髓灰质炎疫苗预防儿童脊髓灰质炎疾病,预防接种卡介苗对控制和预防结核分枝杆菌引起的结核病起了重要的作用。卡介苗的免疫作用只能持续10~15年,随着免疫学和分子生物学的飞速发展,已经出现了一些新型结核病疫苗,包括灭活疫苗,重组活疫苗,减毒活疫苗,亚单位疫苗和DNA疫苗,目前约有25种疫苗在临床试验中。人工主动免疫制剂主要有下列几种:

　　1. **减毒活疫苗**（live-attenuated vaccine）　是由减毒或无毒力的活病原微生物制成,多具有超过90%的效力。传统的制备方法是将病原体在培养基或动物细胞中反复传代,使其失去或明显降低毒力,但保留免疫原性。例如,牛型结核分枝杆菌苗在人工培养基上多次传代后制成卡介苗。常见的由减毒病毒或立克次体制成的减毒活疫苗有结核、鼠疫、脊髓灰质炎、麻疹活疫苗等。

　　减毒活疫苗在体内有一定的生长繁殖能力,诱导机体产生体液免疫和细胞免疫,经自然感染途径接种还形成黏膜局部免疫,因此接种后可出现类似隐性感染或轻症感染。由于灭活疫苗免疫原性好与天然感染相似,一般一生只需接种一次。缺点是疫苗在体内存在着回复突变的危险,但在实践中罕见。此外,由于减毒活疫苗不加防腐剂,易被杂菌污染,有效期短,热稳定性差,不易保存。在免疫力差的个体还可诱发感染,因此免疫缺陷者和孕妇一般不宜接种活疫苗。

　　2. **灭活疫苗**（inactivated vaccine）　又称死疫苗,是选用免疫原性强的细菌或病毒等,经人工大量培养后,用理化方法灭活制成。灭活疫苗失去致病力而保留抗原性,接种后刺激机体产生免疫应答。常见疫苗有流行性乙型脑炎灭活疫苗、甲型肝炎灭活疫苗、百日咳菌苗等。

灭活疫苗的优点是不需减毒,生产过程较简单,含防腐剂,不易有杂菌生长,易于保存。灭活疫苗主要诱导特异性抗体的产生,为维持血清抗体水平,常需多次接种,有时会引起较重的注射局部和全身反应。由于灭活的病原体不能进入宿主细胞内繁殖,不能通过内源性抗原递呈诱导细胞毒性 T 细胞的产生,免疫效果有一定局限性。并非所有病毒灭活后均可以成为高效疫苗:灭活后的霍乱疫苗因低效和持续期短已被弃用;传统灭活流感和伤寒疫苗因效力低,需要提高保护率和免疫持续期。这些低效疫苗大多数将被新型疫苗代替。

3. **类毒素**(toxoid)　将细菌的外毒素以 0.3%~0.4% 甲醛处理,使其失去毒性但仍保留免疫原性,接种后能诱导机体产生抗毒素,如白喉类毒素,破伤风类毒素等。当疾病的病理变化主要是由强力外毒素或者肠毒素引起时,类毒素疫苗具有重要意义。类毒素也可以与灭活疫苗混合制成联合疫苗,如百白破联合疫苗,用于预防百日咳、白喉和破伤风三种疾病。在类毒素中加入磷酸铝等吸附剂可制成精制类毒素,这种类毒素注入人体后,吸收慢,持续刺激人体产生抗毒素,可减少注射次数和剂量,免疫效果好。

4. **合成肽疫苗**(synthetic peptide vaccine)　是根据有效免疫原的氨基酸序列设计和合成的免疫原性多肽,以期用最小的免疫原性肽来激发有效的特异性免疫应答。肽疫苗由化学技术制造而成,因此成分简单,质量易控制。但是免疫原分子量和结构复杂性降低,免疫原性也显著降低。因此需要特殊的结构设计和递送系统或佐剂。该疫苗不含核酸,是理想的新型疫苗,也是目前研制新型疫苗的主要方向之一。目前根据疟原虫子孢子表位制备的用来预防疟疾的合成肽疫苗已经进入临床试验阶段。

5. **亚单位疫苗**(subunit vaccine)　是提取病原微生物有效抗原成分制成的疫苗。例如,利用乙肝病毒表面抗原制备乙肝疫苗。亚单位疫苗可以减少无效抗原成分引起的不良反应,显著降低毒性。但是由于免疫原性较弱,需要佐剂。

6. **结合疫苗**(conjugate vaccine)　结合疫苗是将细菌荚膜多糖的水解物化学连接到其他抗原或类毒素上,为细菌荚膜多糖提供了蛋白质载体,使其成为胸腺依赖性抗原。结合疫苗能引起 T、B 细胞的联合识别,明显提高了免疫效果。载体蛋白有破伤风、白喉类毒素等,又称为多糖 - 蛋白质偶联疫苗。目前已获准使用的结合疫苗有 b 型流感嗜血杆菌疫苗、脑膜炎奈瑟菌疫苗和肺炎链球菌疫苗等。

7. **基因工程疫苗**　是利用基因工程技术而研发的一种新型疫苗

(1)核酸疫苗(nucleic acid vaccine):核酸疫苗包括 DNA 疫苗和 RNA 疫苗,是用编码病原体有效免疫原的基因与细菌质粒构建成重组体,再将其导入宿主细胞,使其表达有效的蛋白抗原,从而诱导机体产生适应性免疫。核酸疫苗能引起长期有效的免疫反应,可诱导体液免疫和细胞免疫,同时其制作简单、经济安全、易于贮存运输等优点已日益引起广泛重视。

(2)重组载体疫苗(recombinant vector vaccine):是将编码病原体有效免疫原的基因插入载体(减毒的病毒或细菌)基因组中,接种后,随疫苗株在体内的增殖,大量表达所需的抗原。如果将多种病原体的有关基因插入载体,则成为可表达多种保护性抗原的多价疫苗。这种疫苗集合了减毒活疫苗强免疫原性和亚单位疫苗高准确性两个优点,该疫苗显著的优点是可以有效地在体内诱导细胞免疫。目前使用最广的载体是痘苗病毒,已用于甲型和乙型肝炎、麻疹、单纯疱疹等疫苗的研究。

(3)重组抗原疫苗(recombinant antigen vaccine):利用 DNA 重组技术制备的只含有保护性抗原的纯化疫苗。如目前获得批准使用的重组乙型肝炎病毒表面抗原疫苗、口蹄疫疫苗和莱姆病疫苗等。

(4)转基因植物疫苗:利用转基因的方法,将编码有效抗原成分的基因导入可食用的植物细胞的基因组内,使其在植物的可食部分稳定表达,从而经过摄食达到免疫接种的目的。这对于黏膜感染性疾病有良好的前景。

(二)计划免疫

计划免疫(planed immunization)是根据疫情监测和人群免疫状况分析,按照规定的免疫程序,有计划地利用疫苗进行预防接种,以提高人群的免疫水平,最终达到控制乃至消灭相应传染病的目的。此计划是由世界卫生组织(World Health Organization,WHO)扩大免疫规划(expanded program on immunization,EPI)提出。1977年,我国的预防接种工作与WHO提出的EPI相结合,进入儿童计划免疫时期。2001年至今我国进入免疫规划时期,既按照国家或省(市)确定的疫苗品种、免疫程序或接种方案,在人群中有计划地进行预防接种,以预防和控制传染病的发生和流行。2007年国家扩大了计划免疫免费提供的疫苗种类,在原有的"五苗七病"基础上增加到15种传染病。在原有的卡介苗、脊髓灰质炎疫苗、百白破疫苗、麻疹活疫苗和乙型肝炎疫苗基础上新增了甲型肝炎疫苗、乙脑疫苗、流脑多糖疫苗、风疹疫苗、腮腺炎疫苗、钩端螺旋体病疫苗、肾综合征出血热疫苗和炭疽疫苗(表33-29)。

表33-29   我国计划免疫程序表

疫苗名称	第一次	第二次	第三次	加强	预防传染病
卡介苗	出生				肺结核
乙肝疫苗	出生	1月龄	6月龄		乙型病毒性肝炎
脊髓灰质炎疫苗	2月龄	3月龄	4月龄	4周岁	脊髓灰质炎
百白破疫苗	3月龄	4月龄	5月龄	18~24月龄	百日咳、白喉、破伤风
百破疫苗	6周岁				百日咳、破伤风
麻风疫苗(麻疹疫苗)	8月龄				麻疹、风疹
麻腮风疫苗	18~24月龄				麻疹、流行性腮腺炎、风疹
乙脑疫苗	8月龄	2周岁			流行性乙型脑炎
A群流脑疫苗	6~18月龄(1、2次间隔3个月)				流行性脑脊膜炎
A+C群流脑疫苗	3周岁	6周岁			流行性脑脊膜炎
甲肝疫苗	18月龄				甲型肝炎
以上为儿童免疫规划疫苗,以下为重点人群接种疫苗					
出血热双价纯化疫苗					出血热
炭疽减毒活疫苗					炭疽
钩端螺旋体灭活疫苗					钩端螺旋体病

(三)安全接种

广义指接种疫苗本身的安全和注射时的安全;狭义即注射时的安全。安全接种是指免疫接种实施过程中各方面的安全性,应达到"3个安全"的标准,即对受种者安全,使用安全的注射器材和合格的疫苗,采用正确的注射途径,操作者操作规范;对实施接种者安全,操作过程中避免刺伤;对环境安全,正确处理使用后的器材。为保证疫苗的预防效果和接种安全应注意下列事项:

1. **禁忌证**

(1)发热、各种感染病患者及恢复期患者。

(2)主要脏器疾病及其他严重疾病患者。

(3)有过敏史者、湿疹患者、年老体衰、佝偻病及营养不良者。

（4）特殊禁忌,如结核菌素皮试阳性者禁止接种卡介苗。

2. 其他注意事项

（1）认真仔细地阅读疫(菌)苗说明书:在计划免疫程序中,疫(菌)苗起始接种月龄不能提前,一种疫苗的两次接种间隔不能缩短,严格遵守每一种疫(菌)苗的接种剂量和接种途径。

（2）实行无菌操作:确实做到"一人一针一针管"的接种要求,避免感染或交叉感染。

（3）接种抗毒素等制剂:必须按要求进行皮肤过敏试验,接种疫苗的现场必须备有肾上腺素等急救药物。

（4）与疫(菌)苗接种严重副反应有关的可疑病例:应积极抢救治疗并报告上级卫生单位,遵照国家卫生部门《计划免疫工作条例》规定,请中央或各地区预防接种异常反应诊断小组进行鉴定诊断。

（5）预防接种事故:由于生物制品质量不合格或在接种实施过程中消毒及无菌操作不严密引起的预防接种事故,必须由鉴定委员会确认,任何医疗单位或个人均不得出具相关的诊断证明。

(四) 预防接种的反应及处理

1. 一般反应　既在接种疫苗后,由疫苗本身固有生物学特性引起的一过性生理反应,不会造成机体损伤。按发生部位可分为全身反应和局部反应,接种局部反应可有炎症,有时出现周围淋巴结肿痛,一般在接种后24h内出现;全身反应有体温升高、头晕、恶心、呕吐、腹泻,一般持续1~2d。一般反应不需处理,适当休息即可。

2. 异常反应　在同时接种某种疫苗的人群中,异常反应只在个别接种者中发生,其程度比较严重,必须及时诊治,可能造成组织器官损害、功能障碍、残疾甚至死亡等。常见的异常反应主要有以下几种:

（1）局部化脓:主要分为细菌性脓肿与无菌性脓肿,前者由疫苗分装时病菌污染,或因注射器、接种局部消毒不严所致。后者多因接种含有吸附剂疫苗,或注射部位选择不正确、注射过浅、剂量过大等所致。两种脓肿早期均可热敷,每日3~5次,每次20min。细菌性脓肿可用抗生素治疗,无菌性脓肿切忌切开排脓,可用注射器抽脓。

（2）晕厥:接种者由于精神过度紧张和恐惧心理而出现暂时性脑贫血,短时间知觉和行动能力丧失的现象。晕厥易发生在空腹、过度疲劳、接种场所空气污浊等情况下,多数在接种时或接种后数分钟发生,轻者有心慌、恶心、手足发冷、发麻等,经短时间即可恢复正常。严重者面色苍白、恶心、呕吐、心跳缓慢、脉搏无力、血压下降伴失去知觉,数十秒至数分钟清醒。可将患者平卧、头部放低,注意保暖,口服糖水,如仍未见好转者应送医院抢救治疗。

（3）过敏性休克:在接种时或接种后数秒钟至数分钟内发生,也有少数延至30min或1~2h发作。患者突然出现全身发痒、胸闷、气急、烦躁、面色苍白、出冷汗、四肢发凉、血压下降、心率减慢、脉细或无。若抢救不及时,在抗原进入机体15~20min后患者死于窒息和末梢循环衰竭风险极高。将患者平卧、头部放低,注意保暖,立即肌肉内注射1:1 000肾上腺素0.5~1ml,同时肌肉内注射苯海拉明25~50mg。呼吸衰竭者可肌内注射尼可刹米250mg,并吸入氧气。

（4）过敏性皮疹:常在接种后数小时或数日发生,多少不一,大小不等,色淡或深红,周围呈苍白色,可对患者使用抗过敏药物如苯海拉明,每次25~50mg,每日2~3次。

（5）急性精神反应:为精神或心理因素所致,较少见,最常见表现为急性休克性反应和癔症性发作,这类患者最大的特点是临床表现与主观症状和客观体征不符,而且意识不丧失。各种症状常在患者注意力转移或进入睡眠后明显减轻。患者不需接受特殊治疗,严重者可给予镇静剂。

（6）其他:其他的一些异常反应还包括急性弛缓性瘫痪、臂丛神经炎、淋巴结炎、脑膜炎及骨髓炎等。

二、被动免疫接种

被动免疫接种是指以含抗体的血清或制剂,如抗毒血清、丙种球蛋白等,接种人体,使机体获得现成的抗体而受到保护。注射后免疫力迅速出现,但抗体的半衰期短,一般不超过1个月,主要是在有疫情时紧急需要而应用。人工被动免疫制剂主要有下列几种:

(一)免疫血清(antiserum)

用毒素免疫动物后取得的含有特异性抗体的血清称免疫血清。主要用于治疗,有时也可用于预防。抗狂犬病血清,系由狂犬病固定毒免疫马所得的血浆,经胃酶消化后用硫酸铵盐析法提纯而得到的液体或冻干免疫球蛋白。抗狂犬病血清具有特异性中和狂犬病病毒的作用,可用于狂犬病的预防。

(二)免疫球蛋白(immunoglobulin,Ig)

免疫球蛋白是血清中的主要抗体,能与外来的抗原相结合从而产生免疫反应,由人血液或胎盘提取的丙种球蛋白制成。分为非特异性丙种球蛋白制剂和特异性免疫球蛋白制剂。

1. 非特异性免疫球蛋白　由健康的人血浆经低温乙醇蛋白分离法或经批准的其他分离法提取,并经病毒灭活处理制成液体剂型或冻干剂型。人免疫球蛋白的主要成分是IgG,此外还含有IgM,有被动免疫、被动-主动免疫、免疫抑制、脱敏等多种作用。目前,人免疫球蛋白主要用于预防麻疹、甲型肝炎、丙型肝炎,也可用于免疫缺陷病、严重创伤、感染、大面积烧伤感染等所致的败血症、毒血症的治疗。

2. 特异性免疫球蛋白

(1)狂犬病人免疫球蛋白:是从人用狂犬病疫苗免疫的供血浆者,采集含高效价狂犬病抗体的血浆,经分离提取和病毒灭活处理制成的。狂犬病人免疫球蛋白能中和狂犬病病毒,起到被动免疫作用。用于被狂犬或其他疯动物咬伤、抓伤的被动免疫。

(2)乙型肝炎人免疫球蛋白:是从乙肝疫苗免疫供血浆者,采集含高效价乙肝表面抗体的血浆,经分离提取和病毒灭活处理制成的液体剂型或冻干剂型,多用于乙型肝炎的被动免疫。乙型肝炎人免疫球蛋白主要用于乙型肝炎表面抗原阳性母亲所生婴儿、意外感染的人群、与乙型肝炎患者和乙型肝炎病毒携带者密切接触者。

(三)抗毒素(antitoxin)

是用细菌外毒素或类毒素免疫动物制备的免疫血清,具有中和外毒素毒性的作用。临床用多为免疫马血清,对人体来说这种异种蛋白易引起Ⅰ型超敏反应。

1. 白喉抗毒素　主要用于白喉患者的治疗和暴露者的预防,接种对象为与白喉患者有密切接触者及已出现白喉临床症状者。白喉抗毒素的治疗效果与给药早晚有关,给药越早病死率越低,治疗效果越好。凡与白喉患者接触且未经白喉类毒素免疫注射或免疫史不清者,可1次注射精制白喉抗毒素1000~2000IU进行紧急预防,同时按计划全程接种白喉类毒素。抗毒素的浓度维持时间不长,1~2周血中抗毒素的浓度降至保护水平以下,必要时可再注射1次抗毒素。

2. 破伤风抗毒素　用于预防和治疗破伤风。已出现破伤风或其可疑症状时,应在进行外科处理及其他疗法的同时,及时使用抗毒素治疗。开放性外伤(特别是伤口深、污染严重者)有感染破伤风的危险时,用抗毒素进行预防。凡已接受过破伤风类毒素全程免疫注射者,应在受伤后再注射1针类毒素加强免疫,不必注射抗毒素;未接受过类毒素免疫或免疫史不清者,需注射抗毒素预防,并应同时开始类毒素预防注射,以获得持久免疫。预防效果与注射时间、给药剂量有关,必须尽早给药,第一次注射时给予足够剂量的抗毒素。

3. 肉毒抗毒素　肉毒毒素为肉毒梭菌产生的外毒素,是迄今为止自然界所发现的毒性最强的物质,作为一种神经毒素,对人及动物均有高度致病性,病后无持久免疫力。抗毒素在发病24h内或肌肉麻痹发生前使用最有效,发病72h后使用疗效变差,但一经确诊或同一宗肉毒中毒的疑似患者均应及早给予肉毒抗毒素预防或治疗,可大大降低死亡率。在一般情况下,人的肉毒中毒多为 A 型、B 型或 E 型,根据毒素型别注射同型抗毒素,若不确定可同时使用 2 个甚至 3 个型别的抗毒素。在脑神经损害症状,肌力全部恢复后必须停止使用抗毒素,以免发生后遗症。

思考题

1. 进行预防接种和计划免疫的意义是什么?
2. 预防接种后常见的反应有哪些?如何处理?

（王 凯）

推荐阅读

［1］李凡,徐志凯.医学微生物学.9版.北京:人民卫生出版社,2018.

［2］李明远,徐志凯.医学微生物学.3版.北京:人民卫生出版社,2015.

［3］徐纪茹,吕昌龙.病原与宿主防御系统.北京:人民卫生出版社,2016.

［4］曹雪涛.医学免疫学.7版.北京:人民卫生出版社,2018.

［5］曹雪涛,何维.医学免疫学.3版.北京:人民卫生出版社,2015.

［6］陈杰,周桥.病理学.3版.北京:人民卫生出版社,2015.

［7］步宏,李一雷.病理学.9版.北京:人民卫生出版社,2018.

［8］杨宝峰,陈建国.药理学.9版.北京:人民卫生出版社,2018.

［9］杨宝峰,陈建国.药理学.3版.北京:人民卫生出版社,2015.

［10］吴忠道,诸欣平.人体寄生虫学.3版.北京:人民卫生出版社,2015.

［11］诸欣平,苏川.人体寄生虫学.9版.北京:人民卫生出版社,2018.

［12］诸欣平,苏川.人体寄生虫学.8版.北京:人民卫生出版社,2013.

［13］李兰娟,王宇明.感染病学.3版.北京:人民卫生出版社,2015.

［14］李兰娟,任红.传染病学.9版.北京:人民卫生出版社,2018.

［15］李兰娟,任红.传染病学.8版.北京:人民卫生出版社,2013.

［16］杨东亮,唐红.感染性疾病.北京:人民卫生出版社,2016.

［17］葛均波,徐永健,王晨.内科学.9版.北京:人民卫生出版社,2018.

［18］陈孝平,汪建平,赵继宗.外科学.9版.北京:人民卫生出版社,2018.

［19］王卫平,孙锟,常立文.儿科学.9版.北京:人民卫生出版社,2018.

中英文名词对照索引

X